RÉPUBLIQUE FRANÇAISE

MINISTÈRE DE L'INTÉRIEUR

DIRECTION DE L'ASSISTANCE ET DE L'HYGIÈNE PUBLIQUES
BUREAU DE L'HYGIÈNE PUBLIQUE

RECUEIL 2412

DES

TRAVAUX DU COMITÉ CONSULTATIF

D'HYGIÈNE PUBLIQUE DE FRANCE

ET DES ACTES OFFICIELS DE L'ADMINISTRATION SANITAIRE

ANNEXE AUX TOMES XIX ET XX

LE CHOLÉRA

(Histoire d'une épidémie. — Finistère 1885-1886)

PAR HENRI MONOD
DIRECTEUR DE L'ASSISTANCE ET DE L'HYGIÈNE PUBLIQUES
ANCIEN PRÉFET DU FINISTÈRE

MELUN

IMPRIMERIE ADMINISTRATIVE

M DCCC XCII.

RECUEIL

DES

TRAVAUX DU COMITÉ CONSULTATIF

D'HYGIÈNE PUBLIQUE DE FRANCE

ET DES ACTES OFFICIELS DE L'ADMINISTRATION SANITAIRE.

ANNEXE AUX TOMES XIX ET XX.

LE CHOLÉRA.

(Histoire d'une épidémie. — Finistère 1885-1886.)

RÉPUBLIQUE FRANÇAISE

MINISTÈRE DE L'INTÉRIEUR

DIRECTION DE L'ASSISTANCE ET DE L'HYGIÈNE PUBLIQUES

BUREAU DE L'HYGIÈNE PUBLIQUE

RECUEIL

DES

TRAVAUX DU COMITÉ CONSULTATIF

D'HYGIÈNE PUBLIQUE DE FRANCE

ET DES ACTES OFFICIELS DE L'ADMINISTRATION SANITAIRE

ANNEXE AUX TOMES XIX ET XX

LE CHOLÉRA

(Histoire d'une épidémie. — Finistère 1885-1886)

PAR HENRI MONOD

DIRECTEUR DE L'ASSISTANCE ET DE L'HYGIÈNE PUBLIQUES
ANCIEN PRÉFET DU MINISTÈRE

MELUN

IMPRIMERIE ADMINISTRATIVE

M DCCC XCII.

INTRODUCTION.

§ 1ᵉʳ. — ROLE DE L'ADMINISTRATION DANS LA LUTTE CONTRE LES ÉPIDÉMIES.

Dans la lutte contre les épidémies, qu'il s'agisse de les prévenir ou de les combattre, et généralement en tout ce qui touche à l'hygiène publique, l'administrateur a un rôle modeste et nécessaire : il doit être et peut seulement être l'auxiliaire de l'homme de science. Ce serait de sa part grande témérité d'entreprendre sur ce qui est le domaine propre du savant.

Seul, l'homme de science a compétence pour indiquer les moyens de mettre localités et individus hors de la portée des maladies transmissibles, et, lorsque le mal n'a pu être évité, les remèdes applicables.

Néanmoins, pour l'œuvre de préservation aussi bien que pour l'œuvre de répression, le concours de l'administrateur est toujours utile; il est quelquefois indispensable.

A l'œuvre de préservation il peut collaborer en réunissant, lorsque éclate une épidémie, des observations nombreuses, minutieuses, précises, certaines, que lui seul peut réunir. De faits multiples, exactement observés, et des relations immédiates par lesquelles ils se rattachent les uns aux autres, les savants dégageront des lois, puis des conclusions pratiques.

Ces conclusions indiqueront les mesures à prendre, soit pour empêcher le mal, soit pour le combattre.

Les mesures à prendre pour l'empêcher peuvent être des actes collectifs, qui appellent l'intervention de l'autorité. En ce cas, l'administration serait, non plus utilement, mais nécessairement, associée à l'œuvre de préservation. La science, je suppose, affirme que donner en abondance de l'eau de source aux habitants d'une ville, capter cette eau en dehors et au-dessus de toute agglomération, la garantir sur son trajet des infiltrations du sol et généralement de toute souillure ; — d'autre part, enlever rapidement et complètement, dans des conduites hermétiquement fermées, tous les résidus de la vie ; — en un mot, sauvegarder la pureté de l'eau, du sol et de l'air, sont des moyens presque infaillibles de mettre cette ville à l'abri du choléra [1]. Qui donc, sinon l'administration, pourra inviter, et, lorsque la loi le permettra, pourra contraindre les villes à faire les travaux destinés à les préserver du fléau ? Quand leur conviction serait absolue, les savants ne pourraient qu'énoncer des prescriptions : c'est aux administrateurs qu'il appartient de les appliquer.

Pour la seconde œuvre, celle de la répression, de la lutte contre la maladie déclarée, l'action administrative ne s'impose pas moins. Le comité consultatif d'hygiène publique de France dira les procédés que la science a adoptés contre une épidémie de choléra ; il a toute qualité pour le dire ; mais ses instructions, si parfaites qu'elles soient, resteront purement théoriques, tant que les préfets, les maires, tous les agents du pouvoir exécutif n'useront pas de leur autorité pour en exiger l'observation.

Le rôle de l'administration agissant comme auxiliaire de la science dans la lutte contre les épidémies est donc triple. Elle apporte aux savants des éléments d'information que ceux-ci recueilleraient difficilement sans elle [2]; — elle fait prendre en tout

---

[1] « Nous avons voulu rappeler l'importance prédominante de trois conditions de la salubrité des villes : amenée d'une eau potable à l'abri de toute souillure, évacuation de matières excrémentitielles sans contamination de l'eau et de l'air, salubrité de la maison.» — BROUARDEL. *Recueil des travaux du comité consultatif d'hygiène publique de France*, tome XVIII, p. 495.

« Dans l'opinion de la conférence, l'assainissement des villes est un moyen préventif de premier ordre pour s'opposer à la réception du choléra et en mitiger les ravages.

« Cet assainissement doit être basé principalement sur un ensemble de mesures qui tendent à maintenir la pureté de l'air, à approvisionner les villes d'une eau saine et abondante et à empêcher l'infection du sol par des matières organiques.

« La désinfection sur place, avec enlèvement immédiat des matières excrémentitielles, est une mesure hygiénique d'une importance capitale, surtout en temps de choléra.» — *Conclusion adoptée à l'unanimité par la conférence sanitaire internationale de Constantinople, en 1866.*

[2] « La connaissance de toutes les circonstances, soit locales, soit individuelles, qui favorisent ou atténuent l'activité morbifique du choléra est de la plus haute importance au point de vue prophylactique et doit surtout attirer l'attention des futurs observateurs. Là est le but que la science doit principalement s'efforcer d'atteindre. » — Dr A. FAUVEL. *Instruction générale concernant les mesures préventives à prendre contre le choléra.* **Septembre** 1671.

temps les mesures de préservation que les savants ont reconnues efficaces ; — en temps d'épidémie elle exécute et fait exécuter ce que les savants ont prescrit.

Ainsi la science et l'administration s'entr'aident sans se confondre et, avec des tâches différentes, de valeur inégale, mais également nécessaires, elles travaillent l'une et l'autre à une œuvre commune, dont le dernier objet est la diminution de la mortalité, le prolongement de la vie humaine.

§ 2. — Objet et plan de cet ouvrage.

Mon but ne saurait donc être de soutenir une thèse scientifique sur le choléra, sa nature, son action, sa transmission. Je me propose simplement de mettre en lumière et de placer dans le meilleur ordre possible un grand nombre de faits appartenant à une épidémie particulière, tous d'une authenticité irrécusable. L'on verra les conditions dans lesquelles le choléra a trouvé un milieu favorable à son accès et à sa propagation ; celles où l'autorité publique a pu lui faire obstacle ; celles où elle ne l'a pas pu ; — l'on verra comment l'autorité a été souvent, dans les circonstances où il était le plus important qu'elle fût instruite (au début de la maladie par exemple), laissée dans l'ignorance ; comment, quand elle a été à même d'agir dès l'abord, elle a obtenu des succès caractérisés. Il y a là une véritable « leçon de choses » et un puissant encouragement à une action rapide et énergique. Mais le jour n'est pas éloigné, je l'espère, où l'on comprendra qu'il y a mieux à faire que de réprimer le fléau : quand nous ne sommes ni visités, ni menacés par lui, c'est alors le vrai moment de le combattre et de rendre inoffensives ses approches éventuelles par des pratiques générales et constantes d'assainissement.

Peut-être, parmi tant d'observations que j'ai recueillies, en est-il beaucoup qui resteront, au moins pour le moment, sinon pour toujours, sans utilité. Je me tiendrai assez payé de mes peines si quelques-unes d'entre elles trouvent utilement leur place dans l'enquête que poursuit, depuis soixante ans, l'Europe sur l'étiologie et la prophylaxie du choléra asiatique [1].

[1] Il n'y a pas plus de six années que Koch a isolé le bacille du choléra et les discussions du congrès international de Vienne, en 1886, ont montré combien sont encore profondes les divergences entre savants sur cette question.

Tel est le but de cet ouvrage. En voici le plan.

Il comprend deux livres.

Le premier, d'un caractère surtout historique, est intitulé « le choléra dans le Finistère ». Il est lui-même divisé en deux parties.

Dans la première sont réunies des informations générales relatives soit au département du Finistère, soit à notre épidémie. On y trouvera des détails sur la condition sanitaire du département, sur les atteintes de choléra qu'il avait antérieurement subies, et un exposé succinct des faits embrassant l'ensemble de l'épidémie de 1885-1886.

La deuxième partie comprend les notices communales, c'est-à-dire l'histoire de l'épidémie dans chacune des communes où des cas de choléra ont été signalés. Ma situation de préfet m'a permis de réunir une assez grande quantité de matériaux. Que l'on puisse constater dans mes récits des lacunes, et des lacunes graves, il n'est que trop vrai ; elles s'expliquent par l'indifférence des populations et des autorités municipales, par l'absence de médecins dans beaucoup de communes, par la répugnance presque invincible qu'éprouvent les premiers malades et leurs familles à se faire connaître de peur d'être considérés comme responsables d'un malheur public. Néanmoins, il n'y a pas de victime de l'épidémie du Finistère dont ce travail ne mentionne l'âge, le sexe, l'état civil, la profession, le domicile. Dans plus d'un tiers des cas de décès, l'on trouvera l'origine présumée de la maladie, c'est-à-dire le fait duquel il résulte que le malade a été en contact avec d'autres cholériques ou a manipulé des effets contaminés. Des renseignements sont donnés sur les causes les plus apparentes d'insalubrité.

Dans le second livre, plus didactique et intitulé « les réformes nécessaires », je passe en revue les décisions législatives ou réglementaires que commanderait, dans l'état actuel de la science, une défense méthodique contre le choléra. J'examine successivement quelles précautions les nations menacées semblent en droit de réclamer de l'Angleterre, qui a dans ses domaines l'atelier de production de la maladie ; quelles clauses pourraient trouver leur place dans un arrangement international pour la protection de la Méditerranée ; enfin, quelles mesures il y aurait lieu de prendre, soit aux frontières de la France, soit à l'intérieur du pays, pour notre propre sauvegarde.

LIVRE PREMIER.

LE CHOLÉRA DANS LE FINISTÈRE.

———

PREMIÈRE PARTIE.

EXPOSÉ GÉNÉRAL.

———

PREMIÈRE PARTIE.

EXPOSÉ GÉNÉRAL.

CHAPITRE PREMIER.

Le choléra dans le Finistère de 1832 à 1886.

SOMMAIRE. — § 1er. Renseignements statistiques : — Superficie des communes ; — population : population rurale ; population éparse ; étrangers ; familles sans enfants ; âge moyen ; natalité et mortalité ; — degré d'instruction ; — assistance publique ; — consommation de l'alcool. — § 2. Épidémies de choléra : — 1832-33 ; — 1834-35 ; — 1849-50 ; — 1854-55 ; — 1865-66 ; — 1885-86 ; — tableau général.

Le Finistère offre au statisticien un spectacle singulier. On y rencontre les extrêmes. C'est un des trois départements où la mortalité est le plus élevée, et un des trois où l'excédent des naissances sur les décès est le plus fort [1]. Nulle part la misère n'est plus grande et nulle part elle n'est supportée avec plus d'insouciance, je dirais presque d'inconscience. Les secours médicaux y sont rares ; les habitants en éprouvent peu le besoin ; un grand nombre naissent, vivent, meurent, sont enterrés sans l'approche d'un médecin. L'hygiène publique ou privée y est inconnue. L'ivrognerie y est répandue même parmi les femmes. Et c'est une contrée si attachante, la race y possède des qualités si fortes et si nobles, la nature s'y montre avec un tel caractère de sauvage ou de mélancolique poésie que ceux qui l'ont une fois habitée ne l'oublient pas et gardent à jamais au cœur le désir de la revoir.

[1] Mortalité en 1885 : 1° Bouches-du-Rhône : 29,8 ; 2° Finistère : 29,4 ; 3° Pyrénées-Orientales 27,8 ; etc. (Statistique générale de la France, année 1885, carte n° 20). En 1889, le Finistère se classait le troisième dans le calcul de l'excédent des naissances sur les décès. Il était primé par la Corse et le Pas-de-Calais.

§ 1ᵉʳ. — Renseignements statistiques.

La superficie moyenne des communes de France est de 1.462 hectares et la moyenne de leur population était, en 1886, de 1.058 habitants. La superficie moyenne des communes du Finistère est de 2.309 hectares et leur population moyenne était, en 1886, de 2.430 habitants.

La population du Finistère s'est accrue, de 1801 à 1886, de 613 individus par chaque millier d'habitants recensés en 1801, alors que pour toute la France cet accroissement a été de 418. Cependant dans trois arrondissements, sur cinq, l'accroissement a été au-dessous de la moyenne : ce sont ceux de Châteaulin *(population en 1886 : 115.508)* où il a été de 396; de Morlaix *(population en 1886 : 142.771)* où il a été de 391 ; de Quimperlé *(population en 1886 : 56.175)* où il n'a été que de 267. Mais dans l'arrondissement de Brest *(population en 1886 : 227.454 habitants)*, l'augmentation a été de 777 pour chaque millier d'habitants recensés en 1801, — et dans l'arrondissement de Quimper, l'accroissement a été bien plus considérable encore ; la population y a plus que doublé; l'augmentation a été de 1.037 *(population en 1886 : 165.912)*.

La population totale du Finistère était en 1886 de 707.820 habitants.

La population rurale, c'est-à-dire celle des communes n'ayant pas 2.000 habitants agglomérés, était en France, en 1886, de 49,3 habitants par kilomètre carré ; elle était dans le Finistère de 89,5 habitants. Tandis que pour l'ensemble du pays la proportion de la population rurale à la population urbaine tombait, en trente ans, (1856-1886) de 72,69 p. 100 à 64,05 p. 100, soit un abaissement de 8,64 p. 100, cette même proportion dans le Finistère, qui n'échappait pas absolument à ce mouvement d'émigration des campagnes vers les villes, ne diminuait pendant la période trentenaire que de 3,03 (79,13 à 76,10) et restait, en 1886, supérieure à ce qu'elle était pour toute la France en 1846 (75,48).

La population éparse, c'est-à-dire celle qui n'est pas groupée autour du clocher, étant en moyenne en France de 36,4 pour 100 habitants, est de 66 p. 100 dans le Finistère. Cependant le Finistère est un des cinq départements où l'on compte le moins d'individus vivant isolés (1,9 p. 100 alors que la moyenne pour la France est de 4,25); c'est celui où la composition moyenne des ménages compte le plus de personnes, soit 4,9 personnes par ménage. Le département qui se place à cet égard immédiatement après celui du Finistère est le Morbihan, où la moyenne est de 4,7 personnes par ménage. La moyenne pour l'ensemble de la France est de 3,9.

Les étrangers sont peu nombreux dans le Finistère et l'immigration même de Français y est faible. Sur 100 Français recensés dans le département en 1886, 95,2 y étaient nés. Sur 100 Français recensés dans le département de la Seine, 40,6 y étaient nés. La moyenne pour la France des personnes recensées dans le département où elles étaient nées a été de 84. Dans le Finistère, on a compté 64 Suisses, 2 Espagnols, 89 Italiens, 21 Belges, 25 Allemands, 226 Anglais, ensemble 427 étrangers, soit 0,65 pour 1.000 habitants. Cette proportion des étrangers était pour la France 45 fois plus forte: 29,17 pour 1.000 habitants, environ 3 p. 100.

Les familles qui n'ont pas d'enfants sont en moyenne pour toute la France dans la proportion de 20 p. 100. Cette proportion, dans le Finistère, est de 11,7 p. 100. Ce sont le Finistère et les Côtes-du-Nord qui fournissent le plus grand nombre de familles ayant sept enfants (6,4 p. 100 dans le Finistère; 6,5 p. 100 dans les Côtes-du-Nord). Ce sont encore ces deux départements où le nombre moyen d'enfants par famille ayant des enfants est le plus élevé : 3,40 dans le Finistère, 3,41 dans les Côtes-du-Nord. Le nombre moyen n'est que de 2,59 pour la France.

L'âge moyen est peu élevé parmi cette population si nombreuse, si imprégnée de l'esprit de famille, mais mal soignée et vivant dans des conditions hygiéniques déplorables. Au recensement de 1886, l'âge moyen des personnes recensées était en France de trente et un ans, neuf mois, dix-huit jours. Cet âge tombait dans quelques départements à vingt-neuf, à vingt-huit ans. Dans deux départements, le Nord et les Landes, il descendait à vingt-sept ans. Dans un seul il fut au-dessous de vingt-sept ans, c'est le Finistère où l'âge moyen de la population recensée s'est trouvé être de vingt-cinq ans, huit mois et dix jours.

Natalité et mortalité. — D'après les relevés de l'état civil [1], le taux de la natalité pour la France, pendant la période de 1881 à 1886, dates des deux derniers dénombrements, a été de 24,60 naissances pour 1.000 habitants.

Pour la même période, dans le Finistère, le taux de la natalité a été de 34,32 naissances pour 1.000 habitants.

Le taux de la mortalité pendant la même période, de 1881 à 1886, a été en France de 22,44 décès pour 1.000 habitants.

Dans le Finistère le taux de la mortalité, pendant la même période, a été de 28,92 décès pour 1.000 habitants [2].

Ainsi, de 1881 à 1886, l'excédent des naissances sur les décès a été, en France de 2,16 [3] pour 1.000 habitants, et dans le Finistère de 5,40 [4].

L'instruction ne se sépare guère de l'hygiène générale. Les progrès de celle-ci sont liés aux progrès de celle-là. L'obligation de l'enseignement primaire n'a pas encore produit en Bretagne les effets qu'il est permis d'en attendre. En 1885, le nombre des conjoints qui n'ont pas pu signer leur acte de mariage a été, pour l'ensemble de la France, de 16, 5 p. 100 ; il a été de 48,8 dans le Morbihan et de 44,6 dans le Finistère [5].

L'assistance publique dans le Finistère est rudimentaire. Les bureaux de bienfaisance ayant fonctionné en 1885 étaient en France au nombre de 14.574 ; la proportion des communes pourvues de bureaux était de 40,35 p. 100. Dans le Finistère, quarante et une communes sur deux cent quatre-vingt-onze, soit 14,09 p. 100, ont des bureaux de bienfaisance.

Les établissements hospitaliers (hospices et hôpitaux) donnaient pour la même année en France (moins la Seine et la Corse) 51.443 lits d'hôpital et 66.755 lits d'hospices, soit 1,47 lits d'hôpital et

[1] *Statistique générale de la France*. 1888, pp. 74 et suiv.
[2] Le taux de la mortalité a toujours été très élevé dans le Finistère. J'ai fait le calcul pour la période décennale de 1823 à 1832 et j'ai relevé une mortalité annuelle de 33,43 pour 1.000 habitants. Pour l'année 1831, les *Recherches statistiques sur le département du Finistère* (Nantes, Mellinet, 1835) constatent une mortalité de 29,86 p. 1.000. Population: 524.396. Décès: 15.660, dont 3.574 d'enfants de moins d'un an! Naissances, 19.500. Excédent des naissances sur les décès, 7,32.
[3] Il est tombé à 1,2 en 1888, et à 0,9 en supprimant l'élément étranger.
[4] De 1821 à 1886, la moyenne de l'augmentation annuelle de la population du Finistère a été de 3.447 habitants (483.747 habitants en 1821: 707.820 en 1886).
[5] Pour les trois années 1829 à 1831, la proportion du contingent des conscrits sachant lire et écrire était de 15,85 p. 100 (*Recherches statistiques sur le Finistère*. Nantes 1835, 1re livraison, p. 32).

1,90 lits d'hospice pour 1.000 habitants. Dans le Finistère, le nombre de lits d'hôpitaux n'est que de 0,92 pour 1.000 habitants. Le nombre des lits d'hospice est au-dessus de la moyenne : 2 lits pour 1.000 habitants.

Une grande partie de la population malade non hospitalisée est privée de soins. En France, le nombre des docteurs en médecine et officiers de santé est de 14.789 (11.995 docteurs, 2.794 officiers de santé), soit un docteur ou officier de santé pour 2.585 habitants. Dans le Finistère, nous ne trouvons plus que 103 docteurs et officiers de santé (90 docteurs, 13 officiers de santé), soit un docteur ou officier de santé pour 6.878 habitants.

Si l'on retranche de ce calcul, tant pour la population que pour le nombre des médecins, les villes de Brest, de Quimper et de Morlaix, on arrive à ce résultat que dans la population rurale il y a en moyenne un médecin pour 9.451 habitants et pour 10.500 hectares. Huit cantons ne possèdent ni docteur en médecine ni officier de santé. Je citerai notamment le canton de Bannalec dont la population est de 11.963 habitants et la superficie de 19.616 hectares : pas de médecin ; celui de Plougastel-Saint-Germain, dont la population est de 18.764 habitants et la superficie de 22.905 hectares : pas de médecin.

J'emprunte à un rapport que j'ai récemment adressé à M. le ministre de l'intérieur et qui a été publié dans le recueil des travaux du conseil supérieur de l'assistance publique[1], le chiffre de quelques-unes des dépenses faites en 1885 par le département du Finistère pour des objets d'assistance :

Service de la vaccine : 6.249 fr. 74. C'est un des dix départements où cette dépense a atteint le chiffre le plus élevé. Le service n'en est pas moins très défectueux, car le Finistère est aussi un des départements où la variole fait le plus de ravages.

Pour la médecine gratuite dans les campagnes, le département a dépensé la somme beaucoup trop faible de 3.342 fr. 95.

Frais de séjour d'indigents dans les hôpitaux : 17.859 fr. 79.

La somme totale des dépenses d'assistance restées en 1885 à la charge du département, après défalcation des subventions de l'État et du contingent des communes, a été de 269.761 fr. 44, dont 166.767 fr. 66, c'est-à-dire plus de 61 p. 100, ont été absorbés par

[1] *Statistique des dépenses publiques d'assistance faites en France pendant l'année 1858.*

le service des aliénés : l'alcoolisme peuple de plus en plus copieusement l'asile de Saint-Athanase (hommes) et le quartier-hospice de
Morlaix (femmes).

Le service des enfants protégés n'est pas organisé dans le Finistère. La loi Roussel n'y est pas appliquée. Il serait bien nécessaire
de l'appliquer et de défendre les nourrissons contre les pratiques
meurtrières de la routine et de l'ignorance, car le Finistère est un
des départements où la mortalité infantile est le plus élevée ; mais la
loi Roussel n'a pas inscrit les dépenses que nécessite son exécution au
nombre des dépenses obligatoires et les efforts des préfets ne réussissent pas à vaincre sur ce point les résistances du conseil général.

Le Finistère n'a pas de dépôt de mendicité; il n'a passé aucun
traité avec un département pourvu d'un tel dépôt. Il n'a donc aucun
moyen de donner un asile aux individus sans travail et dénués de
ressources, et les tribunaux ne peuvent pas dans le Finistère faire
application aux mendiants de l'article 274 du code pénal.

Sur 100 francs dont la dépense est constatée au compte départemental de 1885, 14 fr. 95 ont été employés à des objets d'assistance, ce qui classe à cet égard le département du Finistère au
21e rang. Il prend le 7e rang si l'on envisage le rapport entre les
dépenses d'assistance et les contributions départementales. Mais si
l'on cherche la proportion de ces dépenses au nombre des habitants,
on trouve que le Finistère descend au 80e rang ; il ne dépense en
effet pour l'assistance que 38 centimes par habitant, ce qui démontre
une fois de plus que c'est un département populeux et pauvre.

La consommation de l'alcool dans le Finistère complète d'une
façon instructive la physionomie de ces renseignements statistiques.
Ce département si misérable, si peuplé d'enfants, est l'un de ceux
qui boivent le plus d'alcool. Neuf départements : les cinq de Normandie (Seine-Inférieure, Calvados, Eure, Orne, Manche), l'Aisne,
le Pas-de-Calais, la Somme, l'Eure-et-Loir, en consomment encore
plus que lui ; mais ceux-là sont des départements riches. Le Finistère est le seul département pauvre dont la consommation annuelle
s'élève à près de 6 litres d'alcool pur par tête d'habitant. La
moyenne pour la France est de 3,9. L'on devine quelles sortes
d'alcools absorbent ces pauvres gens. La brièveté de leur vie n'a pas
de quoi surprendre.

§ 2. — Épidémies de choléra.

Toutes les épidémies de choléra qui ont visité la France ont frappé le Finistère. L'on trouvera ci-après un tableau général des décès causés par ces épidémies (du moins de ceux dont la trace subsiste), et pour chaque épidémie une carte des communes où des décès se sont produits. Les chiffres d'après lesquels ont été faits le tableau et les cartes m'ont été obligeamment fournis par M. le Dr Michaud, médecin major au 118e de ligne. M. Michaud a compulsé avec une patience de bénédictin les rapports officiels des municipalités et de la gendarmerie entassés dans les archives soit de la préfecture du Finistère, soit du conseil de santé de la marine à Brest. Pour certaines communes, on a trouvé des indications relatives au nombre, non seulement des morts, mais des guérisons. J'ai dû écarter de mon travail les cas non suivis de mort. Les nombres donnés n'offraient aucune vraisemblance. Dans telle commune l'on signalait 60 guérisons pour un décès.

Trois circonstances sont communes à toutes les épidémies : dans toutes, Brest est atteint ; dans toutes, l'épidémie a un caractère maritime et frappe surtout les communes qui confinent à la mer ; dans toutes, l'épidémie chevauche d'une année sur l'autre, traversant l'hiver.

Première épidémie : 1832–1833 (Planche n° 1). — Les renseignements font défaut à la préfecture : ceux qui vont suivre sont empruntés aux archives du conseil de santé de la marine à Brest. Ils sont incomplets et inexacts. L'on a évidemment arrondi les chiffres : sur onze, il y en a neuf qui se terminent par un zéro ou par un 5.

D'après ces archives, le choléra est à Quimper le 28 mai 1832. Le 26 juin, il est à Recouvrance, et de là s'étend à la ville même de Brest. L'on envoie des médecins de la marine le 24 juillet à Morlaix, le 23 août à Douarnenez, le 25 novembre à Quimperlé, le même jour à Roscoff. Cependant il n'existe aucune indication de décès cholériques ni à Quimper, ni à Quimperlé, ni à Douarnenez. Une seule commune du sud est indiquée comme atteinte, c'est la commune d'Esquibien, qui touche Audierne, et où se seraient produits 20 décès. J'ai fait néanmoins figurer sur la carte les communes de

Quimper, de Quimperlé et de Douarnenez comme ayant eu plus de 20 décès.

Dans le nord, l'épidémie aurait été très meurtrière : à Brest, 700 décès et à Lambézellec, qui est comme un faubourg de Brest, 132 décès ; à Morlaix 550 et dans les communes voisines de Morlaix, Garlan, Loquirec, Plougasnou, Roscoff, Plouégat-Guérand, 15, 20, 60, 75, 95 décès. La petite île Molène, près de Brest, n'a été visitée par le choléra que dans cette première épidémie de 1832 : le choléra y a fait 18 victimes. Ce que l'on connaît se résume ainsi : onze communes atteintes : 1.730 décès. C'est l'épidémie où le nombre de décès est le plus considérable, et encore sommes-nous loin de la réalité, puisque nous ignorons le nombre des morts à Quimper, à Quimperlé, à Douarnenez et probablement dans d'autres localités, comme à Saint-Pierre-Quilbignon ; car quelle probabilité que la partie de cette commune qui touche Brest, prise dans toutes les autres épidémies, ait été épargnée dans celle-là ?

Le mal, bien qu'en décroissance, n'avait pas disparu au commencement de 1833 ; quelques cas se produisent çà et là et l'épidémie traîne jusqu'à la fin du mois de novembre.

Deuxième épidémie : 1834-1835 (Planche nº 2). — 1.167 décès.

NOM DES COMMUNES.	DATE DU PREMIER DÉCÈS.	DATE DU DERNIER DÉCÈS.	NOMBRE DE DÉCÈS.
Brest	24 juillet	3 novembre	201
Hanvec	12 août	18 —	60
Guipavas	15 —	13 —	16
Lambézellec	26 —	21 octobre	57
St-Pierre-Quilbignon	29 —	26 —	17
La Feuillée	18 septembre	23 novembre	50
Camaret	23 —	25 octobre	107
Quimperlé	24 —	7 —	10
Lannilis	1er octobre	21 —	12
Quimper	1er —	13 novembre	154
Crozon	7 —	24 —	356
Locronan	24 —	21 —	15
Pont-l'Abbé	15 novembre	28 —	18
Cléden-Cap-Sizun	20 —	1er décembre	11
Audierne	25 décembre	21 février 1835	67
Ile Tudy	3 janvier 1835	22 —	16
TOTAL			1.167

Planche I.

FINISTÈRE.
Choléra de 1832-1833.

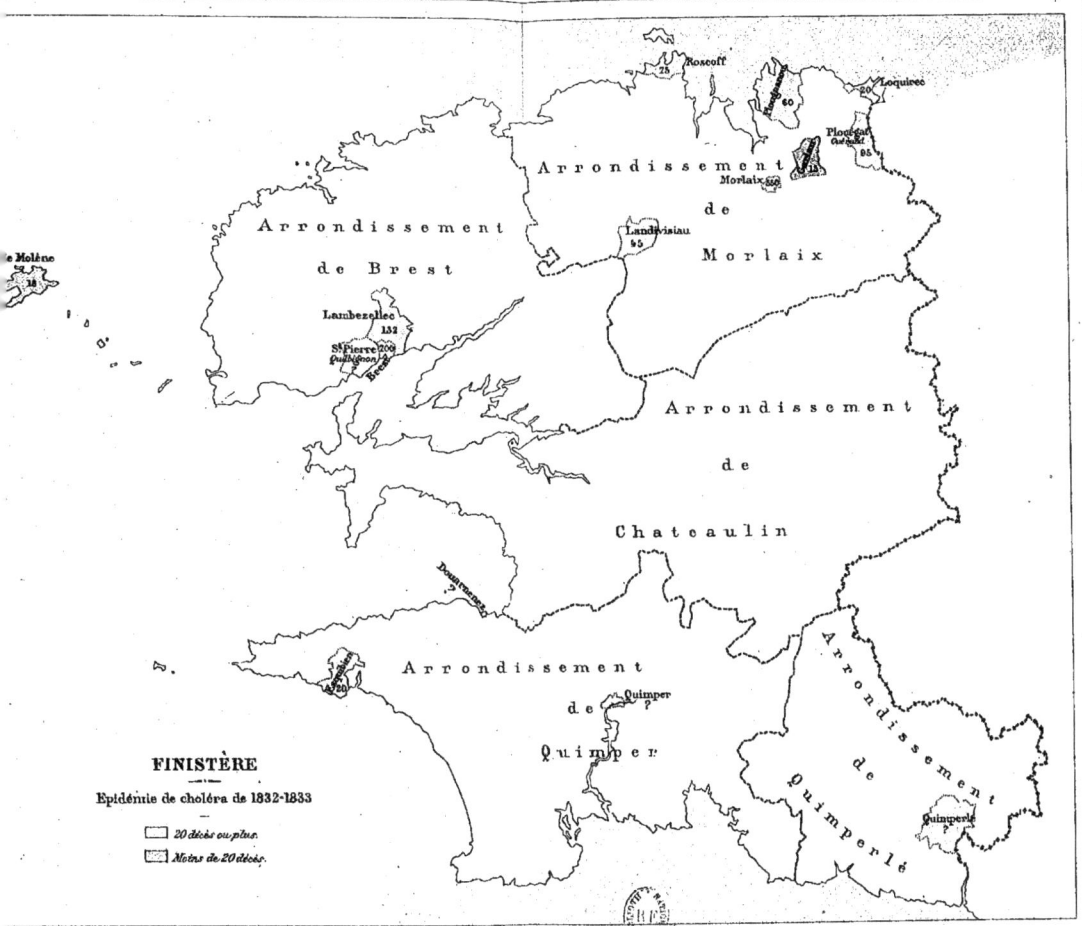

Roscoff
25

Loquirec

Ploučšat
Guérand
95

Arrondissement
de
Morlaix

Morlaix 610

60
15

Landivisiau
45

Arrondissement
de Brest

Lambezellec
152
St.Pierre 209
Quilbignon
Brest

Arrondissement
de
Chateaulin

e Molène
28

Douarnenez
3

Arrondissement
de
Quimper

Quimper

Arrondissement
de
Quimperlé

Quimperlé

FINISTÈRE

Epidémie de choléra de 1832-1833

☐ 20 décès ou plus.
▨ Moins de 20 décès.

PLANCHE 2.

FINISTÈRE.

Choléra de 1834-1835.

Arrondissement

de

Morlaix

Arrondissement

de Brest

La Feuillée
50

Lannilis
19

Lambezellec
57
Guipavas
14
St-Pierre
100
Quilbignon
17

Hanvec
60

Camaret
107

Crozon
356

Locronan
15

Arrondissement

de

Chateaulin

Cléden
Cap-Sizun
11

Audierne
67

Arrondissement

de Quimper

Quimper

Quimper

Île Tudy
18

Arrondissement

de

Quimperlé

FINISTÈRE

Épidémie de choléra de 1834-1835

20 décès ou plus.

Moins de 20 décès.

Ainsi le choléra débute à Brest à la fin de juillet 1834. Au mois d'août, il essaime dans les communes environnantes, à Lambézellec, à Saint-Pierre-Quilbignon, à Guipavas, et s'installe dans la commune d'Hanvec, où il reste trois mois, du 12 août au 18 novembre et cause 60 décès, très probablement au bord de la mer, spécialement dans le hameau de Perros. D'Hanvec, le fléau envahit au milieu de septembre la Feuillée, commune entièrement rurale (plus de 2.000 habitants en 1886, dont 450 agglomérés) : 50 victimes. Le mal ne paraît pas s'être étendu aux communes environnantes. Il est probable que c'est directement de Brest que Camaret, à l'extrémité de la presqu'île de Crozon, à l'entrée de la rade de Brest, le reçoit vers la fin de septembre. Il y reste un mois et y cause 107 morts dans une population qui ne devait guère alors dépasser 1.200 habitants. Le 7 octobre, un décès a lieu dans la commune voisine, Crozon, chef-lieu du canton, et là l'épidémie fait rage jusqu'à la fin de novembre ; le nombre de ses victimes s'élève à 356. Avant même que Crozon fût atteint, Quimper l'était ; le premier décès y date du 1er octobre. Aucune épidémie de choléra n'y a été aussi meurtrière ; en un mois et demi 154 décès, le dernier étant du 13 novembre. Le fléau gagne Locronan, petite commune rurale où les maisons sont éloignées les unes des autres et où il met vingt-neuf jours à faire 15 victimes ; Pont-l'Abbé, au sud (18 décès); Cléden-Cap-Sizun, à l'ouest, dans la presqu'île qui aboutit à la pointe du Raz (11 décès). Le dernier des décès de Cléden-Cap-Sizun a lieu le 1er décembre. Si les chiffres qui nous sont parvenus sont complets, l'on a dû se croire alors délivré ; depuis le 3 novembre, il n'y a plus de décès à Brest ; depuis le 13 novembre, il n'y en a plus à Quimper ; le mois de décembre s'écoule, il va finir, on ne signale plus aucun cas sur aucun point du département. Mais voici que tout à coup, le jour de Noël, un décès cholérique se produit à Audierne, puis un autre, puis d'autres; pour les habitants de ce port, l'année 1835 commence en pleine épidémie et celle-ci ne s'y arrête que le 21 février, après avoir tué 67 personnes. Elle a, en outre, suivi la côte, est entrée à l'île Tudy, à côté de cette commune de Pont-l'Abbé où il n'y a plus de décès depuis le 28 novembre, y fait une première victime le 3 janvier; celle-ci est suivie de 15 autres dont la dernière meurt le 22 février et fournit le dernier décès signalé de l'épidémie de 1834-1835.

Troisième épidémie : 1849-1850 (Planche n° 3). — Si le Finistère a eu l'épidémie de Crozon en 1834, il a, en 1849, eu l'épidémie de Douarnenez, étant bien entendu que toutes les épidémies frappent Brest aussi bien que les deux communes contiguës, Lambézellec et Saint-Pierre-Quilbignon. En dehors de Brest, c'est surtout autour de Douarnenez qu'en 1849 le fléau étend ses ravages : à Douarnenez même, 260 décès ; à Ploaré, 60 ; à Plonévez-Porzay, 31 ; à Pouldergat, 50 ; à Poullan-Tréboul, 146.

Le nombre des communes où se sont produits des décès est de quarante-deux ; le nombre total des décès est de 1.456.

Dans cinq communes, il n'y a eu qu'un décès ; dans six, 2 ; dans deux, 3 ; dans une, 4.

Dans quinze communes, il y a eu de 5 à 19 décès : trois dans l'arrondissement de Brest : Gouesnou (6 décès) ; Lampaul-Ploudalmézeau, tout au nord de l'arrondissement (9 décès) ; Landerneau (15 décès) ; — deux dans l'arrondissement de Morlaix : Locquenolé (9 décès) ; Ploujean, qui touche à Morlaix (5 décès) ; — trois dans l'arrondissement de Châteaulin : Roscanvel, qui est dans la presqu'île de Crozon (6 décès) ; le Faou (15 décès) ; Carhaix, loin dans l'intérieur, sur la limite du département des Côtes-du-Nord et où devait se produire une épidémie beaucoup plus sérieuse en 1865 (5 décès) ; — six dans l'arrondissement de Quimper : île de Sein (8) ; Esquibien (7) ; Audierne (13) ; Pont-Croix (8) ; le Guilvinec (10) ; île Tudy (5) ; — enfin 10 décès se sont produits à Quimperlé.

Dans treize communes on a relevé plus de 20 décès cholériques : quatre dans l'arrondissement de Brest : Brest (338) ; Lambézellec (113) ; Saint-Pierre-Quilbignon (51) ; Guipavas (86) ; — deux dans l'arrondissement de Morlaix : Morlaix (50) ; Saint-Pol-de-Léon (31) ; — deux dans l'arrondissement de Châteaulin : Crozon (32) ; Plonevéz-Porzay (31) ; cette dernière commune est presque contiguë à Douarnenez ; — cinq dans l'arrondissement de Quimper : Douarnenez (260) ; Ploaré (60) ; Pouldergat (50) ; Poullan-Tréboul (146) ; Quimper (50). Ces derniers chiffres n'offrent pas une entière sécurité, ils paraissent avoir été arrondis.

Voici le tableau des décès dans l'ordre chonologique du premier décès dans chaque commune.

PLANCHE 3.

FINISTÈRE.
Choléra de 1849-1850.

FINISTÈRE

Epidémie de choléra de 1849-1850

20 décès et plus.

De 5 à 9 décès.

Moins de 5 décès.

NOM DES COMMUNES.	DATE DU PREMIER DÉCÈS.	DATE DU DERNIER DÉCÈS.	NOMBRE DE DÉCÈS.
1	2	3	4
Brest................	5 septembre 1849 ¹...	26 décembre.........	338
St-Pierre-Quilbignon..	?...........	?..........	51
Bodilis..............	24 septembre ¹.......	?..........	2
Quimperlé...........	27 — ¹.......	6 décembre.........	10
Douarnenez..........	29 —	5 —	260
St-Pol-de-Léon......	4 octobre	?..........	31
Henvic..............	?...........	?..........	1
Locquénolé..........	?...........	?..........	9
Poullan-Tréboul	·5 octobre	5 décembre.........	146
Plogastel-St-Germain .	8 —	12 octobre	2
Landudec	9 —	9 —	1
Pouldergat..........	10 —	15 novembre.........	50
Ploaré	10 —	15 décembre.........	60
Crozon.............	10 —	?..........	32
Roscanvel	?...........	?..........	6
Camaret	?...........	?..........	3
Lambézellec	16 octobre	30 décembre.........	113
Gouesnou	?...........	?..........	6
Guipavas	?...........	?..........	86
Plonévez-Porzay.....	17 octobre...........	?.......:	31
Plomodiern..........	?...........	?..........	2
Audierne............	18 octobre	22 novembre.........	13
Morlaix	10 novembre	?..........	50
Guilvinec...........	10 —	9 décembre.........	10
Ploujean	16 —	?..........	5
Le Faou	16 —	11 décembre.........	15
Rosnoen	?...........	?..........	1
Landevennec........	?...........	?..........	3
Landerneau.........	22 novembre	?..........	15
Guerlesquin.........	26 —	?..........	4
Plouigneau	26 —	27 novembre	2
Plébannalec	27 —	28 —	2
Goulien............	28 —	28 —	2
Esquibien	29 —	?..........	7
Carhaix	29 —	16 décembre.........	5
Plounévézel.........	?...........	?..........	1
Pont-Croix	30 novembre	4 décembre	8
Quimerch	2 décembre........	2 —	1
Ile de Sein	2 —	25 —	8
Lampaul-Ploudalmézeau	4 —	12 —	9
Ile Tudy...........	25 —	3 janvier 1850......	5
Quimper	20 janvier 1850......	10 mars	50
Total........................			1.456

¹ Cette date m'est fournie par le rapport de M. Briquet « sur les épidémies de choléra-morbus de 1817 à 1850. » (*Mémoires de l'académie de médecine*, t. XXVIII, p. 219.)

Le fléau se montre donc d'abord à Brest.

D'après les registres de la préfecture, quelques décès cholériques se seraient produits dès les mois de juillet et d'août 1849 : 3 le 8 juillet, dont un à Port-Launay, aux portes de Châteaulin ; un à Leuhan, sur la limite des arrondissements de Châteaulin, de Quimper et de Quimperlé ; un à Baye, au sud de l'arrondissement de Quimperlé ; d'autres, les 9 juillet, 6 et 9 août ; mais il paraît évident que ces décès, se produisant sur des points très distants les uns des autres et restant isolés, ne sont pas dus au choléra asiatique. En réalité, c'est à Brest, au commencement de septembre, que l'épidémie débute.

Toutes les communes qui entourent Brest sont prises successivement : Saint-Pierre-Quilbignon, Gouesnou, Guipavas. A Lambézellec, l'on ne signale le premier décès que le 16 octobre ; mais il y a probablement là quelque omission. A Brest même, l'épidémie dure trois mois pleins ; l'on enregistre 338 décès cholériques ; le dernier a lieu le 26 décembre. Landerneau est atteint le 22 novembre ; nous ne savons pas combien de temps y a duré l'épidémie ; elle a causé 15 décès.

Cependant dès le 29 septembre un décès se produisait à Douarnenez. Proportionnellement bien plus meurtrière qu'à Brest, l'épidémie ne s'est arrêtée que le 5 décembre, après avoir emporté 260 personnes. Elle a frappé violemment toutes les communes environnantes. Elle envahit Audierne sans cesse en relations avec Poullan-Tréboul (premier décès à Poullan-Tréboul : 5 octobre ; premier décès à Audierne : 18 octobre). Le 22 novembre, le dernier décès a lieu à Audierne, mais le 28, il y en a un à Goulien, le 29, un à Esquibien, le 30, un à Pont-Croix et, le 2 décembre, le fléau entre à l'île de Sein. Il se présente le 10 novembre au Guilvinec, dont les rapports avec Douarnenez sont les mêmes que ceux d'Audierne avec Poullan-Tréboul ; il cause 2 morts à Plobannalec et 5 à l'île Tudy, où il débute le jour de Noël, comme à Audierne l'épidémie de 1834. Ce n'est qu'à la fin de janvier 1850 que Quimper est atteint ; l'épidémie y dure près de deux mois, du 20 janvier au 10 mars ; elle y fait 50 victimes.

Revenons au nord du département. Peu de jours après la ville de Brest, Bodilis, dans l'arrondissement de Morlaix, était touché (24 septembre) ; puis Saint-Pol-de-Léon (4 octobre) ; puis Morlaix (10 novembre), Ploujean (16 novembre), Guerlesquin (26 novembre). Dans cette région, qui devait être si rudement éprouvée en 1854, l'épidémie restait relativement bénigne.

Planche 4.

FINISTÈRE.
Choléra de 1854-1855.

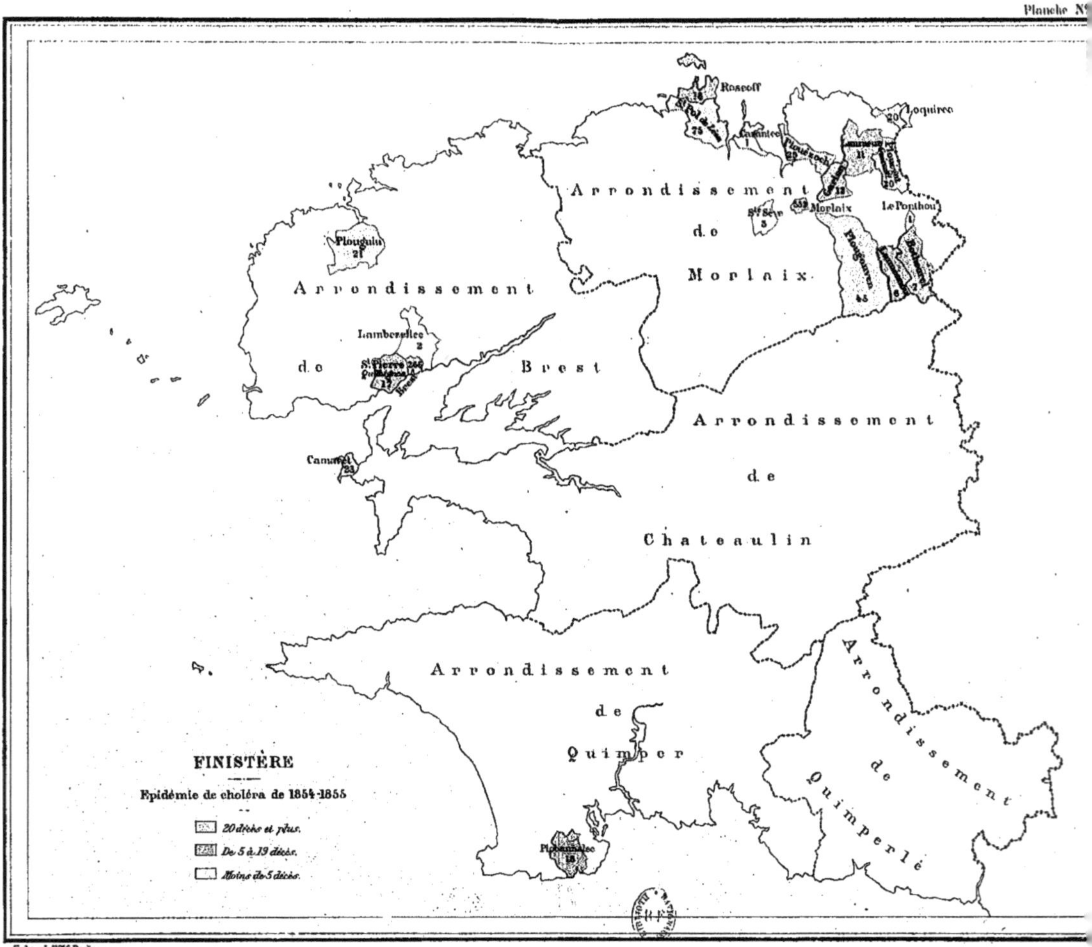

Roscoff

Loquirec

Arrondissement

de

Morlaix

St Sève
3

Morlaix

Le Ponthou

Plouguin
21

Arrondissement

de

Brest

Lambezellec
3

St Pierre

Camaret

Arrondissement

de

Chateaulin

Arrondissement

de

Quimper

Arrondissement

de

Quimperlé

FINISTÈRE

Epidémie de choléra de 1854-1855

	20 décès et plus.
	De 5 à 19 décès.
	Moins de 5 décès.

PLANCHE 5.

—

FINISTÈRE.

Choléra de 1865-1866.

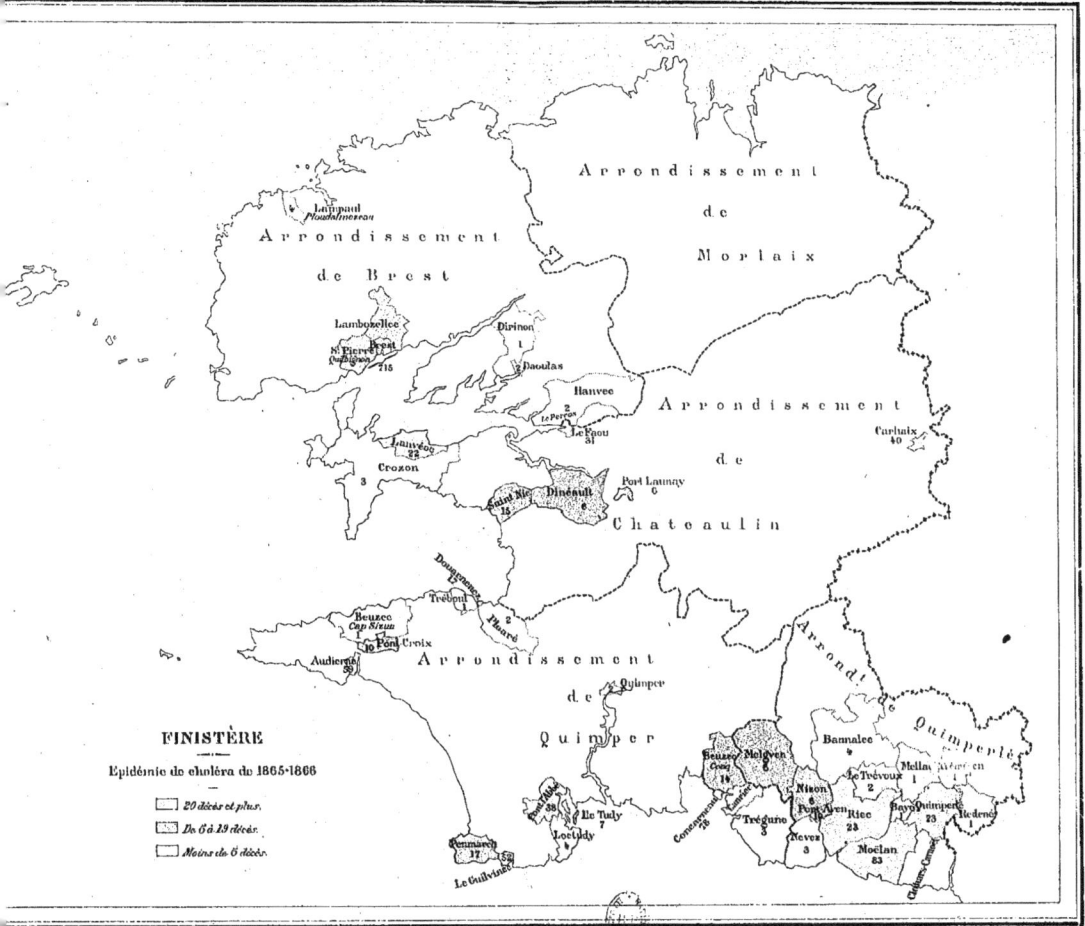

Arrondissement

de

Morlaix

Arrondissement

de Brest

Lampaul
Ploudalmezeau

Lambezellec

St Pierre Brest
Guipavas 715

Dirinon

Daoulas

Hanvec

Le Perron

Le Faou
31

Arrondissement

de

Chateaulin

Carhaix
40

Port Launay
6

Saint Nic
15

Dinéault
6

Landévoc
24

Crozon

3

Douarnenez

Tréboul

Beuzec
Cap Sizun

Ploaré
2

Pont Croix

Audierne
50

Plonéis

Arrondissement

de

Quimper

St Quimper

Quimper

Bannalec
4

Beuzec
Conq
14

Melgven
8

Arrond!

Quimperlé

Melle en
1

Penmarch
17

Plomeur
38

Le Tuly

Loctudy

Concarneau
76

Trégunc
3

Nizon
8

Neves
3

Pont-Aven
8

Riec
23

Le Trévoux
2

Bays Quimperlé
23

Nédémé
1

Moëlan
83

Le Guilvinec

FINISTÈRE

Épidémie de choléra de 1865-1866

☐ 20 décès et plus.

▧ De 6 à 19 décès.

☐ Moins de 6 décès.

Dans la presqu'île de Crozon elle était beaucoup moins cruelle qu'elle ne l'avait été en 1834. Le choléra y a fait une première victime le 10 octobre. Le nombre des décès a été de 32 à Crozon, de 3 à Camaret, de 6 à Roscanvel; le 16 novembre, le choléra est au Faou où il fait 15 victimes dont la dernière meurt le 11 décembre.

Enfin citons trois invasions lointaines restées sans suite, l'une à Quimperlé, du 27 septembre [1] au 6 décembre (10 décès), une autre à Lampaul-Ploudalmézeau, au nord de l'arrondissement de Brest, du 4 au 12 décembre (9 décès), la troisième à Carhaix, sur la limite de l'arrondissement de Châteaulin, du 29 novembre au 16 décembre (5 décès à Carhaix ; 1 à Plounévezel).

Quatrième épidémie : 1854-1855 (Planche n° 4). — C'est l'épidémie de Morlaix. Dix-neuf communes atteintes ; 1.125 décès [2].

C'est à Morlaix même que l'épidémie débute. Elle s'y est propagée pendant près de quatre mois, du 4 juillet au 22 octobre, et y a causé 532 décès. Jusque vers le milieu du mois d'août elle semblait ne devoir pas s'étendre hors de la commune; mais le 10 août, se produisent un décès dans la commune de Garlan et un décès dans la petite commune de Sainte-Sève, puis d'autres localités environnantes sont successivement envahies ; le 19 août, Plouégat-Guérand ; le 22 août, Lanmeur; le 1er septembre, Loquirec et Plouezoch; le 15 septembre, Plougonven, Lannéanou, Bothsorel et Saint-Pol-de-Léon, dont le dernier décès a lieu le 31 octobre.

Brest n'est envahi que le 18 novembre et a probablement reçu le germe morbifique de Camaret, à la pointe de la presqu'île de Crozon : le choléra y avait fait sa première victime le 14 octobre. A Brest, le choléra a duré deux mois, du 18 novembre 1854 au 18 janvier 1855 et a causé 266 décès.

D'où était-il venu à Camaret ? Peut-être de Plouguin, commune située au nord de l'arrondissement de Brest et qui l'avait reçu, venant sans doute de Morlaix, dès le 15 août. Je relève dans cette épidémie deux faits qui paraîtraient bien bizarres, si l'on n'avait de fortes raisons de craindre, sinon l'inexactitude, au moins l'insuffisance des renseignements recueillis :

[1] Je ne me suis pas cru autorisé à prendre pour point de départ de l'épidémie de Quimperlé une autre date que celle indiquée par M. Briquet dans son mémoire à l'académie, mais j'ignore comment cette date se justifie. Celle du 1er décembre, relevée dans les archives de la préfecture, paraît plus probable.
[2] Tel est du moins le total que donnent les renseignements recueillis. Dans son rapport sur l'épidémie de 1854, M. Barthe indique pour le Finistère le chiffre de 1,248 décès. (*Mémoires de l'académie de médecine*, t. XXX, p. 307.)

1° Roscoff est limitrophe de Saint-Pol-de-Léon. L'épidémie à Saint-Pol-de-Léon va du 15 septembre au 31 octobre et le premier décès cholérique n'est signalé à Roscoff que le 8 décembre, de sorte que Roscoff paraît plutôt se rattacher aux cas épidémiques qui se produisaient alors journellement à Brest qu'à ceux dont les derniers s'étaient produits à Saint-Pol-de-Léon le 31 et à Morlaix le 22 octobre ;

2° Le sud du Finistère paraît avoir été épargné dans cette épidémie, sauf sur un point. Le 4 décembre, un décès cholérique se produit dans la commune de Plobannalec; en vingt-deux jours la maladie fait 18 victimes; la dernière meurt le 26 décembre et le mal ne s'étend pas au delà.

NOMS DES COMMUNES.	DATE DU PREMIER DÉCÈS.	DATE DU DERNIER DÉCÈS.	NOMBRE DE DÉCÈS.
1	2	3	4
Morlaix.............	4 juillet [1]	22 octobre	532
Sainte-Sève.........	10 août.............	23 août.............	3
Garlan.............	10 —	30 septembre	12
Plouguin.............	15 —	30 octobre..........	21
Plouégat-Guérand	19 —	20 septembre	20
Le Ponthou	21 —	3 —	1
Lanmeur.............	22 —	30 octobre..........	11
Carantec.............	1er septembre	1er —	1
Loquirec.............	1er —	20 septembre	20
Plouezoch.............	1er —	1er octobre	29
Lannéanou	15 —	1er —	6
Plougonven	15 —	25 —	45
Bothsorel.............	15 —	1er —	7
Saint-Pol-de-Léon	15 —	31 —	75
Camaret	14 octobre	28 novembre..........	23
Brest	18 novembre	18 janvier..........	266
Plobannalec	4 décembre..........	26 décembre..........	18
Roscoff.............	8 —	8 janvier..........	18
St-Pierre-Quilbignon..	25 —	9 —	17
TOTAL.............			1.125

[1] Les époques du commencement et de la fin de l'épidémie concordent à dix-huit jours près avec l'indication donnée par M. Blondel dans les *Documents statistiques et administratifs concernant l'épidémie du choléra de 1854*. Paris, Imprimerie nationale, 1862. M. Blondel dit en effet qu'en 1854 le choléra, dans le Finistère, a duré 5 mois et 25 jours.

Nous n'en savons pas plus long sur cette épidémie; sur les 1.125 décès qu'elle a causés, 780 se sont produits dans l'arrondissement de Morlaix.

Cinquième épidémie: 1865-1866 (Planche n° 5). — L'épidémie de 1854 avait frappé le nord du département. En 1865, le choléra visite le sud. C'est autour de Quimperlé et de Concarneau que l'on trouve le plus de communes atteintes ; il y en a seize limitrophes ; si dans quatre d'entre elles (Rédené, Tréméven, Mellac, Baye) on ne constate qu'un décès, si l'on n'en signale que 2 au Trévoux, 3 à Nevez et à Trégunc, 4 à Bannalec, l'on en compte 6 à Nizon et à Melgven, 10 à Pont-Aven, 23 à Quimperlé, 23 à Riec, 78 à Concarneau, 14 à Beuzec-Conq, qui touche et continue Concarneau, 83 à Moëlan. En regardant la carte, on remarquera certainement que la commune de Clohars-Carnoët, entourée de communes qui toutes ont eu des victimes, ne paraît pas avoir été touchée par l'épidémie. Le fait est qu'il ne s'y est pas produit de décès. Dans les archives de la préfecture, l'on ne trouve, en ce qui la concerne, que cette indication : Clohars-Carnoët, 9 décembre, 1 cas, une guérison. Cette commune est située sur le littoral mais n'est pas un port de mer ; elle compte 3.617 habitants dont 155 seulement sont agglomérés. De même, à Lanriec, aucun décès n'a été signalé.

Outre ces seize communes, l'épidémie de 1865-1866 en a frappé vingt-six autres (en tout quarante-deux communes : 1.316 décès). Ces vingt-six communes se subdivisent ainsi : dans trois communes, le choléra cause un seul décès ; dans quatre, 2 décès ; dans une, Crozon, 3 décès ; dans deux, Loctudy, Lampaul-Ploudalmézeau, 4 décès ; — dans sept communes, de 5 à 19 décès, savoir : trois dans l'arrondissement de Châteaulin : Port-Launay (6 décès) ; Dinéault (6) ; Saint-Nic (15) ; — quatre dans l'arrondissement de Quimper : Douarnenez (17) ; Pont-Croix (10) ; Penmarch (17) ; île Tudy (7). Dans neuf communes, le nombre des décès a été de 20 et plus : Brest, Lambézellec et Saint-Pierre-Quilbignon, ensemble : 715 victimes ; le Faou, 31 ; Lanvéoc (dans la presqu'île de Crozon), 22 ; Audierne, 59 ; Pont-l'Abbé, 38 ; le Guilvinec, 52 ; Carhaix, 40.

C'est à Moëlan qu'à la date du 27 octobre l'on signale le premier décès. L'épidémie s'y propage pendant quatre mois, le nombre des morts est de 83. De Moëlan, le mal s'étend dans les communes environnantes.

Brest n'est pris que plus de deux mois après l'apparition du fléau dans le Finistère. On y constate le premier décès le 10 janvier 1866. Le dernier décès a lieu le 27 mars. Dans ce court espace de temps le choléra, à Brest, à Lambézellec, à Saint-Pierre-Quilbignon, a fait 715 cadavres.

Le 26 janvier le mal pénètre dans la presqu'île de Crozon, par Lanvéoc; il passe au Faou le 16 février; il est à Saint-Nic le 20 février; à Dinéault le 7 mars; à Port-Launay, aux portes de Châteaulin, le 31 mars; il n'y cause que 6 décès et il n'entre pas à Châteaulin.

Cette fois, l'épidémie atteint Pont-Croix et Audierne (8 février) avant Douarnenez (17 avril). Elle se montre à Quimper, mais elle n'y prospère pas (2 décès les 10 et 11 avril). Pont-l'Abbé (38 décès du 20 avril au 12 mai) et surtout le Guilvinec (52 décès du 18 avril au 6 mai) sont plus cruellement traités. Nous voici donc au milieu de mai. Le choléra est depuis deux mois éteint dans l'agglomération où il a pris naissance, car le dernier décès à Beuzec-Conq et le dernier décès à Melgven sont du 5 mars; depuis près de deux mois il a abandonné Brest. A partir du 12 mai, on ne le signale plus qu'à Audierne et dans la commune de Penmarch où il est entré le 21 avril, où il s'attarde, où il s'obstine, espaçant ses victimes, mettant deux mois à tuer 17 malades. Le dernier meurt le 18 juillet et l'épidémie a fini son œuvre. Cette œuvre a duré neuf mois.

L'un de ses épisodes curieux est l'invasion de Carhaix, chef-lieu de canton, très éloigné de toutes les localités visitées par le choléra. Celui-ci s'y manifeste le 28 février par un décès. A ce moment le mal faisait encore quelques rares victimes à Melgven, à Beuzec-Cap-Sizun, à Saint-Nic, au Faou, à Brest. A Carhaix, il cause 40 décès en deux mois (28 février au 30 avril) puis il disparaît sans pénétrer dans les communes avoisinantes.

NOM DES COMMUNES.	DATE DU PREMIER DÉCÈS.	DATE DU DERNIER DÉCÈS.	NOMBRE DE DÉCÈS.
1	2	3	4
Moëlan	27 octobre	22 février	83
Pont-Aven	25 novembre	26 janvier	10
Riec	28 —	26 —	23
Nizon	5 décembre	11 février	6
Baye	15 —	?	1
Quimperlé	15 —	5 mars	23
Le Trévoux	15 —	24 janvier	2
Mellac	25 décembre	?	1
Bannalec	28 —	11 janvier	4
Nevez	2 janvier	11 février	3
Brest (avec Lambézellec et St-Pierre-Quilbignon)	10 —	27 mars	715
Tréméven	21 —	?	1

Planche 6.

FINISTÈRE.

Choléra de 1885-1886.

Arrondissement de Morlaix

Arrondissement de Brest

Arrondissement de Chateaulin

Arrondissement de Quimper

Arrondissement de Quimperlé

FINISTÈRE

Epidémie de choléra de 1885-1886

20 décès et plus

De 5 à 19 décès.

Moins de 5 décès.

NOM DES COMMUNES.	DATE DU PREMIER DÉCÈS.	DATE DU DERNIER DÉCÈS.	NOMBRE DE DÉCÈS.
1	2	3	4
Redené..............	21 janvier............	?............	1
Concarneau..........	22 —	21 février............	78
Lanvéoc.............	26 —	14 — ?............	22
Dirinon	27 —	?............	1
Crozon.............	28 —	17 février............	3
Tréguno.............	4 février............	6 —	3
Beuzec-Conq.........	15 —	5 mars............	14
Le Faou.............	16 —	11 avril............	31
Pont-Croix	16 —	3 mars............	10
Audierne.............	? —	? juin............	59 [1]
Lampaul	17 —	?............	4
Daoulas.............	17 —	?............	2
Saint-Nic.............	20 —	15 mars............	15
Beuzec-Cap-Sizun	22 —	?............	1
Melgven.............	25 —	5 mars............	6
Carhaix.............	28 —	30 avril............	40
Dinéault.............	7 mars............	11 mars............	6
Port-Launay..........	8 —	27 —	6
Hanvec	31 —	7 avril............	2
Quimper.............	10 avril............	13 —	2
Douarnenez..........	17 —	7 mai............	17
Poullan-Tréboul	18 —	25 avril............	1
Guilvinec.............	18 —	6 mai............	52 [2]
Ploaré	18 —	6 —	2
Ile-Tudy.............	19 —	6 —	7
Pont-l'Abbé..........	20 —	12 —	38
Loctudy.............	20 —	23 avril............	4
Penmarch.............	21 —	18 juillet............	17
TOTAL...............................			1.316

[1] Les relevés du D' Michaud n'indiquent à Audierne que 20 décès, le premier du 8 mars, le dernier du 22 avril. Mais il est certainement plus sûr de s'en rapporter à ce que dit le médecin d'Audierne, le D' Hébert, dans son rapport sur l'épidémie de 1885 : «Le choléra a sévi, en 1886, pendant les mois de février, mars, avril, mai, juin, et a fait 59 victimes. A part le chiffre exact des décès, nous n'avons trouvé aucun renseignement sur cette épidémie.»

[2] Ce chiffre, fourni par le maire du Guilvinec, nous a paru présenter plus d'authenticité que celui de 35 relevé par le D' Michaud dans les archives de la préfecture.

Sixième épidémie : 1885-1886 (Planche n° 6). — L'on trouvera plus loin des informations détaillées sur la marche de cette épidémie, les communes atteintes, les dates où elles l'ont été, le nombre de leurs décès. Dès à présent, pour rendre les rapprochements plus faciles, nous en plaçons la carte sous les yeux des lecteurs et nous en ferons figurer les chiffres dans le tableau général qui résume tous les décès causés par le choléra dans le Finistère.

Que maintenant l'on compare entre elles les cartes des différentes épidémies et que de cette comparaison l'on tire, si on le peut, des règles.

C'est l'absence de règles qui frappe ; c'est l'irrégularité, l'incohérence, une confusion faite pour déconcerter quiconque cherche une explication autre que les hasards de la transmission et de la réceptivité individuelles. Les conditions de la réceptivité nous échappent, mais nous savons ce qui facilite la transmission : ce sont les occasions multiples de contage, les rapports habituels entre le point contaminé et un point qui ne l'est pas ; sur le point contaminé, les relations nécessaires entre les habitants ; les communications fréquentes d'une part, la densité de la population de l'autre. Quand on examine de très près les diverses épidémies de choléra dans le Finistère, avec le désir de dégager de cet examen une conclusion générale, l'on constate ceci : le choléra s'est propagé dans les communes et sur les parties de ces communes qui ont les unes avec les autres des communications fréquentes et il s'est développé d'autant plus que la portion agglomérée de la population était plus dense. Les ports du Finistère sont entre eux en communication constante, tandis que les relations sont rares et même peu sympathiques entre le littoral et l'intérieur, entre les pêcheurs et les « terriens ». Est-il nécessaire d'établir ce double fait? Je l'affirme comme en ayant été le témoin ; il est d'ailleurs à la connaissance de tous. La conséquence a été que le choléra, entrant dans un port (Brest, par exemple, qui le reçoit de Toulon ou de l'Orient), se propage sur la côte et pénètre peu dans les terres. Que l'on recherche les communes où le choléra a produit le plus de décès au cours d'une seule épidémie, ou bien celles où il a fait le plus de victimes en ajoutant les épidémies les unes aux autres, le résultat est le même : les communes les plus frappées sont celles du littoral et, dans ces communes, la portion située au bord de la mer, qui est la plus dense, ou plutôt la seule agglomérée. C'est ce que montrent les deux tableaux suivants :

Tableau des dix communes du Finistère où dans une des épidémies de choléra s'est produit le plus grand nombre de décès.

1.	Brest (avec Lambézellec et Saint-Pierre-Quilbignon).	715	(1866)
2.	Morlaix.	550	(1832)
3.	Crozon.	356	(1834)
4.	Douarnenez	260	(1849)
5.	Quimper	154	(1834)
6.	Poullan-Tréboul	146	(1849)
7.	Audierne	144	(1885)
8.	Camaret	107	(1834)
9.	Plouégat-Guérand	95	(1832)
10.	Guipavas (Kerhuon)	86	(1849)

De ces dix communes, une seule, Plouégat-Guérand, est un peu éloignée de la mer ; Quimper et Morlaix, quoique ne touchant pas la mer directement, sont presque des communes maritimes ; la marée s'y fait sentir avec force ; des bateaux d'un tonnage assez important y remontent ; les relations avec le littoral sont de tous les instants.

Tableau des dix communes du Finistère où s'est produit de 1832 à 1886 le plus grand nombre de décès cholériques.

1.	Brest (avec Lambézellec et Saint-Pierre-Quilbignon)........	2.670
2.	Morlaix..	1.132
3.	Crozon..	391
4.	Douarnenez...	357
5.	Audierne..	283
6.	Quimper...	242
7.	Poullan-Tréboul..	163
8.	Le Guilvinec...	134
9.	Camaret..	133
10.	Concarneau...	125

Ici toutes les communes appartiennent à la région maritime. Relations fréquentes ; transmission facile. Il y a dix quartiers de pêche dans le Finistère [1] ; deux seulement, le Conquet et l'Abervrach, ne sont pas signalés comme ayant été touchés par le choléra ; les huit autres comptent parmi les communes le plus atteintes, ce sont : Roscoff, Morlaix, Brest, Camaret, Douarnenez, Audierne, Quimper et Concarneau.

A l'intérieur d'une commune, le mal s'est propagé d'autant plus que la densité de la population est plus grande. Dans le Finistère, sauf au bord de la mer, les agglomérations sont faibles. Une commune compte un très grand nombre de hameaux ; dans ces hameaux, les maisons sont isolées ; entre les hameaux, entre les maisons même, les communications sont rares ; elles sont presque nulles entre les communes. Aussi, lorsque le hasard d'une contagion détermine une épidémie dans une des communes de l'intérieur, elle ne s'étend guère hors de cette commune. Des six invasions du choléra quatre offrent un exemple curieux de ce phénomène : en 1832, c'est l'épidémie de Landivisiau ; en 1834, c'est celle de la Feuillée ; en 1854, celle de Plouguin ; en 1865, celle de Carhaix.

Comme on l'a vu plus haut [2], la population moyenne des com-

[1] *Annuaire statistique de la France*, 1887, p. 448.
[2] Voir p. 12.

munes du Finistère est plus que double de la population moyenne
des communes de la France. Néanmoins, la dissémination des habitants est tellement la règle que sur les deux cent quatre-vingt-
onze communes du Finistère, il n'y en a que, vingt-huit qui, au
dénombrement de 1886, se sont trouvées avoir une population
agglomérée de plus de 1.000 habitants[1]. Sur ces vingt-huit
communes, il y en a seulement six, six chefs-lieux de canton situés
à l'intérieur des terres (Lesneven et Saint-Renan, dans l'arrondissement de Brest ; Châteaulin, Pleyben et Châteauneuf, dans celui
de Châteaulin ; Rosporden, dans celui de Quimper), qui ne figurent
pas sur la liste des communes atteintes par l'une des épidémies de
choléra.

Les vingt et une autres ont été atteintes une ou plusieurs fois.
En voici la liste par ordre alphabétique, avec le nombre total des
décès.

Audierne................................	283 décès.
Brest....................................	2.267 —
Carhaix.................................	45 —
Camaret................................	133 —
Concarneau............................	125 —
Crozon.................................	391 —
Douarnenez............................	357 —
Le Guilvinec...........................	134 —
Lambézellec...........................	314 —
Landerneau............................	18 —
Landivisiau............................	47 —
Le Faou................................	46 —
Morlaix.................................	1.132 —
Pont-Aven.............................	10 —
Pont-Croix.............................	24 —
Pont-l'Abbé............................	62 —
Poullan-Tréboul.......................	163 —
Quimper................................	242 —
Quimperlé.............................	43 —
Roscoff................................	93 —
Saint-Pol-de-Léon.....................	106 —
TOTAL...................	5.035 décès.

Ainsi, sur les 7.524 victimes du choléra[2], plus de 5.000 ont
été frappées dans les vingt et une communes où la population agglomérée compte plus de 1.000 habitants. Ajoutez que les 89 décès de
Saint-Pierre-Quilbignon devraient être additionnés avec ceux de

[1] *Dénombrement de la population, 1886.* Paris, Imprimerie nationale, 1887, pp. 103
et suiv.
[2] Voir, pp. 34 et suiv., le tableau général des décès.

Brest. Ajoutez que dans nombre des communes du littoral qui n'ont pas 1,000 habitants agglomérés, l'épidémie n'a frappé que l'agglomération qui s'est formée au bord de la mer. Ajoutez enfin qu'à l'île de Sein et à l'île Tudy la population, bien que faible, est tout entière agglomérée.

Plus donc les relations entre les habitants ont été fréquentes et faciles, plus l'épidémie a fait de ravages. Ce sont des faits analogues qui ont conduit M. le professeur Grancher à exposer, le 23 juillet 1884, devant la Société de médecine publique, la théorie qu'il a définie : « la doctrine de la contamination directe par le contact de l'homme ou de l'objet » [1].

Le tableau qui suit résume les renseignements recueillis sur les six épidémies.

ANNÉES.	NOMBRE de COMMUNES atteintes.	NOMBRE DES DÉCÈS.	DATE DU 1er DÉCÈS CONSTATÉ.	DATE DU DERNIER DÉCÈS constaté.
1	2	3	4	5
1832-33....	11 (?)	1.730 (?)	mai 1832	novembre 1833.
1834-35....	16	1.167	24 juillet 1834........	22 février 1835.
1849 50....	42	1.456	5 septembre 1849	10 mars 1850.
1854-55....	19	1.125	4 juillet 1854.......	9 janvier 1855.
1865-66....	42	1.316	27 octobre 1865......	18 juillet 1866.
1885-86....	38	730	22 septembre 1885 ...	23 avril 1886.

La liste générale des communes atteintes par l'une des épidémies comprend quatre-vingt dix-neuf noms. Il y en a un tiers, trente-quatre, où le nombre de décès n'a pas dépassé 4, savoir : seize où il n'y en a eu qu'un seul : dans l'arrondissement de Brest : Dirinon et Trémaouézan ; dans celui de Morlaix : Carentec, Henvic et le Ponthou ; dans celui de Châteaulin : Plounévezel, Quéménéven, Quimerch, Rosnoën ; dans celui de Quimper : Beuzec-Cap-Sizun, Guiler, Plounéour-Lauvern ; dans celui de Quimperlé : Baye, Mellac, Rédené, Tréméven ; — sept où il n'y en a eu que 2 : Daoulas dans

[1] Professeur Grancher. La contagion du choléra, p. 5. — L'eau peut évidemment être cet « objet » qui reçoit et transmet le mal. Le temps pendant lequel l'eau conserve cette propriété de nuire dépend sans doute de sa composition, des éléments de vitalité qu'elle offre aux germes.

Brest; Bodilis, Plounigneau et Plouneventer dans Morlaix; Plomo-
diern dans Châteaulin; Goulien dans Quimper; le Trévoux dans
Quimperlé; — six où il y en a eu 3: Saint-Marc dans Brest; Sainte-
Sève dans Morlaix; Landévennec dans Châteaulin; dans Quimper:
Fouesnant; Landudec (1 en 1849, 2 en 1886); Plogastel-Saint-
Germain (2 en 1849, 1 en 1886); — cinq où il y en a eu 4: Plougastel-Daoulas dans Brest; Guerlesquin dans Morlaix; Loctudy
dans Quimper; dans. Quimperlé: Bannalec; Nevez (3 décès en
1865 et un en 1885). Dans ces 34 communes, l'introduction du
choléra paraît n'avoir été qu'un accident sans grandes conséquences.

Des soixante-cinq communes qui restent (voir planche n° 7) faisons encore deux parts et examinons d'abord celles où dans aucune
des épidémies le nombre des décès ne s'est élevé à 20. Il y en a
vingt-cinq. Quinze d'entre elles n'ont été visitées que par une des
épidémies, savoir: deux communes de l'arrondissement de Brest:
Lannilis et l'île Molène; cinq de l'arrondissement de Morlaix: Bothsorel, Lanmeur, Lannéanou, Locquenolé et Ploujean; cinq de
l'arrondissement de Châteaulin: Dinéault, Locronan, Port-Launay,
Roscanvel et Saint-Nic; deux de l'arrondissement de Quimper:
Guengat et Cléden-Cap-Sizun; une de l'arrondissement de Quimperlé: Pont-Aven. Sept de ces vingt-cinq communes ont vu deux
fois le choléra: Gouesnou, Lampaul-Ploudalmézeau et Landerneau
(Brest); Garlan (Morlaix); Penmarch (Quimper); Melgven, Nizon
(Quimperlé). Trois l'ont vu trois fois, toutes trois appartenant à
l'arrondissement de Quimper: Pont-Croix, en 1849, en 1865 et en
1885; Plobannalec, en 1849, en 1854 et en 1885; l'île Tudy, en
1834, en 1849 et en 1865.

Enfin, dans quarante communes le nombre des décès s'est élevé,
dans une au moins des six épidémies, à 20 décès et plus. De ces
quarante communes, il y en a dix où le choléra ne s'est montré
qu'une fois: ce sont, dans l'arrondissement de Brest: Plouguin
(1854); dans l'arrondissement de Morlaix: Plougasnou (1832);
Plouézoch, Plougonven (épidémie de Morlaix, 1854); dans l'arrondissement de Châteaulin: la Feuillée (1834), Lanvéoc (1865);
dans l'arrondissement de Quimper: Lanriec et Plouhinec (1885);
dans l'arrondissement de Quimperlé: Moëlan, Riec (épidémie de
Quimperlé, 1865).

Quinze des quarante communes ont été atteintes deux fois: arrondissement de Brest: Hanvec (60 décès en 1834, 2 en 1865);

PLANCHE 7.

FINISTÈRE.

Communes les plus atteintes par les six épidémies de choléra.

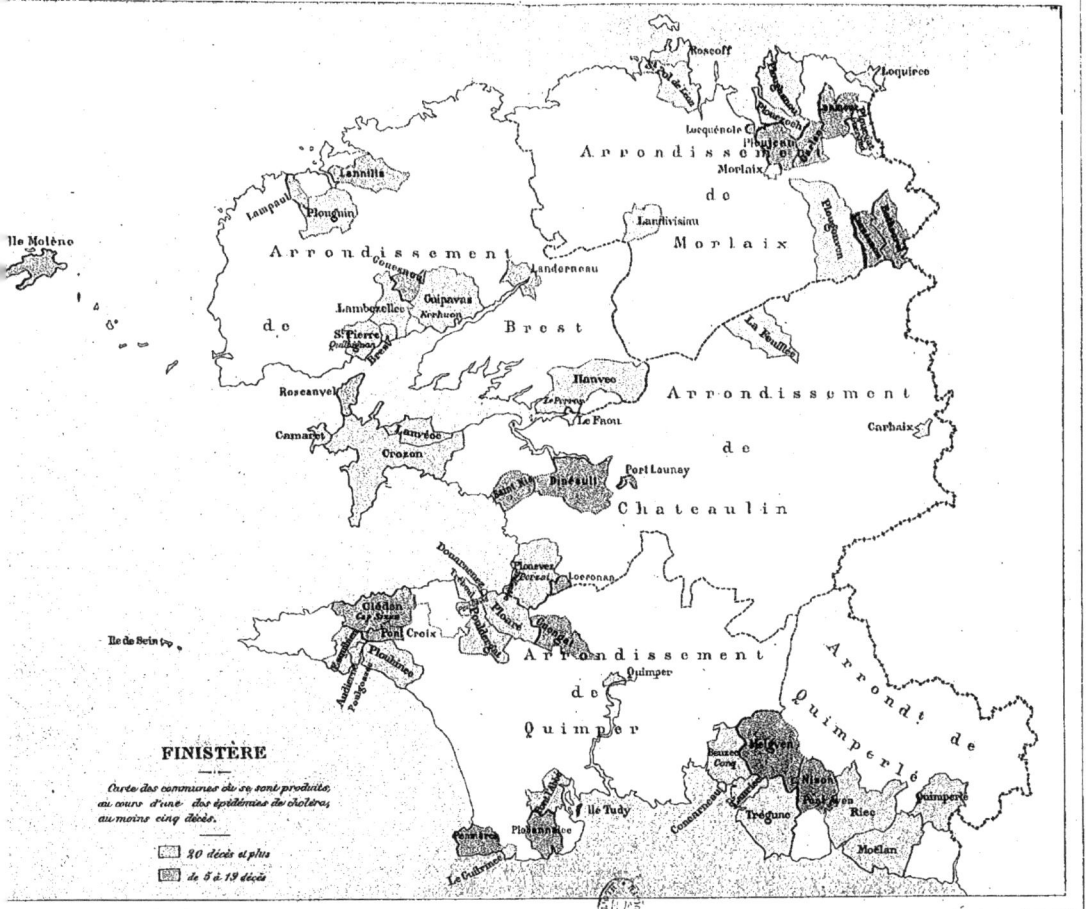

Roscoff
Loquirec
Luzuénolé
Arrondissement
de
Morlaix
Morlaix
Landivisiau
Lannilis
Lampaul
Plouguin
Landerneau
La Feuillée
Arrondissement
de
Brest
Gouesnou
Guipavas
Lamberzellec
Kerhuon
St Pierre
Guilligan
Roscanvel
Hanvec
Le Perzel
Carhaix
Le Faou
Camaret
Lanvéoc
Crozon
Port Launay
Saint Ruc
Dinéault
Arrondissement
de
Chateaulin
Ile Molène
Ile de Sein
Douarnenez
Plouaré
Tourel
Ploaré
Locronan
Glazou
Cap Sizun
Pont Croix
Audierne
Plouhinec
Plozévet
Arrondissement
de
Quimper
Quimper
Arrond.t de
Quimperlé
Melgven
Beuzec
Conq
Nizon
Concarneau
Trégunc
Névez
Riec
Quimperlé
Ile Tudy
Plobannalec
Moëlan
Penmarc'h
Le Guilvinec

FINISTÈRE

Carte des communes où se sont produits,
au cours d'une des épidémies de choléra,
au moins cinq décès.

☐ 20 décès et plus
▨ de 5 à 19 décès

arrondissement de Morlaix : Landivisiau (45 décès en 1832, 2 en 1885), Roscoff (75 décès en 1832, 18 en 1854), Saint-Pol-de-Léon (31 décès en 1849, 75 en 1854), Loquirec (20 décès en 1832, 20 en 1854), Plouégat-Guérand (95 décès en 1832, 20 en 1854); arrondissement de Châteaulin : le Faou (15 décès en 1849, 31 en 1865), Plonévez-Porzay (31 décès en 1849, 10 en 1885), Carhaix (5 décès en 1849, 40 en 1865); arrondissement de Quimper: Esquibien (20 décès en 1832, 7 en 1849), île de Sein (8 décès en 1849, 24 en 1885), Pouldergat (50 décès en 1849, 15 en 1885), Concarneau (78 décès en 1865, 47 en 1885), Beuzec-Conq (14 décès en 1865, 33 en 1885), Trégunc (3 décès en 1865, 23 en 1885).

Neuf des quarante communes où se sont produits dans une des épidémies plus de 20 décès cholériques ont été atteintes trois fois : une dans l'arrondissement de Brest : Guipavas (16 décès en 1834, 86 en 1849, 20 en 1885) ; une dans l'arrondissement de Morlaix : Morlaix (550 décès en 1832, 50 en 1849, 532 en 1854); deux dans l'arrondissement de Châteaulin : Crozon (356 décès en 1834, 32 en 1849, 3 en 1865), Camaret (107 décès en 1834, 3 en 1849, 23 en 1854) ; cinq dans l'arrondissement de Quimper : Douarnenez (260 décès en 1849, 17 en 1865, 80 en 1885), Ploaré (60 décès en 1849, 2 en 1865, 10 en 1885), Tréboul-Poullan (146 décès en 1849, 1 en 1865, 16 en 1885 et 1886), Le Guilvinec (10 décès en 1849, 52 en 1865, 72 en 1885), Pont-l'Abbé (18 décès en 1834, 38 en 1865, 6 en 1885).

Deux communes ont vu le choléra quatre fois : Audierne (67 décès en 1834, 13 en 1849, 59 en 1865, 144 en 1885, ensemble 283 victimes de choléra) ; Quimperlé (10 décès en 1834, 10 en 1849, 23 en 1865; il y a eu des décès en 1832, mais le nombre en est resté inconnu).

A Quimper, le choléra s'est montré cinq fois : en 1832 (le nombre des victimes est inconnu), en 1834 (154 décès), en 1849 (50 décès), en 1865 (2 décès), en 1886 (36 décès).

A Brest, et par suite à Lambézellec et à Saint-Pierre-Quilbignon, des décès cholériques se sont produits dans toutes les épidémies qui ont visité le Finistère; dans ces trois communes le total des victimes, du moins le total des nombres connus, s'est élevé pour les six épidémies à 2.670.

TABLEAU DES DÉCÈS CHOLÉRIQUES DANS LE DÉPARTEMENT DU FINISTÈRE, PENDANT LES ANNÉES 1832-33, 1834-35, 1849-50, 1854-55, 1865-66, 1885-86.

NUMÉROS D'ORDRE	COMMUNES [1]	ARRON-DISSEMENTS.	POPULATION. RECENSEMENTS DE				1832-33.	1834-35.	1849-50.	1854-55.	1865-66.	1885-86.	TOTAL.	NUMÉROS D'ORDRE
			1836.	1866.	1886. TOTALE.	AGGLOMÉRÉE								
1	2	3	4	5	6	7	8	9	10	11	12	13	14	15
1	AUDIERNE *	Quimper	1.422	1.805	3.035	2.168	»	67	13	»	59	144	283	1
2	Bannalec	Quimperlé	4.377	4.611	5.259	925	»	»	»	»	4	»	4	2
3	Baye	idem	482	590	600	181	»	»	»	»	1	»	1	3
4	Beuzec-Cap-Sizun *	Quimper	1.900	2.219	2.178	104	»	»	»	»	1	»	1	4
5	Beuzec-Conq	idem	1.300	1.735	3.156	275	»	»	2	»	14	33	47	5
6	Bodilis	Morlaix	1.898	1.803	1.777	103	»	»	2	»	»	»	2	6
7	Botsorhel	idem	1.425	1.685	1.524	216	»	»	»	7	»	»	7	7
8	BREST *	....	29.773	67.847	70.778	59.352	700	201	338 [1]	266	715 [2]	47	2.267	8
9	CAMARET *	Châteaulin	1.040	1.258	1.901	1.200	»	107	3	23	»	»	133	9
10	Carantec *	Morlaix	1.250	1.393	1.595	333	»	»	1	»	»	»	1	10
11	CARHAIX	Châteaulin	1.084	2.365	2.596	2.596	»	»	5	»	40	»	45	11
12	Cléden-Cap-Sizun *	Quimper	2.099	2.388	2.682	221	»	11	»	»	»	»	11	12
13	Concarneau *	idem	1.816	3.555	5.586	5.307	»	»	»	»	78	47	125	13
14	CROZON *	Châteaulin	8.209	8.956	8.475	1.003	»	356	32	»	3	»	391	14
15	Daoulas *	Brest	462	1.315	893	700	»	»	»	»	2	»	2	15
16	Dinéault	Châteaulin	1.732	1.706	1.974	212	»	»	»	»	6	»	6	16
17	Dirinon *	Brest	1.733	1.711	1.605	67	»	»	»	»	1	»	1	17
18	DOUARNENEZ *	Quimper	3.393	5.434	10.923	10.923	? [3]	»	260	»	17	80	357	18
19	Esquibien *	idem	1.697	2.074	2.106	144	20	»	7	»	»	»	27	19
20	Garlan	Morlaix	1.199	1.080	1.076	75	15	»	»	12	»	»	27	20
21	Gouesnou	Brest	1.597	1.479	1.384	484	»	»	6	»	»	2	8	21
22	Goulien *	Quimper	1.001	1.115	1.145	130	»	»	»	»	»	2	2	22
23	Guengat	idem	1.180	1.205	1.395	167	»	»	»	»	5	»	5	23
24	Guerlesquin	Morlaix	1.726	1.817	1.881	810	»	»	4	»	»	»	4	24
25	Guiler	Quimper	656	602	701	82	»	»	»	»	1	»	1	25
26	GUILVINEC *	idem	»	»	2.591	2.114	»	»	10	»	52	72	134	26
27	GUIPAVAS *	Brest	5.168	6.355	7.247	886	»	16	86	»	»	20	122	27
28	Fouesnant	Quimper	3.216	3.461	2.543	200	»	»	»	»	»	3	3	28
29	HANVEC	Brest	2.723	3.350	3.116	311	»	60	»	»	2	»	62	29
30	Henvic *	Morlaix	1.315	1.421	1.323	141	»	»	1	»	»	»	1	30
31	Ile Molène *	Brest	330	533	563	563	18	»	»	»	»	»	18	31
32	Ile de Sein *	Quimper	425	654	805	805	»	»	8	»	»	24	32	32
33	Ile Tudy *	idem	312	572	912	912	»	16	5	»	7	»	28	33
34	La Feuillée	Châteaulin	1.902	2.063	2.065	448	»	50	»	»	»	»	50	34
35	LAMBÉZELLEC *	Brest	8.163	12.216	14.393	1.412	132	57	113	? [4]	? [4]	12	314	35

Le nom des communes dans lesquelles se sont produits, au cours d'une des épidémies, au moins 20 décès est en PETITES CAPITALES (voir la carte, planche n° 7, p. 33).
Le nom des communes limitrophes de la mer est suivi d'un astérisque.

[1] Ville : 184; hôpitaux de la marine, 154.
[2] Les décès des « communes voisines » de Brest (évidemment Lambézellec et Saint-Pierre-Qui-bignon), ont été plusieurs fois additionnés avec ceux de Brest.
[3] Il y a certainement eu des décès à Douarnenez, puisque le 23 août l'on y a envoyé un médecin de la marine; mais le nombre n'en est pas connu.
[4] Voir la note 2.

Tableau des décès cholériques dans le département du Finistère pendant les années 1832-33, 1834-35, 1849-50, 1854-55, 1865-66, 1885-86 *(Suite)*.

NUMÉRO D'ORDRE	COMMUNES.	ARRON- DISSEMENTS.	POPULATION. RECENSEMENTS DE				1832-33.	1834-35.	1849-50.	1854-55.	1865-66.	1885-86.	TOTAL.	NUMÉROS D'ORDRE.
			1836.	1866.	1886. TOTALE.	AGGLOMÉRÉE.								
1	2	3	4	5	6	7	8	9	10	11	12	13	14	15
36	Lampaul-Ploudal- mézeau *	Brest	937	845	730	90	»	»	9	»	4	»	13	36
37	Landerneau *	idem	4.963	7.853	7.821	6.897	»	»	15	»	»	3	18	37
38	Landévennec *	Châteaulin	747	1.023	967	293	»	»	3	»	»	»	3	38
39	Landivisiau	Morlaix	3.031	3.211	3.782	2.482	45	»	»	»	»	2	47	39
40	Landudec	Quimper	933	1.047	1.273	168	»	»	1	»	»	2	3	40
41	Lanmeur	Morlaix	2.775	2.772	2.574	683	»	»	»	11	»	»	11	41
42	Lannéanou	idem	1.022	1.021	994	259	»	»	»	6	»	»	6	42
43	Lannilis *	Brest	3.094	3.318	3.208	886	»	12	»	»	»	»	12	43
44	Lanriec *	Quimper	1.621	1.343	2.074	100	»	»	»	»	»	25	25	44
45	Lanvéoc *	Châteaulin	»	»	1.216	372	»	»	»	22	»	»	22	45
46	Le Faou *	idem	915	1.271	1.320	1.146	»	»	15	»	31	»	46	46
47	Le Ponthou	Morlaix	424	352	206	164	»	»	»	1	»	»	1	47
48	Le Trévoux	Quimperlé	1.196	1.295	1.417	144	»	»	»	»	2	»	2	48
49	Locquenolé *	Morlaix	374	595	743	195	»	»	9	»	»	»	9	49
50	Loquirec	idem	1.089	1.234	1.089	232	20	»	»	20	»	»	40	50
51	Locronan *	Châteaulin	805	638	742	563	»	15	»	»	»	»	15	51
52	Loctudy *	Quimper	1.455	1.910	2.322	103	»	»	»	»	4	»	4	52
53	Mellac *	Quimperlé	1.259	1.370	1.396	45	»	»	»	1	»	»	1	53
54	Melgven	idem	2.190	2.378	2.874	214	»	»	»	»	6	4	10	54
55	Moëlan *	idem	4.201	4.595	5.410	342	»	»	»	»	83	»	83	55
56	Morlaix		9.740	14.046	14.671	12.832	550	»	50	532	»	»	1.132	56
57	Nevez *	Quimperlé	1.923	2.221	2.487	155	»	»	»	»	3	1	4	57
58	Nizon *	idem	1.203	1.388	1.400	140	»	»	6	»	2	»	8	58
59	Penmarch *	Quimper	1.781	2.227	3.238	256	»	»	»	»	17	9	26	59
60	Ploaré *	idem	2.078	2.451	3.274	667	»	»	60	»	2	10	72	60
61	Plobannalec *	idem	1.676	1.979	2.303	266	»	»	2	18	»	4	24	61
62	Plomodiern *	Châteaulin	2.602	2.648	2.912	426	»	»	2	»	»	»	2	62
63	Plogastel-St-Germain	Quimper	1.447	1.769	2.090	432	»	»	2	»	»	1	3	63
64	Plonéour-Lanvern	idem	3.025	3.308	3.717	827	»	»	»	»	»	1	1	64
65	Plonévez-Porzay *	Châteaulin	2.674	2.653	3.020	331	»	»	31	»	»	10	41	65
66	Plouégat-Guérand	Morlaix	1.986	1.859	1.692	263	95	»	»	20	»	»	115	66
67	Plouezoch *	idem	1.651	1.702	1.795	264	»	»	»	29	»	»	29	67
68	Plougasnou *	idem	3.790	3.868	3.709	398	60	»	»	»	»	»	60	68
69	Plougastel-Daoulas *	Brest	5.863	6.282	6.959	1.023	»	»	»	»	»	4	4	69
70	Plougonven	Morlaix	4.382	4.276	4.079	690	»	»	»	»	»	»	45	70

* M. Charrin n'avait aucun moyen de connaître ces renseignements que je n'ai eus qu'après son départ. Force lui était bien de s'en tenir aux déclarations des habitants. Ce sont eux sans doute qui lui ont dit qu'avant 1885 « il n'y avait jamais eu de choléra à Ploaré ». *(Rapport au ministre. Recueil des travaux du comité consultatif d'hygiène publique de France*, tome XVI, p. 552.)

TABLEAU DES DÉCÈS CHOLÉRIQUES DANS LE DÉPARTEMENT DU FINISTÈRE PENDANT LES ANNÉES 1832-33, 1834-35, 1849-50, 1854-55, 1865-66, 1885-1886 *(Suite).*

| NUMÉROS D'ORDRE | COMMUNES. | ARRON- DISSEMENTS. | POPULATION. RECENSEMENTS DE | | | | 1832-33. | 1834-35. | 1849-50. | 1854-55. | 1865-66. | 1885-86. | TOTAL. | NUMÉROS D'ORDRE |
			1836.	1836.	1886 TOTALE.	AGGLOMÉRÉE.								
71	Plouguin [1]	Brest	2.367	2.234	1.803	187	»	»	»	21	»	»	21	71
72	Plouhinec [1]	Quimper	2.732	3.736	4.596	312	»	»	»	»	»	49	49	72
73	Plouigneau	Morlaix	4.798	5.123	4.557	750	»	»	2	»	»	»	2	73
74	Ploujean	idem	2.785	2.910	3.157	423	»	»	5	»	»	»	5	74
75	Plounoventec	idem	2.754	2.817	1.879	170	»	»	»	»	»	2	2	75
76	Plounévezel	Châteaulin	1.076	988	1.101	55	»	»	1	»	»	»	1	76
77	Pont-Aven [1]	Quimperlé	824	1.005	1.516	1.457	»	»	»	10	»	»	10	77
78	Pont-Croix [1]	Quimper	1.901	2.442	2.369	1.770	»	»	8	»	10	6	24	78
79	Pont-l'Abbé [1]	idem	3.163	4.526	5.645	3.060	»	18	»	»	38	6	62	79
80	Port-Launay	Châteaulin	»	1.329	1.147	996	»	»	»	»	6	»	6	80
81	Pouldergat [1]	Quimper	2.006	2.353	2.705	303	»	»	50	»	»	15	65	81
	Poullan (voir Tréboul) [1]													
82	Quéménéven	Châteaulin	1.320	1.453	1.647	300	»	»	»	»	»	1	1	82
83	Quimerch	idem	1.700	1.849	1.963	154	»	»	1	»	»	»	1	83
84	Quimper	....	9.715	12.532	14.606	14.606	? [1]	154	50	»	2	36	242	84
85	Quimperlé [1]	......	5.541	6.863	6.814	4.652	? [2]	10	10	»	23	»	43	85
86	Redené	Quimperlé	1.285	1.369	1.571	254	»	»	»	1	»	»	1	86
87	Riec [1]	idem	2 855	3.155	3.901	773	»	»	»	23	»	»	23	87
88	Roscanvel [1]	Châteaulin	918	1.057	1.023	204	»	»	6	»	»	»	6	88
89	Roscoff [1]	Morlaix	3.489	4.070	4.338	1.724	75	»	»	18	»	»	93	89
90	Rosnoen [1]	Châteaulin	1.530	1.838	1.658	167	»	»	1	»	»	»	1	90
91	Saint-Marc [1]	Brest	1.003	1.810	2.291	465	»	»	»	»	»	3	3	91
92	Saint-Nic [1]	Châteaulin	989	1.080	1.124	126	»	»	»	15	»	»	15	92
93	Sainte-Sève	Morlaix	630	697	604	173	»	»	»	3	»	»	3	93
94	S*-Pierre-Quilbignon [1]	Brest	3.185	6.123	7.665	651	? [3]	17	51	17	? [4]	4	89	94
95	Saint-Pol-de-Léon [1]	Morlaix	6.451	6.771	6.894	3.328	»	»	31	75	»	»	106	95
96	Tréboul (Poullan) [1] [1]	Quimper	2.773	3.616	3.515	1.477	»	»	146	»	1	16	163	96
97	Trégourez [1]	idem	3.086	3.558	3.860	638	»	»	»	»	3	23	26	97
98	Trémaouézan	Brest	501	552	512	70	»	»	»	»	»	1	1	98
99	Tréméven	Quimperlé	855	873	1.006	36	»	»	»	»	1	»	1	99
	TOTAUX						1.730	1.167	1.456	1.125	1.316	730	7.524	

[1] Tréboul n'est commune que depuis le 12 juillet 1880 ; il faisait auparavant partie de la commune de Poullan.

[1] On n'a aucune indication sur les décès cholériques à Quimper en 1832, bien que ce soit à Quimper que l'épidémie a débuté.
[2] L'épidémie de 1832 a frappé Quimperlé puisqu'on y a envoyé un médecin de la marine en novembre 1832 ; mais nous ne possédons aucune donnée sur le nombre des décès.
[4] Voir p. 35, note 2.

CHAPITRE II.

1885-1886. — Invasion et marche du choléra.

§ 1er. — Accès du choléra.

Aux conférences internationales de Constantinople (1866) et de Vienne (1874) la conclusion suivante a été votée à l'unanimité :

Le choléra asiatique, susceptible de s'étendre, se développe spontanément dans l'Inde et c'est toujours du dehors qu'il arrive lorsqu'il éclate dans d'autres pays.

Cette déclaration de principe a été depuis confirmée par les congrès internationaux d'hygiène : à Bruxelles, en 1876 ; à Paris, en 1878 ; à Turin, en 1880 ; à Genève, en 1882 ; à la Haye, en 1884. L'académie de médecine et le comité consultatif d'hygiène publique de France professent sur l'importation et la transmissibilité du choléra asiatique la même opinion que les conférences et les congrès.

Lorsque le choléra éclate quelque part, il est utile de rechercher quelle voie il a prise pour pénétrer, par quelle porte il est entré. La recherche est souvent difficile, parce que les importateurs ignorent parfois qu'ils avaient le choléra avec eux ; parce que, lorsqu'ils le savent, ils s'efforcent de le cacher ; parce que la maladie ne se manifeste pas toujours dès que les germes en ont été introduits et que son éclosion dépend de circonstances qui ne sont pas toutes connues.

Comment le choléra est-il entré dans le Finistère?

L'on a dit que le premier malade, un marin de Concarneau, avait contracté la maladie en mer, au contact de pêcheurs espagnols. C'était l'opinion courante dans le pays ; MM. Proust et Charrin s'en sont faits les échos, avec prudence toutefois[1]. Je l'adoptai aussi tout d'abord sans examen ; mais lorsque plus tard je regardai les choses de près, je fus frappé du manque de consistance de cette opinion et, poussant mes investigations dans des directions diverses, je découvris des faits restés inconnus au cours de l'épidémie et qui me semblent presque décisifs, en tout cas très instructifs.

Le premier cas de choléra se montre à Concarneau le 20 septembre 1885[2]. Un marin est pris en rentrant de la pêche. Est-il vrai que le bateau de ce marin en avait rencontré en mer un autre chargé de thons ou de langoustes, venant des côtes d'Espagne, et qu'entre ces deux bateaux des échanges avaient eu lieu ? Interrogés à maintes reprises, d'une manière précise et pressante, les marins du bateau incriminé ont toujours déclaré qu'ils n'avaient pas rencontré en mer d'autre barque que celles des ports voisins. Ces dénégations, même unanimes, même concordantes en leurs détails, même répétées à plusieurs mois d'intervalle, seraient sans doute insuffisantes pour détruire une présomption contraire. Mais sur quoi serait fondée cette présomption ? L'hypothèse a dû naître dans le cerveau d'une personne très pénétrée *a priori* de la nécessité d'une importation et n'en imaginant pas une autre possible que le contact au large. Pour moi, qui poursuivais mon étude sans idée préconçue, j'étais bien forcé, en l'absence de tout témoignage, de tout commencement de preuve contraire à la déclaration des pêcheurs, de m'en tenir à cette déclaration. Il fallait trouver autre chose.

On me raconta que, vers le mois de septembre 1885, un voyageur, tombé subitement malade, avait dû s'arrêter à la gare de Rennes où il était mort du choléra le jour même. Mais, après de nombreuses recherches et correspondances, je dus abandonner encore cette piste.

---

[1] « La maladie dans le Finistère a débuté à Concarneau, et *elle paraît y avoir été importée par des pêcheurs de thon venant d'Espagne.* » (A. Proust. *Communication à l'académie de médecine*, 9 février 1886.) M. le Dr Charrin se sert de termes identiques dans son rapport au ministre. (*Recueil des travaux du comité consultatif d'hygiène publique de France*, tome XVI, p. 551.) Néanmoins, ce que MM. Proust et Charrin avaient présenté comme une hypothèse passe maintenant pour un fait avéré : « Les mesures prises en 1885 contre le choléra ne l'empêchèrent pas de venir d'Espagne à Concarneau » (Charrin). (J. Arnould. « Le choléra en 1890. » *Revue sanitaire de la province*, 15 septembre 1890.)

[2] L'on avait d'abord dit, par erreur, le 18 septembre.

M. le maire de Concarneau, dans ses rapports, avait indiqué les deux faits que voici : 1° le 4 ou 5 septembre, un matelot, qui venait de l'Indo-Chine, où sévissait le choléra, était rentré dans ses foyers à Lanriec, sorte de faubourg de Concarneau ; 2° le 6 septembre 1885, étaient arrivés deux autres marins, venant de l'Extrême-Orient. Ils avaient débarqué à Toulon et s'étaient rendus à Concarneau par voie de fer. Au moment où ils furent interrogés, ils avaient oublié le nom du vaisseau à bord duquel ils avaient voyagé. Je me suis assuré, par le relevé des navires venant des côtes de Chine et d'Indo-Chine et arrivés à Toulon pendant le mois d'août 1885, que les seuls transports qui peuvent avoir rapatrié les trois marins de Concarneau sont : 1° le *Vinh-Long*, parti de la baie d'Along, le 25 juin, arrivé à Toulon le 13 août avec 330 hommes d'équipage et 300 passagers ; 2° le *Tarn*, parti également de la baie d'Along le 11 juin, arrivé à Toulon le 20 août avec 220 hommes d'équipage et 67 passagers.

Bien que ces deux navires soient arrivés à Toulon avec des patentes nettes, ils n'en venaient pas moins d'une région contaminée [1]. Il est donc possible, bien qu'aucun décès n'ait été signalé à bord pendant la traversée, qu'ils aient transporté avec les effets de marins et de passagers des germes cholériques.

Les marins, arrivés à Toulon le 13 ou le 20 août, suivant qu'ils sont venus par le *Vinh-Long* ou par le *Tarn*, ont passé une quinzaine de jours à Toulon, puisqu'ils ne sont arrivés dans le Finistère que le 4, le 5 ou le 6 septembre. Or, pendant la seconde quinzaine d'août 1885, il y a eu à Toulon 186 décès cholériques [2].

Ces matelots affirmaient bien qu'ils n'avaient pas été malades pendant la traversée. Mais ne pouvaient-ils pas avoir rapporté des vêtements, des linges, ayant été, soit en Chine, soit surtout à Toulon, en contact avec des effets de cholériques ?

La révélation de ces faits m'amena à rechercher avec un soin minutieux la provenance et l'état sanitaire des navires ayant abordé sur les côtes du Finistère en septembre 1885. Je demandai des rapports et des relevés de leurs registres aux directeurs de la

[1] De cette même baie d'Along (Tonkin) sont partis au mois d'août 1885 deux navires, le *Château-Yquem* et la *Nive*, qui ont eu pendant leur traversée, en quittant cette baie, le premier 38 décès cholériques, le second 2. (*Rapport* « adressé à M. le ministre du commerce » par M. le D* Proust le 28 novembre 1885. *Recueil des travaux du comité consultatif d'hygiène publique de France*, tome XVI, p. 167.)

[2] *Recueil des travaux du comité consultatif d'hygiène publique de France*, tome XV, p. 532.

santé. M. le ministre de la marine eut l'obligeance de me faire communiquer, pour quelques navires de la marine de l'État, les livres tenus à bord et constatant la situation journalière des malades[1]. De cette enquête je ne donnerai ici que les résultats utiles. L'on verra que le directeur de la santé à Brest s'avançait peut-être un peu trop lorsque, écrivant, le 26 octobre 1885, à M. le ministre du commerce, il déclarait que la cause première de l'épidémie était impossible à connaître, et « qu'aucun arrivage douteux, soit par bateaux, soit par des navires revenant des mers de Chine, ne pouvait être sérieusement invoqué. »

Arrivée à Brest de navires venus de l'Extrême-Orient et de Toulon ; le cas du Rhin. — Pendant le mois de septembre 1885, il est entré dans le port de Brest plusieurs navires venant des régions où régnait le choléra : de la Chine, du Tonkin, de l'Espagne, de Toulon, de Marseille. Ces navires sont :

l'*Annamite*, transport de guerre parti de Ke-Lung (Indo-Chine) le 21 juin, arrivé à Brest le 2 septembre ;

la *Louise*, sloop parti de San-Cyprian (Espagne) le 27 août, arrivé à Brest le 2 septembre avec un chargement de langoustes ;

le *Finistère*, transport de guerre parti de Saïgon (Cochinchine) le 3 juillet, arrivé à Brest le 2 septembre ;

le *Rhin*, transport de guerre parti de Toulon le 24 août, arrivé à Brest le 5 septembre ;

le *d'Estaing*, croiseur parti de Makung (Indo-Chine) le 25 juin, arrivé à Brest le 16 septembre ;

la *Bourgogne*, vapeur parti de Marseille le 2 septembre, arrivé à Brest le 14 du même mois.

Sur ces navires la direction de la santé à Brest m'a fourni les renseignements suivants :

« Le transport de guerre *Annamite*, mouillé sur rade de Brest le 2 septembre 1885, venant de Ke-Lung (île Formose). Parti de ce port le 21 juin 1885. Relâches successives à la baie d'Along, Saïgon, Singapour, Aden, Port-Saïd, Alger, dernier port d'où il est parti pour Brest le 27 août. Ce transport comportait 360 hommes d'équi-

---

[1] La marine a, en effet, un intérêt de premier ordre à savoir la vérité. Elle n'avait pas agi autrement en 1884. « Nous avons recherché l'origine de l'épidémie actuelle, secondés en cela par l'amiral Krantz, *qui mit à notre disposition tous les documents, tels que livres de bord et autres, qui nous étaient nécessaires* ». (Rapport de M. Brouardel. *Recueil des travaux du comité consultatif d'hygiène publique de France*, tome XIV, p. 198.)

page et 682 passagers. Il arriva à Brest muni d'une patente de santé nette du port de Ke-Lung et de visas également nets de tous les ports de relâche sus-cités. Pendant la traversée aucun cas de maladie suspecte n'a été constaté ; aucune communication n'a eu lieu en mer. En conséquence, la libre pratique a été immédiatement accordée au navire, à l'équipage et aux passagers.

« La *Louise*, sloop, mouillée sur rade le 2 septembre, venant de San-Cyprian (Espagne) avec 6 hommes d'équipage et un passager, tous bien portants, avec une patente de santé nette, a été néanmoins soumise à une quarantaine d'observation de vingt-quatre heures, suivie de la visite médicale, conformément aux prescriptions de la dépêche ministérielle du 31 août 1885.

« Le *Finistère*, transport de guerre, venant de Saïgon, muni d'une patente de santé nette du port de départ et de visas nets des ports de relâche; 219 hommes d'équipage et 193 passagers. Ce navire n'ayant eu aucun cas de maladie suspecte pendant la traversée, ni aucune communication en mer, la libre pratique lui a été immédiatement accordée, ainsi qu'à l'équipage et aux passagers.

« Le *Rhin*, transport de guerre, parti de Toulon le 24 août à destination de Brest; 174 hommes d'équipage et 9 passagers ; muni d'une patente de santé nette. D'après les déclarations du médecin du navire, il existait à Toulon des cas de choléra. Pendant la traversée jusqu'à Brest, aucun cas suspect ne s'est déclaré à bord. Néanmoins, conformément à l'annexe n° 1 du règlement général du 22 février 1876, une quarantaine d'observation de vingt-quatre heures est imposée au navire, à l'équipage et aux passagers. Les objets dits susceptibles, matelas, hamacs, objets de literie et effets de l'équipage ont été soumis à une large aération ; les manches à vent établies, les pompes mises en mouvement jusqu'à ce que l'eau sorte de la cale claire et sans odeur.

« La *Bourgogne*, vapeur, 62 hommes d'équipage, venant de Marseille, d'où il est parti le 2 septembre avec une patente énonçant qu'il y avait des cas de choléra à Marseille. A subi une quarantaine de trois jours pleins à Matifou du 4 au 7 septembre, où il a été soumis à une désinfection complète. Arrivé à Alger le 7 septembre, en est reparti le même jour après avoir embarqué 260 militaires convalescents; en arrivant à Brest, l'état sanitaire du navire, de l'équipage et des passagers étant satisfaisant, la libre pratique a été immédiatement accordée. »

Il faut ajouter que l'*Annamite* a débarqué à Brest 519 hommes, le *Finistère* 193 et le *Rhin* 9. Total 721 hommes débarqués pour être laissés à terre. Ce total ne comprend pas les hommes d'équipage qui ont obtenu des permissions pour « tirer des bordées » dans la ville. Du 2 septembre au 5 du même mois, c'est-à-dire en trois jours, ces navires ont mis un millier d'hommes au moins en contact avec la population de Brest.

Quel était l'état sanitaire de ces hommes?

C'est ici que je consulte les livres de bord.

L'*Annamite* avait quitté Saïgon le 4 mars 1885, remontant vers la Chine. Il est resté depuis le commencement de mars jusqu'aux derniers jours de juin dans les divers ports de la côte, Ke-Lung, Taïwan-Fu, les Pescadores, toutes localités infestées par le choléra. Pendant les mois d'avril et de mai, beaucoup d'hommes sont entrés à l'infirmerie pour cause de diarrhée. Ces indispositions duraient deux ou trois jours, quelquefois davantage. Le 27 mars, deux soldats d'infanterie de marine entrent à l'infirmerie avec « diarrhée et fièvre algide ». Ils meurent à bord, l'un en vingt-quatre heures, l'autre en trois jours. Le navire se trouvait alors sur les côtes de l'Indo-Chine. La fièvre algide emporte encore 6 hommes, un le 7, deux le 10, un le 13, un le 14, un le 18 avril. En mai, les diarrhées sont encore très nombreuses. Le 9 mai, 8 militaires entrent à l'infirmerie avec la diarrhée. Ils ont été rapatriés par le *Volga*. Les 24 et 26 mai, les 3, 5, 13 et 17 juin, toujours sur les côtes de l'Indo-Chine, 6 décès par « fièvre algide ». Le 17 juin meurt un gabier qui était resté six jours à l'infirmerie: en marge de son nom le registre portait d'abord « diarrhée »; ce mot a été barré et remplacé par ceux-ci : « fièvre typhoïde ». Dans les premiers jours du mois d'août, on constate également un grand nombre de diarrhées. En résumé, beaucoup de diarrhées à bord et 15 décès d'une nature suspecte.

Le *Finistère* part de Saïgon le 3 juillet, après trois semaines de séjour dans la baie d'Along; le choléra ravageait alors toute cette région. Pendant le séjour dans la baie d'Along, le nombre des malades atteints de diarrhée et de dysenterie a été considérable. Le 9 juin, il est entré à l'infirmerie plus de 100 passagers malades qui venaient sans doute d'être embarqués. En quelques jours l'on comptait à l'infirmerie 49 cas de diarrhée et 41 de dysenterie. Sur ces malades, 7 sont morts de la diarrhée, dont 6 à bord et 1 à l'hôpital de Saïgon; 4 sont morts de la dysenterie, tous les quatre à bord.

Quelle était la nature de cette diarrhée dont 7 passagers sont morts dans le trajet de la baie d'Along à Brest et dont plusieurs autres se sont trouvés gravement atteints, quelques-uns ayant dû être laissés à l'hôpital de Saïgon et à l'hôpital d'Alger ? A l'arrivée à Brest, il y avait encore 46 malades atteints de diarrhée et de dysenterie, presque tous des soldats de l'infanterie de marine. Tous ont été débarqués. Le *Finistère* était porteur d'une patente nette ; il n'a pas fait de quarantaine ; il n'a été soumis à aucune désinfection.

Le *Rhin*, transport de guerre, est entré dans la rade de Brest le 4 septembre. Il venait de Toulon où il avait séjourné du 28 juillet au 24 août et où l'épidémie de choléra était dans toute sa force[1]. Le *Rhin*, lorsqu'il est arrivé à Toulon, venait de Tamatave (Madagascar) et des côtes d'Afrique. La plupart des malades étaient atteints de la fièvre spéciale au littoral de Madagascar. Devant Toulon, dès le commencement d'août, deux hommes entrent à l'infirmerie pour diarrhée ; le 15 août, deux entrées pour diarrhée ; le 18 août, une entrée ; le 19 août, une entrée, toujours pour diarrhée. Enfin, le 21 août, M. A...., enseigne de vaisseau, *entré à l'infirmerie du bord avec le choléra, est transporté à l'hôpital militaire et meurt, le tout en quelques heures*. Le 25 août un homme entre à l'infirmerie pour cause de « coliques abdominales » ; le 4 septembre, le livre constate encore l'entrée à l'infirmerie d'un malade atteint de diarrhée ; ce dernier a été débarqué à Brest et transporté à l'hôpital.

Ainsi, un cas de choléra mortel s'est déclaré à bord, en rade de Toulon et un certain nombre d'hommes ont été soignés pour diarrhée, maladie nouvelle pour l'équipage du *Rhin*. Ce cas de choléra a été connu des autorités de Toulon puisque le malade est mort à l'hôpital où l'on n'a eu que le temps de le transporter. Comment dès lors une patente nette a-t-elle été délivrée au navire ? Est-ce parce que le décès n'a pas eu lieu à bord ? Mais c'est à bord que la maladie s'est déclarée et le journal des malades, que l'autorité sanitaire a le devoir de consulter, porte en toutes lettres que l'enseigne de vaisseau est mort du choléra.

---

[1] Pendant le mois d'août 1885, le nombre des décès cholériques a été de 187 à Toulon et à l'hôpital Saint-Mandrier de 33 ; en septembre il a été de 176 à Toulon et de 24 à Saint-Mandrier. Le total des décès de cette épidémie a été de 378 à Toulon et à l'hôpital de Saint-Mandrier de 63 ; ensemble 441. Les deux jours où le nombre de décès a été le plus grand ont été le 26 (28 décès) et le 24 août (26 décès). (*Recueil des travaux du comité consultatif d'hygiène publique de France*, tome XV, pp. 555 et suiv.) Or c'est le 24 août que le *Rhin* a quitté Toulon.

Avec cette patente nette le navire se présente devant Brest. Mais là peut-être le journal des malades a-t-il été vu, car l'admission du *Rhin* ne va pas sans quelque cérémonie. Le capitaine fait une déclaration ; il dit que « pendant la traversée aucun cas suspect ne s'est déclaré à bord ». Cette déclaration respecte la vérité puisque le cas de choléra s'était produit avant la traversée. Néanmoins une quarantaine de vingt-quatre heures est imposée au navire et les effets sont soumis à une « large aération ». Neuf malades sont débarqués et envoyés à l'hôpital. Il va sans dire qu'une fois la quarantaine faite les hommes d'équipage sont descendus à terre et se sont mêlés à la population.

Je n'ai pas eu les journaux de bord pour la *Louise*, le *d'Estaing* et la *Bourgogne* [1].

C'est le cas de rappeler ce que M. le professeur Proust disait en 1884 :

Dans certaines circonstances données, quarantaines et désinfections sont nécessaires pour prévenir dans notre pays l'importation des germes morbifiques, mais la désinfection a certainement le premier rôle et le plus important.

Sans elle, en effet, la quarantaine n'est qu'un leurre Prescrivez-la pendant des semaines ; et une fois qu'elle est terminée, si vous laissez sortir les passagers avec leurs bagages remplis de linge plus ou moins infecté, avec leurs vêtements pouvant contenir des germes morbifiques, vous n'avez fait que prescrire une mesure vexatoire troublant les intérêts commerciaux, mais vous n'avez sauvegardé en rien la santé publique [2].

C'est précisément ce qui est arrivé à Brest. Aucune désinfection sérieuse n'a été faite ni ne pouvait être faite, car la direction de la santé de Brest ne disposait d'aucun moyen sérieux de la faire. En 1887, une étuve à vapeur sous pression a été installée à l'île de Trébéron : des faits tels que ceux que je viens de raconter ne devront pas se renouveler.

C'est en effet une désinfection rigoureuse qu'il eût été nécessaire

---

[1] Il est vraisemblable que, si je les avais eus, j'y aurais trouvé des faits analogues à ceux relevés dans les journaux de l'*Annamite*, du *Finistère* et du *Rhin*. Le *Bien-Hoa* est arrivé à Brest le 27 septembre. Il venait de Toulon. Le 29 août, à Toulon, M. V..., commissaire, avait eu à bord du *Bien-Hoa* une « diarrhée cholériforme. » Le 30 août, un matelot avait été atteint du choléra à bord ; il avait guéri. Le 2 septembre, deux matelots étaient entrés à l'infirmerie pour « diarrhée cholériforme ». Le 8 septembre, un ouvrier mécanicien était atteint du choléra et mourait en 24 heures à bord. Les malades de « diarrhée » étaient en quelques jours au nombre de 30. A raison de ces deux cas de choléra dont une mort, le *Bien-Hoa* reçoit une patente brute. Après dix jours de traversée, il se présente devant Brest où le service de la santé lui impose une observation de 24 heures et une « large aération ». Je reviendrai sur ce fait dans la notice de Brest et dans la troisième partie de cet ouvrage.

[2] Proust. *Rapport* « sur la prophylaxie sanitaire maritime des maladies pestilentielles », *Journal officiel*, 29 octobre 1884.

d'imposer à l'*Annamite* et au *Finistère*. N'est-il pas très probable que ces navires contenaient des germes infectieux ? Ils venaient de pays où régnait le choléra et ils ont eu parmi les hommes d'équipage et leurs passagers un grand nombre de malades atteints de la diarrhée. Est-il certain que cette diarrhée n'était pas la diarrhée cholérique ? Or l'on sait que des malades, atteints de simple diarrhée cholérique, peuvent fort bien transmettre le choléra [1].

Des observations sérieuses tendent à établir que des linges et effets ont, dans des conditions spéciales, recélé les germes morbifiques pendant une longue traversée et engendré le choléra dès qu'ils ont été livrés au blanchissage ou rendus à leur usage habituel. Or, si la diarrhée seule s'est manifestée à bord de l'*Annamite* et du *Finistère*, les linges et effets embarqués avaient servi dans des localités où sévissait le choléra ; ils pouvaient par conséquent avoir été contaminés. Il nous paraît téméraire d'affirmer que l'*Annamite* et le *Finistère* sont innocents de l'importation.

De pareils doutes sont légitimes à l'égard de l'*Annamite* et du *Finistère*. Mais que dire du *Rhin* ? Ce navire reste trois semaines dans le port de Toulon ; à ce moment il mourait du choléra à Toulon environ 35 personnes par jour. Un cas authentique et mortel éclate à bord et un grand nombre d'hommes d'équipage sont atteints de la diarrhée. Pendant ces trois semaines les hommes ont nécessairement emmagasiné beaucoup de linge sale. Le navire n'est pas désinfecté. On lui délivre une patente nette. A Brest on lui fait subir une quarantaine de vingt-quatre heures, qui n'ajoutait qu'une bien minime garantie à celle des douze jours de traversée, et une « large aération ». Puis les hommes quittent le bord et se répandent dans le pays.

L'*Annamite*, le *Finistère*, le *Rhin* ont débarqué ensemble 721 passagers, dont un grand nombre malades ou convalescents ; tous escortés de paquets de linge et de vêtements plus ou moins propres. A ces 721 passagers, ajoutez les hommes d'équipage en permission. Plusieurs centaines d'hommes arrivant de localités contaminées ont été ainsi mêlés à la population de Brest ou des environs. S'il exis-

[1] « Des milliers de faits recueillis dans la dernière épidémie en Espagne confirment que toute personne sortant d'un foyer cholérique et atteinte d'une diarrhée même légère peut être la cause de transmission du germe cholérique par son séjour dans une autre localité indemne. » Dr HAUSEN, membre de l'académie de médecine de Madrid. *Communication faite au congrès international d'hygiène de Vienne sur l'épidémie cholérique de 1884 en Espagne.* — M. PROUST est du même avis, étant entendu qu'il s'agit d'une diarrhée cholérique. Voir plus loin, 3e partie : *Le règlement du 22 février 1876.*

tait des germes cholériques à bord de ces trois navires ou de l'un d'eux, il est difficile d'admettre qu'il n'en a pas été débarqué.

On peut objecter que la présence du choléra a été constatée d'abord, non à Brest, mais à Concarneau. Concarneau n'est qu'à quelques heures de Brest et les deux ports entrent fréquemment en commerce. Les arrivages des grands navires attirent un concours particulier de pêcheurs et de trafiquants de toutes sortes. D'ailleurs les 721 passagers étaient pour la plupart des soldats d'infanterie de marine en congé ou ayant terminé leur service et beaucoup, appartenant à la région, n'ont fait qu'un court séjour à Brest et ont rejoint leurs foyers.

Pourquoi le choléra a-t-il pris à Concarneau et n'a-t-il pas dès lors pris à Brest ? Apparemment parce que l'homme ou l'objet inconnu en possession du germe morbifique ne s'est pas arrêté à Brest, qu'il s'est rendu ou a été soit envoyé, soit apporté à Concarneau et que là le germe a pénétré dans l'organisme d'une personne prédisposée à le bien accueillir. Peut-être quelques-uns penseront-ils que Concarneau et le sud du Finistère étaient, à ce moment, dans un état de réceptivité qui ne se produisit à Brest que plus tard ; ils se demanderont si les facilités de propagation du choléra ne varient pas avec les lieux comme avec les individus, et si, dans un même lieu, elles ne varient pas avec des circonstances de chaleur, d'humidité, de saisons, de courants, d'état de l'air et du sol dont la complexité, dans leurs rapports avec la diffusion des germes, est très difficile à saisir. Les prudents se contenteront de dire : c'est là que le germe a fructifié parce que c'est là qu'il a été semé.

Il est en tout cas dès à présent établi que l'apparition dans le Finistère du choléra-morbus a coïncidé avec l'arrivée à Brest de navires qui avaient beaucoup de chances de transporter des germes cholériques, qui n'ont été soumis à aucun traitement rationnel pour la destruction de ces germes, et dont les passagers se sont librement dispersés à travers le département.

§ 2. — LE MILIEU ET LES MŒURS.

Ces germes infectieux, quelles qu'eussent été leur origine et leur porte d'entrée, s'ils eussent rencontré en arrivant un département assaini, des maisons munies de moyens convenables de nettoiement et d'évacuation, des organismes non débilités par les privations ou par les excès, des eaux potables pures, des autorités instruites de leurs devoirs et armées pour les accomplir, n'eussent probablement pas prospéré. Mais il n'en était pas ainsi. Tous ces obstacles à la diffusion du choléra ne sont sans doute réunis dans aucune partie de la France ; mais, sans doute aussi, dans aucune ils ne font plus complètement défaut que dans le Finistère. Cet admirable département, si pittoresque, si attachant, mais si pauvre, semble jusqu'ici fermé aux notions de l'hygiène.

Encore une fois, je ne fais pas un travail de théorie. Ce n'est pas mon affaire de rechercher théoriquement quels sont les principaux facteurs morbifiques du choléra et comment ils se hiérarchisent entre eux ; comment s'exercent, si elles existent, les influences climatériques, telluriques, atmosphériques ou saisonnières ; quelles sont les causes des prédispositions, soit locales, soit individuelles, et, parmi ces causes, lesquelles sont accidentelles, lesquelles permanentes ; quelles sont, en un mot, toutes les circonstances de nature à activer ou à atténuer la virulence des germes cholériques, à en faciliter ou à en entraver la transmission. Mais il m'appartient d'établir, en fait, quelles étaient, au point de vue sanitaire, les conditions du milieu où s'est produit le choléra, les mœurs, la manière de vivre des habitants. Ce milieu et ces mœurs, je les ai étudiés et je les présente, ne m'inquiétant pas de savoir si de mon exposé telle ou telle théorie pourra tirer un avantage. « Que de relations d'épidémies, dit M. Léon Colin, dont la valeur est diminuée, parfois entièrement compromise, parce que l'auteur a négligé tout ce qui ne se rapportait pas à une idée préconçue et que d'avance sa conviction était faite sur le rôle exclusif soit de l'eau, soit de l'influence d'un foyer putride, soit d'un germe parasitaire [1] ». Je ne crois pas avoir encouru ce reproche. Tout ce que j'ai pu apprendre, je l'ai dit, sans rien dissimuler, sans rien exagérer, sans rien affaiblir.

Il y a quelques points sur lesquels il est sans doute inutile d'insister. Tout le monde sait que la population de ce département est une des plus pauvres de la France ; sur le littoral, les pêcheurs, qui ont été particulièrement frappés dans notre épidémie, mènent une existence misérable, et si l'on veut savoir comment l'on vit à l'intérieur des terres, l'on n'a qu'à lire plus loin, dans la notice consacrée à l'épidémie de Quimper, les détails fournis sur les conditions de subsistance d'un journalier habitant cette ville. Il est inutile en outre d e démontrer ici que les autorités locales n'ont presque rien fait

---

[1] Léon Colin, *Encyclopédie d'hygiène et de médecine publique*, tome I, p. 630.

ce qu'elles devaient faire pour permettre à l'administration préfec-
torale de prendre à temps des mesures de défense effectives ; parfois
non prévenues elles-mêmes, elles se sont, dans presque tous les cas,
abstenues de prévenir le préfet.

Le sol. — Je m'étendrai un peu plus sur certaines conditions
d'insalubrité : habitations malsaines, eaux impures, immondices
accumulées, habitudes d'intempérance. Mais auparavant je dois faire
connaître la composition du sol dans les communes atteintes par
l'épidémie. M. Jacquot, inspecteur général des mines en retraite,
directeur honoraire du service de la carte géologique détaillée de la
France, a bien voulu me remettre, sur cette question, une note des
plus intéressantes, que je publie *in extenso* et pour laquelle je lui
exprime ma gratitude :

A mon sens, il s'agit bien moins de rechercher la nature ou l'âge des terrains
qui constituent le sol des communes atteintes par l'épidémie, que d'examiner les
conséquences qui peuvent résulter de leurs dissemblances au point de vue de l'hydrographie souterraine. C'est là le point essentiel à mettre en évidence, comme l'a prouvé
la comparaison qui a été faite, lors de l'épidémie de 1885, de la commune du
Guilvinec avec le hameau de Léchiagat, commune de Treffiagat [1]. Le Guilvinec
n'est séparé de Léchiagat que par une simple anse de mer formant port et les
deux agglomérations sont placées, d'ailleurs, dans des conditions géologiques
identiques. Le Guilvinec a été fortement atteint, parce que cette commune n'avait
que des puits peu profonds; Léchiagat, signalée comme tirant son alimentation en
eau potable d'une source située à deux kilomètres, est restée au contraire indemne.

Le but des recherches à entreprendre se trouvant ainsi défini, on n'a pas tardé
à reconnaître que l'étude de la constitution géologique du sol de la Bretagne,
restée à l'état rudimentaire, avait fort progressé depuis que le service d'explora-
tion de la carte de France, réorganisé en 1870, a eu à s'en occuper. On peut
même constater qu'au point de vue de la science pure, le relevé géologique de
cette contrée, confié à M. Barrois, a été poussé très loin, puisqu'il y a distingué
des granites d'âges très divers et qu'il a signalé avec beaucoup de soins les modifications métamorphiques survenues par l'intrusion des roches éruptives dans
les terrains ambiants. En revanche, la question de l'hydrographie souterraine,
qui présente tant d'intérêt pratique pour les populations et à laquelle des décou-
vertes récentes assignent un rôle capital dans l'expansion des épidémies, est à peu
près passée sous silence. C'est une lacune manifeste.

Pour y suppléer, et, en prenant pour point de départ les relevés géologiques
de M. Barrois auxquels je me plais à rendre hommage, j'ai eu recours à deux
principes que je crois incontestables :

1° Les terrains de même nature se comportent de la même manière avec les
précipitations atmosphériques ;

2° L'hydrographie souterraine d'une contrée est représentée en caractères in-
délébiles par l'hydrographie de la surface, de telle sorte que l'on peut, sans crainte
de se tromper, remonter de l'une à l'autre.

Au point de vue de l'hydrographie souterraine, on peut faire deux parts des ter-

[1] Voir aux notices communales le plan du Guilvinec.

rains, presque tous très anciens, qui constituent le sol de la Bretagne et celui du département du Finistère.

Dans la première catégorie je rangerai les granites, granulites, gneiss, mica-schistes qui jouent un rôle important dans l'orographie de la contrée ainsi que les roches éruptives diorites, kersantites, en un mot toutes les *roches cristallophylliennes.*

A la seconde catégorie appartiennent les terrains sédimentaires qui, d'après la légende de la feuille de Châteaulin, embrassent la série paléozoïque depuis l'étage des schistes et phyllades de Saint-Lô, jusqu'au terrain houiller de Quimper, soit le cambrien, le silurien, le dévonien et le carbonifère (en laissant de côté les sables et l'argile de Toulven, exploitée pour les faïenceries de Quimper, qui sont *tertiaires pliocènes* et n'occupent qu'une étendue insignifiante).

En s'en tenant aux généralités on peut admettre que les terrains sédimentaires forment dans la partie centrale de la Bretagne et du Finistère un bassin qui, assez étroit vers l'ouest, s'élargit et s'ouvre dans la direction opposée et dont toutes les assises sont relevées sous des angles considérables.

On peut aussi admettre (et ceci est très important) que dans le Finistère, comme dans le reste de la Bretagne, le sol est partagé par parties à peu près égales entre les deux grandes catégories ci-dessus définies.

Elles se comportent d'une manière bien différente avec les eaux atmosphériques.

Par leur nature les roches cristallophylliennes sont toutes imperméables. Dès lors, l'eau qui tombe à leur surface ruissellerait, comme elle le fait, d'après M. Barrois, sur le plateau déclive de Pont-l'Abbé, si, sous l'influence prolongée des agents atmosphériques, il ne s'opérait à leur surface une décomposition qui désagrège leurs éléments. Les précipitations atmosphériques pénètrent dans le dépôt perméable qui en résulte et elles y forment une nappe qui n'est jamais bien profonde. De là les sources très nombreuses, mais généralement aussi peu abondantes des pays granitiques. De là également les puits de ces régions où l'eau affleure presque à la surface du sol. On trouve toutefois dans la partie granitique du Finistère, notamment aux environs de Brest et de Quimper, des sources remarquables par leur volume. Elles doivent leur existence à l'intrusion au milieu des granites, granulites ou gneiss, soit de roches éruptives moins facilement altérables, soit même de lambeaux de terrains sédimentaires qui y forment des sortes de barrages. Quand cette circonstance se présente, il se produit constamment au contact des deux terrains un afflux d'eau considérable. Dans le bassin sédimentaire du Finistère on rencontre des assises qui sont à peu près imperméables comme les schistes. Il y en a d'autres au contraire qui, étant fissurés comme les calcaires et les quartzites, se laissent facilement pénétrer par les eaux atmosphériques, les accumulent et après un long trajet en rendent le produit sous forme de sources. En parcourant la légende de la feuille de Châteaulin, on reconnaît sans peine les couches qui se trouvent dans ces conditions. Ce sont, par exemple, les lentilles calcaires assimilées à l'assise dévonienne de Néhou dans le Cotentin. On pourrait encore ranger dans cette catégorie les quartzites dévoniens de Plougastel et les grès siluriens de Camaret. Si la légende avait été complétée au point de vue hydrographique on y aurait vraisemblablement indiqué des nappes d'eau. Mais sous ce rapport aucune assise n'est comparable à celle connue sous le nom de *grès armoricain* et qui, placée vers la base du terrain silurien, se retrouve avec constance à ce niveau dans le Cotentin, la basse Normandie, l'Anjou et le Maine. C'est elle qui dans le Finistère constitue, du moins pour la plus grande partie, les *montagnes d'Arrée* au nord du bassin sédimentaire et qui reparaît vers le sud dans les *montagnes Noires.* Elle atteint sur quelques points cinq cents mètres d'épaisseur. Il faut donc se représenter cette assise quartzeuse si puissante, relevée presque verticalement et recevant sur sa tranche les précipitations atmosphériques, si abondantes dans cette partie de la France. Elle en rend le produit sous forme de sources aussi nombreuses que volumineuses et toute l'hydrographie du Finistère lui est pour ainsi dire subordonnée. On peut remarquer en effet que tous les cours d'eau de quelque importance y ont leur origine. Ce sont : au nord des montagnes d'Arrée, le Dossen et l'Elorn, les rivières de Morlaix et de Brest, et au sud de ces montagnes, l'Aune, la rivière de Châteaulin, le Scorf, l'Aven et l'Odet qui descendant du versant méridional des montagnes Noires ont également leurs sources dans le grès armoricain.

On peut donc considérer le bassin sédimentaire comme étant bien pourvu en eaux de cette nature.

Ces prémisses posées, on reconnaît que les communes signalées comme ayant été fortement atteintes par les épidémies de choléra peuvent, eu égard à la position qu'elles occupent, être partagées en dix groupes naturels assez bien définis, de la manière suivante :

Au nord :

N° 1. Le groupe de Brest comprenant indépendamment de cette ville, Lambézellec, St-Pierre-Quilbignon, Guipavas et comme annexe, un peu à l'écart, Plouguin ;

N° 2. La côte dans l'arrondissement de Morlaix, Roscoff, Saint-Pol-de-Léon, Plougasnou, Loquirec ;

N° 3. Morlaix avec Plouezoch, Plougonven et Plouégat-Guérand, annexe de Landivisiau ;

N° 4. Le Faou et Hanvec, rapprochées quoiqu'elles appartiennent à deux arrondissements différents dont les limites sont manifestement arbitraires pour les épidémies ;

N° 5. La presqu'île de Crozon, ce bourg avec Lanvéoc et Camaret ;

Au sud :

N° 6. Douarnenez avec Plonévez-Porzay, Ploaré, Pouldergat et Poullan, annexe de Quimper ;

N° 7. Baie d'Audierne, la commune de ce nom, Esquibien, Plouhinec, île de Sein ;

N° 8. Pont-l'Abbé et Guilvinec ;

N° 9. Concarneau avec Beuzec-Conq, Lanriec et Trégunc, groupe très compact, car c'est le canton tout entier ;

N° 10. Enfin Quimperlé, Riec et Moëlan.

Les groupes nos 1, 2, 3, 6, 7, 8, 9 et 10, comprenant trente-trois communes, sont dans la dépendance des terrains cristallophylliens à nappes d'eau peu profondes. Les communes des groupes 4 et 5, au nombre de cinq, appartiennent au contraire aux formations sédimentaires. Mais il convient de faire remarquer que pour quelques-unes d'entre elles et pour le bourg de Crozon, par exemple, placé en un point culminant sur la tranche de grès armoricain, il y a, sous le rapport hydrographique, une certaine analogie avec celle des premiers groupes.

Restent les deux communes de la Feuillée et de Carhaix trop éloignées pour qu'on puisse les rattacher à un quelconque de ces groupes. Quoiqu'elle soit située dans la partie centrale du département, la première appartient à un pointement granitique enclavé au milieu des formations sédimentaires. Quant au bourg de Carhaix, d'après le figuré de la feuille géologique de Châteaulin, il est bâti, au moins pour partie, sur des alluvions recouvrant des schistes houillers imperméables, de telle sorte qu'il doit être rangé dans la catégorie des premiers groupes.

En résumé, sur les quarante communes signalées, trente-cinq doivent être classées comme appartenant à des terrains à nappes peu profondes et pouvant être facilement contaminées. A l'exception des communes qui ont des distributions d'eau, elles se trouvent donc placées dans des conditions identiques à celles qui ont été signalées au Guilvinec comme ayant contribué à la propagation de l'épidémie. Cinq communes paraissent être dans des conditions différentes, sous la réserve des observations produites à l'occasion de Crozon.

Si on se reporte à ce qui a été dit plus haut de la répartition par parties à peu près égales du territoire du Finistère entre les terrains granitiques ou leurs simi-laires, d'une part, et de l'autre, les formations sédimentaires, on ne peut qu'être frappé de la *disproportion* que présentent les communes atteintes par l'épidémie dans chacune des deux catégories.

Les habitations. — En l'an VII, Cambry publia le récit d'un voyage qu'il avait fait dans le Finistère en 1795. Son livre[1] pré-sente de ce pays un tableau qui, sur bien des points, est encore exact. Voici comment il dépeint les habitations :

...... Au milieu de ces sites délicieux vivent des individus fort sales. Leur ca-hute sans jour est pleine de fumée ; une claie légère la partage. Le maître du ménage, sa femme, ses enfants et ses petits-enfants occupent une de ses parties ; l'autre contient les bœufs, les vaches, tous les animaux de la ferme. Les exha-laisons réciproques se communiquent aisément et je ne sais qui perd à cet échange. Ces maisons n'ont pas 30 pieds de long sur 15 de profondeur ; une seule fenêtre de 18 pouces de hauteur leur donne un rayon de lumière ; elle éclaire un bahut sur lequel une énorme masse de pain de seigle est ordinairement posée sur une serviette grossière ; deux bancs ou plutôt deux coffrets sont établis le long du ba-hut qui leur sert de table à manger. Des deux côtés d'une vaste cheminée sont placées de grandes armoires sans battants, à deux étages dont la séparation n'est formée que par quelques planches, où sont les lits dans lesquels les pères, les mères, les femmes entrent couchés, car la hauteur de ces étages n'est quelquefois que de 2 pieds ; ils dorment sur la balle d'avoine ou de seigle, sans matelas, sans lits de plume, sans draps ; beaucoup d'entre eux ne sont couverts que d'une espèce de sac de balle ; très peu se servent de couvertures en laine, quelques-uns en possè-dent de ballin ; c'est une espèce d'étoffe tissée de gros fil d'étoupes. Ils emploient aussi quelquefois des couvertures de poil ; si par hasard ils ont des draps, à peine atteignent-ils les deux extrémités du lit. Le reste de leurs meubles est composé d'écuelles d'une terre commune, de quelques assiettes d'étain, d'un vaisselier, d'une platine à faire les crêpes, de chaudrons, d'une poêle et de quelques pots à lait... Je n'ai pas parlé du parquet ; jamais il n'est carrelé, ni boisé, ni pavé : la terre inégale en sert ; on pourrait se casser la jambe dans les trous profonds qui s'y forment ; les enfants s'y blessent, s'estropient fort souvent. Imaginez la malpropreté, l'odeur, l'humidité, la boue qui règnent dans ces demeures sou-terraines, l'eau de fumier qui souvent en défend l'entrée, qui presque toujours y pénètre. Ajoutez-y la malpropreté d'individus qui ne se baignent ni ne se lavent jamais, qui sortent des fossés, des mares, des cloaques où l'ivresse les avait précipités....

La peinture est sans doute poussée au noir. Et pourtant... ! Les réduits où habitent en 1885 les pêcheurs du Finistère ne valent guère mieux que les cahutes des « terriens » de 1795. Les animaux

[1] *Voyage dans le Finistère en 1794 et 1795.* — 3 volumes Paris, an VII de la Répu-blique française.

de la ferme sont remplacés par le poisson et les engins de pêche : l'odorat n'y gagne rien.

Voici en effet la description, faite en 1885, d'un quartier d'Audierne [1].

L'adossement de ces maisons à la colline constitue une cause permanente d'insalubrité: mares formées dans les cours par l'eau qui suinte de la colline; cloaques infects, surtout en été; infiltrations continuelles des eaux dans ces logements dont l'intérieur est presque toujours misérable. Là tout est réuni pour favoriser l'épanouissement morbide: misère, malpropreté, incurie des habitants. Il n'est pas jusqu'aux lits clos, communs dans les campagnes bretonnes, et quelquefois à deux étages superposés, souvent réduits à une simple paillasse et à une mauvaise couverture, qui n'ajoutent leur tribut à cette hygiène déplorable. Les lits sont souvent fixés au mur et reçoivent une part de son humidité. Il faut ajouter l'habitude qu'ont les marins, au retour de la pêche, de déposer leurs vêtements encore imprégnés d'eau salée dans la pièce qui sert d'entrée et, s'il n'y en a point, dans les pièces même où l'on couche. C'est un pêle-mêle de bottes de mer, de casiers à langoustes, de filets, de barils de rogue. Pendant le jour, on suspend le poisson qui sèche à l'unique fenêtre de la maison; la nuit venue, on le rentre. Le rez-de-chaussée, sans plancher ni dallage, est transformé en une boue gluante qui adhère aux chaussures. L'air y est rarement renouvelé. La chaleur et le soleil n'y pénètrent presque jamais. Les étages supérieurs, et il n'y en a souvent qu'un seul, ne présentent d'autre salubrité que celle qui résulte de leur situation. L'escalier aussi sale que l'entrée, sert généralement à suspendre les filets et engins de pêche. Bien que la chambre soit pourvue d'un plancher, celui-ci disparaît sous une épaisse couche de poussière. On n'allume de feu que pour préparer les repas, quelquefois dans un poêle en fonte, le plus souvent dans une cheminée d'un tirage défectueux. Aussi ces logements sont-ils, lorsque soufflent les vents du sud, empoisonnés par une fumée âcre due à la combustion imparfaite d'un bois humide et vert.

Le directeur de la santé à Brest, M. le Dr Anner, s'exprime presque dans les mêmes termes en parlant du Guilvinec :

Les planchers n'existent presque nulle part ; le sol que les pieds foulent est la terre même avec ses irrégularités et ses anfractuosités dans lesquelles stagnent les boues et ordures aussi bien de l'extérieur que de l'intérieur ; beaucoup de lits demi-clos, c'est-à-dire des sortes d'armoires avec porte à coulisses, sans dôme ; comme literie une paillasse et une couverture [2].

Dans une communication à l'académie de médecine sur le choléra en Bretagne (9 février 1886), M. le professeur Proust a décrit de la manière suivante des maisons que nous avons visitées ensemble:

Une des maisons que nous avons pu voir, à Concarneau, nous a paru particulièrement misérable. Le logement se composait d'une seule pièce. Le sol était formé par la terre humide sur laquelle il y avait de la paille, des flaques d'eau et des matières fécales rendues par une femme de quarante-cinq à cinquante ans, propriétaire du logis. Elle venait d'avoir le choléra et était couchée sur un lit

---

[1] *Rapport du Dr le Jollec, médecin de la marine.*
[2] *Rapport au ministre du commerce et de l'industrie*, 26 octobre 1885.

dépourvu de matelas, de draps et de toute couverture, muni seulement d'un peu de paille. Une ruelle très étroite conduisait à ce logement dans lequel le jour n'existait que par une fenêtre très petite, ne pouvant pas s'ouvrir. On ne trouvait dans cette pièce ni meuble d'aucune sorte, ni ustensile de cuisine.

D'autres fois, les chambres sont absolument encombrées. A Poulgoazec, nous avons vu, au rez-de-chaussée, dans une pièce peu spacieuse et munie d'une seule petite fenêtre, deux grands lits armoires, des filets mouillés, un grand nombre d'ustensiles de pêche, des poules, des carottes éparses dans la salle, des amas de linge sale. Cette pièce est l'unique local où habitent trois personnes adultes et cinq enfants. Devant la maison dont le rez-de-chaussée est en contre-bas, se trouve un amas de fumier; le purin peut pénétrer dans l'intérieur du logement. Derrière la maison, une porcherie.

Étroitesse des chambres servant de logement à cinq, six et jusqu'à dix personnes, absence d'ouvertures suffisantes, renouvellement de l'air par la cheminée et par la porte, malpropreté du sol et des murs, accumulation des ordures dans la chambre même pendant des heures, telles sont les conditions habituelles de logement de beaucoup de pêcheurs, et l'on verra dans la notice sur l'épidémie de Quimper qu'il y a dans les villes des habitations qui ne le cèdent en rien à celles du littoral. Or, là où le choléra éclate, la mortalité est en raison directe de l'encombrement. Fodor, cité par MM. Cornil et Babès, a chiffré les conséquences de cet encombrement :

Dans les chambres habitées par une seule personne, il meurt du choléra 61 pour 10.000. Dans les appartements qui logent deux personnes par chambre, il meurt 131 pour 10.000. Dans les logis où il y a de trois à quatre personnes par chambre la mortalité est de 219 pour 10.000 et, lorsqu'il y a plus de 4 personnes par chambre, la mortalité est de 327 pour 10.000 [1].

Je citerai à cette occasion un épisode de l'épidémie italienne de 1884 : il démontre à la fois combien peuvent être efficaces des mesures promptes et énergiques et combien l'insalubrité des logements est favorable à la propagation du choléra. Les 27 et 28 juillet 1884, l'épidémie se déclare avec une violence extraordinaire dans la petite commune de Seborga (Ligurie) qui ne compte que 339 habitants; 89 s'enfuient dans la montagne. Des 250 qui restent, 40 sont atteints, 28 meurent. L'administration fait vider toutes les maisons sans exception. La population campe en plein air. On oblige chaque habitant à prendre un bain au sortir duquel on l'habille d'un vêtement neuf. A chaque individu l'on donne une ration de vivres. Ces

[1] Cornil et Babès. Les bactéries, 3e édition. Paris. Alcan, 1890, p. 194. — M. Léon Colin dit bien que « le choléra ne procède pas de l'encombrement » (Encyclop. d'hygiène et de médecine publique, tome II, p. 40), mais il ne dit pas que l'encombrement ne soit pas une cause adjuvante de sa propagation.

mesures sont exécutées le 21 août. Le 24, l'épidémie avait entièrement disparu [1].

Il serait difficile d'agir partout d'une manière aussi radicale. Dans le Finistère, il y aurait eu, dans bien des cas, grande utilité à désinfecter des logements par mesure préventive. C'était impossible. Il eût fallu employer la violence pour obliger les habitants à abandonner leurs demeures. On y réussissait quelquefois, rarement, après le décès ou la maladie grave d'un membre de la famille, jamais quand il n'y avait eu personne de pris dans la maison.

Cette malpropreté a son excuse dans la misère. C'est la misère qui explique non seulement les taudis du Finistère, mais les bouges parisiens, hier dans la rue Sainte-Marguerite, aujourd'hui encore à la cité Jeanne-d'Arc et à la cité du Soleil. Dans des milieux différents, la préoccupation exclusive du manger produit le même détachement des soins de la personne et de la maison.

L'eau. — A de rares exceptions près, l'on boit dans le Finistère l'eau des puits. Or, presque partout le sol est composé, à la surface, de sable calcaire très perméable [2]. Les eaux potables sont donc exposées aux infiltrations de celles qui ont couru et séjourné sur le sol, s'imprégnant de matières en décomposition le long des chemins et au coin des maisons. Quelquefois même les ruisseaux, après avoir roulé toutes sortes d'ordures, s'écoulent directement dans des puits dépourvus de margelles. Les habitants le savent ; ils le voient ; ils n'en restent pas moins très indifférents et boivent philosophiquement une eau qui ne leur fera du mal que si la destinée en a ainsi ordonné.

L'eau paraît en conséquence avoir contribué à la propagation du choléra, d'une part, en disséminant les germes cholériques par les ruisseaux, par les fontaines-lavoirs, par les écoulements de toute nature, d'autre part, en introduisant ces germes dans l'organisme humain par les eaux potables. Les communes que l'on peut citer comme ayant eu des puits particulièrement infectés sont celles de Douarnenez, de Plouhinec, de l'île de Sein, de Guengat, du Guilvinec, de Quimper. Ceux qui pensent que l'eau remplit dans une

---

[1] MORANA, secrétaire général du ministère de l'intérieur. *Il colera in Italia*, 1884-85, p. 35.

[2] « La granulite constitue la presque totalité du sol de la Bretagne : elle est constamment recouverte d'une arène friable et perméable, résultat de sa décomposition sous l'influence des agents atmosphériques. L'eau y pénètre avec facilité... » *Rapport de M. Ogier « sur l'alimentation en eau de la ville de Quimper »*, *Recueil des travaux du comité consultatif d'hygiène publique de France*, tome XXI, p. 318.

épidémie de choléra ce double rôle de véhicule des germes morbides et d'agent direct d'introduction tireront sans doute argument des faits relevés avec précision dans ces deux dernières communes.

Déjà, en 1871, le comité consultatif d'hygiène publique de France dans une *Instruction générale* concernant les mesures préventives contre le choléra s'était expliqué sur la question des eaux :

...La question des eaux affectées aux usages domestiques mérite une attention particulière. Il importe que ces eaux soient pures et chargées le moins possible de principes organiques. Il faut qu'elles soient à l'abri des infiltrations provenant d'un sol imprégné de matières organiques, ce qui arrive souvent au voisinage des cimetières, des égouts, des fosses d'aisances, des puisards et de certaines usines qui répandent sur le sol ou dans les cours d'eau des résidus nuisibles. Par conséquent, les fontaines publiques, les réservoirs, les puits, les cours d'eau qui alimentent la consommation doivent être l'objet de mesures propres à en éloigner toute cause de contamination. On peut poser comme règle générale d'intérêt public que l'eau destinée à la consommation doit être, non seulement préservée des infiltrations dont il vient d'être parlé, mais encore amenée depuis la source jusqu'à destination, autant que possible, à l'abri de l'air et de la lumière.

MM. Wolfhügel et Riedel ont constaté que les bacilles en virgule, semés dans des échantillons stérilisés d'eau de rivière, d'eau de puits, d'eau de source, présentent dans les premiers jours une diminution numérique très notable :

Ils demandent un certain temps, après leur introduction dans l'eau, pour s'accommoder à ce milieu, nouveau pour eux ; beaucoup succombent pendant cet acclimatement. Puis leur nombre augmente rapidement. La vie du bacille virgule dans ces eaux est très longue ; on en retrouve un grand nombre susceptible de végétation au bout de sept mois [1].

M. Koch :

Quant à la viabilité du bacille virgule, les expériences ont démontré qu'il vit dans l'eau de puits pendant trente jours, dans les eaux vannes pendant sept jours, dans le contenu d'une fosse d'aisance vingt-quatre heures, sur de la toile humide trois à quatre jours, dans l'eau du port de Marseille (Nicati et Rietsch) quatre-vingt-un jours [2].

MM. Cornil et Babès :

L'eau, disent-ils, peut servir de véhicule aux bacilles en virgule qui y vivent bien un certain temps ; mais elle ne renferme pas de substances capables de les nourrir, si bien qu'ils finissent par disparaître. *Mais il n'en est pas de même dans les eaux stagnantes qui renferment des dépôts de matières organiques.* Lorsque le niveau des eaux souterraines s'abaisse, les flaques d'eau se chargent davantage de débris de toute espèce, constituent des bouillons plus concentrés et la pullulation des germes s'y opère avec plus de facilité [3].

On verra plus loin que, tandis qu'au Guilvinec les habitants, bu-

[1] Dr Léonard. *Prophylaxie sanitaire maritime moderne du choléra.* Paris, 1890.
[2] Koch. Conférence sur le choléra. *Semaine médicale,* 13 mai 1885.
[3] Cornil et Babès. *Les Bactéries.* 3e édition, 1890, tome II p. 183.

vant de l'eau de puits prise dans l'agglomération, étaient frappés par la maladie de la manière la plus cruelle, leurs voisins de Léchiagat, en relations continuelles avec eux, ayant la même manière de vivre qu'eux, à peu près aussi ignorants qu'eux des règles de l'hygiène, mais qui buvaient de l'eau de source, ont été absolument épargnés.

L'eau, dit le Dr Charrin, a joué un rôle certain dans plusieurs villes. A Prat-Salon, hameau de Kerhuon, commune de Guipavas, il y a eu 7 cas, dont 5 décès sur 18 habitants, dans l'espace de quelques jours. L'eau d'alimentation avait été contaminée par l'eau d'un lavoir placé tout à côté de la source, un peu au-dessus, et séparé d'elle par un petit mur en terre ; dans ce lavoir, on avait lavé des linges de cholériques [1].

Les immondices. — Les immondices trop tard éliminées paraissent avoir grandement facilité la propagation de l'épidémie.

Dans les cours des maisons, il y a presque toujours un coin où l'on jette pêle-mêle les débris de cuisine, les fumiers des animaux, les boues, les poussières, les vieux chiffons et, en cas de maladie, les déjections des malades. De ce tas d'immondices suinte un liquide infect qui gagne la rue et s'écoule où il peut, au petit bonheur de la pente. S'il descend directement à la mer, c'est tant mieux pour la localité. Plus souvent, le petit ruisseau empoisonné s'attarde dans les chemins, y séjourne jusqu'à ce que le sol l'ait absorbé, ou aboutit paresseusement à une mare qu'il alimente.

Cette cause de propagation des germes morbides avait déjà été remarquée à Marseille, où la malpropreté des rues et des maisons était proverbiale. Marseille a commencé la construction d'égouts. Les rues qui en sont pourvues en ont bénéficié lors de l'épidémie de choléra de 1884 :

En jetant les yeux sur le plan des égouts de la ville, on voit immédiatement que dans les rues où il existe des égouts, le nombre des décès est beaucoup moins grand que partout ailleurs. Ce fait très remarquable s'observe non seulement dans les grandes rues au tracé rectiligne, bien aérées, convenablement habitées et dont le nettoiement et le balayage sont opérés avec le plus grand soin, mais encore dans les quartiers les plus mal tenus, où les conditions de salubrité et d'hygiène sont le moins observées.... Le quartier situé derrière la Bourse, entre la rue de la République, la rue Cannebière, le cours Belsunce et la nouvelle rue Colbert, offre à cet égard plusieurs exemples frappants. Toutes les rues de ce quartier sont également malpropres, également sinueuses ; plusieurs de ces rues sont munies d'égouts ; elles seules ont été épargnées [2].

[1] CHARRIN. *Rapport au ministre du commerce sur l'épidémie de choléra en Bretagne,* 15 mai 1886.
[2] GUÉRARD, ingénieur en chef des ponts et chaussées, *Le choléra à Marseille en 1884.*

Ces faits sont caractéristiques. Certainement on ne peut pas exiger que de petites localités dénuées de ressources construisent des égouts souterrains ; mais il est toujours possible d'établir à ciel ouvert des rigoles imperméables, conduisant en lieu sûr les liquides qui s'échappent des habitations et des tas d'immondices. Il est toujours possible surtout de ne pas laisser séjourner plus de vingt-quatre heures dans les cours et les rues les résidus de ménage, les boues, les poussières, les fumiers des animaux.

Veut-on quelques exemples, empruntés aux notices qui vont suivre, de l'accumulation des immondices dans les localités frappées par l'épidémie ? A Concarneau, les habitants déposent les matières fécales le long de la grève, laissant à la mer le soin de les enlever. A Trégunc, l'on voyait une cour et une rue remplies de fumiers et de matières stercorales ; on jetait, sans désinfection, sur ces fumiers, les déjections des cholériques. Parlant du Guilvinec, l'agent-voyer s'exprime ainsi : « Il n'y a que quelques fosses d'aisances dans toute la ville ; les habitants satisfont leurs besoins un peu partout, aux abords de leurs demeures. Les fosses d'aisances sont vidées sur des tas de fumiers dès qu'elles sont pleines. Les fumiers sont transportés sur les champs vers le mois de février. Les plus grandes rues seules sont nettoyées tous les quinze jours ». Le Dr Cosmao dit, toujours à propos du Guilvinec : « Pas de fosses d'aisances, d'eau potable nulle part. Des marais au milieu de la ville, des détritus partout ». A Plonévez-Porzay, la terre battue, qui sert en même temps de plancher aux familles et de lieux d'ébats aux cochons, est le réceptacle de toutes sortes d'ordures croupissant dans la boue que transportent les sabots. Il n'y a pas plus de baquets pour les résidus de ménage que pour les matières fécales. Les débris de légumes, de poissons et de viandes sont déposés au verger tous les huit ou dix jours, lorsque leur fermentation a rendu le séjour de la maison intolérable. A l'île de Sein, le système de vidanges est très primitif. On compte à peine une demi-douzaine de fosses. Les habitants du bord de la mer, pour jeter les immondices par dessus le parapet, n'attendent même pas le moment où le flot baigne la chaussée. Les habitants de l'intérieur accumulent les ordures près des maisons, sur des tas de fumiers composés de cendres, de varechs, de résidus d'étables qu'ils conservent avec soin pour les diriger à certaines époques, d'habitude au printemps, sur « la grande terre ». Si à Poulgoazec la rue principale était transformée en une série de mares, c'était moins par suite du séjour des eaux pluviales que parce que de la plupart des maisons, des ruisseaux de purin, provenant d'étables à porcs, s'écoulaient dans la rue au moyen de trous pratiqués dans les murs des pignons.

Je terminerai sur ce point en citant un fait signalé dans une autre épidémie ; il vient confirmer la leçon qui ressort des faits observés dans le Finistère.

A Perpignan, pendant l'épidémie de 1884, une maison fut particulièrement frappée. Sur vingt-deux locataires qui habitaient cette maison 13 furent atteints et sur les treize, sept moururent dans un intervalle compris entre le 13 août et le 10 septembre. Or, dans cette maison, appartenant à un tripier, se trouvait au rez-de-chaussée une fosse d'aisances communiquant avec l'égout collecteur de la rue. Cette fosse recevait les déjections des locataires. Ceux-ci les déversaient par un large tuyau en briques qui s'étendait du rez-de-chaussée jusqu'au logement supérieur et qui offrait à chaque étage une ouverture de 40 centimètres non fermée permettant de précipiter les eaux sales et les matières cholériques. On n'a arrêté les ravages du choléra dans cette maison qu'en la faisant complètement évacuer [1].

M. Palmberg est donc justifié à dire : « Les localités dépourvues d'égouts, ayant une voirie mal organisée, approvisionnées de mauvaise eau, ou possédant un sol imprégné de matières excrémentielles, sont celles qui sont le plus exposées aux apparitions du choléra [2]. »

L'alcoolisme. — Les épidémies qui ont donné lieu à des publications détaillées ne fournissent guère de renseignements sur la question de savoir si l'alcoolisme est une cause de prédisposition au choléra [3]. Les statistiques sont à peu près muettes sur ce point. Cependant M. Bertillon, dans son étude sur le choléra à Paris en 1884, donne les chiffres suivants qui se rapportent à un certain nombre de malades décédés à domicile :

Genre de vie : bon ou assez bon............	218	décédés.
Genre de vie : mauvais, irrégulier, privations..................................	118	—
Alcoolisme................................	74	—
TOTAL.................	410	décédés.

[1] BOCAMY, *Rapport sur l'épidémie du choléra asiatique qui a régné à Perpignan en 1884*, p. 41.
[2] PALMBERG, *Traité d'hygiène publique*. Paris, 1891, p. 564.
[3] Voir sur ce point ce qui est dit pp. 150 et 151.

Ce qui donne une proportion de 18,04 alcooliques sur 100 décédés. M. Bertillon ajoute que sur 514 autres décédés de cette épidémie, 126 étaient morts à domicile, 5 dans des garnis et 383 dans les hôpitaux. Il est vraisemblable que les 383 décès des hôpitaux auraient fourni, si l'on avait eu des renseignements, une proportion d'alcooliques au moins aussi élevée que celle des malades décédés à domicile.

Le D[r] le Tersec, médecin de 1re classe de la marine, délégué par son administration pour soigner les malades du Guilvinec, déclare que « l'alcoolisme augmente les conditions de réceptivité individuelle ». Ce qui veut dire que si le germe pénètre dans son organisme, l'alcoolique se trouve dans des conditions physiologiques favorables au développement du choléra.

Voici en quels termes, moins formels, s'exprime le Dr Charrin : « Sauf de très rares exceptions, les personnes atteintes appartiennent à la classe pauvre. Beaucoup étaient des malades; beaucoup étaient des alcooliques. L'alcoolisme est une des plaies de la Bretagne, d'autant que les produits consommés sont d'ordre absolument inférieur [1]. »

Les alcooliques ont été fort maltraités au Guilvinec. Je ne veux pas anticiper sur ce que j'en dirai plus loin, et je me borne à constater que sur les 94 personnes âgées de plus de quinze ans qui ont été atteintes au Guilvinec, il y a 34 alcooliques, soit une proportion de 36,17 alcooliques pour 100 malades. Sur les 57 décès de personnes âgées de plus de quinze ans, il y a 21 alcooliques, soit une proportion de 36,84 p. 100.

A Tréboul, pour les deux périodes de l'épidémie, sur les 57 personnes âgées de plus de quinze ans qui ont été atteintes, il y avait 11 alcooliques notoires, ce qui donne la proportion de 22 p. 100. Sur ces 50 malades, 10 sont morts et il y avait cinq alcooliques, soit 50 p. 100. Le nombre des alcooliques n'a pas été relevé dans toutes les communes : mais partout, les médecins et les autorités ont constaté que, parmi les malades, il y avait un grand nombre d'hommes et de femmes ayant des habitudes d'ivrognerie. On en verra le détail dans les notices [2].

Il résulte des chiffres enregistrés dans l'*Annuaire statistique de la France* (1887, pp. 77 et 79) que la moyenne, en France, des pré-

---

[1] Charrin, *Rapport au ministre*, 15 mai 1886.
[2] Voir notamment pp. 196 et suiv.

venus jugés pour délit d'ivresse, en 1884, a été de 0,95 pour 10.000 habitants. Dans le Finistère, cette moyenne a été de 9,06 pour 10.000 habitants [1].

Tout ce qui précède confirme ces appréciations de M. Proust :

Nous avons vu qu'un sol humide, un terrain poreux étaient les plus aptes à s'imprégner du miasme, à produire de nouvelles efflorescences épidémiques. C'est pourquoi on a observé, dans certaines parties de la Russie, de l'Allemagne et de la Hongrie, de ces retours périodiques du choléra. Le terrain humide sur lequel est bâti Amiens explique aussi pourquoi le choléra a eu dans cette ville une durée persistante.

Nous avons vu également comment les populations misérables, n'observant en rien les lois de l'hygiène, minées par les excès de tout genre, offraient peu de résistance à la maladie et subissaient les plus redoutables atteintes du fléau [2].

Une crainte me vient. Le caractère pénible, parfois odieux, de quelques-uns des faits, malheureusement incontestables, que j'ai relevés et d'autres que je relèverai dans la suite de ce travail, ne fera-t-il pas croire que je nourris un sentiment peu sympathique au pays que j'ai eu l'honneur d'administrer ? Rien ne serait plus éloigné de la vérité. Si court qu'ait été le temps que j'ai passé en Bretagne, il a suffi pour me faire apprécier les fières qualités qui distinguent son peuple. Mais cette sympathie ne va pas jusqu'à m'aveugler. Je sais que chez d'autres elle est plus passionnée, et, de même qu'une femme d'esprit disait aimer Paris jusque dans ses verrues, peut-être se trouvera-t-il des bretons qui, admirant, excusant tout du pays qu'ils aiment, blâmeront la brutalité de mes constatations. Ces reproches seraient injustes. Si je pensais que l'ivrognerie dans les contrées du nord est une conséquence fatale du climat, si je pensais qu'aucun effort n'est capable de prévenir les épidémies et de diminuer la mortalité, je me serais abstenu de mettre en lumière des faits dont la divulgation n'eût servi qu'une stérile curiosité. Mais, comme je suis convaincu que c'est le contraire qui est vrai; que la préservation des maladies transmissibles et la diminution de la mortalité seraient obtenues par de sages mesures d'hygiène publique, et qu'ainsi une importante économie de vies humaines pourrait être facilement réalisée;

[1] Ces chiffres ont un caractère officiel. Ils diffèrent très sensiblement de ceux que donne M. Arnould dans son beau livre : *Nouveaux éléments d'hygiène*, p. 982. « Dans le Finistère, la moyenne annuelle du nombre des inculpés pour ivresse est de 82,4 pour 10.000 habitants. » Il est vrai que M. Arnould parle des *inculpés* et l'*Annuaire des juges*; mais cette différence dans les bases du calcul ne suffit évidemment pas à expliquer l'écart des résultats: 82,4 d'une part et 9,06 de l'autre.

[2] A. PROUST, *Traité d'hygiène*, p. 954.

que nulle part l'homme n'est irrémédiablement voué au vice dégradant de l'ivrognerie, et qu'en Bretagne ce vice, qui dépare tant de dons généreux, peut être utilement combattu et doit être finalement vaincu, j'ai conscience d'avoir fait mon devoir, et d'avoir rendu service à mes anciens administrés, en montrant les choses telles qu'elles sont. Nos vrais amis doivent nous cacher le mal qui est en nous, lorsque ce mal est sans remède; mais ils doivent nous le dévoiler impitoyablement lorsque leur franchise, nous ouvrant les yeux, peut nous amener à prendre le chemin de la guérison.

§ 3. — Marche de l'épidémie.

Le choléra apparaît pour la première fois à Concarneau le 20 septembre 1885. Le premier décès a lieu à Beuzec-Conq, commune attenante à Concarneau. Le 22 septembre, la maladie passe à Penmarch, les 27 et 28 à Melgven et à Nizon, le 30 au Guilvinec. Ce dernier foyer devient rapidement très actif : les deux tiers des habitants émigrent, il n'en reste plus que 7 à 800 : 126 sont frappés, 72 succombent.

Pendant le mois d'octobre, sont successivement envahies les communes de Lanriec, de Plobannalec, de Pont-l'Abbé, de Trégunc, d'Audierne. Dans cette dernière ville, le fléau se montre plus cruel encore qu'au Guilvinec; nulle part il n'y a eu autant de décès; le nombre s'en est élevé à 144, et il n'était pas resté dans la commune plus de 1.200 habitants. C'est aussi en octobre que le choléra se montre dans le nord du département, à Kerhuon, hameau de la commune de Guipavas, près de Brest. Il n'a pas été possible d'établir une relation entre l'épidémie du sud et celle du nord.

Le mois de novembre apporte la maladie : dans le nord, à Brest ; dans le sud, à Pont-Croix, à Douarnenez, à Plouhinec (Poulgoazec), à Pouldergat (Poul-David), à Ploaré, à Quéménéven, à Plonévez-Porzay (Tréfentec), à Quimper.

L'épidémie du sud pénètre au cours du mois de décembre dans les communes de Guiler, de Nevez, de Tréboul, de Fouesnant, de Guengat, et dans l'île de Sein ; celle du nord entre à Lambézellec, à Plougastel-Daoulas, à Landivisiau, à Saint-Marc, à Trémaouézan.

Le mal est alors en décroissance; il frappe encore là où il est, mais il ne s'étend plus guère. En janvier, février et mars 1886, il est dans sept communes, où du reste il ne fructifie pas : dans le nord, Saint-Pierre-Quilbignon, aux portes de Brest (4 décès), Plouneventer (2 décès), Landerneau (3 décès) et Gouesnou (2 décès) ; dans le sud, à Plogastel-Saint-Germain (1 décès), Landudec (2 décès) et Plonéour (1 décès).

En janvier, c'est surtout à Douarnenez que le choléra sévit. Je raconte plus loin[1] comment, quand il paraissait abattu, les incidents d'Audierne lui rendirent quelque vigueur. Il était définitivement vaincu à la fin du mois d'avril 1886.

Voici quel a été le nombre des décès par mois :

1885	Septembre (9 jours)................	11	décès.
—	Octobre........................	108	—
—	Novembre.......................	250	—
—	Décembre.......................	199	—
1886	Janvier........................	107	—
—	Février........................	33	—
—	Mars..........................	15	—
—	Avril..........................	7	—

Ces informations sont résumées et rendues visibles dans deux tableaux et deux cartes :

Dans les tableaux, les communes du Finistère atteintes par le fléau sont groupées en communes du sud, d'une part, et, de l'autre, en communes du nord. Les tableaux indiquent, pour chacune d'elles, le lieu présumé de l'importation du mal, la date du commencement et de la fin de l'épidémie, le nombre des décès. Il suffit de considérer le total de la colonne 6, page 69, et celui de la colonne 6, page 71, pour voir combien l'épidémie du sud a été plus meurtrière que l'épidémie du nord ;

Les cartes (planches nos 8 et 9) ne portent que le nom des communes visitées par le choléra et l'indication du nombre des guérisons et des décès. Des flèches relient la commune qui a donné le mal à la commune qui l'a reçu. La grosseur des points (rouges pour les guérisons, noirs pour les décès), est proportionnelle au nombre des malades, soit guéris, soit décédés. L'on aura ainsi, avant de lire les notices communales, une vue d'ensemble sur la géographie de l'épidémie, sa marche et l'importance locale de chacune de ses manifestations.

[1] Voir pp. 86 et suiv.

En consultant à la fois le tableau et la carte, l'on aura sous les yeux une histoire rapide de ces manifestations. Par exemple, l'on se rendra compte que le choléra apparaît à Concarneau le 20 septembre 1885, pour y faire sa dernière victime, la 47e, le 25 février 1886; que le 26 octobre, l'ayant déjà depuis plus d'un mois, Concarneau a transmis le mal à Audierne (144 décès, dont le dernier est survenu le 23 avril 1886); qu'Audierne l'a envoyé à Pont-Croix où il ne prospère pas (1er cas: 5 novembre 1885; dernier décès: 19 janvier 1886; total des décès: 6); que de Pont-Croix le choléra a passé à Quimper le 25 novembre; qu'il a fait au chef-lieu du département 36 victimes dont la dernière est morte le 30 janvier; enfin, que Quimper a, le 30 décembre, envoyé la maladie à Guengat, qui a fourni 7 guérisons, 5 décès, et n'a transmis le mal à personne.

Pour trouver la justification de ces transmissions, il faudra consulter les notices communales.

I. — 1885-86 : Épidémie du Sud.

N° d'ordre	COMMUNES.	DATE DU PREMIER CAS.	LIEU PRÉSUMÉ D'IMPORTATION.	DATE DU DERNIER DÉCÈS.	NOMBRE DES DÉCÈS.
1	2	3	4	5	6
1	Concarneau....................	20 septembre 1885...........	Toulon....	25 février 1886...............	47
2	Penmarch....................	23 — —	Concarneau....	3 novembre 1885...............	9
3	Beuzec-Conq....................	22 — —	idem....	25 février 1886....	33
4	Melgven....................	27 — —	idem....	31 octobre 1885	4
5	Nizon....................	28 — —	idem....	25 —	2
6	Le Guilvinec....................	30 — —	idem....	13 décembre —	72
7	Lauriec....................	11 octobre —	idem....	26 mars 1886	25
8	Plobannalec....................	11 — —	Le Guilvinec....	28 octobre 1885	4
9	Pont-l'Abbé....................	13 — —	idem....	13 décembre —	6
10	Tréguno....................	17 — —	Concarneau....	19 —	23
11	Audierne....................	26 — —	idem....	23 avril 1886	144
12	Pont-Croix....................	5 novembre —	Audierne....	19 janvier —	6
13	Douarnenez....................	13 — —	idem....	10 mars —	80
14	Plouhinec (Poulgoazec)....	16 — —	idem....	23 février —	49
15	Pouldergat (Poul-David)..........	16 — —	Douarnenez....	9 mars —	15
16	Quimper....................	25 — —	Pont-Croix....	3° janvier —	36
17	Ploaré....................	25 — —	Douarnenez....	15 —	10
18	Quéménéven....................	27 — —	idem....	30 novembre 1885	1
19	Plouévez-Porzay (Tréfontec).........	29 — —	idem....	18 janvier 1886	10
20	Guilar....................	2 décembre —	idem....	2 décembre 1885	1
21	Ile-de-Sein....................	4 — —	Audierne....	15 janvier 1886...............	24
22	Nevez....................	13 — —	Tréguno....	15 décembre 1885	1
23	Tréboul (1re atteinte)....................	5 — —	Douarnenez....	9 mars 1886...............	6
	— (2e atteinte)....................	22 mars 1886....	Audierne....	20 avril —	10
24	Fouesnant....................	24 décembre 1885....	idem....	29 décembre 1885	3
25	Guengat....................	30 — —	Quimper....	12 février 1886	5
26	Plogastel-Saint-Germain....................	14 janvier 1886....	idem....	16 janvier —	1
27	Landudec....................	24 — —	Douarnenez....	7 février —	2
28	Pincour....................	21 février — —	idem....	25 — —	1
			TOTAL................		630

II. — 1885-86 : Épidémie du Nord.

N° D'ORDRE.	COMMUNES.	DATE DU PREMIER CAS.	LIEU D'IMPORTATION.	DATE DU DERNIER DÉCÈS.	NOMBRE DES DÉCÈS.
1	2	3	4	5	6
1	Guipavas	27 octobre 1885	?	6 décembre 1885	20
2	Brest	3 novembre —	?	27 février 1886	47
3	Lambézellec	1er décembre —	Brest	17 mars —	12
4	Plougastel-Daoulas (Tinduff)	6 —	?	14 décembre 1885	4
5	Landivisiau	14 — —	Brest	26 — —	2
6	Saint-Marc	30 — —	?	19 janvier 1886	3
7	Trémaouézan	31 — —	?	5 — —	1
8	Plounéventer	7 janvier 1886	?	27 — —	2
9	Saint-Pierre-Quilbignon	10 — —	Brest	27 — —	4
10	Landerneau	21 février —	?	16 février —	3
11	Gouesnou	8 mars —	?	13 mars —	2
				TOTAL	100

PLANCHE 8.

CHOLÉRA DE 1885-1886.

Communes atteintes du Sud-Finistère.

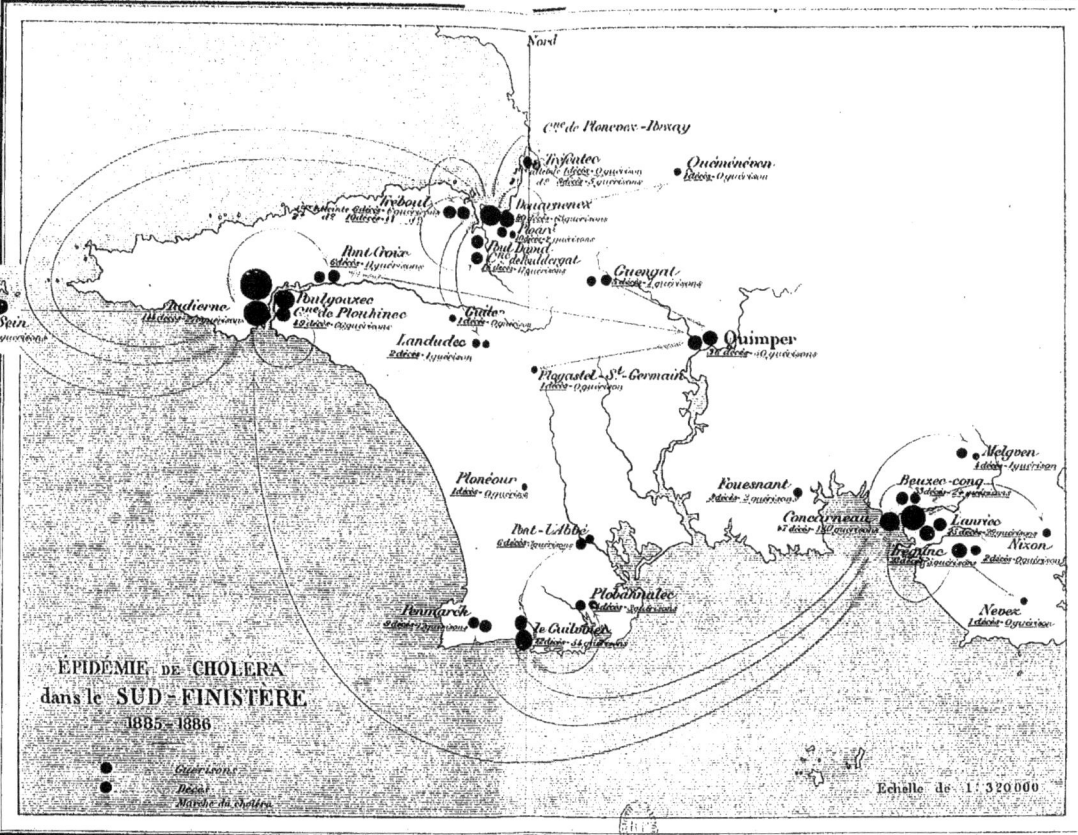

Nord

C.ne de Plonéour-Lanxay

Tréséatec
Quéménéven

Trébout
Douarnenex

Pont-Croix
Plovan
Pont-Domt
C.ne de Valdergat

Audierne
Poulgoazec
C.ne de Plouhinec
Guidel

Guengat
Quimper

Landudec

Plogastel-St-Germain

Ploméour
Fouesnant
Melgven

Beuzec-conq

Pont-l'Abbé
Concarneau
Lanriec
Nixon

Tréguine

Plobannalec
Nevez

Penmarch
le Guilvinec

ÉPIDÉMIE DE CHOLÉRA
dans le **SUD-FINISTÈRE**
1885-1886

Guérisons
Décés
Marche du Choléra

Echelle de 1: 320 000

Gravé et Imp. par Richard F.res

Planche 9.

Choléra de 1885-1886.

Communes atteintes du Nord-Finistère.

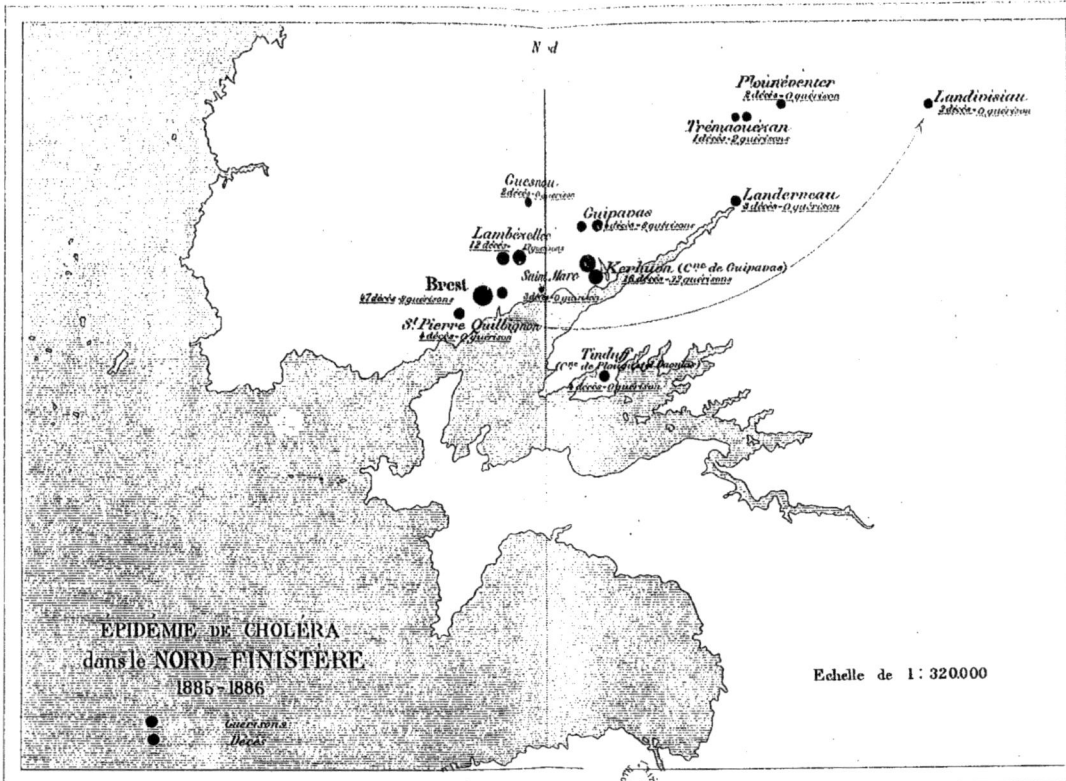

N d

Plounéventer
2 décès = 0 guérison

Landivisiau
2 décès = 0 guérison

Trémaouézan
1 décès = 2 guérisons

Guesnou
2 décès = 1 guérison

Landerneau
9 décès = 0 guérison

Guipavas
3 décès = 2 guérisons

Lambézellec
12 décès = ? guérisons

Kerhuon (C.ne de Guipavas)
18 décès = 12 guérisons

Saint Marc
3 décès = 0 guérison

Brest
87 décès = 8 guérisons

S.t Pierre Quilbignon
4 décès = 0 guérison

Tinduff
(C.ne de Plougastel Daoulas)
4 décès = 0 guérison

EPIDEMIE DE CHOLÉRA
dans le NORD-FINISTÈRE
1885 - 1886

Guérisons
Décès

Echelle de 1 : 320.000

Gravé et Imp. par Erhard Fres

CHAPITRE III.

De février à avril 1886.

§ 1ᵉʳ. — LA MISSION DU Dʳ CHARRIN.

La seconde période de l'épidémie a commencé le 29 janvier 1886 ; elle a pour point de départ le décret qui, par la délégation donnée à M. le Dʳ Charrin, a mis en action, dans le Finistère, la loi du 3 mars 1822 ; c'est la période que j'ai vue, celle de la lutte sérieuse entre l'administration, désormais armée par la loi, et le fléau.

À la fin de janvier, l'épidémie était en décroissance sur tous les points. A Concarneau, l'on n'avait au cours de décembre compté que 3 décès et 4 du 1ᵉʳ au 15 janvier. Il n'y avait plus de décès au Guilvinec depuis le commencement de décembre. A Audierne l'épidémie semblait éteinte depuis le milieu du mois. Elle persistait néanmoins dans une ou deux communes, notamment à Quimper et surtout à Douarnenez où le mois de janvier a fourni 26 décès.

Il y avait lieu de craindre qu'elle reprît à la fin de l'hiver une nouvelle vigueur.

Mon prédécesseur, M. Reboul, s'était rendu auprès des malades, avait prodigué les efforts dans tous les sens [1] ; mais ces efforts ne

---

[1] Le gouvernement et ses représentants étaient très mal renseignés par les autorités locales. Le 21 octobre, M. Reboul avait demandé au ministre de la marine l'envoi de médecins militaires pour soigner les malades de communes où le nombre des médecins civils était insuffisant. Le ministre avait répondu : « Il résulte des renseignements qui me sont parvenus que jusqu'à présent il ne s'est produit que *quelques cas isolés* et dans des localités desservies par des médecins civils. Le service de la santé de la côte me paraît donc assuré sans qu'il y ait lieu de recourir aux médecins de la marine que je n'hésiterais pas cependant à mettre à votre disposition *si la maladie signalée prenait un caractère épidémique.* » Or, au moment où le ministre s'exprimait ainsi, le choléra avait déjà fait 15 victimes au Guilvinec et plus de 50 à Concarneau et dans les localités environnantes.

pouvaient avoir alors que la valeur de conseils; ils n'avaient pas réussi à arracher les bretons à leur apathie. Des instructions excellentes avaient été données, soit par l'administration départementale aux municipalités, soit par quelques maires à leurs administrés; ces instructions avaient produit peu d'effet[1]. Il fallait donc autre chose que des recommandations écrites ou orales: il fallait agir et pouvoir contraindre les maires à agir.

Agir, fort bien, mais comment ?

Dans la grande majorité des cas, les administrateurs, lorsqu'une épidémie éclate, ne savent pas ce qu'il faut faire. Ils ne sont pas préparés à de telles éventualités par leurs études antérieures. Sans doute, ils ont des instructions ministérielles détaillées ; mais ces instructions ont bien des chances de rester à l'état d'abstractions jusqu'au jour où, leur étant oralement expliquées par des hommes de l'art, étant mises en pratique devant eux, elles prennent vie et deviennent alors le guide le plus utile.

Quand je vis que l'épidémie, sans être très meurtrière, ne cessait cependant pas; quand je me rendis compte de cette ignorance où j'étais des mesures à prendre, j'eus la vision de la maladie traînant jusqu'au printemps, revenant avec les chaleurs, recommençant alors sa lugubre moisson; je fus effrayé de ma responsabilité et j'appelai à mon aide.

Le 20 janvier, après avoir exposé au ministre du commerce et de l'industrie la situation des principales communes atteintes, je concluais :

Il serait très utile, monsieur le ministre, qu'un membre du comité consultatif d'hygiène publique de France fût délégué par vous pour étudier sur place:

1° les mesures qu'il y aurait lieu de prendre ou de recommander dans les localités qui ont été le plus cruellement éprouvées et qui sont: Audierne, Concarneau, le Guilvinec, Douarnenez, Quimper, Guipavas (Kerhuon), en vue de les placer à l'avenir dans des conditions hygiéniques moins désastreuses;

2° les mesures à prendre immédiatement pour enrayer le fléau.

Il aurait fallu ajouter : et pour l'empêcher de s'étendre aux communes restées indemnes jusqu'à ce jour. C'étaient les plus nombreuses, puisque trente communes à peine, sur deux cent quatre-vingt-onze que compte le Finistère, avaient été touchées par le choléra. Il importait d'être prêt à agir dans les autres à la moindre alarme. « Les mesures sanitaires peuvent être efficaces,

[1] «Des désinfectants sont déposés à la mairie du Guilvinec depuis plusieurs jours ; personne n'en fait usage. » *Rapport du directeur de la santé à Brest*, 26 octobre 1885.

dit M. Brouardel, lorsqu'elles sont appliquées à la première ou aux premières manifestations de l'épidémie ; leur puissance s'atténue dès que le nombre des malades se multiplie [1]. »

Le 29 janvier, je fus avisé par une dépêche télégraphique que le président de la république venait de signer un décret déléguant M. le Dr Charrin dans le Finistère pour y « prendre toutes les mesures nécessaires en vue d'arrêter la marche de l'épidémie cholérique. »

Voici le texte de cet acte important du pouvoir exécutif :

LE PRÉSIDENT DE LA RÉPUBLIQUE FRANÇAISE,

Sur la proposition du ministre du commerce et de l'industrie ;

Vu l'article 1er de la loi du 3 mars 1822, qui confère au gouvernement le droit de prendre les mesures extraordinaires que l'invasion ou la crainte d'une maladie pestilentielle rendrait nécessaires sur les frontières de terre ou dans l'intérieur ;

Vu l'avis du comité de direction des services de l'hygiène ;

DÉCRÈTE :

ARTICLE PREMIER. — M. le Dr Charrin, ancien interne des hôpitaux, chef du laboratoire de pathologie générale de la faculté de médecine de Paris, est délégué dans le département du Finistère et dans les départements voisins pour prendre, sous l'autorité du ministre du commerce et de l'industrie, toutes les mesures nécessaires en vue d'arrêter la marche de l'épidémie cholérique.

ART. 2. — Le ministre du commerce et de l'industrie est chargé de l'exécution du présent décret.

Fait à Paris, le 29 janvier 1886.   Signé : JULES GRÉVY.

Par le président de la république :

Le ministre du commerce et de l'industrie,

Signé : ÉDOUARD LOCKROY.

M. Lockroy, en me notifiant ce décret, m'écrivait : « M. le Dr Charrin est invité à se rendre le plus tôt possible à Quimper, afin de se concerter avec vous sur l'accomplissement de sa mission. M. l'inspecteur général des services sanitaires se rend également dans le département du Finistère pour examiner la situation de concert avec vous et avec le délégué de mon administration. »

Nous allions donc enfin, grâce à la présence d'hommes d'une science éprouvée, grâce aux pouvoirs à peu près illimités conférés au délégué du gouvernement, entamer contre l'épidémie une lutte méthodique.

§ 2. — MESURES GÉNÉRALES DE PRÉCAUTION ET D'ASSAINISSEMENT.

Le 2 février, M. le professeur Proust, inspecteur général des services sanitaires, arrivait à Quimper accompagné du Dr Charrin.

[1] M. BROUARDEL. Le secret médical, p. 232.

L'épidémie cholérique du Finistère a fait, en totalité, 730 victimes[1]. Au moment où M. le Dr Charrin arrivait, 676 personnes avaient succombé. Pendant la mission du Dr Charrin et jusqu'à la fin de l'épidémie, il n'y a donc plus eu que 54 décès cholériques, disséminés sur une vingtaine de communes et une durée de quatre-vingt-trois jours. Sur ces 54 victimes, quelques-unes sont mortes dans des hameaux où l'existence du choléra n'avait même pas été constatée par l'autorité municipale. Le nombre des malades qui ont succombé malgré les mesures prises est donc très faible.

Visite des localités et prescriptions immédiates. — Dès l'arrivée de MM. Proust et Charrin, nous nous mîmes en route pour visiter les localités où des cas de choléra étaient encore signalés et aussi les communes où des mesures d'assainissement semblaient devoir être ordonnées en vue d'empêcher le retour du mal. Nous parcourûmes ainsi Concarneau, Douarnenez, Poulgoazec, Tréboul, Guengat, Guilvinec, Audierne. Nous vîmes tous les malades. Nous cherchions à inculquer à ceux qui les entouraient, toujours trop nombreux, la nécessité de désencombrer les chambres des patients ; de ne jamais y boire, ni y manger; de désinfecter les déjections; en cas de décès, de brûler, autant que possible, les linges et objets de literie. Nous recherchions les causes d'insalubrité et donnions des ordres pour les faire disparaître.

Les notices communales feront connaître les mesures d'assainissement exécutées ; l'on y verra que l'administration a dû user de contrainte pour obliger au respect de ses prescriptions. La fermeture des puits suspects, surtout, a été difficile à obtenir. Il a fallu plus d'une fois enlever les bielles et les mettre sous clé dans les mairies. Les municipalités elles-mêmes s'ingéniaient à démontrer l'innocuité de l'eau des puits, jusqu'au jour où elles recevaient l'ordre de les fermer. C'est que l'eau des puits est plus fraîche et, semblables à des enfants, les populations sont plus sensibles à la privation présente qu'au danger futur.

Notre tournée finie, M. Proust retourna à Paris. M. Charrin resta en résidence à Quimper, dirigeant la lutte, tenu au courant des moindres incidents, se transportant sur les points menacés et, entre temps, continuant, avec non moins d'obligeance que de com-

[1] La statistique publiée par le comité consultatif d'hygiène publique de France (tome XV, p. 522) ne donne que 572 décès; mais, dressée un peu hâtivement, avant la fin de l'épidémie, elle est restée très incomplète. Le chiffre de 730 est le seul exact.

pétence, notre éducation hygiénique. Jusqu'à son départ, aucune mesure n'a été prise sans son assentiment; après son départ, rien n'a été fait que suivant ses indications. C'est à lui que revient le mérite de la défense.

Avis aux habitants. — Le 9 février, j'écrivais au ministre du commerce et de l'industrie : « Je crois qu'il est utile dans la circonstance présente de parler net et ferme. C'est le seul moyen, s'il en existe un, d'empêcher le retour du fléau au printemps prochain. Je ne pense pas qu'il y ait lieu de s'arrêter à cette objection que nous risquons d'alarmer les populations. Le mal contre lequel nous avons à lutter ici, ce n'est pas l'affolement, c'est l'indifférence, l'apathie, une sorte de fatalisme mystique. » Je proposais de faire afficher dans toutes les communes du Finistère un avis indiquant les mesures générales à prendre pour prévenir ou combattre l'épidémie. Le ministre approuva ma proposition. L'avis, contenant le texte breton à côté du texte français et par conséquent accessible à tous ceux qui savaient lire, fut affiché. A titre de curiosité, je reproduis l'affiche avec les deux textes.

RÉPUBLIQUE FRANÇAISE.

PRÉFECTURE DU FINISTÈRE.

LE PRÉFET DU FINISTÈRE

AUX HABITANTS DU FINISTÈRE.

Quimper, le 18 février 1886.

Une épidémie de choléra, à peine éteinte aujourd'hui, vient de sévir sur un certain nombre de communes de ce département.

L'approche du printemps donne lieu de craindre le retour du fléau.

Cette crainte grandit quand on songe que c'est précisément à cette époque qu'ont lieu dans certains ports de grandes agglomérations de pêcheurs.

Kemper, 18 a vis C'huevrer 1886.

Eur c'hlenved hanvet ar c'holera, mouget ha maro hirio, hen eus goal voasquet eun nebeud parreziou euz ann departamant.

Pa dosta ann nevez-amzer, hon eus aoun e teufe voarnomp a-nevez ar c'hlenved-ze.

Hon aoun a zeu da veza brasoc'h, pa sonjer penaoz ez è d'ar maro-ze eu eu zastum ar pesqueterien eu porziou-mor ann departamant.

Il dépend en très grande partie des habitants de rendre cette crainte illusoire.

Je crois de mon devoir de leur rappeler les prescriptions principales qui sont le résultat d'expériences nombreuses et décisives.

I. — Mesures à prendre pour prévenir l'épidémie.

Éviter autant que possible les agglomérations, surtout dans l'intérieur des habitations.

Lorsque les habitations comptent trop d'habitants dans la même pièce, ce qui est malheureusement si fréquent, et qu'il ne sera pas possible de restreindre le nombre de ces habitants, il importe de tenir la maison très propre, d'aérer chaque jour les logements et spécialement les objets de literie, de porter chaque jour au loin, et à la mer dans les communes du littoral, les matières de vidange.

Les individus devront se garder très-propres et s'abstenir soigneusement de tout excès. Il a été observé partout que le fléau sévit avec une intensité particulière sur ceux qui sont adonnés à l'ivrognerie.

La plus grande attention doit être apportée à l'eau potable. Boire de l'eau amenée par des conduites de préférence à l'eau jaillissant dans l'agglomération elle-même, et qui peut être souillée par les infiltrations du sol. Lorsque l'on ne pourra pas avoir de l'eau du dehors, recueillir l'eau de pluie dans une citerne.

Les rues, places, écuries, porcheries et cours des maisons doivent être chaque jour nettoyées à fond. Les fumiers doivent être éloignés des habitations. Je recommande très-instamment cette prescription à la vigilance de messieurs les maires.

Mès tud ar vro a hell pourvuian en em sioual hag en em breservi eus ar c'hlenved.

Ma dever a zo, a gredan, da rei d'ezho ama da anavezoud ar c'huzuliou hag ann instructionou pere a hell pellaad outho ar c'holera.

I. — Ar pez a zo mad da ober evit en em breservi eus ar c'holera.

Divoal da veza calz a dud dastumet assamblès er memeus lec'h, ha dreist holl en tiez.

Pa vez re a dud o chom er memeuz ti, ar pez a veler re aliès, siouas! mar na ve quet gallet bihannad ann nombr euz ann dud-ze, e vezo rèd derc'hel ann ti propr ha neat, digorri ar prennestrou hag ann dorojou, evit caout ear fresq, ispisial voar ar gueleou, ha cass bemdeiz, bemdeiz, pell euz ann tiez, ha d'ar mor, mar na ve quet re bell, ann holl loustoni ha traou a c'houze fall.

Ann dud a dle en em derc'hel propr, em voale'hi bemdeiz, ha divoal dreistholl da debri pe da eva dreist muzur, rag en pep lec'h ez è bet guelet penaoz ar c'hlenved a gouez da genta voar ann everienn, ar mezverienn.

Ann dour da evan ive a dle beza sellet piz, pe examinet mad. Mad è eva dour deut euz a hell divoar ar meas, ha nann ann dour euz ar peunsiou pe ar feunteniou a zo èr c'hèriou lec'h ma zo cals a dud o chomm. Pa na heller quet caout dour mad divoar ar meas, dastumit ann dour-glao en eur citern pe en eur pod bennag.

Ar ruiou, ann dachennou, ar marchossiou, ar c'hreïr mêc'h ha porziou ann tiez a dle beza scubet ha neteat beimdez. Ann teill a dle beza casset pell euz ann tiez.

Pedi o rau ann Aotronez ar Meariou, en holl parreziou, da reï urz evit ma vezo grèt peb-tra evel em eus lavaret.

Selu aze ar per a zo da ober evit en em zivoal euz ar c'hlenved.

II. — *Mesures à prendre en temps d'épidémie.*

A la première diarrhée, il faut appeler un médecin.

Aucune autre personne que celle qui le soigne ne doit entrer dans la chambre du malade. C'est surtout par l'encombrement dans les chambres des malades que la maladie s'est propagée. Il importe donc au plus haut point, dès le début de la maladie, d'écarter de cette chambre tous ceux qui se portent bien et dont la présence n'est pas indispensable, et principalement les enfants.

Même la personne qui soigne le malade ne devra prendre dans la chambre du malade aucune nourriture ni aucune boisson.

Avant de prendre aucune nourriture, même en dehors de cette chambre, elle devra se laver les mains avec une solution désinfectante (20 grammes de chlorure de chaux ou de sulfate de cuivre par litre d'eau) et se rincer la bouche avec de l'eau pure. Elle fera de même chaque fois qu'elle aura recueilli les vomissements ou les déjections du malade.

Ces vomissements et ces déjections seront recueillis dans des vases contenant préalablement un verre d'eau mélangée de 10 grammes de chlorure de chaux ou de sulfate de cuivre. Un verre de la même solution sera versé ensuite dans le vase, et les matières immédiatement portées au dehors.

Les linges ou autres objets ayant été souillés par ces matières devront être brûlés. Si l'on ne peut pas, pour une cause quelconque, obtenir qu'ils soient brûlés, ils devront séjourner pendant quatre heures dans une solution désinfectante, contenant 50 grammes par litre de chlorure de chaux ou de sulfate de cuivre, et ensuite pendant une demi-heure au moins dans de l'eau bouillante.

Jamais les linges ne devront être lavés dans les cours d'eau ou les la-

II. — *Ar pez a zo da ober epad ar c'hlenved.*

Kerkent ha ma teu ar foerel, ez è mad goulem ar medesinn.

Den all e-bed na dle mont en-dro d'ann den clanv nemet ann hini a soign anezhan, rag ar c'hlenved a ve gounezet pourvuia lec'h ma ve re a dud dastumet assamblès, hag ispisial o cousket er memeus cambr. Rèd ez eo eta, a-zalec ar penn quenta, pellaad, quementha possubl, euz guele ann hini clanv ar re a zo iac'h, ispisial ar vugale. Hag ann hini a soigno ar re glanv ive na dleo na debri nag eva en ho c'hambr, na tost d'ho guele.

Araoc quemer boued e-bed, memeus pell euz ar re glanv, e dleo c'hoas goal c'hi ho daouarn gant dour en pehini a vezo bet laquet da douza 20 GRAMMES DE CHLORURE DE CHAUX OU DE SULFATE DE CUIVRE, ha scarza pe rinsa he c'hinaou gant dour fresq ha sclèr. Ar memeus tra e dleo da ober c'hoas, bep tro ha ma hen devozo quemerret, evit cass pell euz ann ti, ar pez hen devozo dislonquet pe cahet ann hini clanv.

Ann dislonquadurez-ze hag alloustoni all a vezo digemerret en eur becel (vase) en pehini a vezo bet laquet aroc eur vouerennad dour gant DEC GRAMMES DE CHLORURE DE CHAUX OU DE SULFATE DE CUIVRE. Eur vouerennad euz ar memeus dour a vezo scuillet voar an traou a vezo er becel, hag e vefont neuze casset ha taolet pell euz ann ti.

Al lienach hag ann traou all a vezo bet lorret pe saotret gant al loustoni-ze a dleo beza laquet en tan da devi; ha mar na ve quet gallet devi anezho, e vezo rèd ho laquàd, epad peder heur, bars ann dour hanvet SOLUTION DÉSINFECTANTE, en pehini a vezo 50 GRAMMES DE CHLORURE DE CHAUX PE A SULFATE DE CUIVRE, ha goudeze, epad eun hanter heur d'ann nebeuta, en dour bervet.

Al lienach lorret pe saotret na vezo morse goalc'het en dour-red pe er

voirs. Jamais les matières ne devront y être jetées.

Les personnes qui soignent le malade devront tenir leurs vêtements très propres. Si ces vêtements venaient à être souillés, il faudrait les nettoyer sans aucun retard en ne les touchant qu'avec la solution désinfectante forte.

Tout le monde, en temps d'épidémie, doit boire de l'eau ayant bouilli et manger des aliments très cuits.

La maladie terminée, soit par la guérison, soit par la mort, la chambre où était le malade devra être très soigneusement désinfectée. Tous les objets ayant été en contact avec lui y seront réunis ; toutes les ouvertures de la pièce seront bouchées ; un récipient sera placé au milieu de la chambre ; on y versera de la fleur de soufre (20 grammes par mètre cube d'air), en l'arrosant d'alcool : on y mettra le feu, et on laissera la chambre hermétiquement close pendant vingt-quatre heures. L'on devra également désinfecter les cabinets d'aisances en y versant 10 litres de la solution désinfectante forte.

En cas de mort, le corps devra être enveloppé dans un linceul préalablement trempé dans la même solution désinfectante (50 grammes par litre). L'inhumation aura lieu dans les deux heures qui suivront la mort.

Je rappelle à messieurs les maires qu'ils tiennent en tout temps de l'article 97 de la loi du 5 avril 1884, et en cas d'épidémie de la loi du 3 mars 1822, les pouvoirs les plus étendus pour assurer la salubrité. Je compte sur leur dévouement au bien public pour tenir la main à la stricte exécution des pres-

steriougoalc'hi, hag al loustoni quennebeut na dleo quet beza taolet en dour-ze.

Ann dud a soign ar-ro glanv a dle dere'hel ho dillad propr ha neat. Mar digouez d'ho dillad beza saotret, a vezo rèd ho netaad hag ho goalc'hi doc'h-tu gant ar SOLUTION DÉSINFECTANTE, da lavaret eo gant dour grêt evit distruja hâd (le germe) ar c'hlenved, ann hini crenva.

Ann holl, e-queit ha ma pâd ar c'hlenved, a dle eva dour hag a vô bet bervet, ha debri boued poaz mad.

Pa vezo finn d'ar c'hlenved, dre ma vezo parcet pe marvet ann hini clanv, ho gambr pe al lec'h en pehini ez oa ho voele a dleo beza arroset gant an dour pe SOLUTION DÉSINFECTANTE. Ann holl draou a vezo bet touchet gant ann hini clanv a vezo dastumet er gambr lec'h ma oa ho voele, ar prennestrou hag ann-dorojou a vezo serret-cloz, eur billic-arm pe eur pot-houarn a vezo laquet e kreiz ar gambr pe ann ti, hag e vezo taolet ebars bleun soufr (de la fleur de soufre), ugent gramm evit peb mêtr cube a ear ; neuze e vezo taolet alcool pe guin-ardant mad voar ar bleun soufr, bars ar billic-arm pe ar pot-houarn, ha laquet ann tan ebars ha dalc'het ar prennestrou hag ann dorojou sarretcloz, epad peder heur warnugent. Rèd a vezo ive purin ar gommodité, o teurrel ebars dec litr euz ar SOLUTION DÉSINFECTANTE, ann hini crenva.

Mar deu ann hini clanv da vervel, ho gorf a vezo querquent paquet en eul linsell, pehini a vezo bet trempet a-raoc bars ar memeus dour pe SOLUTION DÉSINFECTANTE (hanter cant gramm dre litr). Ar c'horf maro a vezo casset d'ann douar DIOU HEUR GOUDE AR MARO.

Pedi e ran ann Aotronez ar Meariou da gaout sonj pennaoz, en peb amzer, ann articl 97 euz lezenn ar 5 a viz ebrel 1884, hag al lezenn ann dri a viz meurz 1882, voar ar c'hlenvejou braz (les épidémies), a ro d'ezho eur galloud hag eur pouar braz meurbed voar ann doare da assuri ar iec'hed en ho far-

criptions ci-dessus. Je serai toujours à leur disposition pour leur faire connaître l'étendue de leurs droits et les aider à les exercer.

Le *Préfet du Finistère*,
Henri MOXOD.

reziou. Conta o ran voar ho bolonté vad da glasq mad ann holl, evit gour-c'hemenn ha rei urz evit ma vezo heuillet penn-da-benn ar gelennadurez hag ann aliou a zo aman huëlloc'h.

En peb amzer, e cavfont ac'hanon prest da ober d'ezho anaoud ho galloud hag ho droajou, ha da zicour anezho en peb tra.

Prefet ar *Finister*,
Herri MOXOD.

Nettoiement des communes. — Le 23 février, chacun des maires de Concarneau, Beuzec-Conq, Audierne, Douarnenez, Plouhinec, Tréboul, Ploaré, Guengat, Pouldergat, Guilvinec, Landerneau et Guipavas, recevait une lettre[1] l'avisant qu'un où plusieurs hommes étaient à sa disposition pour aider l'agent-voyer cantonal à mettre le plus rapidement possible la commune en état de propreté absolue. Le ministre du commerce et de l'industrie avait bien voulu prendre à la charge de son département le salaire de ces hommes, et le travail de nettoiement fut vivement mené.

Analyse des boissons alcooliques. — En même temps, l'administration se préoccupait de l'influence que pouvait exercer sur le

[1] Voici le texte de cette lettre :

Quimper, le 23 février 1886.

« Monsieur le maire, M. le ministre du commerce m'ayant accordé un crédit pour l'entretien de cantonniers spéciaux chargés du nettoiement des rues, places, cours et abords des maisons dans les localités atteintes par l'épidémie cholérique, j'ai invité M. l'agent-voyer en chef à mettre immédiatement à votre disposition ..... hommes (trois *pour Concarneau, pour Beuzec-Conq, pour Audierne, pour Douarnenez et pour Poulgoazec* ; deux *pour Tréboul, pour Ploaré, pour Guengat, pour Poul-David, pour le Guilvinec et pour Landerneau;* un *pour Kerhuon*) qui, sous la direction de M. l'agent-voyer cantonal et jusqu'à nouvel ordre, seront chargés d'assurer chaque jour la propreté de la ville (ou du bourg ou du village).

« Les instructions données à M. l'agent-voyer cantonal se résument ainsi :

« Maintenir la propreté, faciliter l'écoulement des eaux, empêcher la stagnation des eaux, surtout aux environs des puits et fontaines ; empêcher l'écoulement des purins dans les rues ; enlever toutes les matières fécales, ordures, etc., les jeter à la mer autant que possible. Si l'on ne peut les jeter à la mer, les porter dans un endroit écarté et les recouvrir de chlorure de chaux, jeter du chlorure de chaux aux abords des bouches d'égouts et dans les endroits où se trouvaient des eaux croupissantes ou des amas d'immondices ; maintenir très propres les abords des puits et fontaines ; éloigner les fumiers placés trop près des habitations ; nettoyer les cours et même l'intérieur des maisons malpropres, si les habitants s'y prêtent. En cas de résistance des habitants, signaler à M. le maire ces maisons afin qu'il puisse prendre, s'il y a lieu, des arrêtés spéciaux prescrivant l'exécution de ces mesures.

« L'importance de ces prescriptions ne saurait vous échapper et je compte sur votre dévouement, monsieur le maire, pour faciliter autant que possible la tâche confiée à M. l'agent-voyer, et pour tenir la main à la stricte exécution des mesures prescrites.

« Si quelque difficulté se présentait, vous voudriez bien m'en référer et je m'empresserais de vous envoyer les instructions que vous pourriez désirer.

« Veuillez agréer, etc.

développement de l'épidémie la nature des boissons que l'on vend à
bas prix dans le département. Elle fit donc prélever dans les au-
berges d'Audierne une certaine quantité de vins et d'eaux-de-vie, et
les envoya au laboratoire municipal de la ville de Paris. On trouvera
aux documents qui accompagnent la notice d'Audierne l'analyse de
ces eaux-de-vie. Aucun doute n'était permis ; c'étaient des liqueurs
frelatées et nuisibles. Mais quand j'eus chargé un expert de tirer de
ces faits une conclusion pratique, quand je cherchai à aboutir à une
poursuite, je me heurtai à la déclaration qu'il n'y avait rien à faire,
qu'aucune loi ne permettait d'entraver le commerce de ces funestes
boissons. Et l'on buvait peut-être plus d'eau-de-vie dans le Finistère pendant l'épidémie qu'en temps ordinaire. Mais contre cette
cause de réceptivité des germes cholériques nous sommes restés im-
puissants.

*Destruction des germes nuisibles par le feu ou par les désinfec-
tants.* — Faire entrer dans les habitudes des médecins, des parents,
des gardes, des autorités locales, de tous ceux qui avaient à approcher des malades ou à garantir les bien portants, les pratiques si
minutieuses d'une désinfection exacte a été le principal de nos
soucis.

La désinfection est, dans l'état actuel des choses, et longtemps
encore elle restera l'arme la plus sérieuse, disons mieux, la seule
vraiment efficace contre la diffusion des germes. A elle seule, faite
rigoureusement, elle suffirait ; sans elle, toutes les précautions peuvent se montrer inutiles.

Vous prescrivez une quarantaine : fort bien. Mais, à supposer
qu'en accumulant sur un point les éléments dangereux vous ne les
ayez pas multipliés les uns par les autres et que vous n'ayez pas ainsi
créé de vos propres mains le foyer d'un incendie que vous serez ensuite incapable d'éteindre, cette quarantaine, fût-elle plus longue que
la période d'incubation du choléra, durât-elle dix jours, vingt jours,
vous donnera-t-elle sans désinfection une garantie complète ? Plus
longtemps que votre quarantaine ne pourra jamais s'étendre sont
capables de vivre, blottis dans les replis d'un linge, les germes
du choléra. Qu'ils partent, la quarantaine achevée ; qu'une occasion les réveille ; ils reprendront leur virulence et auront bientôt
fait de prouver que, suivant la formule déjà citée de M. Proust, « sans
la désinfection la quarantaine est un leurre et ne sauvegarde en rien

la santé publique ». Admettez, au contraire, les quarantaines abolies, les lazarets passés à l'état de souvenirs, mais la désinfection rigoureusement faite, faite partout où elle doit l'être, à l'hôpital comme dans la maison privée, au chevet du malade aussi bien qu'aux frontières du pays, qui ne voit que le danger est nécessairement écarté puisque la cause du mal est supprimée à mesure qu'elle se produit?

Vous interdisez l'usage des puits ; vous obligez les habitants à boire de l'eau de source ou de l'eau bouillie ; sur les places publiques, dans les cours des maisons, vous enlevez les immondices ; vous établissez une circulation active partout où la stagnation d'éléments organiques pourrait offrir aux ferments un terrain favorable. Ce sont des précautions excellentes. Sont-elles suffisantes sans la désinfection ? Je veux que vous ayez réduit à leur minimum d'action nuisible les véhicules des germes : vous flattez-vous de les avoir rendus tous inoffensifs ? Êtes-vous sûr qu'il n'y en a aucun qui vous échappe ? Par la désinfection, ce sont les germes eux-mêmes que vous détruisez.

Depuis le mois de juin 1884, le choléra ravageait l'Italie. La Sicile se défendait par des quarantaines, énergiquement. Le 23 août, un vapeur, le *Salunto*, arrive à Palerme. Il avait quitté Marseille le 8 août, avait subi la quarantaine à l'Asinara et était reparti en libre pratique. Pas un cas suspect à bord. Les marins sont débarqués. Le 5 septembre, l'on présente à l'hôpital une petite fille chez laquelle le médecin croit reconnaître les symptômes du choléra : elle meurt dans la nuit. Sa mère prend la maladie et guérit. Puis l'épidémie s'étend. L'on s'informe alors, et l'on apprend que l'enfant morte recevait tous les jours la visite d'une petite fille de six ans, sa parente; que cette petite fille était morte le 3 septembre, après une maladie de douze heures ; qu'elle demeurait *viccolo Giliberti ;* que dans ce *viccolo Giliberti* demeurait aussi un marin du *Salunto*, nommé Ferri; qu'à Marseille, Ferri avait acheté, en cachette et à bas prix, des vêtements et des linges; qu'ils les avait mêlés à ses propres effets; qu'il avait, en débarquant, donné le ballot à sa femme pour le laver ; que le lendemain sa femme était tombée malade, prise de vomissements et de diarrhée ; qu'il avait été pris lui-même ; qu'effrayé, il avait, avec sa famille, quitté la ruelle où il habitait; que c'était dans cette ruelle que sa femme avait lavé les objets rapportés de Marseille et que la petite fille était tombée malade et était morte. N'est-il pas évident qu'ici la quarantaine s'est montrée impuissante ; que l'importation, telle du moins qu'elle s'est produite, eût été empêchée et peut-être la terrible épidémie de Palerme évitée, si tous les effets qui se trouvaient à bord du *Salunto* eussent été désinfectés?

Au Guilvinec, l'on dépose sur la voie publique la paille du lit d'un cholérique qui venait de mourir. Un enfant survient, joue avec la paille, se roule dans la paille. Le jour même, il était pris; le surlendemain, il n'était plus. Qu'eût profité à cet enfant que chez lui l'eau potable eût été de l'eau de source? Il eût été sauvé si rien ne fût sorti de la chambre du cholérique sans avoir été désinfecté.

Je rappellerai encore l'épidémie d'Yport, si minutieusement racontée par le Dr Gibert [1], et où le choléra fut importé par des effets de marins venant de Toulon. Aucune mesure autre qu'une désinfection sérieuse n'eût empêché cette épidémie.

Dans les remarquables instructions qu'il a rédigées sur la demande du conseil fédéral suisse, le Dr Sonderegger a écrit :

La désinfection se fera dans la chambre du malade et attaquera toute malpropreté avec la précision extrême d'une expérience de physique. Si la désinfection ne commence qu'à la fosse d'aisances, elle arrive déjà trop tard.... Le succès dépend de l'intelligence et du jugement de ceux qui entourent le malade et qui doivent apprendre à traiter les évacuations cholériques aussi soigneusement et aussi consciencieusement que nous traitons la poudre à canon ou la dynamite [2].

Nous attachions donc aux pratiques de la désinfection une importance extrême. Des agents formés à Paris, rompus à ces pratiques, étaient arrivés dans le Finistère; ils furent envoyés sur divers points soit pour désinfecter, soit pour enseigner à d'autres les procédés de désinfection. Ils dressèrent ainsi un certain nombre d'agents. Les désinfectants étaient fournis abondamment et gratuitement. A tous, en toute occasion, était rappelée cette prescription de l'*Avis aux habitants* : « les linges ou autres objets ayant été souillés devront être brûlés ».

Nous avons rencontré des résistances opiniâtres. Pour ces braves pêcheurs, si dépourvus, il n'y a pas de haillon qui n'ait une valeur, pas de paillasse qui ne puisse être utilisée. C'est quelquefois la gendarmerie qui a dû les forcer à se séparer de loques sordides et dangereuses. Nous cherchions à les ruiner, disaient-ils. Pauvres gens, ils le croyaient! Ils disaient encore que, sous prétexte de combattre

[1] Gibert. « L'épidémie d'Yport », *Revue scientifique*, 6 décembre 1884.
[2] Dr Sonderegger. *Sur la protection contre le choléra*. Lausanne, 1884, p. 17.

le choléra, nous ne voulions que le répandre. Aux ordres de désinfecter aussi bien qu'à ceux de brûler ils ont opposé toutes les ressources de l'inertie et de la ruse. Ils en ont été quelquefois les mauvais marchands, témoin le marin qui porte le n° 116 dans l'histoire de l'épidémie du Guilvinec. Il habitait en dehors de l'agglomération, assez loin. Son garçon, un gamin de treize ans, mousse, va au Guilvinec un certain dimanche, assiste à un repas de baptême ; il rentre malade, il s'alite. Le lendemain, on le change de lit. Il succombe le mardi. Le jour même, l'on vient enlever la literie pour la brûler. Le père, qui se portait bien, cache le plus qu'il peut des objets ayant servi à son fils. Il se garde bien surtout de parler de l'autre lit que celui-ci avait occupé. Il se couche le soir dans ce lit, se couvre des couvertures qu'il avait cachées. Le lendemain, il était mort.

Nous avons fait désinfecter les linges et les maisons des cho12riques ayant guéri avec le même soin que ceux des cholériques décédés. L'ordonnance du 7 août 1822 établit entre les effets appartenant aux uns ou aux autres des différences qui ne seraient plus justifiées. L'on sait aujourd'hui que les vêtements souillés d'une personne atteinte d'un choléra très léger peuvent communiquer un choléra mortel. C'est donc à tort que l'ordonnance de 1822 prescrit, dans son article 30, que les hardes seront brûlées quand le propriétaire est mort, et, quand il a guéri, déposées pour être purifiées [1].

Il est intéressant de constater que, dès 1822, certaines personnes affirmaient la transmission possible des maladies par les hardes et vêtements ; voici comment, le 18 février 1822, au cours de la discussion sur la loi qui a pris la date du 3 mars, s'exprimait le député Cayrol :

L'accès des habitations atteintes ne devra être permis qu'après l'usage des procédés de désinfection. Ces précautions devront s'étendre également sur tout magasin de friperie ou de marchandises susceptibles de conserver la maladie, afin que les objets suspects ne puissent être échangés ou remis dans la circulation ou le commerce avant leur désinfection. Il résulte en effet d'observations réitérées que les étoffes, les cotons, les laines, les toiles et toutes les marchandises analogues sont éminemment propres à transmettre la contagion.

On ne dirait pas mieux aujourd'hui après tant d'expériences qu'on n'avait point faites alors. Mais cette désinfection, reconnue néces-

[1] L'ordonnance du 7 août 1822 a été communiquée aux préfets par une circulaire signée: *Le conseiller d'État, chargé de l'administration générale des communes, des hospices et des établissements sanitaires.*

saire dès 1822, c'est seulement depuis quelques années qu'on la pratique, tant il est vrai qu'il ne suffit pas qu'un homme plus clairvoyant que ses contemporains ait nettement formulé une idée juste : il faut encore que cette idée ait fait son chemin dans l'opinion, et à cela les circonstances servent souvent plus que les intelligences les plus lucides et les meilleures volontés.

Telles sont les mesures que l'administration a prises dès les premiers jours de février. Elle les a étendues à toutes les communes que le choléra avait visitées ; elle les a poursuivies jusqu'à ce que l'épidémie cessât. Le nombre des décès, qui avait été de 199 en décembre, de 107 en janvier, est tombé à 33 en février, à 25 en mars, à 7 en avril. Supposer qu'un rapport existe entre la diminution, puis la disparition du fléau, et les moyens mis en œuvre pour le combattre, ce n'est sans doute pas de l'outrecuidance. Dans ses *Instructions* le comité consultatif d'hygiène de France disait : « Si toutes les mesures recommandées précédemment étaient rigoureusement appliquées, il est certain que le choléra importé aurait très peu de prise sur une population ainsi défendue et ne s'y propagerait que dans des proportions restreintes ». Ce qui s'est passé dans le Finistère en 1886 vient à l'appui de l'affirmation du comité. Elle a été justifiée de tous points par les incidents du Guilvinec et d'Audierne.

§ 3. — La pêche du maquereau au Guilvinec et a Audierne.

Une grave préoccupation nous hantait depuis le début de la campagne, c'était la perspective du rassemblement, vers le 15 mars, de 2.000 pêcheurs qui, de divers points de la côte [1], allaient se rendre, comme ils font chaque année, au Guilvinec et à Audierne pour la pêche du maquereau. Nous avions fait tout ce qui paraissait réalisable en quelques semaines pour assainir ces deux communes. Au Guilvinec, notamment, des travaux importants avaient été exécutés. Mais le danger de cette grande et subite affluence n'en demeurait pas moins sérieux.

Comme les populations des côtes, comme toutes les populations rurales du Finistère, les habitants du Guilvinec et d'Audierne sont

[1] Surtout de Douarnenez et de Tréboul ; les pêcheurs de Douarnenez vont de préférence au Guilvinec ; ceux de Tréboul à Audierne.

à l'étroit dans leurs maisons ; l'insuffisance des logements est une des principales causes de l'insalubrité de ces communes ; cinq, six, huit personnes logent dans des chambres où la quantité d'air respirable serait à peine suffisante pour deux ou trois habitants. Et cependant, lorsque les marins de Tréboul et de Douarnenez se présentent, les habitants trouvent toujours moyen de les héberger, moyennant rétribution, bien entendu. Les marins ne sont pas difficiles, ils ne regardent ni à la saleté, ni à l'encombrement. Pourvu qu'ils aient un toit sur la tête, tout leur est bon.

En temps ordinaire, cette énorme agglomération est un péril pour la santé publique ; à plus forte raison lorsque vient de sévir une épidémie. Que fallait-il faire ?

Les tentes militaires. — Nous songeâmes d'abord à préparer des logements dans les bâtiments de quelques usines. M. le Dr Charrin prit même à cet effet un arrêté de réquisition[1] ; mais il fallut reconnaître que les bâtiments requis seraient absolument insuffisants. Je demandai alors au ministre du commerce et de l'industrie des tentes Tollet ; mais le prix de ces tentes rendait impossible leur acquisition pour un usage temporaire. Enfin, j'obtins du ministre de la guerre que deux cents grandes tentes militaires nous seraient prêtées, cent pour Audierne et cent pour le Guilvinec, le département du commerce devant prendre à sa charge les dépenses de manutention, de transport et de détérioration. Un détachement de vingt soldats, commandé par un officier, se rendrait dans chacune de ces deux localités et y procéderait à l'installation des tentes.

Je m'empressai de porter cette heureuse nouvelle à la connaissance des maires d'Audierne et du Guilvinec et je les invitai à interdire aux habitants de recevoir chez eux les marins étrangers ; ceux-ci seraient ainsi dans la nécessité de profiter de l'abri qui leur était offert. Après la solution de quelques difficultés relatives au choix des terrains, les maires répondirent, vers le 7 mars, que les tentes étaient dressées et que tout était prêt. Le 11 mars, les marins de Tréboul et ceux de Douarnenez commencèrent à débarquer. Dès qu'ils connurent les dispositions prises pour leur logement, ils refusèrent de s'installer sous les tentes et beaucoup d'entre eux déclarèrent qu'ils préféraient passer la nuit dans leur bateau. Ils donnaient pour raisons que le sol était humide, qu'ils n'auraient pas, sous la

[1] L'on trouvera dans la notice d'Audierne le texte de cet arrêté.

tente, de feu pour se sécher et que leur matériel de pêche leur serait volé pendant qu'ils seraient à la mer. Ils étaient excités sous main à la résistance par les habitants auxquels la décision prise enlevait le bénéfice de la location de leurs chambres.

M. Charrin et moi partîmes le dimanche 14 mars, lui pour Audierne, moi pour le Guilvinec. Dans cette dernière localité, je constatai que l'effervescence était grande. Le maire était inquiet. Je convoquai immédiatement les marins à une réunion générale à la maison d'école. J'eus d'abord quelque peine ; les meneurs ne voulaient pas me permettre de parler. Enfin, ils se calmèrent. Je leur dis les craintes que nous avions éprouvées après notre visite au Guilvinec et comment nous avions été amenés à placer des tentes, le temps manquant pour faire des baraquements. Je leur promis, pour répondre à l'objection de l'humidité du sol, que la paille serait fournie gratuitement. Je les autorisai à louer des chambres comme d'habitude, à y placer leurs engins de pêche et à y faire la cuisine, recommandant seulement de n'y pas coucher, lorsque ces chambres ne donneraient pas dix mètres cubes d'air par personne. Je cherchai à leur montrer que c'était dans leur intérêt que toutes ces mesures avaient été prises, que l'administration avait ainsi dégagé sa responsabilité, mais que la leur serait lourde s'ils refusaient d'accepter ce qui avait été fait et si, par suite, une épidémie de choléra ou de fièvre typhoïde venait à se déclarer.

Ce dernier argument les frappa. Contre l'intérêt, l'habitude restait la plus forte, mais quand je m'adressai à leur conscience, leur conscience répondit. L'un des plus influents se déclara prêt à accepter une tente. Les autres suivirent peu à peu. Le lendemain, 15 mars, quatre tentes furent occupées par quatre équipages et quatre-vingt-dix tentes étaient occupées le 31 mars. Les marins s'étaient laissé entraîner avec la résignation muette qu'apportent ces populations dans l'accomplissement de leurs devoirs. A l'expérience, ils trouvèrent qu'ils avaient eu raison et que les tentes valaient beaucoup mieux que les chambres où, suivant leur expression, ils ne pouvaient pas « dépêtrer leurs jambes de la marmaille ». Aussi le 25 mars, je reçus du maire du Guilvinec une lettre de remercîments écrite au nom des marins : ceux-ci se disaient satisfaits de la sécurité et du bien-être que les tentes leur avaient procurés. J'eus, en outre, la joie de constater que la mesure avait été efficace, et dans un rapport que, le 25 avril, la campagne de pêche terminée, j'adressai à M. le ministre du commerce, je pus affirmer « que jamais, au moment du rassemblement de la pêche du maquereau au Guilvinec, l'état sanitaire n'avait été aussi bon qu'en 1886 ».

Malheureusement nous n'obtînmes pas le même succès à Audierne. Le Dr Charrin avait été obligé de requérir les soldats du 118e de ligne pour garder les tentes pendant la nuit, les marins ayant menacé de les jeter à la mer. Le détachement était porté de vingt à cinquante hommes et chargé de veiller sur le matériel des pêcheurs afin de leur enlever cet argument que leurs filets et engins de pêche seraient à la merci des voleurs. L'épidémie d'Audierne avait été très meurtrière dans les derniers mois de 1885 ; il fallait empêcher à tout prix qu'elle reparût. Mais les habitants regrettaient le bénéfice de leur location; ils poussaient ouvertement les marins aux mesures violentes. Le maire prêtait peut-être une oreille trop complaisante à leurs protestations. Comme au Guilvinec, les habitants avaient la faculté de louer des chambres pour le dépôt du matériel de pêche et pour les marins eux-mêmes dans la limite de dix mètres cubes d'air par personne. Mais ni les habitants, ni les marins ne tinrent compte de ces concessions. Le 24 mars, le maire d'Audierne m'écrivait: « Je suis complètement débordé en ce moment. Tous les marins logent en ville: je n'ai approuvé que trente ou trente-cinq logements et nous avons ici une cinquantaine de bateaux. Il y a donc environ quinze équipages qui logent dans des appartements non approuvés. Je viens de faire *bannir* un avis informant les habitants qu'ils doivent retirer le plus tôt possible de la mairie les autorisations de logement et prévenant les délinquants qu'ils seront poursuivis. » Les habitants ne prirent sans doute pas ces mesures au sérieux, car ils continuèrent à loger les marins.

La seconde épidémie de Tréboul. — Le 24 mars, avant d'avoir reçu la lettre du maire d'Audierne, je lui faisais parvenir l'information suivante : un marin qui, à Audierne, avait logé chez l'habitant, était rentré à Tréboul avec le choléra. Le maire répondait aussitôt que cet homme était déjà malade avant son arrivée à Audierne ; que du reste, tous les marins se portaient bien. Mais, coup sur coup, je recevais de Tréboul les nouvelles les plus alarmantes: 19 marins étaient revenus d'Audierne rapportant la maladie. Tous avaient logé, non sous les tentes, mais chez l'habitant. Le sort en était jeté: ce que nous avions tant redouté arrivait. L'obstination des habitants d'Audierne et la faiblesse de l'autorité locale avaient pour conséquence une nouvelle invasion de l'épidémie.

De tels faits sont-ils concluants ? Supposons que la municipalité d'Audierne ait obligé les marins à occuper les tentes et qu'à Audierne, comme au Guilvinec, il n'y ait eu aucun cas nouveau, n'eût-on pas dit que l'installation des tentes, si elle n'avait pas fait de mal, n'avait fait non plus aucun bien ; que les précautions prises par l'administration avaient été des précautions au moins superflues ? N'est-il pas certain qu'on l'eût dit ? C'est le rôle ingrat que joue toute administration sanitaire : ses succès ont un caractère négatif ; on peut toujours les nier ; on peut toujours prétendre que les maux qu'elle a évités ne se seraient pas produits. Dans le cas présent, la preuve indirecte fournie par l'immunité du Guilvinec a eu pour confirmation la contre-épreuve directe, fournie par les malades d'Audierne.

Mais poursuivons. Si (nous venons de le voir) il suffit parfois que l'administration ait la volonté et le pouvoir d'agir pour prévenir le choléra, nous allons nous convaincre que son action n'est pas moins efficace pour le réprimer.

La municipalité d'Audierne avait beau contester les suites de son inertie, laisser les habitants et les pêcheurs s'entendre à leur guise, les faits qui se succédaient, le danger qui menaçait, la terreur qui s'emparait d'une population si cruellement éprouvée trois mois auparavant, eurent bientôt raison de son impassibilité. Elle se décida, à la fin de mars, à prendre les mesures que je lui avais prescrites et qu'elle eût dû prendre quinze jours plus tôt. Le 28 mars, le maire m'écrivait : « En voyant les marins de Tréboul tomber malades successivement, les habitants d'Audierne ne demandent plus qu'une chose, c'est à en être débarrassés au plus vite. Quant aux pêcheurs étrangers, ils comprennent de leur côté qu'il est temps de faire taire leurs récriminations. » Et le 1er avril, M. Charrin pouvait écrire au ministre : « A Audierne tous les pêcheurs logeant chez l'habitant ont été expulsés. Un arrêté punit sévèrement quiconque logera des marins pêcheurs étrangers et quiconque parmi ces marins pêcheurs se logera en ville. Des rondes quotidiennes de gendarmerie assurent l'exécution de l'arrêté. Un second arrêté enjoint aux habitants de blanchir à la chaux l'intérieur de leurs maisons, de gratter les planchers et de les arroser de sulfate de cuivre. Les désinfectants sont, au reste, distribués gratuitement. A partir d'aujourd'hui, une commission composée de M. Buart, conseiller de préfecture qui réside à Audierne, du maire, du médecin, du conducteur des ponts et chaussées, visite les maisons pour vérifier l'exécution des mesures de désinfection. Tous les jours les ordures, qui n'étaient enlevées qu'une ou deux fois par semaine, sont ramassées. Enfin, j'ai formé deux désinfecteurs en prévision de nouveaux cas de choléra. »

L'effet de ces mesures fut immédiat ; il dépassa les espérances. Après le 31 mars, on n'eut plus à signaler le départ de pêcheurs quittant Audierne pour retourner malades à Tréboul.

La marche de l'épidémie à Tréboul même est peut-être encore plus significative. Je n'ai pas à conter ici dans ses détails cet épisode dont on peut dire ce que M. Gibert a dit de l'épidémie d'Yport [1] : «c'est une expérience de laboratoire». Ce qui en fait l'intérêt, c'est que l'administration a pu agir au moment où le premier cas se produisait.

Le danger était grand. De Tréboul le mal pouvait facilement gagner Douarnenez ; il n'avait qu'un pont à franchir ; et de Douarnenez, cité populeuse et très insalubre, comment ne pas craindre qu'au moment où reviendraient les chaleurs il se répandrait dans toute la région ? Pour conjurer ce péril, l'administration fit un effort considérable. Elle installa une grande tente Tollet permettant d'isoler un certain nombre de malades. Les désinfectants inondèrent la commune. Dans cette petite localité, dix personnes furent exclusivement occupées à combattre le subtil et imperceptible ennemi, en surveillant pour ainsi dire chaque déjection de cholérique, en brûlant les linges qui pouvaient être brûlés, en désinfectant les autres aussi bien que les vêtements et les logements. Il y eut beaucoup de diarrhées, de cholérines, une proportion relativement élevée de cas de choléra suivis de guérison, dix décès : après une vingtaine de jours d'une lutte acharnée, le choléra était étouffé sur place ; il n'avait point passé le pont.

Dans la notice de Tréboul, on trouvera la cause plus longuement élucidée. Dès à présent, le lecteur impartial reconnaîtra, je pense, que la mise en pratique, d'une manière rigoureuse, des prescriptions du comité consultatif a eu pour effet d'atténuer d'abord et finalement de faire disparaître l'épidémie.

Voir plus haut, p. 84.

§ 4. — Récompenses.

Dans l'ensemble, les autorités municipales, et les fonctionnaires ont prêté à l'administration départementale, dans la lutte qu'elle avait engagée contre le choléra, un concours empressé, intelligent et efficace. Le ministre du commerce, sur la proposition du comité de direction des services de l'hygiène, a attribué à quelques personnes des récompenses dont il est juste que la liste figure ici telle qu'elle a été publiée au *Journal officiel*. On sait qu'un décret et un arrêté ministériels, tous deux en date du 31 mars 1885, ont institué des médailles d'honneur en or, en vermeil, en argent et en bronze, pouvant « être décernées à ceux qui se sont particulièrement signalés par leur dévouement pendant des maladies épidémiques »[1].

Médailles d'or.

M. Aston, maire de Quimper, conseiller général[2]. A organisé avec beaucoup d'intelligence et de dévouement les soins à donner aux malades. Il allait tous les jours lui-même les voir, s'informait de leurs besoins et veillait à ce que les mesures de désinfection fussent prises et que les prescriptions des médecins fussent exécutées.

Charrin (Dr), chef du laboratoire de pathologie générale à la faculté de médecine de Paris, délégué du ministre du commerce et de l'industrie dans le Finistère et la Vendée. S'est transporté dans les diverses localités atteintes par le fléau et y a procédé à l'organisation des secours et des mesures sanitaires avec une intelligence et un dévouement dignes d'éloges.

Daniélou, maire de Douarnenez. A fait preuve dans l'organisation des secours et des mesures sanitaires du plus grand dévouement et de la plus grande activité. Il allait lui-même visiter les malades, leur envoyait le médecin et leur faisait distribuer des secours et tous les remèdes nécessaires, gratuitement.

Galzain (Dr), médecin depuis 17 ans à Concarneau. A eu non seulement à soigner les malades cholériques de cette ville, mais aussi ceux des deux communes de Beuzec-Conq et de Lanriec qui sont, en quelque sorte, des faubourgs de Concarneau. Presque chaque année, M. Galzain est appelé à combattre des épidémies, soit de fièvre typhoïde, soit de variole, et de nombreux cas de typhus.

[1] *Recueil des travaux du comité consultatif d'hygiène publique de France*, tome XV, pp. 503 et 504.
[2] Aujourd'hui sénateur du Finistère.

MM. Hébert (D^r), seul médecin d'Audierne au moment où l'épidémie a éclaté. A donné ses soins aux premiers malades avec beaucoup de dévouement. Mais l'épidémie prenant des proportions considérables, un médecin de la marine lui fut adjoint. M. Hébert, continuant à soigner les autres malades de la région qui ne pouvaient se passer de ses soins, consacrait presque toutes ses nuits à soigner les malades cholériques.

Le Berre, maire du Guilvinec. Dès le début de l'épidémie, M. Le Berre qui est pêcheur et dont la pêche est la seule ressource, a désarmé son bateau et s'est consacré entièrement à ses administrés. Il accompagnait toujours M. le D^r LeTersec, médecin de la marine, détaché au Guilvinec, et veillait lui-même à l'observation des mesures prescrites. Une grande partie des habitants (plus de la moitié) avaient fui ; ne trouvant personne pour le faire, M. Le Berre allait lui-même à Pont-l'Abbé, au milieu de la nuit, chercher des médicaments. Il a, avec beaucoup de fermeté, tenu la main à ce que les prescriptions de M. le Dr Charrin et de l'administration fussent fidèlement exécutées.

Le Tersec (D^r), médecin de la marine, détaché au Guilvinec. A fait preuve, durant toute l'épidémie, d'un zèle et d'un dévouement au-dessus de tout éloge.

Monod, préfet du Finistère.

Roulland, maire de Concarneau. A visité lui-même les malades, pris les mesures qui lui ont été recommandées par les médecins et l'administration et a fait preuve d'un zèle et d'un dévouement complets.

Losq, adjoint au maire de Tréboul. A fait preuve, malgré son âge avancé, d'un grand dévouement auprès des malades et de beaucoup d'énergie dans la mise en application des mesures sanitaires commandées par les circonstances.

Nées (D^r), médecin à Pont-Croix. A montré beaucoup de dévouement en soignant les malades.

Nicolas (D^r), médecin à Douarnenez. A fait preuve du plus grand dévouement et du plus grand zèle pour combattre l'épidémie.

Nicolas, instituteur, secrétaire de la mairie de Tréboul. N'a pas hésité, bien que père de dix enfants, à donner ses soins les plus dévoués aux malades et à procéder lui-même à la désinfection des logements contaminés.

Médailles d'argent.

MM. Allard, adjoint au maire du Guilvinec. S'est conduit avec un grand dévouement ; a été lui-même atteint par le fléau.

Bastide, commissaire de police à Quimper. A surveillé l'exécution des mesures sanitaires et visité lui-même tous les malades.

Biziex (D^r), à Douarnenez. A fait preuve d'un grand dévouement et d'un grand zèle pour combattre l'épidémie.

Buant, conseiller de préfecture à Quimper. Délégué à Audierne pendant l'épidémie, y a fait preuve de beaucoup d'énergie et de dévouement.

MM. Bloch (David), lieutenant au 118ᵉ régiment de ligne à Quimper, commandant le détachement d'infanterie envoyé à Audierne. A fait preuve d'un grand dévouement dans l'accomplissement de sa mission.

Coffec (Dʳ), médecin des épidémies de l'arrondissement de Quimper. A soigné avec un grand dévouement les malades de la ville et ceux des villages contaminés de l'arrondissement.

Cosmao (Dʳ), médecin à Pont-l'Abbé ¹. Bien qu'habitant Pont-l'Abbé, à 11 kilomètres du Guilvinec, se rendait jour et nuit dans cette dernière ville pour y soigner les malades.

Caradec (Dʳ Théophile), médecin des épidémies de l'arrondissement de Brest. A prodigué ses soins aux malades avec le plus entier dévouement.

Cothereau, secrétaire général de la préfecture. S'est rendu, au fort de l'épidémie, partout où apparaissait le fléau pour y diriger l'application des mesures sanitaires.

Faguet (Paul), chef de cabinet du préfet. Est allé s'installer à Tréboul pour veiller personnellement à l'application des mesures sanitaires.

Frétaud, procureur de la République à Quimper. A fait preuve auprès des malades d'un dévouement digne d'éloges.

Ghilino, conseiller municipal à Guipavas. A fait preuve d'un grand dévouement et d'un grand zèle pour combattre l'épidémie dans le bourg de Kerhuon.

Gouzien (Dʳ), médecin-major de l'île de Sein. A montré beaucoup de dévouement dans les soins qu'il a donnés aux malades.

Guéguen (Jean), conducteur des ponts et chaussées à Audierne. A fait preuve d'un grand dévouement dans cette commune.

Guillou, conseiller d'arrondissement, pilote à Concarneau, chevalier de la Légion-d'honneur et titulaire de nombreuses médailles de sauvetage. A fait preuve d'un grand dévouement.

Mᵐᵉˢ Hélier, en religion sœur Emmanuelle, supérieure des sœurs du bureau de bienfaisance de Quimper. A visité et soigné les malades avec un grand dévouement.

Jaïn, en religion sœur Anicet. A soigné avec beaucoup d'intelligence et de dévouement la plus grande partie des malades de Quimper ; a été atteinte elle-même par le fléau.

MM. Kerloch (Victor), garde champêtre à Audierne, a montré un dévouement et un courage dignes d'éloges en soignant les cholériques ; a été atteint lui-même par le fléau.

Le Crane, adjoint au maire de Concarneau, conseiller général, spécialement chargé de la salubrité de la ville. A visité les malades et veillé à l'exécution des mesures sanitaires avec un grand dévouement.

L'Helgouach, médecin de la marine, détaché à Tréboul. A montré un grand dévouement auprès des malades.

¹ Aujourd'hui député du Finistère.

Mlle LE MAÎTRE (Marie), à Concarneau. Âgée de 17 ans, a prodigué ses soins avec un dévouement et une intelligence dignes d'éloges à quatre personnes de sa famille atteintes de l'épidémie.

M. LE MARCHAND, maire de Tréboul. A visité et secouru les malades avec un grand dévouement.

Médailles de bronze.

M. DONÉ, gendarme à Pont-l'Abbé. Détaché au Guilvinec pendant l'épidémie, a rendu de grands services, notamment pour la désinfection des locaux contaminés.

Mme ELVARD, en religion sœur Marie-Anthême, à Quimper. S'est particulièrement distinguée dans les soins donnés aux malades.

MM. FROMENTIN (Jean-François), commissaire de police à Concarneau. Arrivé au déclin de l'épidémie, s'est activement occupé d'en hâter la disparition et d'en prévenir le retour.

GUÉGAN, desservant à Audierne. A montré beaucoup de dévouement auprès des malades.

GUÉGAN, élève en pharmacie à Concarneau. A secouru et visité les malades avec beaucoup de dévouement.

GUICHAOUA, marin au Guilvinec. A servi avec dévouement d'infirmier pendant toute la durée de l'épidémie.

HUON (Jean-Marie), instituteur à Guengat. A donné des soins dévoués aux malades.

JÉZÉQUEL, maire de Pouldergat. A fait preuve de dévouement auprès des malades.

JONCOURT (Mathurin), agent de police à Douarnenez. S'est particulièrement distingué dans les soins donnés aux malades.

KERGOAT, vicaire à Audierne. A fait preuve de beaucoup de dévouement auprès des malades.

KERVELLA (Auguste), gendarme à pied à Douarnenez. S'est particulièrement distingué dans les soins donnés aux malades.

LE BOT (Gabriel), agent de police à Douarnenez. S'est particulièrement distingué dans les soins donnés aux malades.

LE PAPE, marin au Guilvinec. A servi avec dévouement d'infirmier pendant toute la durée de l'épidémie.

LETTY, desservant à Kerhuon. A montré beaucoup de dévouement lors de l'épidémie du bourg de Kerhuon.

LOXQ, agent de police à Douarnenez. S'est particulièrement distingué dans les soins donnés aux malades.

MICHADEL, gendarme à Pont-l'Abbé. Détaché au Guilvinec pendant l'épidémie, a rendu de grands services notamment pour la désinfection des locaux contaminés.

MM. Nicolle (Henri), instituteur à Guipavas. A montré beaucoup de dévouement dans l'épidémie du bourg de Kerhuon.

Nmouanx, maire de Guengat. A fait preuve de dévouement et d'énergie.

Sœur Saint-Guillaume, à Quimper. S'est signalée par son dévouement auprès des malades.

MM. Salaun, vicaire à Audierne. A visité les cholériques avec beaucoup de courage et de dévouement.

Sévère, agent de police à Quimper. S'est particulièrement distingué dans les soins donnés aux malades.

Mme Truscat, en religion sœur Marie-Abel, à Quimper. S'est particulièrement distinguée dans les soins donnés aux malades.

CHAPITRE IV.

Statistique.

§ 1ᵉʳ. — LISTE DES VICTIMES.

Voici le martyrologe. Voici, méthodiquement rangées, les sept cent trente victimes qu'a faites le choléra, c'est-à-dire une maladie évitable. C'est le cas de retenir sa plume, de ne pas donner l'essor à des pensées dont l'expression paraîtrait à beaucoup une vaine déclamation. L'austérité de cette étude interdit sans doute d'aller rechercher parmi ces 730 morts les pères de famille, les mères de famille; elle interdit d'appeler à soi, de produire les pauvres petits (si nombreux là-bas) abandonnés; la compassion n'a pas place dans un travail administratif. Que l'aride nomenclature parle donc pour elle-même. Au moins sera-t-il permis de dire que s'il y a en effet des maladies évitables, ces maladies doivent être évitées; qu'il doit exister des autorités sanitaires chargées de les éviter, armées pour les éviter, et responsables si elles ne les évitent pas.

Le tableau n'énumère que ceux qui sont morts. Dès mon arrivée dans le Finistère, je constatai combien il était difficile d'arriver à connaître l'étendue réelle du mal. Comme je l'ai dit plus haut[1], le choléra ravageait depuis un mois la côte, que le gouvernement ne savait pas encore qu'il y eût en Bretagne une épidémie[2]. J'ai

---

[1] Voir p. 73, note 1.
[2] Le fait vient de se reproduire en Espagne. Le 13 mai 1890, il y avait 25 cholériques dans le bourg de Puebla de Rugat. Le gouvernement espagnol paraît n'avoir été avisé de la présence de l'épidémie que le 16 juin.

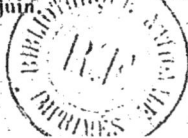

essayé de connaitre tous les cas de choléra. Pour les décès, je n'ai pas rencontré de grandes difficultés, mais pour les cas suivis de guérison, il a été impossible d'obtenir quelque chose de complet. Ni les maires, ni les médecins n'en avaient tenu note. Après l'épidémie, les maires ont voulu, parce que je le leur demandais, fournir, vaille que vaille, des listes : je me suis assuré que le plus souvent ces listes étaient des œuvres de mémoire ou même d'imagination. Dans l'impossibilité de distinguer entre les cas vrais et ceux qui ne l'étaient point, je n'ai pas fait figurer les listes de cholériques guéris dans mon travail d'ensemble, qui ne comprend, par conséquent, que les 730 personnes décédées. Celles des listes de guéris qui ont un caractère authentique seront reproduites aux notices communales.

L'analyse démographique qui suit le tableau ne s'applique également qu'aux 730 victimes : elle est donc fondée sur des chiffres indiscutables.

TABLEAU DES SEPT CENT TRENTE DÉCÈS CHOLÉRIQUES.

ANNÉE.	DATE DES DÉCÈS.	NUMÉROS D'ORDRE.	PROFESSION.	DOMICILE.	SEXE.	AGE.
1	2	3	4	5	6	7
1885	22 sept. mar.	1	Charpentier...	Beuzec-Conq (Hameau du Lin)..........	m.	57
—	24 — j.	2	Cultivatrice...	Beuzec-Conq (Avenue de Quimper)......	f.	40
—	26 — s.	3	Pêcheur.......	Penmarch (Hameau de Kérity)..........	m.	21
—	—	4	Ferblantier ...	Beuzec-Conq (Avenue de Quimper)......	m.	49
—	—	5	Pêcheur......	Concarneau..........	m.	56
—	27 — d.	6	Menuisier....	—	m.	44
—	28 — l.	7	»	Penmarch (Hameau de Kérity)..........	f.	5
—	—	8	Pêcheur......	Melgven...........	m.	34
—	29 — mar.	9	—	Nizon (Hameau de Pont-Blaye)..........	m.	43
—	30 — mer.	10	Journalière...	Penmarch (Hameau de Kérity)..........	f.	46
—	—	11	»	Concarneau..........	m.	3
—	1 oct. j.	12	Sans profession	Guilvinec..........	f.	67
—	—	13	Sardinière....	Concarneau..........	f.	36
—	2 — v.	14	Sans profession	Penmarch (Hameau de Kérity)..........	f.	85

ANNÉE.	DATE DES DÉCÈS.	NUMÉROS D'ORDRE.	PROFESSION.	DOMICILE.	SEXE.	AGE.
1	2	3	4	5	6	7
1885	2 oct. v.	15	Pêcheur	Concarneau............	m.	28
—	3 — s.	16	Cultivatrice	Beuzec-Conq (Hameau du Lin)...........	f.	37
—	4 — d.	17	Couturière	Guilvinec............	f.	29
—	7 — mer.	18	»	Concarneau,..........	m.	18m.
—	8 — j.	19	Cultivatrice	Beuzec-Conq (Hameau du Lin)...........	f.	60
—	9 — v.	20	Pêcheur	Concarneau..........	m.	40
—	10 — s.	21	»	Guilvinec............	m.	3
—		22	Ménagère.......	Concarneau..........	f.	36
—	11 — d.	23	Sardinière.......	Guilvinec............	f.	63
—		24	Pêcheur........	Lanriec............	m.	47
—		25	—	Plobannalec.........	m.	40
—	12 — l.	26	—	Pont-L'Abbé.........	m.	37
—		27	—	—	m.	45
—	13 — mar.	28	—	Concarneau..........	m.	57
—		29	—	—	m.	33
—	14 — mer.	30	Ménagère	Guilvinec...........	f.	33
—	15 — j.	31	»	Penmarch (Hameau de Kérantec).........	m.	3
—		32	»	Beuzec-Conq (Avenue de la gare)........	m.	3
—		33	»	Guilvinec	m.	11
—		34	Chiffonnier......	—	m.	60
—		35	Menuisier........	Concarneau..........	m.	40
—		36	Pêcheur	—	m.	50
—	16 — v.	37	»	Penmarch (Hameau de Kérentec)..........	f.	12
—		38	Cultivatrice	Beuzec-Conq (Hameau de Panamquer)....	f.	77
—		39	»	Beuzec-Conq........	f.	9
—		40	»	Guilvinec	f.	13
—		41	Sardinière	—	f.	32
—		42	Ménagère	Plobannalec	f.	36
—	17 — s.	43	Sardinière.......	Guilvinec	f.	51
—		44	Pêcheur..........	Trégunc	m.	34
—		45	Ménagère	Concarneau..........	f.	37
—	18 — d.	46	Pêcheur	Beuzec-Conq (Hameau du Lin)..........	m.	32
—		47	Cultivatrice	Plobannalec	f.	70
—	19 — l.	48	Ménagère	Guilvinec	f.	34
—		49	Soudeur	—	m.	18
—		50	Pêcheur	Trégunc	m.	28

ANNÉE.	DATE DES DÉCÈS.		NUMEROS D'ORDRE.	PROFESSION.	DOMICILE.	SEXE.	AGE.
1	2		3	4	5	6	7
1885	19 oct.	l.	51	Pêcheur	Trégunc	m.	27
—	—		52	Journalier.........	Concarneau..........	m.	63
—	20 —	mar.	53	Cultivateur......	Beuzec-Conq (Hameau du Lin).........	m.	74
—	—		54	Cultivatrice.......	—	f.	32
—	—		55	Ménagère	Melgven	f.	76
—	—		56	—	Trégunc	f.	38
—	—		57	—	Concarneau..........	f.	21
—	—		58	Sardinière	—	f.	34
—	—		59	»	—	m.	0
—	—		60	»	—	f.	6
—	—		61	Ménagère........	—	f	52
—	21 —	mer.	62	Cultivateur.......	Beuzec-Conq (Hameau du Lin)..........	m.	59
—			63	Sardinière	Guilvinec	f.	33
—			64	Pêcheur	—	m.	21
—			65	Ménagère	Lanriec..........	f.	37
—			66	»	—	m.	3
—			67	Pêcheur	Trégunc...........	m.	17
—			68	»	Concarneau..........	m.	5
—	22 —	j.	69	»	Lanriec..........	m.	18m.
—	23 —	v.	70	Cultivatrice	Beuzec-Conq (Hameau du Lin)..........	f.	49
—			71	Ménagère	Melgven	f.	73
—			72	—	Guilvinec	f.	27
—			73	Pêcheur	—	m.	34
—			74	Ménagère	—	f.	28
—	24 —	s.	75	Cultivatrice	Penmarch (Hameau de Kérentec)	f.	71
—			76	Ménagère	Guilvinec...........	f.	40
—			77	»	—	m.	4
—			78	»	—	f.	2
—			79	Pêcheur	—	m.	52
—			80	Ménagère........	Concarneau..........	f.	48
—	25 —	d.	81	Pêcheur	Nizon (Hameau de Kermouen)	m.	41
—	—		82	»	Concarneau..........	m.	4
—	26 —	l.	83	—	Beuzec-Conq (Hameau du Rue Gam)......	m.	50
—	—		84	Ouvrier de port...	Guilvinec	m.	50
—	—		85	Sardinière	—	f.	52
—	—		86	Pêcheur	—	m.	29

ANNÉE.	DATE DES DÉCÈS.			NUMÉROS D'ORDRE.	PROFESSION.	DOMICILE.	SEXE.	AGE
1	2			3	4	5	6	7
1885	26	oct.	l.	87	Pêcheur	Lanrico	m.	47
—	—			88	—	Concarneau.........	m.	19
—	27	—	mar.	89	»	Penmarch (Hameau de Kérity)	f.	3
—	—			90	Cultivatrice	Beuzec-Conq (Hameau du Lin)...........	f.	73
—	—			91	»	Beuzec-Conq (Avenue de la gare)........	m.	2
—	—			92	Sardinière	Guilvinec...........	f.	59
—	—			93	Pêcheur	—	m.	40
—	—			94	—	—	m.	36
—	—			95	Charretier.........	—	m.	42
—	—			96	Pêcheur	Tréguno........	m.	42
—	—			97	Pêcheuse........	Guipavas (Hameau de Kerhuon)	f.	21
—	28	—	mer.	98	Pêcheur	Guilvinec..........	m.	31
—	—			99	—	—	m.	28
—	—			100	Sans profession...	Plobannalec	f.	36
—	—			101	Couturière	Concarneau.........	f.	66
—	—			102	Pêcheur	Guipavas (Hameau de Prat-Salons)......	m.	17
—	29	—	j.	103	Cultivatrice	Beuzec-Conq (Hameau du Lin)...........	f.	55
—	—			104	Ménagère	Guilvinec..........	f.	41
—	—			105	Sabotier	—	m.	53
—	—			106	Journalier	—	m.	58
—	—			107	Sans profession ...	—	f.	38
—	—			108	Cultivateur	Tréguno...........	m.	37
—	30	—	v.	109	Ménagère	Guilvinec	f.	52
—	—			110	Sardinière	—	f.	23
—	—			111	Soudeur	Audierne..........	m.	35
—	—			112	Sardinière	Concarneau.........	f.	19
—	—			113	Mécanicien	—	m.	56
—	31	—	s.	114	Tisserand	Beuzec-Conq (Hameau de Lixip)..........	m.	44
—	—			115	Ménagère	Melgven	f.	52
—	—			116	Journalière	Audierne..........	f.	40
—	—			117	Ménagère	Concarneau.........	f.	36
—	—			118	Pêcheuse.........	Guipavas (section de Kerhuon).........	f.	50
—	—			119	Cultivateur	—	m.	41
—	1er nov.		d.	120	Cultivatrice	Beuzec-Conq.........	f.	47
—	—			121	Pêcheur	Guilvinec..........	m.	36

ANNÉE.	DATE DES DÉCÈS.	NUMÉROS D'ORDRE.	PROFESSION.	DOMICILE.	SEXE.	AGE.
1	2	3	4	5	6	7
1885	1er nov. d.	122	Pêcheuse........	Guipavas (section de Kerhuon)........	f.	63
—	2 — l.	123	Cultivatrice......	Beuzec-Conq (Hameau de Kernéach)......	f.	37
—	—	124	»	Guilvinec..........	m.	3
—	—	125	Sardinière	—	f.	45
—	—	126	»	—	m.	3
—	—	127	Pêcheur	Trégunc	m.	28
—	3 — mar.	128	Journalier	Penmarch (Hameau de Kérity)...........	m.	66
—	—	129	Ménagère	Guilvinec...........	f.	63
—	—	130	Boulanger........	—	m.	26
—	—	131	»	—	f.	8
—	—	132	Journalière	Lanrice	f.	67
—	—	133	»	Audierne...........	m.	3
—	—	134	Ouvrier de port...	Brest	m.	49
—	4 — mer.	135	Ménagère	Guilvinec	f.	30
—	—	136	—	—	f.	28
—	—	137	Sans profession...	—	m.	17
—	—	138	»	Concarneau.........	f.	10
—	—	139	Pêcheuse	Guipavas (section de Kerhuon)	f.	56
—	5 — j.	140	Cultivatrice	Beuzec-Conq (Hameau du Lin)..........	f.	40
—	—	141	—	—	f.	55
—	—	142	Cultivateur	Beuzec-Conq (Hameau de Lochrist).......	m.	58
—	—	143	Pêcheur	Guilvinec	m.	35
—	—	144	Sardinière	—	f.	37
—	—	145	—	—	f.	37
—	—	146	»	Trégunc	m.	9
—	—	147	»	—	m.	4
—	—	148	Infirmier de la marine...........	Brest	m.	45
—	6 — v.	149	»	Guilvinec...........	m.	7
—	—	150	»	—	f.	6
—	—	151	Journalière	Audierne...........	f.	40
—	—	152	Pêcheuse	Guipavas (section de Kerhuon)........	f.	24
—	7 — s.	153	Sardinière........	Guilvinec	f.	42
—	—	154	»	Trégunc	f.	2
—	—	155	Ménagère	—	f.	35
—	—	156	»	Concarneau.........	m.	3

ANNÉE.	DATE DES DÉCÈS.	NUMÉROS D'ORDRE.	PROFESSION.	DOMICILE.	SEXE.	AGE.
1	2	3	4	5	6	7
1885	8 nov. d.	157	Cultivateur........	Beuzec-Conq (Hameau du Rue Gam)......	m.	47
—	—	158	»	Beuzec-Conq (Hameau de Kercouh).......	m.	4
—	—	159	Pêcheur..........	Guilvinec...........	m.	42
—	—	160	Journalière........	Audierne...........	f.	52
—	—	161	Pêcheur..........	—	m.	32
—	—	162	»	—	m.	3
—	—	163	»	Guipavas (section de Kerhuon).........	f.	9
—	9 — l.	164	Bedeau..........	Guilvinec...........	m.	37
—	—	165	Pêcheur.........	—	m.	37
—	—	166	Journalière........	Lanriec...........	f.	53
—	—	167	»	Audierne...........	m.	3
—	—	168	»	Pont-Croix.........	f.	12
—	—	169	»	Brest	m.	8
—	—	170	Ménagère........	—	f.	48
—	10 — mar.	171	»	Beuzec-Conq (Hameau de Kernoach)......	f.	10
—	—	172	Débitante de boissons..........	Guilvinec..........	f.	33
—	—	173	Soudeur.........	Audierne..........	m.	16
—	—	174	»	—	f.	8
—	—	175	»	—	f.	10
—	—	176	Pêcheur.........	—	m.	44
—	—	177	Ferblantier........	—	m.	29
—	11 — mer.	178	Cultivateur........	Trégunc	m.	62
—	—	179	Ménagère.........	—	f.	32
—	—	180	Pêcheur..........	Audierne..........	m.	47
—	—	181	Menuisier.........	Guipavas	m.	36
—	12 — j.	182	»	Guilvinec...........	m.	22 m.
—	—	183	»	—	m.	3
—	—	184	Pêcheur..........	—	m.	56
—	—	185	—	Concarneau	m.	27
—	13 — v.	186	Cultivatrice	Beuzec-Conq	f.	35
—	—	187	»	Guilvinec..........	f.	6
—	—	188	Mendiante........	—	f.	72
—	—	189	Journalière........	Audierne	f.	35
—	—	190	Pêcheur.........	—	m.	27
—	—	191	Ménagère........	—	f.	50
—	—	192	»	—	f.	3
—	—	193	Pêcheur........	Douarnenez	m.	41

ANNÉE.	DATE DES DÉCÈS.	NUMÉROS D'ORDRE.	PROFESSION.	DOMICILE.	SEXE.	AGE.
1	2	3	4	5	6	7
1885	13 nov. v.	194	Ménagère	Concarneau............	f.	26
—	—	195	»	Brest	f.	4
—	14 — s.	196	Ménagère	Guilvinec	f.	54
—	—	197	Carrier	—	m.	54
—	—	198	Journalière	Lanriec	f.	70
—	—	199	Sans profession ...	—	m.	77
—	—	200	Ménagère	Audierne............	f.	42
—	—	201	—	Concarneau..........	f.	64
—	15 — d.	202	»	Audierne............	m.	2
—	—	203	»	—	m.	6
—	—	204	»	—	m.	8
—	—	205	Cultivateur	Guipava............	m.	57
—	16 — l.	206	Cultivatrice	Beuzec-Conq (Hameau de Kérilès)	f.	32
—	—	207	Cultivateur.......	Beuzec-Conq (Hameau de Kercouh).......	m.	39
—	—	208	Ménagère	Trégunc	f.	56
—	—	209	Pêcheur	Audierne............	m.	35
—	—	210	Ménagère	—	f.	35
—	—	211	—	—	f.	71
—	—	212	Journalière	—	f.	47
—	—	213	Pêcheur	—	m.	69
—	—	214	Journalier........	Pont-Croix	m.	65
—	—	215	Pêcheur	Plouhinec (Hameau de Poulgoazec)........	m.	52
—	—	216	Mendiante	Guipavas (section de Kerhuon)	f.	65
—	17 — mar.	217	Sardinière	Guilvinec	f.	36
—	—	218	Journalière	Audierne............	f.	39
—	—	219	»	—	m.	16m.
—	—	220	»	—	m.	5m.
—	—	221	Menuisier........	—	m.	37
—	—	222	»	—	f.	15m.
—	—	223	Pêcheur	Concarneau	m.	37
—	—	224	Cultivateur	Guipavas...........	m.	47
—	—	225	Cultivatrice	—	f.	72
—	—	226	»	— (section de Kerhuon)............	f.	6
—	—	227	»	—	m.	1
—	—	228	»	—	m.	10
—	—	229	Ouvrier de port...	—	m.	33
—	—	230	Ménagère	Audierne...........	f.	73

ANNÉE.	DATE. DES DÉCÈS.	NUMÉROS D'ORDRE.	PROFESSION.	DOMICILE.	SEXE.	AGE.
1	2	3	4	5	6	7
1885	18 nov. mer.	231	Cultivatrice	Beuzec-Conq (Hameau du Lin)...........	f.	32
—	—	232	Ménagère	Lanriec	f.	48
—	—	233	»	—	m.	2
—	—	234	»	Audierne............	m.	7
—	—	235	»	—	m.	11
—	—	236	Couturière	—	f.	33
—	—	237	Ménagère	—	f.	33
—	—	238	Remmailleuse de filets	—	f.	20
—	—	239	Pêcheur	—	m.	33
—	—	240	Sans profession ...	—	m.	62
—	—	241	Pêcheur	—	m.	29
—	—	242	—	Douarnenez	m.	28
—	—	243	—	—	m.	52
—	—	244	»	Guipavas (section de Kerhuon)	f.	8j.
—	19 — j.	245	Pêcheur	Lanriec	m.	43
—	—	246	Journalière	Audierne............	f.	18
—	—	247	»	—	m.	6
—	—	248	Menuisier........	—	m.	30
—	—	249	Ménagère	—	f.	40
—	—	250	—	—	f.	27
—	—	251	»	—	m.	7
—	—	252	Pêcheur	—	m.	24
—	—	253	—	Plouhinec (Hameau de Poulgoazec)........	m.	38
—	—	254	Ménagère	—	f.	35
—	—	255	Pêcheur	Pouldergat (Hameau de Poul-David)........	m.	49
—	—	256	—	Audierne............	m.	43
—	20 — v.	257	Journalière	Lanriec	f.	24
—	—	258	Domestique	Audierne............	f.	20
—	—	259	»	—	m.	6
—	—	260	Pêcheur	—	m.	41
—	—	261	Ménagère	—	f.	39
—	—	262	—	Plouhinec (Hameau de Poulgoazec)	f.	20
—	—	263	»	—	m.	10
—	—	264	»	Concarneau	m.	2
—	21 — s.	265	Cultivatrice	Lanriec	f.	61
—	—	266	Journalière........	Audierne............	f.	67

ANNÉE	DATE DES DÉCÈS.	NUMÉROS D'ORDRE.	PROFESSION.	DOMICILE.	SEXE.	AGE.
1	2	3	4	5	6	7
1885	21 nov. s.	267	»	Audierne............	f.	8
—	—	268	»	—	m.	15 j.
—	—	269	Ménagère	—	f.	37
—	—	270	Journalière	. ...	f.	41
—	—	271	Ménagère	—	f.	37
—	—	272	—	—	f.	71
—	—	273	Pêcheur	—	m.	24
—	—	274	»	—	f.	9
—	—	275	Syndic des gens de mer...........	—	m.	49
—	22 — d.	276	Ménagère	—	f.	42
—	—	277	»	—	f.	2
—	—	278	Ménagère	—	f.	27
—	—	279	»	—	m.	3
—	—	280	Ménagère	—	f.	74
—	—	281	»	—	m.	5 m.
—	—	282	Sans profession ...	—	m.	22
—	—	283	Ouvrier de port...	Brest............	m.	48
—	23 — 1.	284	Pêcheur	Guilvinec...........	m.	28
—	—	285	Journalière	Lanrec...........	f.	27
—	—	286	Pêcheur	Audierne.....	m.	46
—	—	287	»	—	f.	2
—	—	288	Ménagère	—	f.	40
—	—	289	»	—	m.	5
—	—	290	»	—	m.	20 m.
—	—	291	Pêcheur	—	m.	39
—	—	292	Journalière	—	f.	40
—	—	293	»	—	f.	5
—	—	294	Journalière	—	f.	67
—	—	295	Ménagère	Douarnenez	f.	63
—	—	296	—	Plouhinec (Hameau de Poulgoazec)........	f.	47
—	—	297	—	—	f.	38
—	—	298	Pêcheur	—	m.	37
—	—	299	—	—	m.	28
—	—	300	—	Concarneau..........	m.	59
—	24 — mar.	301	»	Guilvinec...........	m.	13
—	—	302	»	Tréguno	m.	8
—	—	303	»	Audierne...........	m.	5 m.
—	—	304	»	—	m.	15
—	—	305	Cultivatrice	—	f.	57
—	—	306	Pêcheur	—	m.	45

ANNÉE.	DATE DES DÉCÈS.			NUMÉROS D'ORDRE.	PROFESSION.	DOMICILE.	SEXE.	AGE.
1	2			3	4	5	6	7
1885	24 nov.	mar.		307	Journalier........	Audierne............	m.	61
—	—			308	»	....	f.	4 j.
—	—			309	Cultivateur.......	Plouhinec	m.	66
—	25 —	mer.		310	Pêcheur	Guilvinec	m.	55
—	—			311	»	Audierne............	f.	2
—	—			312	»	—	m.	2
—	—			313	Ménagère........	....	f.	46
—	—			314	»	Plouhinec (Hameau de Poulgoazec)........	m.	22 m
—	—			315	Pêcheur	—	m.	41
—	—			316	Ménagère........	Ploaré	f.	61
—	26 —	j.		317	»	Audierne............	f.	2
—	—			318	Journalière.......	—	f.	41
—	—			319	»	....	f.	37
—	—			320	Journalier........	—	m.	21
—	—			321	Pêcheur	Douarnenez..........	m.	23
—	—			322	Journalier........	....	m.	67
—	—			323	Ménagère........	—	f.	55
—	—			324	—	Ploaré (Hameau de Penhoat)	f.	67
—	—			325	»	Brest	m.	1
—	—			326	Boucher.........	Guipavas (section de Kerhuon)..........	m.	16
—	—			327	Journalière.......	Plouhinec	f.	57
—	27 —	v.		328	Journalier	Lanrico	m.	64
—	—			329	»	Audierne............	f.	4
—	—			330	Ménagère........	—	f.	29
—	—			331	Couturière.......	—	f.	49
—	—			332	Journalière.......	—	f.	35
—	—			333	Ménagère........	Douarnenez..........	f.	34
—	—			334	Mécanicien.......	Brest	m.	32
—	—			335	Ménagère........	—	f.	58
—	—			336	Journalier	Plouhinec	m.	48
—	28 —	s.		337	»	Audierne............	m.	4
—	—			338	Journalière......	—	f.	62
—	—			339	Pêcheur	—	m.	30
—	—			340	Ménagère........	—	f.	25
—	—			341	Tailleur	Pont-Croix	m.	70
—	—			342	Journalier	Douarnenez..........	m.	60
—	—			343	»	Plouhinec (Hameau de Poulgoazec)........	m.	7
—	29 —	d.		344	»	Lanrico	m.	7

ANNÉE.	DATE DES DÉCÈS.	NUMÉROS D'ORDRE.	PROFESSION.	DOMICILE.	SEXE.	AGE.
1	2	3	4	5	6	7
1885	29 nov. d.	345	»	Audierne............	m.	3
—	—	346	Journalier	—	m.	71
—	—	347	»	—	m.	4
—	—	348	Pêcheur	—	m.	41
—	—	349	—	—	m.	60
—	—	350	Ménagère	Douarnenez........	f.	69
—	—	351	Journalier	—	m.	52
—	—	352	—	—	m.	50
—	—	353	—	Quimper...........	m.	61
—	—	354	Ménagère	—	f.	65
—	—	355	Débitante de boissons	Plonévez-Porzay	f.	59
—	—	356	Sans profession...	Brest.............	m.	65
—	30 — l.	357	Charpentier retraité	— (Recouvrance)...	m.	74
—	—	358	—	Trégunc	m.	18
—	—	359	—	Audierne...........	m.	69
—	—	360	»	—	m.	2
—	—	361	Pêcheur	—	m.	24
—	—	362	»	—	f.	13
—	—	363	Pêcheur	—	m.	43
—	—	364	»	—	f.	23 m.
—	—	365	Journalier	—	m.	78
—	—	366	Boucher	Pont-Croix	m.	38
—	—	367	Tailleur	Quimper...........	m.	65
—	—	368	Cultivateur	Quéménéven (Hameau de Kéronnaillet)....	m.	19
—	—	369	Q. maître retraité.	Brest.............	m.	68
—	1er déc. mar.	370	Ménagère	Guilvinec..........	f.	47
—	—	371	Mendiante	Pont-l'Abbé	f.	72
—	—	372	Maçon	—	m.	35
—	—	373	Journalière	Audierne...........	f.	69
—	—	374	—	—	f.	60
—	—	375	Journalier	—	m.	35
—	—	376	»	—	f.	3
—	—	377	Couvreur	—	m.	60
—	—	378	Ménagère	Brest.............	f.	65
—	—	379	—	Ploubinec..........	f.	16
—	—	380	—	—	f.	22
—	—	381	—	—	f.	46
—	—	382	Couturière	—	f.	18
—	2 — mer.	383	»	Guilvinec	f.	23 m

ANNÉE.	DATE DES DÉCÈS.			NUMÉROS D'ORDRE.	PROFESSION.	DOMICILE.	SEXE.	AGE.
1	2			3	4	5	6	7
1885	2 déc.	mer.		384	Boucher.........	Trégunc............	m.	48
—	—			385	»	Audierne...........	m.	10
—	—			386	»	Plouhinec (Hameau de Poulgoazec).......	m.	2
—	—			387	Sans profession...	Ploaré (Hameau de Penhoat).........	m.	33
—	—			388	Cultivateur........	Guiler.............	m.	44
—	—			389	Ménagère........	Concarneau.........	f.	60
—	—			390	—	Lambézellec.........	f.	39
—	3 —	j.		391	Blanchisseuse....	Pont-l'Abbé........	f.	55
—	—			392	Cantonnier.......	Audierne...........	m.	48
—	—			393	Journalier.........	—	m.	68
—	—			394	Ménagère........	Pouldergat (Hameau de Poul-David).......	f.	70
—	—			395	—	—	f.	53
—	—			396	Pêcheur.........	Plouhinec.........	m.	34
—	4 —	v.		397	Ménagère........	Guilvinec..........	f.	23
—	—			398	Cordonnier.......	Douarnenez.........	m.	61
—	—			399	Ménagère........	—	f.	59
—	—			400	Pêcheur.........	Plouhinec (Hameau de Poulgoazec).......	m.	48
—	—			401	»	Quimper............	m.	7
—	—			402	Charpentier.......	—	m.	45
—	—			403	Ouvrier de port....	Brest.............	m.	46
—	5 —	s.		404	Ménagère........	Guilvinec...........	f.	24
—	—			405	Tailleur.........	Trégunc............	m.	33
—	—			406	»	—	m.	8
—	—			407	»	Audierne...........	m.	2
—	—			408	Journalière........	—	f.	60
—	—			409	Journalier........	Douarnenez.........	m.	59
—	—			410	»	Quimper...........	m.	20 m.
—	—			411	Ménagère........	—	f.	51
—	—			412	Sans profession...	Ploaré (Hameau du Stancou).........	m.	32
—	—			413	Ménagère........	Ploaré (Hameau du Kerbervet)........	f.	50
—	—			414	Q. maître retraité.	Brest.............	m.	47
—	—			415	Ménagère........	Plouhinec.........	f.	72
—	6 —	d.		416	»	Trégunc............	f.	45
—	—			417	»	Audierne...........	m.	2
—	—			418	Revendeuse......	Quimper...........	f.	48
—	—			419	Journalier........	Guipavas (section de Kerhuon).........	m.	43

ANNÉE.	DATE DES DÉCÉS.	NUMÉROS D'ORDRE.	PROFESSION.	DOMICILE.	SEXE.	AGE.
1	2	3	4	5	6	7
1885	6 déc. d.	420	Cultivateur	Plougastel-Daoulas (Hameau de Tenduff)...	m.	67
—	7 — l.	421	»	Audierne............	f.	10
—	—	422	Journalière.......	—	f.	47
—	—	423	Cultivateur	Douarnenez..........	m.	35
—	—	424	Ménagère	—	f.	46
—	—	425	—	—	f.	02
—	—	426	Soudeur	—	m.	30
—	—	427	Ménagère	—	f.	63
—	—	428	Journalier........	—	m.	70
—	—	429	Pêcheur	—	m.	33
—	—	430	Ménagère	Plouhinec (Hameau de Poulgoazec)........	f.	59
—	—	431	—	—	f.	52
—	—	432	Journalier........	Quimper	m.	75
—	—	433	Blanchisseuse.....	—	f.	62
—	—	434	Ménagère	—	f.	36
—	—	435	Blanchisseuse.....	—	f.	62
—	—	436	»	Concarneau	m.	11
—	8 — mar.	437	Menuisier........	Pont-Croix	m.	44
—	—	438	Ménagère	Douarnenez	f.	37
—	—	439	—	Plouhinec (Hameau de Poulgoazec)	f.	47
—	—	440	»	Pouldergat (Hameau de Kerleguer).........	f.	6 m.
—	—	441	Journalier........	Brest............	m.	56
—	—	442	Ménagère	Ile de Sein..........	f.	22
—	9 — mer.	443	Pêcheur	Tréguno	m.	57
—	—	444	»	Audierne	f.	11
—	—	445	Ménagère	—	f.	47
—	—	446	—	Plouhinec (Hameau de Poulgoazec)	f.	38
—	—	447	»	—	f.	18 m.
—	—	448	Menuisier........	Pouldergat (Hameau de Kerleguer).........	m.	34
—	—	449	Journalier........	Quimper	m.	58
—	—	450	Ménagère	Brest............	f.	35
—	—	451	Cultivateur	Plougastel-Daoulas (Hameau de Tenduff)..	m.	73
—	—	452	»	Ile de Sein..........	f.	10
—	10 — j.	453	Ménagère	Audierne	f.	71
—	—	454	—	—	f.	46
—	—	455	—	Douarnenez..........	f.	73

ANNÉE.	DATE DES DÉCÈS.		NUMÉROS D'ORDRE.	PROFESSION.	DOMICILE.	SEXE.	AGE
1	2		3	4	5	6	7
1885	10 déc.	j.	456	Ménagère........	Quimper...........	f.	69
—	—		457	—	—	f.	63
—	—		458	—	Brest.............	f.	45
—	—		459	Pêcheur........	Ile de Sein........	m.	52
—	11 —	v.	460	Ménagère........	Audierne...........	f.	84
—	—		461	Pêcheur........	Plouhinec (Hameau de Poulgoazec)........	m.	61
—	—		462	Ménagère........	Ploaré (Hameau de Kerbervet)........	f.	56
—	—		463	Ouvrier de port...	Brest.............	m.	48
—	—		464	»	Lambézellec·........	f.	3
—	12 —	s.	465	Ménagère........	Audierne...........	f.	58
—	—		466	—	Douarnenez.........	f.	69
—	—		467	—	Plouhinec (Hameau de Poulgoazec)........	f.	45
—	—		468	—	—	f.	53
—	—		469	Tisserand........	Pouldergat (Hameau de Poul-David)........	m.	75
—	13 —	d.	470	Débitante de boissons..........	Guilvinec...........	f.	22
—	—		471	»	Pont-l'Abbé........	f.	15m.
—	—		472	»	Audierne...........	f.	4
—	—		473	Journalier........	—	m.	36
—	—		474	»	—	f.	5
—	—		475	Ménagère........	Douarnenez..........	f.	41
—	—		476	Pêcheur........	—	m.	24
—	—		477	»	Douarnenez..........	f.	4
—	—		478	Ménagère........	—	f.	43
—	—		479	»	Quimper...........	f.	5
—	—		480	»	—	m.	11
—	—		481	Journalier........	—	m.	38
—	—		482	Sardinière........	Tréboul (Hameau de Kériguy)..........	f.	31
—	—		483	Ménagère........	Brest.............	f.	40
—	14 —	l.	484	Couturière........	Lanriec...........	f.	22
—	—		485	»	Douarnenez..........	m.	9
—	—		486	Ménagère........	Plougastel-Daoulas (Hameau de Tenduff)..	f.	77
—	—		487	Cultivateur........	—	m.	44
—	—		488	»	Audierne...........	m.	2
—	—		489	Ménagère........	Ile de Sein........	f.	26
—	15 —	mar.	490	Cabaretier........	Lanriec............	m.	46
—	—		491	»	Douarnenez..........	m.	19 m.

ANNÉE.	DATE DES DÉCÈS.	NUMÉROS D'ORDRE.	PROFESSION.	DOMICILE.	SEXE.	AGE.
1	2	3	4	5	6	7
1885	15 déc. mar.	492	Teinturière.......	Douarnenez	f.	52
—	—	493	Ménagère	Plouhinec (Hameau de Poulgoazec)........	f.	48
—	—	494	—	Pouldergat (Hameau de Poul-David)	f.	64
—	—	495	»	Quimper...........	f.	2
—	—	496	Ménagère	Ploaré (Hameau de Juch)	f.	40
—	—	497	Journalier........	Nevez............	m.	49
—	—	498	Ménagère	Brost	f.	70
—	16 — mer.	499	»	Plouhinec	m.	3
—	—	500	»	—	f.	3
—	—	501	Ménagère	Ploaré (Hameau du Staucon)	f.	66
—	—	502	»	Brest	m.	5
—	—	503	Ménagère	—	f.	57
—	—	504	Sans profession...	Lambézellec	m.	45
—	—	505	Cultivateur	Landivisiau	m.	70
—	—	506	Pêcheur	Ile de Sein.........	m.	70
—	17 — j.	507	Ménagère	Douarnenez	f.	21
—	—	508	Journalier........	Pouldergat (Hameau de Poul-David)	m.	66
—	—	509	Menuisier........	Brest	m.	35
—	—	510	Ménagère	—	f.	44
—	—	511	Pêcheur	Ile de Sein	m.	59
—	18 — v.	512	»	Douarnenez	m.	2
—	19 — s.	513	Ménagère	Trégunc	f.	38
—	—	514	—	Concarneau..........	f.	62
—	—	515	Pêcheur	Ile de Sein.........	m.	63
—	20 — d.	516	Journalier........	Douarnenez	m.	47
—	—	517	—	Tréboul (Hameau de Kériguy)..........	m.	44
—	—	518	Pêcheur	Ile de Sein........	m.	25
—	—	519	Ménagère	—	f.	62
—	—	520	—	Plouhinec	f.	64
—	21 — l.	521	»	Douarnenez	f.	13
—	—	522	—	—	f.	57
—	—	523	»	Plouhinec (Hameau de Poulgoazec).......	f.	3
—	—	524	Journalier........	Quimper	m.	45
—	22 — mar.	525	»	Plouhinec (Hameau de Poulgoazec).......	f.	8
—	—	526	Pêcheur	—	m.	56

ANNÉE:	DATE DES DÉCÈS.	NUMÉROS D'ORDRE.	PROFESSION.	DOMICILE.	SEXE.	AGE
1	2	3	4	5	6	7
1885	22 déc. mar.	527	Journalier........	Quimper...........	m.	45
—	—	528	Journalière	Audierne...........	f.	20
—	23 — mcr.	529	Pêcheur	Douarnenez	m.	30
—	—	530	—	Plouhinec	m.	57
—	—	531	»	—	f.	14
—	24 — j.	532	Marchande de crêpes...........	Quimper...........	f.	68
—	—	533	»	—	f.	10
—	—	534	Journalier........	—	m.	57
—	—	535	»	Ile de Sein........	f.	1 m.
—	25 — v.	536	Pêcheur	Douarnenez	m.	26
—	—	537	Ménagère	—	f.	54
—	—	538	Menuisier........	Quimper	m.	31
—	—	539	Ménagère	Lambézellec.........	f.	44
—	—	540	»	Ile de Sein........	f.	4
—	—	541	Pêcheur	Plouhinec	m.	38
—	26 — s.	542	Journalière	Quimper	f.	35
—	—	543	—	—	f.	21
—	—	544	Maçon	Fouesnant (Hameau de Sᵗᵉ-Anne)........	m.	39
—	—	545	Blanchisseuse.....	Lambézellec	f.	60
—	—	546	Débitante de boissons	Landivisiau..........	f.	73
—	—	547	»	Audierne...........	m.	3
—	—	548	Pêcheur	Ile de Sein.........	m.	47
—	—	549	»	—	m.	11
—	27 — d.	550	Ménagère	Lanriec	f.	40
—	—	551	Pêcheur	Plouhinec (Hameau de Poulgoazec)	m.	61
—	—	552	—	Ile de Sein.........	m.	70
—	28 — l.	553	»	Plouhinec (Hameau de Poulgoazec)........	m.	15
—	—	554	Boulangère	Quimper	f.	24
—	—	555	Tailleur	—	m.	42
—	—	556	Ménagère	—	f.	60
—	—	557	Pêcheur	Audierne..........	m.	73
—	—	558	Ménagère	Brest (Recouvrance)..	f.	48
—	—	559	»	..	m.	6
—	29 — mar.	560	Ménagère	Ile de Sein.........	f.	63
—	—	561	Cultivateur.......	Plouhinec	m.	52
—	—	562	»	Douarnenez	f.	8
—	30 — mcr.	563	Journalière	Quimper	f.	51
—	—	564	Ménagère	Ile de Sein.........	f.	26

ANNÉE.	DATE DES DÉCÈS.	NUMÉROS D'ORDRE.	PROFESSION.	DOMICILE.	SEXE.	AGE.
1	2	3	4	5	6	7
1885	3o déc. mer.	565	Ménagère.........	Ile de Sein.........	f.	37
—	—	566	Pêcheur..........	—	m.	19
—	31 — j.	567	Cultivateur.......	Guengat.............	m.	62
—	—	568	»	Saint-Marc.........	m.	22m.
1886	1er janv. v.	569	»	Douarnenez.........	m.	4
—	—	570	Tanneur..........	Lambézellec.........	m.	52
—	—	571	Md. de poissons...	Audierne............	m.	27
—	—	572	Ménagère........	Ile de Sein.........	f.	69
—	2 — s.	573	—	Plouhinec (Hameau de Poulgoazec)........	f.	64
—	—	574	Pêcheur.........	Audierne............	m.	34
—	—	575	Ménagère........	Ile de Sein.........	f.	65
—	—	576	Pêcheur.........	—	m.	33
—	3 — d.	577	Couturière.......	Lanriec............	f.	18
—	—	578	»	—	f.	9
—	—	579	Ménagère........	Douarnenez.........	f.	38
—	—	580	»	—	m.	7 m.
—	—	581	Journalier........	Plonévez-Porzay (Hameau de Tréfentec).	m.	55
—	—	582	»	Concarneau.........	m.	12
—	—	583	Ménagère........	Ile de Sein.........	f.	84
—	—	584	Manœuvre.......	Brest (Recouvrance)..	f.	38
—	4 — l.	585	»	Douarnenez.........	m.	4
—	—	586	Pêcheur.........	Audierne...........	m.	23
—	—	587	Pensionnée des douanes........	Brest (Recouvrance)..	f.	73
—	5 — mar.	588	Journalier.......	Lambézellec.........	m.	71
—	—	589	»	Trémaouézan (Hameau de Kersalomon)....	m.	5
—	—	590	»	Ile de Sein.........	m.	4
—	6 — mer.	591	Ménagère........	Douarnenez.........	f.	73
—	—	592	Chaisier.........	Quimper............	m.	45
—	—	593	Journalière......	Fouesnant (Hameau de Ste-Anne)........	f.	37
—	—	594	»	Plonévez-Porzay (Hameau de Tréfentec)..	m.	2
—	—	595	»	Lambézellec.........	f.	7
—	7 — j.	596	Maître au cabotage.	Douarnenez.........	m.	37
—	—	597	Pêcheur.........	Concarneau.........	m.	34
—	—	598	»	—	m.	17m.
—	—	599	Cultivatrice......	Plounéventer........	f.	58
—	—	600	Cultivateur......	—	m.	60
—	8 — v.	601	»	Tréboul (Hameau de Kérighy).........	m.	4

ANNÉE.	DATE DES DÉCÈS.	NUMÉROS D'ORDRE.	PROFESSION.	DOMICILE.	SEXE.	AGE.
1	2	3	4	5	6	7
1886	8 janv. v.	602	Journalière	Plonévez-Porzay (Hameau de Tréfentec) .	f.	39
—	—	603	Chiffonnière	—	f.	49
—	9 — s.	604	Ménagère	Douarnenez	f.	53
—	—	605	Journalier	Fouesnant (Hameau de Ste-Anne).........	m.	36
—	—	606	Ancien marin.....	Concarneau..........	m.	72
—	10 — d.	607	Journalière	Lanrioc	f.	53
—	—	608	Ménagère	Brest	f.	43
—	—	609	—	—	f.	48
—	—	610	—	— (Recouvrance) ..	f.	42
—	—	611	»	St-Pierre-Quilbignon..	f.	11
—	11 — l.	612	»	Douarnenez	m.	10
—	12 — mar.	613	»	Tréboul (Hameau de Kérigny)...........	f.	11
—	13 — mer.	614	Sans profession...	Ploaré	m.	51
—	—	615	Cultivateur	Guengat............	m.	37
—	—	616	Ménagère	Concarneau..........	f.	37
—	—	617	»	Lambézellec	m.	15
—	—	618	Tanneur	Saint-Marc..........	m.	53
—	—	619	»	Ile de Sein.........	f.	2
—	14 — j.	620	Ménagère	Douarnenez	f.	26
—	—	621	—	—	f.	24
—	—	622	»	Plonévez-Porzay (Hameau de Tréfentec).	f.	5
—	—	623	»	Plonévez-Porzay (Hameau de Penfrat)...	m.	3
—	—	624	Ouvrier de port...	Brest	m.	29
—	15 — v.	625	»	Douarnenez	f.	5
—	—	626	Ménagère	Ploaré.............	f.	30
—	—	627	»	Tréboul (Hameau de Kériguy)...........	f.	2
—	—	628	»	Lambézellec	m.	15
—	—	629	Pêcheur	Audierne...........	m.	30
—	16 — s.	630	»	Douarnenez	f.	5
—	—	631	»	—	m.	5
—	—	632	Menuisier.........	—	m.	57
—	—	633	Pêcheur	—	m.	48
—	—	634	Charretier	Plonévez-Porzay (Hameau de Penfrat)...	m.	35
—	—	635	Journalier	Plougastel-St-Germain	m.	40
—	17 — d.	636	»	Douarnenez..........	f.	7
—	—	637	»	—	m.	9

ANNÉE.	DATE DES DÉCÈS.		NUMÉROS D'ORDRE.	PROFESSION.	DOMICILE.	SEXE.	AGE.
1	2		3	4	5	6	7
1886	17 janv.	d.	638	Pêcheur	Douarnenez..........	m.	28
—	—		639	»	Plonévez-Porzay (Hameau de Penfrat)...	f.	12
—	—		640	Ouvrier de port.,.	Brest.............	m.	33
—	—		641	Ménagère	— (Recouvrance)..	f.	59
—	—		642	—	Plouhinec	f.	72
—	18 —	l.	643	—	Douarnenez	f.	28
—	—		644	Ouvrier charretier.	Plonévez-Porzay......	m.	(?)
—	—		645	Cultivateur	St.-Pierre-Quilbignor.	m.	36
—	—		646	Quartier maître vétéran.........	Brest (Recouvrance)..	m.	39
—	—		647	»	—	m.	2
—	19 —	mar	648	Revendeuse.......	Pont-Croix	f.	48
—	—		649	Ménagère	Douarnenez	f.	40
—	—		650	Pêcheur	—	m.	38
—	—		651	Ménagère	—	f.	27
—	—		652	Journalier	St-Marc..........	m.	56
—	—		653	Cultivatrice	Brest (Recouvrance)..	f.	75
—	—		654	Ménagère	—	f.	28
—	20 —	mer.	655	»	Beuzec-Conq (Hameau de la Haie).......	f.	15 m.
—	—		656	»	Douarnenez	f.	2
—	—		657	Cultivatrice	Guengat............	f.	67
—	—		658	Cultivateur	St.-Pierre-Quilbignon.	m.	37
—	21 —	j.	659	Ménagère	Douarnenez	f.	27
—	—		660	—	Lambézellec	f.	51
—	22 —	v.	661	Journalier.......	Quimper	m.	75
—	—		662	Tailleur de pierres.	Brest	m.	49
—	24 —	d.	663	Ménagère	Beuzec-Conq (Avenue de la gare).......	f.	85
—	—		664	Débitante de boissons	Landudec	f.	48
—	26 —	mar.	665	Blanchisseuse.	Quimper......	f.	36
—	27 —	mer.	666	»	Douarnenez	m.	4
—	—		667	Menuisier........	St.-Pierre-Quilbignon.	m.	25
—	28 —	j.	668	Blanchisseuse.....	Quimper............	f.	67
—	—		669	Journalier	Brest	m.	42
—	—		670	Maître véteran....	—	m.	47
—	29 —	v.	671	Ménagère	Concarneau..........	f.	36
—	—		672	Journalière.......	Brest	f.	42
—	30 —	s.	673	Ménagère	Douarnenez..........	f.	38
—	—		674	Blanchisseuse.....	Quimper	f.	43
—	31 —	d.	675	Matelot retraité...	Brest	m.	61

ANNÉE.	DATE DES DÉCÈS.	NUMÉROS D'ORDRE.	PROFESSION.	DOMICILE.	SEXE.	AGE.
1	2	3	4	5	6	7
1886	1er fév. l.	676	Menuisier........	Douarnenez	m.	33
—	4 — j.	677	Ménagère	—	f.	44
—	6 — s.	678	Charretier........	—	m.	45
—	—	679	»	....	f.	12
—	7 — d.	680	Débitant de boissons	Landudec	m.	43
—	8 — l.	681	Cultivateur	Guengat	m.	66
—	9 — mar.	682	Ménagère	Pouldergat (Hameau de Poul-David)	f.	65
—		683	Cultivateur	Pouldergat (Hameau de Kers Irad)	m.	58
—	11 — j.	684	Ménagère........	Pouldergat (Hameau de Poul-David)	f.	66
—	—	685	»	Pouldergat	f.	8 m.
—	12 — v.	686	Journalier	Douarnenez	m.	48
—	—	687	Pêcheur	Pouldergat (Hameau de Poul-David)	m.	66
—		688	Cultivatrice	Guengat	f.	58
—	15 — l.	689	Ménagère	Pouldergat (Hameau de Poul-David)	f.	30
—	—	690	Débitant de boissons	Concarneau	m.	46
—	16 — mar.	691	Ménagère	Douarnenez	f.	40
—	20 — s.	692	—	—	f.	32
—	—	693	—	Plouhinec (Hameau de Poulgoazec).......	f.	51
—	21 — d.	694	»	—	f.	7
—	—	695	Chiffonnière......	Landerneau..........	f.	49
—	22 — l.	696	Épicière	Concarneau..........	f.	56
—	23 — mar.	697	Ménagère	Douarnenez	f.	35
—	—	698	»	—	m.	11
—	—	699	Ménagère	Landerneau	f.	41
—	—	700	»	Plouhinec	f.	7m.
—	24 — mer.	701	»	Douarnenez	m.	4
—	25 — j.	702	Chiffounier.......	Beuzec-Conq (Av. gare)	m.	58
—	—	703	Journalier	Plonéour..........	m.	52
—	—	704	Ménagère	Concarneau.........	f.	40
—	—	705	Journalier........	Brest....	m.	36
—	—	706	Maçon	—	m.	35
—	26 — v.	707	Chiffonnier	Landerneau.........	m.	52
—	27 — s.	708	Journalier	Brest........	m.	28
—	7 mars. d.	709	Ménagère	Douarnenez	f.	26
—	8 — l.	710	»	—	f.	2
—	9 — mar.	711	Pêcheur	Lanriec...........	m.	50

ANNÉE.	DATE DES DÉCÈS.	NUMÉROS D'ORDRE.	PROFESSION.	DOMICILE.	SEXE.	AGE.
1	2	3	4	5	6	7
1886	9 mars mar.	712	Ménagère.....	Pouldergat (Hameau de Poul-David)	f.	29
—	—	713	Pêcheur.....	Tréboul.............	m.	34
—	—	714	Cultivateur....	Gouesnou............	m.	43
—	10 — mer.	715	Ménagère.....	Douarnenez	f.	78
—	13 — s.	716	—	Gouesnou	f.	41
—	17 — mer.	717	—	Lambézellec	f.	58
—	24 — mer.	718	Pêcheur.....	Tréboul (Hameau de Troubalan)	m.	53
—	26 — v.	719	Ménagère.....	Lanriec	f.	45
—	29 — l.	720	Jardinier.....	Audierne	m.	51
—	30 — mar.	721	Pêcheur.....	Tréboul (Hameau de Listrouarn)	m.	42
—	—	722	—	Tréboul.............	m.	44
—	31 — mer.	723	»	—	f.	2
—	2 avril. v.	724	»	—	m.	8
—	5 — l.	725	Soudeur,.....	Tréboul (Hameau de Tréboulcoz)	m.	33
—	6 — mar.	726	»	Tréboul.............	m.	13
—	9 — v.	727	Pêcheur.....	—	m.	46
—	12 — l.	728	Meunière.....	— (Hameau de Neis-Caouen)..........	f.	67
—	20 — mar.	729	Ménagère.....	Tréboul.............	f.	24
—	23 — v.	730	Militaire	Audierne............	m.	23

§ 2. — RÉSUMÉS DÉMOGRAPHIQUES.

Tableau général. — Si nous analysons la liste qui précède nous trouvons que les 730 décès se répartissent par âge, par sexe et par profession de la manière suivante :

I. — *Enfants.*

SEXE.	Au dessous de 2 ans.	De 2 ans à 5 ans.	De 6 ans à 10 ans.	De 11 ans à 15 ans.	TOTAL DES ENFANTS.
1	2	3	4	5	6
Garçons.............	7	57	23	13	100
Filles.............	12	30	22	11	75
TOTAL pour les 2 sexes.	19	87	45	24	175

II. — Adultes.

SEXE.	PROFESSIONS.	De 16 à 19 ans.	De 20 à 29 ans.	De 30 à 39 ans.	De 40 à 49 ans.	De 50 à 59 ans.	De 60 à 69 ans.	De 70 ans et au-dessus.	TOTAL DES ADULTES.
1	2	3	4	5	6	7	8	9	10
HOMMES.	Marins pêcheurs......	4	23	29	28	16	7	4	111
	Soudeurs de boîtes de sardines	2	»	3	»	»	»	»	5
	Quartier-maîtres	»	»	1	1	»	1	»	3
	Maîtres	»	»	1	1	»	»	»	2
	Ouvriers de port	»	1	2	5	»	»	»	8
	Syndic des gens de mer	»	»	»	1	»	»	»	1
	Infirmier de la marine.	»	»	»	1	»	»	»	1
	Marchand de poissons.	»	1	»	»	»	»	»	1
	Journaliers	»	2	5	10	10	10	6	43
	Cultivateurs.........	1	»	6	6	5	6	3	27
	Menuisiers et charpentiers.............	1	1	7	3	2	1	1	16
	Tailleurs d'habits.....	»	»	1	1	»	2	»	4
	Débitants de boissons.	»	»	»	3	»	»	»	3
	Maçons	»	»	3	»	»	»	»	3
	Bouchers...........	1	»	1	1	»	»	»	3
	Tanneurs...........	»	»	»	»	2	»	»	2
	Ferblantiers	»	1	»	1	»	»	»	2
	Cordonniers et sabotiers	»	»	»	»	1	1	»	2
	Mécaniciens	»	»	1	»	1	»	»	2
	Tisserands	»	»	»	1	»	»	1	2
	Chiffonniers	»	»	»	»	3	»	»	3
	Charretiers.........	»	»	1	2	»	1	»	4
	Boulanger..........	»	1	»	»	»	»	»	1
	Carrier	»	»	»	»	1	»	»	1
	Jardinier...........	»	»	»	»	1	»	»	1
	Tailleur de pierre.....	»	»	»	1	»	»	»	1
	Couvreur	»	»	»	»	1	»	»	1
	Chaisier	»	»	»	1	»	»	»	1
	Bedeau	»	»	1	»	»	»	»	1
	A reporter........	9	30	62	67	43	29	15	255

II. — *Adultes* (Suite).

SEXE.	PROFESSIONS.	De 16 à 19 ans.	De 20 à 29 ans.	De 30 à 39 ans.	De 40 à 49 ans.	De 50 à 59 ans.	De 60 à 69 ans.	De 70 ans et au-dessus.	TOTAL DES ADULTES.
1	2	3	4	5	6	7	8	9	10
HOMMES.	Report..............	9	80	62	67	43	29	15	255
	Cantonnier	»	»	»	1	»	»	»	1
	Militaire	»	1	»	»	»	»	»	1
	Sans profession connue.	»	1	2	3	1	3	1	11
	TOTAL pour les hommes	9	32	64	71	44	32	16	268
FEMMES.	Ménagères (gardant la maison)...........	1	26	34	39	26	26	18	170
	Journalières	1	4	7	9	5	7	1	34
	Cultivatrices.........	»	»	6	4	5	3	6	24
	Sardinières..........	1	1	8	2	3	1	»	16
	Blanchisseuses	»	»	1	1	1	4	»	7
	Couturières..........	2	2	1	1	»	1	»	7
	Pêcheuses	»	2	»	1	1	1	»	5
	Débitantes de boissons.	»	1	1	1	1	»	1	5
	Mendiantes..........	»	»	»	»	»	1	2	3
	Revendeuses	»	»	»	2	»	»	»	2
	Remmailleuse de filets.	1	»	»	»	»	»	»	1
	Teinturière..........	»	»	»	»	1	»	»	1
	Meunière............	»	»	»	»	»	1	»	1
	Marchande de crêpes..	»	»	»	»	»	1	»	1
	Épicière.............	»	»	»	»	1	»	»	1
	Domestique..........	»	1	»	»	»	»	»	1
	Boulangère	»	1	»	»	»	»	»	1
	Chiffonnières........	»	»	»	2	»	»	»	2
	Pensionnée	»	»	»	»	»	»	1	1
	Sans profession connue	»	»	2	»	»	1	1	4
	TOTAL pour les femmes	6	38	60	62	44	47	30	287
	TOTAL par âges pour les 2 sexes.	15	70	124	133	88	79	46	555

TOTAL général .... { Enfants.......... 175
Hommes.......... 268
Femmes .... 287 } 730

Influence de l'âge. — L'âge a-t-il une influence sur les conditions de réceptivité du choléra, et, en cas d'atteinte, sur les chances de guérison ? Rapprochons les faits constatés dans le Finistère de ceux relevés ailleurs. Malheureusement, la plupart des statistiques cholériques sont muettes sur ce point, notamment celles d'Italie et d'Espagne.

Là où j'ai pu avoir les renseignements nécessaires, je comparerai la mortalité cholérique par groupes d'âge à la population par groupes d'âge. Dans les calculs relatifs à notre épidémie du Finistère, j'ai laissé de côté Quimper, Brest et Douarnenez parce que mes informations sur la répartition par groupes d'âge de la population de ces trois communes, trop incomplètes, auraient altéré la valeur des chiffres des autres communes.

Tableau A[1].

PAYS ET DATE DE L'ÉPIDÉMIE.	NOMBRE TOTAL DES DÉCÈS.	NOMBRE DES DÉCÈS.			COMBIEN, SUR 100 DÉCÈS.		
		Au-dessous de 15 ans.	De 15 à 59 ans.	De 60 ans et au-dessus.	au-dessous de 15 ans.	de 15 à 59 ans.	de 60 ans et au-dessus.
1	2	3	4	5	6	7	8
Angleterre (a) 1849...	53.247	14.718	30.628	7.901	27,65	57,52	14,83
Paris (b) { 1832.........	18.402	1.904	10.954	5.544	10,34	59,53	30,13
1833.........	505	88	337	80	17,42	66,73	15,85
1849.........	19.615	3.494	12.265	3.856	17,83	62,52	19,65
1854.........	8.591	1.595	5.710	1.286	18,56	66,48	14,96
1865.........	6.347	1.702	3.816	829	26,81	60,12	13,07
1866.........	5.218	1.157	3.300	761	22,17	63,25	14,58
1873.........	855	294	470	91	34,38	54,97	10,65
1884.........	955	109	664	182	11,41	69,52	19,07
Bouches-du-Rhône (c) 1884	572	61	332	179	10,84	58,04	31,12
Finistère 1885-86 (moins Quimper, Brest, Douarnenez)	567	142	342	83	25,06	60,31	14,63

(a) FARR. *Vital statistics,* pp. 337 et suiv.
(b) BERTILLON. *Le choléra à Paris en 1884,* passim.
(c) QUEIREL. *Rapport sur l'épidémie de choléra en 1884 dans les Bouches-du-Rhône,* pp. 250 et suiv.

Pour se rendre compte de la valeur, au point de vue qui nous occupe, des nombres ci-dessus, il faut les rapprocher de ceux des

[1] Ce tableau et chacun de ceux qui le suivent dans ce chapitre, portent une lettre d'ordre, en vue de faciliter les recherches ou les citations.

groupes d'âge qui composent la population en Angleterre, à Paris, dans les Bouches-du-Rhône et dans le Finistère.

Angleterre.

Tableau B.

ANNÉE DE L'ÉPIDÉMIE.	GROUPES DE POPULATION.	SUR 100 habitants.	SUR 100 décédés par choléra.	DIFFÉRENCE	
				en plus.	en moins.
1	2	3	4	5	6
1849..............	Au-dessous de 15 ans....	36,50	27,65	»	8,85
	De 15 à 6o ans..........	56,20	57,52	1,32	»
	Au-dessus de 6o ans.....	7,30	14,83	7,53	»

D'où il ressort qu'en Angleterre, en 1849, la population infantile a été frappée dans une proportion inférieure de 8,85 p. 100 à son importance numérique, tandis que la population adulte était frappée d'une façon légèrement supérieure et la vieillesse au double [1].

[1] FARR, loc. cit., donne sur l'épidémie de 1849 les renseignements suivants :

Sur 100 personnes existantes de chaque âge, combien de morts par choléra en Angleterre en 1849 ?

	HOMMES	FEMMES
Au-dessous de 5 ans.....................	3,32	2,95
De 5 à 10 ans......................	2,32	2,23
— 10 à 15 —.....................	1,38	1,28
— 15 à 25 —.....................	1,54	1,42
— 25 à 35 —.....................	2,93	3,03
— 35 à 45 —.....................	3,83	4,05
— 45 à 55 —.....................	4,95	4,67
— 55 à 65 —.....................	5,87	6,04
— 65 à 75 —.....................	6,44	6,78
— 75 à 85 —.....................	5,97	7,17
— 85 à 95 —.....................	4,98	4,87
Au-dessus de 95 ans...................	3,11	3,30

Je reproduis ces chiffres à titre de renseignement, mais je crois que le rapprochement entre le chiffre de la population et celui des victimes d'une épidémie n'est admissible que lorsqu'il s'agit d'une population agglomérée ayant été tout entière exposée à la contagion, ce qui n'était pas le cas de l'Angleterre en 1849 où l'épidémie s'est produite surtout dans les ports.

Paris.

Tableau C.

ANNÉE DE L'ÉPIDÉMIE.	GROUPES DE POPULATION.	SUR 100 habitants.	SUR 100 décédés par choléra.	DIFFÉRENCE en plus.	DIFFÉRENCE en moins.
1	2	3	4	5	6
1832	Au-dessous de 15 ans.....	20,94	10,34	»	10,60
	De 15 à 60 ans..........	71,28	59,53	»	11,75
	Au-dessus de 60 ans......	7,76	30,13	22,37	»
1833	Au-dessous de 15 ans.....	20,94	17,42	»	3,52
	De 15 à 60 ans..........	71,28	66,73	»	4,55
	Au-dessus de 60 ans.....	7,76	15,85	8,09	»
1840	Au-dessous de 15 ans....	19,81	17,83	»	1,98
	De 15 à 60 ans..........	72,76	62,52	»	10,24
	Au-dessus de 60 ans.....	7,42	19,65	12,23	»
1854	Au-dessous de 15 ans.....	17,12	18,56	1,44	»
	De 15 à 60 ans..........	75,79	66,48	»	9,31
	Au-dessus de 60 ans.....	7,08	14,96	7,88	»
1865	Au-dessous de 15 ans.....	19,10	26,81	7,71	»
	De 15 à 60 ans..........	72,14	60,12	»	12,62
	Au-dessus de 60 ans.....	7,64	13,07	5,43	»
1866	Au-dessous de 15 ans.....	19,10	22,17	3,07	»
	De 15 à 60 ans..........	72,14	63,25	»	8,89
	Au-dessus de 60 ans.....	7,64	14,58	6,94	»
1873	Au-dessous de 15 ans.....	19,38	34,38	15,00	»
	De 15 à 60 ans.........	73,10	54,97	»	18,13
	Au-dessus de 60 ans.....	7,50	10,65	3,15	»
1884	Au-dessous de 15 ans.....	20,83	11,41	»	9,42
	De 15 à 60 ans..........	70,66	69,52	»	1,14
	Au-dessus de 60 ans.....	8,49	19,07	10,58	»
MOYENNE des huit épidémies.	Au-dessous de 15 ans.....	19,65	19,86	0,21	»
	De 15 à 60 ans..........	72,39	62,89	»	9,50
	Au-dessus de 60 ans.....	7,66	17,25	9,59	»

Ce qui résulte avec le plus d'évidence de ces chiffres c'est que la vieillesse est frappée, à Paris comme en Angleterre, dans une proportion très-supérieure à son importance numérique. Pour les deux autres groupes d'âge, enfants et adultes, il semble qu'il n'y a pas de loi : c'est tantôt l'un de ces groupes, tantôt l'autre, qui est plus gravement atteint. Cependant il faut remarquer qu'à Paris, à l'inverse de ce qui est arrivé en Angleterre pendant l'épidémie de 1849, les adultes ont toujours été frappés dans une proportion inférieure à leur importance numérique.

Bouches-du-Rhône[1].

Tableau D.

ANNÉE DE L'ÉPIDÉMIE.	GROUPES DE POPULATION.	SUR 100 habitants.	SUR 100 décédés par choléra.	DIFFÉRENCE	
				en plus.	en moins.
1	2	3	4	5	6
1884	Au-dessous de 15 ans.....	26,35	10,84	»	15,51
	De 15 à 60 ans..........	61,71	58,04	»	3,67
	Au-dessus de 60 ans......	11,94	31,12	19,18	»

Dans les Bouches-du-Rhône, les enfants n'ont donc été frappés que dans une proportion très inférieure à leur importance numérique ; comme à Paris, et au contraire de ce qui s'est produit en Angleterre, les adultes l'ont été dans une proportion inférieure à leur importance ; comme en Angleterre, comme à Paris, et dans une proportion beaucoup plus élevée, les vieillards ont fourni un contingent considérable de victimes.

Finistère.

Je dois indiquer d'abord les éléments du calcul. Ils se trouvent dans les deux tableaux qui suivent et qui contiennent : 1° la division par groupes d'âge et par sexe suivant le recensement de 1886 de la population des localités atteintes ; 2° la division par groupes d'âge et par sexe des victimes du choléra. Dans ces deux tableaux j'ai, comme je l'ai expliqué plus haut[2], laissé en dehors Quimper, Brest et Douarnenez.

[1] Queirel. *Rapport sur l'épidémie de choléra en 1884 dans le département des Bouches-du-Rhône*, Marseille, 1885, *passim*.
[2] Voir p. 121.

Répartition, par âges, de la population des localités [1] atteintes.

Tableau F.

COMMUNES.	DE 0 A 15 ANS.		DE 16 A 59 ANS.		DE 60 ANS ET AU-DESSUS.	
	SEXE mascu-lin.	SEXE fémi-nin.	SEXE mascu-lin.	SEXE fémi-nin.	SEXE mascu-lin.	SEXE fémi-nin.
1	2	3	4	5	6	7
Concarneau (l'agglomération).....	1.018	990	1.443	1.614	104	228
Penmarch (hameaux de Kérity, Poulguen, Kervaragan, Kerfézec, Kérontec et Pénanguer).......	241	230	245	281	27	49
Beuzec-Conq (le bourg, le Lin, Kerrest, rue Gam, avenue de la gare)........................	329	309	369	405	23	31
Melgven (le bourg)............	32	41	55	65	7	14
Nizon (hameaux de Pont-Claye et Kernouen).................	17	13	14	18	2	4
Guilvinec (le bourg et les hameaux)	550	558	501	573	17	33
Lanriec (le bourg)............	284	287	298	329	23	39
Plobannalec (hameaux de Lesconil, Quatre-vents, Kerdraon-Lesco-nil, Brézehan)...............	129	108	89	108	7	8
Pont-l'Abbé (l'agglomération)	803	736	957	1.186	93	185
Trégunc (le bourg, Pointe de Tré-vignon, Curion)............	165	152	163	229	15	38
Audierne (l'agglomération, la Mon-tagne)	524	535	597	762	38	65
Pont-Croix (l'agglomération, le Moulin-Vert)	285	335	462	516	57	123
Plouhinec (hameaux de Kérédan, St-Jean, Kergréah, Brénileur, Menglenot, Kervoazec, Quélar-nec, le bourg et Poulgoazec)...	309	289	314	352	28	31
Pouldergat (le bourg et les hameaux de Kerstrad, Kerléguer-Vian, Poul-David)......	279	267	300	342	35	58
Ploaré (le bourg, bourg de Juch, Penahoat, Stançon et Kerbervet).	280	302	379	418	19	28
Quéménéven (hameau de Kérous-saillet)...................	5	4	8	5	1	1
Plonévez-Porzay (hameaux de Pen-frat, Tréfentec, Zitz et Talar-hoat)	60	48	63	66	8	14
Guiler (le bourg)..............	22	19	15	19	4	3
Ile de Sein	151	139	215	238	22	40
Nevez (l'agglomération)..........	26	27	37	46	7	12
Tréboul (le bourg et les hameaux de Kériguy, Kermabon, Touba-lan, Tréboulcoz, Carpont, Listrou-arn, Croas-men, Néis-Caouen)...	456	428	754	802	93	121

[1] Par la localité il faut entendre soit la commune, soit le ou les hameaux exposés à l'épidémie (voir plus loin, pp. 148 et suiv.).

Répartition, par âges, de la population des localités atteintes (Suite).

Tableau E.

COMMUNES.	DE 0 A 15 ANS.		DE 16 A 59 ANS.		DE 60 ANS ET AU-DESSUS.	
	SEXE masculin.	SEXE féminin.	SEXE masculin.	SEXE féminin.	SEXE masculin.	SEXE féminin.
1	2	3	4	5	6	7
Fouesnant (hameau de Ste-Anne)..	11	10	11	13	1	3
Guengat (le bourg et les villages de Crinquellic, Karnouf, la petite Boissière, Kernoal).............	62	49	75	76	7	11
Plogastel-St-Germain (hameau de Kérandoaré).................	11	11	12	9	2	1
Landudec (le bourg).............	42	31	38	47	4	6
Plonéour-Lauvern (le bourg).....	184	182	219	220	7	15
Guipavas (le bourg et les hameaux de Prat-Salons, Kerhuon, Damany, Rochdu, Kerhorre et passage Keralas)...................	427	421	503	507	41	38
Lambézellec (le bourg et les hameaux du moulin à poudre et de Poulcanastroc)...................	463	471	557	532	31	55
Plougastel-Daoulas (hameau de Tenduff).................	12	20	22	32	5	4
Landivisiau (l'agglomération).....	541	553	618	619	65	86
St-Marc (le bourg et le hameau de Pont-Neuf)	103	109	168	155	43	57
Trémaouézan (le bourg et le hameau de Kersalamon).............	22	20	24	28	5	»
Plouneventer (hameau de Kériouroux)	9	6	11	9	3	1
St-Pierre-Quilbignon (le bourg et les hameaux de Questel, Kerléo et Kervallan).................	82	107	235	193	47	55
Landerneau (l'agglomération).....	1.386	1.367	1.942	1.933	105	148
Gouesnou (hameau de Kersimon)..	6	1	3	1	»	»
TOTAL.............	9.326	9.175	11.716	12.748	996	1.605
	18.501		24.464		2.601	
	45.566					

Décès cholériques par âges, dans les localités[1] atteintes.

Tableau F.

COMMUNES.	DE 0 A 15 ANS.		DE 16 A 59 ANS.		DE 60 ANS ET AU-DESSUS.	
	SEXE masculin.	SEXE féminin.	SEXE masculin.	SEXE féminin.	SEXE masculin.	SEXE féminin.
1	2	3	4	5	6	7
Concarneau	10	2	15	14	2	4
Penmarch	1	3	1	1	1	2
Beuzec-Conq	3	3	10	14	»	3
Melgven	»	»	1	1	»	2
Nizon	»	»	2	»	»	»
Guilvinec	9	6	25	28	»	4
Lanric	4	1	6	9	2	3
Plohannalec	»	»	1	2	»	1
Pont-l'Abbé	»	1	3	2	»	»
Trégunc	4	1	11	6	1	»
Audierne	30	20	37	39	8	10
Pont-Croix	»	1	2	1	2	»
Plouhinec (Poulgoazec)	6	7	12	17	3	4
Pouldergat (Poul-David)	»	2	3	3	3	4
Ploaré	»	»	3	4	»	3
Quéménéven	»	»	1	»	»	»
Plonévez-Porzay (Tréfeuntec)	2	2	3	3	»	»
Guiler	»	»	1	»	»	»
Ile de Sein	2	4	6	4	3	5
Nevez	»	»	1	»	»	»
Tréboul	3	3	7	2	»	1
Fouesnant	»	»	2	1	»	»
Coengat	»	»	1	1	2	1
Plogastel-Saint-Germain	»	»	1	»	»	»
Landudec	»	»	1	1	»	»
Plonéour-Lauvern	»	»	1	»	»	»
Guipavas	2	3	8	4	»	3
Lambézellec	2	2	2	5	1	»
Plougastel-Daoulas (Tinduff)	»	»	1	»	2	1
Landivisiau	»	»	»	»	1	»
Saint-Marc	1	»	2	»	»	»
Trémaouézan	»	1	»	»	»	»
Plouneventer	»	»	1	1	»	»
Saint-Pierre-Quilbignon	»	1	3	»	»	»
Landerneau	»	»	1	2	»	»
Gouesnou	»	»	1	1	»	»
	79	63	176	166	31	52
	142		342		83	
	567[2]					

[1] Pour l'indication précise des hameaux atteints dans chaque commune, voir la colonne 1 du tableau E.

[2] Soit bien 730 décès en ajoutant ceux de Quimper (36), de Brest (47) et de Douarnenez (80).

A l'aide des chiffres qui précèdent, il est facile de dresser le tableau des proportions dans lesquelles chaque groupe a été frappé. Dans le tableau qui suit, les chiffres de la colonne 3 résultent de ceux des colonnes 2, 3, 4, 5, 6, 7, du tableau E; les chiffres de la colonne 4 résultent de ceux des colonnes 2, 3, 4, 5, 6, 7, du tableau F.

Tableau G.

ANNÉE DE L'ÉPIDÉMIE.	GROUPES DE POPULATION.	SUR 100 habitants.	SUR 100 décédés par choléra.	DIFFÉRENCE en plus.	en moins.
1	2	3	4	5	6
1885-86	De 1 à 15 ans,.........	40,50	25,04	»	15,46
	De 16 à 59 ans,.........	53,60	60,32	6,72	»
	De 60 ans et au-dessus....	5,90	14,64	8,74	»

Les chiffres de ce tableau, pour la proportion des décédés, se rapprochent des chiffres de l'Angleterre. Ici, comme de l'autre côté de la Manche, les enfants ont été très épargnés, les vieillards très frappés.

En résumé, en Angleterre comme en France, le hasard des contacts est seul cause, probablement, de la distribution du choléra entre les enfants et les adultes. Il n'y a de prédisposition réelle que pour les vieillards.

Pour compléter cette démonstration, voici les chiffres donnés par M. Blondel, dans son rapport sur l'épidémie cholérique de 1853-54 à Paris, pour un ensemble de 6.907 malades [1].

Sur 100 malades de chaque âge combien de décès ?

AGES.	HOMMES.	FEMMES.	MOYENNES.
De 0 à 5 ans,........	77	86	81
6 à 10 —...........	58	55	56
11 à 15 —...........	42	38	40
16 à 20 —..........	39	43	41
21 à 25 —...........	41	48	44
26 à 30 —...........	45	55	50
31 à 35 —...........	47	53	50
36 à 40 —...........	54	57	55

[1] Cité par M. BERTILLON. *Le choléra à Paris en 1884*, pp. 57 et suiv, en note.

AGES.	HOMMES.	FEMMES.	MOYENNES.
De 41 à 45 ans.........	55	54	55
46 à 50 —	65	58	62
51 à 55 —	64	64	64
56 à 60 —	71	63	68
61 à 65 —	77	69	73
66 à 70 —	83	77	80
71 à 75 —	66	83	75
76 à 80 —	93	88	89
81 à 85 —	100	89	93
86 à 90 —	100	83	89
MOYENNE.......	51	55	53

M. Bertillon aboutit à une conclusion très semblable à celle que l'étude de l'épidémie de 1849, en Angleterre, avait suggérée à M. Farr : « Dans une épidémie de choléra, les individus de vingt-cinq à trente-cinq ans ont deux fois plus de chances de mourir que ceux de quinze à vingt-cinq ans. Et le danger augmente avec l'âge [1] ». Voici comment s'exprime M. Bertillon :

La léthalité parmi les malades vieux est double de ce qu'elle est parmi les adultes. Si la fréquence des décès par choléra dans la population générale était seulement double parmi les vieillards de ce qu'elle est parmi les adultes, le tableau qui précède l'expliquerait suffisamment : les vieillards n'auraient pas une réceptivité plus grande de la maladie, mais une fois atteints résisteraient moins au mal. Or, nous venons de voir que, en réalité, leur mortalité est triple. Il faut donc admettre : 1° qu'ils sont plus sujets à la maladie ; 2° qu'une fois atteints ils sont plus sujets à y succomber [2].

L'on observera que dans le Finistère la mortalité, assez faible sur les enfants en général, a été relativement forte sur les enfants de un à cinq ans [3]. La raison en est peut-être que ces derniers ne quittant guère la maison, s'y agitant en tout sens, étaient en contact continuel, presque inévitable, avec les malades et avec les effets souillés.

Influence du sexe. — Voici les renseignements que nous fournissent diverses épidémies.

---

[1] FARR. *Vital statistics,* p. 338.
[2] BERTILLON. *Le choléra à Paris en 1884,* pp. 57 et suiv. en note.
[3] Voir le tableau général, p. 118.

Tableau H.

PAYS ET DATE DE L'ÉPIDÉMIE.	SEXE MASCULIN.				SEXE FÉMININ.			
	Sur 100 habitants.	Sur 100 décédés.	DIFFÉRENCE en plus.	DIFFÉRENCE en moins.	Sur 100 habitants.	Sur 100 décédés.	DIFFÉRENCE en plus.	DIFFÉRENCE en moins.
1	2	3	4	5	6	7	8	9
Angleterre 1849 (a)...	48,89	48,98	0,09	»	51,11	51,02	»	0,09
1832.........	49,33	49,83	0,50	»	50,67	50,17	»	0,50
1833.........	49,33	57,02	7,69	»	50,67	42,98	»	7,69
PARIS (b) 1849.........	49,03	49,19	0,16	»	50,97	50,81	»	0,16
1854.........	49,19	53,48	4,29	»	50,81	46,52	»	4,29
1865.........	50,26	52,76	2,50	»	49,74	47,24	»	2,50
1866.........	50,26	50,76	0,50	»	49,74	49,24	»	0,50
1873.........	50,07	47,13	»	2,94	49,93	52,87	2,94	»
1884.........	48,98	57,40	8,42	»	51,02	42,60	»	8,42
Italie 1884 (c)........	50,30	58,23	7,03	»	49,70	41,77	»	7,03
Finistère 1885-86.....	48,36	50,44	2,08	»	51,63	40,56	»	2,08

(a) FARR. *Vital statistics*, pp. 337 et suiv.
(b) BERTILLON. *Le choléra à Paris en 1884*, passim. — *Statistique générale de la France*. 1888, pp. 154 et suiv.
(c) MORANA. *Il colera in Italia*, p. 74.

En réalité, la différence du nombre des victimes doit résulter des circonstances qui mettent l'un ou l'autre sexe en contact plus ou moins fréquent avec les germes cholériques. Ces circonstances, variant avec les localités et le temps, sont difficiles à connaître.

Influence de l'état civil. — Ici, les faits constatés ne doivent pas être examinés isolément. Par exemple, il ne faut pas oublier, en étudiant la distribution des décédés entre les célibataires, les mariés et les veufs, de se reporter au tableau de la distribution entre les âges (Tableau E).

Les calculs qui suivent reposant sur la distribution de la population entre les célibataires, les mariés et les veufs, je donne d'abord le tableau de cette distribution dans les localités exposées, déduction faite de la population âgée de moins de quinze ans.

Répartition par état civil de la population des localités [1] atteintes.

Tableau J.

COMMUNES.	CÉLIBATAIRES.		MARIÉS.		VEUFS.	
	Mascu-lins.	Fémi-nins.	Mascu-lins.	Fémi-nins.	Mascu-lins.	Fémi-nins.
1	2	3	4	5	6	7
Concarneau..................	584	738	895	895	68	209
Penmarch...................	88	110	166	166	18	54
Beuzec-Conq...............	122	115	253	253	17	68
Melgven....................	21	27	38	38	3	14
Nizon......................	4	6	12	12	»	4
Guilvinec..................	123	156	380	380	15	70
Lanriec....................	95	101	203	203	23	64
Plobannalec...............	23	22	66	66	7	28
Pont-l'Abbé...............	392	624	634	634	24	113
Trégunc...................	56	103	112	112	10	52
Audierne..................	189	303	416	416	30	108
Pont-Croix................	218	282	281	281	20	76
Plouhinec (Poulgoazec).....	101	115	222	222	19	46
Pouldergat (Poul-David)....	100	130	223	223	12	47
Ploaré....................	145	157	242	242	11	47
Quéménéven...............	5	2	4	4	»	»
Plonévez-Porzay (Tréfontec)...	23	30	45	45	8	5
Guiler....................	4	7	11	11	4	4
Ile de Sein...............	112	132	122	122	3	24
Nevez....................	20	26	23	23	1	9
Tréboul..................	368	438	452	452	27	33
Fouesnant................	»	1	12	12	»	3
Guengat.................	28	36	49	49	5	2
Plogastel-Saint-Germain......	4	1	0	0	1	»
Landudec.................	12	19	26	26	4	8
Plonéour-Lauvern.........	95	90	123	123	8	22
Guipavas................	161	157	345	345	38	43
Lambézellec.............	151	133	402	402	35	52
Plougastel-Daoulas (Tinduff)..	8	17	15	15	4	4
Landivisiau..............	284	255	362	362	37	88
Saint-Marc..............	72	36	127	127	12	49
Trémaouézan.............	11	10	13	13	5	5
Plouneventer............	5	3	6	6	3	1
Saint-Pierre-Quilbignon.....	117	84	136	136	20	28
Landerneau..............	914	857	1.039	1.039	94	185
Gouesnou................	2	»	1	1	»	»
TOTAUX.........	4.657	5.323	7.465	7.465	590	1.565
	9.980		14.930		2.155	

[1] Pour l'indication des hameaux atteints dans chaque commune, voir la colonne 1 du tableau E.

Tableau K.

Décès cholériques dans

les localités atteintes.

Tableau K.

COMMUNES.	CÉLIBATAIRES.								MARIÉS.								VEUFS.							
	MASCULINS.				FÉMININS.				MASCULINS.				FÉMININS.				MASCULINS.				FÉMININS.			
	De 15 à 25 ans.	De 25 à 40 ans.	De 40 à 55 ans.	Au-dessus de 55 ans.	De 15 à 25 ans.	De 25 à 40 ans.	De 40 à 55 ans.	Au-dessus de 55 ans.	De 15 à 25 ans.	De 25 à 40 ans.	De 40 à 55 ans.	Au-dessus de 55 ans.	De 15 à 25 ans.	De 25 à 40 ans.	De 40 à 55 ans.	Au-dessus de 55 ans.	De 15 à 25 ans.	De 25 à 40 ans.	De 40 à 55 ans.	Au-dessus de 55 ans.	De 15 à 25 ans.	De 25 à 40 ans.	De 40 à 55 ans.	Au-dessus de 55 ans.
1	2	3	4	5	6	7	8	9	10	11	12	13	14	15	16	17	18	19	20	21	22	23	24	25
oncarneau	4	2	»	»	1	»	»	1	»	4	3	1	8	2	2	»	»	1	»	2	»	»	1	2
ennarch	1	»	»	»	»	»	1	»	»	1	4	1	»	»	»	»	»	»	»	1	»	»	»	4
euzec-Conq	»	»	»	»	»	»	2	»	»	1	4	»	»	6	3	1	»	»	»	1	»	»	1	2
elgven	»	»	»	»	»	»	»	»	»	1	»	»	»	»	1	»	»	»	»	»	»	»	»	2
zon	2	»	»	»	»	»	»	»	»	»	»	»	»	»	»	»	»	»	»	1	»	»	2	3
airinec	»	»	1	»	»	»	»	»	1	12	6	3	4	14	7	»	»	»	1	»	»	1	1	3
riec	»	»	»	»	2	»	»	1	»	1	5	1	»	1	»	1	»	»	»	1	»	2	1	1
obannalec	»	»	»	»	»	»	»	»	»	»	1	2	»	1	1	»	»	»	»	»	»	»	1	1
ont-l'Abbé	»	»	»	»	»	»	»	»	»	5	1	1	»	1	1	»	»	»	1	2	»	1	1	1
égunc	2	1	»	»	»	»	»	»	2	15	»	5	1	16	9	3	»	»	1	6	»	1	1	8
dierno	5	1	1	»	4	2	2	3	1	1	1	1	»	1	»	»	»	1	»	1	»	»	4	4
ont-Croix	»	»	»	»	»	»	»	»	4	5	5	2	3	4	2	»	»	1	»	1	»	1	»	1
ouhinec (Poulgoazec)	»	»	»	»	2	»	»	»	1	2	1	»	2	1	3	»	»	»	»	1	»	1	2	1
uldergat (Poul-David)	»	»	»	»	»	»	»	»	»	»	1	»	»	1	»	»	»	»	»	1	»	1	»	1
oaré	»	»	»	»	»	»	»	»	»	2	2	4	»	2	»	3	»	»	»	»	»	»	»	2
éménéven	1	»	»	»	»	»	»	»	»	1	»	1	»	1	»	»	»	1	»	1	»	»	»	1
nevez-Porzay (Tréfentec)	»	1	»	»	»	»	»	»	2	2	2	4	»	2	»	3	»	»	»	»	»	»	»	2
iler	»	»	1	»	»	»	»	»	1	1	1	»	1	2	1	1	»	1	1	»	»	»	»	»
de Soin	1	»	»	»	1	1	»	»	»	1	4	»	1	»	»	»	»	1	1	»	»	»	»	2
vez	»	»	1	»	»	»	»	»	»	1	»	»	»	2	»	»	»	»	»	»	»	»	»	2
boul	»	»	»	»	»	1	»	»	»	»	2	»	1	»	»	»	»	»	»	»	»	»	»	»
uesnant	»	»	»	»	1	»	»	»	»	1	»	»	»	»	»	1	»	»	»	»	»	»	»	1
ongat	»	1	»	»	»	»	»	»	»	»	1	»	»	»	»	1	»	»	»	»	»	»	»	»
ogastel-Saint-Germain	»	»	1	»	»	»	»	»	»	»	»	»	»	»	»	»	»	»	»	»	»	»	»	»
adudec	»	»	»	»	»	»	»	»	»	1	»	»	»	»	»	1	»	»	»	»	»	»	»	»
néour-Lauvern	»	»	1	»	»	»	»	»	»	»	»	»	»	»	»	»	»	»	»	»	»	»	»	1
lpavas	2	1	»	»	2	»	»	»	»	1	2	1	»	1	2	1	»	»	»	1	»	»	»	3
nbézellec	»	»	»	»	»	»	»	1	»	»	2	»	»	1	2	1	»	»	»	1	»	»	»	1
ougastel-Daoulas (Tinduff)	»	»	1	»	»	»	»	»	»	1	»	»	»	1	»	»	»	1	»	»	»	»	»	1
udivizan	»	»	»	»	»	»	»	»	»	»	1	»	»	»	»	»	»	»	»	»	»	»	»	»
nt-Marc	»	»	»	»	»	»	»	»	»	2	»	»	»	1	»	»	»	»	»	»	»	»	»	2
maouézan	»	»	»	»	»	»	»	»	»	»	»	»	»	»	»	»	»	»	»	»	»	»	»	»
uneventer	»	»	»	»	»	»	»	»	»	»	1	»	»	»	»	1	»	1	»	»	»	»	»	»
nt-Pierre-Quilbignon	1	1	»	»	»	»	»	»	»	»	1	»	»	»	»	»	»	1	»	1	»	»	»	»
aderneau	»	»	»	»	»	»	»	»	1	»	1	»	»	»	2	»	»	»	1	»	»	»	»	2
esnou	»	»	»	»	»	»	»	»	»	1	»	»	»	»	1	»	»	»	»	»	»	»	»	»
Totaux	**16**	**8**	**7**	**»**	**12**	**4**	**5**	**7**	**3**	**54**	**52**	**40**	**10**	**60**	**39**	**22**	**»**	**6**	**6**	**15**	**»**	**6**	**13**	**40**
	31				28				149				131				27				59			
	59								280								86 (a)							

(a) Ensemble 4a5, ce qui, avec les 14a enfants du tableau F, donne bien les 567 décès de ce tableau.

Pour l'indication des hameaux atteints dans chaque commune, voir la colonne 1 du tableau E.

Il résulte de ce dernier tableau que dans l'épidémie du Finistère, quel que soit leur âge, les célibataires ont été peu frappés, les mariés beaucoup sans que cela paraisse résulter de leur âge, et les veufs des deux sexes beaucoup également, mais surtout à raison de leur âge.

Les statistiques cholériques qui contiennent des renseignements analogues sur l'état civil des victimes sont très rares. Je ne puis rapprocher les chiffres du Finistère que de ceux de quatre épidémies de Paris pour lesquelles on s'est préoccupé de l'état civil des victimes. Comme le précédent, le tableau qui suit ne comprend pas les enfants au-dessous de quinze ans.

Tableau L.

PAYS ET DATE de l'épidémie.	SEXE MASCULIN.						SEXE FÉMININ.					
	CÉLIBATAIRES.		MARIÉS.		VEUFS.		CÉLIBATAIRES.		MARIÉES.		VEUVES.	
	Sur 100 adultes.	Sur 100 décédés par choléra.	Sur 100 adultes.	Sur 100 décédés par choléra.	Sur 100 adultes.	Sur 100 décédés par choléra.	Sur 100 adultes.	Sur 100 décédés par choléra.	Sur 100 adultes.	Sur 100 décédés par choléra.	Sur 100 adultes.	Sur 100 décédés par choléra.
1	2	3	4	5	6	7	8	9	10	11	12	13
Paris 1832...	46,39	34,74	48,87	52,47	4,74	12,79	34,54	24,71	50,50	44,45	14,95	30,84
1849...	46,59	19,07	48,76	42,58	4,65	8,35	34,91	31,92	50,89	41,61	14,20	26,47
1854...	46,59	50,83	48,76	39,63	4,05	9,51	34,91	34,50	50,87	42,72	14,22	22,78
1884...	41,17	44,78	53,05	41,00	5,78	13,32	34,46	22,15	50,13	51,38	15,41	26,47
Finistère 1885-86	36,63	14,97	58,72	71,08	4,65	13,05	37,03	12,85	52,02	60,09	10,90	27,06

Dans son étude si remarquable, *Le choléra à Paris en 1884*, M. Bertillon s'exprime ainsi :

On sait que l'influence de l'état civil sur la mortalité en général est très puissante et s'observe dans tous les pays où elle a été recherchée. Toujours les célibataires meurent plus que les mariés et moins que les veufs. Les différences sont de même ordre en ce qui concerne les femmes; mais elles sont pour elles moins marquées.... Ces règles sont applicables au choléra....... Il faut, sans doute, attribuer ces résultats singuliers à ce que beaucoup de célibataires ont une vie moins régulière que les gens mariés. De plus un grand nombre de célibataires vivent en commun avec d'autres individus. Beaucoup logent en garni, d'autres dans des casernes, la plupart mangent dans des restaurants, dans des pensions, etc. Les gens mariés, au contraire, sont cantonnés dans leur famille et ont ainsi plus de chance d'échapper à une contagion.

C'est exactement l'inverse qui s'est produit dans le Finistère, comme le prouve le tableau L.

Il en résulte, en effet, que dans la population atteinte les célibataires hommes sont 36,63 sur 100 adultes, tandis que sur 100 adultes hommes décédés du choléra, il n'y a en a que 14,57 célibataires, proportion inférieure des deux tiers environ à celle des épidémies parisiennes pour la même catégorie d'individus. Pour les femmes le fait est même plus accentué.

Il en résulte encore que dans la population atteinte les mariés hommes, qui sont 58,72 sur 100 adultes, ont eu 72,33 décès sur 100 décédés cholériques, proportion énorme, très supérieure à celle des épidémies parisiennes pour la même catégorie d'individus. Chez les femmes la différence est moins forte, mais elle existe.

Enfin, les veufs et les veuves, comme à Paris, ont été frappés dans une proportion très supérieure à leur importance numérique, mais il est facile de remarquer que c'est là un effet, non de leur état de viduité, mais de leur âge.

Le problème que pose la dissemblance entre ces faits et ceux relevés par M. Bertillon n'est peut-être pas impossible à résoudre. Les uns comme les autres paraissent confirmer la doctrine de « la contamination directe par contact de l'homme ou de l'objet ». (Grancher.) Les plus frappés, ce sont les plus exposés. Les plus exposés, ce sont ceux qui sont en communication avec le plus de personnes. A Paris, les germes cholériques ont bien des chances de se répandre dans les lieux que fréquentent les célibataires : garnis, marchands de vins, restaurants... et autres. Mais outre que les célibataires en Bretagne mènent nécessairement une vie plus rangée que les célibataires urbains, bien moindre a été pour eux que pour les mariés la principale cause de péril, l'encombrement du logis. Grâce au manque de propreté et surtout au trop plein, le foyer domestique dans le Finistère s'est montré un séjour plus dangereux que le cabaret. C'est ce qui peut expliquer l'énorme proportion des décédés mariés des deux sexes. Dans cette catégorie, si les hommes ont été plus frappés que les femmes, c'est sans doute qu'ils joignaient aux désavantages du foyer domestique, encombré et sale, ceux résultant de leur métier de marins.

Quant aux veufs, j'ai dit que leur forte mortalité paraît surtout due à leur âge. Le tableau K indique en effet que les veufs ou veuves atteints par le choléra avaient, dans une proportion de plus de 60 p. 100, dépassé cinquante-cinq ans. Beaucoup, d'ailleurs, parmi les veufs ou veuves décédés n'avaient perdu leur conjoint que depuis deux ou trois jours, ou même depuis quelques heures. Veufs ou veuves au moment du décès, ils étaient mariés quand ils étaient tombés malades.

Influence de la profession. — Il me paraît inutile de donner pour bases aux statistiques des professions qui n'ont fourni que un, deux ou trois décès; je ne m'arrête qu'à celles qui ont compté quatre décès au moins. En voici le tableau :

Tableau M.

PROFESSIONS.	EXISTANTS dans les localités atteintes.	DÉCÉDÉS PAR CHOLÉRA.	PROPORTION pour 100 existants.
1	2	3	4
Hommes			
Marins..........................	3.814	111	2,91
Journaliers....................	1.539	43	2,79
Cultivateurs...................	1.698	27	1,59
Soudeurs......................	315	5	1,58
Menuisiers et charpentiers.........	726	16	2,20
Femmes			
Ménagères.....................	4.920	170	3,45
Journalières	692	34	4,01
Cultivatrices	909	24	2,64
Sardinières	1.827	16	0,87
Blanchisseuses.................	128	7	5,46
Couturières....................	478	7	1,46
Débitantes de boissons...........	143	5	3,49

Parmi les hommes, les marins tiennent la tête. Les chiffres qui les concernent justifient ce que j'ai déjà dit du caractère maritime de l'épidémie du Finistère ; ce sont les marins qui ont contracté les premiers la maladie et qui l'ont répandue dans les ports de la côte et les localités avoisinantes.

Les journaliers, qui les suivent de bien près, comprennent, dans le Finistère, des ouvriers, presque tous anciens marins, travaillant dans les ports et continuellement en contact avec les pêcheurs, ou, quand la pêche chôme, s'employant dans les maisons à toutes sortes de tâches, généralement aux plus sales.

Parmi les femmes, ce sont les blanchisseuses qui ont proportionnellement fourni le plus de décès. « Cette profession, dit M. Bertillon, est particulièrement dangereuse au point de vue du choléra.... En 1884, la mortalité des blanchisseuses par le choléra a été presque le triple de la mortalité des personnes d'autres professions [1]. » En Belgique, il en a été de même. «Dans l'épidémie de choléra qui a sévi en 1865, dit le Dr Kuborn, nous avons pu saisir plusieurs fois la marche de la maladie par sa transmission aux personnes qui avaient lessivé les objets de couchage dans lesquels les cholériques avaient lâché leurs selles. Aussi avons-nous été frappés de la forte contribution que le fléau a prélevée sur les ménagères qui se sont livrées à ce travail [2]. » Les chiffres du tableau M confirment ces observations. Non seulement les blanchisseuses de profession ont été frappées dans une forte proportion, mais on peut affirmer que si les ménagères et les journalières ont tant souffert de l'épidémie c'est que ce sont elles, dans le Finistère, qui blanchissent le linge et qui, par conséquent, se sont trouvées exposées aux causes de propagation dont les blanchisseuses sont souvent les victimes.

Après les blanchisseuses, les journalières. Les *journalières* vont à la journée, remmaillent les filets, lavent la vaisselle et les linges ; on comprend qu'elles étaient bien placées pour contracter le mal. Si les ménagères indépendantes, chefs de ménage, ont été un peu moins atteintes, c'est que parmi elles un certain nombre avaient assez d'aisance pour laisser aux journalières les besognes répugnantes de la maison.

Il faut remarquer aussi la forte proportion des débitantes de boissons. Non seulement elles se sont trouvées en contact avec la population suspecte qui passait par leurs boutiques, mais elles ont copieusement trinqué avec ces hôtes d'un instant. J'ai déjà dit que dans le Finistère les femmes sont presque autant que les hommes adonnées aux boissons alcooliques.

La proportion des cultivatrices frappées est plus élevée que celle des cultivateurs ; c'est que la plupart de ces femmes sont à la fois cultivatrices et ménagères.

---

[1] Bertillon, *Le choléra à Paris en 1884*, p. 61.
[2] Dr Kuborn, président de la société de médecine de Belgique. *Quelques observations sur le choléra*, Bruxelles, 1886, p. 8.

Le nombre des ouvrières travaillant à la fabrication des boîtes de sardines est considérable dans certaines localités, notamment à Concarneau. Il y a eu peu de décès cholériques parmi elles. La pêche ayant chômé pendant presque toute l'épidémie, les usines avaient fermé leurs portes et les sardinières exerçaient un autre métier. On ne peut donc tirer aucune conclusion en faveur de cette industrie de la faible proportion de sa mortalité.

§ 3. — Durée et époque de la maladie.

Le premier décès cholérique de l'épidémie du Finistère est du 22 septembre 1885, le dernier du 23 avril 1886. J'ai donné plus haut[1] le tableau des décès cholériques par mois. C'est surtout pendant les quatre mois d'octobre, novembre, décembre et janvier que l'épidémie a été violente. Le maximum de décès est en novembre. Autant que les renseignements incomplets sur les épidémies antérieures permettent d'en juger, ce sont ces mêmes mois qui dans le Finistère ont compté d'habitude le plus grand nombre de morts. Le choléra n'a fait de victimes en février, mars et avril que pendant l'épidémie de 1865-1866.

A Paris, les plus grands ravages du choléra ont eu lieu : en 1832, au mois d'avril ; en 1833, au mois d'octobre ; en 1849, aux mois de mai et juin ; en 1854, aux mois de juin, juillet, août et septembre ; en 1865, au mois d'octobre ; en 1866, au mois d'août ; en 1873, au mois de septembre ; en 1884, au mois de novembre.

Ainsi, les seuls mois pendant lesquels on n'a pas constaté une virulence particulière du choléra sont les mois de février et de mars.

Quelle est la durée moyenne de l'affection cholérique? Cette constatation n'offrirait pas de grandes difficultés si les autorités municipales y étaient préparées, mais elle a été négligée jusqu'à ce jour dans la plupart des épidémies. Les Anglais s'en sont préoccupés et leurs statisticiens ont recueilli sur ce point quelques informations. M. Farr dit qu'en Angleterre, pendant l'épidémie de 1848-49, la durée de la maladie, chez les décédés, a été :

De 15 à 35 ans..................... 50 » heures.
De 35 à 55 ans..................... 46,80 — 1
Au-dessus de 55 ans..................... 47,35 ⌐

[1] Voir p. 66.

La plupart des communes atteintes dans le Finistère, n'ont pas pu fournir le relevé exact de la durée de la maladie. Pour sept seulement, ayant eu un total de 237 décès, je suis en mesure d'indiquer la durée de la maladie pour tous les décédés. Les statisticiens anglais affirment qu'il résulte d'observations portant sur 39.468 décès que les femmes résistent, en moyenne, une heure de plus que les hommes au choléra. C'est possible, mais où et quand se sont produits ces 39.468 décès ? Proviennent-ils de la même époque ? du même milieu ? A Paris, pendant l'épidémie de 1832, les cholériques décédés dans les hôpitaux au nombre de 5.838, ont succombé, en moyenne : les hommes, au bout de 2 jours 23 heures 21 minutes; les femmes au bout de 3 jours 11 heures 7 minutes. Ainsi, les femmes ont résisté 11 heures 46 minutes de plus que les hommes [1].

En 1849, les 6.903 cholériques qui sont décédés dans les hôpitaux ont succombé, en moyenne : les hommes, en 3 jours 6 heures 13 minutes; les femmes en 3 jours, 8 heures, 12 minutes. Cette fois, la différence en faveur des femmes n'a plus été que de 2 heures environ [2]. Les chiffres relatifs à notre épidémie, quoique infiniment plus modestes, offrent un avantage : ils comprennent la totalité des victimes de sept communes.

Tableau du chiffre des décédés, d'après la durée de la maladie sans distinction de sexe ni d'âge.

Tableau N.

NOMS des COMMUNES.	NOMBRE des décédés.	12 heures et moins.	1 jour.	2 jours.	3 jours.	4 jours.	5 jours.	6 jours.	7 jours.	8 jours.	9 jours.	10 jours.	13 jours.	MOYENNES.
1	2	3	4	5	6	7	8	9	10	11	12	13	14	15
Douarnenez	80	7	27	19	13	3	6	4	»	»	1	»	»	2 j. 8 h.
Guilvinec	72	11	22	15	9	3	2	2	1	2	5	2	1	2 j. 15 h.
Ile de Sein	24	3	6	7	5	2	1	»	»	»	»	»	2 j. 1 h. 1/2
Melgven........	4	»	1	»	2	1	»	»	»	»	»	»	»	2 j. 18 h.
Pont-l'Abbé	5	1	2	»	»	1	»	1	»	»	»	»	»	2 j. 12 h.
Quimper	36	6	21	5	3	»	1	»	»	»	»	»	1 j. 7 h.
Treboul	16	3	5	2	2	»	1	»	1	»	»	2	»	3 j.
TOTAL........	237	31	84	48	34	10	11	7	2	2	8	4	1	Moyenne pour les 7 communes 2 j. 8 h. 40 m.

[1] *Rapport sur les épidémies cholériques de 1832 et 1849 dans les établissements dépendant de l'administration générale de l'assistance publique de la ville de Paris*, Paris, 1850, p. 23.
[2] *Ibid.*, p. 165.

Ainsi Quimper est la commune où la maladie a tué le plus vite; Tréboul celle où elle a tué le plus lentement.

Tableau de la durée moyenne de la maladie par sexe et par âge.

Tableau P.

NOMS des COMMUNES.	SEXE MASCULIN.			SEXE FÉMININ.		
	De 0 à 15 ans.	De 15 à 55 ans.	De 55 ans et au-dessus.	De 0 à 15 ans.	De 15 à 55 ans.	De 55 ans et au-dessus.
1	2	3	4	5	6	7
Douarnenez......	1 j. 21 h. 48 m.	2 j. 0 h. 54 m.	2 j. 19 h. 12 m.	1 j. 11 h. 6 m.	3 j. 4 h. 42 m.	1 j. 11 h'
Guilvinec........	3 j. 10 h. 36 m.	1 j. 20 h. 42 m.	1 j. 12 h.	2 j. 12 h.	3 j. 7 h. 42 m.	2 j. 18 h
Ile de Sein	1 j. 16 h.	1 j. 20 h. 30 m.	16 h.	3 j.	3 j.	2 j. 7 h. 12 m.
Melgven.........	»	4 j.	»	1 j.	1 j.	3 j.
Pont-l'Abbé.....	»	20 h.	»	»	»	5 j. 20 h.
Quimper.........	1 j. 8 h.	1 j. 17 h. 6 m.	1 j.	1 j. 20 h.	1 j. 10 h. 30 m.	21 h.
Tréboul.........	4 j. 8 h.	3 j. 0 h. 48 m.	»	3 j.	2 j.	12 h.
MOYENNE pour les 7 communes....	2 j. 13 h. 12 m.	2 j. 1 h. 54 m.	1 j. 16 h.	2 j. 2 h. 36 m.	2 j. 22 h. 48 m.	1 j. 20 h. 48 m.

En recherchant, à l'aide de ce tableau la moyenne générale de la durée de la maladie, pour chacun des deux sexes, on trouve que les femmes ont résisté, en moyenne, cinq heures environ de plus que les hommes.

Le tableau R montre comment se répartissent, par sexe, par âge et par durée de la maladie, les 237 décès des communes de Douarnenez, du Guilvinec, de l'île de Sein, de Melgven, de Pont-l'Abbé, de Quimper et de Tréboul.

Cent quinze des victimes, sur 237, soit 48,52 p. 100, ont succombé dans les premières vingt-quatre heures de la maladie et 83,12 p. 100 dans les trois premiers jours.

« D'après les relevés faits à Paris en 1832 et en 1849, portant sur 10.000 décès constatés dans les hôpitaux, on trouve : — que 5.508 décès avaient eu lieu dans les premières vingt-quatre heures après l'entrée des malades dans les salles, c'est-à-dire plus de la moitié ; — que 1.280 avaient eu lieu dans le cours de la deuxième à la troisième journée ; — que 1.103 avaient eu lieu dans le cours de la troisième à la quatrième journée ; etc. [1]»

Tableau R.

DURÉE DE LA MALADIE.	NOMBRE D'INDIVIDUS ayant succombé après une maladie dont la durée est indiquée col. 1.						TOTAUX.
	SEXE MASCULIN.			SEXE FÉMININ.			
	De 0 à 15 ans.	De 15 à 60 ans.	Au-dessus de 60 ans.	De 0 à 15 ans.	De 15 à 60 ans.	Au-dessus de 60 ans.	
1	2	3	4	5	6	7	8
12 heures et moins.	2	14	3	1	7	4	31
1 jour	8	30	3	9	21	13	84
2 jours........	8	16	2	8	12	2	48
3 jours.........	7	4	1	4	12	6	34
4 jours.........	1	2	»	1	5	1	10
5 jours.........	»	4	1	1	5	»	11
6 jours.........	1	2	»	»	4	»	7
7 jours.........	»	»	»	1	1	»	2
8 jours.........	»	1	»	»	»	1	2
9 jours.........	1	»	»	»	2	»	3
10 jours et plus.	1	2	»	»	2	»	5
TOTAUX.......	29	75	10	25	71	27	237

Si l'on tient compte de ce fait que l'entrée des malades à l'hôpital n'a pas toujours eu lieu au début de la maladie, il faut diminuer sensiblement le chiffre de 5.508 ; dès lors, la proportion est à peu près la même dans le Finistère en 1885-1886 et à Paris en 1832 et en 1849, pour les décès des premières vingt-quatre heures. Ensuite, la maladie fait des progrès un peu plus rapides dans le Finistère qu'à Paris. Ainsi, à Paris, pour les trois premiers jours, le total des décédés est de 78,91 p.100, tandis qu'il est de 83,12 p.100 dans le Finistère.

Il paraît que dans l'Inde la marche du choléra est encore plus rapide ; ainsi, d'après Annesley, sur 11 cas mortels, la mort avait eu lieu en cinq heures dans 3, en six heures dans un, en douze heures dans 2, en seize heures dans un et en dix-huit heures dans 2. Chez deux seulement la mort avait eu lieu le troisième et le quatrième jour. Le Dr Moore Head, à Bombay, a présenté des résultats semblables [2].

[1] BRIQUET. *Rapport « sur les épidémies de choléra morbus »*, *Mémoires de l'académie de médecine*, t. XXVIII, p. 241.
[2] *Idem, Ibid.*, p. 242.

Influence des jours de la semaine. — Cette cause d'influence a été étudiée, à Paris, pour l'épidémie cholérique de 1832, sur les malades admis dans les hôpitaux, au nombre de 13.777.

Si l'on examine quel a été le nombre des admissions pour chacun des jours de la semaine en particulier, on trouve :

Pour 27 lundis, terme moyen............... 76,85
— 27 mardis..................... 72,11
— 27 mercredis..................... 73,26
— 27 jeudis..................... 74,22
— 27 vendredis..................... 73
— 27 samedis..................... 72,92
— 27 dimanches..................... 67,88

C'est-à-dire que le maximum des entrées a été le lundi, et le minimum le dimanche ; que ce maximum offre sur le minimum ou les entrées du dimanche une augmentation de plus d'un huitième (0,134) ; que le mardi a été, après le dimanche, le jour où l'on a compté le moins d'entrées ; que pendant les deux jours qui suivent le mardi elles ont augmenté, tandis qu'elles ont été en diminuant pendant les deux derniers jours dont est précédé le nouveau dimanche, qui lui-même en a présenté encore un moindre nombre. Il résulte de cet examen que l'influence des excès du dimanche et des premiers jours de la semaine sur la partie de la classe ouvrière admise aux hôpitaux se trouve indiquée par l'augmentation des entrées les lundis, mercredis et jeudis, la diminution des mardis paraissant être une conséquence de la forte augmentation du lundi [1].

Dans le Finistère, les résultats paraissent avoir la même signification. Les 730 décès cholériques ont eu lieu, savoir :

Le dimanche..................... 77
Le lundi..................... 88
Le mardi..................... 119
Le mercredi..................... 120
Le jeudi..................... 109
Le vendredi..................... 107
Le samedi..................... 101

Bien que la base du calcul, à Paris et dans le Finistère, ne soit pas tout à fait la même, puisque à Paris on a calculé sur les entrées à l'hôpital, c'est-à-dire sur les débuts de la maladie, et dans le Finistère sur les décès, c'est-à-dire sur la terminaison de la maladie,

[1] *Rapport sur la marche et les effets du choléra-morbus dans Paris et les communes rurales du département de la Seine.* Paris, 1834, p. 143.

néanmoins la même conclusion se dégage des deux tableaux. Dans les deux cas, c'est l'oisiveté du dimanche qui permet le séjour dans les cabarets ou à la maison, deux foyers d'infection également actifs, surtout dans le Finistère, et qui occasionne pour le mercredi une recrudescence très notable de décès. La différence relative au lundi s'explique par ce fait qu'à Paris le samedi est un jour de paye pour la population ouvrière, c'est-à-dire un jour d'excès, au moins le soir, dont les effets se font sentir dès le lundi ; circonstance qui ne se présente pas dans le Finistère. Dans les deux cas, l'influence des jours de la semaine sur la mortalité cholérique est une preuve de plus de l'influence de l'hygiène sur la propagation du choléra.

C'est surtout à la suite d'excès alimentaires que des matières incomplètement digérées passent de l'estomac dans l'intestin et y entraînent un certain nombre de bacilles virgules encore vivants. Vous avez pu remarquer que c'est principalement le lundi ou le mardi, c'est-à-dire les jours qui suivent immédiatement celui où ont lieu ordinairement des excès alimentaires qu'on observe un plus grand nombre de cas de choléra.[1]

§ 4. — OBSERVATIONS MÉTÉORIQUES.

Le diagramme ci-après (planche n° 10) contient : 1° la courbe figurative du nombre des décès cholériques quotidiens ; 2° la courbe figurative des variations quotidiennes du thermomètre ; 3° la courbe figurative des variations quotidiennes du baromètre. En tête de chaque colonne quotidienne se trouvent indiqués la force et la direction du vent, l'état de l'atmosphère.

La période la plus grave de l'épidémie, du 18 novembre au 5 décembre 1885, a coïncidé avec une élévation relative de la température. Mais, plus tard, en janvier 1886, la température s'élève jusqu'à près de 10 degrés au-dessus de 0, ce qui est anormal pour cette époque de l'année, et cependant l'épidémie diminue d'intensité.

La pression atmosphérique ne paraît pas avoir exercé une influence directe sur l'épidémie. L'on n'aperçoit pas un rapport entre la hausse et la baisse du baromètre et l'augmentation ou la diminution du chiffre des décès. Pendant la période la plus grave

[1] Koch. « Conférence sur le choléra. » *Semaine médicale*, 21 août 1884.

de l'épidémie, le baromètre est tantôt très bas (23 novembre : 747), tantôt très haut (1er décembre : 767). Quand l'épidémie tend à sa fin, en mars et en avril 1886, le baromètre monte de 748 à 770, pour redescendre aussitôt à 750, sans que la décroissance de l'épidémie en soit troublée.

Les jours de forte mortalité cholérique, en novembre et décembre, ont été des jours de pluie; mais c'est aussi pendant une période de pluie que la décroissance de l'épidémie s'est accentuée.

Enfin, le vent a soufflé le plus souvent du sud-est et du nord-ouest, aussi bien pendant la période grave de l'épidémie que pendant la période de décroissance.

Planche 10.

CHOLÉRA DE 1885-1886.

Diagramme des décès, de la température, etc.

Force du vent

0 Calme; la fumée s'élève verticalement.
1 Légère brise; vent faible.
2 Petite brise; vent modéré.
3 Jolie brise; bonne brise, vent assez fort.
4 Bonne brise; vent fort, agite les grosses branches.
5 Grand frais; coup de vent, vent violent.
6 Tempête; ouragan.

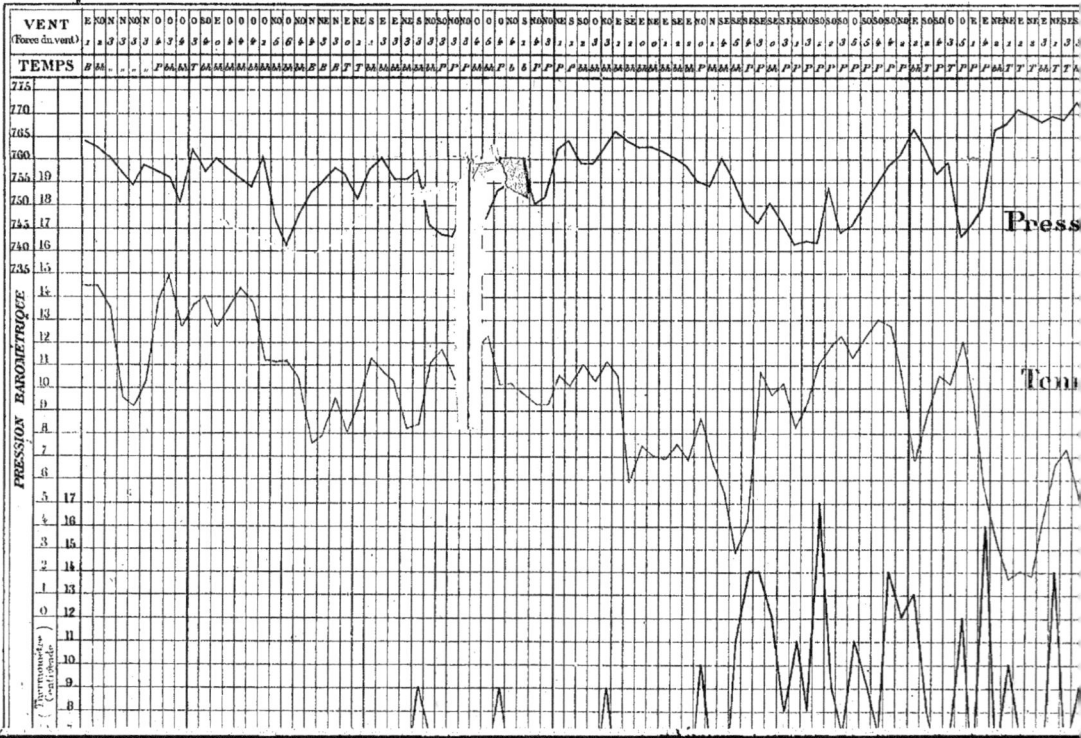

D Dimanche

VENT (Force du vent)	TEMPS

PRESSION BAROMÉTRIQUE

Thermomètre (cent.) Cent. Octomb.

775
770
765
760
755 — 19
750 — 18
745 — 17
740 — 16
735 — 15
14
13
12
11
10
9
8
7
6
5 — 17
4 — 16
3 — 15
2 — 14
1 — 13
0 — 12
11
10
9
8

Press

Tem

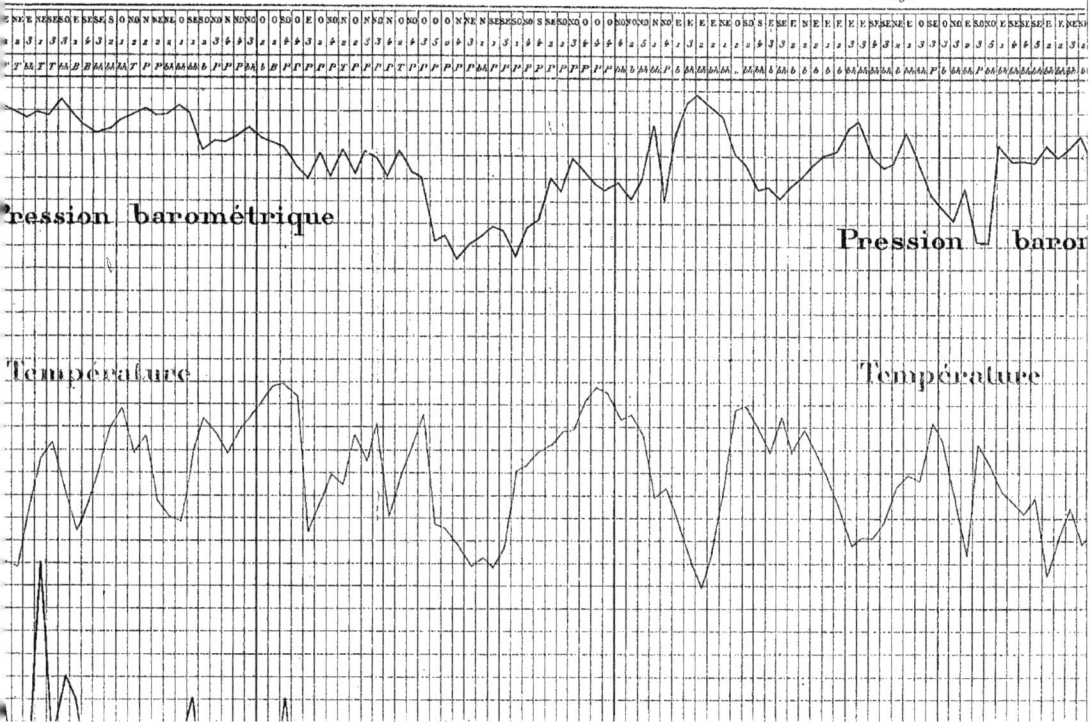

DIAGRAMME
Représentant pour chaque jour de l'épidémie.
1° Les Décès cholériques ; 2° La Température
3° La pression barométrique ; 4° Le vent ; 5° L'état de l'atmosphère.

Etat de l'atmosphère
T Beau temps : clair .
P Pluie .
H Brouillard épais .
b Brouillard léger .
bh Brume à l'horizon .
N Neige .
G Grêle .
Or Orage .

Pression barométrique

Pression baron

Température

Température

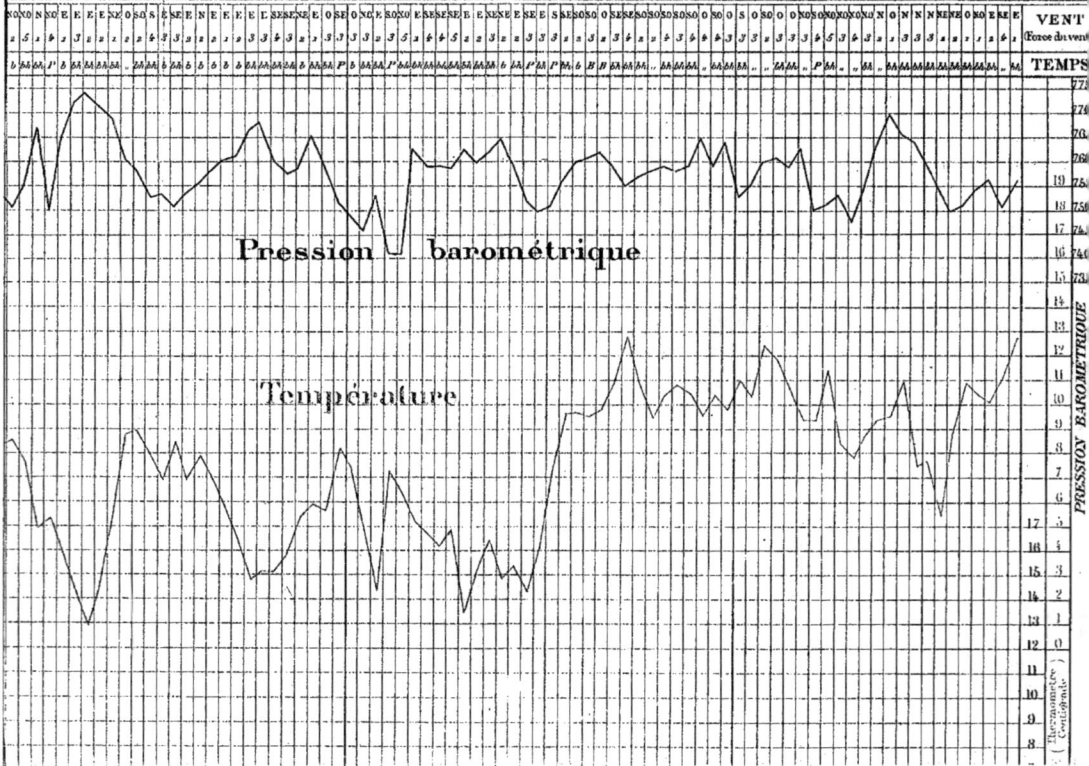

Pression   barométrique

Température

VENT
(Force du vent)

TEMPS

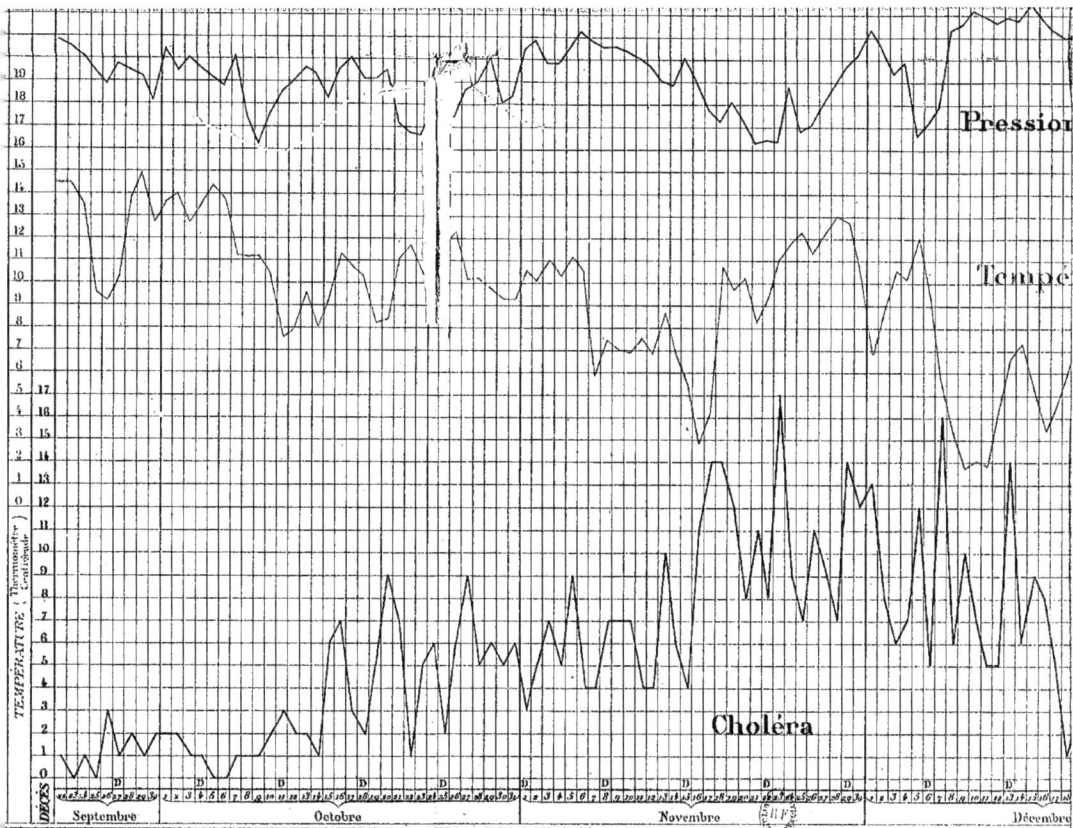

Pression

Température

Choléra

TEMPÉRATURE (Thermomètre Centigrade)

DÉCÈS

Septembre — Octobre — Novembre — Décembre

et Imp. par Erhard Fr.

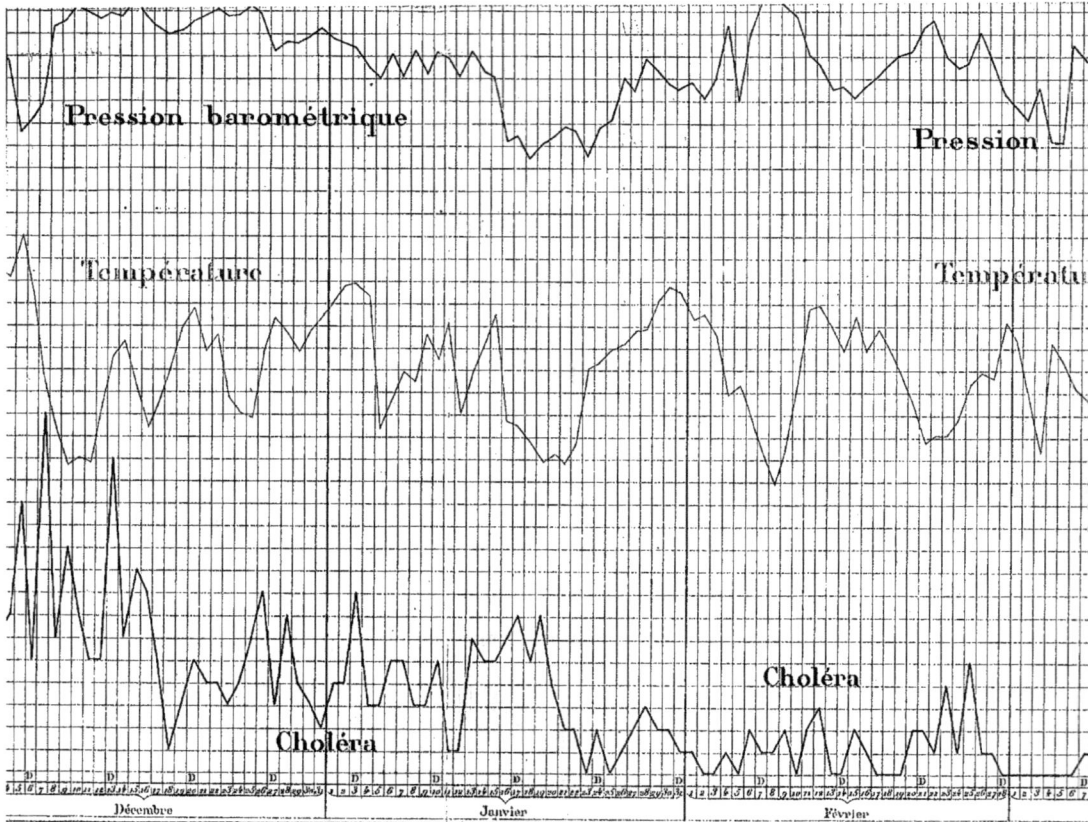

Pression barométrique

Pression

Température

Températu

Choléra

Choléra

Décembre   Janvier   Février

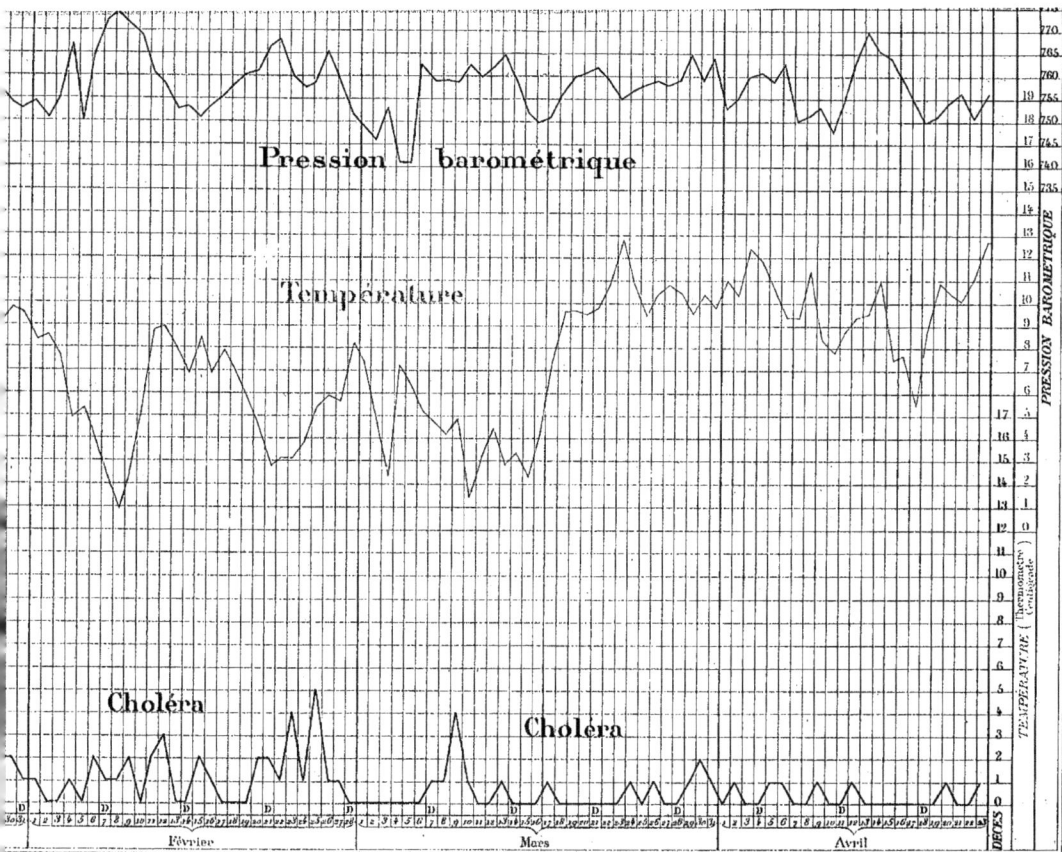

DEUXIÈME PARTIE.

NOTICES COMMUNALES.

DEUXIÈME PARTIE.

NOTICES COMMUNALES.

Dans les notices qui suivent, l'on trouvera tous les renseignements qu'il m'a été possible de réunir pour chacune des communes atteintes par notre épidémie, soit sur les faits de cette épidémie, soit sur la situation de la commune, au point de vue démographique et au point de vue sanitaire. Pour chacune j'ai cherché à savoir par quelle voie l'épidémie s'est introduite, quels éléments de propagation elle a rencontrés, quelles ont été les victimes. J'ai donné le nombre des malades qui ont guéri lorsque, contrôle fait, le chiffre fourni par la municipalité m'a paru offrir un degré d'authenticité suffisant.

Les communes sont divisées en deux groupes qui n'ont pas de foyer commun, pas de point de contact connu, et classées dans l'ordre chronologique de leur premier cas de choléra. Le plus considérable de ces deux groupes est celui des communes du sud; c'est chez elles que le choléra s'est montré le plus cruel. Dans deux communes, le Guilvinec et Quimper, l'étude a été poussée jusque dans ses moindres détails : je n'ai négligé aucun effort pour que les notices qui les concernent fussent complètes; ces notices sont accompagnées de plans, de tableaux ou de dessins qui les éclairent; je les recommande à l'attention de ceux qui chercheraient à tirer de mon travail administratif des conclusions scientifiques. Je signale aussi, à cause de l'importance de son enseignement, la deuxième épidémie de Tréboul.

Chacune des notices communales débute par un exposé indiquant les épidémies qui ont frappé la commune antérieurement à celle de 1885-86, la superficie de la commune, le mouvement de la population entre les dénombrements de 1881 et de 1886, la consommation des spiritueux.

Pour établir le taux de la mortalité dans une commune, j'ai procédé comme je vais l'indiquer.

Je me suis fait envoyer par le maire pour chacune des années 1882, 1883, 1884 et 1885 le nombre des naissances et celui des décès relevés sur les registres de l'état civil. La comparaison du nombre total des naissances et du nombre total des décès pendant ces quatre années donnait en excédent de naissances un chiffre x. D'autre part, le dénombrement de 1886 comparé à celui de 1881 donnait un chiffre z. Si ce chiffre z accusait un accroissement de population supérieur au chiffre de l'excédent des naissances, c'est qu'il y avait eu immigration dans la commune, émigration dans le cas contraire. Le nombre des immigrations ou des émigrations supposé réparti également entre les quatre années, il était facile d'établir pour chacune la population probable et d'en déduire le taux annuel, puis le taux moyen de 1882 à 1885, de la mortalité. J'ai calculé sur quatre années au lieu de cinq parce que le dénombrement de 1881 a eu lieu le 31 décembre et celui de 1886 le 30 mai et que j'avais, en me restreignant à quatre années, une erreur de cinq mois au lieu d'une erreur de sept mois [1].

Un tableau placé en tête de chaque notice contient la division par groupes d'âge, par sexe, et par état civil de la population qui s'est trouvée exposée à l'épidémie et la proportion du nombre des décès cholériques au chiffre de cette population. Ceci demande à être expliqué.

Dans le chapitre de la statistique (page 128) j'ai déjà comparé le chiffre des victimes à celui de la population des localités réellement atteintes, et non pas au chiffre de la population totale soit des communes, soit du département. Dans les notices communales, je fais de même. Le rapprochement, généralement pratiqué, entre

[1] Il est bien à désirer que désormais les dénombrements aient toujours lieu à la même date, et bien à désirer aussi que cette date soit le 31 décembre.

le chiffre des décédés cholériques et le chiffre de la population du groupe administratif auquel ils appartenaient peut être justifié lorsqu'il s'applique à une population condensée, ayant sur tous les points des relations quotidiennes. A Paris, par exemple, si un arrondissement se trouvait atteint par une épidémie de choléra, on pourrait dire que la population de Paris a été exposée à l'épidémie et calculer le pourcentage sur les 2.400.000 habitants, bien que dix-neuf arrondissements fussent restés indemnes. C'est que ces dix-neuf arrondissements auraient subi les mêmes influences météorologiques, telluriques et autres, auraient bu, sinon toujours, au moins quelquefois, la même eau, etc. Quel que fût l'arrondissement atteint, on pourrait affirmer que plusieurs centaines d'habitants ont passé, dans une seule journée, de cet arrondissement dans les dix-neuf autres et des dix-neuf autres dans l'arrondissement contaminé. Paris est un tout : la division par arrondissements n'existe qu'administrativement.

Tout autre est la situation des communes du Finistère. Que l'on considère, par exemple, celle de Plouhinec. L'épidémie de Plouhinec s'est concentrée dans le hameau de Poulgoazec qui ne compte pas cinq cents habitants. Or, la commune en compte 4.596 et a une étendue de 2.805 hectares, le tiers de la superficie de Paris. Les relations entre les hameaux sont si rares que le maire ignorait la présence du choléra dans sa commune, alors que depuis plusieurs semaines la maladie y faisait des victimes. Peut-on dire que toute personne habitant un des hameaux de la commune de Plouhinec s'est trouvée exposée à l'épidémie, parce que Poulgoazec, un de ces hameaux, éloigné de plusieurs kilomètres, séparé par des solitudes, était atteint ? Ce hameau est une petite agglomération maritime, en relations avec les ports, tandis que les autres parties de la commune ne sont habitées que par des agriculteurs et n'ont d'affinités et de contacts qu'avec les « terriens ». On ne vit pas de la même vie, on ne respire pas le même air, on ne boit pas la même eau, on ne se voit pas d'un hameau à l'autre.

Et Lambézellec ! Il y a là 1.412 habitants agglomérés, aux portes de Brest. Dans la vérité des choses, ils appartiennent à Brest, comme ceux de Poulgoazec dont je viens de parler appartiennent à Audierne ; ils ont les mêmes mœurs que les habitants de Brest, n'ont de rapports qu'avec eux, partagent les mêmes périls sanitaires qu'eux ; ce sont ceux-là qui ont été, comme les habitants de Brest, frappés dans toutes les épidémies de choléra. Le reste de la commune est une vaste étendue rurale de plus de 2,000 hectares, comptant une population éparse de 14,000 habitants. Je puis bien comparer les 1,412, au point de vue des dangers de maladie ou de mort, à leurs voisins les brestois; mais ma comparaison ne répondrait à aucune réalité si elle s'établissait entre la partie agglomérée et le reste de la commune.

Si les hameaux entre eux sont ainsi étrangers l'un à l'autre, comment pourrait-on dire que le Finistère entier s'est trouvé exposé à l'influence infectieuse, alors que 32 communes sur 291 ont été touchées, alors que pas une commune « terrienne » n'a été atteinte, que l'épidémie est restée absolument localisée dans les villes et villages de la côte?

Certainement, Lille, Rouen, Nancy, Orléans sont bien plus sous l'influence du milieu parisien que Châteaulin n'est sous l'influence de Quimper, bien que Quimper ne soit qu'à quelques lieues de Châteaulin.

Il est possible que ces observations ne soient applicables qu'à quelques départements, peut-être même qu'au Finistère; mais là du moins, elle me paraissent s'imposer. Si j'établissais une proportion entre les décès des communes atteintes et la population du Finistère, je ne vois pas pourquoi je n'engloberais pas toute la Bretagne dans ce calcul. Les marins du Finistère ont plus de relations avec ceux de Saint-Nazaire qu'avec les habitants de Châteauneuf ou de Carhaix.

Telles sont les raisons pour lesquelles je me suis abstenu de faire, pour l'épidémie du Finistère, des calculs qui n'auraient pu donner que des impressions fausses.

La consommation de l'alcool, au cours de l'année 1885, a été relevée pour chacune de nos communes. La comparaison entre elles, faite à ce point de vue, paraît instructive.

Pour la France entière, la consommation moyenne de l'alcool, par tête d'habitant, a été, en 1885, de 3 litres 90 centilitres [1]. Sur 38 communes atteintes par le choléra dans le Finistère [2], 9 ont eu, en 1885, une consommation inférieure à ce chiffre. Le nombre

---

[1] Je dois ce renseignement et ceux qui suivent à l'obligeance de mon collègue, M. Catusse, directeur général des contributions indirectes.
[2] Les informations font défaut pour l'île de Sein.

des décès cholériques dans ces 9 communes a été très faible ;
6 (Pont-l'Abbé), 4,3,2,2,2,1,1,1, soit en moyenne 2,4. Dans
2 communes la consommation moyenne de l'alcool a été égale à
celle relevée en France ; elles ont fourni, l'une 5, l'autre 10 décès.
Dans 25 communes, elle a varié de 4 lit. 2 à 9 lit. 6 par individu.
Dans ces 25 communes le nombre des décès cholériques a été, en
moyenne, de plus de 18. Les communes où la proportion de la
consommation de l'alcool a été le plus élevée sont aussi celles où a
été le plus élevée la proportion des décès cholériques. Concarneau :
alcool, 8 lit. 5 ; décès, 47 ; — Douarnenez : alcool, 8 litres ; décès,
80 ; — Quimper : alcool, 9 lit. 3 ; décès, 36. Au Guilvinec, la consommation moyenne de l'alcool a été de 11 lit. 3, c'est-à-dire près
du triple de celle de la France : le Guilvinec, où il n'était guère
demeuré que 700 habitants, a eu sa population décimée (72 décès).
Même résultat à Audierne ; la consommation moyenne d'alcool
atteint le chiffre effroyable de 13 lit. 6 par tête. Sur une population
réduite à 1.200 habitants, l'épidémie en a emporté 144.

J'ai également indiqué la consommation, pour 1885, du vin et
du cidre. Celle du vin est partout très inférieure à celle de la France
où, en 1885, elle a été en moyenne de 75 litres par habitant. Celle
du cidre est un peu supérieure à la consommation moyenne de la
France, qui a été, en 1885, de 18 litres par tête.

J'aurais désiré compléter ces renseignements en indiquant, pour
chaque commune, la nature du sol, les conditions de l'alimentation
en eau potable, les procédés d'évacuation des matières usées. Si,
dans un grand nombre de notices, ces informations manquent, il
n'y a pas de ma faute.

Le 13 janvier 1887, j'adressais à M. l'ingénieur en chef des
ponts et chaussées, chargé de la direction du service vicinal dans
le Finistère, la lettre suivante :

    Monsieur l'ingénieur en chef,

J'ai eu l'honneur de vous entretenir de mon projet de faire une enquête sur les
principales conditions hygiéniques où se trouvent les communes du département
du Finistère, et vous avez bien voulu me donner l'assurance que les employés des
ponts et chaussées et du service vicinal seraient en mesure de réunir les éléments
de cette enquête. Vous trouverez ci-jointe la nomenclature des renseignements
qui me seraient nécessaires ; je l'ai établie après avoir consulté des hommes compétents en cette matière. Je vous serai personnellement très reconnaissant de

tout ce que vous voudrez bien faire pour hâter la réunion de ces renseignements en stimulant le zèle de vos collaborateurs, en leur faisant comprendre l'importance de ce travail, combien il est nécessaire que leurs informations soient absolument précises et certaines. Je désirerais surtout recevoir ces informations dans le plus bref délai possible pour les communes dans lesquelles le choléra a fait des victimes en 1885-86 et qui sont : Concarneau, Beuzec-Conq, Penmarch, Melgven, Nizon, Le Guilvinec, Lanriec, Plobannalec, Pont-l'Abbé, Trégunc, Audierne, Pont-Croix, Douarnenez, Plouhinec (surtout le bourg de Poulgoazec), Pouldergat (Poul-David), Quimper, Ploaré, Quéménéven, Plonévéz-Porzay (Tréfentec), Guiler, île de Sein, Nevez, Tréboul, Fouesnant, Guengat, Plogastel-Saint-Germain, Landudec, Plounéour-Lanvern, Brest, Guipavas (surtout le bourg de Kerhuon), Lambézellec, Saint-Marc, Plougastel-Daoulas (Tinduff), Landivisiau, Trémaouézan, Saint-Pierre-Quilbignon, Plounéventer, Landerneau, Gouesnou.

Je recommande, Monsieur l'ingénieur en chef, l'exécution de ce travail à toute votre sollicitude et à toute votre diligence.

Veuillez agréer, etc.

Le Préfet du Finistère,

Signé : Henri Moson.

Cette lettre était accompagnée de la note qui suit :

I. — Dresser un plan de la commune et y indiquer seulement : a) les habitations ; b) les niveaux ; c) les eaux courantes, les eaux stagnantes, les eaux jaillissantes ; d) les puits ; e) les citernes ; f) les canaux, soit à ciel ouvert, soit clos, amenant l'eau potable ; g) les lieux où sont des fumiers permanents.

II. — Faire pour chaque commune un rapport indiquant :

A. La nature du sol, s'il est perméable et à quelle profondeur ;

B. La nature de l'eau bue par les habitants et pour cela : 1° indiquer si cette eau est : a) soit de l'eau de source, et dans ce cas si les sources jaillissent dans les agglomérations ou en dehors d'elles ; b) soit de l'eau de puits, et dans ce cas si les puits sont en contre-bas des habitations (renvoyer au plan) ; c) soit de l'eau de pluie (citernes) ; — 2° répondre aux questions suivantes : a) l'eau potable est-elle limpide ? vue par transparence comment se comporte-t-elle ? est-elle trouble après les pluies ? b) quel est son goût ? c) dissout-elle le savon ? d) cuit-elle les légumes ? e) peut-elle être souillée par des infiltrations ?

C. La matière des tuyaux dans le cas où l'eau serait amenée dans des tuyaux clos et les mesures prises pour l'entretien des dits tuyaux ;

D. La suffisance ou l'insuffisance de l'eau potable (calculer approximativement la quantité moyenne par habitant, soit en hiver, soit en été) ;

E. La manière dont se fait la vidange des maisons : a) où les matières fécales sont déposées ; b) de quelle manière, avec quelle périodicité s'évacuent les immondices ; c) si elles sont employées pour l'agriculture et comment ; d) si avant d'être employées elles peuvent contaminer les eaux ;

F. La manière dont se fait le lavage du linge et comment s'écoulent les eaux employées à ce lavage ;

G. La manière dont se fait le nettoiement des rues et places ;

H. Si dans les maisons il y a des cours intérieures où s'accumulent les résidus de la vie, et combien de temps ils y séjournent ;

I. Quelles seraient les mesures à prendre pour donner aux habitants de l'eau potable mise à l'abri de toute contamination et ce que, grosso modo, pourrait coûter l'exécution de ces mesures.

En exécution de ces instructions, M. l'ingénieur en chef adressa aux agents voyers cantonaux la note que je reproduis intégralement; bien qu'elle soit, sur beaucoup de points, la répétition de celle qui précède :

Par lettre du 13 courant, M. le préfet du Finistère a fait appel au concours du personnel des ponts et chaussées et du service vicinal pour réunir les documents que nécessitent l'étude de la dernière épidémie de choléra et la recherche des mesures à prendre pour améliorer les conditions sanitaires dans le département. Il désire que nous lui fournissions pour chaque commune un dossier contenant les renseignements suivants :

I. — Un calque de la carte d'état-major indiquant seulement ;
En noir, les bourgs et les hameaux comportant au moins 20 feux avec leurs noms ;
En noir, les cotes d'altitude inscrites sur la carte d'état-major ;
Par un trait bleu les cours d'eau ou ruisseaux ;
Par une teinte bleue les nappes d'eau stagnantes ;
Par une croix bleue + les sources de quelque importance servant à l'alimentation des localités indiquées sur le calque ;
Par un rond bleu les puits ou groupes de puits servant au même objet ;
Par un carré bleu les citernes ou groupes de citernes.

II. — Pour les sources ou puits alimentant au moins vingt ménages et qui sont contaminés par des eaux malsaines, produire un calque du cadastre représentant ces sources ou ces puits, avec leurs abords, dans l'étendue nécessaire pour montrer comment leurs eaux peuvent être souillées et indiquant :
En noir, avec teinte d'encre de Chine, les maisons ;
En bleu, avec une écriture explicative qui en indiquera la nature, les cours d'eau, sources, puits et canaux découverts ;
En bleu pointillé, les tuyaux ou canaux couverts ;
Par des flèches, le sens du courant pour les cours d'eau, canaux et tuyaux ;
En brun, les dépôts habituels de fumiers ou d'immondices et les fosses d'aisances, dont les liquides peuvent se mélanger aux eaux potables et les contaminer.
En noir, quelques cotes de hauteur approximative, rapportées à un plan de comparaison inférieur quelconque et permettant de se rendre compte de la manière dont les purins ou eaux souillées peuvent se déverser dans les eaux potables.
Les emplacements des sources ou puits, pour lesquels on aura produit le calque n° II, seront marqués par une circonférence de 2 $^m/_m$ sur le calque de la carte d'état-major n° 1.

III. — Un rapport indiquant :
A. La nature du sol, s'il est perméable et à quelle profondeur ;
B. La nature de l'eau bue par les habitants des agglomérations de vingt feux au moins, et pour cela :
1° indiquer si cette eau est : a) soit de l'eau de sources, et dans ce cas si les sources jaillissent dans les agglomérations ou en dehors d'elles ; b) soit de l'eau de puits, et dans ce cas si les puits sont en contre-bas des habitations (renvoyer au plan lorsqu'il y en a un) ; c) soit de l'eau de pluie (citernes) ;
2° répondre aux questions suivantes : a) l'eau potable est-elle limpide ? vue par transparence, comment se comporte-t-elle ? est-elle trouble après les pluies ? b) quel est son goût ? c) dissout-elle le savon ? d) cuit-elle les légumes ? e) peut-elle

être souillée par des infiltrations? (renvoyer au plan lorsque la réponse est affir-mative) ;

C. La matière des tuyaux dans le cas où l'eau serait amenée dans des tuyaux clos et les mesures prises pour l'entretien des dits tuyaux ;

D. La suffisance ou l'insuffisance de l'eau potable (calculer approximativement, là où ce sera possible, la quantité moyenne par habitant, soit en hiver, soit en été);

E. La manière dont se fait, en général, la vidange des maisons dans la commune : *a)* où les matières fécales sont déposées ; *b)* de quelle manière, avec quelle périodi-cité s'évacuent les immondices ; *c)* si elles sont employées pour l'agriculture et comment ; *d)* si, avant d'être employées, elle peuvent contaminer les eaux ;

F. La manière dont se fait le lavage du linge et comment s'écoulent les eaux employées à ce lavage ;

G. La manière dont se fait le nettoiement des rues et places ;

H. Si, dans les maisons, il y a des cours intérieures où s'accumulent les résidus de la vie et combien de temps ils y séjournent;

I. Pour les agglomérations de 500 habitants au moins, examiner très som-mairement quelles seraient les mesures à prendre pour donner aux habitants de l'eau potable mise à l'abri de toute contamination et ce que *grosso modo* pourrait coûter l'exécution de ces mesures.

Le directeur du service vicinal,
Signé : CONSIDÈRE.

Le programme était bon. Quel bel et utile atlas des communes du Finistère s'il eût été exécuté! S'il l'eût été, l'administration dépar-tementale connaîtrait depuis longtemps les points faibles de la situa-tion sanitaire des communes ; peut-être aurait-elle pu améliorer cette situation et diminuer la mortalité.

Le travail fut commencé et l'on trouvera plus loin quelques rap-ports d'agents-voyers. Mais je vins prendre, au ministère de l'inté-rieur, la direction de l'assistance publique. Immédiatement, les choses changèrent de face. L'enquête entreprise fut interrompue. Ce qui paraissait facile lorsque j'étais là, se hérissa, moi parti, de difficultés et d'impossibilités. L'ingénieur en chef, directeur du ser-vice vicinal, découvrit que le travail qu'il avait demandé à ses agents, ses agents ne devaient pas le faire ; que d'ailleurs le travail ne pouvait avoir aucune utilité. Je fus ainsi privé du plaisir de rendre au département que j'ai administré le service d'avoir établi son ca-dastre sanitaire.

Mon but est triple en racontant cet incident administratif. Il ex-plique d'abord pourquoi mon étude n'est pas aussi complète que je l'avais projeté. Il me donne en second lieu l'occasion de fournir un cadre aux administrateurs désireux de s'associer à ce mouvement en faveur de l'hygiène publique qui produit des merveilles dans certains pays et commence à s'accuser en France. Enfin, c'est un exemple qui s'ajoute à tant d'autres pour prévenir ces administrateurs des résistances qu'ils rencontreront lorsqu'ils tenteront de marcher dans la voie du progrès. Bien souvent, ce sera de la part de ceux qui devraient être leurs auxiliaires les plus dévoués que ces résistances seront le plus acharnées. Il est bon qu'ils le sachent d'avance, non pour se décourager et reculer devant elles, mais pour se préparer à les vaincre.

I. — CONCARNEAU.

ÉPIDÉMIES ANTÉRIEURES : choléra en 1865-66 : 184 cas, 78 décès,
fièvre typhoïde en 1866 : 54 décès.

SUPERFICIE : 116 hectares.

POPULATION : dénombrement de 1886 : totale, 5.684 (1881 : 5.191); agglomérée, 5.397.

Taux moyen, de 1882 à 1885, de l'excédent des naissances sur les décès : 16,90 pour 1.000 habitants.

Taux moyen, de 1882 à 1885, de la mortalité : 22,08 pour 1.000 habitants[1].

Nombre des maisons : 466 ; des ménages : 1.253.

SPIRITUEUX : au cours d'une année (1885) la consommation du vin, par tête d'habitant, a été de 23 litres, du cidre de 127 litres, de l'alcool de 8 lit. 5.

ÉPIDÉMIE DE 1885-86.

POPULATION EXPOSÉE (l'agglomération) : 5.397 habitants se subdivisant ainsi :

1º *Division par groupes d'âge et par sexe :*

De 0 à 15 ans....	Garçons	1.018
	Filles	990
De 15 à 60 ans....	Hommes	1.443
	Femmes	1.614
Au-dessus de 60 ans.	Hommes	104
	Femmes	228

2º *Division par état civil (enfants jusqu'à 15 ans non compris) :*

Célibataires	Hommes	584
	Femmes	738
Mariés...........	Hommes	895
	Femmes	895
Veufs...........	Hommes	68
	Femmes	209

Les professions qui ont fourni des victimes au choléra se chiffraient comme suit au dénombrement de 1886 :

Hommes	Marins	811
	Journaliers	45
	Débitants de boissons	27
	Menuisiers	14

[1] Voir p. 148 comment ces chiffres ont été obtenus.

		Ménagères	452
Femmes.........	{	Sardinières	317
		Couturières....................	68
		Épicières......................	5

Nombre des maisons exposées: 466; des ménages: 1.953.

Durée de l'épidémie: du 20 septembre 1885 au 25 février 1886 [1].

Nombre des décès: 47 (12 enfants, dont 10 garçons, 2 filles; 17 hommes; 18 femmes).

Proportion des décès cholériques, en 1885-86, au chiffre de la population exposée: (47 : 5.397) 8,70 p. 1.000.

§ 1er. — État sanitaire de la ville.

M. Anner, directeur de la santé à Brest, qui s'était rendu dans le sud du Finistère vers la fin d'octobre 1885 pour étudier les progrès de l'épidémie, décrit ainsi la ville de Concarneau [2] :

Concarneau est une jolie petite ville à l'est du Guilvinec, contenant actuellement, moment de la pêche, 6.000 habitants. Elle est divisée en deux parties, la vieille ville ou ville close et la ville neuve; la première entourée de murailles produisant le plus pittoresque effet, mais resserrant les maisons entre deux rues longues, étroites, mal éclairées: la seconde, de création toute récente, comprenant de belles constructions, des usines à sardines dites fritures, des maisons bien alignées, saines, avec des rues larges, des places confortables. Il y a à Concarneau deux médecins et trois pharmaciens...

Le pays est plus riche, la voirie en meilleur état qu'au Guilvinec; mais le bien-être des marins repose toujours sur la pêche plus ou moins fructueuse; or, de même qu'au Guilvinec, la saison est mauvaise et les cinq cents bateaux armés au port de Concarneau n'ont pas été plus heureux que les quatre-vingt dix inscrits au Guilvinec.

..... A Concarneau, chacun rivalise de zèle et de dévouement pour soigner les malades; toutes les prescriptions médicales sont rigoureusement exécutées; le Dr Galzain me dit que *frotteurs* et *frotteuses* s'offrent en masse pour frictionner les malades.

La population de Concarneau, ville relativement importante et en rapport avec le monde extérieur, diffère en effet sensiblement de celle d'autres communes du Finistère. L'on n'a pas vu là les cholériques refuser les remèdes qu'on leur offrait, par crainte qu'on ne voulût les empoisonner, ce qui a été fréquent ailleurs. Il s'est trouvé des malades qui ne recherchaient pas les soins qui leur étaient nécessaires; mais ce n'était pas par ignorance, ni par apathie, ni par fatalisme. Le Dr Coffec, médecin des épidémies de

[1] Voir les observations météoriques pour cette période à la planche n° 10, p. 144.
[2] *Rapport au ministre du commerce*, 26 octobre 1885.

l'arrondissement de Quimper, entre un mardi dans un des pauvres logements de Concarneau. Le vendredi précédent, le mari, un pêcheur de vingt-huit ans, est mort dans cette chambre, emporté par une maladie de cinq heures. La femme est là qui travaille. Le lendemain de la mort, le samedi, elle a été prise d'une forte diarrhée qui ne l'a pas quittée depuis. Elle sait à quoi elle est exposée, car elle a bravement soigné son mari. Voilà pourtant trois jours qu'elle travaille, malade. Il faut bien que la besogne se fasse! Il faut bien donner à manger aux marmots! Les paroles du Dr Coffec réussissent enfin à l'émouvoir ; elle se fait soigner et elle échappe au fléau. L'on ne voulut pas à Concarneau appeler un médecin de la marine : nos docteurs nous suffisent, répondit-on au directeur de la santé. Et ils suffirent en effet.

D'après le Dr Galzain, les quartiers atteints renferment une population misérable, entassée dans des habitations insalubres.

J'attribue, dit-il, la propagation du mal et ses ravages dans la classe pauvre aux causes suivantes : malpropreté, alimentation mauvaise et insuffisante, logements insalubres, trop étroits, où l'air est confiné et vicié, habitudes d'intempérance des ouvriers et des marins, défaut de précautions et de soins pour se préserver de la contagion et négligence de l'observance des lois les plus élémentaires de l'hygiène en temps d'épidémie.

Beaucoup des logements sont en effet mal tenus ; souvent les maisons sont bâties en contre-bas du sol et de la rue, exposées à l'invasion des eaux sales du dehors.

Voici, du reste, le rapport que l'agent voyer cantonal a rédigé en réponse à la circulaire du directeur du service vicinal :

Nature du sol. — Sol arable sur 0 m. 80 à 1 mètre de profondeur, reposant sur roche granitique compacte et décomposée.

Eau bue par les habitants. — Eau de source très potable provenant du territoire de la commune de Beuzec-Conq, dans le vallon de l'anse Saint-Jacques, à une distance d'environ 1.200 mètres de Concarneau. L'eau de source est amenée par des tuyaux en fonte dans un réservoir situé sur le territoire de Beuzec-Conq et de là distribuée par des tuyaux en fonte dans les divers quartiers de la ville. Ces tuyaux sont enfouis dans le sol à une profondeur d'environ 0 m. 80.

La quantité d'eau fournie par cette source paraît suffisante pour l'alimentation des habitants, mais est notoirement insuffisante pour le nettoyage des ruisseaux de la ville et l'arrosage en temps de sécheresse. La population était, d'après le dernier recensement, de 5.586 habitants, plus une population flottante d'été de 2.000 habitants, soit 7.000 habitants environ. Le débit journalier de la source a été estimé être de 31.000 litres, ce qui donne 4 litres environ pour la consommation individuelle.

Immondices. — Un service est installé par la commune (fermage) pour l'enlèvement des vidanges. A cet effet, des bailles sont déposées dans les maisons non pourvues de fosses d'aisances, ce qui est la presque unanimité ; et l'entrepreneur les enlève journellement sur un avis des particuliers déposé à la mairie. Malheureusement, une grande partie des vidanges se fait encore dans le port, le long du quai d'Aiguillon, et dans le bassin, au grand détriment de la santé publique. D'un autre côté, les vidanges d'usines se font journellement dans les ruisseaux de la ville ; et par les temps de chaleurs excessives, on peut se faire une idée des inconvénients et des dangers que cette manière de faire doit amener. Enfin, les eaux corrompues sortant des usines après le lavage du matériel se déversent dans le port et l'arrière-port, ce qui est une cause évidente d'insalubrité. Tout le monde le reconnaît ; mais, jusqu'à ce jour, il n'a rien été fait pour remédier à cet inconvénient. On y arriverait en obligeant les propriétaires des usines à construire, à frais communs, un aqueduc collecteur déversant toutes ces eaux insalubres en dehors des eaux du port, aux abords du vivier Guillon, par exemple. Le déversement de ces eaux de lavage dans le port donne des odeurs insupportables, pendant les grandes chaleurs surtout.

Le lavage du linge de Concarneau se fait en grande partie aux lavoirs publics installés dans l'anse Saint-Jacques et aux Sables-blancs, sur le territoire de Beuzec-Conq. Les eaux savonneuses se rendent directement à la mer, qui est à proximité de ces lavoirs.

Le nettoiement des rues, places et chemins se fait d'une façon très convenable par les soins des cantonniers de la ville et du cantonnier communal. Les boues et fumiers sont enlevés journellement, le dimanche excepté, par les soins d'un fermier à bail.

Toutes les maisons ne sont pas munies de cours intérieures, ou ces cours sont insuffisantes pour servir aux besoins de plusieurs ménages, ce qui est le lot de presque toutes les maisons habitées par des pêcheurs. Le petit nombre de maisons dites bourgeoises offre toutes les conditions désirables d'hygiène et de propreté.

Il y aurait lieu, en résumé, pour l'assainissement de la ville de Concarneau d'y amener une plus grande quantité d'eau, soit en achetant une source nouvelle, soit en creusant de nouveaux puits, qui donneraient de l'eau pour les usages de propreté, nettoiement des ruisseaux, arrosage des chaussées, etc.

Il y a urgence, enfin, à établir des latrines publiques qui permettent aux nombreux marins, étrangers à la localité, de satisfaire leurs besoins journaliers, sans être contraints, comme cela se fait actuellement, d'orner les chemins de Concarneau d'ordures dont le cantonnier communal a le soin d'effectuer l'enlèvement tous les jours.

D'un autre côté, l'agglomération, pendant l'été, dans les locaux appartenant aux usines, de nombreuses femmes étrangères à la ville peut être une cause de propagation de l'épidémie, à un moment donné. Cette question, qui soulèvera sans doute de la part des propriétaires de fritures de nombreuses récriminations, mérite d'être soigneusement examinée ; car ces femmes y sont entassées et parquées dans des conditions déplorables au point de vue de l'hygiène.

L'on remarquera la présence de puits dans plusieurs des agglomérations atteintes. Comme l'explique l'agent voyer, la ville fournit aux habitants, par les bornes-fontaines, de l'eau salubre ; mais là même où il y a des bornes-fontaines les habitants vont plus loin chercher l'eau des puits, la trouvant plus fraîche. C'est probablement ce qui se passe dans la ville close où il y a deux puits et une borne-fontaine. Or, les puits sont certainement contaminés par les infiltrations des eaux superficielles qui, la pente du sol vers la mer étant insuffisante, séjournent dans les rues et y forment des cloaques, jusqu'à ce qu'elles soient absorbées par le sol. Telle est la prédilection pour l'eau des puits, que le maire de Concarneau, qui en toute autre circonstance a prêté à mon administration le concours le plus dévoué, se refusait à interdire l'usage de cette eau. Je l'y avais invité ; le 24 février 1886, il me répondait qu'un tel ordre jetterait « la perturbation dans la population ». Il se bornerait donc à publier un avis « engageant les habitants, dans l'intérêt de l'hy--giène publique, à ne pas boire de l'eau des puits et à ne pas s'en servir pour l'usage des ménages ». Il ajoutait que les puits de la ville étaient dans un état de grande propreté et fournissaient une eau très potable. Le Dr Charrin qui avait visité Concarneau et qui était convaincu que l'eau des puits était dangereuse prit, le 1er mars, en vertu des pouvoirs qui lui avaient été conférés par le décret du 29 janvier, un arrêté interdisant l'usage de cette eau. Malgré cet ar-rêté, malgré la police et la gendarmerie, malgré toutes les expli-cations, quelques habitants s'obstinèrent dans la désobéissance.

L'absence de latrines ne contribuait pas à rendre la ville plus résistante à l'épidémie. En chercher dans les maisons des pêcheurs, il n'y faut pas songer. Il n'y en avait pas non plus de publiques, et à Concarneau l'on n'a pas la ressource de champs voisins. Les ha-bitants vont donc déposer leurs matières fécales le long de la grève que la mer est chargée de nettoyer. A certaines heures et par cer-tains vents l'air est empesté, et j'ai connu des personnes qui ne pouvaient aller visiter cette petite ville si bien située, si intéressante, sans en revenir malades. La malpropreté dont parle le Dr Galzain passe quelquefois l'imagination. Dans un taudis sordide, nous avons trouvé, M. Proust et moi, une femme en haillons, malade, étendue sur un peu de paille ; ses excréments desséchés gisaient à côté d'elle [1]. J'ai voulu déterminer la municipalité à construire des latrines. Mes conseils, mes injonctions mêmes sont restées long-temps sans effet. C'est seulement au mois de novembre 1886 que le conseil municipal s'occupa de la question. Il l'a résolue après mon départ. Depuis deux ans, un établissement public fonctionne à la grève de Sainte-Croix ; la population a pris l'habitude d'en faire usage et en est aujourd'hui très satisfaite. Le maire s'en féli-

---

[1] Voir plus haut, p. 57, la description qu'a faite M. Proust de ce logement.

cite et m'écrit qu'en quelques années la salubrité a fait de grands progrès à Concarneau [1]. Une épidémie passagère de choléra a eu plus d'une fois pour conséquence de procurer ainsi le bienfait durable de travaux d'assainissement.

J'ai dit qu'un grand nombre de maisons de Concarneau sont en contre-bas du sol de la rue : ce n'est pas leur seul défaut. En général, elles sont mal éclairées, mal aérées, d'un cubage très insuffisant. La maison qui porte au plan le n° 4 et où se sont produits 6 cas de choléra dont 2 décès se compose de trois pièces ; chaque pièce cube soixante mètres. Dans celle du rez-de-chaussée logeaient 6 personnes et 7 dans chacune de celles du premier et du deuxième étages. L'unique chambre de la maison n° 2, celle où s'est produit le premier décès, cube quarante-cinq mètres et était habitée par cinq personnes. Dans la maison n° 29, où se sont produits 4 cas de choléra dont 3 décès, l'une des chambres, cubant quarante-deux mètres, était occupée par 7 personnes.

§ 2. — *L'Épidémie.*

Le premier cas est constaté à Concarneau le 20 septembre 1885.

J'ai dit ailleurs [2] que le choléra a probablement été importé dans le Finistère par des personnes venant de pays contaminés et débarquées à Brest. Il est intéressant de constater que dès le début de l'épidémie cette opinion a été émise par l'un des médecins de Concarneau. A la suite de sa visite du mois d'octobre 1885, M. Anner, directeur de la santé à Brest, écrivait: *Le docteur Hugot pense que l'épidémie a pu être introduite par des marins venus en congé, arrivant du Tonkin.* J'ai eu la liste de ces marins au nombre de six; ils n'ont fait que traverser la ville. Aucun d'eux ne réside à Concarneau, Lanriec, Beuzec ou Trégunc. Même ne faisant que traverser la ville, il n'est pas impossible qu'au moyen d'effets souillés ces marins y aient semé le germe fatal, et l'on va voir que M. Anner se trompait sur la résidence des hommes. En effet, le maire de Concarneau poursuivit, à ma demande, l'en-

[1] Lettre du 16 juillet 1890.
[2] Voir plus haut, p. 42 et suiv.

quête plus minutieusement que n'avait pu le faire M. Anner et il m'écrivit :

J'ai fait interroger les marins rentrés du service pendant le mois de septembre 1885, c'est-à-dire quelques jours avant l'apparition du fléau dans notre ville et il résulte de leurs déclarations :

1° que le 6 septembre 1885, les nommés B... et A... sont arrivés à Concarneau, venant de Toulon où le choléra existait ;

2° que le 20 septembre 1885, le nommé D.... est rentré à Concarneau arrivant de Chine où était le choléra et qu'ayant été rapatrié par un navire de l'État, un cas de choléra, suivi de décès, s'était déclaré à bord ;

3° que le 26 septembre 1885, le nommé M.... est rentré dans ses foyers à Concarneau, venant de Chine où existait le choléra, ainsi que le nommé Le B... qui est rentré à Lauriec le 4 ou 5 septembre.

Il y a donc lieu de supposer que cette terrible maladie a été importée à Concarneau par ces marins venant de pays contaminés. Cependant aucun d'eux n'en a été atteint.

Après avoir fourni 10 décès en vingt jours, l'épidémie s'aggrave à partir de la deuxième quinzaine d'octobre. Le 13 octobre, on enregistre 2 morts ; 2 encore le 15 ; 5 le 20 du même mois ; c'est le jour le plus meurtrier. A partir du 23 novembre, on croit l'épidémie terminée. Mais, les 2 et 7 décembre, 2 décès ont lieu et un le 19 décembre ; puis rien pendant quinze jours. Le 3 janvier 1886, un décès. Jusqu'à la fin de janvier, on en compte 6 ; on en compte 3 en février : le 25 février meurt la dernière victime. En cinq mois et sept jours, le choléra avait atteint 120 personnes ; il en avait emporté 47, dont 12 enfants, 17 hommes et 18 femmes. Les 47 décès et les 73 guérisons sont notés sur le plan de Concarneau qui se trouve à la suite de cette notice.

Le D' Coffec, médecin des épidémies, exprime ainsi son opinion sur l'épidémie de Concarneau :

J'ai vu là beaucoup de malades arrivés tout de suite à la période algide et à la cyanose avec suppression des urines, disparition complète du pouls, la voix éteinte, les yeux enfoncés, cerclés de noir, et qui guérissaient en grand nombre et très vite. Tous ceux que j'ai vus ailleurs avec un pareil cortège de symptômes étaient voués à une mort certaine, quelque mode de traitement qui fût employé. Je ne citerai qu'une seule exception à cette remarque et encore servira-t-elle à démontrer que le mal était moins grave à Concarneau que partout ailleurs. Au plus fort de l'épidémie de Quimper j'étais appelé, un matin, à la maison d'arrêt pour voir un prisonnier arrivé de Concarneau depuis quelques jours avec la diarrhée. Je le fis transporter immédiatement à l'hôpital. Il y est resté deux jours absolument cyanosé et froid, sans pouls, sans voix, suppression des urines, selles nombreuses, riziformes, vomissements opiniâtres. Celui-là a guéri.

Plusieurs personnes ont constaté qu'un certain nombre de cholériques de Concarneau sont tombés malades en mer. M. Reboul, alors préfet du Finistère, écrivait le 8 octobre 1885 au ministre du commerce : « En général, les malades sont des marins pêcheurs qui éprouvent les premières atteintes du mal dans leur bateau. Quelques-uns de ceux qui sont morts avaient débarqué trop tard pour se faire soigner. » Le maréchal des logis commandant la brigade de Concarneau écrit dans un de ses rapports journaliers de la fin de septembre : « Hier dans l'après-midi deux pêcheurs ont été débarqués atteints du choléra. D'après les renseignements recueillis, ces hommes ont travaillé à bord de leur bateau jusqu'à six heures du matin, malgré leur état de faiblesse, car toute la nuit ils n'ont cessé de faire, étant pris de diarrhée. Vers cette heure ils se sont mis à vomir et ont perdu connaissance. » D'après le Dr Galzain, le premier cas constaté à Concarneau serait celui d'un marin qui « parti bien portant le matin est rentré le soir au port avec les symptômes cholériques parfaitement marqués ». Et M. Galzain ajoutait : « J'ai depuis fait cette remarque que plusieurs de mes malades m'avaient appelé pour la première fois au retour d'un voyage à la mer; les douleurs intestinales s'étaient manifestées à bord même de leur barque ; ces hommes m'ont dit n'avoir eu aucune communication avec d'autres bateaux. » [1]

Le 10 février, je reçus par la poste du commissaire de police de Concarneau une note indiquant que 2 cas de choléra et un cas de cholérine venaient d'être constatés dans la ville d'où la maladie avait disparu depuis le 29 janvier. La chose n'avait pas paru sans doute assez importante pour qu'on employât une voie plus rapide. Je télégraphiai au maire :

Veuillez me tenir au courant chaque jour par télégraphe, jusqu'à nouvel ordre, de l'état sanitaire. Pour les cas qui se sont déclarés hier, éloignez de la chambre et logez ailleurs tous ceux dont la présence n'est pas indispensable ; faites désinfecter préalablement les vases ; que les garde-malades ne prennent aucune nourriture ni boisson dans la chambre et ne mangent pas sans s'être lavé les mains dans la solution désinfectante. Lettre suit.

Et le même jour j'adressai au maire la lettre suivante :

Quimper, 10 février 1886.

Monsieur le maire,

Je vous confirme ma dépêche télégraphique de ce matin.

Il y a le plus grand intérêt à ce que les malades soient absolument isolés et qu'il n'entre dans leur chambre aucune personne autre que celles indispensables

---

[1] *Rapport* de M. Anner au ministre du commerce.

pour les soigner. Que ces garde-malades s'abstiennent avec le plus grand soin
de prendre aucune nourriture ni aucune boisson dans les chambres des malades
et qu'en dehors de ces chambres ils ne mangent pas sans s'être préalablement
lavé les mains dans de l'eau contenant 5o grammes de chlorure de chaux par
litre et sans s'être rincé la bouche avec de l'eau pure. Qu'ils se lavent également
les mains avec la même solution chaque fois qu'ils auront recueilli les vomissements ou les déjections des malades. Qu'ils ne boivent que de l'eau ayant bouilli
et ne mangent que des aliments très cuits.

Mettez à la disposition de la maison atteinte deux vases destinés à recueillir
les vomissements et les déjections ; l'un servira pendant que l'on emportera l'autre.
Chaque vase devra contenir préalablement un verre d'eau de la solution ci-dessus ;
quand il sera à moitié plein, on y versera encore un verre de la même solution
et l'on ira jeter le contenu à la mer.

Je vous recommande de faire tenir très propres les abords de la maison et de
prendre des mesures énergiques pour qu'aucune matière fécale ne séjourne dans
les rues.

Faites brûler les linges qui auront été souillés, et que les garde-malades net-
toient leurs propres vêtements avec la solution désinfectante.

Lorsque la maladie sera sur le point d'être terminée, de quelque manière que
l'on prévoie que cette terminaison doive se produire, je vous prie de m'en aviser
par le télégraphe. M. le ministre du commerce a envoyé dans le Finistère deux
agents ayant pris l'habitude à Paris de faire d'une manière complète la désinfection
des pièces où s'étaient produits des cas de choléra. Ces deux agents sont actuellement, l'un à Brest, l'autre aux Sables-d'Olonne. Mais je les ai fait procéder
ici, à Quimper, devant des hommes qui ont appris d'eux la manière de s'y prendre, et qui pourront à leur tour former des désinfecteurs à Concarneau. Je vous
enverrai donc, lorsque l'issue de la maladie sera proche, l'un de ces hommes, et,
dès que la chambre du malade ou des malades pourra être occupée, il procédera
à la désinfection de la chambre en présence des personnes que vous aurez dési-
gnées pour y assister et qui pourraient plus tard, dans des circonstances analogues,
procéder seules.

Veuillez agréer, etc.

Le 14 février, qui était un dimanche, je recevais de M. le maire
de Concarneau une dépêche télégraphique annonçant qu'un nouveau cas grave s'était produit dans la matinée. M. le Dr Charrin, qui
revenait des Sables-d'Olonne, se trouvait à la préfecture au moment
où la dépêche arriva. Il partit immédiatement pour Concarneau et
y arriva juste à temps pour voir mourir le malade, victime d'un cas
foudroyant. Sur la demande de M. Charrin, j'envoyai le soir
même à Concarneau un des agents formés à Quimper, et la maison
fut désinfectée à fond. Je me rendis à Concarneau le 16 février ; je
m'assurai que toutes les mesures de précaution étaient prises et que
les trois malades du 9 étaient en bonne voie de guérison. Dès qu'ils
purent sortir, on les logea, eux et leurs familles, après avoir désinfecté leurs vêtements, dans un local loué à cet effet et l'on désinfecta
les logements qu'ils avaient occupés.

PLANCHE II.

CHOLÉRA DE 1885-1886.

Plan de Concarneau.

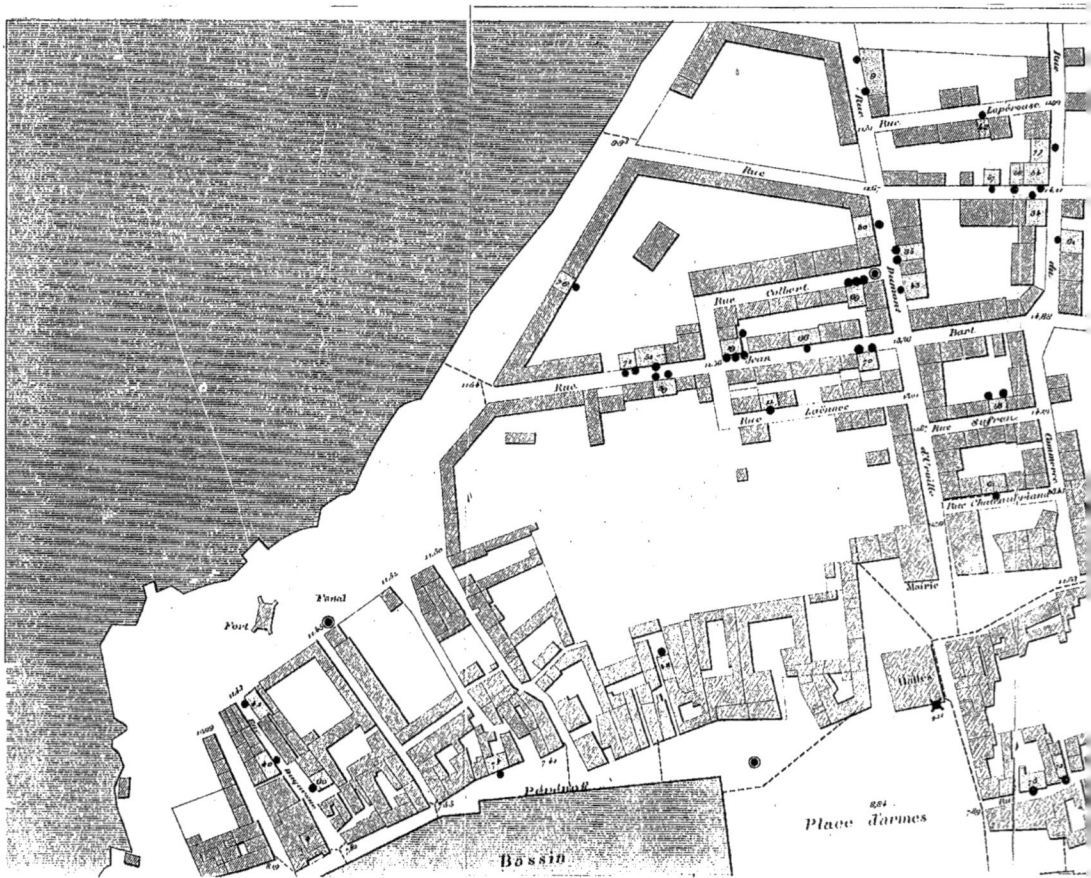

Bayard

Castel Raët

Quai
d'Aiguillon

Avenue

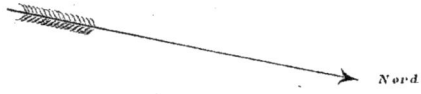

Nord

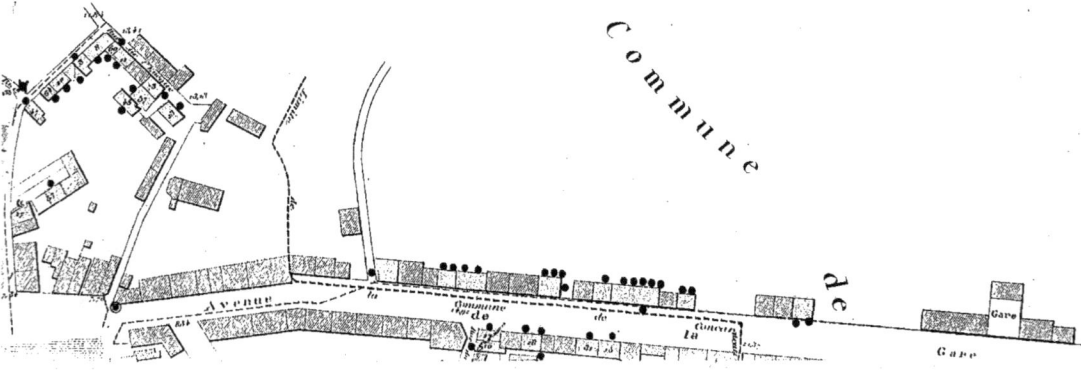

Commune

de

Gare

Gare

Avenue

Commune de la

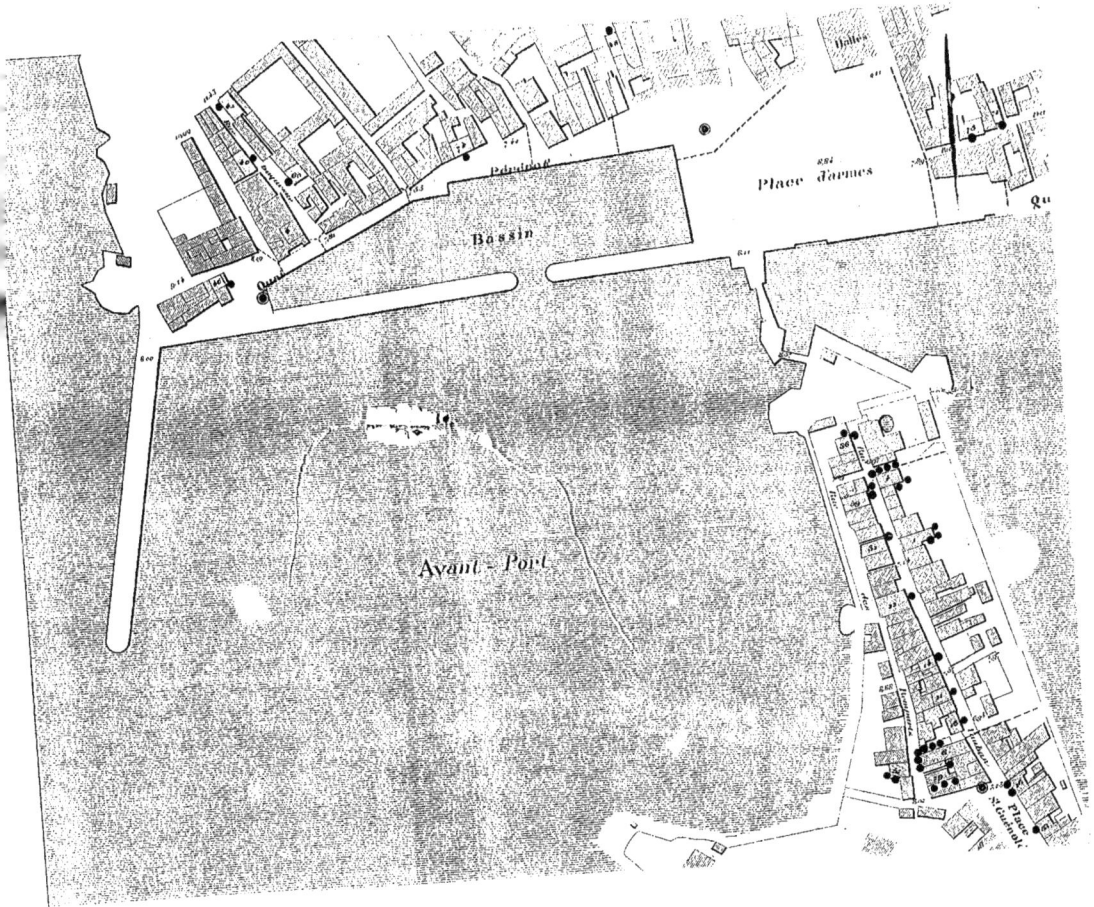

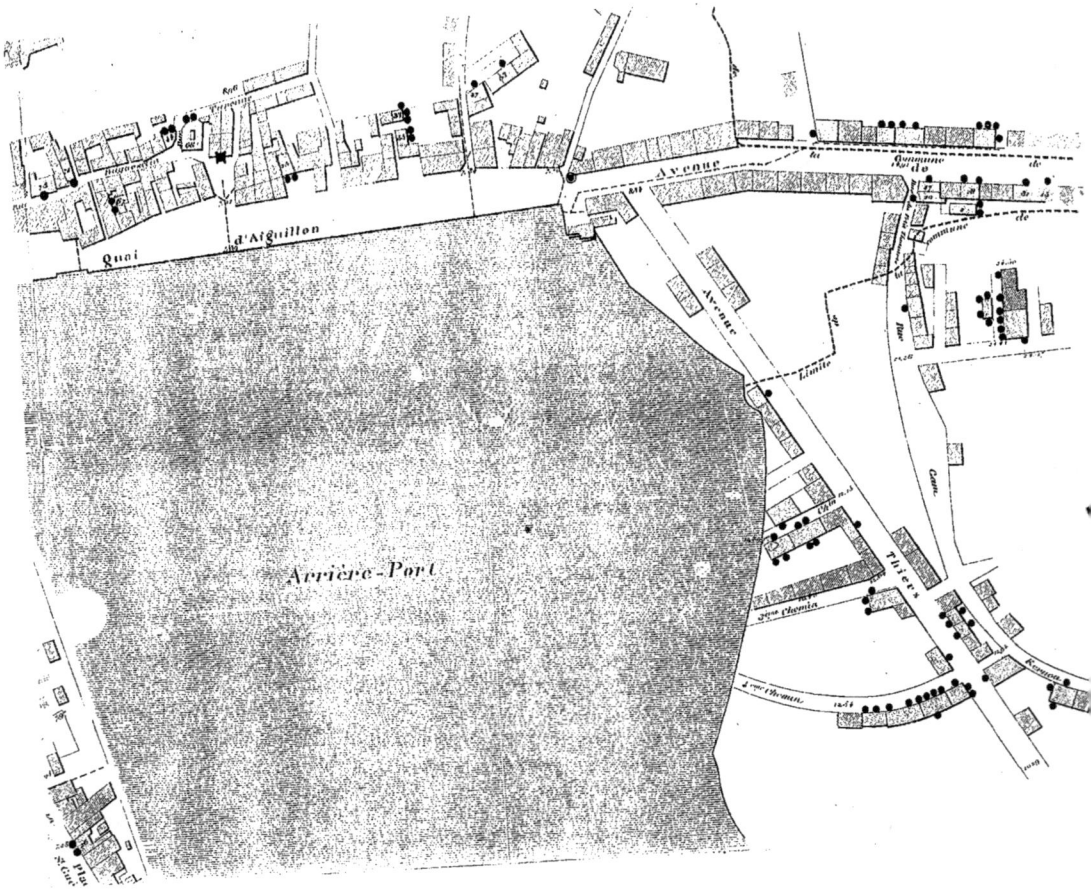

Quai
Hugueneu
d'Aiguillon

Avenue
Commune
de

Avenue

Limite

Arrière-Port

Thiers

Chemin

Chemin

CHOLÉRA 1885-86
CONCARNEAU

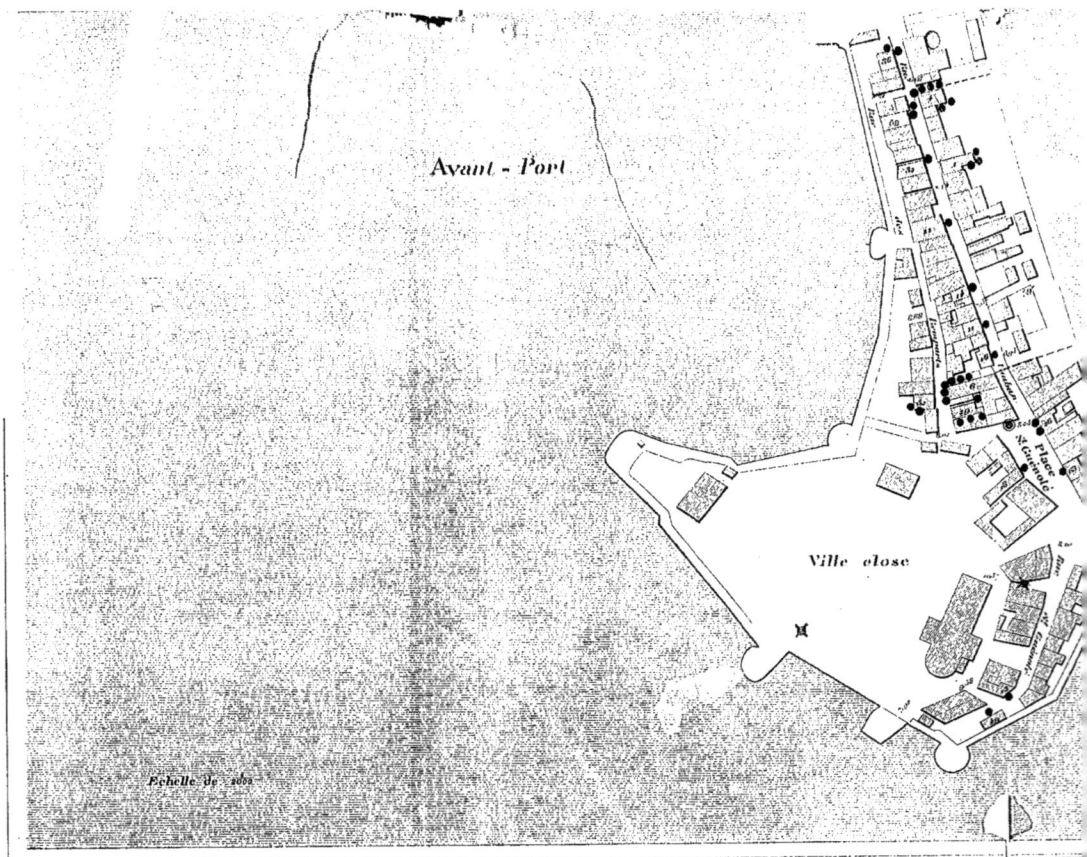

Avant - Port

Ville close

Gravé et Imp. par Erhard Frès

Echelle de 2000

Arrière-Port

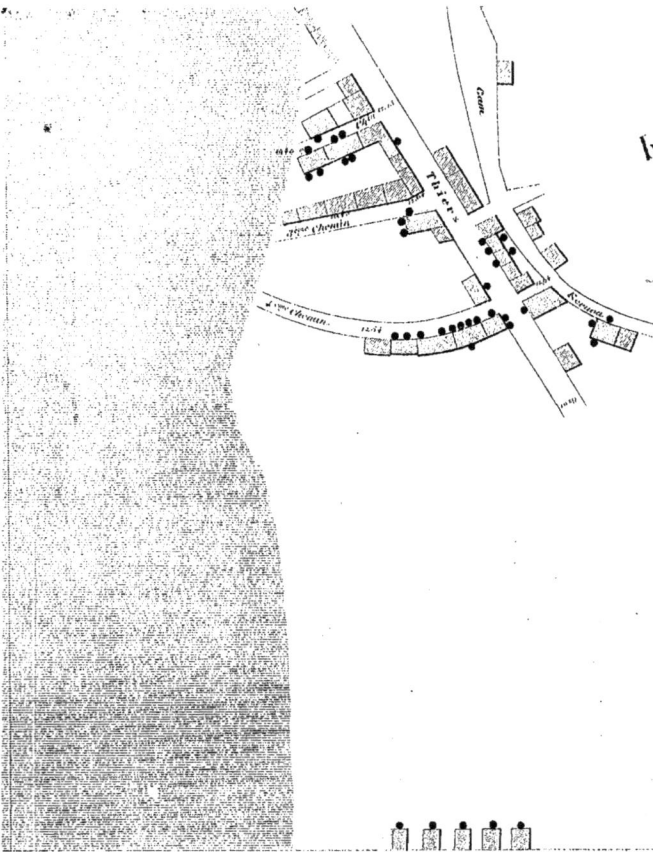

Dans la deuxième quinzaine de février, j'envoyai à Concarneau des agents désinfecteurs chargés de désinfecter les habitations où s'étaient produits des cas de choléra. J'envoyai également une escouade de cantonniers pour établir et maintenir la propreté dans les rues par l'écoulement des eaux et l'enlèvement des immondices. J'allai sur place me rendre compte que mes instructions étaient suivies. Le 25 février, l'épidémie était terminée.

L'on trouvera ci-contre (planche n° 11) le plan de la ville de Concarneau. Sur ce plan, les maisons teintées en jaune sont celles où ont eu lieu un ou plusieurs cas de choléra. Les guérisons sont marquées en rouge, les décès en noir. Chaque maison porte un numéro correspondant à l'ordre chronologique de l'apparition du premier cas dans la maison. L'on a ajouté au plan, comme faisant partie de la même agglomération, avec la seule indication du nombre des guérisons et des décès, quelques-unes des maisons atteintes de Beuzec-Conq, celles qui touchent à Concarneau.

Le tableau des malades qui suit renvoie au plan pour l'indication de la maison où chacune des victimes a été atteinte. Dans ce tableau, comme dans tous ceux qui vont suivre, la profession et l'état civil des malades ne sont indiqués que pour les décédés. Pour les guéris, ces détails paraissaient sans doute sans importance aux personnes qui dans les mairies enregistraient les déclarations de maladie. Si l'on avait voulu réparer plus tard cette omission, on se serait exposé à de nombreuses erreurs.

CONCARNEAU. — TABLEAU DES MALADES.

Nᵒˢ RDRE. 1	Nᵒˢ D'ORDRE DU TABLEAU général des décès. 2	DATE du commencement de la MALADIE. 3	DATE DU DÉCÈS. 4	PROFESSION des DÉCÉDÉS. 5	SEXE. 6	AGE. 7	ÉTAT CIVIL des DÉCÉDÉS. 8	DOMICILE. 9	NUMÉROS des MAISONS sur le plan. 10	Nᵒˢ D'ORDRE. 11
1	6	20 septembre 1885....	27 septembre 1885...	Menuisier	m.	44	Marié	Rue Vauban	1	1
2	5	24 —	26 —	Pêcheur	m.	56	— »	Avenue de la Gare	2	2
3	»	26 —	Guéri	»	f.	13	»	Rue Vauban	1	3
4	»	26 —	—	»	f.	58	»	Rue Malakoff	3	4
5	»	28 —	—	»	f.	40	»	Rue Vauban	4	5
6	11	28 —	30 septembre 1885	»	m.	3	»	—	5	6
7	»	29 —	Guéri	»	m.	29	»	Rue des Remparts	6	7
8	13	29 —	1ᵉʳ octobre 1885	Sardinière	f.	30	Marié	Rue Vauban	1	8
9	»	29 —	Guéri	»	f.	19	»	Castel-Raët	7	9
10	»	30 —	—	»	f.	0	»	Rue Malakoff	8	10
11	18	30 —	7 octobre 1885	»	m.	18m.	»	Rue Dumont-d'Urville	9	11
12	15	1ᵉʳ octobre 1885	2 —	Pêcheur	m.	28	Célibataire	Avenue de la Gare	10	12
13	»	2 —	Guéri	»	f.	31	»	Rue Vauban	4	13
14	»	3 —	—	»	f.	20	»	—	4	14
15	»	3 —	—	»	f.	19	»	—	4	15
16	»	4 —	—	»	f.	33	»	Rue Dumont-d'Urville	9	16
17	»	6 —	Guéri	»	m.	16	»	Rue des Remparts	6	17
18	»	6 —	—	»	m.	26	»	Rue Laënnec	11	18
19	»	6 —	—	»	m.	35	»	Rue Aire-Lévêque	12	19
20	»	7 —	—	»	m.	38	»	Rue Saint-Guénolé	13	20
21	»	7 —	Guéri	»	f.	42	»	Avenue de la Gare	2	21
22	»	8 —	Guéri	»	m.	12	»	Rue Vauban	14	22
23	»	8 —	—	»	m.	53	»	Avenue de la Gare	15	23
24	20	8 —	9 octobre 1885	Pêcheur	m.	40	Marié	Rue Vauban	16	24
25	22	9 —	10 —	Ménagère	f.	36	Mariée	—	4	25
26	57	9 —	20 —	—	f.	21	— »	Avenue de la Gare	17	26
27	»	10 —	Guéri	»	m.	25	»	Place Saint-Guénolé	18	27
28	»	10 —	—	»	m.	42	»	Rue Jean-Bart	19	28
29	»	10 —	—	»	m.	12	»	Rue des Remparts	6	29
30	»	11 —	Guéri	»	f.	21	»	Castel-Raët	7	30
31	28	11 —	13 octobre 1885	Pêcheur	m.	57	Veuf	Rue Malakoff	20	31
32	29	12 —	13 —	—	m.	33	Marié	Rue Vauban	21	32
33	36	12 —	15 —	—	m.	50	»	—	22	33
34	58	12 —	20 —	Sardinière	f.	34	Mariée	Rue Aire-Lévêque	23	34
35	»	12 —	Guérie	»	f.	59	»	Rue Nationale	24	35
36	»	13 —	Guéri	»	m.	34	»	Rue Jean-Bart	19	36
37	45	13 —	17 octobre 1885	Ménagère	f.	37	Mariée	Castel-Raët	7	37
38	35	14 —	15 —	Menuisier	m.	40	Veuf	Quai d'Aiguillon	25	38
39	52	14 —	19 —	Journalier	m.	63	Marié	—	25	39
40	»	15 —	Guéri	»	m.	35	»	Rue Vauban	26	40
41	»	15 —	—	»	m.	33	»	—	26	41

CONCARNEAU. — TABLEAU DES MALADES (Suite).

N°s D'ORDRE.	N°s D'ORDRE DU TABLEAU général des décès.	DATE du commencement de la MALADIE.	DATE DU DÉCÈS.	PROFESSION des DÉCÉDÉS.	SEXE.	AGE.	ÉTAT CIVIL des DÉCÉDÉS.	DOMICILE.	NUMÉROS des MAISONS sur le plan.	N°s D'ORD.
1	2	3	4	5	6	7	8	9	10	11
42	»	15 octobre 1885.....	Guéri........	»	m.	29	»	Rue Malakoff............	27	42
43	59	16 —	20 octobre 1885	»	m.	6	»	Avenue de la Gare.....	28	43
44	60	17 —	20 —	»	f.	6	»	Rue des Remparts........	29	4?
45	»	17 —	Guério............	»	f.	32	»	Rue Dumont-d'Urville......	30	4?
46	»	18 —	—	»	f.	5	»	Rue des Remparts	6	4?
47	80	18 —	24 octobre 1885	Ménagère	f.	48	Mariée............	—	29	4?
48	61	18 —	20 —	»	f.	52	—	Avenue de la Gare.....	31	4?
49	68	18 —	21 —	»	m.	5	»	Rue des Remparts.....	20	4?
50	»	19 —	Guéri	»	m.	17	»	Avenue de la Gare.....	28	5?
51	»	20 —	—	»	m.	27	»	Rue Vauban..........	32	5
52	82	20 —	25 octobre 1885	»	m.	4	»	Rue Malakoff..........	33	5
53	»	20 —	Guéri	»	m.	9	»	Rue des Remparts.....	6	5
54	»	21 —	—	»	m.	18	»	Rue Bayard	34	5
55	»	22 —	—	»	m.	34	»	Rue Dumont-d'Urville......	35	5
56	»	23 —	—	»	m.	46	»	Rue Vauban..........	36	5
57	»	23 —	Guério............	»	f.	65	»	Rue des Remparts.....	6	5
58	»	23 —	—	»	m.	48	»	Rue Jean-Bart........	19	5
59	»	23 —	Guéri............	»	m.	14	»	—	19	5
60	88	24 —	26 octobre 1885	Pêcheur	m.	19	Célibataire	Rue Bayard	37	6
61	»	25 —	Guéri........	»	m.	39	»	Rue Nationale........	38	6
62	»	27 —	—	»	m.	41	»	Rue Jean-Bart........	39	6
63	101	27 —	28 octobre 1885	Couturière	f.	66	Veuve	Rue Duquesne........	40	6
64	»	27 —	Guéri............	»	m.	9	»	Rue Jean-Bart........	39	6
65	112	28 —	30 octobre 1885....	Sardinière	f.	19	Célibataire	Rue Duquesne........	11	6
66	117	28 —	31 —	Ménagère	f.	36	Mariée....	Rue Lapeyrouse.....	42	6
67	113	29 —	30 —	Mécanicien	m.	56	Célibataire	Rue Dumont-d'Urville.....	43	6
68	»	1er novembre 1885	Guério	»	f.	10	»	Rue Turenne.........	44	6
69	»	1er —	—	»	f.	52	»	Rue Aire-Lévêque......	45	6
70	»	2 —	Guéri	»	m.	27	»	Rue des Remparts.....	20	7
71	»	2 —	—	»	m.	29	»	Rue Malakoff........	20	7
72	138	2 —	4 novembre 1885....	»	f.	10	»	Quai Péneroff	46	7
73	194	2 —	13 —	Ménagère	f.	26	Mariée........	Rue Malakoff........	47	7
74	»	3 —	Guéri	»	m.	30	»	Quai Péneroff	18	7
75	»	4 —	—	»	m.	45	»	Rue Saint-Guénolé.....	49	7
76	156	5 —	7 novembre 1885....	»	m.	3	»	Rue Aire-Lévêque......	50	7
77	»	7 —	Guéri	»	m.	5	»	Rue Jean-Bart........	51	7
78	»	7 —	—	»	m.	36	»	Rue Dumont-d'Urville	35	7
79	»	7 —	—	»	m.	48	»	Rue Malakoff........	33	7
80	»	9 —	Guéri	»	f.	24	»	Rue des Remparts.....	52	7
81	185	10 —	12 novembre 1885....	Pêcheur	m.	27	Marié............	Rue Malakoff.....	33	8
82	201	10 —	14 —	Ménagère	f.	64	Mariée............	Rue Aire-Lévêque.....	50	8

CONCARNEAU. — TABLEAU DES MALADES *(Fin)*.

N°s d'ordre	N°s d'ordre du tableau général des décès	DATE du commencement de la maladie	DATE du décès	PROFESSION des décédés	SEXE	AGE	ÉTAT CIVIL des décédés	DOMICILE	NUMÉROS des maisons sur le plan	N°s d'ordre
1	2	3	4	5	6	7	8	9	10	11
83	»	11 novembre 1885....	Guéri............	»	m.	42	»	Rue Malakoff............	7	83
84	»	11 —	Guérie............	»	f.	33	»	Castel-Raët............	53	84
85	»	12 —	Guéri............	»	m.	7	»	Rue Bayard............	54	85
86	223	14 —	17 novembre 1885....	Pêcheur..........	m.	37	Célibataire..........	Rue Malakoff............	55	86
87	264	15 —	20 —	»	m.	2	»	....	55	87
88	»	17 —	Guérie............	»	f.	62	»	Rue Aire-Lévêque....	57	88
89	»	17 —	—	»	f.	10	»	Rue Suffren............	58	89
90	»	17 —	—	»	f.	57	»	Rue Vauban............	59	90
91	»	19 —	Guéri............	»	m.	14	»	Rue Duquesne............	60	91
92	»	19 —	—	»	m.	25	»	Rue Suffren............	58	92
93	»	19 —	Guérie............	»	f.	18	»	Rue Turenne............	44	93
94	300	21 —	23 novembre 1886....	Pêcheur..........	m.	50	Veuf............	Rue du Commerce....	61	94
95	»	29 —	Guérie............	»	f.	37	»	Rue Châteaubriant....	62	95
96	380	30 —	2 décembre 1885....	Ménagère..........	f.	60	Mariée	Rue des Remparts....	52	96
97	436	4 décembre 1885....	7 —	»	m.	11	»	Rue Vauban............	36	97
98	»	4 —	Guéri............	»	m.	11	»	....	63	98
99	»	4 —	Guérie............	»	f.	42	»	Rue Malakoff............	64	99
100	514	17 —	19 décembre 1885....	»	f.	62	Célibataire..........	Rue Bayard............	66	100
101	582	2 janvier 1886....	3 janvier 1886......	»	m.	12	»	Rue Nationale........	65	101
102	597	4 —	7 —	Pêcheur..........	m.	34	Marié............	Rue Jean-Bart....	66	102
103	598	7 —	7 —	»	m.	17m.	»	Rue Du Guesclin....	67	103
104	606	8 —	9 —	Ancien marin....	m.	72	Marié............	Rue Du Guesclin....	67	104
105	616	8 —	13 —	Ménagère..........	f.	37	Mariée............	Rue Turenne............	68	105
106	»	8 —	Guéri............	»	m.	13	»	Rue Colbert............	69	106
107	»	8 —	Guérie............	»	f.	8	»	—	69	107
108	»	8 —	Guéri............	»	m.	19	»	—	69	108
109	»	15 —	Guéri............	»	f.	17	»	Rue Jean-Bart............	70	109
110	»	15 —	—	»	f.	11	»	—	70	110
111	»	15 —	Guéri............	»	m.	51	»	—	71	111
112	»	17 —	Guérie............	»	f.	18	»	Rue Turenne............	68	112
113	671	19 —	29 janvier 1886....	Ménagère..........	f.	36	Mariée............	Rue Jean-Bart....	71	113
114	»	23 —	Guéri............	»	m.	18m.	»	Rue Du Guesclin....	72	114
115	»	2 février 1886......	—	»	m.	32	»	Rue Aire-Lévêque....	73	115
116	690	13 —	15 février 1886......	Débitant de boissons	m.	46	Marié............	Rue Pénéroff....	74	116
117	»	17 —	Guéri............	»	m.	12	»	Rue Du Guesclin....	75	117
118	704	20 —	25 février 1886......	Ménagère..........	f.	40	Veuve............	Quai du Port....	76	118
119	696	21 —	22 —	Épicière............	f.	56	Veuve............	Rue Vauban............	4	119
120	»	27 —	Guérie............	»	f.	18	»	Rue du Commerce....	77	120

11. — PENMARCH.

ÉPIDÉMIES ANTÉRIEURES : choléra en 1866 : 17 décès.

SUPERFICIE : 1.638 hectares.

POPULATION : dénombrement de 1886 : totale, 3.238; agglomérée, 256.

Taux moyen, de 1882 à 1885, de l'excédent des naissances sur les décès : 9,25 pour 1.000 habitants.

Taux moyen, de 1882 à 1885, de la mortalité : 23,64 pour 1.000 habitants[1].

Nombre des maisons : 563 ; des ménages : 635.

SPIRITUEUX : au cours d'une année (1885) la consommation du vin, par tête, d'habitant, a été de 7 litres, du cidre de 15 litres, de l'alcool de 6 litres.

ÉPIDÉMIE DE 1885-86.

POPULATION EXPOSÉE (hameaux de Kérity, Poulguen-Kervaragan, Kerfézec, Kéroulec et Pénanguer) : 1.073 habitants se subdivisant ainsi :

1° Division par groupes d'âge et par sexe :

De 0 à 15 ans	Garçons	241
	Filles	230
De 15 à 60 ans	Hommes........................	245
	Femmes........................	281
Au-dessus de 60 ans.	Hommes........................	27
	Femmes........................	40

2° Division par état civil (enfants jusqu'à 15 ans non compris) :

Célibataires.........	Hommes........................	86
	Femmes........................	110
Mariés.............	Hommes........................	166
	Femmes........................	166
Veufs	Hommes........................	18
	Femmes........................	50

Les professions qui ont fourni des victimes au choléra se chiffraient comme suit au dénombrement de 1886 :

Hommes..........	Marins	173
	Journaliers........................	27
	Cultivateurs........................	35
Femmes	Ménagères........................	161
	Cultivatrices........................	64
	Journalières........................	10
	Commerçantes........................	22

[1] Voir p. 148 comment ces chiffres ont été obtenus.

Nombre des maisons exposées : 190 ; des ménages : 226.

Durée de l'épidémie : du 26 septembre au 3 novembre 1885 [1].

Nombre des décès : 9 (4 enfants, dont 1 garçon, 3 filles ; 2 hommes ; 3 femmes).

Proportion des décès cholériques, en 1885-86, au chiffre de la population exposée : (9:1.073) 8,38 p. 1.000.

Penmarch est une commune du littoral située entre Concarneau et Audierne, habitée par des pêcheurs, fréquemment visitée par les touristes, curieux de voir sa belle église et l'admirable chaîne de récifs qui la bordent du côté de la mer.

Le 22 septembre 1885, un marin qui la veille s'était rendu à Concarneau et y avait bu et mangé dans une auberge s'alita avec tous les symptômes du choléra. Il mourut le 26 septembre. Du 22 septembre au 3 novembre, 21 personnes furent atteintes sur lesquelles 9 succombèrent.

Il y a eu des cas de choléra dans cinq hameaux de la commune : Kérity, Poulguen-Kervaragan, Kerfézec, Kéroutec et Pénanguer. Les neufs décès se sont produits à Kérity (6) et à Kéroutec (3).

TABLEAUX DES MALADES.

I. Guéris.

NUMÉROS D'ORDRE.	PROFESSION.	SEXE.	AGE.	DOMICILE.
1	2	3	4	5
1	Marin	m.	33	Kérity.
2	—	m.	27	Kerfézec.
3	Cultivateur............	m.	45	Kéroutec.
4	Commerçante..........	f.	36	Kérity.
5	Ménagère	f.	51	—
6	Cultivateur............	m.	21	Pénanguer.
7	—	m.	16	Poulguen-Kervaragan.
8	Cultivatrice............	f.	53	—
9	—	f.	23	Kerfézec.
10	Marin	m.	32	Pénanguer.
11	Cultivatrice............	f.	36	Kerfézec.
12	Marin	m.	20	Kérity.

[1] Voir les observations météoriques pour cette période à la planche n° 10, p. 144.

II. *Décédés.*

N° D'ORDRE.	N° D'ORDRE du tableau général des décès.	DATE DU DÉCÈS.	PRO-FESSION.	SEXE.	AGE.	ÉTAT CIVIL	DOMICILE.
1	2	3	4	5	6	7	8
1	3	26 sept. 1885	Pêcheur...	m.	21	Célibataire.	Kérity.
2	7	28 —	»	f.	5	»	—
3	10	30 —	Journalière	f.	46	Célibataire.	—
4	14	2 octob. 1885	Sans prof.	f.	85	Veuve	—
5	31	15 —	»	m.	3	»	Kéroutec.
6	37	16 —	»	f.	12	»	—
7	75	24 —	Cultivatrice	f.	71	Veuve	—
8	89	27 —	»	f.	3	»	Kérity.
9	128	3 nov. 1885	Journalier.	m.	66	Marié	—

Je suis obligé de présenter les malades en deux tableaux dis-
tincts, les guéris d'une part, et d'autre part les décédés, parce qu'il
n'a pas été possible d'avoir des renseignements authentiques sur
les dates auxquelles la maladie s'est déclarée[1].

---

[1] Il en sera de même pour les autres notices lorsque la même situation se présentera

III. — BEUZEC-CONQ.

Épidémies antérieures : choléra en 1865-66 : 14 décès.

Superficie : 2.884 hectares.

Population : dénombrement de 1886 : totale, 3.156 ; agglomérée, 275.

Taux moyen, de 1882 à 1885, de l'excédent des naissances sur les décès : 22,46 pour 1.000 habitants.

Taux moyen, de 1882 à 1885, de la mortalité : 23,23 pour 1.000 habitants[1].

Nombre des maisons : 455 ; des ménages : 671.

Spiritueux : au cours d'une année (1885), la consommation du vin, par tête d'habitant, a été de 7 litres ; du cidre, de 107 litres ; de l'alcool, de 4 lit. 5.

ÉPIDÉMIE DE 1885-86.

Population exposée (Le Bourg, le Lin Kerrest, rue Gam, avenue de la gare) : 1.466 habitants se subdivisant ainsi :

1° *Division par groupes d'âge et par sexe :*

De 0 à 15 ans....	Garçons...........................	329
	Filles............................	309
De 15 à 60 ans....	Hommes............................	369
	Femmes...........................	405
Au-dessus de 60 ans.	Hommes............................	23
	Femmes...........................	31

2° *Division par état civil (enfants jusqu'à 15 ans non compris) :*

Célibataires........	Hommes............................	122
	Femmes............................	115
Mariés.............	Hommes............................	253
	Femmes............................	253
Veufs.............	Hommes............................	17
	Femmes............................	68

Les professions qui ont fourni des victimes au choléra se chiffraient comme suit au dénombrement de 1886 :

Hommes.........	Marins............................	58
	Tailleurs de pierres..............	7
	Cultivateurs......................	84
	Journaliers.......................	23
	Menuisiers et charpentiers........	11
	Ferblantiers......................	16
	Tisserands........................	3
	Sans profession...................	122

[1] Voir p. 148 comment ces chiffres ont été obtenus.

Femmes	Ménagères......................	21
	Cultivatrices...................	40
	Repasseuses....................	8

NOMBRE DES MAISONS EXPOSÉES : 150 ; des ménages : 343.

DURÉE DE L'ÉPIDÉMIE : du 22 septembre 1885 au 25 février 1886 [1].

NOMBRE DES DÉCÈS : 33 (6 enfants, dont 3 garçons, 3 filles ; 10 hommes ; 17 femmes).

PROPORTION des décès cholériques, en 1885-86, au chiffre de la population exposée : (33 : 1.466) 22,51 p. 1.000.

La commune de Beuzec-Conq est, en partie, un faubourg de Concarneau ; certaines rues qui commencent dans l'une des deux communes finissent dans l'autre ; le même quartier est en partie sur Beuzec, en partie sur Concarneau. Il n'est donc pas surprenant que le choléra ait fait son apparition presque à la même heure à Concarneau et à Beuzec. Le premier cas s'est produit à Concarneau le 20 septembre ; le premier décès à Beuzec-Conq le 22 septembre. L'épidémie de Beuzec n'est que le prolongement de celle de Concarneau.

Elle a atteint 57 personnes dont 6 enfants, 30 femmes, 21 hommes. Les 6 enfants sont morts. Des 30 femmes, 17 sont mortes. Des 21 hommes, 11 sont morts. Malgré la proportion considérable des décès, le nombre des cas doit être tenu pour vrai. Les malades de Beuzec, comme ceux de Concarneau, ont été visités et soignés par le Dr Galzain qui a très exactement pris note des guérisons aussi bien que des décès.

Beuzec ne touche pas au littoral. Sa population n'est pas composée de pêcheurs ; l'on n'en compte que deux parmi les décédés. Voici les professions des 25 autres : un charpentier, un ferblantier, un tisserand, une ménagère, un chiffonnier, 20 cultivateurs.

C'est en octobre et novembre que l'épidémie a sévi le plus fortement. Dans la journée du 5 novembre, il y a eu 3 décès. Le 18 novembre, l'épidémie a paru définitivement close. Le mois de décembre s'est écoulé sans incidents. Mais l'épidémie de Concarneau, quoique ne faisant plus que de rares victimes, n'avait pas disparu. C'est ce qui explique les deux cas isolés qui se produisirent à Beuzec-Conq les 20 et 24 janvier 1886 et enfin le dernier cas, celui du 25 février.

Les moyens de propagation que le choléra a trouvés à Concarneau, il les a trouvés à Beuzec. Ici aussi les habitants buvaient

[1] Voir les observations météoriques pour cette période à la planche n° 10, p. 144.

l'eau de puits exposés à des infiltrations malsaines; ici aussi, ils habitaient des logements trop étroits; ils vivaient au milieu des immondices accumulées dans les cours et semées le long des rues. Enfin à Beuzec comme à Concarneau, avant l'arrivée des agents désinfecteurs, les habitants s'obstinaient à garder le linge des cholériques et à le laver à l'eau froide.

Les deux épidémies ont pris fin le même jour. Cette coïncidence s'explique : les mesures d'hygiène prises à Concarneau étaient immédiatement étendues à Beuzec-Conq : envoi d'agents désinfecteurs, envoi de cantonniers nettoyant les rues et les maisons, interdiction de l'usage de l'eau des puits. Les mêmes causes ont produit les mêmes effets.

TABLEAUX DES MALADES.

I. Guéris.

NUMÉROS D'ORDRE.	PROFESSION.	SEXE.	AGE.	DOMICILE.
1	2	3	4	5
1	Manœuvre..............	m.	49	Avenue de la Gare.
2	Cultivatrice..	f.	35	Hameau du Lin.
3	—	f.	40	—
4	—	f.	44	—
5	Préposé de douanes.......	m	33	—
6	Cultivateur	m.	31	—
7	Retraité de marine.......	m.	53	—
8	Cultivateur	m.	33	Hameau de Kernouech.
9	Cultivatrice............	f.	24	Hameau du Lin.
10	Sans profession	m.	34	—
11	Cultivatrice............	f.	34	Rue Gam.
12	Marin.................	m.	27	Hameau du Lin.
13	Cultivatrice............	f.	28	—
14	—	f.	57	—
15	—	f.	32	Hameau de Kernouech.
16	—	f.	28	Rue Gam.
17	Marin.................	m.	65	—
18	Sans profession	f.	33	Hameau du Lin.
19	Cultivatrice............	f.	26	— de Kerrest.
20	Cultivateur	m.	65	— de Lesiny
21	Repasseuse.............	f.	20	Beuzec-Conq.
22	Piqueur de pierres.......	m.	49	Avenue de la Gare.
23	Cultivatrice............	f.	40	—
24	Cultivateur	m.	54	Hameau de Kérandon.

II. *Décédés.*

N° D'ORDRE.	N° D'ORDRE du tableau général des décédés.	DATE DES DÉCÈS.	PROFESSION.	SEXE.	AGE.	ÉTAT CIVIL.
1	2	3	4	5	6	7
1	1	22 sept. 1885......	Charpentier...	m.	57	Marié.
2	2	24 —	Cultivatrice...	f.	40	Mariée.
3	4	26 —	Ferblantier ...	m.	49	Marié.
4	16	3 oct. 1885......	Cultivatrice...	f.	37	Mariée.
5	19	8 —	— ...	f.	60	Veuve.
6	32	15 —	»	m.	3	»
7	38	16 —	Cultivatrice...	f.	77	Veuve,
8	39	16 —	»	f.	9	»
9	46	18 —	Pêcheur......	m.	32	Marié.
10	53	22 —	Cultivateur ...	m.	74	Veuf.
11	54	20 —	Cultivatrice...	f.	32	Veuve.
12	62	21 —	Cultivateur ...	m.	59	Marié.
13	70	23 —	Cultivatrice...	f.	49	Mariée.
14	83	26 —	Pêcheur......	m.	50	Marié.
15	90	27 —	Cultivatrice...	f.	73	Veuve,
16	91	27 —	»	m.	2	»
17	103	29 —	Cultivatrice...	f.	55	Mariée.
18	114	31 —	Tisserand.....	m.	44	Marié.
19	120	1ᵉʳ nov. 1885......	Cultivatrice...	f.	47	Célibataire.
20	123	2 —	— ...	f.	37	Mariée.
21	140	5 —	— ...	f.	40	Célibataire.
22	141	5 —	— ...	f.	55	Mariée.
23	142	5 —	Cultivateur ...	m.	58	Veuf.
24	157	8 —	— ...	m.	47	Marié.
25	158	8 —	»	m.	4	»
26	171	10 —	»	f.	10	»
27	186	13 —	Cultivatrice...	f.	35	Mariée.
28	206	16 —	— ...	f.	32	—
29	207	16 —	Cultivateur ...	m.	39	Veuf.
30	231	18 —	Cultivatrice...	f.	32	Mariée.
31	655	20 janv. 1886......	»	f.	15m.	»
32	663	24 —	Ménagère.....	f.	58	Mariée.
33	702	25 fév. 1886......	Chiffonnier ...	m.	58	Marié.

IV. — MELGVEN.

ÉPIDÉMIES ANTÉRIEURES : choléra en 1865-66: 6 décès.
SUPERFICIE : 2.081 hectares.
POPULATION : dénombrement de 1886: totale, 2.874 ; agglomérée, 214.
Taux moyen, de 1882 à 1885, de l'excédent des naissances sur les décès : 16,09 pour 1.000 habitants.
Taux moyen, de 1882 à 1885, de la mortalité: 22,03 pour 1.000 habitants [1].
Nombre des maisons: 498; des ménages, 532.
SPIRITUEUX : au cours d'une année (1885), la consommation du vin, par tête d'habitant, a été de 7 litres; du cidre, de 32 litres; de l'alcool, de 4 lit. 2.

ÉPIDÉMIE DE 1885-86.

POPULATION EXPOSÉE (le bourg) : 214 habitants se subdivisant ainsi:

1° *Division par groupes d'âge et par sexe:*

De 0 à 15 ans....	Garçons.....................	32
	Filles.....................	41
De 15 à 60 ans....	Hommes.....................	55
	Femmes.....................	65
Au-dessus de 60 ans.	Hommes.....................	7
	Femmes.....................	14

2° *Division par état civil (enfants jusqu'à 15 ans non compris):*

Célibataires.......	Hommes.....................	21
	Femmes.....................	27
Mariés..........	Hommes.....................	38
	Femmes.....................	38
Veufs..........	Hommes.....................	3
	Femmes.....................	14

Les professions qui ont fourni des victimes au choléra se chiffraient comme suit au dénombrement de 1886:

Hommes.........	Pêcheurs.....................	7
Femmes.........	Ménagères.....................	36

[1] Voir p. 148 comment ces chiffres ont été obtenus.

Nombre des maisons exposées : 46; des ménages : 53,
Durée de l'épidémie : du 24 septembre au 31 octobre 1885 [1].
Nombre des décès : 4 (1 homme, 3 femmes).
Proportion des décès cholériques, en 1885, au chiffre de la population exposée :
(4 : 214) 18,69 p. 1,000.

Melgven est une commune rurale limitrophe de la commune de Beuzec-Conq.

L'épidémie de 1885 y a fait 4 victimes, dont 3 femmes, trois mendiantes. D'après les renseignements fournis, il n'y aurait eu qu'une seule guérison, celle d'un marin âgé de quarante ans. Peut-être ces renseignements sont-ils incomplets; cependant, le maire de Melgven, conseiller général, est très affirmatif à cet égard.

La première victime était un marin âgé de trente-quatre ans. Il était à Concarneau employé à la pêche de la sardine, lorsque, le 24 ou le 25 septembre, il tomba malade. Il fut transporté à son domicile à Kervain-le-Breton, en Melgven, le 27 septembre, ne reçut les soins d'aucun médecin, et mourut le 28. Voici ce que m'en écrivait le maire : « Il vivait malheureusement, comme un pêcheur, et buvait bien quand la pêche donnait. » Il était très pauvre, marié, père de trois jeunes enfants.

Après son décès, la commune est restée six jours sans nouveau malade.

Le 3 octobre, le nommé Alain..., âgé de quarante ans, marin, est rentré chez lui, venant de Concarneau, d'où il avait été à la pêche, et s'est alité. Il présentait tous les symptômes du choléra. Il a été soigné par le Dr Galzain, et a gardé le lit pendant quinze jours. Il guérit, mais sa mère l'avait soigné, et, pendant la quinzaine où elle le soignait, elle s'était plainte de douleurs d'entrailles. C'était une pauvre vieille de soixante-seize ans, vivant de la charité publique, sobre. Elle fut au lit trois jours et mourut le 20 octobre. Dans une maison située en face de la sienne, séparée de celle-ci par un chemin vicinal de 7 mètres de largeur, habitait, avec sa fille, une autre pauvresse, la femme P...., âgée de soixante-treize ans, vivant comme la première des maigres dons du bureau de bienfaisance, sobre comme elle. « Elle ne faisait, dit le maire, d'autres excès que ceux de l'eau de la source qui coulait près de sa maison. » L'on pense qu'elle vint soigner sa voisine. Elle mourut le 23 octobre. Elle aussi ne fut alitée que trois jours. C'est assurément à elle

[1] Voir les observations météoriques pour cette période à la planche n° 10, p. 144.

qu'il faut rapporter cette note que je trouve dans le dossier de Melgven : « Une voisine, malgré les conseils qui lui avaient été donnés, consentit à laver le linge d'un marin qui était mort le 28 septembre. Elle prit la maladie et mourut en deux ou trois jours. »

Une femme H... (n° 5), lava le linge de la femme P... (n° 4). Elle lui avait aussi donné des soins. C'était une femme de cinquante-deux ans, mère de deux enfants soutenus par la charité publique, le père ne jouissant pas de toute sa raison. Elle mourut le 31 octobre.

L'épidémie de Melgven s'est arrêtée là. Les faits d'origine et de transmission paraissent bien établis pour cette commune.

C'est une de celles pour lesquelles l'agent voyer cantonal a fourni les renseignements que j'avais demandés à M. Considère, l'ingénieur en chef, chargé du service vicinal [1]. Quoique l'épidémie de Melgven ait peu d'importance, je reproduis ces renseignements parce qu'ils donnent une idée assez exacte de ce qu'est une commune rurale dans le Finistère.

Rapport de l'agent voyer cantonal
sur l'état sanitaire de la commune de Melgven.

La commune de Melgven ne possède sur son territoire que le bourg de Melgven et le hameau de la Trinité ayant plus de 20 feux.

Pour le bourg, comportant 62 feux et 310 habitants, la totalité, pour ainsi dire, de ces habitants vont pour leur alimentation puiser de l'eau à une fontaine située près de Questel.

Cette source est entourée d'un terrain humide et perméable et peut être souillée par des infiltrations; elle est suffisamment forte été comme hiver pour desservir en eau potable le bourg de Melgven.

En ce qui concerne le hameau de la Trinité, comportant 22 feux, il s'approvisionne à la source se trouvant à peu près au centre de ce hameau et qui est également entourée d'un sol perméable, sauf la partie vis-à-vis du chemin de grande communication n° 22, où le sol est battu et imperméable sur une profondeur suffisante pour empêcher les infiltrations de ce côté, mais par où pourraient s'écouler les eaux souillées provenant du chemin et tomber dans la fontaine, le rebord en pierre, qui fait saillie de 30 centimètres sur le sol environnant, n'étant point suffisamment clos: Cette source peut alimenter à toute époque ce hameau.

Quant à la vidange des maisons, elle se fait en général tous les jours. Les matières fécales sont déposées dans les cours extérieures et mêlées au fumier. Ces immondices et fumiers sont ensuite employés pour l'agriculture avec une périodicité variant de 3 à 4 mois au plus, étendus sur le sol et ensuite enfouis en terre au moyen de la charrue ou déposés dans les sillons creusés à cet effet et recouverts de terre sans pouvoir contaminer les eaux potables.

Le lavage du linge dans la commune se fait en général au moyen d'une lessive en employant le lavoir le plus proche; les eaux employées à ce lavage s'écoulent

[1] Voir p. 151.

par le canal avec les eaux de la source. Les lavoirs de Questel et de la Trinité auraient besoin d'être reconstruits entièrement afin d'écarter le danger de contamination.

Le nettoiement des rues et places du bourg se fait par le cantonnier dès que le besoin s'en fait sentir.

Il n'existe de cours intérieures où s'accumulent les résidus de la vie que dans quelques maisons du bourg; ils sont mêlés aux immondices et fumiers et n'y séjournent que peu de temps.

TABLEAU DES MALADES.

N° D'ORDRE.	N° D'ORDRE du tableau général des décès.	DATE du commencement DE LA MALADIE.	DATE DU DÉCÈS.	PROFESSION.	SEXE.	AGE.	ÉTAT CIVIL.
1	2	3	4	5	6	7	8
1	8	24 sept. 1885...	28 sept. 1885...	Pêcheur......	m.	34	Marié.
2		3 oct. 1885....	Guéri.........	—	m.	40	—
3	55	17 —	20 oct. 1885....	Ménagère.....	f.	76	Veuve.
4	71	20 —	23 —	—	f.	73	—
5	115	30 —	31 —	—	f.	52	Mariée.

V. — NIZON.

ÉPIDÉMIES ANTÉRIEURES : choléra en 1865-66 : 6 décès,

SUPERFICIE : 2,781 hectares.

POPULATION : dénombrement de 1886 : totale, 1.460 ; agglomérée, 140.

Taux moyen, de 1882 à 1885, de l'excédent des naissances sur les décès : 12,2 pour 1.000 habitants.

Taux moyen, de 1882 à 1885, de la mortalité : 24,24 pour 1.000 habitants [1].

Nombre des maisons : 272 ; des ménages : 282.

SPIRITUEUX : au cours d'une année (1885) la consommation du vin, par tête d'habitant, a été de six litres ; du cidre de 35 litres ; de l'alcool de 3 lit. 8.

ÉPIDÉMIE DE 1885-86.

POPULATION EXPOSÉE (Hameaux de Pont-Claye et Kernouen) : 68 habitants se subdivisant ainsi :

1° Division par groupes d'âge et par sexe :

De 0 à 15 ans,....	Garçons.............................	17
	Filles.............................	13
De 15 à 60 ans,....	Hommes.............................	14
	Femmes.............................	18
Au-dessus de 60 ans.	Hommes.............................	2
	Femmes.............................	4

2° Division par état civil (enfants jusqu'à 15 ans non compris) :

Célibataires.......	Hommes.............................	4
	Femmes.............................	6
Mariés............	Hommes.............................	12
	Femmes.............................	12
Veufs...........	Hommes.............................	»
	Femmes.............................	4

L'unique profession qui ait fourni des victimes au choléra se chiffrait comme suit au dénombrement de 1886 :

Hommes.........	Pêcheurs.........................	5

NOMBRE DES MAISONS EXPOSÉES : 17 ; des ménages : 17.

DURÉE DE L'ÉPIDÉMIE : du 29 septembre au 25 octobre 1885 [2].

[1] Voir p. 148 comment ces chiffres ont été obtenus.

[2] Voir les observations météoriques pour cette période à la planche n° 10, p. 144.

NOMBRE DES DÉCÈS : 2 (2 hommes).
PROPORTION des décès cholériques, en 1885, au chiffre de la population exposée :
(2 : 68) 29,41 p. 1.000.

On pourrait presque dire que l'épidémie de choléra de 1885 n'a pas visité Nizon, car les deux seuls cas qui s'y soient produits sont éclos hors de la commune, où les victimes ne sont venues que pour mourir, n'y ayant d'ailleurs transmis le mal à personne.

Les deux victimes étaient deux pêcheurs. Le premier, âgé de quarante-trois ans ; le second, âgé de quarante et un ans. C'est certainement de Concarneau que chacun d'eux a apporté la maladie, et il n'existe pas de relation entre les deux cas. Cela résulte sans conteste de deux rapports du maréchal des logis commandant la brigade de Pont-Aven. Voici ces rapports :

Pont-Aven, le 29 septembre 1885.

Le 28 courant, dans la matinée, le nommé X.., âgé de quarante-trois ans, marin-pêcheur, est tombé subitement malade à Concarneau où il faisait la pêche. M. le Dr Galzain, demeurant dans cette ville, appelé pour lui donner des soins, a constaté les symptômes du choléra. Il a immédiatement fait transporter le malade à son domicile, au hameau de Pont-Claye, en la commune de Nizon. Ce marin est décédé aujourd'hui à sept heures du matin. Son inhumation a eu lieu dans l'après-midi par ordre de l'autorité de cette commune. Aucun médecin de Pont-Aven n'a été appelé près du défunt.

M. le maire de Nizon s'exprime comme suit au sujet de ce marin : « Rentré dans ses foyers, dans un milieu assez sain, ce malade, au lieu de se mettre au lit et d'appeler un médecin, pensa qu'il valait mieux se traiter à l'alcool, ce qui sans doute hâta sa fin. »

Le second rapport du maréchal des logis est ainsi conçu :

Pont-Aven, le 25 octobre 1885.

Le 23 courant, à dix heures du matin, le nommé X., âgé de quarante et un ans, marin-pêcheur au village de Kernouen, en la commune de Nizon, est tombé subitement malade ayant des vomissements et des crampes dans tous les membres. Aujourd'hui à deux heures et demie du matin, cet homme est décédé. Son inhumation a eu lieu à trois heures du soir par ordre de M. le maire de cette commune. M. le Dr Brossier, demeurant à Pont-Aven, a été appelé près du malade dans la journée du 24. Il a constaté qu'il était atteint du choléra.

Le défunt s'était rendu à Concarneau le mercredi 21 courant. L'épidémie règne dans cette localité. C'est là qu'il a contracté sa maladie. Il laisse une veuve et huit enfants en bas âge et sans ressources.

Ici encore, comme pour Melgven, je donne, dans sa totalité, le rapport de l'agent voyer cantonal. Beaucoup des observations qu'il fait peuvent être étendues à d'autres communes dont nous aurons à nous occuper, mais pour lesquelles les agents voyers n'ont pas fourni le travail. L'on remarquera l'abondance des eaux. Il semble qu'il serait facile d'assurer à presque toutes les communes du Finistère une excellente alimentation en eau potable.

Rapport de l'agent voyer cantonal
sur la situation sanitaire de la commune de Nizon.

Dans la commune de Nizon, en dehors du bourg qui possède 32 feux, il n'y a aucun hameau qui atteigne le nombre de 20 feux.

Bourg de Nizon. — Il est situé sur une hauteur et est alimenté par deux fontaines et cinq puits. Ces puits, avec un revêtement en pierres à l'intérieur, sont profonds de 6 à 7 mètres et fournissent une bonne eau en hiver. En été, la source tarit à cause de la surélévation du terrain. Les fontaines en eau de source, au nombre de deux, sont à 200 mètres du bourg. Elles fournissent une très bonne eau, pure, limpide et en abondance. Je les ai visitées ces jours-ci, les eaux jaillissaient très facilement. Ces sources sortent des rochers et sont entourées d'une maçonnerie qui contient les eaux. Elles débitent suffisamment d'eau pour les besoins de l'agglomération. On ne se sert de ces eaux de source que pour la table, quelquefois pour la confection de la soupe, mais plus généralement on se sert de l'eau des puits pour faire la soupe. Ces sources ne sont pas contaminées par de l'eau malsaine ; il y en a une qui se trouve en contre-bas de la route, et qui est quelquefois troublée par les eaux pluviales seulement ; mais on pourrait remédier à cet état de choses en construisant un parapet et un caniveau autour de la fontaine pour écarter les eaux pluviales. Le bourg a aussi à sa disposition deux lavoirs près de ces fontaines. Les eaux stagnantes entre la fontaine et le lavoir détrempent le sol qui maintient de l'eau qui se corrompt : on y pourrait remédier à très peu de frais en établissant un macadam en forme de revers ou un caniveau avec des pavés.

Village de Lan-Rostel. — Il a 6 feux. Il est alimenté par une source dite de Kerrouen, jaillissant au pied d'un monticule et encastrée dans la maçonnerie. Elle sort des rochers abondamment, avec une clarté et une limpidité merveilleuses. Elle fournit suffisamment d'eau pour ce village ainsi que pour les villages de Bot-Quelen (10 feux) et de Keraurou-Kerlon (4 feux) qui sont sur la commune de Nevez. On l'emploie pour l'usage de la maison. Les bestiaux s'abreuvent dans le ruisseau de Pont-Quévren. A côté de cette fontaine se trouve un lavoir pour laver le linge. La source n'est jamais troublée par aucune eau ; les eaux s'écoulent très facilement de chaque côté de la fontaine pour tomber dans le vallon. Elle est située à un kilomètre environ de chaque village et à 400 mètres de Pont-Quévren.

Village de Saint-André. — Il a 6 feux. Il est desservi par trois sources et trois puits. Les sources sont situées au pied ou au milieu de monticules et fournissent de la bonne eau. Il y en a une, celle dite de Saint-André, qui est un peu encaissée dans un pré d'où l'eau ne jaillit pas facilement. Elle croupit dans son auge. On y remédierait en creusant un canal d'irrigation. Cette source est très faible à cette époque et ne dessert que le village de Bot-Spern. Les deux autres fontaines ont leurs sources très fortes et jaillissent abondamment ; l'eau est claire et limpide, jamais souillée par d'autres matières. Il existe un lavoir à côté de chacune des deux fontaines. L'on se sert de l'eau de source pour l'usage de la maison et de l'eau de puits pour abreuver les bestiaux, quelquefois aussi pour faire la soupe. Ces fontaines sont situées, l'une à côté d'une maison et les deux autres à 150 mètres environ des villages. Les puits maçonnés intérieurement sont situés à côté des fermes et fournissent une eau assez claire.

Village de Kérigazul. — Il a 7 feux. Il est alimenté par deux fontaines et deux puits. L'une des sources est dite de Saint-Sylvestre ; elle est située dans une garenne très perméable ; en ce moment, son eau est trouble et n'a pas d'écoulement parce que la source est trop faible et le canal de décharge n'est pas suffisamment creusé. Cependant cette fontaine est proprement tenue ; elle est construite en pierres de taille. Elle fournit de l'eau pour 3 feux et est distante des maisons de 120 mètres. A côté se trouve un lavoir. L'autre source placée au pied d'un monticule, dans le rocher, est très forte et fournit une eau abondante, claire, limpide. On pourrait, néanmoins l'assainir un peu en creusant le canal en aval, conduisant les eaux dans le pré, pour éviter sa stagnation aux abords de la fontaine. Elle fournit de l'eau pour 4 feux de Kérigazul et pour le village de Kergoadic, dont elle est distante de 500 mètres environ. A côté se trouve aussi un lavoir. L'eau de cette fontaine n'est jamais troublée par d'autres eaux malsaines et satisfait largement aux besoins des habitants des deux villages.

Village de Bossulay. — Il a 7 feux. Il est desservi par deux fontaines à proximité des habitations et deux puits. Il existe encore plusieurs sources mais plus éloignées du village de un kilomètre à 1,500 mètres dont on ne fait pas usage à cause de leur grande distance. L'une de ces fontaines n'a pas grande valeur. Elle est située dans un pré, sur un terrain sablonneux à 100 mètres environ des maisons. La source fournit une eau trouble tandis que celle qui se trouve sur la route un peu plus loin à 200 mètres des fermes est située dans le rocher et produit une eau jaillissante, pure et limpide. A côté se trouve un lavoir que l'on forme en barrant le lit du ruisseau et de cette manière on submerge la fontaine par l'eau sale. Lorsque l'on donne à l'eau son libre écoulement, elle est claire, bonne et abondante. Elle suffirait pour l'usage des habitants de Bossulay, mais ils préfèrent prendre de l'eau du puits de Saint-Dérouyver qui se trouve au sein du village et dont la qualité est excellente. La source de ce puits est intarissable. L'eau de l'autre puits n'est pas si bonne et ne sert que pour abreuver les bestiaux.

Village de Gorriquez. — Il a un feu et possède une fontaine dite de Kergomet et un puits. La source de la fontaine est forte, jaillissante, se trouve située à 150 mètres de la ferme et fournit suffisamment pour ses besoins. Le puits, situé sur une hauteur, est en ce moment, à sec. La source est complètement tarie, malgré la profondeur du puits qui est de 8 m. 40.

Village de Kérentullec. — Il a 6 feux et un seul puits d'une source suffisamment forte pour procurer de l'eau pour abreuver les bestiaux en toute saison. Pour leur usage personnel, les habitants sont tenus d'aller prendre de l'eau de source à Kérangoff, à 300 mètres de là environ. L'eau de cette fontaine est très-forte et jaillissante.

Village de Kerman. — Il a 2 feux et possède un puits qui leur fournit de l'eau en suffisance pour abreuver les bestiaux ; mais pour leur usage personnel, les habitants sont aussi tenus d'aller prendre de l'eau de source à Kérangoff, à 400 mètres de là environ.

Village de Kérdo. — Il a 2 feux et possède un puits qui fournit suffisamment de l'eau potable. Les habitants ne font usage que de cette eau de puits. Les abords du puits sont creusés de fondrières où séjourne le purin. Lorsqu'il pleut, les eaux pluviales y pénètrent et gâtent celle qui s'y trouve; on pourrait facilement y remédier en comblant tout autour du puits de manière à faire déverser toutes les eaux vers la route.

Considérations générales. — La commune de Nizon se trouve dans une très bonne situation. Elle est très accidentée et sillonnée de ruisseaux. Les villages sont généralement construits sur un plateau ou sur le flanc d'un monticule, de sorte qu'ils sont rarement gênés par les eaux stagnantes. Aussi les abords des fermes sont convenables malgré les dépôts de fumiers à côté des maisons. Le purin qui en sort, coule légèrement vers les champs qui sont en contre-bas. Les puits sont épargnés de recevoir ce liquide malsain de même que les fontaines qui sont situées à une bonne distance des fermes. Ces tas de fumiers sont enlevés et conduits aux champs au fur et à mesure des besoins de l'agriculture.

Quant aux matières fécales, généralement on les dépose dans les champs ; elles y sont envoyées à l'aide de baquets. Il y en a quelques-uns qui les déposent sur les tas de fumiers. Cette opération se fait chaque fois que le baquet est rempli. La matière fécale et la fumure sont éloignées des eaux de source.

Le lavage ordinaire du linge se fait généralement au savon et au battoir. Mais le lavage du linge qu'on a porté sur le corps passe par le lessivage avant d'être lavé à l'eau claire, au savon et au battoir. Presque tous les lavoirs sont construits en maçonnerie avec un fond de celle-ci. On pratique dans le côté le plus bas un orifice par lequel s'écoulent les eaux sales. Ce vide se fait toutes les fois qu'on trouve les eaux trop sales pour le lavage.

Le nettoyage des rues se fait tous les deux mois, chaque fois que le cantonnier travaille dans la commune.

On n'accumule pas, dans les rues de Nizon, les résidus de la vie.

TABLEAU DES DÉCÈS.

Nᵒˢ D'ORDRE.	Nᵒˢ D'ORDRE du tableau général des décès.	DATE DU DÉCÈS.	PROFESSION	SEXE.	AGE.	ÉTAT CIVIL.
1	2	3	4		6	7
1	9	29 septembre 1885...	Pêcheur.........	m.	43	Célibataire.
2	81	25 octobre 1885......	—	m.	41	Marié.

VI. — LE GUILVINEC.

ÉPIDÉMIES ANTÉRIEURES : choléra en 1849-50 : 13 cas, 10 décès.
— en 1865-66 : 52 cas.
fièvre typhoïde endémique.

SUPERFICIE : 216 hectares.

POPULATION : dénombrement de 1886 : totale, 2.603 ; agglomérée, 2,114.

Taux moyen, de 1882 à 1885, de l'excédent des naissances sur les décès :
26,18 pour 1.000 habitants [1].

Taux moyen, de 1882 à 1885, de la mortalité : 34,46 pour 1.000 habitants [2].

Nombre des maisons : 373 ; des ménages : 629.

SPIRITUEUX : au cours d'une année (1885) la consommation du vin, par tête
d'habitant, a été de 14 litres, du cidre, de 25 litres ; de l'alcool, de 11 lit. 3.

ÉPIDÉMIE DE 1885-86.

POPULATION EXPOSÉE (le bourg et les hameaux) [3] : 2.232 habitants se subdivisant ainsi :

1° Division par groupes d'âge et par sexe :

De 0 à 15 ans....	Garçons.....................	550
	Filles.....................	558
De 15 à 60 ans....	Hommes	501
	Femmes....................	573
Au-dessus de 60 ans.	Hommes	17
	Femmes....................	33

[1] Voici les chiffres qui ont servi à établir cette moyenne :

	NAISSANCES.	DÉCÈS.
1882....................................	136	57
1883....................................	131	63
1884....................................	157	63
1885....................................	140	147

[1] En 1881, la population du Guilvinec était de 1.968 ; en 1886 de 2.603. Je donne
ces chiffres parce que la moyenne de l'excédent des naissances est tellement anormale
que le lecteur pourra désirer en vérifier l'exactitude. Quant aux chiffres des naissances
et des décès, par deux fois je les ai fait vérifier sur les registres de l'état civil pour m'assurer qu'ils ne contenaient aucune erreur.

Peut-être y a-t-il quelque intérêt à faire remarquer que, chaque année, pendant six
semaines, la population du Guilvinec se trouve augmentée de 1.000 à 1.200 pêcheurs,
hommes jeunes ou dans la force de l'âge pour la plupart, et qui logent chez l'habitant.

[2] Voir p. 148 comment ces chiffres ont été obtenus.

[3] Mais par suite de l'émigration, la population s'est trouvée réduite à moins de 800
personnes.

2° *Division par état civil (enfants jusqu'à 15 ans non compris) :*

Célibataires........
- Hommes 123
- Femmes..................... 156

Mariés...........
- Hommes 380
- Femmes..................... 380

Veufs...........
- Hommes 15
- Femmes..................... 70

Les professions qui ont fourni des victimes au choléra se chiffraient comme suit au dénombrement de 1886 :

Hommes ....
- Marins........................ 352
- Journaliers................... 35
- Cultivateurs.................. 28
- Charretiers 27
- Ouvriers sardiniers.......... 126
- Maçons....................... 36
- Ouvriers do port............. 38
- Boulangers................... 5
- Cordonniers et sabotiers..... 10
- Sans profession.............. 238

Femmes.........
- Ménagères.................... 309
- Cultivatrices................ 32
- Journalières 17
- Cabaretières 14
- Ouvrières sardinières 86
- Couturières 28
- Domestiques 48
- Sans profession 287

Nombre des maisons exposées : 303; des ménages : 454.

Durée de l'épidémie : du 30 septembre au 13 décembre 1885 [1].

Nombre des décès : 72 (15 enfants, dont 9 garçons, 6 filles; 26 hommes; 31 femmes).

Proportion des décès cholériques, en 1885, au chiffre de la population exposée : (72:2.232) 31,81 p. 1.000 [2].

§ 1er. — *État sanitaire de la commune.*

Le port du Guilvinec n'existe que depuis 1860; mais, avant cette époque, des pêcheurs se réunissaient en assez grand nombre sur le point de la côte qui est devenu, en 1880, la commune du Guilvinec.

Voici, sur l'état sanitaire de la commune, le rapport du conducteur des ponts et chaussées.

[1] Voir les observations météoriques à la planche n° 12.
[2] La proportion de la mortalité à la population *présente* a été de près de 100 p. 1.000. Voir la note 3 de la page précédente.

Rapport de l'agent voyer cantonal sur l'état sanitaire du Guilvinec.

Nature du sol. — Le sol est argilo-graveleux à l'est du tout petit ruisseau qui prend sa source à Kergos et perméable de 0 m. 35 à 0 m. 65 de profondeur jusqu'à l'anse du Guilvinec.

Aux abords du même ruisseau, entre le lavoir public et le lavoir n° 16, le sol est tourbeux et peu perméable.

Partout ailleurs, au nord, à l'ouest, à l'est du chemin qui conduit à Penmarch, le sol est formé par du sable calcaire. Il est essentiellement perméable dans toute l'épaisseur de la couche de sable jusqu'au rocher, c'est-à-dire à des profondeurs variant de 2 à 6 mètres.

Nature des eaux bues par les habitants. — Il existe au Guilvinec 17 puits et 5 citernes appartenant à des particuliers. Sur les 17 puits particuliers, 11 étaient à sec le 11 septembre 1887, après un printemps et un été exceptionnellement arides; 5 de ces puits donnent de l'eau d'assez bonne qualité, 7 de l'eau de qualité inférieure et 5 de mauvaise eau.

Les deux puits et la source dont dispose le public sont munis de pompes. L'eau du puits placé près de la cale ouest (B au plan de la commune) est très fade; celle du puits de l'école des garçons (C au plan) est mauvaise. La source située au centre du Guilvinec (A au plan) donne d'assez bonne eau. Elle alimente, avec son trop-plein, le lavoir public. Cette source est abondante.

La population du Guilvinec est de 2.603 habitants, augmentée d'environ 2.000 personnes [1] pendant la pêche du maquereau, du 15 mars au 15 juin de chaque année. Si l'on admet qu'il faut 20 litres d'eau potable par habitant, la consommation journalière serait de plus de 52.000 litres en temps ordinaire, et de 100.000 pendant la pêche du maquereau. La source qui jaillit au centre du Guilvinec ne peut seule fournir ces quantités et alimenter, en même temps, le lavoir public. Beaucoup d'habitants sont donc obligés d'avoir recours aux deux puits ci-dessus mentionnés, dont l'eau est de mauvaise qualité.

D'un autre côté, l'eau de la source provient d'une nappe souterraine qui, en hiver, est contaminée par les eaux pluviales, lesquelles délavent toutes les impuretés du sol avant de pénétrer jusqu'à ladite nappe, à travers un sol très perméable.

La source de Kergos qui appartient à un particulier, est excessivement faible; celle de Porienord, plus faible encore, tarit en été.

Pour améliorer la situation, il faudrait prendre de l'eau à Lagat-iard, sur le bord du ruisseau qui aboutit au fond de l'anse du Guilvinec. Il y a dans cet endroit, située sur le territoire de la commune de Plomeur, à deux cents mètres du chemin qui sépare cette commune de celle du Guilvinec, une source qui pourrait fournir journellement 16.000 litres d'eau potable. Elle jaillit au pied d'un versant presque au niveau des plus hautes marées d'équinoxe. La dépense pour conduire l'eau jusqu'au Guilvinec serait d'environ 30.000 francs, non compris le fonctionnement de la machine à monter l'eau.

Si les ressources budgétaires ne permettent pas d'exécuter les travaux à faire pour utiliser la source de Lagat-iard, il serait désirable, pensons-nous, que la municipalité du Guilvinec s'entendît avec le propriétaire d'un puits qui existe dans l'ancienne usine Soynié, un peu au nord du bureau des postes (point B au plan), afin de pouvoir établir, à peu de frais, sur la voie publique, une pompe dont le tuyau descendrait dans ledit puits. Dans ces parages l'eau est assez bonne. Le

---

[1] Ce chiffre me paraît exagéré.

propriétaire du puits *d*, au sud du puits B, a vendu de l'eau, pendant de nombreuses années, aux marins pêcheurs. Il en vend encore à deux particuliers. L'eau du puits B passe pour être la meilleure. Ce dernier, qui est creusé en plein roc, a d'ailleurs besoin d'être nettoyé.

Vidanges, nettoiement des rues et des places, lavage du linge. — Il n'y a que quelques fosses d'aisances dans toute la ville du Guilvinec. Les habitants satisfont leurs besoins un peu partout, aux abords de leurs demeures. Les fosses d'aisances sont vidées sur des tas de fumier, dès qu'elles sont pleines. Les fumiers sont transportés sur les champs vers le mois de février.

Les plus grandes rues, seules, sont nettoyées tous les quinze jours. Les ruelles et les abords des maisons, cours, terrains vagues, etc., sont généralement très sales.

Le linge se lave en grande partie dans le lavoir public situé au centre de la ville. Les eaux de ce lavoir vont à la mer, en passant par un petit canal découvert et par un aqueduc construit sur le chemin n° 16. On lave un peu de linge à la pompe placée près de la cale et au lieu dit Lagat-iard. Partout les eaux du lavage vont à la mer.

Le Dr Cosmao, de Pont-l'Abbé, aujourd'hui député du Finistère, s'exprime ainsi sur le compte du Guilvinec :

Pays plat, sans écoulement pour les eaux ménagères ; pas de fosses d'aisances ; d'eau potable nulle part (celle dont on se sert ne cuit pas les légumes et précipite en blanc) ; aucun plan d'alignement pour la ville ; des marais au milieu ; des détritus partout. Aussi en vingt et un ans d'exercice de la médecine y ai-je vu deux épidémies effrayantes de variole, une épidémie de fièvre typhoïde, une épidémie de fièvre puerpérale, deux épidémies de choléra.

Les impressions du commissaire de police résidant à Pont-l'Abbé ne diffèrent pas de celles de M. Cosmao. Il entre dans quelques détails de plus en décrivant la commune :

Le bourg du Guilvinec s'étend sur une très grande surface ; les maisons ont entre elles de vastes espaces libres. Dans ces conditions, la propagation de la maladie semble, à première vue, difficile ; mais, dans chaque cour, se trouvent des fumiers et des monceaux d'ordures ménagères exhalant une odeur infecte. Sous toutes les fenêtres, devant toutes les portes, existent des mares d'eau verdâtre et croupissante. Les habitations sont basses et mal aérées. Les eaux pluviales stationnent sur la voie publique, ne trouvant aucun débouché ; il n'y a dans le bourg, fossé, rigole ni ruisseau pouvant les conduire à la mer. Sur la grève, des détritus de poissons pourrissent, empoisonnant l'air de miasmes putrides. Il n'y a pas de fosses d'aisances dans la localité, le sol sablonneux ne se prêtant pas à ces sortes de constructions.

§ 2. — *Histoire de l'épidémie.*

Voici l'intéressant récit que m'a adressé le Dr Cosmao sur les débuts de l'épidémie :

Le 30 septembre, au milieu du bourg du Guilvinec, une vieille femme, malade depuis longtemps, il est vrai, mais d'une affection absolument étrangère aux voies digestives, me faisait appeler en toute hâte ; elle était déjà cyanosée, glacée, sans pouls, l'haleine et la langue froides ; elle se mourait et succomba, en effet, au bout de quelques heures. Je prévins la municipalité des précautions à prendre : inhumation immédiate du cadavre, incinération de la paille et de la balle composant la literie, lessivage immédiat de tous les linges, inhumation des déjections, désinfection de la maison au moyen du chlorure de chaux et des vases avec l'acide phénique dilué. Ces prescriptions ne purent, malheureusement, être suivies à la lettre (et il n'y en avait aucune de superflue), le Guilvinec était un petit pays sans ressources, récemment érigé en commune et possédant un budget plus que modeste. Cependant, on put croire un instant que l'épidémie s'y montrerait bénigne, car cinq jours s'écoulèrent avant l'apparition du second cas. Celui-ci fut encore rapidement mortel. Les précautions hygiéniques les plus urgentes furent prises pour empêcher le fléau de se propager ; mais l'étincelle était dans la poudrière, elle éclata.

En effet, à partir du 4 octobre, le nombre des malades augmenta. Les diarrhées devinrent nombreuses, les cas moins foudroyants peut-être, puisque la maladie durait plusieurs jours, mais généralement mortels encore, quelque énergique que fût le traitement appliqué. Le 18 octobre, sur cette population de 2.000 habitants, je ne constatai pas moins de 61 cas de la maladie, y compris ceux de diarrhée prémonitoire, dont quelques-uns allaient devenir, sous peu de jours, des cas de choléra confirmé. Le nombre des décès allait toujours croissant, si bien que le 25 octobre, date à laquelle on voulut bien envoyer au Guilvinec un médecin de la marine, M. le Dr le Tersec, il y en avait eu 21. Le nombre des cas de choléra, confirmés jusqu'à ce jour, avait été de 43 ; 11 étaient guéris ou en bonne voie de guérison. Je laissai également à mon successeur 11 cas graves qui, dans mon opinion, étaient voués à une mort probable. Le lendemain, en effet, il y avait 7 décès. C'est, je crois, le chiffre maximum qui ait été atteint. A partir de ce jour, la panique fut générale ; la partie aisée de la population se dispersa. C'était ce qu'elle pouvait faire de mieux, dans l'intérêt de tous. On estime aux deux tiers le chiffre des habitants qui ont émigré. Un seul cas s'est déclaré parmi eux, à Plomeur. Encore ce malade était-il parti de chez lui atteint de vomissements et de diarrhées ; il a guéri. Les autres sont restés indemnes et n'ont contaminé personne.

C'est du 15 au 30 octobre que le fléau m'a paru sévir dans toute son intensité ; on ne peut, sans y avoir assisté, se faire une idée du découragement dans lequel était tombée cette malheureuse population. Les malades, se croyant perdus dès qu'ils étaient atteints, acceptaient avec indifférence les secours qu'on leur offrait ; les femmes fuyaient abandonnant leurs enfants malades ; les enfants refusaient de donner à leurs parents les soins les plus élémentaires ; les hommes, désespérés, s'abrutissaient dans les libations de rhum qui les tuaient le lendemain. Mais, à côté de cela, des dévouements sublimes !

L'épidémie du Guilvinec va du 30 septembre, où s'est déclaré le premier cas, au 13 décembre, où a eu lieu le dernier décès. Pendant ces soixante quatorze jours, l'épidémie a frappé 126 personnes, dont 54 ont guéri et 72 sont mortes. Au mois de septembre, la commune comptait environ 2.600 habitants. Les deux tiers, et davantage, ont immédiatement quitté le pays. Le maire estime qu'il n'est pas resté au Guilvinec plus de 7 à 800 personnes : le fléau a donc emporté le dixième de la population présente.

Sur les 72 décès, 47 se sont produits dans les trois jours de la maladie, savoir: 11 le jour même, 24 le lendemain, 13 le troisième jour.

Sur les 126 cas, il y a eu 26 hommes guéris et 34 morts; 28 femmes guéries et 38 mortes.

Les informations, très minutieuses, que j'ai recueillies sur l'épidémie du Guilvinec sont présentées en ordre dans deux documents: document A (*Les malades*); document B (*Les habitations*).

Dans le document A, les malades sont classés dans l'ordre des dates où la maladie s'est déclarée. Le document indique leur sexe, leur âge, leur profession, leur situation de fortune, et, autant que possible, leur état de santé antérieure, leur manière de vivre, leurs habitudes de sobriété ou d'intempérance, enfin, toutes les fois qu'elle a été établie, la voie par laquelle le mal leur avait été transmis.

Au document A sont rattachées trois annexes.

La première est un tableau qui résume les indications de ce document sur l'âge et le sexe, d'une part des morts, d'autre part des guéris.

La deuxième établit graphiquement la marche du fléau, en indiquant, pour chaque jour, du 30 septembre au 13 décembre, la pression barométrique, la direction et la force du vent, la température, le temps, le nombre des cas et celui des décès. Des flèches renvoient de la date de chaque décès à celle où la maladie s'est déclarée: l'on peut ainsi reconnaître d'un coup d'œil combien de jours a duré chacune des maladies terminées par la mort. Les observations météorologiques ont été relevées au phare de Penmarch.

La troisième annexe au document A est un essai de groupement des malades en *familles de cholériques*, où le lien de famille s'établit par la transmission du mal. Il est bien probable qu'à ce point de vue les malades du Guilvinec ne forment qu'une seule famille; mais pour en donner le tableau complet il faudrait connaître tous les faits de transmission; et ceux par lesquels nos familles diverses se rattachent les unes aux autres sont restés ignorés. Un extrême scrupule a présidé à ce travail. Un malade n'a été classé dans une famille que lorsque le fait motivant ce classement a paru indiscutable. En voici deux preuves, entre autres. Le n° 37, enfant de dix-huit mois, était le neveu du n° 35, femme atteinte le 21 octobre, et morte le 23. Le maire *croit savoir* que le 21 au matin, l'enfant a été voir sa tante et que c'est à la suite de cette visite que, dans l'après-midi du même jour, il a été pris lui-même. Mais, comme le fait de cette visite n'est pas certain, la transmission de la maladie du n° 35 au n° 37 n'a pas été indiquée. L'on n'a pas indiqué non plus la transmission du n° 31 au n° 75. Une femme de quarante-trois-ans, jouissant d'une certaine aisance (n° 31) est atteinte le 19 octobre et reste malade assez longtemps. Son frère, d'un an moins âgé qu'elle (n° 75), tombe malade le 29 octobre. Toutes les probabilités sont qu'il avait été voir sa sœur. Mais la transmission ne figure pas sur le tableau parce que le fait de la visite du frère à la sœur n'est pas matériellement établi.

Du reste, de ce que la transmission individuelle n'est pas déterminée, il ne suit pas que le fait de la contagion n'est pas certain. Des 33 cas (sur 126) qui ne se rattachent pas directement, visiblement à tel ou tel cas antérieur, il n'y en a que 9 pour lesquels on n'ait aucune donnée sur son origine. Ce sont, au document A, les n° 2, 4, 17, 29, 59, 61, 68, 88, 119. Pour les autres, on a la preuve que les personnes atteintes, ou bien lavaient leur linge dans une eau où l'on lavait en même temps des linges de cholériques; ou bien, comme par exemple pour les n° 33 et 84, couraient les maisons des malades pour y boire ou en emporter quelque dépouille; ou bien, comme cet enfant qui s'était roulé dans la paille d'un cholérique (n° 10), avaient été en rapport direct avec des objets contaminés; ou bien s'étaient rencontrés en mer avec des marins de Concarneau. Pour presque tous, on sait qu'ils ont bu une eau contaminée. C'est peut-être pour n'en avoir jamais bu que quelques-uns des plus ivrognes ont été sauvés.

Les indications de la troisième annexe au document A méritent donc toute confiance.

Il est intéressant de remonter le cours de ces lugubres généalogies. Voici une femme de trente-six ans, sardinière (n° 112): elle avait soigné le n° 107, sardinière comme elle, plus âgée qu'elle d'une dizaine d'années et qui habitait la même maison. Cette maison porte au document B le n° 62; elle était composée de trois pièces où logeaient trois familles comptant ensemble 16 personnes, et 7 cas de choléra s'y sont produits. La garde-malade prise le mardi, 16 novembre, mourut le lendemain mercredi. Quant à la malade plus âgée, elle guérit: son cas n'était pas très grave. Elle était alitée depuis le 12 novembre, et avait contracté la maladie en soignant un petit garçon de trois ans (n° 100) dont les parents occupaient la maison contiguë à la sienne. Ceux-ci étaient liés avec la famille d'un marin (n° 99), victime d'un cas foudroyant, pris et mort le 9 novembre. Il demeurait près de la mairie (voir au plan maison n° 56). Dès qu'il fut pris, le 9 novembre au matin, ses amis qui logeaient près du port (maison n° 57), loin des maisons atteintes, vinrent chercher les enfants, espérant, en les éloignant ainsi dès le début de la maladie, les préserver de la contagion. Ils les préservèrent en effet, mais le même jour, leur enfant à eux était frappé et mourait trois jours après, le 12 novembre : leur charité pour les enfants de leur ami coûtait la vie à leur petit garçon. Cet ami, ce marin, qui porte le n° 99 et mourut le 9 novembre, était un ivrogne qui avait soigné et mis en bière un autre ivrogne, le n° 95, atteint le 7 et mort le 8 novembre. A celui-ci c'était sa femme, morte le 2 novembre (n° 77), c'étaient ses deux enfants, morts l'un le 2, l'autre le 5 novembre, qui avaient transmis le mal. Enfin, sa femme avait été, non par compassion, mais dans l'espoir d'en tirer quelque profit, voir et soigner le n° 33, une ivrognesse aussi sur laquelle je reviendrai tout à l'heure et qui, dans la seule ligne que nous venons de parcourir, a été la cause de 11 cas et de 7 décès.

En partant des chiffres de la troisième annexe au document A et en se reportant ensuite à la colonne 10 de ce document, il est facile de retracer de même l'histoire de chacune des familles de cholériques.

Je détache du document A quelques faits particulièrement curieux.

Nᵒˢ 114 et 117. Un garçon de treize ans habitait le village de Kerléguer, distant du Guilvinec de plus de 1.200 mètres et où ne s'était produit aucun cas de choléra. Il vint au Guilvinec assister à un repas de baptême, retourna chez lui souffrant, fut pris immédiatement de la maladie et mourut le surlendemain du jour où il était rentré à Kerléguer. Pendant ces deux jours on le change de lit. Le jour même de la mort, l'on vient de la mairie chercher la literie pour la brûler. Le père la cache. Il se couche dans le lit qu'occupait son fils et meurt le lendemain.

N° 126. Un habitant de Plomeur, dont la fille, mariée, habitait le Guilvinec et était morte le 4 décembre (n° 125), accourut de Plomeur dès qu'il apprit l'issue de la maladie de sa fille pour régler sa succession. Il s'opposa énergiquement à ce que les objets de literie fussent brûlés et les emporta. Il rentra à Plomeur malade et transmit la maladie à sa belle-fille (n° 126) qui était venue le soigner.

Nº 64. — Une femme de trente-trois ans, débitante de boissons, avait extrêmement peur du choléra. Elle émigra dans la commune de Treffiagat et alla demeurer chez sa belle-sœur. Sa belle-sœur étant tombée malade, sans que sa maladie ressemblât d'ailleurs en quoi que ce soit au choléra, elle fut reprise de ses terreurs, revint précipitamment au Guilvinec, fut atteinte le jour même de son retour qui était le 27 octobre, eut des alternatives de rétablissement et de rechute et mourut enfin le 10 novembre.

Nº 124. — Un pauvre employé à la fabrication des sardines, âgé de quarante-cinq ans, habitait avec sa femme et ses trois enfants une masure humide, très sale (nº 52 au document B). Il a tout fait pour éviter le fléau, sauf, comme on va le voir, rester plus longtemps loin de la commune. Sa femme étant morte le 5 novembre, il brûla tout ce qui avait été dans la chambre de la malade, y compris le lit, désinfecta ou crut désinfecter cette chambre et ses propres vêtements, puis il émigra. Il ne revint que le 1er décembre, et le jour même, rentrant dans le logement où sa femme était morte, il fut pris d'une attaque que M. le Dr le Tersec reconnut être une attaque de choléra. Il guérit du reste assez rapidement.

Les habitudes d'intempérance semblent avoir été l'une des circonstances qui ont favorisé l'épidémie. M. le Dr le Tersec, dans son rapport, dit qu'elles ont augmenté « les conditions de réceptivité individuelle ». Après avoir parlé de la misère et de l'insalubrité des logements, il en vient aux excès alcooliques, véritable plaie du pays, auxquels se livrent les hommes et les femmes. « Pendant les premiers temps du choléra la population a été continuellement ivre, et il a fallu l'arrivée de la gendarmerie pour réprimer ces excès, en dressant des procès-verbaux contre les personnes en état d'ivresse et contre les débitants qui restaient ouverts toute la nuit. Il n'existe pas moins d'une trentaine de débits dans le village et (renseignement officiel) il a été perçu à l'octroi, pour l'année 1885, des droits pour 30.000 litres d'alcool à 100º. Que de fois il m'est arrivé de rencontrer auprès des malades des gens complètement ivres qui, non seulement étaient incapables de donner des soins intelligents, mais absorbaient le thé punché que je prescrivais. » Mon prédécesseur, après une visite au Guilvinec, écrivait le 22 octobre 1885 au ministre de l'intérieur: « Il est très-difficile de faire substituer à l'eau-de-vie un remède quelconque. Pendant l'accès de la maladie, comme avant, le marin se grise, sa femme fait de même; et quand l'un des deux arrive à l'état le plus grave, l'autre ne continue pas moins de se griser; l'un est mourant et l'autre est ivre. »

Sur les 86 personnes âgées de plus de vingt ans qui ont été atteintes, il n'y a pas moins de 34 alcooliques : 21 hommes et 13 femmes. Sur les 23 hommes âgés de plus de vingt ans morts du choléra, il y a 14 alcooliques.

Les ivrognes et surtout les ivrognesses allaient de porte en porte visiter les malades sous prétexte de les assister, en réalité pour se faire donner à boire. C'est ainsi qu'a été atteinte une femme qui mérite que nous nous arrêtions à elle un moment. Elle est le chef de famille, l'ancêtre commun du septième groupe, lequel comprend 25 cas cholériques, dont 18 terminés par la mort. Sur cette femme, on trouve à notre document A (n° 33) ces informations : « Prise le 20 octobre. Cinquante-deux ans. Ménagère. Pauvre. Bonne santé. Toujours ivre. Allait voir les malades pour se faire donner à boire. Cas très grave. A plus tard perdu son mari, n° 63, auquel elle avait donné le choléra. L'a donné à son fils, n° 39, qui a guéri. Guérie elle-même, elle a recommencé à boire, a eu une dysenterie, une fièvre muqueuse. Se porte bien aujourd'hui et boit toujours. Ancienne domestique d'un médecin. S'est prévalue de cette circonstance pour faire le médecin au Guilvinec. »

Ceux qui se rétablissaient s'empressaient de retourner à leur vice. N° 41 : « Ivrognesse. Prise le 22 octobre. Paraissait s'être rétablie. S'est enivrée de nouveau, est retombée malade, puis est morte. » N° 96 : « Très ivrogne. Avait été pris légèrement une première fois. S'était rétabli. S'est enivré de nouveau et a eu une rechute dont il est mort. » Le cas est le même pour le n° 115.

Les premiers documents publiés sur l'épidémie cholérique du Guilvinec ont fourni au Dr Pinard les éléments d'une note parue dans le *Dictionnaire encyclopédique des sciences médicales*, au mot *Grossesse*. Il peut être utile de la reproduire ici.

Les faits rassemblés par Bouchu, Drasche, Baguistri, semblent démontrer qu'une femme enceinte n'est ni plus ni moins qu'un autre exposée à contracter le choléra. Honing, d'après les observations prises pendant une épidémie à Leipzig, pense que les femmes enceintes jouissent d'une certaine immunité. Toutes ces statistiques nous paraissent avoir été prises dans des conditions défavorables. Aussi attachons-nous une bien plus grande importance à celle qui fut dressée par les soins de M. Monod, préfet du Finistère, lors de l'épidémie du Guilvinec, en octobre et novembre 1885.... La mortalité a été à peu près de

10 p. 100 de la population. Or, 68 femmes étaient enceintes lors de l'épidémie.
43 ont émigré. Aucune de celles qui avaient émigré n'a été atteinte par le fléau.
25 sont restées au Guilvinec. Sur ces 25, six ont eu le choléra et de ces 6, cinq
sont mortes.

Le choléra a provoqué chaque fois ou un avortement ou un accouchement
prématuré. L'enfant de celle qui a guéri a vécu deux jours.

Cette proportion de 6 femmes atteintes sur 25 et cette mortalité de 5 sur 6
plaide peu en faveur de l'immunité relative des femmes ; elle semblerait plutôt démontrer le contraire. De même on peut voir que sur 6 femmes atteintes, il y eut
six fois expulsion prématurée du produit de conception, proportion qui est plus
forte que celle signalée par Bouchu, qui a vu vingt-cinq fois seulement la grossesse interrompue sur 52 cas.

La cause de l'expulsion n'est pas bien élucidée, etc.

Les cholériques désignés dans la note que je viens de citer sont,
au document A, les n°ˢ 9 (qui a guéri), 18, 35, 64, 81, 102.

Lorsque le Dʳ Pinard écrivait les lignes qu'on vient de lire, il ne
connaissait pas le cas d'une femme, qui porte le n° 93 et sur laquelle
des renseignements complets m'ont été adressés plus tard par le
Dʳ Cosmao. Cette femme était enceinte de quatre mois passés lorsqu'elle est tombée malade et, quoiqu'elle ait eu le choléra dans toute
sa violence — l'algidité et la cyanose ont duré trois jours, — le
produit de conception n'est pas mort et la grossesse a continué son
cours jusqu'au mois d'avril où cette femme est accouchée d'un garçon bien portant[1].

Dans le document A la profession et l'état civil ne sont indiqués
que pour les décédés. Il faut observer qu'aucune profession n'est
attribuée à un certain nombre de femmes. Cela ne veut pas dire que
ce sont des rentières ou même des personnes aisées. Dans les rôles
du dénombrement de 1886, au Guilvinec, presque toutes les
femmes mariées sont dites sans profession parce qu'elles sont exclusivement occupées des soins de leur intérieur, ce qui n'est pas une
sinécure avec les sept ou huit enfants que compte chaque ménage.
Ce sont donc des ménagères, ainsi qu'on les qualifie dans d'autres
communes, par conséquent des personnes particulièrement exposées
à la contagion, et pour la plupart très pauvres.

La date du commencement de la maladie étant indiquée, il a
été possible de faire figurer les morts du Guilvinec parmi ceux pour

[1] En outre de ces 7 cas, trois autres femmes enceintes ont été atteintes du choléra, savoir : une à Douarnenez (n° 643) qui est morte ; une à Quimper (n° 674) qui est morte,
et une à Plonévez-Porzay qui a guéri, après l'accouchement, mais dont l'enfant est mort
au bout de quelques heures.
En résumé, dans l'épidémie du Finistère, 10 femmes enceintes ont été atteintes du
choléra, sur lesquelles 7 sont mortes.

lesquels a été établie la moyenne de la durée de la maladie (voir p. 140). Cette moyenne a été, au Guilvinec, de 2 jours et 15 heures. Les filles, de un à 15 ans, ont opposé une moindre résistance que les garçons (tableau P); mais les femmes, de 15 à 55 ans, ont résisté un jour et 11 heures de plus que les hommes du même groupe d'âge. Au-dessus de 55 ans, les femmes ont résisté un jour et 6 heures de plus que les hommes.

Il résulte encore des indications de notre document A que sur les 72 décédés, 16 étaient des individus chétifs, habituellement ou accidentellement malades. Sur les 54 guéris, 10 sont qualifiés de maladifs. Les personnes d'une santé débile représentent 20,63 p. 100 des victimes de l'épidémie.

Le document B, *Les habitations*, donne la liste des habitations qui ont été atteintes par le fléau. Elles sont classées suivant les dates où le premier cas s'est déclaré dans chaque maison. Le document indique :

le nombre de pièces dont se compose l'habitation ;

le nombre des habitants de la maison ;

le nombre de pièces où des cas se sont produits et, pour chacune de ces pièces : 1° si elle est au rez-de-chaussée ou au premier étage ; 2° le nombre de mètres cubes qu'elle mesure ; 3° le nombre de ses habitants ; 4° la date où le cas s'est déclaré et, en cas de mort, la date du décès.

Dans une dernière colonne ont été consignées des observations sur la manière dont la maison était tenue et sur ses habitants. Quelques-unes de ces dernières, par exemple celles portant sur l'âge des victimes, font double emploi avec des informations déjà contenues au document A; elles ont cependant paru nécessaires pour donner au document B toute sa valeur pratique.

Nos 126 malades étaient répartis entre 69 maisons. Le nombre total des habitants de ces 69 maisons était de 494. Ainsi, 25,50 p. 100 de ces habitants ont été atteints par le fléau. Ce serait déjà une proportion considérable; mais, en réalité, la proportion des malades a été plus élevée, si l'on tient compte du fait que le chiffre d'habitants indiqué à la colonne 4 est celui des domiciliés et non des personnes présentes au moment de l'épidémie. Même parmi les pauvres gens beaucoup avaient émigré. On peut affirmer que dans les maisons où la maladie est entrée un habitant sur trois a été atteint.

Sur les 126 malades, 109, et sur les 72 morts, 64 habitaient le rez-de-chaussée. Les chambres des étages supérieurs ayant eu des malades étaient occupées par 45 personnes ; celles du rez-de-chaussée par 321 personnes. La proportion de la mortalité au nombre d'habitants a donc été de 15,5 pour 100 au premier étage, de 20 pour 100 au rez-de-chaussée. Cette différence s'explique sans doute par l'insalubrité particulière aux rez-de-chaussée, et surtout par les contacts plus directs et incessants des habitants des rez-de-chaussée avec les immondices des cours et des rues.

L'encombrement, la malpropreté des habitations ont certainement facilité la propagation du mal. L'on trouvera sur ce point des indications précises au document B. Mais rien d'écrit ne saurait donner une idée vraie du misérable état de ces logements. Il faut y être entré ; il faut avoir essayé d'y respirer, avoir vu ces lits encastrés dans la muraille, cette accumulation d'objets dont beaucoup ont une odeur forte et qui réduisent à presque rien la quantité d'air dévolue à chaque habitant.

La pièce ou les pièces dont se compose un logement au Guilvinec sont construites sur trois types : celles dites grandes cubent 75 mètres : celles dites moyennes, les plus nombreuses, 62 mètres (longueur : 5 mètres ; largeur : 5 mètres ; hauteur : 2 m. 50) ; celles dites petites : 34 mètres. Nos 126 malades étaient répartis entre soixante-neuf maisons et quatre-vingts pièces.

De ces soixante-neuf maisons, trente-trois n'avaient qu'une seule pièce ; elles étaient occupées en temps ordinaire par 162 habitants et cubaient toutes ensemble 1.633 mètres. En effet une de ces pièces avait 75 mètres cubes ; dix-sept avaient 62 mètres cubes ; quatorze avaient 34 mètres cubes ; enfin, une, celle qui porte au document B le n° 32, où est morte une sardinière de cinquante-deux ans et *qui était habitée par 5 personnes, cubait 28 mètres.* Dans ces trente-trois maisons à une seule pièce se sont produits 53 cas, dont 19 terminés par la guérison et 34 par la mort.

Les maisons à deux pièces sont au nombre de vingt-six comptant 233 habitants. Dans ces maisons, la seconde pièce est tantôt en mansarde, tantôt au rez-de-chaussée. Il est rare que ce soit une seule famille qui occupe les deux pièces. Dans beaucoup de cas, l'une des deux familles était partie et l'une des pièces abandonnée. Il n'est arrivé qu'une seule fois, dans ces maisons à deux pièces, que les deux pièces aient été touchées : c'est dans celle qui porte le n° 55. Les deux pièces étaient au rez-de-chaussée. Dans l'une habitait

avec son mari une femme de dix-neuf ans, employée à la fabrication des boîtes de sardines ; le mari étant au service, la femme alla
soigner une de ses amies et prit d'elle la maladie. Dans l'autre,
habitaient des parents à elle, une famille composée de 3 personnes,
dont sa nièce, chétive enfant de quatorze ans, qui prit la maladie en
soignant sa tante. C'étaient des gens pauvres, mais sobres et propres.
La maison était bien tenue. La tante et la nièce furent très malades
mais guérirent toutes deux.

Une seule fois aussi, dans ces vingt-six maisons à deux pièces,
la maladie se produisit au premier étage (document B, n° 40). Là
aussi il y eut 2 cas, et, là aussi, il y eut 2 guérisons. Les logements,
dans cette maison, sont du plus grand modèle (75 mètres). Celui
du premier était habité par 4 personnes : le mari cordonnier
(vingt-neuf ans), la femme, débitante de boissons (trente et un ans)
et leurs deux enfants. Le père et la mère furent pris, l'un, le 26 octobre, l'autre, qui était extrêmement effrayée, le 5 novembre. C'é-
taient de bonnes gens, sobres, qui n'étaient pas tout à fait pauvres
et tenaient leur chambre proprement.

Des vingt-sept logements atteints dans ces vingt-six maisons à
deux pièces, trois cubaient 75 mètres et comptaient ensemble 14 habitants (un décès et 3 guérisons) ; dix-huit de 62 mètres comptaient 89 habitants (16 décès, 12 guérisons); six de 34 mètres
avaient 34 habitants (5 décès, 3 guérisons). A ces derniers, défalcation faite d'un quart pour l'emplacement occupé par les meubles, leurs logements offraient donc en moyenne un cube d'air de
4 m. 5 par personne. Signalons encore l'un des deux logements
de la maison 39. Il était occupé par 11 personnes : un marin âgé de
trente-cinq ans, de santé débile, ivrogne, sa femme et leurs neuf
enfants. Le père a été pris le 2 octobre et n'est mort que le 5 novembre. L'un des garçons âgé de douze ans et une petite fille de
trois ans ont été pris le 1er novembre dans cette même chambre
où leur père était malade ; ils ont guéri tous deux ; le cas de la
petite fille a été très grave.

Cinq maisons à trois logements dont deux au rez-de-chaussée et
un au premier étage ont été atteintes (document B, n°° 20, 30, 35,
62, 67). Au n° 67 les pièces avaient 75 mètres cubes ; dans les quatre autres, elles cubaient 62 mètres. Dans sept des dix pièces du rez-
de-chaussée des cas se sont produits. Ces sept pièces comptaient 29
habitants : 11 ont été malades ; 4 sont morts. Les cinq pièces au

premier étage comptaient 19 habitants : 8 ont été malades, 6 sont morts. Dans une seule de ces maisons, celle qui porte le n° 62 et dont il est dit à notre document B : « mal située, humide, logements très malpropres », se sont produits 7 cas dont 2 terminés par la mort. Voici la note du même document sur la maison n° 20 : « Très sale, très humide. Les deux logements où les cas se sont produits étaient très mal tenus. Celui du premier étage (2 cas, 2 décès) passe pour le plus malsain du Guilvinec. »

Enfin cinq maisons à quatre pièces (deux au rez-de-chaussée, deux au premier étage) ont eu des malades. Elles portent les n°ˢ 3, 7, 8, 19 et 46 au document B, où l'on trouvera des détails sur chacune d'elles. Huit pièces seulement ont été atteintes : trois de 75 mètres, cinq de 62 mètres ; cinq au rez-de-chaussée, comptant 24 habitants parmi lesquels 10 ont eu le choléra et 6 sont morts ; trois au premier étage, ayant 11 habitants parmi lesquels 4 ont eu le choléra et ont guéri.

Les quatre-vingts pièces atteintes par le choléra mesuraient ensemble 4.483 mètres cubes. Deux d'entre elles n'avaient qu'un habitant : l'une, le n° 2, sale et malsaine, était occupée par une couturière de vingt-neuf ans qui fut prise le vendredi 2 octobre et mourut le dimanche ; elle était mariée ; son mari était absent du pays ; — l'autre, le n° 6, également très malpropre, était habitée par une pauvre vieille mendiante de soixante-douze ans ; elle prit la maladie le 12 novembre en allant voir un pêcheur qui mourut ce jour-là même ; elle-même mourut le lendemain. Quatre logements avaient 2 habitants ; quatorze en avaient 3 ; quinze en avaient 4 ; vingt-trois en avaient 5 ; huit en avaient 6 ; dix en avaient 7 ; un en avait 8 ; deux en avaient 9 ; un (le n° 39) en avait 11, soit en tout, pour les quatre-vingts pièces, 382 habitants, sur lesquels 126 ont eu le choléra et 72 sont morts. Si des 4.483 mètres cubes que mesuraient ces quatre-vingts pièces l'on retranche un quart — ce qui est certainement modéré — pour l'emplacement des meubles, des filets, de tout ce qui les encombrait, l'on trouvera que dans les logements du Guilvinec atteints par l'épidémie le cube d'air était en moyenne de 8 à 9 mètres par habitant.

Mais comment qualifier ces logements qui, ayant 34 mètres cubes, 25,5 mètres avec la réduction du quart, abritaient 6 habitants (n°ˢ 26, 64), 7 habitants (n°ˢ 12, 31, 54, 58), 8 habitants (n° 15)? Chacun de ces derniers avait donc environ 3 mètres cubes d'air. Ce n° 15 était habité par un journalier, sa femme et leurs six enfants. L'aîné, bien qu'âgé de vingt-six ans, continuait à habiter avec ses parents dans cette misérable masure. C'est qu'il était d'un tempérament maladif, très faible. Bon sujet d'ailleurs, sobre, travaillant autant qu'il le pouvait de son état de charretier. Il transporta le 16 octobre le cadavre d'une femme morte du choléra (n° 14 du document A) et le lendemain matin il dut s'aliter. Sa mère le soigna et le même jour tomba malade. Leur maladie à tous deux fut très grave et longue : ils guérirent tous deux. Mais le père, qui n'avait pas quitté la chambre où sa femme et son fils étaient couchés (ce réduit qui mesurait 4 mètres sur 4 et avait 2 mètres de hauteur), le père fut pris le 28 octobre et mourut le 29.

Dans un logement, l'un de ceux de la maison qui porte au document B le n° 9, les cinq habitants de la pièce, la grand'mère qui n'avait que cinquante et un ans, le père, journalier, la mère, sardinière, et les deux enfants âgés l'un de trois ans, l'autre de vingt-deux mois, ont été pris tous les cinq. Le père et la mère seuls ont survécu. Dans une autre, le n° 48, habitait une famille composée de 9 personnes. Quatre d'entre elles, le père, marin, ivrogne, âgé de quarante-deux ans, la mère, sardinière, âgée de quarante-cinq ans, deux enfants, une fille de huit ans et un petit garçon de trois ans, ont été pris ; ils sont tous morts, la mère et le petit garçon le mardi 2 novembre, la petite fille le samedi suivant, le père le lundi, enlevés tous les quatre en une semaine.

Il faut reconnaître que nombre d'habitants s'efforçaient de tenir le plus proprement possible leurs pauvres demeures. Sur les soixante-neuf maisons, le nombre de celles qui étaient bien ou assez bien tenues est de trente-cinq, sur lesquelles neuf sont signalées comme mal situées, humides ou malsaines (document B, colonne 13). Les trente-quatre autres portent cette indication : sale ou malpropre, ou très malpropre, ou très mal tenue. Les neuf maisons assez bien tenues, mais mal situées, malsaines ou humides ont fourni, dans onze pièces, 13 cas dont 6 décès ; les vingt-six maisons propres, bien tenues, mais souvent encombrées, ont fourni, dans vingt-huit pièces, 44 cas dont 27 décès ; les trente-quatre maisons signalées comme malpropres ont fourni, dans quarante et une pièces, 69 cas dont 39 décès.

Il va sans dire qu'aucune de ces habitations ne s'expose à payer au fisc l'impôt pour deux fenêtres. La fenêtre unique est généralement très petite. Pour les pièces qui ont 75 mètres cubes, les dimensions

de la fenêtre sont de 1 m. 40 de hauteur sur 0 m. 80 de largeur ;
pour celles de 62 mètres cubes, la fenêtre a 1 m. 20 de hauteur et
0 m. 75 de largeur ; pour celles de 34 mètres cubes, la fenêtre a de
0 m. 60 à 0 m. 40 de hauteur et de 0 m. 45 à 0 m. 33 de largeur. J'ai
mesuré la fenêtre du logement n° 58, où 2 cas dont un décès se sont
produits et où habitaient sept personnes ; il est éclairé et ventilé par
une fenêtre divisée en deux parties. La partie supérieure a 0 m. 12
de haut, la partie inférieure 0 m. 20 de haut, les deux ont 0 m. 10
de large.

En résumé la mortalité a augmenté avec l'étroitesse, la saleté et
l'encombrement des habitations.

Au document B est annexé un plan général de la commune ; sur ce
plan, chacune des habitations atteintes porte le numéro sous lequel
elle est désignée au document B. Des points, noirs pour les décès,
rouges pour les guérisons, font connaître le nombre de cas de choléra qui s'y sont produits. Les maisons qui ont été totalement abandonnées pendant l'épidémies ont signalées par une teinte spéciale.

L'emplacement des puits est marqué et ici il faut insister sur la
question de l'eau au Guilvinec.

La commune est bâtie sur un terrain sablonneu   ˉa couche de
sable est mince et aboutit à une couche granitique. J ai fait prati-
quer, en des points marqués sur le plan, des sondages pour déterminer exactement la nature des terrains. La roche est à 1 m. 10,
1 mètre, quelquefois 50 centimètres du sol.

C'est dans cette couche de sable et au milieu de l'agglomération
que jaillit l'eau, la seule eau dont se servent et que boivent les habitants du Guilvinec. Après ce que j'ai dit des habitations, il est
sans doute inutile d'indiquer qu'il n'en est pas une seule qui soit
pourvue de latrines et, si près que soit la mer, ce serait se tromper
que d'imaginer que les habitants prennent la peine d'aller y jeter
leurs vidanges. Aux approches de la mer, la couche granitique se
relève un peu ; la pente est donc faible, l'écoulement très lent et
l'eau a tout le temps de s'imprégner des infiltrations du sol.

J'emprunte au rapport de M. le Dr le Terrec un passage curieux.
Certaines de ses assertions, trop absolues, n'ont pas été tout-à-fait
confirmées par une étude minutieuse à laquelle n'avait pas pu se livrer ce praticien ; mais la donnée générale en est vraie.

Je crois que l'eau potable a joué un grand rôle, comme moyen de diffusion,
dans le bourg du Guilvinec. Un examen attentif du sol sur lequel sont bâtis

les différents groupes de maisons situées derrière la rue principale montre qu'il est formé d'une couche de roches granitiques affectant la forme d'une longue cuvette dont le diamètre est dirigé du nord-est au sud-est. Cette cuvette est remplie d'une couche de sable dont l'épaisseur varie et atteint son maximum dans la partie centrale du bourg, aux environs du lavoir et de la fontaine; là l'épidémie a sévi avec le plus d'intensité. Notons que la rue principale du bourg qui a été épargnée se trouve sur le bord sud de cette cuvette et par conséquent sur un terrain plus élevé. Le premier cas de choléra a fait son apparition à l'extrémité nord-ouest du grand diamètre, au niveau de la route de Penmarch. De là, la maladie a suivi ce diamètre, procédant, pour ainsi dire, par étapes dont la durée était subordonnée au nombre des maisons, à leurs conditions d'hygiène ainsi qu'à celles des habitants. Jamais elle n'a rétrogradé, jamais elle ne s'est montrée sur des points opposés du village dans le même moment. Deux, trois cas de choléra éclataient le même jour; ils avaient lieu dans le même groupe de maisons et on pouvait à coup sûr prévoir celui qui devait être frappé dans la suite. C'est à tel point que la période de calme de six jours qui a existé vers la troisième semaine de novembre a coïncidé avec une distance relativement considérable entre le groupe de maisons où avait eu lieu le dernier décès de la première quinzaine et le groupe où s'est ensuite produit le premier cas nouveau. Cette marche régulière du choléra démontre bien la diffusion du poison par la masse d'eau souterraine qui s'est trouvée contaminée de proche en proche par la pénétration des déjections cholériques au travers d'un sol perméable et poreux jusqu'à la couche granitique.

Le rôle de l'eau serait ainsi établi. Ajoutons que plusieurs des cas cholériques pour lesquels la transmission individuelle n'a pas été établie s'appliquent à des femmes revenant du lavoir:

N° 6. — Femme de trente-trois ans, tombée malade le 13 octobre, morte le 14. « Elle a été prise en revenant du lavoir où elle s'était certainement rencontrée avec des personnes lavant du linge des cholériques précédents, linge qu'on ne lavait qu'au bout de quelques jours, parce qu'on le cachait. »

N° 18, femme de trente-quatre ans, tombée malade le 17 octobre, morte le 19. « Elle lavait son linge dans le même lavoir et en même temps que d'autres personnes lavant des linges de cholériques..... Elle a été prise en revenant du lavoir. »

C'est le même cas pour le n° 35, femme de vingt-huit ans, prise en rentrant du lavoir le 21 octobre, morte le 23.

Quant à l'eau ingérée, il y a une comparaison intéressante à faire entre le Guilvinec et Lechiagat. Lechiagat est un hameau de la commune de Treffiagat, village situé de l'autre côté de la rivière (voir le plan du Guilvinec). Les communications entre Lechiagat et le Guilvinec sont de tous les instants. Tandis qu'au Guilvinec, il y avait 126 cas et 72 décès, il n'y avait à Lechiagat que 2 cas importés du Guilvinec et tous deux terminés par la guérison.

Le terrain est le même. Lechiagat a des puits comme le Guilvinec. Mais tandis que les habitants du Guilvinec boivent l'eau de leurs puits, les habitants de Lechiagat, la trouvant trop mauvaise, ne la boivent jamais. Plutôt que de la boire, ils vont à deux kilomètres chercher de l'eau potable à une source qui jaillit hors de toute ag-glomération. Un assez grand nombre ont à leur porte des citernes où ils recueillent l'eau de pluie. Il n'y a au Guilvinec que deux ou trois maisons qui aient de telles citernes : pas une d'elles n'a été visitée par le fléau. Nous avons vu dans le rapport de l'agent voyer que l'eau du puits de la mairie (C au plan) est tout-à-fait mauvaise; et que celle du puits situé au sud-ouest (B au plan) est médiocre. Ce fonctionnaire dit, il est vrai, que l'eau de la source qui alimente le lavoir public (A au plan) est « assez bonne », mais c'est celle-là qui, pendant l'épidémie, a été le plus constamment souillée.

Certains travaux d'assainissement ont été exécutés au Guilvinec après l'épidémie. L'intensité du fléau avait atteint son maximum aux environs du centre de l'ellipse qui était occupé par le lavoir et constituait une sorte de bourbier. Dans un rapport adressé à M. le ministre du commerce, le 29 octobre 1885, M. le Dr Anner s'exprimait ainsi :

Le défaut absolu de fosses d'aisances, l'absence de pente, de tout égout, trans-forme les rues en une série de cloaques, principalement le long de la façade des maisons. Il y a notamment, dans ce malheureux pays, le lavoir public qui mérite une mention spéciale. C'est une mare d'eau fétide, croupissante et noire, accessible à tous les animaux. Au moment de ma visite, j'ai vu plusieurs femmes trempant leur linge dans ce liquide absolument infect, ayant tout d'a-bord dû repousser de la main une couche de débris de toute sorte qui formait une nappe et cachait complètement la surface de l'eau. Chevaux, vaches, porcs et femmes du Guilvinec ont les mêmes facilités pour approcher de ce réservoir.

Vers la fin de l'épidémie, l'usage du lavoir fut interdit par le maire. Je fis plus tard reconstruire ce lavoir, de façon à empêcher les eaux de se répandre sur la place et d'y séjourner; un caniveau fut établi entre la pompe et le lavoir; le cours de l'aqueduc fut re-dressé et le libre écoulement des eaux vers la mer fut assuré. Des terrassements effectués aux environs du lavoir activèrent l'évacuation des eaux de pluie; enfin les parties fangeuses situées en amont du lavoir furent assainies au moyen de tuyaux de drainage, ce qui fit disparaître une vingtaine de mares. Le prix de ces travaux s'éleva à dix-neuf cents francs environ; j'obtins, pour les payer, une subven-tion du ministère du commerce et de l'industrie. Du reste, si la subvention du gouvernement n'avait pas été obtenue, les travaux n'en auraient pas moins été faits ; la commission permanente du conseil général avait pris sur elle, vu l'urgence, d'en autoriser l'exécution aux frais du département.

J'ai raconté dans l'exposé général placé au commencement de cette étude l'incident relatif au logement, sous des tentes, des marins étrangers venus au Guilvinec pour la pêche du maquereau. On peut classer les mesures prises dans cette circonstance au nombre de celles qui ont prévenu le retour de l'épidémie.

Malgré ces efforts, l'épidémie cholérique de 1885 fut suivie, au Guilvinec, en 1886, d'une épidémie de fièvre typhoïde. L'eau était moins stagnante, mais c'était la même eau. La fièvre typhoïde a frappé un certain nombre de familles et d'habitations déjà atteintes par le choléra. Je citerai une petite fille de sept ans, sœur du n° 10 (document A), morte de la fièvre typhoïde ; le mari du n° 14 atteint d'une fièvre muqueuse en juillet 1886 ; un voisin du n° 36, mort de la fièvre typhoïde en août 1886 ; un enfant de quelques mois, mort de la fièvre typhoïde, en septembre 1886, dans la maison où le n° 47 était mort du choléra ; la femme du n° 55 atteinte de fièvre typhoïde ; un enfant mort de la fièvre muqueuse dans la maison où le n° 60 était mort du choléra ; trois enfants qui eurent la fièvre muqueuse de mai à août et qui étaient les enfants d'un marin mort du choléra le 28 octobre (n° 69) ; la belle-mère du n° 76 atteinte de la fièvre typhoïde ; un petit garçon de dix ans, atteint de la fièvre typhoïde dans la maison où était mort le n° 86 ; une enfant de treize ans, morte de la fièvre typhoïde, fille du n° 95 ; sa veuve et deux autres enfants eurent également la fièvre typhoïde, mais guérirent.

LE GUILVINEC. — Document A. — LES MALADES.

N° d'ordre	DATE où la maladie s'est déclarée.	DATE des décès et numéro dans la liste générale des décès du Finistère.	NUMÉRO de L'HABITATION (Voir le document 7).	SEXE.	AGE.	PROFESSION.	SITUATION de FORTUNE.	OBSERVATIONS GÉNÉRALES 1° État civil et habitudes de vie des malades;	2° Manière dont on suppose que les malades ont pris la maladie; 3° Caractère très grave, grave ou peu grave de la maladie en cas de guérison.
1	2	3	4	5	6	7	8	9	10
1	30 septembre.	1er octobre. (12)	1	Fém.	67 ans.	Sans profession.	Pauvre.	Veuve. Sujette à des diarrhées. Sobre.	Son gendre qui habitait avec elle, était marin. Il avait été à Concarneau peu de jours avant celui où sa belle-mère est tombée malade, et s'était rencontré à Saint-Guénolé (commune de Penmarch, où avait eu lieu un décès cholérique le 26 septembre) avec des marins de Concarneau.
2	2 octobre.	4 octobre. (17)	2	Fém.	29 ans.	Couturière.	Pauvre.	Bonne santé. Sobre. Mariée.	On ne sait pas.
3	5 octobre.	»	3	Fém.	18 ans.	Domestique.	Famille pauvre.	Bonne santé. Sobre. Célibataire.	Elle habite une maison contiguë à celle où est morte le n° 2. Elle a été voir la voisine et est tombée malade immédiatement. Sa maladie a eu un caractère très grave.
4	8 octobre.	10 octobre. (21)	4	Masc.	3 ans.	»	Famille très pauvre.	»	On ne sait pas.
5	10 octobre.	11 octobre. (23)	5	Fém.	63 ans.	Sardinière.	Très pauvre.	Bonne santé. Habitudes d'intempérance. Veuve.	Elle a été voir les malades précédents. Le 10, elle a enseveli le n° 4. Le même jour elle a été prise, et est morte le lendemain.
6	13 octobre.	14 octobre. (30)	6	Fém.	33 ans.	Ménagère.	Une certaine aisance.	Sobre. Sujette depuis longtemps à des diarrhées. Mariée.	Elle a été prise en revenant du lavoir où elle s'était certainement rencontrée avec des personnes lavant du linge des cholériques précédents, linge que l'on ne lavait qu'au bout de quelques jours parce qu'on le cachait. Elle avait été voir le n° 2 et le n° 3 qui était domestique chez sa sœur.
7	13 octobre.	15 octobre. (33)	7	Masc.	11 ans.	»	»	»	Habitait la maison contiguë à celle où est mort le n° 4, enfant de 3 ans. Avait été voir son voisin qui est mort le 10 octobre. A été souffrant depuis lors, et le 13 octobre la maladie s'est déclarée.
8	13 octobre.	15 octobre. (34)	7	Masc.	60 ans.	Chiffonnier.	Une petite fortune.	Marié. Malade depuis un mois et demi de diarrhées. Sobre. Très avare. Quoiqu'il eût une certaine fortune (on a trouvé de l'argent après sa mort), il vivait et faisait vivre sa famille très misérablement. De cette famille, composée de 12 personnes, 8 ont été atteintes et 5 sont mortes.	Grand-père du n° 7. La maladie s'est déclarée chez lui le même jour que chez son petit-fils.

14

LE GUILVINEC. — Document A. — LES MALADES (Suite).

N° D'ORDRE	DATE où la maladie s'est déclarée.	DATE des décès et numéro dans la liste générale des décès du Finistère.	NUMÉRO de L'HABITATION Voir le document B.	SEXE.	AGE.	PROFESSION.	SITUATION de FORTUNE.	1° État civil et habitudes de vie des malades;	OBSERVATIONS GÉNÉRALES 2° Manière dont on suppose que les malades ont pris la maladie; 3° Caractère très grave, grave ou peu grave de la maladie en cas de guérison.
1	2	3	4	5	6	7	8	9	10
9	13 octobre.	»	7	Fém.	22 ans.	Son mari était marin.	Pauvre.	Était enceinte. Au cours de sa maladie, elle a accouché d'un enfant qui a vécu deux jours. Sept femmes enceintes ont été atteintes par le fléau. Celle-ci et le n° 93 sont les deux seules qui aient guéri.	Fille du n° 7. A pris la maladie de son père. Sa maladie n'a pas eu un caractère grave.
10	14 octobre.	16 octobre. (40)	8	Fém.	13 ans.	Famille de pêcheurs.	Famille pauvre.	Enfant maladive.	L'on avait sorti et porté au loin la paille du lit d'un cholérique mort et d'autres objets pour les brûler. Cette enfant a trouvé ces objets pendant qu'on allait en chercher d'autres, a joué avec, s'est roulée dans la paille. Dès qu'on s'en est aperçu, on l'a renvoyée chez elle, où elle a été prise presque en arrivant; elle est morte le surlendemain.
11	14 octobre.	17 octobre. (53)	9	Fém.	51 ans.	Sardinière.	Pauvre.	Bonne santé. Sobre. Mariée.	Avait été voir le n° 9, tombée malade la veille, qui était la belle-sœur de son cousin (n° 32) et qui demeurait porte à porte avec elle.
12	14 octobre.	23 octobre. (72)	10	Fém.	27 ans.	Ménagère. Son mari était marin.	Pauvre.	Relevait de couches. Son mari, bien portant, était couché dans un autre lit de la même chambre lorsque le Dr Cosmao et le préfet ont été les voir, M. Reboul remit 10 francs au mari, et avait à peine le dos tourné, que le mari sauta à bas du lit, et fut dépenser les 10 francs du préfet à se griser abominablement. Quand il rentra chez lui, sa femme était enterrée.	A été prise à la suite d'un fort excès de table. (Son mari est le cousin du n° 10.)
13	14 octobre.	»	7	Masc.	27 ans.	Journalier.	Très pauvre.	Sobre. Mari du n° 26.	Gendre du n° 8. A été gravement malade.
14	15 octobre.	16 octobre. (41)	4	Fém.	32 ans.	Sardinière.	Pauvre.	Travaillait à ce moment nuit et jour. Habitudes d'intempérance. Mariée.	Mère du n° 4. Avait conservé chez elle des linges de son enfant mort.
15	16 octobre.	»	7	Fém.	21 ans.	Sardinière.	Très pauvre.	Sobre. Mariée.	Fille du n° 7. Femme du n° 14, dont elle a pris la maladie en le soignant. Elle a été gravement malade.
16	16 octobre.	»	11	Fém.	28 ans.	Sardinière.	Pauvre.	Habitudes d'intempérance.	A pris la maladie en soignant le n° 14, qu'elle a ensevelie; sa maladie s'est déclarée au moment où elle revenait du cimetière, et a été très grave.
17	16 octobre.	»	12	Masc.	44 ans.	Maçon.	Pauvre.	Maladif, depuis longtemps, sujet aux diarrhées. Habitudes d'intempérance.	On ne sait pas comment il a pris la maladie. Le cas a été très grave.

LE GUILVINEC. — Document A. — LES MALADES (Suite).

N° D'ORDRE	DATE où la maladie s'est déclarée.	DATE des décès et numéro dans la liste générale des décès du Finistère.	NUMÉRO de L'HABITATION Voir le document B.	SEXE.	AGE.	PROFESSION.	SITUATION de FORTUNE.	OBSERVATIONS GÉNÉRALES 1° État civil et habitudes de vie des malades;	2° Manière dont on suppose que les malades ont pris la maladie; 3° Caractère très grave, grave ou peu grave de la maladie en cas de guérison.
1	2	3	4	5	6	7	8	9	10
18	17 octobre.	19 octobre. (48)	13	Fém.	3½ ans.	Ménagère.	Jolie aisance.	Mariée. Sobre. Enceinte de trois mois. Restée maladive à la suite d'une fièvre typhoïde; elle donnait presque chaque année depuis lors des signes d'aliénation mentale.	Elle lavait son linge en même temps que d'autres personnes lavant des linges de cholériques. A ce moment l'usage du lavoir n'était pas encore interdit. Elle a été prise en rentrant du lavoir.
19	17 octobre.	»	14	Masc.	3½ ans.	Journalier.	Pauvre.	Maladif. Sobre.	Travaillait avec le n° 13 qui a eu le choléra, et dont toute la famille lavait. Maladie très grave.
20	17 octobre.	»	15	Masc.	26 ans.	Charretier.	Pauvre.	Maladif. Très faible. Sobre.	Avait transporté le cadavre du n° 14. Est tombé malade le lendemain matin. Cas très grave.
21	17 octobre.	»	15	Fém.	48 ans.	Ménagère.	Pauvre.	Sobre.	Mère du n° 20. A pris la maladie de son fils dès qu'elle a commencé à le soigner. Cas très grave.
22	17 octobre.	»	12	Masc.	5 ans.	»	Famille pauvre.	»	Fils du n° 17. Maladie très grave.
23	17 octobre.	»	12	Fém.	8 ans.	»	Famille pauvre.	»	Fille du n° 17. Maladie grave.
24	17 octobre.	»	10	Masc.	3½ ans.	Marin.	Pauvre.	Bonne santé. Ivrogne.	Son habitation est contiguë à celles qui portent les n° 7 et 9. Il avait été voir les malades de l'habitation n° 7 où le n° 15 était tombé malade la veille, le 16 octobre. Des déjections de cholériques, provenant de cette maison et du n° 9, avaient été jetées devant sa porte. Il a guéri, est retombé malade le 2 novembre et a guéri encore. Les deux fois, la maladie a été peu grave.
25	18 octobre.	21 octobre. (63)	7	Fém.	33 ans.	Sardinière.	Pauvre.	Maladive. Habitudes d'intempérance. Faisait en ce moment un travail forcé. Mariée.	Elle lavait du n° 7. Elle avait soigné son père et son fils (n° 7 et 8) morts tous deux.
26	18 octobre.	21 octobre. (64)	7	Masc.	21 ans.	Pêcheur.	Pauvre.	Marié. Bonne santé. Sobre. Tenait à ce moment la mer presque tous les jours, et avait un travail très pénible.	Gendre du n° 7. Mari du n° 9, qui a guéri, et dont il a pris la maladie en la soignant.
27	18 octobre.	»	8	Masc.	17 ans.	Marin.	Pauvre.	Sobre. Célibataire.	Il était revenu de Saint-Guénolé ayant déjà la diarrhée. Il a soigné sa sœur (n° 10) morte le 16 octobre. Cas très grave.
28	19 octobre.	19 octobre. (49)	17	Masc.	18 ans.	Sondeur de boîtes de sardines et marin.	Pauvre.	Habitudes d'intempérance. Célibataire.	S'était rencontré à Saint-Guénolé avec des marins de Concarneau, s'y était enivré, y avait commis des excès de tout genre; est revenu avec eux, à pied, au Guilvinec et est tombé malade et est mort le jour même de son retour.

Le Guilvinec. — Document A. — Les malades (Suite).

DATE où la maladie s'est déclarée.	NUMÉRO des DÉCÈS et numéro dans la liste générale des décès du Finistère.	NUMÉRO de L'HABITATION Voir le document B.	SEXE.	AGE.	PROFESSION.	SITUATION de FORTUNE.	1° État civil et habitudes de vie des malades;	2° Manière dont on suppose que les malades ont pris la maladie; 3° Caractère très grave, grave ou peu grave de la maladie en cas de guérison.
2	3	4	5	6	7	8	9	10
19 octobre.	24 octobre. (76)	15	Fém.	40 ans.	Ménagère. Son mari était marin.	Pauvre.	Bonne santé. Ivrogne. Mariée.	On ne sait pas.
19 octobre.	»	14	Fém.	31 ans.	Sardinière.	Pauvre.	Bonne santé. Sobre. Mariée.	Femme du n° 10. A pris la maladie en soignant son mari. Cas grave.
19 octobre.	»	19	Fém.	43 ans.	»	Petite fortune.	Bonne santé. Sobre. Mariée.	Avait été voir et soigner les enfants 22 et 23, autrefois ses voisins, et la mère desquels elle est très liée. Cas très grave.
20 octobre.	»	9	Masc.	29 ans.	Journalier.	Pauvre.	Bonne santé. Sobre. Marié.	Fils du n° 11. Son habitation est contiguë à celle qui porte le n° 7, qui a été si fort éprouvée, et où demeurait son cousin (n° 26) qui est mort, et sa cousine (n° 9). Cas grave.
20 octobre.	»	20	Fém.	52 ans.	Ménagère.	Pauvre.	Bonne santé. Toujours ivre. A plus tard perdu son mari (n° 63) auquel elle avait donné le choléra. L'a donné à son fils (n° 30) qui a guéri. Guérie elle-même, elle a recommencé à boire, a eu une dysenterie, une fièvre muqueuse. Se porte bien aujourd'hui, et boit toujours. Ancienne domestique d'un médecin. S'est longtemps prévalue de cette circonstance pour faire le médecin au Guilvinec.	Allait voir tous les malades pour se faire donner à boire. Cas très grave.
21 octobre.	23 octobre. (73)	21	Masc.	34 ans.	Pêcheur.	Pauvre.	Sujet à des diarrhées fréquentes depuis son retour du service militaire. Sobre. Marié.	On ne croit pas qu'il ait vu de malades au Guilvinec; on croit plutôt qu'il s'est rencontré à la pêche avec des pêcheurs de Concarneau.
21 octobre.	23 octobre. (74)	22	Fém.	28 ans.	Ménagère.	Petite aisance.	Sobre. Enceinte de quatre ou cinq mois. Elle a refusé de prendre les remèdes du Dr Cosman. Quand sa maladie est devenue très grave, son mari a encore refusé d'aller acheter des remèdes à Pont-l'Abbé.	Est tombée malade en revenant du lavoir, où elle s'était très probablement rencontrée avec des personnes lavant des linges de cholériques.
21 octobre.	24 octobre. (77)	18	Masc.	4 ans.	»	Famille pauvre.	Parents ivrognes.	Fils du n° 29.
21 octobre.	»	23	Masc.	18 mois.	»	Famille pauvre.	»	Frère et sœur. Avaient très probablement été voir leur tante (n° 35), qui était tombée malade dans la matinée, et demeure tout près de chez eux. Ont été pris le soir. Les deux cas très graves.
21 octobre.	»	23	Fém.	3 ans.		Famille pauvre.	»	

Le Guilvinec. — Document A. — Les malades (Suite).

N° d'ordre	DATE où la maladie s'est déclarée.	DATE dès décès et numéro dans la liste générale des décès du Finistère.	NUMÉRO de L'HABITATION Voir le document B.	SEXE.	AGE.	PROFESSION.	SITUATION de FORTUNE.	OBSERVATIONS GÉNÉRALES	
								1° État civil et habitudes de vie des malades;	2° Manière dont on suppose que les malades ont pris la maladie; 3° Caractère très grave, grave ou peu grave de la maladie en cas de guérison.
1	2	3	4	5	6	7	8	9	10
39	21 octobre.	»	24	Masc.	24 ans.	Soudeur de boîtes de sardines et marin.	Petite aisance.	Maladif. Sobre.	Fils du n° 33. A pris la maladie en allant voir sa mère, auprès de laquelle le maire l'a trouvé le 21. Cas très grave.
40	22 octobre.	24 octobre. (78)	22	Fém.	2 ans.	»	»	»	Fille du n° 35.
41	22 octobre.	29 octobre. (104)	25	Fém.	41 ans.	Ménagère.	Pauvre.	Ivrogne. Prise le 22, elle paraissait s'être rétablie, s'est enivrée de nouveau, est retombée malade, puis est morte. Mariée.	Avait été voir et soigner plusieurs cholériques, notamment son amie et compagnone en ivrognerie, le n° 33.
42	22 octobre.	»	9	Fém.	33 ans.	Sardinière.	Pauvre.	Bonne santé. Sobre. Mariée.	Femme du n° 32. A pris la maladie en soignant son mari. Cas grave.
43	22 octobre.	»	26	Masc.	31 ans.	Marin.	Pauvre.	Ivrogne. Sujet à des diarrhées depuis son retour du service militaire. Marié.	Avait été soigner le n° 34, et l'avait enseveli. Cas peu grave.
44	23 octobre.	»	27	Fém.	25 ans.	»	Pauvre.	Bonne santé. Sobre. Mariée.	A soigné des cholériques, notamment le n° 12, qui a été malade du 14 au 23 octobre. Elle est tombée malade le jour de la mort de son amie. Cas grave.
45	23 octobre.	»	27	Fém.	4 ans.	»	»	»	Fille du numéro précédent. Cas peu grave.
46	23 octobre.	»	28	Fém.	3 ans.	»	Famille pauvre.	Enfant chétive.	Avait été courir et jouer chez les voisins atteints par le fléau. La maison qu'elle habite touche pour ainsi dire aux habitations 7 et 9, qui ont fourni tant de malades; c'est certainement de l'un des cas de cette maison et probablement du n° 42 qu'elle a pris la maladie. Cas très grave.
47	24 octobre.	24 octobre. (79)	29	Masc.	52 ans.	Pêcheur.	Pauvre.	Bonne santé. Ivrogne. Marié.	Avait été vendre du poisson à Concarneau. Avait déjà depuis quelques jours des diarrhées. A été pris en mer, ramené chez lui, et est mort le même jour.
48	24 octobre.	2 novembre. (124)	9	Masc.	3 ans.	»	»	»	Fils des n° 32 et 42.
49	24 octobre.	»	30	Masc.	33 ans.	Journalier.	Pauvre.	Bonne santé. Sobre. Marié.	Sa femme (n° 89) avait été prendre des objets de literie chez le n° 41, après son premier rétablissement. Cas très grave.
50	25 octobre.	26 octobre. (84)	31	Masc.	50 ans.	Ouvrier de port.	Pauvre.	Très ivrogne. Marié.	Les diarrhées l'ont pris en mer, où il a eu certainement des relations avec des marins de Concarneau, et avec des marins du Guilvinec.

LE GUILVINEC. — Document A. — LES MALADES (Suite).

N° D'ORDRE.	DATE où la maladie s'est déclarée.	DATE des décès et numéro dans la liste générale des décès du Finistère.	NUMÉRO de L'HABITATION (Voir le document B.)	SEXE.	AGE.	PROFESSION.	SITUATION de FORTUNE.	1° État civil et habitudes de vie des malades;	2° Manière dont on suppose que les malades ont pris la maladie; 3° Caractère très grave, grave ou peu grave de la maladie en cas de guérison.
1	2	3	4	5	6	7	8	9	10
51	25 octobre.	26 octobre. (85)	7	Fém.	52 ans.	Sardinière.	Pauvre.	Sobre. Veuve.	Mère du n° 26. A pris la maladie en soignant son fils.
52	25 octobre.	27 octobre. (92)	32	Fém.	59 ans.	Sardinière.	Pauvre.	Très ivrogne. Veuve.	Avait été voir son amie, le n° 33, avec laquelle elle s'enivrait constamment.
53	25 octobre.	4 novembre. (135)	23	Fém.	30 ans.	Ménagère. Son mari était marin.	Pauvre.	Sobre. Mariée.	Mère des n° 37 et 38.
54	26 octobre.	26 octobre. (86)	33	Masc.	29 ans.	Pêcheur.	Assez aisé.	Assez sobre. Marié.	Avait été voir son beau-père le n° 47, pris et mort le 24, et avait passé la nuit auprès de lui après sa mort. (Pris à midi, mort à quatre heures.)
55	26 octobre.	27 octobre. (93)	34	Masc.	40 ans.	Pêcheur.	Pauvre.	Ivrogne. Marié.	Étaient tous deux du même bateau que le n° 54. Le matin du 26 octobre, ils avaient bu une grande quantité de rhum avec le n° 54, tous trois buvant dans le même verre. Ils ont été tous deux pris peu d'heures après le n° 54, et sont morts le lendemain.
56	26 octobre.	27 octobre. (94)	35	Masc.	36 ans.	Pêcheur.	Très pauvre.	Très ivrogne. Marié.	
57	26 octobre.	30 octobre. (109)	36	Fém.	52 ans.	Ménagère. Son mari était carrier.	Pauvre.	Sobre. Mariée.	Avait été soigner sa fille (n° 35) et sa petite-fille (n° 40).
58	26 octobre.	3 novembre. (129)	37	Fém.	63 ans.	Ménagère.	Pauvre.	Ivrogne. Veuve.	Avait été voir et soigner sa fille (n° 29) et son petit-fils (n° 36) morts tous deux le 24 octobre.
59	26 octobre.	3 novembre. (130)	38	Masc.	28 ans.	Boulanger.	Petite fortune.	Ivrogne. Marié.	On ne sait pas. Il est probable que c'est par l'eau de la fontaine qu'il employait à sa fabrication.
60	26 octobre.	5 novembre. (143)	39	Masc.	35 ans.	Pêcheur.	Pauvre.	Ivrogne. Avait des diarrhées depuis longtemps. Chétif. Poitrinaire. Marié (9 enfants).	On n'a aucune donnée certaine. Il ne semble pas qu'il ait vu de malades. Il avait l'habitude de s'enivrer avec le n° 56.
61	26 octobre.	»	40	Masc.	29 ans.	Cordonnier.	Petite aisance.	Bien portant. Sobre. Marié.	On ne sait pas. Probablement par l'eau. Cas grave.
62	27 octobre.	27 octobre. (95)	41	Masc.	42 ans.	Charretier.	Pauvre.	Bien portant. Très sobre. Marié.	Sa femme avait été voir le n° 52 après sa mort, l'a ensevelie, et a emporté chez elle des objets contaminés, qui n'ont été l'objet d'aucune désinfection. C'est l'habitude de donner à ceux qui meurent le corps dans le linceul et dans la bière quelque objet, le plus souvent un objet de literie, ayant appartenu au mort.
63	27 octobre.	29 octobre. (105)	20	Masc.	53 ans.	Sabotier.	Pauvre.	Marié. Très ivrogne, comme sa femme.	Mari du n° 33, qui a été plusieurs jours malade et qui a guéri. Il a pris la maladie en la soignant.

Le Guilvinec. — Document A. — Les malades (Suite).

N° d'ordre	DATE où la maladie s'est déclarée	DATE des décès et numéro dans la liste générale des décès du Finistère	NUMÉRO de L'HABITATION Voir le document II.	SEXE.	AGE.	PROFESSION.	SITUATION de FORTUNE.	OBSERVATIONS GÉNÉRALES	
1	2	3	4	5	6	7	8	1° État civil et habitudes de vie des malades; 9	2° Manière dont on suppose que les malades ont pris la maladie; 3° Caractère très grave, grave ou peu grave de la maladie en cas de guérison. 10
64	27 octobre.	10 novembre. (172)	42	Fém.	33 ans.	Débitante de boissons.	Pauvre.	Mariée. Sobre. Enceinte de trois à quatre mois.	Avait émigré dans la commune voisine de Treffiagat. Sa belle-sœur, chez qui elle était, étant tombée malade (nullement du choléra), elle a pris peur, est revenue précipitamment au Guilvinec, a été prise le jour même de son retour. Elle avait paru se rétablir, et a succombé enfin à une rechute.
65	27 octobre.	»	18	Masc.	38 ans.	Marin.	Pauvre.	Habitudes d'intempérance. Marié.	Avait soigné sa belle-sœur, le n° 29. Cas très grave.
66	27 octobre.	»	18	Fém.	6 ans.	»	»	»	Fille du précédent. Cas grave.
67	27 octobre.	»	43	Masc.	3 ans.	Son père marin	Petite aisance.	Bonne santé.	Avait été voir ses petits amis qui étaient malades, les n°s 37 et 38. Cas grave.
68	27 octobre.	»	44	Fém.	17 ans.	Sardinière.	Pauvre.	Sobre. Bien portante. Célibataire.	On ne sait pas. Probablement l'eau. Cas peu grave.
69	28 octobre.	28 octobre. (98)	45	Masc.	31 ans.	Pêcheur.	Aisée.	Habitudes d'intempérance. Bonne santé. Marié.	On ne sait pas. Il avait été le 25 octobre vendre du poisson à Concarneau. Le 28, il a été foudroyé.
70	28 octobre.	28 octobre. (99)	23	Masc.	28 ans.	Pêcheur.	Pauvre.	Bonne santé. Sobre. Marié.	Mari du n° 53, qui a été malade du 25 octobre au 4 novembre.
71	28 octobre.	29 octobre. (103)	15	Masc.	58 ans.	Journalier.	Pauvre.	Bonne santé. Sobre. Marié.	Mari du n° 21, qui avait été prise le 17 octobre, et a été longtemps malade.
72	28 octobre.	29 octobre. (107)	41	Fém.	38 ans.	Sans profession.	Pauvre.	Bonne santé. Sobre. Mariée.	Femme du n° 62 (voir à ce numéro les renseignements).
73	28 octobre.	30 octobre. (110)	29	Fém.	23 ans.	Sardinière.	Pauvre.	Bonne santé. Sobre. Mariée.	Avait été soigner sa voisine, le n° 33, qui était encore malade le 28 octobre.
74	28 octobre.	»	31	Masc.	19 ans.	Soudeur de boîtes de sardines.	Pauvre.	Bonne santé. Sobre. Célibataire.	Avait soigné son père, le n° 50, qui était mort le 26. Cas peu grave.
75	29 octobre.	»	40	Masc.	42 ans.	Charretier.	Pauvre.	Très ivrogne. Bonne santé. Marié.	A conduit fréquemment des corps au cimetière, entre autres le n° 50. Mais on ne peut fixer d'une manière précise comment la transmission s'est faite. Frère du n° 31, malade depuis le 19 octobre. Cas très grave.
76	30 octobre.	1er novembre. (121)	47	Masc.	36 ans.	Pêcheur.	Pauvre.	Bonne santé. Sobre. Marié.	Avait soigné sa sœur (n° 53) et son beau-frère (n° 70).
77	30 octobre.	2 novembre. (125)	48	Fém.	45 ans.	Sardinière.	Pauvre.	Bonne santé. Sobre. Mariée.	Avait été voir et soigner le n° 33, que personne n'allait plus voir depuis la mort de son mari. Elle y allait probablement pour tâcher d'enlever quelque chose. Elle a rapporté le choléra.

Le Guilvinec. — Document A. — Les malades. (Suite).

N° d'ordre	DATE où la maladie s'est déclarée	DATE des décès et numéro dans la liste générale des Décès du Finistère	NUMÉRO de l'HABITATION Voir le document B.	SEXE.	AGE.	PROFESSION.	SITUATION de FORTUNE.	OBSERVATIONS GÉNÉRALES — 1° État civil et habitudes de vie des malades;	2° Manière dont on suppose que les malades ont pris la maladie; 3° Caractère très grave, grave ou peu grave de la maladie en cas de guérison.
78	31 octobre.	"	46	Masc.	40 ans.	Marin.	Pauvre.	Bonne santé. Ivrogne. Marié.	Il avait été voir et soigner son ami et voisin le n° 75. Cas grave.
79	1er novembre.	2 novembre. (124)	48	Masc.	3 ans.	"	"	"	Fils du n° 77.
80	1er novembre.	3 novembre. (131)	39	Fém.	8 ans.	"	"	"	Fille du n° 49.
81	1er novembre.	4 novembre. (136)	49	Fém.	28 ans.	Ménagère. Son mari marin.	Asséz fortunée.	Mariée. Bonne santé. Sobre. Enceinte de cinq ou six mois.	Elle avait été voir sa cousine n° 53, qui était malade depuis le 25 octobre, et est morte comme elle le 4 novembre.
82	1er novembre.	"	39	Masc.	12 ans.	Son père pêcheur.	Famille pauvre.	Sujet depuis assez longtemps à des diarrhées.	Fils du n° 60. Peu grave.
83	1er novembre.	"	39	Fém.	3 ans.	Id.	Famille pauvre.	Bien portante.	Sœur du précédent. Cas très grave.
84	3 novembre.	6 novembre. (149)	59	Masc.	7 ans.	Sa mère sardinière.	Famille pauvre.	Sa mère ivrogne.	Courait chez les malades, demandant l'aumône.
85	3 novembre.	4 novembre. (137)	50	Masc.	17 ans.	Sans profession.	Pauvre.	Idiot. Célibataire.	Jouait constamment avec le numéro précédent qui habitait la même pièce que lui, qui est tombé malade le même jour que lui, et avant lui. Il est donc très probable que c'est de cet enfant qu'il a pris la maladie.
86	3 novembre.	7 novembre. (153)	30	Fém.	42 ans.	Sardinière.	Pauvre.	Sujette à des diarrhées. Habitudes d'intempérance. Quand le Dr Coffec est allé la voir, son mari, ivre-mort, était couché sur un banc le long du lit de la malade. Sa femme lui vomissait sur la figure. Il a fallu renoncer à le tirer de là. Il n'a rien eu.	A été voir et soigner son voisin le n° 49, qui est resté malade très longtemps.
87	4 novembre.	5 novembre. (144)	51	Fém.	37 ans.	Sardinière.	Pauvre.	Bonne santé. Sobre. Mariée.	Avait soigné, jusqu'à sa mort, le n° 76, mort le 1er novembre. C'est elle qui avait brûlé la literie et désinfecté la maison.
88	4 novembre.	5 novembre. (145)	52	Fém.	37 ans.	Sardinière.	Pauvre.	Bonne santé. Ivrogne. Mariée.	On ne sait rien sur l'origine de ce cas.
89	4 novembre.	"	53	Fém.	16 ans.	Domestique.	Aisée.	Santé chétive. Sobre. Célibataire.	On ne sait pas. Elle a été prise de diarrhées en revenant d'un enterrement de cholérique. Cas peu grave.
90	4 novembre.	"	47	Fém.	36 ans.	Son mari marin.	Famille pauvre.	Maladive. Sobre. Mariée.	Femme du n° 73. Grave.
91	4 novembre.	"	47	Fém.	2 ans.	Son père marin.	Famille pauvre.		Fille de la précédente. Peu grave.
92	5 novembre.	6 novembre. (150)	48	Fém.	6 ans.	Son père marin.	Famille pauvre.	Bien portante.	Fille du n° 77.
93	5 novembre.	"	40	Fém.	31 ans.	Habitante de buissons.	Aisée.	Bonne santé. Sobre. Mariée. Enceinte de quatre mois lorsqu'elle est tombée malade. A heureusement accouché à terme.	Femme du n° 61. Cas très grave.
94	6 novembre.	12 novembre. (182)	9	Masc.	22 mois.	"	"	"	Frère du n° 48. Fils du n° 42, qui était encore malade le 6 novembre.

LE GUILVINEC. — Document A. — LES MALADES (Suite).

N° d'ordre.	DATE où la maladie s'est déclarée.	DATE des décès (et numéro dans la liste générale des décès au l'intérir).	NUMÉRO de L'HABITATION Voir le document B.	SEXE.	AGE.	PROFESSION.	SITUATION de FORTUNE.	1° État civil et habitudes de vie des malades;	2° Manière dont on suppose que les malades ont pris la maladie; 3° Caractère très grave, grave ou peu grave de la maladie en cas de guérison.
1	2	3	4	5	6	7	8	9	10
95	7 novembre.	8 novembre. (159)	48	Masc.	42 ans.	Pêcheur.	Pauvre.	Bonne santé. Ivrogne. Le 3 novembre, en revenant du cimetière où il venait d'enterrer sa femme, étant ivre du reste, il a demandé au maire de le fiancer à une autre femme qu'il a conduite à la mairie avec le père de cette femme. Quatre jours après, il était pris lui-même, et le lendemain il mourait.	Mari du n° 77, et père des n° 79 et 92.
96	8 novembre.	9 novembre. (164)	54	Masc.	37 ans.	Bedeau.	Pauvre.	Très ivrogne. Avait été pris légèrement une première fois, s'était rétabli, s'est enivré de nouveau, et a eu une rechute dont il est mort en vingt-quatre heures. Marié.	Avait été, après la mort des n° 53 et 70, soigner leurs enfants, les n° 37 et 38, qui ont été malades très longtemps.
97	8 novembre.	»	55	Fém.	19 ans.	Sardinière.	Pauvre.	Bonne santé. Sobre. Mariée.	A soigné le n° 64, qui était tombée malade le 24 octobre, et n'est morte que le 10 novembre. Cas grave.
98	8 novembre.	»	35	Masc.	33 ans.	Charretier.	Pauvre.	Assez chétif. Sobre. Marié.	On ne sait pas d'une manière précise. C'est lui qui a porté presque tous les corps au cimetière. Il habite le rez-de-chaussée de la maison où le n° 56 est mort au premier étage. Cas très grave.
99	9 novembre.	9 novembre. (165)	56	Masc.	37 ans.	Pêcheur.	Pauvre.	Très ivrogne. Bonne santé. Marié.	Avait été voir et soigner le n° 95, ivrogne comme lui, et l'avait enseveli.
100	9 novembre.	12 novembre. (183)	57	Masc.	3 ans.	Son père marin.	Famille pauvre.	Enfant maladif. Parents sobres.	Les enfants du n° 09 ont été dès le matin du jour où leur père est tombé malade, envoyés à la maison 57. Dans la journée, un des enfants (n° 100) habitant auparavant la maison, était pris.
101	10 novembre.	13 novembre. (187)	58	Fém.	6 ans.	Son père marin.	Famille pauvre.	Père très ivrogne.	A pris la maladie en allant chez son voisin, le n° 75, qui habite la maison contiguë et était malade depuis le 29 octobre (nièce du n° 57, cousine des n° 35 et 40).
102	10 novembre.	»	55	Fém.	14 ans.	Sardinière.	Pauvre.	Chétive.	Était seule à soigner sa tante, le n° 97 dont le mari était au service. Cas très grave.
103	11 novembre.	12 novembre. (184)	59	Masc.	56 ans.	Pêcheur.	Pauvre.	Bonne santé. Habitudes d'intempérance. Marié.	A soigné et enseveli, sans prendre les précautions nécessaires, le n° 90.
104	11 novembre.	14 novembre. (197)	60	Masc.	54 ans.	Carrier.	Aisé.	Bonne santé. Sobre. Marié.	Il n'avait pas vu de malades depuis longtemps. Mais il avait des voisins très proches, par exemple les n° 9, 21, 46 et d'autres, qui n'étaient pas guéris, et malgré les prescriptions et la surveillance, on continuait à jeter des déjections devant sa porte.

Le Guilvinec. — Document A. — Les malades (*Suite*).

N° D'ORDRE.	DATE où la maladie s'est déclarée.	DATE des décès et numéro dans la liste générale des décès du Finistère.	NUMÉRO de L'HABITATION Voir le document B.	SEXE.	AGE.	PROFESSION.	SITUATION de FORTUNE.	OBSERVATIONS GÉNÉRALES	
								1° État civil et habitudes de vie des malades;	2° Manière dont on suppose que les malades ont pris la maladie; 3° Caractère très grave, grave ou peu grave de la maladie en cas de guérison.
1	2	3	4	5	6	7	8	9	10
105	11 novembre.	»	17	Masc.	23 ans.	Ouvrier cordonnier.	Pauvre.	Très ivrogne. Célibataire.	Frère du n° 28 mort le 19 octobre dans la même maison. Ouvrier du n° 61, qui était tombé malade le 26 octobre et s'était rétabli promptement. Le n° 105 a été chercher de la glace pour la femme de son patron (n° 93), a porté la glace dans la chambre, a frictionné la malade, y est retourné après son souper, et a été pris avec une extrême violence en rentrant chez lui. Le médecin a cru à un cas foudroyant; deux jours après le malade vaquait à ses affaires.
106	12 novembre.	13 novembre. (188)	61	Fém.	72 ans.	Mendiante.	Très pauvre.	Bonne santé. Sobre. Célibataire.	Avait été voir la veille le n° 103, qui venait d'être pris. Choléra sec.
107	12 novembre.	»	62	Fém.	45 ans.	Sardinière.	Pauvre.	Bonne santé. Ivrogne. Veuve.	Avait été voir et soigner le n° 99 et a soigné, dans la maison contiguë, le n° 100. Cas peu grave.
108	13 novembre.	»	58	Fém.	67 ans.	Chiffonnière.	Très pauvre.	Maladive. Sobre. Célibataire.	A pris la maladie de sa nièce, le n° 101. Couchait avec elle pendant les premiers temps de sa maladie. Cas très grave.
109	13 novembre.	»	35	Masc.	2 ans.	Son père marin.	Famille pauvre.	Parents sobres.	A pris la maladie du n° 98, qui a été longtemps malade, et logeait dans la même maison, au rez-de-chaussée, dans une chambre contiguë. Cas grave.
110	14 novembre.	14 novembre. (196)	63	Fém.	54 ans.	Ménagère.	Pauvre.	Bonne santé. Sobre. Mariée.	Grand'mère du précédent qu'elle a soigné et dont elle a pris la maladie dès le lendemain.
111	14 novembre.	»	62	Masc.	15 ans.	Marin.	Pauvre.	Bonne santé. Sobre.	Fils du n° 107. Cas peu grave.
112	16 novembre.	17 novembre. (217)	62	Fém.	36 ans.	Sardinière.	Pauvre.	Maladive. Sobre. Veuve.	A pris la maladie du n° 107 qu'elle a soigné, et qui occupait un logement dans la même maison qu'elle.
113	16 novembre.	»	64	Fém.	41 ans.	Son mari marin.	Pauvre.	Bonne santé. Sobre. Mariée.	A été voir et soigner des cholériques, mais on ne sait pas d'une manière précise comment elle a pris la maladie. Cas peu grave.
114	22 novembre.	24 novembre. (301)	65	Masc.	13 ans.	Mousse.	Pauvre.	Santé assez chétive.	Est venu au Guilvinec prendre part à un repas de baptême; est rentré malade. Est-ce l'eau qui a donné la maladie?
115	23 novembre.	23 novembre. (284)	62	Masc.	28 ans.	Pêcheur.	Pauvre.	Ivrogne. Avait eu une diarrhée qu'il avait bien soignée; est reparti trop tôt pour la mer, s'est enivré, a mangé des poissons crus, et a été repris. Marié.	Avait pris le germe de la maladie de son beau-frère le n° 99.

LE GUILVINEC. — Document A. — LES MALADES (Suite).

N° d'ordre.	DATE où la maladie s'est déclarée.	DATE des DÉCÈS et numéro dans la liste générale des décès du Finistère.	NUMÉRO de L'HABITATION Voir le document B.	SEXE.	AGE.	PROFESSION.	SITUATION de FORTUNE.	OBSERVATIONS GÉNÉRALES 1° État civil et habitudes de vie des malades;	2° Manière dont on suppose que les malades ont pris la maladie; 3° Caractère très grave, grave ou peu grave de la maladie en cas de guérison.
1	2	3	4	5	6	7	8	9	10
116	24 novembre.	»	62	Masc.	2 ans.	»	»	»	Fils du précédent. Cas grave.
117	25 novembre.	25 novembre. (316)	65	Masc.	55 ans.	Pêcheur.	Pauvre.	Maladif. Sobre. Marié.	Père du n° 114. Son fils avait été au cours de sa maladie changé de lit. Lorsqu'après la mort, on vint brûler la literie, le père, qui avait déjà caché une partie des objets ayant servi à son fils, ne parla pas du second lit où celui-ci avait été mis. Il se coucha le soir dans ce lit, avec les couvertures qu'il avait cachées. Le lendemain, il tombait malade, et mourait le soir même.
118	27 novembre.	1er décembre. (370)	66	Fém.	47 ans.	Ménagère.	Jolie fortune.	Bien portante. Sobre. Veuve.	Son mari, patron de barque, avait eu pour pêcheur le n° 115, avec lequel elle était restée en relation. Du reste, le n° 115 allait tous les jours chez un débitant de boissons qui habite la maison 66, et où l'on entre par la porte qui conduit chez le n° 118.
119	27 novembre.	2 décembre. (383)	67	Fém.	23 mois.	Son père marin.	Aisée.	Parents sobres.	On ne sait pas.
120	28 novembre.	»	62	Fém.	4 ans.	»	Pauvre.	»	Fille du n° 112. A pris la maladie du n° 116, même maison. Cas peu grave.
121	28 novembre.	»	62	Masc.	3 ans.	»	Famille pauvre.	»	A pris la maladie du n° 116. Cas grave.
122	29 novembre.	5 décembre. (401)	68	Fém.	2¼ ans.	Ménagère.	Pauvre.	Maladive. Sobre. Enceinte de cinq à six mois. Son mari, ivrogne, couchait dans son lit et n'a rien eu.	Tante du n° 119, de qui elle a pris la maladie en la soignant.
123	1er décembre.	»	60	Fém.	38 ans.	Sardinière.	Pauvre.	Ivrogne. Célibataire.	A pris la maladie en soignant le n° 118 qui, veuve, n'avait personne pour l'assister et l'avait appelée auprès d'elle. Cas grave.
124	1er décembre.	»	52	Masc.	45 ans.	Soudeur de boîtes de sardines.	Pauvre.	Bonne santé. Sobre. Marié.	Mari du n° 88, morte le 5 novembre. Après la mort de sa femme, il a tout brûlé chez lui, y compris le lit, a désinfecté la chambre et ceux des vêtements qu'il gardait, a émigré immédiatement après. Il n'est revenu que le 1er décembre, et le jour même, dès qu'il a été rentré dans la chambre où sa femme était morte, il a été pris. Cas peu grave.

LE GUILVINEC. — Document

A. — LES MALADES (*Fin*).

N°	DATE où la maladie s'est déclarée.	DATE des décès et numéro dans la liste générale des décès du Finistère.	NUMÉROS de L'HABITATION voir le document B.	SEXE.	AGE.	PROFESSION.	SITUATION de FORTUNE.	OBSERVATIONS GÉNÉRALES	
								1° État civil et habitudes de vie des malades ;	2° Manière dont on suppose que les malades ont pris la maladie; 3° Caractère très grave, grave ou peu grave de la maladie en cas de guérison.
1	2	3	4	5	6	7	8	9	10
125	3 décembre.	4 décembre. (307)	67	Fém.	23 ans.	Ménagère.	Pauvre.	Bonne santé. Sobre. Mariée.	Mère du n° 119. « Malgré mes conseils, on s'est absolument refusé à employer les moyens de désinfection; il a fallu l'intervention des gendarmes pour l'ensevelissement à bref délai, ainsi que pour l'incinération des objets de literie contaminés. Le 3, la mère mourait. Même résistance des parents malgré de nouveaux avis. Le père, venu au Guilvinec pour régler la succession, prend la maladie et meurt le 10, etc. » Rapport de M. le D' le Tersec.
126	13 décembre.	13 décembre. (470)	67	Fém.	22 ans.	Débitante de boissons.	Aisée.	Mariée. Bonne santé. Sobre.	Tante du n° 119, qu'elle a soigné, et belle-sœur du n° 125 qu'elle a également soignée. Puis, elle a été à Plomeur soigner son beau-père, qui y habitait, était venu au Guilvinec, dans la maison 67, pour y régler la succession de sa fille, le n° 125, y avait pris la maladie et a guéri. Elle est revenue de Plomeur malade; le choléra s'est tout à fait déclaré le 13 décembre et elle est morte le même jour.

	SEXE MASCULIN.									SEXE FÉMININ.									TOTAUX
	Au-dessous de 2 ans.	De 2 à 5 ans (inclus.)	De 5 à 10 ans (inclus.)	De 10 à 15 ans (inclus.)	De 15 à 20 ans (inclus.)	De 20 à 30 ans (inclus.)	De 30 à 50 ans (inclus.)	De 50 à 60 ans (inclus.)	Au-dessus de 60 ans.	Au-dessous de 2 ans.	De 2 à 5 ans (inclus.)	De 5 à 10 ans (inclus.)	De 10 à 15 ans (inclus.)	De 15 à 20 ans (inclus.)	De 20 à 30 ans (inclus.)	De 30 à 50 ans (inclus.)	De 50 à 60 ans (inclus.)	Au-dessus de 60 ans.	
DÉCÈS (1)	1	5	1	2	2	5	11	6	1	1	1	3	1	»	8	15	5	4	72
GUÉRISONS Cas peu graves.	»	»	»	1	2	»	3	»	»	»	3	»	»	2	»	2	»	»	13
Cas graves	»	5	»	»	»	4	1	»	»	»	2	»	»	1	3	3	»	»	19
Cas très graves.	1	»	»	»	1	2	6	»	»	»	3	»	1	»	»	5	1	1	22
	1	5	»	1	3	6	10	»	»	»	6	»	1	4	3	10	1	1	54

RÉSUMÉ

39 cas au-dessous de 20 ans
- 20 garçons — 10 décès. 10 guérisons.
- 19 filles — 6 décès. 13 guérisons.

86 cas au-dessus de 20 ans
- 39 hommes (2) — 23 décès (3). 16 guérisons (4).
- 47 femmes (5) — 32 décès (6). 15 guérisons (7).

(1) Sur les 72 cholériques morts au Guilvinec; 11 sont morts le jour même où la maladie s'est déclarée; 24 le lendemain; 13 le troisième jour; 9 le quatrième jour; 3 le cinquième jour; 2 le sixième jour; 2 le septième jour; 1 le huitième jour; 2 le neuvième jour; 2 le dixième jour; 2 le onzième jour; 1 le douzième jour.

(2) dont 21 alcooliques.
(3) dont 14 d'alcooliques, savoir:
- 3 signalés comme ayant des habitudes d'intempérance; ce sont les n°ˢ 28, 69 et 103.
- 6 — ivrognes. — 47, 55, 59, 60, 95 et 115.
- 5 — très ivrognes. — 50, 56, 63, 96 et 99.
(4) dont 7 d'alcooliques, savoir:
- 2 signalés comme ayant des habitudes d'intempérance. — 17 et 65.
- 3 — ivrognes. — 24, 43 et 78.
- 2 — très ivrognes. — 75 et 105.
(5) dont 13 alcooliques.
(6) dont 9 d'alcooliques, savoir:
- 4 signalés comme ayant des habitudes d'intempérance. — 5, 14, 25 et 86.
- 4 — ivrognes. — 29, 58, 87 et 41.
- 1 signalé comme très ivrogne. — 52.
(7) dont 4 d'alcooliques, savoir:
- 1 signalé comme ayant des habitudes d'intempérance — 16.
- 2 signalées comme ivrognes. — 107 et 123.
- 1 signalée comme très ivrogne — 33.

En se reportant au document A on trouvera leur âge exact, leur profession, etc.

PLANCHE 12.

CHOLÉRA DE 1885-1886.

Le Guilvinec. — Tableau chronologique des cas et des décès.

CHOLÉRA 1885-86
LE GUILVINEC
2ᵉ annexe au document A
Tableau chronologique des cas et des décès

LÉGENDE

◆ .... Cas de choléra.
◆ .... Décès cholériques.
.... Renvoi de la date du décès à la date où la maladie s'était déclarée.

CHOLÉRA 1885—86
LE GUILVINEC
2º annexe au document A

Tableau chronologique des cas et des décès

(Les observations météorologiques ont été prises au phare de Penmarch.)

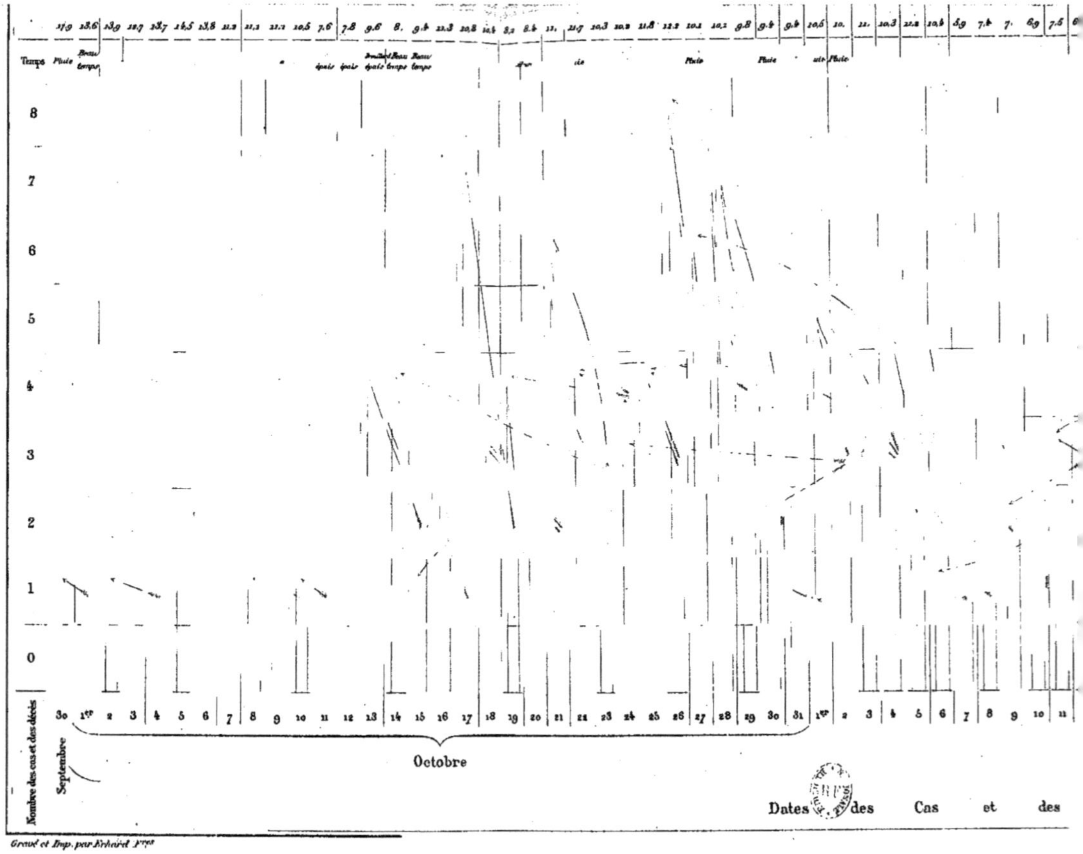

Temps · Pluie · Beau temps

Nombre des cas et des décès

Septembre

Octobre

Dates des Cas et des

8

7

6

5

4

3

2

1

0

30 1er 2 3 4 5 6 7 8 9 10 11 12 13 14 15 16 17 18 19 20 21 22 23 24 25 26 27 28 29 30 31 1er 2 3 4 5 6 7 8 9 10 11

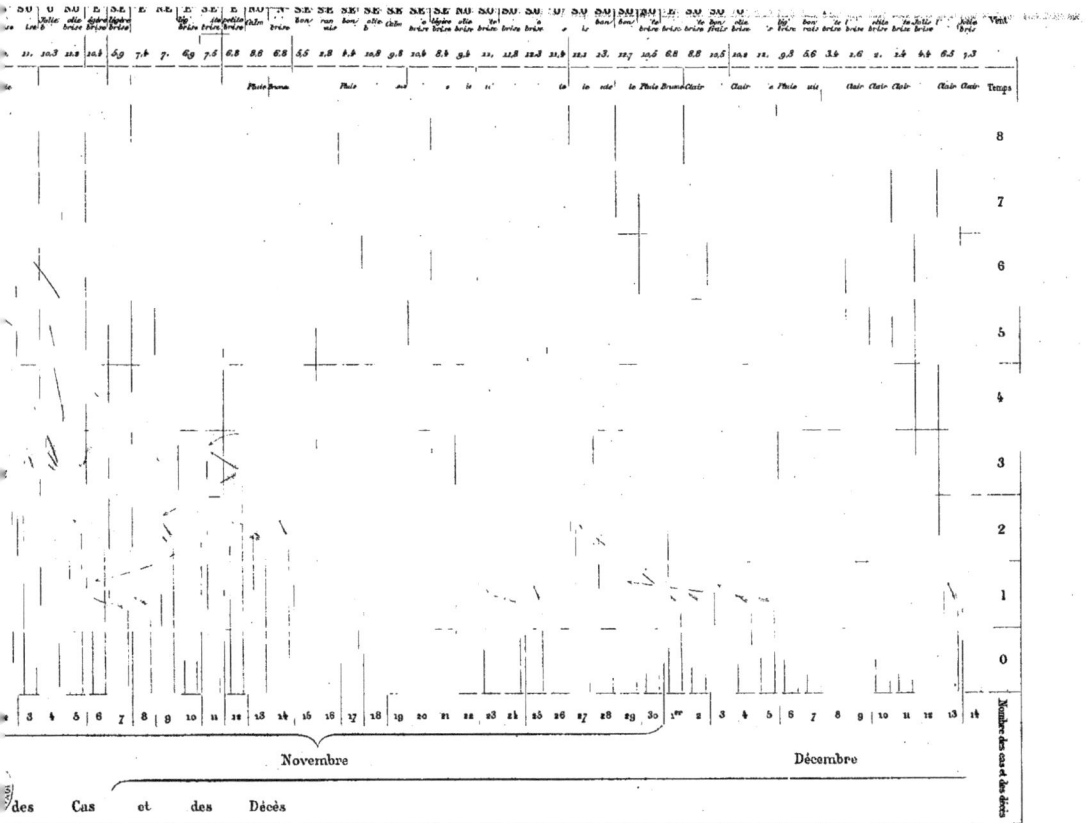

Novembre   Décembre

des   Cas   et   des   Décès

TROISIÈME ANNEXE AU DOCUMENT A. — LES TRANSMISSIONS.

GROUPES DES TRANSMISSIONS CONSTATÉES.

(Se reporter à la colonne 10 du document A pour connaître les modes de transmission. — Les numéros soulignés sont ceux des cas qui ont été suivis de décès.)

Premier groupe.

```
    2
    |
    3
```

Du n° 2, qui est mort, 1 transmission : guérison.

Deuxième groupe.

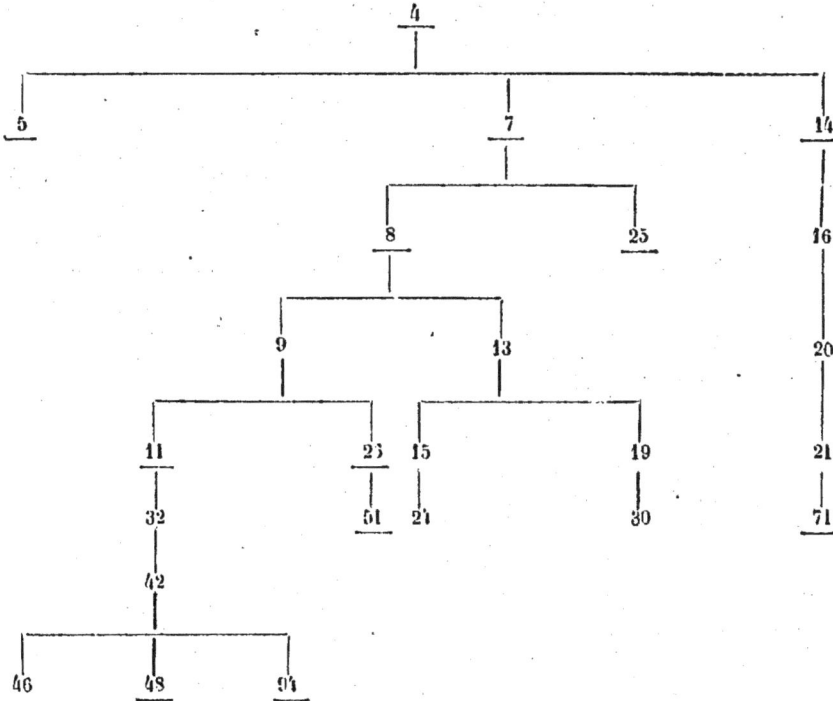

Du n° 4, qui est mort, 23 transmissions : 11 décès, 12 guérisons.

Troisième groupe.

10
———
27

Du n° 10, qui est mort, 1 transmision : guérison.

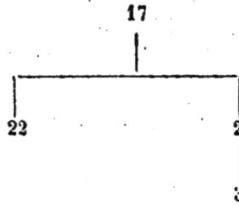

4ᵉ groupe.

12
———

44

45

Du n° 12, qui est mort, 2 transmissions : 2 guérisons.

5ᵉ groupe.

17

22   23

31

Du n° 17, qui a guéri, 3 transmissions : 3 guérisons.

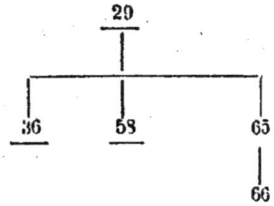

6ᵉ groupe.

29
———

36   58   65

66

Du n° 29, qui est mort, 4 transmissions : 2 décès, 2 guérisons.

Septième groupe.

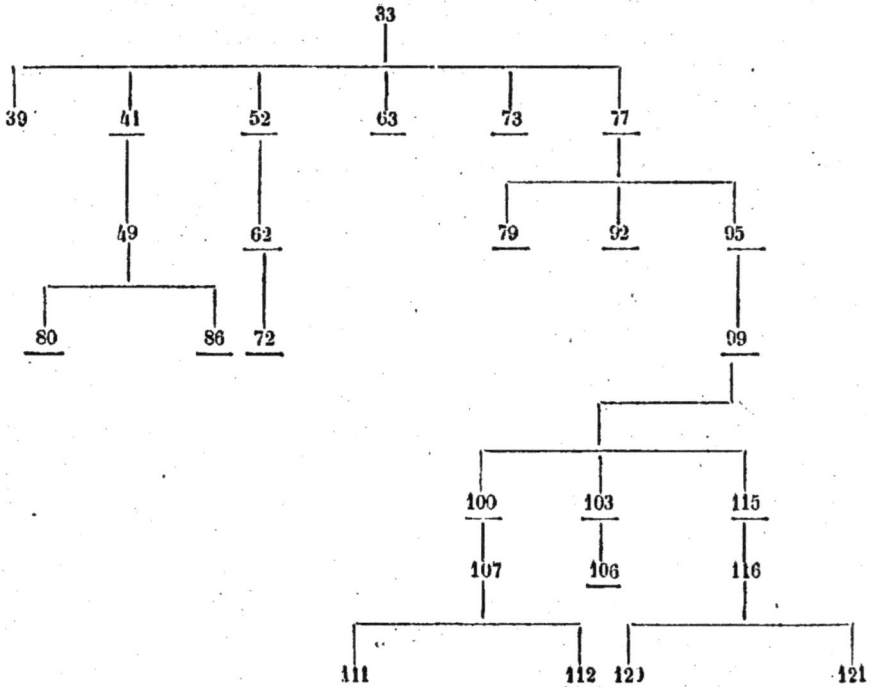

Du n° 33, qui a guéri, 25 transmissions : 18 décès, 7 guérisons.

Huitième groupe.

34
|
43

Neuvième groupe.

35
|
40
|
57

Du n° 34, qui est mort, 1 transmission : guérison.

Du n° 35, qui est mort, 2 transmissions : 2 décès.

Dixième groupe.

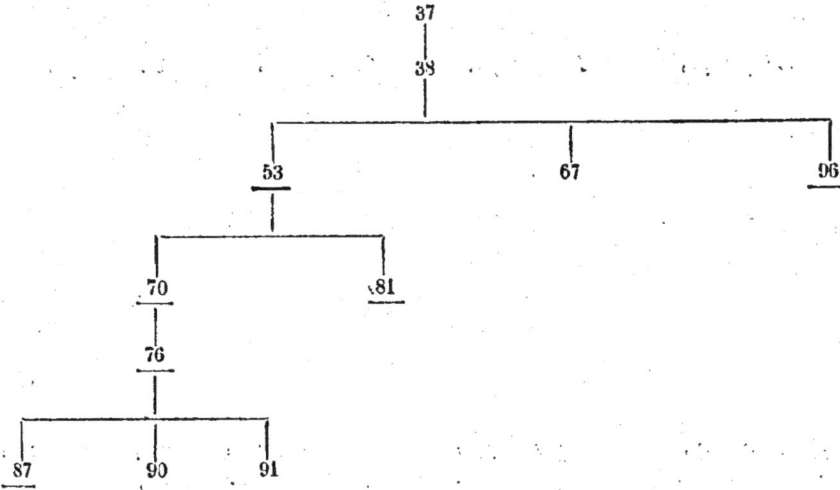

37
38

53   67   96

70   81

76

87   90   91

Du n° 37, qui a guéri, 10 transmissions : 6 décès, 4 guérisons.

Onzième groupe.

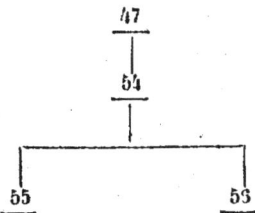

47
|
54

55   53

Du n° 47, qui est mort, 3 transmissions : 3 morts.

Douzième groupe.

50
|
74

Du n° 50, qui est mort, 1 transmission : guérison.

13ᵉ groupe.	*14ᵉ groupe.*	*15ᵉ groupe.*	*16ᵉ groupe.*

```
   60              61              64              75
    |               |               |               |
 ┌──┴──┐        ┌───┴───┐       ┌───┴───┐       ┌───┴───┐
82     83      93     105      97     102     78      101
                                                        |
                                                       108
```

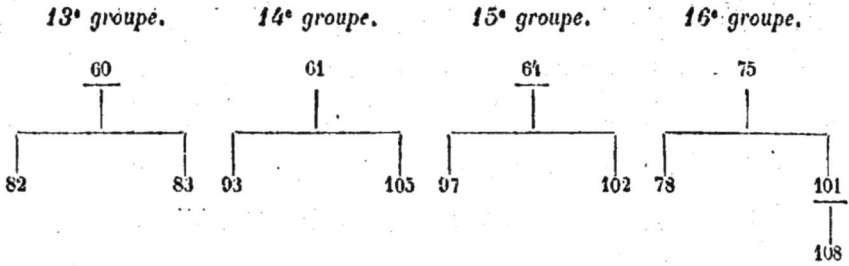

| Du n° 60, qui est mort, 2 transmissions : 2 guérisons. | Du n° 61, qui a guéri, 2 transmissions : 2 guérisons. | Du n° 64, qui est mort, 2 transmissions : 2 guérisons. | Du n° 75, qui a guéri, 3 transmissions : 1 décès, 2 guérisons. |

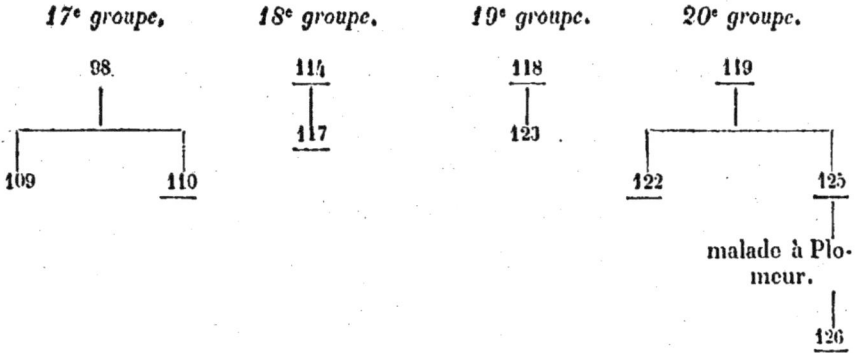

17ᵉ groupe,	*18ᵉ groupe.*	*19ᵉ groupe.*	*20ᵉ groupe.*

```
    98             114             118             119
    |               |               |               |
 ┌──┴──┐          117             123          ┌───┴───┐
109    110                                    122     125
                                                        |
                                              malade à Plo-
                                                  meur.
                                                        |
                                                       126
```

| Du n° 98, qui a guéri, 2 transmissions : 1 décès, 1 guérison. | Du n° 114, qui est mort, 1 transmission : décès. | Du n° 118, qui est mort, 1 transmission : guérison. | Du n° 119, qui est mort, 4 transmissions : 3 décès (1 guérison à Plomeur) |

RÉSUMÉ.

Le résumé qui suit reproduit les 126 numéros du document A. Ceux qui sont compris dans l'un des vingt groupes ci-dessus sont accompagnés d'un chiffre romain qui indique le groupe auquel ils appartiennent. Pour les chefs de groupe, le chiffre est placé à gauche. Pour les autres il est placé à droite, et un petit chiffre arabe qui y est accolé indique par combien de transmissions la maladie est arrivée du chef de groupe au malade.

	1	VII	33	65	VI 1		97 XV 1
I	2	VIII	34	66	VI 2	XVII	98
	3 I 1	IX	35	67	X 2		99 VII 3
II	4		36 VI 1	68			100 VII 4
	5 II 1	X	37	69			101 XVI 1
	6		38 X 1	70	X 3		102 XV 1
	7 II 1		39 VII 1	71	II 5		103 VII 4
	8 II 2		40 IX 1	72	VII 3		104
	9 II 3		41 VII 1	73	VII 1		105 XIV 1
III	10		42 II 6	74	XII 1		106 VII 5
	11 II 4		43 VIII 1	XVI	75		107 VII 5
IV	12		44 IV 1	76	X 4		108 XVI 2
	13 II 3		45 IV 2	77	VII 1		109 XVII 1
	14 II 1		46 II 7	78	XVI 1		110 XVII 1
	15 II 4	XI	47	79	VII 2		111 VII 6
	16 II 2		48 II 7	80	VII 3		112 VII 6
V	17		49 VII 2	81	X 3		113
	18	XII	50	82	XIII 1	XVIII	114
	19 II 4		51 II 5	83	XIII 1		115 VII 4
	20 II 3		52 VII 1	84			116 VII 5
	21 II 4		53 X 2	85			117 XVIII 1
	22 V 1		54 XI 1	86	VII 3	XIX	118
	23 V 1		55 XI 2	87	X 5	XX	119
	24 II 5		56 XI 2	88			120 VII 6
	25 II 2		57 IX 2	89			121 VII 6
	26 II 4		58 VI 1	90	X 5		122 XX 1
	27 III 1		59	91	X 5		123 XIX 1
	28	XIII	60	92	VII 2		124
VI	29	XIV	61	93	XIV 1		125 XX 1
	30 II 5		62 VII 2	94	II 7		126 XX 3
	31 V 2		63 VII 1	95	VII 2		
	32 II 5	XV	64	96	X 2		

LE GUILVINEC. — Document B. — LES HABITATIONS.

N° d'ordre de la maison atteinte	DATE du premier cas cholérique dans la maison	NOMBRE TOTAL des pièces dont se compose la maison (1)	NOMBRE TOTAL des habitants de la maison	NUMÉRO D'ORDRE correspondant du tableau des malades	PIÈCE occupée par le malade	Si la pièce est au rez-de-chaussée ou au premier étage	NOMBRE de mètres cubes d'air de la pièce (4)	NOMBRE d'habitants de la pièce	DATE où la maladie s'est déclarée	GUÉRISONS	DATE des décès	OBSERVATIONS GÉNÉRALES sur la tenue de la maison et sur les familles atteintes (3)
1	2	3	4	5	6	7	8	9	10	11	12	13
1	30 septembre.	1	3	1	1	Rez-de-chaussée.	62	3	30 septembre.	»	1er octobre.	Pauvre, proprement tenue. — Cette première victime était une femme de 68 ans.
2	2 octobre.	1	1	2	1	Rez-de-chaussée.	34	1	2 octobre.	»	4 octobre.	Malsaine, sale, accolée à la suivante. — La personne qui y est morte était une couturière de 29 ans.
3	5 octobre.	4	12	3	1	Premier étage.	75	5	5 octobre.	1	»	Maison propre.
4	8 octobre.	1	5	4 14 —	1 —	Rez-de-chaussée. —	34 —	5 —	8 octobre. 15 —	» »	10 octobre. 16 —	Très malsaine, très mal tenue. — C'est la mère, sardinière (32 ans), et son petit garçon, âgé de 3 ans, qui sont morts. La mère avait des habitudes d'intempérance.
5	10 octobre.	1	5	5	1	Rez-de-chaussée.	34	5	10 octobre.	»	11 octobre.	Assez bien tenue, bâtie sur le sable, pas humide. — La victime était une sardinière de 63 ans. Habitudes d'intempérance.
6	13 octobre.	2	4	6	1	Rez-de-chaussée.	62	4	13 octobre.	»	14 octobre.	Propre, mais humide par suite du mauvais état de la rue. — La femme qui est morte (33 ans) était ménagère.
7	13 octobre.	4	15	7 8 25 9 26 51 13 15	1 — — 1 — — 1	Rez-de-chaussée. — — Rez-de-chaussée. — — Premier étage.	62 — — 62 — — 62	7 — 3 — — 2	13 octobre. 13 — 18 — 18 — 18 — 25 — 14 — 16 —	» » 21 — 1 » » 1 1	15 octobre. 14 — 21 — 26 — » »	Très mal située, pas d'air, très malpropre. — Des douze personnes qui composaient la famille, et qui étaient toutes entassées dans trois chambres (la quatrième était louée) de 5 mètres sur 5 mètres et 2m,50 de hauteur, huit ont été atteintes, et cinq sont mortes : le grand-père, chiffonnier (60 ans), une de ses filles, sardinière (33 ans), et un fils de celle-ci (11 ans); un de ses gendres, marin (21 ans); enfin la mère d'un de ses gendres, âgée de 52 ans. Deux autres de ses filles, dont une enceinte, et un autre de ses gendres, ont guéri. Dans la seconde pièce du rez-de-chaussée, ils étaient, me disait le maire « logés comme des animaux. » Une étroite allée au milieu de la pièce conduisait au foyer; le reste était encombré de filets, de bois, de goëmons, de graisses pendues au plafond, de poisson sec, etc. — Le logement du premier était également très malpropre.

1 Même lorsqu'une famille dispose de plusieurs pièces, ce qui est d'ailleurs tout à fait exceptionnel, les habitants presque toujours logent tous dans la même. La survenance dans cette pièce d'un cas de choléra ne les décidait pas à aller habiter les autres.
2 Toutes les maisons du Guilvinec sont bâties sur les mêmes modèles qui sont au nombre de trois : les pièces ont 6 mètres de longueur et 5 mètres de largeur, ou 5 mètres sur 8, et dans les deux cas 2m,40 de hauteur, ou enfin 3m,70 sur 4m,30, avec 2 mètres de hauteur. Les pièces mesurent donc, en chiffres ronds, 75 mètres cubes, 62 mètres cubes ou 31 mètres cubes, quantité d'air qu'il faut diminuer encore de l'espace occupé par les meubles.

3 De toutes ces maisons, il n'en est pas, je crois, une seule où le rez-de-chaussée ait un plancher. On vit sur la terre battue. Dans plusieurs cas, le sol du rez-de-chaussée est en contre-bas de celui de la rue.

LE GUILVINEC. — Document

B. — LES HABITATIONS (Suite).

N° d'ordre de la maison atteinte.	DATE du PREMIER CAS cholérique dans la maison.	NOMBRE TOTAL de pièces dont se compose la maison.	NOMBRE TOTAL des habitants de la maison.	NUMÉRO D'ORDRE correspondant du tableau des malades.	PIÈCE occupée par le malade.	Si la pièce est au rez-de-chaussée ou au premier étage.	NOMBRE de mètres cubes d'air de la pièce.	NOMBRE d'habitants de la pièce.	DATE où la maladie s'est déclarée.	GUÉRISONS.	DATE des décès.	OBSERVATIONS GÉNÉRALES sur la vente de la maison et sur les familles atteintes.
1	2	3	4	5	6	7	8	9	10	11	12	13
8	14 octobre.	4	5	10 27	1	Rez-de-chaussée.	62	5 —	14 octobre. 18 —	» 1	16 octobre. »	Assez bien tenue, assez saine. — Habitée par des marins; c'est une petite fille de 13 ans qui est morte.
9	14 octobre.	2	5	11 32 42 48 94	1 — — — —	Rez-de-chaussée. —	62 —	5 — — — —	14 octobre. 20 — 22 — 24 — 6 novembre.	» 1 1 » »	17 octobre. » » 2 novembre. 12 —	La maison paraît assez bien tenue. Mais la déplorable habitude de s'entasser dans une seule pièce a certainement nui à ses habitants, qui ont été pris tous les cinq, et dont trois sont morts, la grand'mère et les deux enfants. Le père et la mère ont survécu.
10	14 octobre.	1	1	12	5	Rez-de-chaussée.	62	5	14 octobre.	»	23 octobre.	Assez sale. — La victime (27 ans) était la femme d'un marin et relevait de couches.
				13	(Voir habitation n° 7.)							
				14	(Voir habitation n° 4.)							
				15	(Voir habitation n° 7.)							
11	16 octobre.	1	3	16	1	Rez-de-chaussée.	34	3	16 octobre.	1	»	Mal située, infecte, sol humide.
12	16 octobre.	1	7	17 22 23	1 — —	Rez-de-chaussée. —	34 —	7 — —	16 octobre. 17 — 17 —	1 1 1	» » »	Mal située, malpropre, humide. Sept personnes dans une chambre de 34 mètres cubes. — Le père, maçon (41 ans) et deux de ses enfants, un petit garçon de 5 ans et une petite fille de 8 ans, ont été pris et ont guéri tous trois.
13	17 octobre.	1	7	18	1	Rez-de-chaussée.	62	7	17 octobre.	»	19 octobre.	Très propre, bien aérée, bien tenue. Mais quel encombrement encore! La femme qui y est morte était ménagère (34 ans). Elle était enceinte de trois mois.
14	17 octobre.	1	3	19 30	1 —	Rez-de-chaussée. —	62 —	3 —	17 octobre. 19 —	1 1	» »	Bien tenue.
15	17 octobre.	1	8	20 21 71	1 — —	Rez-de-chaussée. —	34 —	8 — —	17 octobre. 17 — 28 —	1 1 »	» » 29 octobre.	Très malpropre. — La maison a été visitée par M. le Dr Proust. Chaque habitant a environ 4 mètres cubes d'air. Le père, journalier (58 ans), sobre, est mort. Sa femme (48 ans) et un de ses fils, charretier (26 ans), ont guéri.
				22	(Voir habitation n° 12.)							
				23	(Voir habitation n° 12.)							
16	17 octobre	2	8	24	1	Rez-de-chaussée.	62	5	17 octobre.	1	»	Malpropre, mal aérée.
				25	(Voir habitation n° 7.)							

N° d'ordre de la maison atteinte	DATE du premier cas cholérique dans la maison	NOMBRE TOTAL des pièces dont se compose la maison	NOMBRE TOTAL des habitants de la maison	NUMÉRO D'ORDRE correspondant du tableau des malades	PIÈCE occupée par le malade	Si la pièce est au rez-de-chaussée ou au premier étage	NOMBRE de mètres cubes d'air de la pièce	NOMBRE habitants de la pièce	DATE où la maladie s'est déclarée	GUÉRISONS	DATE des décès	OBSERVATIONS GÉNÉRALES sur la tenue de la maison et sur les familles atteintes
1	2	3	4	5	6	7	8	9	10	11	12	13
				26		(Voir habitation n° 7.)						
				27		(Voir habitation n° 8.)						
17	19 octobre,	2	12	28 / 105	1 / —	Premier étage.	62 / —	7 / —	19 octobre. / 11 novembre.	» / 1	19 octobre / »	Les sept habitants étaient dans une m... sardo très salo. Deux freres ont été pris; l'a... cordonnier (23 ans), a guéri; l'autre (18 a... sondeur de boîtes de sardines, est mort.
18	19 octobre.	1	6	29 / 36 / 65 / 66	1 / — / — / —	Rez-de-chaussée. / — / — / —	62 / — / — / —	6 / — / — / —	19 octobre. / 21 / 27 / 22	» / » / 1 / 1	21 octobre, / 24 / » / »	Bien située, mais très malpropre. La m... (40 ans), est morte, ainsi que l'un des enfa... (4 ans). Un autre enfant et le père ont gu...
				30		(Voir habitation n° 14.)						
19	19 octobre.	4	6	31	1	Rez-de-chaussée.	62	3	19 octobre.	1	»	Bien située, bien aérée, bien tenue.
				32		(Voir habitation n° 9.)						
20	20 octobre.	3	11	33 / 63 / 73	1 / — / 1	Rez-de-chaussée. / — / Premier étage.	62 / — / 62	4 / — / 3	20 octobre. / 27 / 28	1 / » / »	» / 29 / 30 octobre.	Très sale, très humide. Les deux logeme... où les cas se sont produits étaient mal tenus. Celui du premier étage pas... pour le plus malsain du Guilvinec. ...rez-de-chaussée, le mari est mort (53 ans)... femme a guéri. Au premier étage, c'est ... femme de 23 ans qui est morte.
21	21 octobre.	1	5	34	1	Rez-de-chaussée.	62	5	21 octobre.	»	22 octobre.	Assez bien tenue.
22	21 octobre.	2	9	35 / 40	1	Rez-de-chaussée.	62	5 / —	21 octobre. / 22	» / »	23 octobre. / 24	Assez propre. C'est la mère (28 ans) e... fille (2 ans) qui sont mortes.
				34		(Voir habitation n° 18.)						
23	21 octobre.	1	5	37 / 38 / 53 / 70	1 / — / — / —	Rez-de-chaussée. / — / — / —	62 / — / — / —	5 / — / — / —	21 octobre. / 21 / 25 / 28	1 / 1 / » / »	» / » / 4 novembre / 28 octobre.	Propre. Bien située. Deux enfants (3... et 18 mois) ont survécu. Le père (28 an... la mère (30 ans) sont morts.
24	21 octobre.	2	5	39	1	Rez-de-chaussée.	62	2	21 octobre.	1	»	Maison propre, mais mal située et humide.
				40		(Voir habitation n° 22.)						
25	22 octobre.	2	11	41	1	Rez-de-chaussée.	62	7	22 octobre.	»	29 octobre.	Assez bien tenue. C'est la mère de fam... (41 ans) alcoolique, qui est morte.
				42		(Voir habitation n° 9.)						
26	22 octobre.	2	11	43	1	Rez-de-chaussée.	34	6	22 octobre.	1	»	Mal située, mal tenue.

LE GUILVINEC. — Document B. — LES HABITATIONS (Suite).

	DATE du premier cas cholérique dans la maison.	NOMBRE TOTAL des pièces dont se compose la maison.	NOMBRE TOTAL des habitants de la maison.	NUMÉRO D'ORDRE correspondant du tableau des malades.	PIÈCE occupée par le malade.	Si la pièce est au rez-de-chaussée ou au premier étage.	NOMBRE de mètres cubes d'air de la pièce.	NOMBRE d'habitants de la pièce.	DATE où la maladie s'est déclarée.	GUÉRISONS.	DATE des décès.	OBSERVATIONS GÉNÉRALES sur la tenue de la maison et sur les familles atteintes.
1	2	3	4	5	6	7	8	9	10	11	12	13
27	23 octobre.	1	5	44 45	1	Rez-de-chaussée.	62	5	23 octobre, 23	1 1	» »	Malsaine, mais assez bien tenue. C'est le père et la fille qui ont été malades et ont guéri.
28	23 octobre.	2	7	46	1	Rez-de-chaussée.	62	3	23 octobre.	1	»	Mal aérée, malpropre.
29	24 octobre.	1	4	47	1	Rez-de-chaussée.	62	4	24 octobre.	»	24 octobre.	Bien située, propre. C'est le père, marin (52 ans) alcoolique, qui est mort.
				48		(Voir habitation n° 9.)						
30	24 octobre.	3	12	49 80 86	1 1	Premier étage. Rez-de-chaussée.	62 62	3 4	24 octobre. 1er novembre, 3	1 » »	» 3 novembre. 7 —	Les deux logements du rez-de-chaussée étaient très sales. La maison, située sur le sable, n'est pas humide. Dans le premier logement, c'est le père (33 ans) et sa fille (8 ans) qui ont été malades: la fille est morte.
31	24 octobre.	1	7	59 74	1	Rez-de-chaussée.	34	7	25 octobre. 28 —	» 1	26 octobre. »	Malsaine, humide, malpropre. Sept personnes dans 34 mètres cubes. Le père, calfat (52 ans) alcoolique, est mort. Le fils (19 ans) a guéri.
				51		(Voir habitation n° 7.)						
32	25 octobre.	1	5	52	1	Rez-de-chaussée.	28	5	25 octobre.	»	27 octobre.	Malpropre. Plus petite que le plus petit modèle. La femme qui est morte (59 ans) était toujours ivre.
				53		(Voir habitation n° 23.)						
33	25 octobre.	2	7	54	1	Rez-de-chaussée.	62	4	26 octobre.	»	26 octobre.	Très propre. Bien située. La victime était un marin de 29 ans, sobre.
34	26 octobre.	2	11	55	1	Rez-de-chaussée.	62	6	26 octobre.	»	27 octobre.	Assez propre, mais humide. La victime était un marin de 40 ans, ivrogne.
35	26 octobre.	3	12	56 98 109	1 1 1	Premier étage. Rez-de-chaussée. Rez-de-chaussée.	62 62 62	4 4 4	26 octobre. 8 novembre, 13 —	» 1 1	27 octobre. » »	Le logement très humide. Le logement très bien tenu. Celui qui est mort était un marin de 30 ans, très alcoolique. Les deux autres logements où étaient les deux personnes qui ont guéri étaient également assez propres.
36	26 octobre.	1	2	57	1	Rez-de-chaussée.	62	2	26 octobre.	»	30 octobre.	Malpropre. Très humide. La femme qui est morte (52 ans) était sobre.
37	26 octobre.	2	10	58	1	Rez-de-chaussée.	62	6	26 octobre.	»	3 novembre.	Bien située, bien aérée, assez bien tenue. La femme qui y est morte (63 ans) était ivrogne.

LE GUILVINEC. — Document B. — LES HABITATIONS (Suite).

N° d'ordre de la maison atteinte.	DATE du premier cas cholérique dans la maison.	NOMBRE TOTAL des pièces dont se compose la maison.	NOMBRE TOTAL des habitants de la maison.	NUMÉRO d'ordre correspondant du tableau des malades.	PIÈCE occupée par le malade.	Si la pièce est au rez-de-chaussée ou au premier étage.	NOMBRE de mètres cubes d'air de la pièce.	NOMBRE d'habitants de la pièce.	DATE où la maladie s'est déclarée.	GUÉRISONS.	DATE des décès.	OBSERVATIONS GÉNÉRALES sur la tenue de la maison et sur les familles atteintes.
1	2	3	4	5	6	7	8	9	10	11	12	13
38	23 octobre.	1	4	59	1	Grenier.	34	4	26 octobre.	»	3 novembre.	La maison est du plus petit modèle. Propre mais humide. La victime est morte de la réaction typhique. C'était un boulanger, alcoolique, qui logeait dans un grenier, au-dessus de son four (26 ans).
39	26 octobre.	2	17	60 82 83	1 — —	Rez-de-chaussée.	62	11 — —	26 octobre. 1er novembre. 1er —	» 1 1	5 novembre. » »	Bien tenue. Le père, qui est mort (35 ans) était marin et buvait beaucoup. Son fil (12 ans) et sa fille (3 ans) ont guéri. La pièce était occupée par le père, la mère et neuf enfants. L'autre pièce était occupée par la famille (6 personnes) d'un homme qui a servi d'interprète au Dr le Tersec, l'a par conséquent accompagné souvent, a pris sous sa direction des précautions minutieuses, était sobre, et n'a rien eu.
40	23 octobre.	2	6	61 93	1 —	Premier étage.	75	4 —	23 octobre. 5 novembre.	1 1	» »	Mal située, mais bien tenue. C'est le mari (cordonnier) et la femme (débitante de boissons) qui ont été malades et ont guéri. Ce sont des gens très sobres.
41	27 octobre.	2	8	62 72	1 —	Rez-de-chaussée.	34	5 —	27 octobre. 28 —	» »	27 octobre. 29 —	Très sale. C'est le mari et la femme qui sont morts. Le mari (42 ans) était charretier et très sobre. La femme avait 38 ans.
				63		(Voir habitation n° 20.)						
42	27 octobre.	1	7	64	1	Rez-de-chaussée.	62	7	27 octobre.	»	10 novembre.	Propre, mais humide. La victime 33 an était débitante de boissons, sobre, enceint de quatre mois.
				65		(Voir habitation n° 18.)						
				66		(Voir habitation n° 18.)						
43	27 octobre.	2	7	67	1	Rez-de-chaussée.	75	4	27 octobre.	1	»	Bien située, bien aérée, très propre.
44	27 octobre.	1	9	68	1	Rez-de-chaussée.	62	9	27 octobre.	1	»	Malpropre.
45	28 octobre.	1	7	69	1	Rez-de-chaussée.	75	7	28 octobre.	»	28 octobre.	Propre, bien aérée. Celui qui est mort était marin (31 ans). Habitudes d'intempérance.
				70		(Voir habitation n° 23.)						
				71		(Voir habitation n° 15.)						
				72		(Voir habitation n° 41.)						
				73		(Voir habitation n° 20.)						
				74		(Voir habitation n° 31.)						

LE GUILVINEC. — **Document** B. — LES HABITATIONS (*Suite*).

N° d'ordre de la maison atteinte.	DATE du premier cas cholérique dans la maison.	NOMBRE TOTAL des pièces dont se compose la maison.	NOMBRE TOTAL des habitants de la maison.	NUMÉRO d'ordre correspondant du tableau des malades.	PIÈCE occupée par le malade.	Si la pièce est au rez-de-chaussée ou au premier étage.	NOMBRE de mètres cubes d'air de la pièce.	NOMBRE d'habitants de la pièce.	DATE où la maladie s'est déclarée.	GUÉRISONS.	DATE des décès.	OBSERVATIONS GÉNÉRALES sur la tenue de la maison et sur les familles atteintes.
1	2	3	4	5	6	7	8	9	10	11	12	13
46	29 octobre.	4	15	75 / 78	1 / 1	Rez-de-chaussée. / Premier étage.	75 / 75	6 / 4	29 octobre. / 31 —	1 / 1	» / »	Malpropre.
47	30 octobre.	2		78 / 90 / 91	1 / — / —	Rez-de-chaussée. / — / —	62 / — / —	5 / — / —	30 octobre. / 4 novembre. / 4 —	» / — / 1	1er novembre. / » / »	Bien située, bien aérée, propre. Les personnes atteintes sont le mari, marin (36 ans), sobre, qui est mort ; sa femme et sa fille qui ont guéri. Les habitants de la seconde pièce étaient partis.
48	30 octobre.	1	9	77 / 79 / 92 / 95	1 / — / — / —	Rez-de-chaussée. / — / — / —	62 / — / — / —	9 / — / 5 / 7	30 octobre. / 1er novembre. / 5 — / 7 —	» / » / » / »	2 novembre. / 2 — / 6 — / 8 —	Maison très sale, très encombrée. Le père, marin, ivrogne (42 ans), la mère (45 ans) et deux enfants (un garçon de 3 ans et une fille de 6 ans) sont morts.
				78		(Voir habitation n° 46.)						
				79		(Voir habitation n° 48.)						
				80		(Voir habitation n° 30.)						
49	1er novembre.	2	9	81	1	Rez-de-chaussée.	62	5	1er novembre.	»	4 novembre.	Bien aérée, bien tenue. La femme qui est morte (28 ans) était enceinte de 5 ou 6 mois.
				82		(Voir habitation n° 39.)						
				83		(Voir habitation n° 39.)						
50	3 novembre.	1	5	84 / 85	1	Rez-de-chaussée.	34	5 / 3	3 novembre. / 3 —	» / »	6 novembre. / 4 —	Très sale, très mal tenue. Les victimes étaient un garçon de 7 ans et un jeune homme de 17 ans idiot.
				86		(Voir habitation n° 30.)						
51	4 novembre.	2	6	87	1	Rez-de-chaussée.	62	5	4 novembre.	»	5 novembre.	Malpropre. C'est la mère (37 ans) qui est morte.
52	4 novembre.	1	5	88 / 124	1 / —	Rez-de-chaussée.	34	5 / —	4 novembre. / 1er décembre.	» / 1	5 novembre. / »	Très sale, humide. C'est la mère (37 ans), ivrogne, qui est morte. Le mari, soudeur de boîtes de sardines, sobre, a guéri.
53	4 novembre.	1	5	89	1	Rez-de-chaussée.	62	5	4 novembre.	1	»	Bien située, propre.
				90		(Voir habitation n° 47.)						
				91		(Voir habitation n° 47.)						
				92		(Voir habitation n° 48.)						
				93		(Voir habitation n° 40.)						
				94		(Voir habitation n° 9.)						
				95		(Voir habitation n° 48.)						

LE GUILVINEC. — **Document** B. — LES HABITATIONS (*Suite*).

N° d'ordre de la maison atteinte.	DATE du premier cas cholérique dans la maison.	NOMBRE TOTAL des pièces dont se compose la maison.	NOMBRE TOTAL des habitants de la maison.	NUMÉRO D'ORDRE correspondant du tableau des malades.	PIÈCE occupée par le malade.	Si la pièce est au rez-de-chaussée ou au premier étage.	NOMBRE de mètres cubes d'air de la pièce.	NOMBRE de la pièce.	DATE où la maladie s'est déclarée.	GUÉRISONS.	DATE des décès.	OBSERVATIONS GÉNÉRALES sur la tenue de la maison et sur les familles atteintes.
1	2	3	4	5	6	7	8	9	10	11	12	13
54	8 novembre.	2	13	96	1	Rez-de-chaussée.	34	7	8 novembre.	»	9 novembre.	Assez bien tenue, mais le logement était terriblement encombré. Le malade qui est mort était bedeau et ivrogne (37 ans).
55	8 novembre.	2	5	97	1	Rez-de-chaussée.	62	2	8 novembre.	1	»	Bien située, propre.
				102	1	Rez-de-chaussée.	62	3	10 —	1	»	
				98		(Voir habitation n° 35.)						
56	9 novembre.	2	9	99	1	Rez-de-chaussée.	62	4	9 novembre.	»	9 novembre.	Très malsaine. Logement assez bien tenu. Le père de famille, qui est mort, avait 37 ans et était très ivrogne.
57	9 novembre.	1	5	100	1	Rez-de-chaussée.	62	5	9 novembre.	»	12 novembre.	Très malpropre, humide. La victime était un petit garçon de 3 ans.
58	10 novembre.	2	12	101	1	Rez-de-chaussée.	34	7	10 novembre.	»	13 novembre.	Malsaine, logement très sale. Une femme de 67 ans a guéri; sa nièce (6 ans) est morte. La maison est aérée par une fenêtre coupée en deux parties inégales: la grande portion a 0m,20 sur 0m,10, la petite 0m,12 sur 0m,10.
				103				—	13 —	1	»	
				102		(Voir habitation n° 55.)						
59	11 novembre.	1	4	103	1	Rez-de-chaussée.	34	4	11 novembre.	»	12 novembre.	Mal située. Le logement est très sale. Le marin qui est mort avait 56 ans et des habitudes d'intempérance.
60	11 novembre.	1	5	104	1	Rez-de-chaussée.	62	5	11 novembre.	»	14 novembre.	Saine, aérée, bien tenue. Celui qui est mort avait 54 ans, était carrier et sobre.
				105		(Voir habitation n° 17.)						
61	12 novembre.	1	1	106	1	Rez-de-chaussée.	34	1	12 novembre.	»	13 novembre.	Très malpropre. La victime était une mendiante âgée de 72 ans.
62	12 novembre.	3	16	107	1	Rez-de-chaussée.	62	5	12 novembre.	1	»	Mal située, humide. Logements très malpropre. Habitants très pauvres. Dans l'un des logements du rez-de-chaussée, la mère (36 ans) est morte. Au premier étage, est mort un marin de 28 ans, ivrogne.
				111	—		—	5	16 —	1	17 novembre.	
				112	1	Rez-de-chaussée.	62	—	28 —	1	»	
				120	—		—	—	28 —	1	»	
				121	—		—	6	23 —	»	23 novembre.	
				115	1	Premier étage.	62	—	24 —	1	»	
				116	—		—					
				108		(Voir habitation n° 58.)						
				109		(Voir habitation n° 35.)						

LE GUILVINEC. — Document B. — LES HABITATIONS (*Fin*).

N° d'ordre de la maison atteinte	DATE du premier cas cholérique dans la maison	NOMBRE TOTAL des pièces dont se compose la maison	NOMBRE TOTAL des habitants de la maison	NUMÉRO D'ORDRE correspondant du tableau des malades	PIÈCE occupée par le malade	Si la pièce est au rez-de-chaussée ou au premier étage	NOMBRE de mètres cubes d'air de la pièce	NOMBRE D'HABITANTS de la pièce	DATE où la maladie s'est déclarée	GUÉRISONS	DATE des décès	OBSERVATIONS GÉNÉRALES SUR LA TENUE DE LA MAISON et sur les familles atteintes
1	2	3	4	5	6	7	8	9	10	11	12	13
63	14 novembre.	2	8	110	1	Rez-de-chaussée.	34	3	14 novembre.	»	14 novembre.	Malsaine. Logement malpropre. La femme qui est morte avait 54 ans.
				111		(Voir habitation n° 62.)						
				112		(Voir habitation n° 62.)						
64	16 novembre.	2	9	113	1	Rez-de-chaussée.	34	6	16 novembre.	1	»	Mal tenue.
65	22 novembre.	1	4	114 117	1	Rez-de-chaussée.	34	4	22 novembre. 25	» »	24 25	Très sale. Le fumier est devant la maison, sous la fenêtre. Sont morts un marin de 55 ans et son fils, âgé de 13 ans.
				115		(Voir habitation n° 62.)						
				116		(Voir habitation n° 62.)						
				117		(Voir habitation n° 65.)						
66	27 novembre.	2	11	118	1	Rez-de-chaussée.	75	6	27 novembre.	»	1er décembre.	Propre, logement bien tenu. La femme qui y est morte avait 47 ans.
67	27 novembre.	3	8	119 125 126	1 1	Premier étage. Rez-de-chaussée.	75 75	3 3	27 novembre. 3 décembre. 13	» 4 »	2 décembre. 13	Propre, bien aérée, l'une des meilleures du bourg. Après le premier décès, qui était celui d'un enfant de 2 ans, les habitants se sont barricadés chez eux pour empêcher toute désinfection. La mère de l'enfant (23 ans) est morte. Le dernier décès est celui d'une débitante de boissons (22 ans).
				120		(Voir habitation n° 62.)						
				121		(Voir habitation n° 62.)						
68	29 novembre.	1	3	122	1	Rez-de-chaussée.	62	3	29 novembre.	»	5 décembre.	Malsaine. Logement malpropre. La femme qui y est morte avait 24 ans et était enceinte de quatre à cinq mois.
69	1er décembre.	1	3	123	1	Rez-de-chaussée.	34	3	1er décembre.	1	»	Malsaine. Logement très malpropre.
				124		(Voir habitation n° 52.)						
				125		(Voir habitation n° 67.)						
				126		(Voir habitation n° 67.)						

PLANCHE 13.

CHOLÉRA DE 1885-1886.

Plan du Guilvinec.

CHOLÉRA 1885-86
LE GUILVINEC

Légende

Habitations atteintes par le choléra.
(L'ordre des numéros est établi d'après la date
du premier cas survenu dans chaque habitation.)

Maisons abandonnées et vides pendant
l'épidémie

Décès

Cas de choléra suivi de guérison

Puits

Point où à été fait un sondage pour la
détermination de la nature du terrain

Kerléguer

Village situé à 1100 mètres N.O. de la Mairie

Ecole de filles

Poul ar palud

USINE

Pennarch

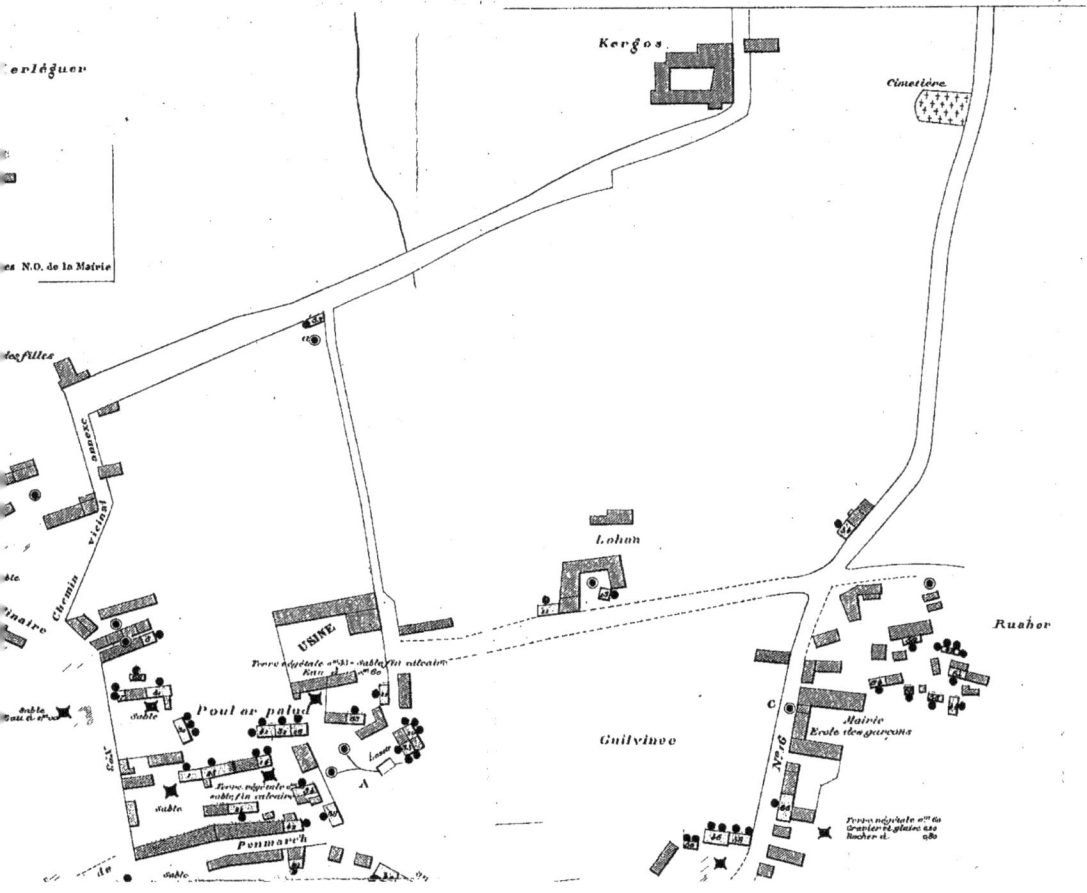

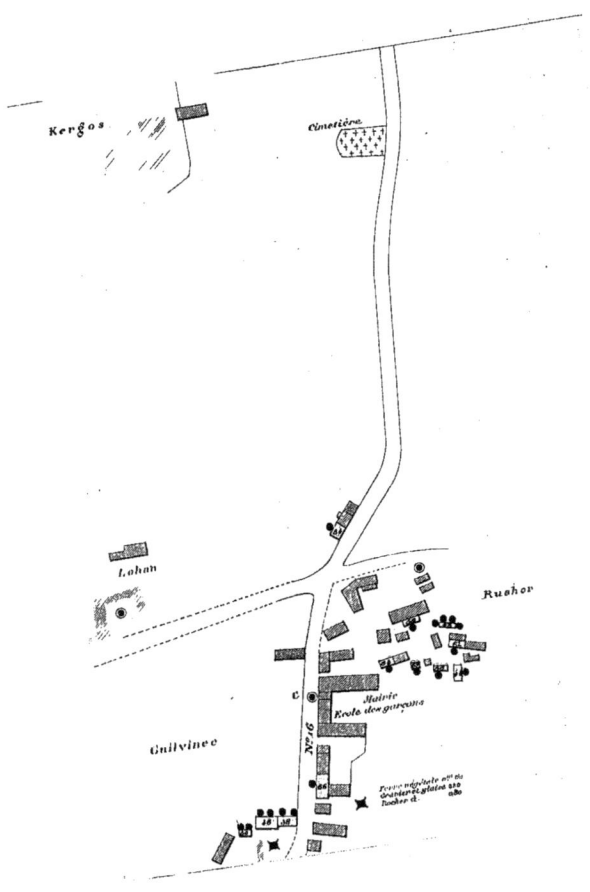

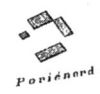

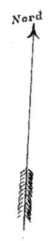

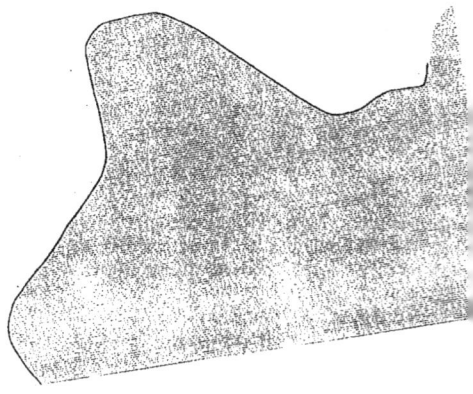

Kergos

Cimetière

Nord

Poriénord

Lohan

Rushor

c

Mairie
École des garçons

Guilvinec

N° 16

Route   de   Nouvelle

Sable Eau à 0,90   Sable Eau à 0,10

Terre végétale et terre anglaise
Eau à 0,01

Sable Eau à 0,40

Terre du
rocher

Sable terreux 0,40   Sable terreux 0,10
Terre végétale 0,40   et rocher
Pierrailles 0,16
Rocher à 0,96

Terre végétale 0,40
et rocher

Terre arénacisée 0,40
et terre lourde

Terre végétale 0,40
Terre glaise 0,15
Rocher à 0,55

Intérêt

Rochers formant le seuil
de la porte et à fleur

U S I N E S

Postes et
télégraphe

Terre végétale
Rocher à 0,10 du sol

Chemin

Port

Corps
de Garde

de

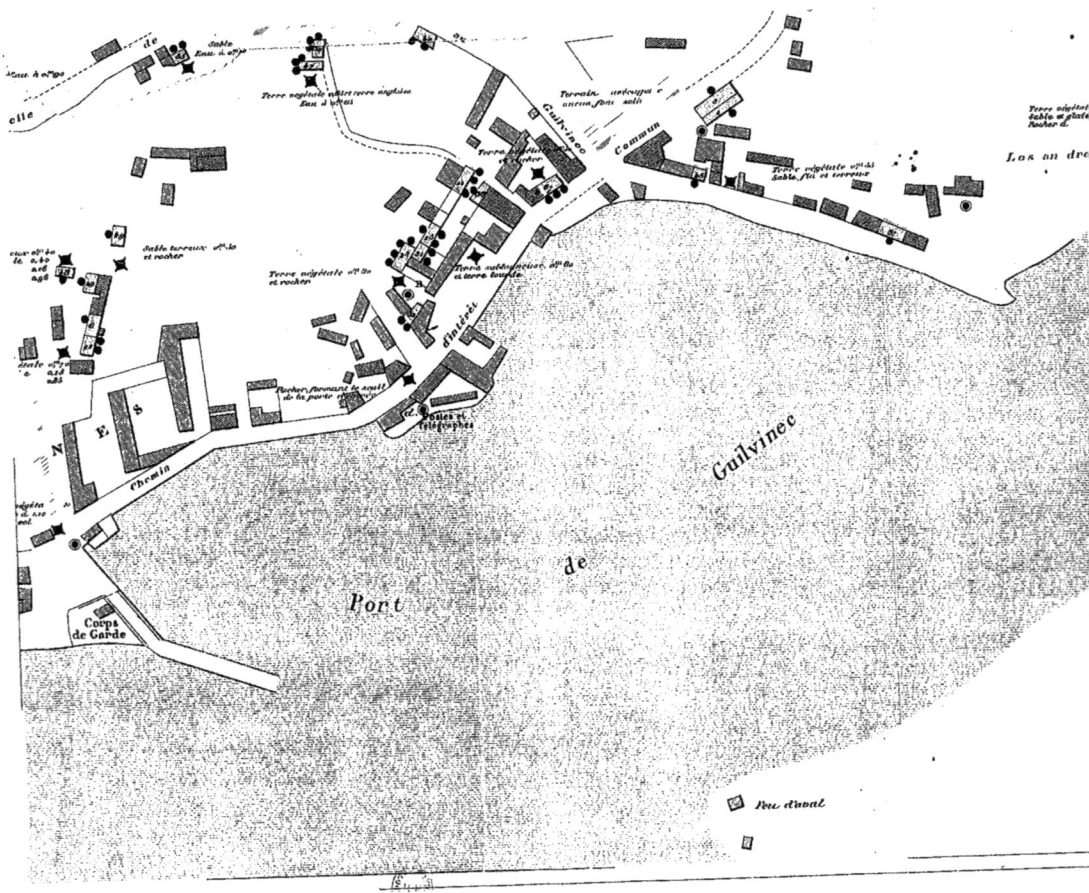

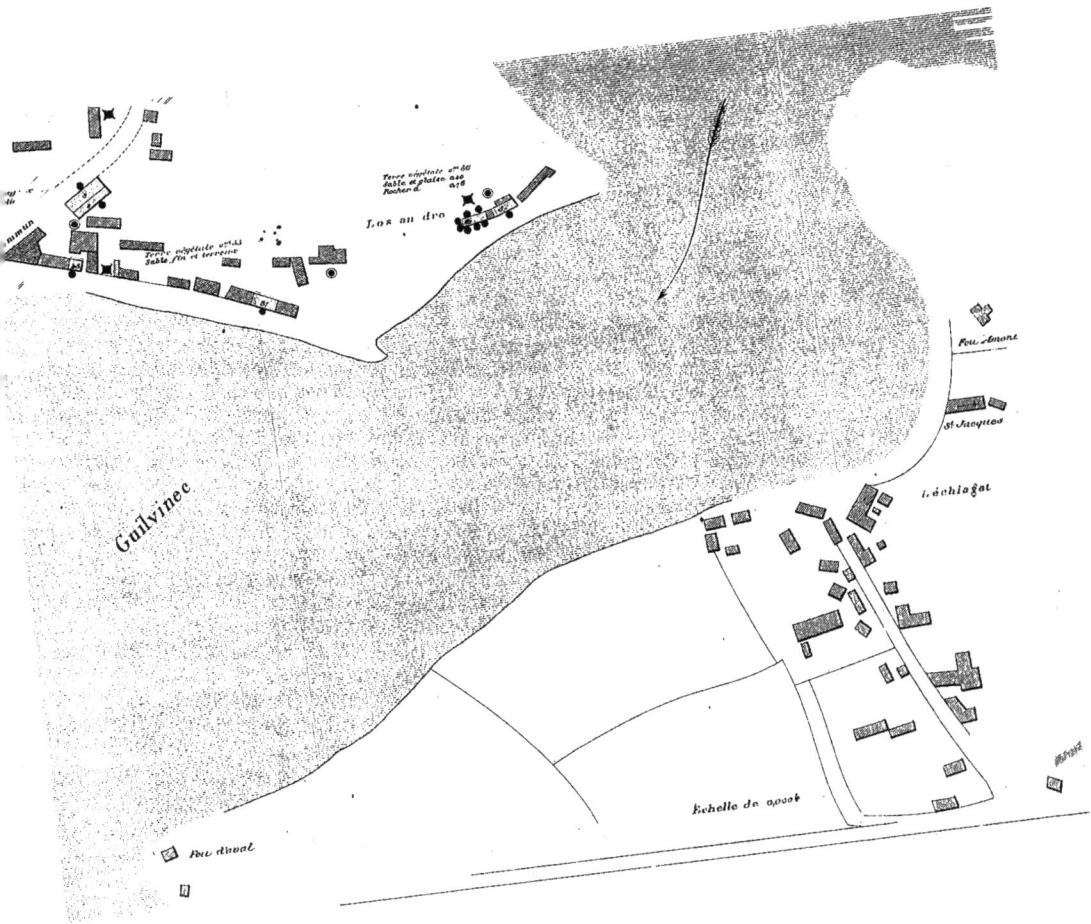

Terre végétale n=60
Sable et graviers 0.50
Rocher d. 0.18

Los au dro

Terre végétale n=45
Sable fin et terreau

Guilvinec

Pou Amont

St Jacques

l.échlagat

Echelle de 0.000t

Pou Aval

VII. — LANRIEC.

ÉPIDÉMIES ANTÉRIEURES (?).

SUPERFICIE : 1.111 hectares.

POPULATION : dénombrement de 1886 : totale, 2.074 ; agglomérée, 100.

Taux moyen, de 1882 à 1885, de l'excédent des naissances sur les décès : 13,85 pour 1.000 habitants.

Taux moyen, de 1882 à 1885, de la mortalité : 29,41 pour 1.000 habitants [1].

Nombre des maisons : 303 ; des ménages, 431.

SPIRITUEUX : au cours d'une année (1885) la consommation du vin, par tête d'habitant, a été de 7 litres ; du cidre, de 62 litres ; de l'alcool, de 5 lit. 6.

ÉPIDÉMIE DE 1885-86.

POPULATION EXPOSÉE (le Bourg) : 1.260 habitants se subdivisant ainsi :

1° *Division par groupes d'âge et par sexe :*

De 0 à 15 ans.....	Garçons......................	284
	Filles........................	287
De 15 à 60 ans....	Hommes......................	298
	Femmes......................	329
Au-dessus de 60 ans.	Hommes......................	23
	Femmes......................	39

2° *Division par état civil (enfants jusqu'à 15 ans non compris) :*

Célibataires.......	Hommes......................	95
	Femmes......................	101
Mariés...........	Hommes......................	203
	Femmes......................	203
Veufs............	Hommes......................	23
	Femmes......................	64

Les professions qui ont fourni des victimes au choléra se chiffraient comme suit au dénombrement de 1886 :

Hommes.........	Marins......................	182
	Journaliers..................	35
	Cabaretiers..................	8
	Sans profession..............	83

[1] Voir p. 148 comment ces chiffres ont été obtenus.

		Ménagères	178
Femmes.........	{	Cultivatrices	42
		Journalières	27
		Ouvrières	15
		Sans profession	99

NOMBRE DES MAISONS EXPOSÉES 147 ; des ménages, 269.

DURÉE DE L'ÉPIDÉMIE : Du 11 octobre 1885 au 26 mars 1886 [1].

NOMBRE DES DÉCÈS : 25 (5 enfants, dont 4 garçons, une fille ; 7 hommes, 13 femmes).

PROPORTION des décès cholériques, en 1885-86, au chiffre de la population exposée : (25 : 1,260) 19,84 p. 1.000.

Il n'y a pas trace, dans les documents administratifs, de décès cholériques à Lanriec avant 1885. Il serait bien surprenant que cette commune n'eût pas été touchée en 1865 où toutes les communes limitrophes ont été atteintes, où notamment à Concarneau, le nombre des décès s'est élevé à 78.

Les premiers décès cholériques déterminèrent une assez forte émigration. Le nombre des malades a été, jusqu'au 27 décembre, date du dernier décès, de 54 . 25 décès et 29 guérisons.

L'épidémie de Lanriec a été surtout violente en novembre où elle a fait 12 victimes ; elle en avait fait 5 en octobre. En décembre, le nombre des victimes fut de 3 ; de 3 aussi en janvier. Après une interruption de deux mois, l'on devait se croire à l'abri ; tout à coup, le 9 mars, une nouvelle importation a lieu ; un malade meurt du choléra ; un autre meurt encore le 26 mars. Ce fut la dernière victime.

Les 54 malades appartiennent exclusivement à la classe pauvre. Ils comprennent 32 hommes et 22 femmes. Ainsi, les hommes ont été sensiblement plus atteints que les femmes ; mais ils ont mieux résisté à la maladie. En effet, sur les 25 décès il n'y a que 11 hommes et 14 femmes, tandis que sur les 29 guérisons il y a 21 hommes et 8 femmes seulement.

La profession d'un grand nombre de victimes indique comment l'épidémie a dû s'introduire à Lanriec. C'est un marin qui a été le premier frappé. Et tous les hommes adultes, à l'exception de trois, qui ont été atteints, étaient des marins. C'est évidemment dans les ports voisins que les marins de Lanriec ont été recueillir les germes infectieux, et c'est par leur contact incessant avec les localités contaminées qu'ils ont renouvelé par deux fois l'épidémie, lorsqu'on la

[1] Voir les observations météoriques pour cette période à la planche n° 19, p. 144.

croyait terminée, en décembre 1885 et en mars 1886. Ces faits confirment ce que j'ai déjà dit à plusieurs reprises du caractère maritime de l'épidémie.

TABLEAUX DES MALADES.

I. Guéris.

NUMÉROS D'ORDRE.	PROFESSION.	SEXE.	AGE.
1	2	3	4
1	Journalière.................................	f.	37
2	»	m.	13 m.
3	Marin.....................................	m.	42
4	—	m.	38
5	—	m.	16
6	»	m.	6
7	»	f.	4
8	Marin.....................................	m.	20
9	—	m.	45
10	—	m.	30
11	Ouvrière..................................	f.	36
12	Marin.....................................	m.	20
13	—	m.	38
14	Ouvrière..................................	f.	34
15	—	f.	52
16	»	m.	7
17	»	m.	6
18	Ouvrière..................................	f.	35
19	Marin.....................................	m.	40
20	—	m.	26
21	—	m.	28
22	—	m.	26
23	—	m.	32
24	—	m.	15
25	—	m.	32
26	Journalière...............................	f.	39
27	—	m.	43
28	—	f.	24
29	Marin.....................................	m.	45

II. *Décédés.*

N° D'ORDRE	N° D'ORDRE du tableau général des décès.	DATE DU DÉCÈS.	PROFESSION.	SEXE.	AGE.	ÉTAT CIVIL.
1	2	3	4	5	6	7
1	24	11 oct. 1885......	Pêcheur..........	m.	47	Marié.
2	65	21 —	Ménagère.........	f.	37	Mariée.
3	66	21 —	»	m.	3	»
4	69	22 —	»	m.	18 m.	»
5	87	26 —	Pêcheur	m.	47	Marié.
6	132	3 nov. 1885......	Journalière.......	f.	67	Mariée.
7	166	9 —	—	f.	53	—
8	198	14 —	—	f.	70	Célibataire.
9	199	14 —	Sans profession....	m.	77	Marié.
10	232	18 —	Ménagère.........	f.	48	Mariée.
11	233	18 —	»	m.	2	»
12	245	19 —	Pêcheur	m.	43	Marié.
13	257	20 —	Journalière.......	f.	24	Mariée.
14	265	21 —	Cultivatrice.......	f.	61	Veuve.
15	285	23 —	Journalière.......	f.	27	Mariée.
16	328	27 —	Journalier.......	m.	64	Veuf.
17	344	29 —	»	m.	7	»
18	484	14 déc. 1885......	Couturière	f.	22	Célibataire.
19	490	15 —	Cabaretier........	m.	46	Marié.
20	550	27 —	Ménagère.........	f.	40	Mariée.
21	577	3 janv. 1886......	Couturière	f.	18	Célibataire.
22	578	3 —	»	f.	9	»
23	607	10 —	Journalière.......	f.	53	Mariée.
24	711	9 mars 1886........	Pêcheur	m.	50	Marié.
25	719	26 —	Ménagère.........	f.	45	Veuve.

VIII. — PLOBANNALEC.

EPIDÉMIES ANTÉRIEURES : choléra en 1849 : 8 cas, 2 décès,
— en 1854 : 40 cas, 18 décès.
SUPERFICIE : 1.781 hectares,
POPULATION : dénombrement de 1886 : totale, 2.313 ; agglomérée, 266.
Taux moyen, de 1882 à 1885, de l'excédent des naissances sur les décès :
19,44 pour 1.000 habitants,
Taux moyen, de 1882 à 1885, de la mortalité : 26,25 pour 1.000 habitants [1].
Nombre des maisons : 399 ; des ménages, 439.
SPIRITUEUX : au cours d'une année (1885), la consommation du vin, par tête
d'habitant, a été de 6 litres ; du cidre, de 11 litres ; de l'alcool, de 3 lit. 8.

ÉPIDÉMIE DE 1885-86.

POPULATION EXPOSÉE (Hameaux de Lesconil, Quatre-Vents, Kerdraon-Lesconil, Kerdoloé-Lesconil, Brézehan) : 449 habitants se subdivisant ainsi :

1° *Division par groupes d'âge et par sexe :*

De 0 à 15 ans	Garçons	129
	Filles	108
De 15 à 60 ans	Hommes	89
	Femmes	108
Au-dessus de 60 ans	Hommes	7
	Femmes	8

2° *Division par état civil (enfants jusqu'à 15 ans non compris) :*

Célibataires	Hommes	23
	Femmes	22
Mariés	Hommes	66
	Femmes	66
Veufs	Hommes	7
	Femmes	28

Les professions qui ont fourni des victimes au choléra se chiffraient comme suit au dénombrement de 1886 :

Hommes......... | Marins........................ 44

[1] Voir p. 148 comment ces chiffres ont été obtenus.

| Femmes......... | { Ménagères .... | 5 |
| | { Cultivatrices.................. | 15 |

NOMBRE DES MAISONS EXPOSÉES: 81 ; des ménages, 92.
DURÉE DE L'ÉPIDÉMIE: du 11 au 28 octobre 1885. [1]
NOMBRE DES DÉCÈS : 4 (1 homme, 3 femmes).
PROPORTION des décès cholériques, en 1885, au chiffre de la population exposée:
(4 : 449) 8,90 p. 1.000.

La commune de Plobannalec a reçu, dès longtemps, la visite du choléra. En 1849, sur une population de 1.800 habitants, on y enregistre 8 cas et 2 décès. En 1854, l'épidémie est plus sérieuse: sur un même chiffre de population, 40 cas, sur lesquels 18 décès sont signalés en vingt-deux jours, du 4 au 26 décembre. La population dut alors émigrer en grand nombre, car nous trouvons au recensement de 1856 un chiffre inférieur à celui de 1851, ce qui est une exception dans l'histoire de Plobannalec, où la population va sans cesse en augmentant.

En 1865, le choléra ne parut pas. Le recensement de 1886 attribue 2.308 habitants à Plobannalec. Le nombre des cas a été de 7 ; celui des décès, de 4. C'est le 11 octobre qu'un marin pêcheur, qui avait travaillé les jours précédents au Guilvinec [2], meurt tout à coup du choléra au hameau de Lesconil (Quatre-Vents). Cinq jours après, une voisine de ce marin est enlevée. Puis meurt la mère de cette voisine ; après la mort de sa fille qu'elle était venue soigner, elle s'était retirée chez elle, au hameau de Kerdraon. Enfin, le quatrième et dernier décès, qui a lieu le 28 octobre, se produit dans le même hameau de Lesconil (Quatre-Vents). Les malades qui n'ont pas succombé sont tous trois de quartiers de ce même hameau ; ce sont deux ménagères de 30 et 33 ans et un pêcheur de 35 ans.

Voici, sur l'état sanitaire de la commune, le rapport de l'agent voyer cantonal :

Le rocher granitique se trouve partout à une profondeur moyenne de 1 mètre.

Trois agglomérations de plus de 20 feux existent dans la commune de Plobannalec; elles sont situées: 1° au bourg; 2° à Lesconil; 3° à Quélarn.

Au bourg, tous les habitants boivent l'eau de puits. Il en existe six, dont quatre dépendant des fermes, et deux appartenant à la commune. L'un de ces deux puits est muni d'une pompe. Quant à l'autre, il ne sert que pour abreuver le bétail, à cause de sa proximité du cimetière. L'eau de ces différents puits est à une profondeur moyenne de 5 mètres environ.

A Lesconil, il existe quatre puits, deux citernes et une source. Sur les quatre puits il y en a deux dont l'eau est potable; l'eau de ces puits se trouve de 3 m. 50

[1] Voir les observations météoriques pour cette période à la planche 10, p. 144.
[2] Le choléra régnait au Guilvinec depuis trois semaines.

à 4 mètres en contre-bas du sol. La source est située en dehors de l'agglomération de Lesconil, près et au fond d'une petite anse.

A Quélarn, deux puits, dont un contenant de l'eau potable, à 7 mètres en contre-bas du sol.

La source jaillit en dehors de l'agglomération.

Dans aucune de ces trois agglomérations il n'existe de tuyaux pour amener les eaux.

L'eau potable est en quantité suffisante dans chacun de ces trois endroits. Les sources de Lesconil et de Quélarn ne tarissent jamais, pas plus que la pompe communale du bourg. La quantité moyenne de l'eau employée par habitant est de trois litres environ.

Quelques maisons seulement ont des cabinets d'aisances avec baquets. Partout ailleurs les matières fécales sont déposées, le plus généralement, sur les tas de fumiers situés à proximité des étables. Là où il existe des baquets, leur contenu est vidé tous les huit à quinze jours dans un trou pratiqué au milieu des tas de fumier. Ces tas de fumier sont eux-mêmes enlevés tous les trois mois environ. Ils sont employés pour fumer les champs. Aucun des tas de fumier existant, soit au bourg, soit à Lesconil, soit à Quélarn, ne peut contaminer les eaux.

Contre la source de Quélarn les habitants de ce village ont creusé le sol de façon à former une mare pour pouvoir abreuver les bestiaux. Cette mare devrait être supprimée ou construite à un endroit plus éloigné parce que, le fond du canal servant à l'écoulement des eaux de la source et par suite de la mare, se trouvant à son origine en contre-haut de 0 m. 30, il en résulte que, en hiver, quand la source est abondante, la mare et la source ne forment qu'une seule nappe d'eau.

Le linge se lave, en général, le long des ruisseaux. Le lavage se fait entièrement au savon ; on n'emploie pas de chlore.

Dans la commune, il n'y a ni rue ni place. Peu de maisons ont des cours intérieures. Les résidus ou autres immondices se jettent sur les tas de fumier situés à proximité des crèches, tas de fumier qui sont transportés dans les champs tous les deux à trois mois.

TABLEAU DES DÉCÈS.

N^{os} D'ORDRE.	N^{os} D'ORDRE général du tableau des décès.	DATE DU DÉCÈS.	PRO-FESSION.	SEXE.	AGE.	ÉTAT CIVIL.	DOMICILE.
1	2	3	4	5	6	7	8
1	25	11 oct. 1885....	Pêcheur....	m.	40	Marié	Lesconil (Q. V.)
2	42	16 —	Ménagère ..	f.	36	Veuve	Lesconil......
3	47	18. —	Cultivatrice.	f.	70	—	Kerdraon.....
4	100	28 —	Sans prof..	f.	36	Mariée....	Lesconil (Q. V.)

IX. — PONT-L'ABBÉ.

Épidémies antérieures : choléra en 1849: 22 cas, 18 décès.
— — en 1865-66 : 59 cas, 38 décès.
Superficie : 1.817 hectares.
Population : dénombrement de 1886 : totale, 5.729 ; agglomérée, 3.960.
Taux moyen, de 1882 à 1885, de l'excédent des naissances sur les décès : 7,36 pour 1.000 habitants.
Taux moyen, de 1882 à 1885, de la mortalité : 33,26 pour 1.000 habitants[1].
Nombre des maisons : 738 ; des ménages, 1.345.
Spiritueux : au cours d'une année (1885) la consommation du vin, par tête d'habitant, a été de 10 litres ; du cidre, de 35 litres ; de l'alcool, de 2 lit. 6.

Épidémie de 1885-86.

Population exposée (l'agglomération) : 3.960 habitants se subdivisant ainsi :

1° Division par groupes d'âge et par sexe :

De 0 à 15 ans, ...	Garçons, ...	803
	Filles	736
De 15 à 60 ans...	Hommes	957
	Femmes......................	1.186
Au-dessus de 60 ans.	Hommes	93
	Femmes....	485

2° Division par état civil (enfants jusqu'à 15 ans non compris) :

Célibataires.......	Hommes	392
	Femmes......................	624
Mariés............	Hommes	634
	Femmes......................	634
Veufs.............	Hommes......................	24
	Femmes	113

Les professions qui ont fourni des victimes au choléra se chiffraient comme suit au dénombrement de 1886 :

Hommes.........	Marins,......................	17
	Maçons	12
Femmes.........	Blanchisseuses,..............	11
	Sans profession (mendiantes?).......	226

[1] Voir p. 148 comment ces chiffres ont été obtenus.

NOMBRE DES MAISONS EXPOSÉES : 473 ; des ménages, 999.
DURÉE DE L'ÉPIDÉMIE : du 12 octobre au 13 décembre 1885 [1].
NOMBRE DES DÉCÈS : 6 (une fille, 3 hommes, 2 femmes).
PROPORTION des décès cholériques, en 1885, au chiffre de la population exposée : (6:3.960) 1,51 p. 1.000.

Du 11 octobre au 13 décembre 1885 il y a eu 9 cas : 6 décès, 3 guérisons. Les deux premiers ont été constatés à l'hôpital : deux marins de Concarneau, débarqués à Saint-Guénolé–Penmarch, y avaient été transportés. Ils succombèrent, l'un au bout de vingt-deux heures, l'autre au bout de vingt-sept. Grâce probablement à l'isolement dans lequel on les avait tenus, aux mesures d'hygiène prises immédiatement et aux soins apportés à la désinfection des locaux qu'ils avaient occupés, l'épidémie a été enrayée et aucun nouveau cas ne s'est produit jusqu'à la fin de novembre.

Le 27 novembre, une mendiante, qui revenait du Guilvinec, est atteinte, donne le mal à son mari qui se rétablit promptement et succombe elle-même le 1er décembre. Dans la nuit du 27 au 28, une blanchisseuse, habitant une maison voisine, est également atteinte et meurt le 3 décembre. Le 30 novembre, dans une maison attenante à celle de la blanchisseuse, on apporte encore du Guilvinec un maçon, qui meurt le lendemain après onze heures de maladie. Non loin de là, une jeune fille est enlevée par le choléra le 13 décembre. Les derniers cas furent ceux d'un jeune maçon de seize ans et d'une femme qui, bien que très gravement atteints, guérirent tous deux.

Le Dr Cosmao, qui a soigné les cholériques de cette commune, fait remarquer que tous ces cas se sont produits dans des maisons presque contiguës, dans un faubourg de Pont-l'Abbé, « où n'habitent que des pauvres et où les conditions hygiéniques sont déplorables ».

Il n'en est pas moins vrai que, par trois fois, le choléra a été importé à Pont-l'Abbé : une fois de Concarneau, deux fois du Guilvinec, et que, malgré les éléments de propagation qu'il y rencontrait, il n'y a fait que 2 victimes en dehors des agents d'importation. Il faut très probablement faire honneur de ce succès aux mesures énergiques prises sur l'initiative du Dr Cosmao.

Remarquons qu'à Pont-l'Abbé la proportion de la mortalité cho-

---

[1] Voir les observations météoriques pour cette période à la planche 10, p. 144.

lérique a toujours été très élevée. Ainsi, en 1849, il y a eu 18 décès
sur 22 cas ; en 1865-66, 38 décès sur 59 cas et enfin, en 1885,
6 décès sur 9 cas. C'est beaucoup plus que la proportion ordinaire.
Du reste la mortalité générale atteint à Pont-l'Abbé le chiffre énorme
de 33,26 pour 1.000 habitants. Cela indique bien, comme le dit le
Dr Cosmao, « des conditions hygiéniques déplorables ».

TABLEAU DES DÉCÈS.

N° D'ORDRE.	N° D'ORDRE du tableau général des décès.	DATE DU COMMENCEMENT de la maladie.	DATE DU DÉCÈS.	PROFESSION.	SEXE.	AGE.	ÉTAT CIVIL.
1	2	3	4	5	6	7	8
1	26	11 oct. 1885	12 oct. 1885	Pêcheur......	m.	37	Marié.
2	27	11 —	12 —	... .	m.	45	—
3	371	27 nov. 1885	1er déc. 1885	Mendiante....	f.	72	Mariée.
4	372	30 —	1er —	Maçon	m.	35	Marié.
5	391	27 —	3 —	Blanchisseuse.	f.	55	Mariée.
6	471	?	13 —	»	f.	5m.	»

X. — TRÉGUNC.

ÉPIDÉMIES ANTÉRIEURES : choléra en 1866 ; 3 cas, 3 décès.

SUPERFICIE : 5.066 hectares.

POPULATION : dénombrement de 1886 : totale, 3.860 (1881 : 3.809) ; agglomérée, 638.

Taux moyen, de 1882 à 1885, de l'excédent des naissances sur les décès : 9,13 pour 1,000 habitants.

Taux moyen, de 1882 à 1885, de la mortalité : 35,39 pour 1,000 habitants [1].

Nombre des maisons : 993 ; des ménages, 1,029.

SPIRITUEUX : au cours d'une année (1885) la consommation du vin, par tête d'habitant, a été de 6 litres ; du cidre, de 37 litres ; de l'alcool, de 4 lit. 2.

ÉPIDÉMIE DE 1885-86.

POPULATION EXPOSÉE (le Bourg, pointe de Trévignon, Curion) : 762 habitants se subdivisant ainsi :

1° *Division par groupes d'âge et par sexe :*

De 0 à 15 ans.....	Garçons.......................	165
	Filles........................	152
De 15 à 60 ans....	Hommes.......................	163
	Femmes.......................	229
Au-dessus de 60 ans.	Hommes.......................	15
	Femmes.......................	38

2° *Division par état civil (enfants jusqu'à 15 ans non compris) :*

Célibataires.......	Hommes.......................	56
	Femmes	103
Mariés...........	Hommes.......................	112
	Femmes.......................	112
Veufs...........	Hommes.......................	10
	Femmes.......................	52

Les *professions qui ont fourni des victimes au choléra se chiffraient comme suit au dénombrement de 1886 :*

Hommes.........	Marins.......................	51
	Cultivateurs..................	25
	Bouchers.....................	3
	Tailleurs.....................	15
Femmes.........	Ménagères....................	113

[1] Voir p. 148 comment ces chiffres ont été obtenus.

Nombre des maisons exposées : 143 ; des ménages, 205.

Durée de l'épidémie : du 17 octobre au 19 décembre 1885 [1].

Nombre des décès : 23 (5 enfants, dont 4 garçons, une fille; 11 hommes 6 femmes).

Proportion des décès cholériques, en 1885, au chiffre de la population exposée : (23 : 762) 30,18 p. 1.000.

Trégune est un bourg situé à 6 kilomètres de Concarneau. Les cas de fièvre typhoïde y sont fréquents.

En 1885, le premier décès est du 17 octobre. C'est celui d'un marin qui venait de Concarneau. En octobre, il y a eu 7 décès, 10 en novembre, 6 en décembre. Le dernier décès est du 19 décembre. Dans cet intervalle 28 personnes ont été atteintes ; 5 ont guéri.

Cette énorme proportion des décès (82 p. 100) a besoin d'une explication. Nous la trouvons dans un rapport du Dr Coffec, médecin des épidémies :

Je suis allé, le 10 novembre, à Trégune. Jusque-là aucune précaution, aucune mesure de désinfection n'avait été prise et je sais que, malgré mes vives recommandations, les mesures de désinfection n'ont été appliquées, après mon départ, que d'une façon bien incomplète. J'ai été heureux de trouver à Trégune une ancienne religieuse de l'hôpital de Quimper, très dévouée, très intelligente et qui a fait de son mieux. Mais elle était mal secondée. Chez beaucoup, elle a rencontré une résistance invincible à la désinfection et fort souvent, on s'attachait à ne pas la prévenir de la maladie.

J'ai trouvé dans le bourg une rue et une cour particulièrement insalubres, avec tas de fumiers, matières stercorales et immondices de toutes sortes, une grande flaque d'eau croupie, et, à côté, un puits qui fournit de l'eau à une grande partie du bourg. Je fis des observations au sujet de ce puits établi dans de si mauvaises conditions d'hygiène et par suite si dangereux en temps d'épidémie de choléra ou de fièvre typhoïde.

C'est dans ce quartier qu'habitaient les premiers atteints, les marins venant de Concarneau. On jetait, sans désinfection, sur ces fumiers les déjections des cholériques.

La transmission de la maladie a été évidente et facile à saisir. On l'a suivie se développant dans le bourg, de maison en maison, ou formant dans les villages de petits foyers isolés créés par une personne venant du bourg et communiquant la maladie à des membres de sa famille.

Hors du bourg, la maladie a surtout sévi à la pointe de Trévignon, sur le bord de la mer et dans le gros village de Carion, à une petite distance de cette pointe. Dans ce village de Carion se trouve un lavoir où les femmes venaient laver pêle-mêle leur linge et celui des cholériques qui, naturellement, n'avait subi aucune désinfection. Ce lavoir a certainement alimenté l'épidémie. On finit par s'apercevoir de son influence et la municipalité se décida à en

[1] Voir les observations météoriques pour cette période à la planche 10, p. 144.

interdire l'usage en même temps qu'elle s'efforçait d'obliger les familles à désinfecter les linges et vêtements.

Après l'abandon de ce lavoir, les femmes allèrent laver à la mer. Le Dr Coffec croit avoir remarqué que le lavage à l'eau de mer, même des linges non désinfectés, n'a procuré la maladie à aucune femme.

TABLEAUX DES MALADES.

~ I. Guéris.

NUMÉROS D'ORDRE.	PROFESSION.	SEXE.	AGE.
1	2	3	4
1	Marin........................	m.	40
2	....	m.	30
3	Ménagère....................	f.	35
4	——....................	f.	32
5	Marin........................	m.	36

II. Décédés.

N° D'ORDRE.	N° D'ORDRE du tableau général des décès.	DATE DU DÉCÈS.	PROFESSION.	SEXE.	AGE.	ÉTAT CIVIL.
1	2	3	4	5	6	7
1	44	17 oct. 1885.........	Pêcheur	m.	34	Marié.
2	50	19 —	—	m.	28	—
3	51	19 —	—	m.	27	—
4	56	20 —	Ménagère........	f.	38	Mariée.
5	67	21 —	Pêcheur	m.	17	Célibataire.
6	96	27 —	—	m.	42	Marié.
7	108	29 —	Cultivateur......	m.	37	Célibataire.
8	127	2 nov. 1885.........	Pêcheur	m.	28	Marié.
9	146	5 —	»	m.	9	»
10	147	5 —	»	m.	4	»
11	154	7 —	»	f.	2	»
12	155	7 —	Ménagère........	f.	35	Mariée.
13	178	11 —	Cultivateur......	m.	62	Veuf.
14	179	11 —	Ménagère........	f.	32	Mariée.
15	208	16 —	—	f.	56	Veuve.
16	302	24 —	»	m.	8	»
17	358	30 —	Pêcheur	m.	18	Célibataire.
18	384	2 déc. 1885.........	Boucher	m.	48	Veuf.
19	405	5 —	Tailleur	m.	33	Marié.
20	406	5 —	»	m.	8	»
21	416	6 —	Ménagère........	f.	45	Veuve.
22	443	9 —	Pêcheur	m.	57	Veuf.
23	513	19 —	Ménagère........	f.	38	Veuve.

XI. — AUDIERNE.

ÉPIDÉMIES ANTÉRIEURES : choléra en 1834 : 127 cas, 67 décès.
— en 1849 : 49 cas, 13 décès.
— en 1866 : (?) cas, 59 décès.
fièvre typhoïde à l'état endémique.

SUPERFICIE : 287 hectares.

POPULATION : dénombrement de 1886 : totale, 3.050 (1881 : 2.560); agglomérée, 2.168.

Taux moyen, de 1882 à 1885, de l'excédent des naissances sur les décès : 9,75 pour 1.000 habitants.

Taux moyen, de 1882 à 1885, de la mortalité : 38,70 pour 1.000 habitants [1].

Nombre des maisons : 362; des ménages, 694.

SPIRITUEUX : au cours d'une année (1885), la consommation du vin, par tête d'habitant, a été de 26 litres ; du cidre, de 8 litres ; de l'alcool, de 13 lit. 6.

ÉPIDÉMIE DE 1885-86.

POPULATION EXPOSÉE (l'agglomération, 2.168, la Montagne, 353) : 2.521 habitants se subdivisant ainsi :

1° Division par groupes d'âge et par sexe :

De o à 15 ans	Garçons	524
	Filles	535
De 15 à 60 ans	Hommes	507
	Femmes	762
Au-dessus de 60 ans	Hommes	38
	Femmes	65

2° Division par état civil (enfants jusqu'à 15 ans non compris) :

Célibataires	Hommes	180
	Femmes	303
Mariés	Hommes	416
	Femmes	416
Veufs	Hommes	30
	Femmes	108

[1] Voir p. 148 comment ces chiffres ont été obtenus.

Les professions qui ont fourni des victimes au choléra se chiffraient comme suit au dénombrement de 1886 :

	Marins............................	354
	Cultivateurs.....................	34
	Journaliers......................	15
	Ouvriers boîtiers	19
	Ferblantiers.....................	28
Hommes.........	Menuisiers	2
	Syndic..........................	1
	Couvreurs.......................	5
	Cantonnier	1
	Mareyeurs.......................	?
	Militaires......................	?
	Sans profession	61
	Cultivatrices...................	60
	Journalières....................	28
	Ouvrières.......................	5
Femmes.........	Couturières.....................	40
	Ramailleuses de filets	?
	Domestiques.....................	66
	Sans profession.................	473

Nombre des maisons exposées : 284 ; des ménages, 591.

Durée de l'épidémie : du 30 octobre 1885 au 23 avril 1886 [1].

Nombre des décès : 144 (51 enfants, dont 31 garçons, 20 filles ; 44 hommes ; 49 femmes).

Proportion des décès cholériques, en 1885-1886, au chiffre de la population exposée : (144 : 2.521) 57,12 p. 1.000.

§ 1er. — Conditions sanitaires.

Le Dr Hébert, médecin à Audierne, y a soigné les cholériques avec un dévouement qui lui a valu l'attribution d'une médaille d'or. Il décrit ainsi la ville :

Entre la pointe du Raz et les rochers de Penmarch, sur la rive droite du Goyen, près de son embouchure, se trouve la petite ville d'Audierne. Elle compte 1.700 habitants, abstraction faite des quartiers excentriques. Cette ville est bâtie sur deux quais : l'un, le quai de la Mairie, orienté au N.-N.-O. ; l'autre, le quai Côte-Cléden allant du N.-E. au S.-O. Entre ces deux quais, le Goyen court N. et S. Cette partie de la ville est habitée par des commerçants, classe relativement aisée et qui, grâce à ce bien-être, n'a pas eu à souffrir des atteintes du choléra.

Derrière le quai de la Mairie et parallèlement à lui, sur une longueur de trois cents mètres environ, se trouve la Grand'rue, quartier à peu près exclusivement habité par les marins et leurs familles. Cette rue, droite, bien percée, relativement large, pavée, est bordée de deux rangées de maisons.

[1] Voir les observations météoriques pour cette période à la planche 10, p. 144.

Les habitations adossées aux constructions du quai sont pour la plupart de création récente et constituent par suite des logements plus salubres. Aussi, les cas de choléra y ont-ils été, en général, moins graves et les décès moins fréquents.

Le côté ouest de la Grand'rue est adossé à une colline de 250 mètres d'élévation qui, de ce côté, domine la ville et la surplombe complètement. En certains points les maisons paraissent bâties dans une sorte d'excavation creusée au pied de la colline. Ce dernier côté doit seul attirer notre attention, car c'est lui qui, en raison de sa situation topographique, a été le plus éprouvé par l'épidémie.

L'adossement de ces maisons à la colline constitue une cause permanente d'insalubrité : murs souvent contigus ou adossés à la colline ; mares formées dans les cours par l'eau qui suinte de la colline, véritables cloaques infects, surtout en été ; enfin, infiltrations continuelles des eaux dans ces logements dont l'intérieur est pour la plupart misérable.

Là, tout est réuni pour favoriser l'épanouissement morbide ; misère, malpropreté, incurie des habitants ; il n'est pas jusqu'aux lits, clos comme dans les campagnes bretonnes et quelquefois à deux étages superposés, souvent réduits à une simple paillasse et à une mauvaise couverture, qui ne viennent ajouter à cette déplorable hygiène. En outre, ils sont souvent fixés contre les murs ; aussi, suffit-il de rappeler la fréquence des pluies dans la Basse-Bretagne pour avoir une idée très nette de l'insalubrité de pareils logements.

A ces *desiderata* viennent s'ajouter : 1° une entrée rarement dallée, où, au retour de la pêche, les marins déposent leurs vêtements encore imprégnés d'eau salée. Les bottes de mer, les casiers à langoustes, les filets et, en été les barils de rogue, sans oublier le poisson qui sèche, durant le jour, à l'unique fenêtre de la chambre et qu'on rentre la nuit venue ; 2° le rez-de-chaussée, sans plancher ni dallage, est transformé, en hiver, en une boue gluante qui adhère aux chaussures. L'air y est rarement renouvelé. Il y en a où la chaleur et le soleil ne pénètrent jamais.

L'étage supérieur, quand il existe, ne présente d'autre salubrité que celle qui résulte de sa situation même. En effet, on y retrouve le même *modus vivendi* ; l'escalier, aussi sale que l'entrée, sert généralement aux marins à suspendre leurs engins de pêche ; et, bien que la chambre soit pourvue d'un plancher, il disparaît sous une couche de poussière épaisse qui le rend tout aussi insalubre que le rez-de-chaussée.

Du feu on n'en allume que pour préparer le repas, quelquefois dans un poêle en fonte, le plus souvent dans une cheminée d'un tirage défectueux. Aussi ces logements sont-ils, lorsque soufflent les vents du sud, empoisonnés par une fumée âcre due à la combustion imparfaite d'un bois humide et vert.

A l'extrémité nord de la Grand'rue et perpendiculairement à elle, se trouve la rue Double. Plus étroite que la Grand'rue, elle est irrégulière, tortueuse, pavée seulement de chaque côté où coule un ruisseau alimenté par la fontaine Saint-Raymond. Les maisons qui bordent le côté nord de la rue Double sont mieux aérées que celles qui limitent le côté sud de cette même rue. Ces dernières sont également adossées à la colline et se trouvent, hygiéniquement parlant, dans les mêmes conditions que les maisons de la Grand'rue. C'est la population agglomérée de cette rue étroite et très humide qui a fourni le plus de victimes au fléau.

Trois autres quartiers, Kervréach qui n'est que le prolongement de la rue Double, Kéridreuf, Kervian, ne présentent aucune particularité digne de remarque. En raison de leur élévation, leur insalubrité est relativement moindre. Aussi ces quartiers ont-ils été moins maltraités.

Reste le quartier dit de la Montagne à cause de sa situation sur une hauteur dans le sud-ouest d'Audierne et qui est, de ce fait, le quartier le plus sain de la ville. Pendant la durée de l'épidémie, j'y ai été appelé à soigner 12 cholériques, tous sérieusement atteints et malgré la gravité des cas, je n'ai perdu qu'un seul malade. J'attribue ce succès à la situation topographique de ce quartier dont les maisons, toutes de construction récente, moins humides, bien ventilées, mieux tenues, constituent des logements très-salubres.

Peu de maisons, à Audierne, possèdent des fosses d'aisances, circonstance dont on ne peut que se féliciter relativement à l'hygiène privée; car, de toutes les causes de méphitisme de l'habitation, la plus fréquente et la plus importante est, à coup sûr, celle qui provient des cabinets d'aisances. Par contre, l'hygiène publique a beaucoup à souffrir de ces *desiderata* car les habitants déposent dans tous les coins de la ville, dans les ruelles, sur les côtes, à la mer, voire même à la porte de leur maison, les immondices de toute sorte. Aussi, malgré le service régulier de la voirie, est-il facile de constater l'accumulation d'immondices de toute nature dans les endroits retirés.

Un autre facteur, également puissant dans la genèse du choléra, a été l'encombrement; en d'autres termes, la disproportion entre le nombre de personnes vivant dans le même local et la quantité d'air dont elles ont absolument besoin. A Audierne, le fait est habituel. Dans une chambre humide, mal aérée, insuffisamment éclairée, malpropre, quelquefois même incomplètement abritée contre les intempéries des saisons, s'entasse toute une famille composée de 8 à 10 personnes.

La distribution des eaux à Audierne se fait au moyen de deux sources excellentes : la source Saint-Raymond, qui alimente la rue Double, la Grand' rue, la rue de l'Église, les quais, le marché public; la source Mornic, qui alimente la place neuve, le Kervian, etc. L'eau ainsi captée est dirigée sur la voie publique au moyen de conduites métalliques qui viennent aboutir à des bornes-fontaines. Une seule fontaine monumentale est construite sur la place du marché; mais son fonctionnement défectueux ne permet pas de l'utiliser d'une manière continue.

Pas plus que l'eau, l'alimentation n'a eu d'influence étiologique dans la propagation du choléra. Elle est, à certains moments, en hiver, insuffisante comme qualité, mais rarement comme quantité. Le poisson, frais ou salé, constitue, avec les pommes de terre, la base de la nourriture. Ce genre d'alimentation n'a rien de spécial à Audierne ; c'est le régime habituel de nos populations côtières; il me semble difficile d'admettre qu'il ait agi comme cause prédisposante du choléra.

Quant à l'abus des boissons alcooliques et en particulier de l'eau-de-vie, il constitue une habitude invétérée chez les hommes et malheureusement aussi chez les femmes. Sans vouloir insister sur les fâcheuses conséquences qui résultent de l'usage immodéré des liquides alcooliques, signalons ces habitudes d'intempérance dont les effets déplorables n'ont pas été sans influence sur la gravité exceptionnelle de l'épidémie.

Sur ce dernier point, je dois ajouter à ce qu'en dit le Dr Hébert qu'ayant été averti que les marchands d'Audierne vendaient des vins et spiritueux de mauvaise qualité, j'adressai des échantillons au ministre du commerce qui les fit analyser par le laboratoire municipal de Paris. On trouvera en annexe le résultat de ces analyses. Elles démontrent que les marins d'Audierne absorbent des liquides falsifiés et nuisibles, renfermant des produits aldéhydiques.

Le conseil d'hygiène et de salubrité du département du Finistère n'a pas cru que la législation existante permît d'exercer des poursuites.

Voici, sur la situation hygiénique de la ville et des villages qui l'entourent le rapport de l'agent voyer cantonal.

La ville d'Audierne est alimentée par trois sources jaillissant en dehors des agglomérations. L'une d'elles, celle de Saint-Raymond, dessert la partie ouest de la ville en passant dans des tuyaux en fonte, par la rue Double, une partie de la Grand'rue et le quai. Des bornes-fontaines sont placées sur cette conduite à des distances assez rapprochées. La partie nord est desservie par la fontaine du Guervian. Les sources de la rue Côte-Cléden desservent les habitants de cette rue.

L'eau est très-bonne, principalement celle de la rue Côte-Cléden. Malgré le grand nombre de bornes-fontaines et la négligence des habitants qui laissent souvent les robinets ouverts, l'eau serait toujours en quantité suffisante si le nombre des consommateurs n'était parfois doublé par les marins étrangers.

Actuellement, malgré une sécheresse exceptionnelle et une grande affluence de marins étrangers, depuis un mois, les sources n'ont pas encore tari. La situation d'Audierne, sous ce rapport, ne laisse rien à désirer.

Il n'en est pas de même pour la propreté. La ville est à peu près dénuée de fosses d'aisances. Quelques maisons sont munies de baquets ou de seaux d'assez fortes dimensions pour recevoir les matières fécales, lesquelles sont ensuite jetées dans le bassin. Dans quelques autres on se contente de vider les vases dans les rues et les venelles où les matières séjournent quelquefois assez longtemps, dans les venelles surtout. J'en ai vu lors du choléra, dans lesquelles on ne pouvait mettre les pieds que très difficilement.

Les matières déposées dans les ruisseaux sont conduites dans le bassin par quelques égouts couverts. Un dépôt s'est formé à la sortie de l'égout collecteur et répand sur tout le quai, à mer basse, les émanations les plus malsaines. L'existence de ce dépôt est certainement due, en partie, aux vases, sables et autres matières qui descendent la rivière de Pont-Croix et s'amoncellent en cet endroit, où le courant n'a plus d'action. Il serait indispensable, à mon avis, de procéder tous les ans, au curage de cette partie du port avant l'arrivée des chaleurs.

Le linge est lavé tant à Saint-Raymond qu'au Guervian et dans la rue Côte-Cléden dans de très bonnes conditions d'hygiène, l'eau étant très propre et renouvelée journellement.

Le nettoiement des rues et places est fait par un manœuvre payé par la commune et occupé toute l'année. L'enlèvement des immondices est fait deux fois par semaine et plus souvent si la municipalité le juge nécessaire.

Beaucoup de maisons sont pourvues de cours intérieures dont l'état de propreté laisse beaucoup à désirer. Les propriétaires ou locataires les transforment pour ainsi dire en lieux d'aisances. Quelques-unes contiennent ou des écuries ou des soues à porcs; le fumier y est déposé dans un coin. Quant à l'enlèvement, il se fait à des époques variables, mais je crois pouvoir affirmer que bien des tas séjournent dans les cours plus de six mois.

Quant à la situation hygiénique des villages dont plusieurs ont moins de vingt feux, elle est bonne. Ils sont bien situés, à des altitudes élevées par rappor à Audierne même. L'eau provient, en général, de puits dont le seuil est assez élevé pour mettre l'eau à l'abri des souillures de matières étrangères.

Le lavage du linge se fait dans les ruisseaux.

Tous les villages sont dépourvus de fosses d'aisances; mais il n'y a pas d'endroit spécialement destiné à recevoir les matières fécales. Aussi, quoique les abords des villages ne soient pas toujours très propres, on ne voit nulle part l'existence d'un point contagieux.

En résumé, il n'y a rien à signaler aux abords des villages qui mérite d'attirer l'attention de l'administration.

En ville il y a à signaler : 1° la malpropreté des rues et ruelles; 2° l'existence d'un dépôt de matières insalubres dans le port et près des habitations ; 3⁶ la malpropreté des cours intérieures.

Je crois devoir ajouter que quoique l'eau de la fontaine Saint-Raymond soit bonne, d'après l'analyse qui en a été faite, le niveau de l'eau y est à la même hauteur que dans le lavoir. Aussi suis-je disposé à croire que des infiltrations se produisent, et dans ce cas il serait prudent de supprimer ce lavoir, sauf à le reporter ailleurs, s'il y a lieu.

§ 2. — *L'épidémie.*

Le choléra a été importé du Guilvinec à Audierne.

Le 16 octobre 1885, cinquante à soixante bateaux de pêche du Guilvinec, surpris en mer par une tempête, durent se réfugier dans le port d'Audierne.

L'état sanitaire d'Audierne était excellent. Au Guilvinec, le choléra faisait des victimes depuis le 1ᵉʳ octobre. Les marins du Guilvinec étaient désireux de débarquer et de vendre leur pêche de sardines, qui avait été abondante. L'agent sanitaire, très sagement, s'y opposa. Il demanda des instructions au directeur de la santé à Brest. Le directeur répondit par télégraphe : « Admettez tous les bateaux en libre pratique, si rien de suspect à bord. » L'agent sanitaire d'Audierne se crut obligé de lever la quarantaine. Il eut le tort grave de la lever sans faire procéder à une visite médicale car, comme le dit avec raison le Dᵣ Hébert, « le médecin seul avait qualité pour décider s'il n'y avait à bord rien de suspect ». Ainsi, quatre cents hommes environ, venus d'un point contaminé, se trouvèrent immédiatement en relations avec la population. Ces relations ont été multiples. Voici comment s'exprime M. le Dᵣ Hébert à cet égard :

D'abord la vente des sardines les a mis en rapport avec le personnel des usines. Puis les achats de provisions diverses les ont fait pénétrer dans les différentes boutiques de la ville. Quelques-uns de ces bateaux ont quitté Audierne dans la nuit, d'autres le lendemain matin. Enfin les bateaux qui avaient mouillé leurs filets dans le voisinage d'Audierne, y sont revenus dans les quarante-huit heures, pour y vendre leur poisson. Ainsi donc, pendant cinq jours consécutifs, une série non interrompue de communications directes entre les pêcheurs du Guilvinec et Audierne. Il n'en fallait pas tant pour favoriser l'importation du choléra. Enfin, jusqu'au 10 novembre 1885, les communications avec le Guilvinec n'ont pas cessé. J'ai eu occasion de délivrer deux potions au bismuth laudanisé à des marins de ce port. La diarrhée s'était déclarée en mer.

Le Dr le Jollec, médecin de la marine, détaché à Audierne pour soigner les cholériques, insiste aussi sur cette origine de l'épidémie :

Une réflexion, qui n'est pas sans importance, doit trouver place à la fin de ce rapport. Le choléra a été importé à Audierne par mer. C'est là une vérité qui ressort d'une façon indiscutable de l'observation des faits. Or, il est certain que si les bateaux venus du Guilvinec, où le choléra sévissait, et entrés vers la fin d'octobre dans le port d'Audierne, y avaient été mis en quarantaine et étaient repartis sans avoir aucune communication avec la ville, celle-ci eût été préservée du choléra, car une foule de ports intermédiaires l'ont été entièrement. Il s'ensuit qu'une ville maritime indemne doit mettre en quarantaine les provenances par mer de tout point contaminé, fût-il très rapproché, du moins quand les communications par terre sont rares ou nulles, ce qui est le cas pour Audierne par rapport au Guilvinec.

Le lundi, 26 octobre, un cas de choléra était constaté par le Dr Hébert, seul médecin de la petite ville ; il ne fut aidé dans sa pénible tâche par le Dr le Jollec, envoyé à Audierne par le ministre de la marine, sur la demande du préfet, que vers la fin de novembre.

Le premier malade est un soudeur de boîtes de sardines domicilié à Kervian (voir le plan). Il meurt le 30 octobre, après quatre jours de maladie. Une de ses parentes, journalière, âgée de quarante ans, qui lui avait donné des soins, est atteinte le 30 et meurt le 31 octobre. Le 2 novembre, un petit garçon de trois ans, habitant la même maison que la journalière, est également frappé ; il meurt le lendemain. Le 1er novembre, une des parentes de la journalière, vivant dans la misère, s'enivrant souvent, et qui l'avait assistée, était tombée malade : elle succombait le sixième jour. Le fils de cette femme, un jeune homme de seize ans, est atteint le 5 novembre et meurt quatre jours plus tard. Le frère de la même femme, qui était allé la visiter, présente, le 5 novembre, tous les symptômes de la maladie. Il guérit au bout de quinze jours, après une série de complications.

A partir de ce moment, tous les quartiers sont contaminés ; l'épidémie va en augmentant jusqu'au samedi 21 novembre où elle atteint son point culminant (10 décès ce jour-là), puis, elle décroît progressivement jusqu'au mois de janvier 1886, avec une recrudescence marquée les 29 et 30 novembre et le 1er décembre. Après le mois de janvier, il y eut encore 2 décès se rattachant à des circonstances particulières que j'ai déjà racontées et que je rappellerai tout à l'heure. En réalité, l'épidémie d'Audierne se clôt avec le décès du 15 janvier.

Le choléra n'a frappé que la partie agglomérée d'Audierne, comprenant environ 1.700 habitants dont 500 avaient émigré. Les hameaux bâtis sur des terrains plus élevés n'ont pas eu un seul cas.

Suivant les constatations faites par le Dr Hébert, le nombre des cas aurait été de 420. Celui des décès a été de 144. Les deux sexes ont fourni le même nombre de victimes, chacun 72. La classe pauvre a été exclusivement frappée. Il n'y a à cette règle qu'une exception : le syndic des gens de mer est mort du choléra. Ce fonctionnaire, ancien marin, avait rapporté des pays intertropicaux une diarrhée d'origine hépathique.

La municipalité fit dès le début des recommandations excellentes qui eussent sans doute suffi à arrêter l'épidémie, si elles eussent été rigoureusement observées. Elle mit gratuitement un désinfectant (sulfate de cuivre) à la disposition des habitants. Elle recommanda la désinfection immédiate des déjections cholériques; elle recommanda l'incinération des paillasses. « Malheureusement, dit le Dr le Jollec, cette mesure radicale n'a pas pu, à cause de l'état de dénûment des possesseurs, être appliquée assez souvent aux effets de couchage et aux vêtements.» Elle ordonna l'enlèvement rapide des boues et immondices, le balayage régulier des rues et leur arrosage avec la solution désinfectante. Je ne sais si cette dernière prescription fut exécutée en novembre et décembre 1885 ; mais, au commencement de 1886, je dus, tant la ville était sale, pourvoir à des travaux extraordinaires de nettoiement. Aux frais du budget du ministère du commerce, l'agent voyer cantonal fut chargé d'assurer l'écoulement des eaux stagnantes et l'enlèvement des immondices. Trois cantonniers complémentaires furent employés à cette besogne.

J'introduis ici un extrait du rapport du Dr le Jollec, sans reculer devant la longueur de la citation parce qu'elle constitue une véritable histoire de l'épidémie d'Audierne :

La maladie observée à l'état épidémique à Audierne a eu tous les caractères du choléra asiatique ou indien. Dans les cas graves et moyens: vomissements et selles riziformes, contractures douloureuses des membres, anurie, algidité, cyanose, facies caractéristique. Aussi, croyons-nous complètement inutile de décrire la maladie, nous contentant de signaler quelques particularités.

Les cas légers consistant en une simple diarrhée, mais toujours très abondante (choléra muqueux de Jaccoud), ont été nombreux. La diarrhée, d'ailleurs, n'a pas toujours été le début d'un état grave... Les cas graves ont le plus souvent, sinon toujours, débuté par des symptômes violents. Nous en citerons un exemple frappant qui s'est passé sous nos yeux. Le 29 novembre, nous allions quitter une jeune femme qui se trouvait dans la période de réaction à forme typhoïde très grave, après une atteinte violente de choléra. Tout à coup son mari qui était présent s'écrie: « Qu'est-ce que j'ai donc? » Immédiatement, il est pris de vomissements et d'une diarrhée d'une abondance incroyable. Il pâlit, sa vue se trouble, il chancelle et serait tombé si on ne l'avait soutenu. Il mourait le lendemain matin. C'était un marin de vingt-quatre ans d'une constitution et d'une force athlétiques et jusque-là parfaitement bien portant. La femme a guéri. Ils étaient mariés depuis un mois.

La mort n'est pas survenue rapidement chez les premiers malades qui ont succombé. Mais vers le milieu de novembre, la maladie a pris souvent une marche rapidement fatale. Des marins partis le matin bien portants pour la pêche ont dû, en rentrant le soir, être portés à leur domicile et sont morts dans la nuit. La consternation s'est alors répandue dans cette partie de la population. La pêche a été suspendue et n'a été reprise que dans les premiers jours de décembre. Il y a eu, d'ailleurs, jusqu'à la fin de l'épidémie, des morts rapides. Trois décès ont eu lieu le jour où le choléra a fait ses dernières victimes, le 13 décembre [1]. Ce jour-là est mort, à sept heures du matin, un journalier âgé de trente-six ans, alcoolique, qui avait été atteint la veille à midi.

Ce n'est que pendant la première période de l'épidémie que l'on a observé des crampes très douloureuses et très violentes. Plus tard elles ont été généralement modérées ou ont fait complètement défaut, même dans les cas les plus graves.

La réaction a été en général régulière et la guérison par conséquent rapide. La réaction régulière a presque toujours affecté la forme typhoïde, avec des symptômes d'ataxo-adynamie ou simplement d'adynamie, quelquefois très graves. La réaction simplement incomplète a été observée spécialement chez les enfants.

.... Chez trois femmes dont une récemment accouchée, une susceptibilité gastrite excessive d'une durée de sept à huit jours, rendant toute alimentation impossible, a mis la vie en danger pendant cette période de la maladie.

Chez une autre femme pendant la réaction à forme typhoïde ataxo-adynamique très grave, il s'est déclaré une kératite parenchymateuse double qui a heureusement cédé à un traitement approprié. Il n'est pas à notre connaissance que les auteurs aient signalé, à cette période du choléra, des complications oculaires.

Il en est une qui a été très fréquente à Audierne, ce sont les accès de fièvre intermittente. Le fait ne paraîtra pas étonnant lorsqu'on saura que la fièvre paludéenne est assez commune dans cette ville. Nous avons eu occasion d'en voir plusieurs cas indépendants du choléra .... La maladie épidémique a été quelquefois la cause du réveil de l'affection paludéenne; quelquefois elle a déterminé la première manifestation. La quinine a toujours réussi.

Comme suite du choléra, il y a lieu de signaler une parotide double extrêmement volumineuse, suppurée, chez un jeune homme de vingt et un ans. Les

---

[1] M. le Dr le Jollec se trompe sur ce point; il y a encore eu 4 décès en décembre, le 14, le 22, le 26 et le 28 où est mort un pêcheur de soixante-treize ans, quatre en janvier, 1 en mars et 1 en avril.

abcès ont été ouverts au moyen du bistouri et de la sonde cannelée, et la guérison a été complète.

Nous avons constaté trois rechutes. L'une de gravité moyenne, après une première atteinte légère, chez une jeune femme. La seconde a été mortelle, après un choléra léger chez une femme de quarante-six ans. La dernière a été également mortelle. Elle succédait à une atteinte d'une moyenne gravité; c'était chez une petite fille de quatre ans.

§ 3. — LES INCIDENTS DE MARS 1886.

J'ai dit plus haut que près de quatre mois après la fin de l'épidémie, 2 décès cholériques s'étaient encore produits à Audierne, le 29 mars et le 23 avril 1886. Ces décès se rattachent à des circonstances qui constituent un incident grave dans l'épidémie du Finistère. Je les ai déjà indiquées dans la première partie de cette étude; elles méritent d'être exposées avec quelque détail.

Chaque année, au mois de mars, les marins de divers points de la côte, mais surtout ceux de Tréboul et de Douarnenez, se donnent rendez-vous dans les eaux poissonneuses d'Audierne et du Guilvinec pour y pêcher le maquereau. Les marins de Tréboul vont à Audierne; ceux de Douarnenez vont au Guilvinec. Ces rassemblements offrent, en tout temps, un péril pour la santé publique. Les habitants d'Audierne sont déjà à l'étroit dans leurs maisons, et j'ai dit plus haut que l'insuffisance des logements est une des causes de l'insalubrité de cette commune. On imagine ce que devient l'encombrement lorsqu'arrive à Audierne un supplément d'un millier d'hommes environ. Si nombreux soient-ils, les habitants trouvent toujours moyen de les héberger et les pêcheurs acceptent avec insouciance et paient à deniers comptants le misérable et dangereux abri qui leur est offert; ils ne sont pas difficiles pour leur logement « terrien ».

Combien n'y avait-il pas plus à craindre de ce rassemblement, alors qu'il devait se produire à la fin d'une épidémie, dans les deux localités le plus cruellement frappées, et que la moitié au moins de ses éléments provenait d'un port d'où le choléra n'avait pas encore disparu[1]! Interdire le rassemblement, on n'y pouvait songer; c'eût été condamner à la famine toute une population qui trouve dans cette pêche au maquereau le plus clair de son revenu. Empêcher les marins de loger chez l'habitant? Il fallait leur offrir un autre

---

[1] Le dernier décès à Douarnenez est du 10 mars 1886.

abri. J'ai raconté plus haut [1] comment, à la suite d'un arrêté de réquisition pris par le Dr Charrin [2] et bientôt reconnu insuffisant, je pus, grâce à l'obligeance de M. le ministre de la guerre, mettre à Audierne cent tentes militaires à la disposition des marins de Tréboul.

Vers le 10 mars, les marins de Tréboul débarquèrent à Audierne. Voici comment le rapport du commandant de gendarmerie rend compte de cette arrivée :

..... Il résulte des renseignements que j'ai recueillis que les personnes qui avaient l'habitude de louer des chambres aux pêcheurs manifestent hautement leur mécontentement de la mesure prise d'obliger les pêcheurs à coucher sous les tentes. Ces personnes comptaient, disent-elles, sur la présence des pêcheurs à Audierne pour gagner quelque argent.

Quant aux pêcheurs, ils refusent, pour la plupart, de porter leurs bagages sous les tentes et il sera bien difficile de les y contraindre.

J'ai assisté à l'arrivée d'une vingtaine de bateaux, soit une centaine de pêcheurs auxquels l'autorité a donné l'ordre de se rendre sous les tentes ; leur premier mouvement a été de refuser net et ils sont restés dans leurs bateaux.

A les entendre, les tentes étaient inhabitables et ne leur offraient pour les engins de pêche qu'un abri insuffisant contre les maraudeurs.

Du refus obstiné ils passèrent bientôt aux menaces et parlèrent de jeter les tentes à la mer. Je requis le général commandant à Quimper de porter à 60 hommes le détachement chargé de garder les tentes et j'envoyai à Audierne le secrétaire général de la préfecture. Je reçus de celui-ci le 12 mars la dépêche télégraphique suivante :

Longue conférence avec patrons. Discussion confuse sans résultat. Majorité entendrait raison quoique surexcitée, mais les meneurs les en empêchent. Au-

---

[1] Voir plus haut, p. 85.

[2] Voici le texte de cette réquisition, datée du 25 février 1886 :

Nous, délégué de M. le ministre du commerce ;

En vertu des pouvoirs qui nous sont conférés par décret de M. le président de la république française, en date du 20 janvier 1886 ;

Vu la loi du 3 mars 1822 ;

Considérant qu'un grand nombre de pêcheurs appartenant aux ports voisins doivent se réunir à Audierne vers le 15 mars et que cette agglomération dans les maisons habituellement occupées par les seuls habitants d'Audierne pourrait causer le retour de l'épidémie cholérique ;

Requérons MM. Bourgeois et Louarn, propriétaires des usines situées aux lieux dits « la Montagne » et au « Môle », d'avoir à mettre, moyennant une juste rémunération, ces usines à la disposition de M. le maire pour pouvoir loger les pêcheurs étrangers.

Le délégué ministériel,

Signé : CHARRIN.

cune tente occupée hier. Même situation ce soir. Ils n'ont pas pêché et disent ne pouvoir le faire en raison de l'encombrement des bateaux et quelques-uns disent vouloir retourner à Tréboul. Je proposerai de construire de petites baraques fermant à clé pour mettre les filets devant six tentes pour commencer et comme essai. Il me paraît prudent d'avoir un poste de gendarmerie en permanence, quoiqu'il n'y ait eu aucune rixe, ni violence jusqu'ici. Tout semble calme ce soir.

J'adressai au maire d'Audierne le texte d'un arrêté qu'il prit à la date du 13 mars [1]. En le lui renvoyant approuvé par moi le même jour, je lui écrivais : « Ce sont les intérêts les plus directs et les plus évidents de la population d'Audierne que nous défendons dans cette circonstance. Nous ne voulons ménager aucun effort pour lui épargner le renouvellement des cruelles épreuves qu'elle a traversées. J'espère, monsieur le maire, que vous réussirez à le faire comprendre et aux habitants d'Audierne et aux marins de Tréboul. »

Le 14 mars, le maire d'Audierne nommait une commission chargée d'indiquer les maisons qui, répondant aux exigences de l'arrêté du 13 mars, pourraient être autorisées à loger un certain nombre de pêcheurs.

Le 16 mars, le maire me télégraphiait : « Marins étrangers cal—

[1] Nous maire d'Audierne,

Vu la loi du 3 mars 1822;

Vu la loi du 5 avril 1884;

Considérant que la commune d'Audierne a été récemment atteinte de la manière la plus cruelle par l'épidémie cholérique qui a sévi dans le département du Finistère;

Considérant que chaque année, pendant plusieurs mois, la commune d'Audierne est habitée par un grand nombre de marins étrangers à la commune qui viennent faire la pêche dans ses parages; que ces marins ont coutume de loger chez les habitants d'Audierne, ce qui amène dans la plupart des maisons un encombrement qui, toujours nuisible à la santé publique, pourrait dans les circonstances présentes avoir les plus fâcheuses conséquences;

Considérant que les pêcheurs émigrants viennent pour la plupart d'une région où l'épidémie cholérique s'est prolongée jusqu'à ces derniers jours;

Considérant qu'en prévision de cette situation, M. le préfet du Finistère a obtenu de M. le ministre de la guerre des tentes qui seront mises gratuitement à la disposition des pêcheurs étrangers à la commune et serviront à les loger pendant la saison de la pêche;

Considérant qu'il est du devoir de l'autorité municipale de prendre les mesures reconnues utiles pour prévenir les épidémies dans l'intérêt, non-seulement des habitants de la commune, mais aussi de ceux qui viennent temporairement l'habiter;

Arrêtons :

Article premier. — Il est expressément défendu aux habitants de la commune d'Audierne de loger dans leurs habitations ou leurs dépendances les pêcheurs susvisés sans une autorisation écrite délivrée par nous. Cette autorisation sera délivrée dans les conditions suivantes : chaque pièce pourra être occupée par autant d'habitants soit résidents, soit émigrants, que le volume de ladite pièce contiendra de fois dix mètres cubes.

Art. 2. — Tout patron de bateau étranger à la commune qui viendra s'établir à Audierne pour se livrer à la pêche déclarera à la mairie dans quelles maisons et dans quelles pièces de ces maisons lui et les hommes de son équipage se proposent de loger. Ces pièces seront cubées par nos soins et les autorisations de location délivrées par nous dans les conditions de l'article premier.

Art. 3. — Pour les pêcheurs qui ne pourraient pas être logés chez les habitants

més. La commission a procédé hier à la visite d'une partie des locaux; elle continuera aujourd'hui. Treize équipages logés chez les habitants. Un équipage logé sous la tente. » Le 18, il me télégraphiait de nouveau : « Quarante-huit bateaux étrangers dans notre port. Un équipage logé sous la tente. Quarante chez l'habitant. »

Ces deux dépêches étaient inquiétantes. Elles semblaient indiquer ou que la commission chargée de vérifier les locaux les avait tous trouvés habitables — et je savais qu'ils ne l'étaient pas — ou que le maire, malgré l'arrêté, laissait agir à leur guise les habitants et les pêcheurs.

Le 23 mars, une dépêche du Dr Bizien, habitant Tréboul, informait le Dr Charrin qu'un marin, revenant d'Audierne, était rentré chez lui atteint du choléra. Je télégraphiai immédiatement au maire d'Audierne pour qu'il recherchât la maison où avait logé ce marin, et la fît désinfecter. Le maire répondit : « Cet homme était déjà malade avant son arrivée à Audierne. Le reste de l'équipage se porte bien. L'appartement a été désinfecté. » Mais le lendemain, il m'écrivait : « Je suis complètement débordé en ce moment. Tous les marins logent en ville; je n'ai approuvé que trente à trente-cinq logements, et nous avons ici une cinquantaine de bateaux. Il y a donc environ quinze équipages qui logent dans des appartements non approuvés. Je viens de faire bannir un avis informant les habitants qu'ils doivent retirer le plus tôt possible de la mairie les autorisations de logement et prévenant les délinquants qu'ils seront poursuivis. »

Les 24 et 25 mars, des dépêches du maire de Tréboul annonçaient que six pêcheurs venaient de rentrer d'Audierne rapportant le choléra. Je demandai au maire d'Audierne des explications sur

dans les conditions de l'article premier, ils auront le choix ou d'habiter dans leurs bateaux ou de demander une tente abri qui leur sera désignée par nous de manière à ce qu'ils aient tout l'emplacement nécessaire, soit aux hommes, soit aux engins de pêche.

Le patron de la barque sera tenu de payer les dégradations aux tentes qui seraient jugées de son fait ou du fait de son équipage.

ART. 4. — Les pêcheurs pourront être autorisés à déposer leur matériel de pêche dans les chambres qui auront été reconnues inhabitables par suite du défaut du nombre exigé de mètres cubes d'air. Dans ce cas, il faudra qu'il soit constaté que les habitants ont bien dix mètres cubes d'air par personne.

ART. 5. — Des poursuites seront exercées contre les habitants qui logeraient des marins étrangers sans en avoir obtenu l'autorisation.

Audierne, le 13 mars 1886.

Approuvé :
Le préfet du Finistère,
Signé : Henri Moxod.

Le maire,
Signé : DE LÉCLUSE TRÉVOEDAL.

l'inexécution de son arrêté. Je lui disais notamment : « Comment expliquer que, tandis qu'au Guilvinec cinquante-quatre tentes sont actuellement occupées par plus de 500 marins qui ne se plaignent pas, loin de là, de leur installation ; tandis qu'au Guilvinec l'arrêté municipal est strictement exécuté, que nous pouvons, sans aucun inconvénient, faire rentrer 40 hommes sur la troupe de 50 qui y avait été envoyée, à Audierne, au contraire, l'arrêté municipal est violé, les maisons sont encombrées, les tentes restent inoccupées, et la santé publique est compromise ? »

Il devenait évident que le maire d'Audierne n'avait pas une autorité suffisante sur la population pour lui imposer le respect de ses prescriptions. Peut-être n'était-il pas convaincu lui-même de leur efficacité. J'eus recours à une mesure exceptionnelle. Un arrêté préfectoral délégua M. Buart, conseiller de préfecture, pour prendre toutes les décisions que commanderait le maintien de la salubrité publique, tant dans la commune d'Audierne que dans les communes limitrophes. M. Buart[1] était un fonctionnaire actif et prudent, et je n'eus qu'à me féliciter de mon choix. Il se rendit immédiatement à son poste, et le 27 mars il m'écrivait :

Sitôt arrivé à Audierne, j'ai pu voir le Dr Hébert qui m'a immédiatement renseigné d'une manière très précise sur la situation générale. Aucune tente n'était occupée jusqu'à ce matin. Une seule l'avait été au début, lors de l'arrivée des premiers bateaux de Tréboul. Mais elle fut assez vite abandonnée par ses hôtes, auxquels leurs camarades prodiguaient les injures, voire les menaces. Tous les marins émigrants étaient donc logés en ville, et ce, dans les conditions les plus défavorables. J'ai visité tout à l'heure un de ces logements : sept hommes couchent, mangent dans une chambre d'une exiguïté incroyable. Et encore, le maire qui m'accompagnait m'a-t-il affirmé que cette installation — si l'on peut appeler de ce nom ce que j'ai vu — était une des plus satisfaisantes d'Audierne. En fait, les pêcheurs de Tréboul étaient entassés les uns sur les autres, avec leur matériel de pêche, dans des locaux grands comme la main, qui ne sont autre chose que de véritables taudis, malpropres et insuffisamment aérés. Le maire, que je suis allé trouver sitôt après mon entrevue avec M. Hébert, m'a affirmé qu'il avait été trompé jusqu'à ces derniers jours sur la situation ; et voici comment il explique l'erreur dont son administration aurait été victime. Aux termes de l'arrêté pris par lui, conformément à vos instructions, les habitants d'Audierne n'étaient autorisés à loger qu'un émigrant pour 10 mètres cubes d'air. Or, voici ce qui se passait. Un individu demandait à fournir le logement à un équipage. La commission que vous savez se transportait chez lui, examinait les pièces qu'il se proposait, disait-il, d'affecter à l'habitation des marins, trouvait le nombre de mètres cubes d'air nécessaire, accordait en conséquence l'autorisation sollicitée, et en fait les pêcheurs étaient littéralement empilés les uns sur les autres dans une seule chambre, le propriétaire se réservant pour son usage personnel les autres locaux visités par la commission. D'après les renseignements que je me suis procurés de divers côtés, il n'est pas douteux que c'est ainsi que les choses ont eu lieu. Reste à savoir si l'administration municipale était effectivement tenue dans l'ignorance, ainsi qu'elle le prétend...

J'arrive maintenant à la situation sanitaire d'Audierne à l'heure où je vous écris. D'après le maire, 17 pêcheurs environ étaient partis malades pour Tréboul, tant par voie de terre que par voie de mer, avant cet après-midi. Depuis, deux autres marins, dont un que j'ai vu, ont été évacués dans la même direction. Hier et ce matin, un certain nombre de bateaux ont pris la route de Tréboul et on ne peut savoir au juste s'il ne se trouve pas à bord des individus contaminés. Ces pauvres gens sont véritablement étranges; la plupart semblent vouloir taire leur mal, et l'on n'est informé de la maladie que lorsqu'ils ne peuvent plus la dissimuler.

Jusqu'à présent pas un habitant d'Audierne n'est atteint, ainsi que j'ai eu l'honneur de vous le faire savoir par télégramme. Mais le Dr Hébert est persuadé qu'il se produira fatalement, avant peu de jours, des cas parmi la population. Il a constaté, d'ailleurs, que la maladie ne paraissait pas jusqu'ici avoir le caractère de gravité qu'elle présentait lors de la dernière épidémie. Mais rien ne garantit que les cas seront toujours aussi bénins.

Nous avons réuni, le maire et moi, les patrons à la mairie, à deux heures. A tour de rôle nous avons insisté près d'eux sur la nécessité d'évacuer les logements en ville, pour aller occuper les tentes. Ils nous ont écoutés avec grand calme. Deux ou trois d'entre eux seulement nous ont objecté que les tentes fermaient mal, que la pluie y pénétrait, etc. Je leur ai répondu que cela n'était pas possible, que l'on était parfaitement à couvert sous une tente, qu'au surplus, leurs camarades de Douarnenez s'y trouvaient admirablement au Guilvinec et j'ai terminé en leur donnant lecture des renseignements officiels qui nous étaient parvenus à cet égard. Ils ont alors prétendu qu'au Guilvinec les tentes renfermaient des planchers... Finalement, j'ai donné aux patrons un délai maximum de quarante-huit heures pour évacuer les logements chez l'habitant, en ajoutant — d'après l'avis du Dr Hébert — qu'ils devraient retirer également leurs engins de pêche des locaux où ils se trouvaient. Quand nous serons fixés exactement sur le nombre des tentes occupées, c'est-à-dire demain vraisemblablement, la municipalité fera construire de suite des baraquements en nombre suffisant pour que les pêcheurs restant à Audierne puissent y déposer leur matériel. Je dis les pêcheurs restant à Audierne. En effet, il est probable, d'après ce que nous avons recueilli, qu'un grand nombre de marins vont tout simplement rentrer chez eux. La pêche ne donne pas du tout et, d'autre part, ils semblent très effrayés. Actuellement — cinq heures — vingt-six tentes sont retenues et le maire, qui m'en prévient à l'instant, ajoute qu'il ne prévoit plus de difficultés...

En outre, M. Buart publiait un avis enjoignant aux propriétaires de désinfecter, dans un délai de quarante-huit heures, les logements ayant servi à des marins étrangers (le désinfectant était fourni gratuitement). Il procédait par les soins de cantonniers à un nettoyage complet de la ville. Il faisait en un mot ce que le maire eût dû faire. Le Dr Charrin, qui visita la ville avec moi le 28 mars, approuva toutes ces mesures. Grâce à elles, le mal a été évité à Audierne: deux habitants seulement ont succombé au choléra pendant cette période. Les marins de Tréboul avaient quitté Audierne au fur et à mesure que des cas de choléra éclataient parmi les équipages. Dans les derniers jours de mars, ils étaient tous partis. On leur interdit d'y rentrer jusqu'à ce que le nettoyage d'Audierne fût terminé. L'opération était complète vers le 5 avril. L'interdiction fut levée et les marins arrivèrent par centaines. Cette fois, ils n'essayèrent même pas de loger chez l'habitant; d'eux-mêmes ils s'installèrent sous les tentes. M. Buart rentra à Quimper. L'épidémie ne reparut pas.

Les documents qui accompagnent cette notice sont : 1° un tableau contenant l'indication de la date du décès, du sexe, de l'âge, de la profession, de l'état et du domicile des décédés ; 2° le résumé des décès par sexe et par âge, par état civil et par profession ; 3° un tableau chronologique donnant la courbe figurative des décès ; 4° l'analyse de vins et spiritueux vendus à Audierne ; 5° le plan de la ville d'Audierne.

AUDIERNE. — I. TABLEAU DES DÉCÉDÉS.

NUMÉROS D'ORDRE.	NUMÉROS du tableau général DES DÉCÈS.	DATE DU DÉCÈS.	PROFESSION.	SEXE.	AGE.	ÉTAT CIVIL.	DOMICILE.	NUMÉROS des maisons sur LE PLAN.	NUMÉROS D'ORDRE.
1	2	3	4	5	6	7	8	9	10
1	111	30 octobre 1885	Soudeur	Masc.	35 ans.	Marié	Route de Quimper	1	1
2	116	31 —	Journalière	Fém.	40 —	Mariée	—	2	2
3	133	3 novembre 1885		Masc.	3 —	»	Rue Double	3	3
4	151	6 —	Journalière	Fém.	40 —	Célibataire (fille-mère).	Rue de Kydreuff	4	4
5	160	8 —		—	52 —	Marié	—	5	5
6	161	8 —	Pêcheur	Masc.	32 —	Marié	Rue Double	6	6
7	162	8 —	»	»	3 —	»	Rue de Quimper	7	7
8	167	9 —	»	—	3 —	»	Rue Double	8	8
9	173	10 —	Soudeur	»	16 —	Célibataire	Rue de Kydreuff	4	9
10	174	10 —	»	Fém.	8 —	»	Rue du Château	9	10
11	175	10 —	»	—	10 —	»	Grand' Rue	10	11
12	176	10 —	Pêcheur	Masc.	44 —	Marié	Place de l'Église	11	12
13	177	10 —	Ferblantier	—	29 —	—	Rue Double	12	13
14	180	11 —	Pêcheur	»	47 —	»		3	14
15	189	13 —	Journalière	Fém.	35 —	Mariée		13	15
16	190	13 —	Pêcheur	Masc.	27 —	Marié	Grand' Rue	14	16
17	191	13 —	Ménagère	Fém.	50 —	Mariée	Rue Double	15	17
18	192	13 —	»	—	3 —	»	—	16	18
19	200	14 —	Ménagère	—	42 —	Marié	—	16	19
20	202	15 —	»	Masc.	2 —	»		17	20
21	203	15 —	»	»	6 —	»	Rue du Cimetière	18	21
22	204	15 —	»	—	8 —	»	Rue Double	19	22
23	209	16 —	Pêcheur	—	35 —	Marié	Grand'Rue	20	23
24	210	16 —	Ménagère	Fém.	35 —	Mariée		20	24
25	211	16 —	»	—	71 —	Veuve	Place de l'Église	21	25
26	212	16 —	Journalière	—	47 —	Célibataire	Grand'Rue	22	26
27	213	16 —	Pêcheur	Masc.	69 —	Veuf	Rue Double	23	27
28	218	17 —	Journalière	Fém.	39 —	Mariée	Grand'Rue	24	28
29	219	17 —	»	Masc.	16 mois.	»	—	25	29
30	220	17 —	»	—	5 —	»	Route de Quimper	26	30
31	221	17 —	Menuisier	»	37 ans.	Marié	Rue du Cimetière	18	31
32	222	17 —	»	Fém.	15 mois.	»	Grand'Rue	27	32
33	230	17 —	Ménagère	»	73 ans.	Célibataire		27 bis	33
34	234	18 —	»	Masc.	7 —	»		28	34
35	235	18 —	»	»	11 —	»	Rue de Kydreuff	29	35
36	236	18 —	Couturière	Fém.	33 —	Marié	Grand'Rue	27	36
37	237	18 —	Ménagère	»	33 —	»		30	37
38	238	18 —	Remmailleuse de filets	»	20 —	Célibataire	—	10	38
39	239	18 —	Pêcheur	Masc.	33 —	Marié	Rue Double	31	39

AUDIERNE. — I. Tableau des décédés (*Suite*).

NUMÉROS D'ORDRE.	N° D'ORDRE du tableau général DES DÉCÈS.	DATE DU DÉCÈS.	PROFESSION.	SEXE.	ÂGE.	ÉTAT CIVIL.	DOMICILE.	NUMÉROS des maisons sur LE PLAN.	NUMÉROS D'ORDRE.
1	2	3	4	5	6	7	8	9	10
40	240	18 novembre 1885	Sans profession	Masc.	61 ans	Marié	Rue Double	32	40
41	241	18 —	Pêcheur	—	29 —	—	—	13	41
42	246	19 —	Journalière	Fém.	18 —	Célibataire	Grand'Rue	10	42
43	247	19 —	»	Masc.	6 —	»	Rue de Quimper	7	43
44	248	19 —	Menuisier	—	30 —	Marié	Chemin de Plogoff	33	44
45	249	19 —	Ménagère	Fém.	40 —	Mariée	Impasse de l'Église	34	45
46	250	19 —	—	—	27 —	»	Grand'Rue	35	46
47	251	19 —	»	Masc.	7 —	»	Grand'Rue	36	47
48	252	19 —	Pêcheur	—	21 —	Célibataire	Quartier de Pénanguer	37	48
49	256	19 —	»	—	43 —	Marié	Quai	37 bis	49
50	258	20 —	Domestique	Fém.	20 —	Célibataire	—	38	50
51	259	20 —	»	Masc.	6 —	»	—	39	51
52	260	20 —	Pêcheur	—	41 —	Marié	Route de Quimper	40	52
53	261	20 —	Ménagère	Fém.	89 —	Marié	Grand'Rue	27	53
54	266	21 —	Journalière	—	67 —	Célibataire (fille-mère)	Rue du Cimetière	41	54
55	267	21 —	»	—	8 —	»	Près l'Église	42	55
56	268	21 —	»	Masc.	15 jours	»	Rue de Kydreuff	43	56
57	269	21 —	Ménagère	Fém.	37 ans	Mariée	Rue Double	17	57
58	270	21 —	Journalière	—	41 —	Veuve	Rue du Cimetière	41	58
59	271	21 —	Ménagère	—	37 —	Mariée	Grand'Rue	44	59
60	272	21 —	—	—	71 —	—	Chemin de Plogoff	45	60
61	273	21 —	Pêcheur	Masc.	21 —	Marié	Grand'Rue	46	61
62	274	21 —	»	Fém.	9 —	»	—	46	62
63	275	21 —	Syndic des gens de mer	Masc.	49 —	Marié	—	47	63
64	276	22 —	Ménagère	Fém.	42 —	Marié	Route de Quimper	2	64
65	277	22 —	»	—	2 —	»	Rue Double	23	65
66	278	22 —	Ménagère	—	27 —	Marié	Grand'Rue	27	66
67	279	22 —	»	Masc.	3 —	»	—	35	67
68	280	22 —	Ménagère	Fém.	74 —	Veuve	Chemin de Plogoff	48	68
69	281	22 —	»	Masc.	5 mois	»	Rue Double	49	69
70	282	22 —	Sans profession	—	22 ans	»	Grand'Rue	50	70
71	286	23 —	Pêcheur	—	46 —	Marié	Rue Double	51	71
72	287	23 —	»	Fém.	2 —	»	Quai	39	72
73	288	23 —	Ménagère	—	40 —	Mariée	Rue Double	52	73
74	289	23 —	»	Masc.	5 —	»	Quai	53	74
75	290	23 —	»	—	20 mois	»	—	54	75
76	291	23 —	Pêcheur	—	39 ans	Marié	Grand'Rue	30	76
77	292	23 —	Journalière	Fém.	40 —	Marié	Rue Double	15	77
78	293	23 —	»	—	5 —	»	—	10	78
79	294	23 —	Journalière	—	67 —	Veuve	—	23	79

AUDIERNE. — I. TABLEAU DES DÉCÉDÉS (*Suite*).

NUMÉROS D'ORDRE.	N°s D'ORDRE du tableau général des décès.	DATE DU DÉCÈS.	PROFESSION.	SEXE.	AGE.	ÉTAT CIVIL.	DOMICILE.	NUMÉROS des maisons sur LE PLAN.	NUMÉR D'ORDRE.
1	2	3	4	5	6	7	8	9	10
80	303	24 novembre 1885....	»	Masc.	5 mois.	»	Grand'Rue............	55	80
81	304	24 —	»	—	15 ans.	»	—	10	81
82	305	24 —	Cultivatrice............	Fém.	57 —	Veuve............	Quartier Pénanguer......	56	82
83	306	24 —	Pêcheur............	Masc.	45 —	Marié.	Près l'Église............	57	83
84	307	24 —	Journalier	—	61 —	Veuf.	Rue de Quimper........	7	84
85	308	24 —	»	Fém.	4 jours.	»	Grand'Rue............	57 bis.	85
86	311	25 —	»	—	2 ans.	»	Près l'Église............	57	86
87	312	25 —	»	Masc.	2 —	»	Quai............	54	87
88	313	25 —	Ménagère.	Fém.	46 —	Mariée	Rue de la Côte-Cléden....	58	88
89	317	26 —	»	—	2 —	»	Près l'Église............	59	89
90	318	26 —	Journalière............	—	41 —	Mariée	Grand'Rue............	60	90
91	319	26 —	—	—	37 —	»	Rue du Cimetière........	61	91
92	320	26 —	Journalier............	Masc.	21 —	Célibataire............	Rue de la Côte-Cléden....	58	92
93	329	27 —	»	Fém.	4 —	»	Grand'Rue............	60	93
94	330	27 —	Ménagère............	—	29 —	Mariée	Chemin de Plogoff........	62	94
95	331	27 —	Couturière............	—	49 —	»	Rue de Quimper........	7	95
96	332	27 —	Journalière............	—	35 —	Célibataire............	Quai............	63	96
97	337	28 —	»	Masc.	4 —	»	Rue du Cimetière........	64	97
98	338	28 —	Journalière............	Fém.	62 —	Veuve............	Rue Double............	65	98
99	339	28 —	Pêcheur............	Masc.	30 —	Marié.	Près l'Église............	57	99
100	340	28 —	Ménagère............	Fém.	25 —	Marié.	Grand'Rue............	27	100
101	345	29 —	Journalier............	Masc.	3 —	»	Quartier Kydreuff........	66	101
102	346	29 —	»	—	71 —	Veuf.	Route de Quimper........	40	102
103	347	29 —	»	—	4 —	»	Rue du Cimetière........	64	103
104	348	29 —	Pêcheur............	—	41 —	Veuf.	Rue Double............	31	104
105	349	29 —	—	—	60 —	Marié.	Rue du Château........	67	105
106	350	30 —	—	—	69 —	»	Quartier Pénanguer........	68	106
107	360	30 —	»	—	2 —	»	Rue Double............	69	107
108	361	30 —	Pêcheur............	—	24 —	Marié.	Rue du Cimetière........	41	108
109	362	30 —	»	Fém.	13 —	»	Rue Double............	70	109
110	363	30 —	Pêcheur............	Masc.	43 —	Marié.	Quartier Kydreuff........	66	110
111	364	30 —	»	Fém.	23 mois.	»	Rue Double............	71	111
112	365	30 —	Journalier............	Masc.	78 ans.	Veuf.	Rue du Cimetière........	41	112
113	373	1er décembre 1885.	Journalière............	Fém.	60 —	Marié.	Rue Double............	3	113
114	374	1er —	Journalier............	Masc.	60 —	Célibataire............	Rue du Château........	72	114
115	375	1er —	»	Fém.	85 —	Marié.	Route de Quimper........	73	115
116	376	1er —	»	Masc.	8 —	»	—	74	116
117	377	1er —	Couvreur............	Masc.	60 —	Marié.	Rue du Cimetière........	41	117
118	385	2 —	»		10 —	»	Quartier Kydreuff........	75	118
119	392	3 —	Cantonnier............	—	48 —	Célibataire............			119

AUDIERNE. — I. TABLEAU DES DÉCÉDÉS (Fin).

NUMÉROS D'ORDRE.	N°s D'ORDRE du tableau général des décès.	DATE DU DÉCÈS.	PROFESSION.	SEXE.	AGE.	ÉTAT CIVIL.	DOMICILE.	NUMÉROS des maisons sur le plan.	NUMÉROS D'ORDRE.
1	2	3	4	5	6	7	8	9	10
120	393	3 décembre 1885	Journalier	Masc.	68 ans	Veuf	Route de Quimper	76	120
121	407	5 —	»		2 —	»	Quartier Kydreuff	77	121
122	408	5 —	Journalière	Fém.	60 —	Veuve	Route de Quimper	74	122
123	417	6 —	»	Masc.	2 —	»	Quartier Kydreuff	78	123
124	421	7 —	»	Fém.	10 —	»	Rue de l'Église	79	124
125	422	7 —	Journalière	—	47 —	Célibataire	Grand'Rue	27	125
126	444	9 —	»	—	11 —	»	Rue Double	82	126
127	445	9 —	Ménagère	—	47 —	Marié	Route de Quimper	80	127
128	453	10 —	—	—	71 —	—	Rue de Kydreuff	43	128
129	454	10 —	—	—	46 —	—	Route de Quimper	1	129
130	460	11 —	—	—	84 —	Veuve	Impasse de l'Église	81	130
131	465	12 —	—	—	58 —	—	Rue de l'Église	84	131
132	472	13 —	»	—	4 —	Marié	Rue de l'Église	79	132
133	473	13 —	Journalier	Masc.	36 —	»	Quartier Pénanguer	82	133
134	474	13 —	»	Fém.	5 —	»	Route de Quimper	83	134
135	488	14 —	»	Masc.	2 —	»	Rue du Château	84	135
136	528	22 —	Journalière	Fém.	20 —	Célibataire	Rue Double	70	136
137	547	26 —	»	Masc.	3 —	»	Route de Quimper	28	137
138	557	28 —	Pêcheur	—	73 —	Veuf	Rue de Kydreuff	85	138
139	571	1er janvier 1886	Marchand de poissons	—	27 —	Marié	Quai	86	139
140	574	2 —	Pêcheur	—	34 —	—	Rue du Château	87	140
141	586	4 —	»	—	23 —	Célibataire	Quartier Pénanguer	88	141
142	620	15 —	»	—	30 —	»	La Montagne	89	142
143	720	29 mars 1886	Jardinier	—	51 —	Marié	Quartier des Capucins	90	143
144	730	23 avril 1886	Militaire	—	23 —	Célibataire	Quartier Pénanguer	91	144

1° Par sexe et par âge.

	SEXE MASCULIN.											TOTAL DU SEXE masculin.	SEXE FÉMININ.											TOTAL DU SEXE féminin.	TOTAL GÉNÉRAL.
	Au-dessous de 2 ans.	De 2 à 5 ans inclus.	De 6 à 10 ans inclus.	De 11 à 15 ans inclus.	De 16 à 20 ans inclus.	De 21 à 30 ans inclus.	De 31 à 40 ans inclus.	De 41 à 50 ans inclus.	De 51 à 60 ans inclus.	De 61 à 70 ans inclus.	Au-dessus de 70 ans.		Au-dessous de 2 ans.	De 2 à 5 ans inclus.	De 6 à 10 ans inclus.	De 11 à 15 ans inclus.	De 16 à 20 ans inclus.	De 21 à 30 ans inclus.	De 31 à 40 ans inclus.	De 41 à 50 ans inclus.	De 51 à 60 ans inclus.	De 61 à 70 ans inclus.	Au-dessus de 70 ans.		
	1	2	3	4	5	6	7	8	9	10	11	12	13	14	15	16	17	18	19	20	21	22	23	24	25
Décès.....	10	12	7	2	1	13	9	10	3	5	3	75	3	10	5	2	4	5	15	11	4	4	6	69	144

2° Par état civil. *3° Par profession.*

	SEXE MASCULIN. 1	SEXE FÉMININ. 2	SEXE MASCULIN. 1		SEXE FÉMININ. 2	
Enfants............................	31	20	Marins.....................	25	Cultivatrice.................	1
Célibataires.......................	7	11	Journaliers et jardinier..........	7	Journalières.................	24
Mariés............................	30	29	Mareyeur...................	1	Couturières	2
Veufs.............................	7	9	Militaire...................	1	Remmailleuse de filets........	1
			Couvreur...................	1	Domestiques.................	2
			Soudeurs et ferblantiers	3	Sans profession.............	19
			Menuisiers..................	2		
			Ex-garde champêtre...........	1		
			Syndic des gens de mer	1		
			Cantonnier..................	1		
TOTAL................	75	69	Sans profession..............	1		

PLANCHE 14.

CHOLÉRA DE 1885-1886.

Audierne. — Tableau chronologique des décès.

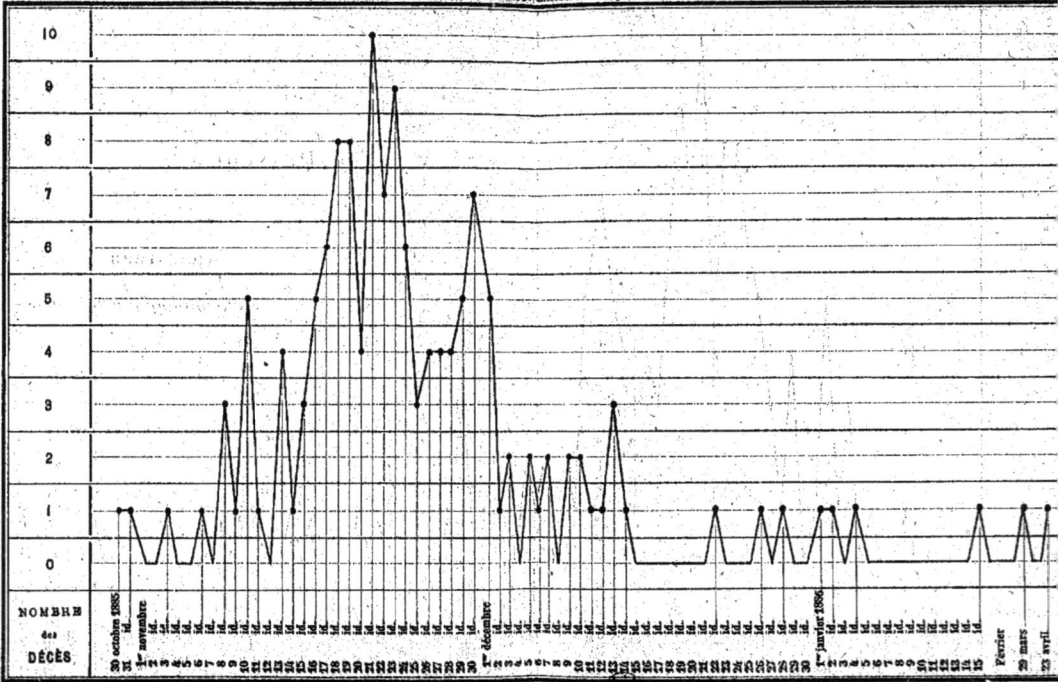

NOMBRE des DÉCÈS

AUDIERNE. — IV. LES VINS ET SPIRITUEUX.

Analyses du laboratoire municipal de Paris.

N° 1. — *Eau-de-vie.*

N° d'entrée au laboratoire : 5.136.
    Alcool o/o en volume . . . . . .   36°5
    Extrait à 100° . . . .   0,80 en grammes par litre.
    Acidité   0,32
    Coloration . . . .   bonne.

Les premiers et deuxièmes produits de la distillation réduisent légèrement le nitrate d'argent ammoniacal. Ils ne réduisent pas le permanganate de potasse.

Présence de produits aldéhydiques colorant en rouge-violet la glucosine décolorée par l'acide sulfureux.

Dégustation: eau-de-vie faible en alcool, très commune; sa saveur est peu agréable.

Nous concluons que l'échantillon analysé par nous est une eau-de-vie de qualité inférieure et renferme des produits aldéhydiques.

N° 2. — *Eau-de-vie.*

N° d'entrée au laboratoire : 5.137.
    Alcool o/o en volume . . . . . .   46°5
    Extrait à 100° . . . .   0,50 en grammes par litre.
    Acidité   0,20
    Coloration . . . .   bonne.

Les premiers et deuxièmes produits de la distillation réduisent légèrement le nitrate d'argent ammoniacal. Ils ne réduisent pas le permanganate de potasse.

Présence de produits aldéhydiques colorant en rouge-violet la glucosine décolorée par l'acide sulfureux.

Dégustation: eau-de-vie relativement faible en alcool, légèrement sucrée; sa saveur est assez agréable.

Nous concluons que l'échantillon analysé par nous est une eau-de-vie de qualité inférieure et renferme des produits aldéhydiques.

N° 3. — *Eau-de-vie.*

N° d'entrée au laboratoire : 5.138.
    Alcool o/o en volume . . . . . .   41°2
    Extrait à 100° . . . .   0,80 en grammes par litre.
    Acidité   0,20
    Coloration . . . .   bonne.

Les premiers et deuxièmes produits de la distillation réduisent légèrement le nitrate d'argent ammoniacal. Ils ne réduisent pas le permanganate de potasse.

Présence de produits aldéhydiques colorant en rouge-violet la glucosine décolorée par l'acide sulfureux.

Dégustation : eau-de-vie faible en alcool, légèrement sucrée ; sa saveur est assez agréable.

Nous concluons que l'échantillon analysé par nous est une eau-de-vie de qualité inférieure et renferme des produits aldéhydiques.

N° 4. — Rhum.

N° d'entrée au laboratoire : 5.139.

Alcool o/o en volume........ 46°
Extrait à 100° .... 6,60 en grammes par litre.
Acidité.................. 0,88
Coloration .... caramel.

Les premiers et deuxièmes produits de la distillation réduisent légèrement le permanganate de potasse et le nitrate d'argent ammoniacal.

Présence de produits aldéhydiques qui colorent en rouge-violet la glucosine décolorée par l'acide sulfureux.

Dégustation : rhum légèrement sucré, droit de goût ; sa saveur est assez agréable.

Nous concluons que l'échantillon analysé par nous contient des produits aldéhydiques.

N° 5. — Anisette.

N° d'entrée au laboratoire : 5.140.

Alcool o/o en volume...... 45°
Extrait à 100°........... 0,50
Acidité 0,12
Coloration .... bonne.
Odeur très prononcée d'anis.

Dégustation : anisette droite de goût ; sa saveur est assez agréable.
Nous concluons que l'échantillon analysé par nous est passable.

N° 6. — Vin rouge.

N° d'entrée au laboratoire : 5.141.

Alcool o/o en volume .... 10°7
Extrait à 100° .... 13,48 en grammes par litre.
Extrait dans le vide........ 18,90
Sucre séducteur........... 1,56
Sulfate de potasse.......... 2,27 plâtré au delà de 2 grammes.
Tartre.................. 1,14
Cendre 3,56
Acidité en (SO⁴H²)........ 2,60
Déviation au polarimètre..... 0

Dégustation : coupage maigre, aqueux. Le liquide manque de corps et de fruit, en un mot, mauvais.

Nous concluons que l'échantillon analysé par nous est viné, mouillé et trop plâtré.

PLANCHE 15.

CHOLÉRA DE 1885-1886.

Plan d'Audierne.

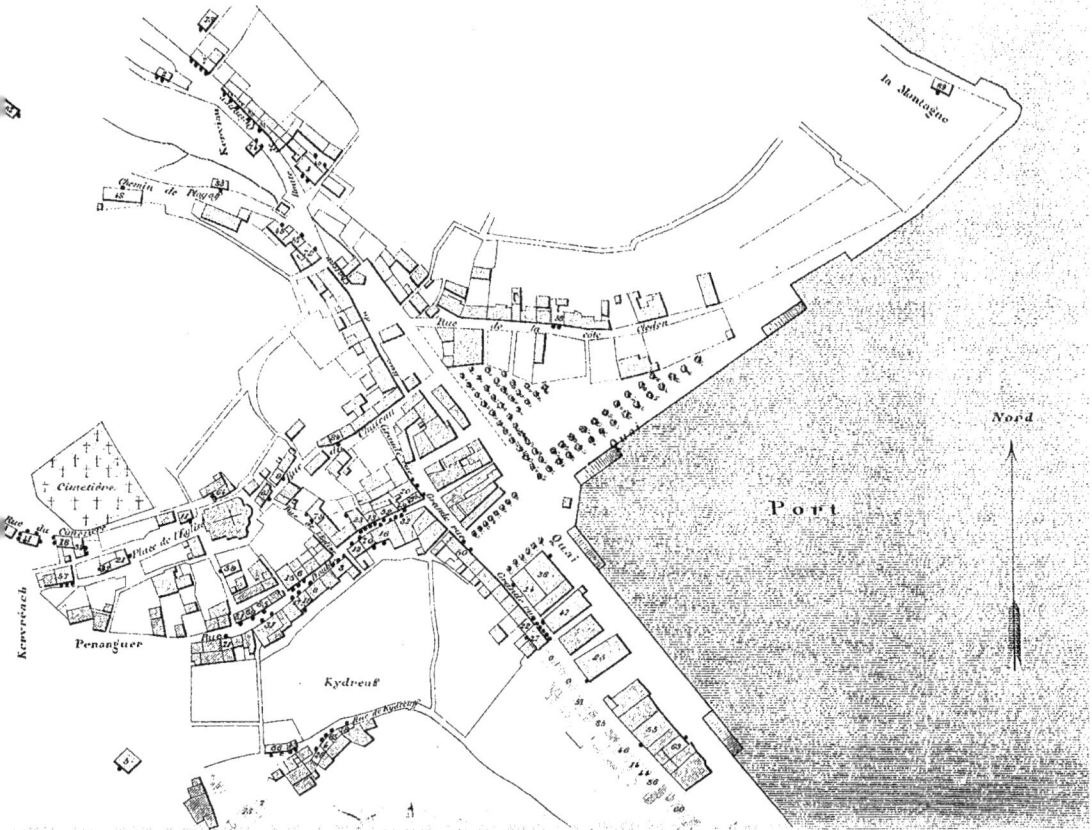

la Montagne

Nord

Port

Penanguer

Cimetière

Chemin de Poyac

Place de l'Eglise

Kydreuf

Rue de Kydreuf

Quai

CHOLÉRA 1885-86
AUDIERNE

*(Les numéros suivent l'ordre
chronologique dans lequel les
maisons ont été atteintes.)*

Quai

Quai

Les Capucins

XII. — PONT-CROIX.

ÉPIDÉMIES ANTÉRIEURES : choléra en 1849 : 11 cas, 8 décès.
— en 1865-66 : 22 cas, 10 décès.
fièvre typhoïde à l'état endémique.

SUPERFICIE : 774 hectares.

POPULATION : dénombrement de 1886 : totale, 2.666 (1881 : 2.656) ; agglomérée, 1.770.

Taux moyen, de 1882 à 1885, de l'excédent des naissances sur les décès : 8,70 pour 1.000 habitants.

Taux moyen, de 1882 à 1885, de la mortalité : 24,55 pour 1.000 habitants [1].

Nombre des maisons : 361 ; des ménages, 550.

SPIRITUEUX : au cours d'une année (1885) la consommation du vin, par tête d'habitant, a été de 23 litres ; du cidre, de 9 litres ; de l'alcool, de 8 lit. 9.

ÉPIDÉMIE DE 1885-86.

POPULATION EXPOSÉE (l'agglomération, le Moulin-Vert) : 1.778 habitants se subdivisant ainsi :

1° *Division par groupes d'âge et par sexe :*

De 0 à 15 ans	Garçons	285
	Filles	335
De 15 à 60 ans	Hommes	462
	Femmes	516
Au-dessus de 60 ans	Hommes	57
	Femmes	123

2° *Division par état civil (enfants, jusqu'à 15 ans, non compris) :*

Célibataires	Hommes	218
	Femmes	282
Mariés	Hommes	281
	Femmes	281
Veufs	Hommes	20
	Femmes	76

[1] Voir p. 148 comment ces chiffres ont été obtenus.

Les professions qui ont fourni des victimes au choléra se chiffraient comme suit au dénombrement de 1886 :

Hommes	Cultivateurs	32
	Journaliers	40
	Bouchers	2
	Tailleurs	5
	Meuniers	5
Femmes	Sans profession (ménagères)	326
	Couturières	66
	Marchandes de poisson	28
	Meunières	3

NOMBRE DES MAISONS EXPOSÉES: 262; des ménages, 447.

DURÉE DE L'ÉPIDÉMIE: du 9 novembre 1885 au 29 mars 1886 [1].

NOMBRE DES DÉCÈS: 6 (1 fille, 4 hommes, 1 femme).

PROPORTION des décès cholériques, en 1885-86, au chiffre de la population exposée: (6 : 1.778) 3,37 p. 1.000.

L'épidémie de 1885 a été certainement importée à Pont-Croix d'Audierne, qui n'en est distant que de six kilomètres. La première personne atteinte est une petite fille de douze ans dont la mère, blanchisseuse, avait lavé du linge appartenant à des habitants d'Audierne. Une jeune fille de dix-huit ans a pris la maladie d'une façon analogue. Elle avait, à Audierne, une sœur dont tous les enfants ont eu le choléra; elle a emporté leur linge et l'a lavé dans un cours d'eau qui plus bas dessert un moulin, le Moulin-Vert. Tous les membres de la famille du meunier, composée du père, de la mère et de six enfants, qui tous habitaient le moulin, furent atteints: aucun n'a succombé.

Il s'est produit à Pont-Croix, du 5 novembre 1885 au 5 novembre 1886, 17 cas de choléra; 6 ont été mortels.

Les mesures d'hygiène ont été bien prises: c'est à ces mesures qu'est due la bénignité de l'épidémie dans une commune si voisine d'Audierne, résultat d'autant plus digne de remarque que lors de la seconde épidémie de Tréboul Pont-Croix servait de halte aux malades qui retournaient d'Audierne à Tréboul.

La prompte et énergique exécution des mesures prescrites a été due en grande partie au zèle de la gendarmerie.

[1] Voir les observations météoriques pour cette période à la planche n° 10, p. 144.

TABLEAUX DES MALADES

I. Guéris.

N.º D'ORDRE.	DATE DU COMMENCEMENT de la maladie.	PROFESSION.	SEXE	AGE.	OBSERVATIONS.
1	2	3	4	5	6
1	»	Meunière........	f.	18	
2	»	Meunier.........	m.	54	
3	»	Ménagère........	f.	58	
4	»	Meunier.........	m.	26	
5	»	—	m.	22	Même famille.
6	»	Ménagère........	f.	19	
7	»	Meunier.........	m.	17	
8	»	»	f.	15	
9	»	»	f.	13	
10	29 nov. 1885	Jardinier.........	m.	32	
11	29 mars 1886	Couturière.......	f.	23	

II. Décédés.

N.º D'ORDRE	N.º D'ORDRE du tableau général des décès	DATE DU DÉCÈS.	PROFESSION.	SEXE.	AGE.	ÉTAT CIVIL.
1	2	3	4	5	6	7
1	168	9 nov. 1885	»	f.	12	»
2	214	16 —	Journalier........	m.	65	Marié.
3	341	28 —	Tailleur.........	m.	70	Veuf.
4	366	30 —	Boucher.........	m.	38	Marié.
5	437	8 déc. 1885	Menuisier........	m.	44	—
6	648	19 janv. 1886	Revendeuse.......	f.	48	Mariée.

XIII. — DOUARNENEZ[1].

Épidémies antérieures : choléra en 1849 : 540 cas, 260 décès.
— en 1865 : 45 cas, 17 décès.
fièvre typhoïde en 1849 : 250 décès.
variole en 1881 : 400 décès.

Superficie : 69 hectares.

Population : dénombrement de 1886 : totale, 10.985 (1881 : 9.809), agglomérée, 10.923.

Taux moyen, de 1882 à 1885, de l'excédent des naissances sur les décès : 20,42 pour 1.000 habitants.

Taux moyen, de 1882 à 1885, de la mortalité : 24,08 pour 1.000 habitants[2].

Nombre des maisons : 831 ; des ménages : 2.322.

Spiritueux : au cours d'une année (1885) la consommation du vin, par tête d'habitant, a été de 20 litres ; du cidre de 11 litres ; de l'alcool, de 8 litres.

Durée de l'épidémie : du 12 novembre 1885 au 12 mars 1886[3].

Nombre des décès : 80 (21 enfants, dont 12 garçons, 9 filles ; 26 hommes ; 33 femmes).

Proportion des décès cholériques, en 1885-86, au chiffre de la population : 80 : 10.985) 7,28 pour 1.000.

Le choléra fit son apparition dans l'importante ville de Douarnenez le 12 novembre 1885. Un marin pêcheur, âgé de quarante et un ans, demeurant ruelle des Alcyons, se sentit atteint dans l'après-midi, vers trois heures. Il mourut le lendemain à huit heures du matin. D'Audierne, où il était allé à la pêche et où le choléra était alors très actif, il était rentré à Douarnenez le 11, avec son bateau, ne ressentant aucun malaise. C'est le lendemain seulement que les vomissements et la diarrhée commencèrent. Son décès fut bientôt suivi de beaucoup d'autres, deux ou trois tous les jours, jusqu'au 7 décembre, où l'on en compta sept. L'épidémie ne se ralentit qu'au mois de février 1886 (10 décès dans le mois) pour finir le 10 mars (3 décès du 1er au 10 mars). Le total des cas observés est de 143, sur lesquels il y a eu 80 décès. Les deux sexes ont fourni à peu près le même contingent : 38 hommes et 42 femmes décédés ; 36 hommes et 27 femmes guéris.

[1] Pour Douarnenez, je n'ai pas eu les documents établissant la répartition de la population par âges, état civil, etc.
[2] Voir p. 148 comment ces chiffres ont été obtenus.
[3] Voir les observations météoriques pour cette période à la planche 10, p. 144.

Un tableau placé à la suite de la présente notice donne la liste de tous les malades, dans l'ordre chronologique. Il indique pour ceux qui sont morts le numéro qu'ils portent sur le tableau général des décédés et la date de leur décès, et pour chacun des malades, morts ou guéris, son numéro d'ordre chronologique; la date du commencement de sa maladie; son domicile; son sexe; son âge; sa profession; son état civil, de famille et de fortune; ses habitudes de vie et sa santé; le cubage des pièces habitées; la source ou la fontaine où il prenait son eau potable; la tenue de sa maison; enfin, les renseignements recueillis sur les causes connues de la maladie.

Quand on examine ce tableau, l'on est frappé de ce fait que la classe pauvre ne paraît pas avoir été, comme presque partout dans le Finistère, exclusivement frappée. Sur les 143 cas il y en a 31, et sur les 80 décès il y en a 17 de personnes notées comme étant « à l'aise ». Mais il ne faudrait pas exagérer la portée de cette remarque. La situation qui fait, à Douarnenez, considérer une personne comme à l'aise pourrait très bien la faire considérer ailleurs comme pauvre. En effet, parmi ces personnes « aisées », il y a des journaliers (nos 16, 53); il y a la femme d'un chiffonnier (n° 40). Les 17 décès des personnes « aisées » se subdivisent ainsi : 7 hommes (3 marins, 2 journaliers, un soudeur de boîtes de sardines, un cordonnier); 6 femmes, ménagères; 3 garçons, tous trois âgés de quatre ans; une fillette de huit ans.

Il est assez difficile de déterminer, d'une façon rigoureuse, les causes de la propagation de l'épidémie. L'importation réitérée d'Audierne est certainement la principale. Il faut signaler, ici comme partout, le défaut de soins, le manque de précautions à l'égard des cholériques, de leurs déjections et de leurs effets.

L'eau que l'on boit à Douarnenez provient surtout de sources jaillissant en dehors de l'agglomération, à 1 kilomètre environ ; elle est distribuée dans la ville au moyen de tuyaux métalliques. Cependant, il existe deux puits publics dont les eaux sont sujettes à caution; ce sont les puits dits fontaine de Stancou et fontaine de Port-Rhu. Le sol, aux environs de ces puits, est très perméable, étant surtout composé de sable. Il est donc vraisemblable que les eaux superficielles souillent ces puits. Cependant ils sont restés accessibles presque jusqu'à la fin de l'épidémie; l'autorité municipale répugnant, là comme ailleurs, à gêner les habitudes des habitants. C'est seulement le 25 février que, sur mon ordre, le maire fit interdire les deux fontaines. Je l'avais invité en même temps à faire fermer les puits privés; mais il déclara qu'aucun cas n'ayant éclaté dans les maisons munies de ces puits, il ne croyait pas devoir prendre aucune mesure à leur égard. Etait-il bien informé? Il est permis d'en douter. Mais, quoi qu'il en soit des puits privés, l'examen de notre tableau des malades montre que sur les 143 malades, 32 buvaient de l'eau du puits dit fontaine de Stancou et 18 de l'eau du puits dit fontaine de Port-Rhu. Donc 50 malades, plus du tiers des personnes atteintes, buvaient une eau à bon droit suspecte. Il faut ajouter que nombre de ceux qui sont désignés comme se servant habituellement de l'eau de la fontaine commune, où l'eau est saine, préféraient se pourvoir au puits de leur maison ou au puits le plus voisin.

Les rues de Douarnenez sont moins sales que celles de bien d'autres localités. Les immondices sont enlevées tous les jours avec des tombereaux par les cultivateurs des environs; de même les baquets de bois dans lesquels les habitants recueillent les matières fécales. Il existe, pour le lavage du linge, deux lavoirs dont les eaux s'écoulent directement dans la rivière de Poul-David.

Les logements sont relativement bons. L'encombrement y est moindre que dans d'autres localités. On peut voir au tableau des malades que la plupart des personnes décédées occupaient des chambres cubant environ 70 mètres cubes. Il est vrai que si l'habitation est grande, elle n'est pas, en général, très bien tenue. Les enfants surtout paraissent négligés. Ils sont nombreux et roulent sans surveillance dans la poussière et les ordures. Vingt et un enfants sont morts; pour un grand nombre, on a noté le manque de soins.

Les excès de boissons paraissent avoir joué un rôle important. Sur les 80 décédés il y a 21 ivrognes avérés, dont 13 femmes; et l'on sait, par l'analyse des vins et spiritueux d'Audierne, ce que sont les boissons alcooliques dans le Finistère.

Les causes locales de la propagation de l'épidémie étant quelque peu indistinctes, aucune mesure spéciale ne semblait indiquée. A la suite de la visite que nous fîmes à Douarnenez, M. l'inspecteur général Proust, M. le Dr Charrin et moi, et où nous vîmes tous les malades, nous ne pûmes que recommander la fermeture des puits, la désinfection des logements, des déjections et des effets des cholériques. J'envoyai trois cantonniers pour aider les agents ordinaires dans les soins de lavage, de balayage et d'enlèvement des immondices.

Pour 73 cas il n'a pas été possible de connaître avec certitude le mode de transmission de la maladie. Parmi ces 73 malades, on compte 16 marins ou pêcheurs. Or, nous savons que les pêcheurs ou marins de Douarnenez sont constamment dehors, soit à Audierne, soit à l'île de Sein. Il a été constaté que 12 marins étaient rentrés de ces deux ports avec le choléra. Il est probable que les 16 marins pour lesquels les renseignements font défaut ont également été chercher la maladie dans un port voisin. L'on n'a été exactement informé que pour ceux qui s'étaient trouvés atteints soit à Audierne, soit à l'île de Sein, soit pendant la traversée du retour. Mais ceux qui n'ont ressenti les premiers symptômes qu'après leur rentrée ont pu croire et — suivant la tendance constante des marins — ont dû affirmer qu'ils étaient revenus parfaitement sains. Il est vraisemblable qu'ils avaient rapporté les germes de la maladie.

En dehors de ces 16 marins, il y a donc 57 malades pour lesquels le mode de transmission est inconnu.

Sur ces 57 malades, 23 sont des enfants, dont 16 sont morts. Les enfants pour lesquels il existe des renseignements certains sont ceux dont les parents ont été d'abord atteints. Quant aux autres, comment savoir où ils ont pris le mal ? Le logis n'est gardé que par la mère, chargée des soins du ménage. Le père est à la pêche. La porte est ouverte sur le chemin ou sur la rue, et les enfants, presque toujours au nombre d'au moins quatre ou cinq dans chaque logis, s'amusent sur le seuil, ou vagabondent par les rues. La mère ne s'en occupe qu'à l'heure de la soupe, et alors elle va les chercher, souvent fort loin. Un enfant tombe malade : quel moyen de connaître dans quelle maison il est entré, avec qui, avec quel objet il s'est trouvé en contact ? Qu'un linge souillé ait été jeté dans un coin, les enfants le ramassent et en font un jouet. La population étant absolument ignorante de l'existence des germes infectieux, l'idée ne serait pas venue aux parents de surveiller de près les mains de leurs enfants; les parents ne se surveillaient pas eux-mêmes. Le plus rarement possible, ils consentaient à brûler ou à désinfecter, et encore n'était-ce que pour obéir aux injonctions de l'autorité. Que l'on ajoute que presque toutes les rues étaient atteintes; que la curiosité conduisait les enfants chez les cholériques; qu'il était impossible de les empêcher soit de toucher les malades, soit de toucher à ce qui avait touché les malades, et l'on reconnaîtra qu'il est aussi facile de deviner les causes de la contagion qu'impossible de les saisir.

Restent 34 malades dont le mal a une origine demeurée inconnue. Dix-huit sont signalés pour leurs habitudes d'ivrognerie. Ces 18 malades portent à notre tableau les nos 13, 27, 38, 44, 73, 78, 83, 87, 98, 106, 109, 111, 114, 117, 119, 122, 128, 130. Quatre seulement de ces 18 ivrognes ne sont pas morts, et sur les 14 morts il y a 8 femmes. A Douarnenez, comme ailleurs, les ivrognes, surtout les femmes, s'en allaient de maison en maison, sous prétexte de soigner les malades, en réalité pour se faire offrir ou pour dérober quelques verres d'eau-de-vie, souvent pour boire les remèdes plus ou moins alcoolisés. Il va sans dire que lorsque les ivrognes sont atteints, ils se gardent bien de raconter où ils ont été prendre le mal. A les entendre, ils n'ont rien vu, rien bu de suspect.

Enfin, il faut noter que parmi ces 34 malades qui figurent au tableau avec la mention: « pas de renseignements », il en est 28 qui buvaient de l'eau des puits de Stancou et de Port-Rhu, puits fermés le 25 février, quelques jours seulement avant la fin de l'épidémie, ce qui autorise à croire que cette fermeture a supprimé l'une des causes de la propagation du mal.

En résumé, l'épidémie de Douarnenez a dû son intensité à une importation réitérée des germes pathogènes par les marins qui revenaient malades de leurs excursions à Audierne, à l'île de Sein et sur d'autres points de la côte. Plusieurs fois, l'épidémie, quand elle semblait en décroissance, reprit une nouvelle vigueur à la suite de l'arrivée d'un ou deux marins rentrant avec les symptômes du choléra. L'absorption de l'eau contaminée, le défaut de surveillance des enfants, la misère, l'ivrognerie, les relations avec les cholériques, la manipulation des linges et vêtements souillés ont fait le reste.

La façon dont cette épidémie se comportait encore dans le courant de février 1886 faisait craindre une recrudescence pour le moment où la température s'élèverait. Dans les deux premières semaines de février 1886, 15 nouveaux cas, dont cinq mortels, s'étaient produits. Je demandai au ministre du commerce une tente Tollet pour y soigner, en dehors des habitations, les malades les plus gravement atteints et ceux dont le logement laissait à désirer.

M. le ministre envoya immédiatement la tente demandée. Elle fut installée à Douarnenez le 15 février. Le 23 du même mois j'envoyais ces trois cantonniers chargés, sous la direction de l'agent voyer cantonal, d'assurer chaque jour la propreté des rues. Enfin, les désinfectants furent répandus à profusion. De son côté, la municipalité ne recula pas devant la dépense pour assurer l'installation des malades sous la tente, la désinfection des maisons et des effets. Elle entretenait un agent spécial pour veiller à cette désinfection.

Grâce peut-être à ces précautions, l'épidémie ne prit pas le développement redouté. Elle parut au contraire enrayée. Dans la seconde quinzaine de février. 10 cas nouveaux seulement se produisaient sur lesquels quatre mortels. En mars, 6 cas, dont trois mortels, signalèrent la clôture définitive de l'épidémie. Le 25 mars, j'étais à Douarnenez et je m'assurais qu'il n'y avait plus à craindre de retour offensif de la maladie, si les malades de Tréboul ne l'importaient pas. Je pris donc un arrêté interdisant l'accès du port de Douarnenez et de tous les ports de la côte aux marins de Tréboul, et j'autorisai le transport dans cette dernière localité de la tente Tollet, qui n'était plus utile à Douarnenez. M. le maire de cette dernière ville voulut bien prêter à Tréboul l'agent spécial habitué aux pratiques de la désinfection. L'épidémie fut étouffée sur place à Tréboul. Ainsi, pour Douarnenez comme pour Tréboul, l'événement parut démontrer l'efficacité d'une action méthodique et vigoureuse.

DOUARNENEZ. — TABLEAU ... MALADES GUÉRIS OU DÉCÉDÉS.

N° D'ORDRE	N° D'ORDRE DU TABLEAU GÉNÉRAL des décès.	DATE où LA MALADIE s'est déclarée.	DATE DU DÉCÈS.	DOMICILE (Les numéros sont ceux des maisons sur le plan de Douarnenez.)	SEXE.	AGE.	PROFESSION.	ÉTAT CIVIL, de famille et de fortune.	HABITUDES DE VIE et santé.	ÉTAGE HABITÉ et cubage des pièces habitées.	OÙ LA MAISON prend son eau.	RENSEIGNEMENTS sur la tenue de la maison.	CAUSES CONNUES de la MALADIE.
1	193	12 nov.	13 nov.	N° 1	m.	41	Pêcheur.	Marié. Sans enfants. Fortune.	Robuste mais ivrogne.	Rez-de-chaussée; une pièce 60 m. c.	Fontaine commune.	Assez bien tenue.	Était à Audierne depuis le 29 septembre. Est revenu malade. S'est alité en arrivant et est mort le lendemain.
2	242	17 nov.	18 nov.	N° 2	m.	28	Pêcheur.	Célibataire. A l'aise.	Sobre. Robuste et bien portant.	Deux pièces au 1er; 60 m. c. chaque.	Fontaine commune.	Bien tenue.	Faisait partie du même bateau que le n° 1 et se trouvait dans ce bateau avec son patron malade.
3	243	17 nov.	18 nov.	N° 3	m.	52	Pêcheur.	Marié. Trois enfants. Très pauvre.	Sobre. Robuste, mais manquant de soins.	Rez-de-chaussée; une pièce, 180 m. c.	Fontaine commune.	Bien tenue.	Revenu d'Audierne malade. Pris à 4 heures du matin et mort dans la journée.
4	»	18 nov.	Guéri.	N° 4	m.	22	Marin.	Célibataire. Très pauvre.	Sobre et bien portant.	1er étage; une pièce de 110 m.c.	Fontaine de Sterlan.	Assez bien tenue.	De même bateau que les n° 1 et 2. A soigné le n° 2 pendant sa maladie, était à son enterrement. Fièvre typhoïde après le choléra.
5	295	22 nov.	23 nov.	N° 4	f.	63	Ménagère.	Mariée. Trois enfants. Très pauvre.	Sobre mais très chétive.	1er étage; une pièce de 90 m. c.	Fontaine commune.	Assez bien tenue.	Mère du n° 4 qu'elle a soigné et de qui elle a pris la maladie.
6	»	22 nov.	Guérie.	N° 5	f.	8	»	Très pauvre.	Bonne santé et constitution.	1er étage; une pièce de 100 m. c.	Fontaine de Sterlan.	Bien tenue.	Pas de renseignements.
7	»	23 nov.	Guéri.	N° 6	m.	63	Journalier.	Marié. Trois enfants grands mais pauvres.	Forte constitution. Bonne conduite.	2e étage; une pièce de 90 m. c.	Fontaine de Sterlan.	Mal tenue, sale.	A été voir, à Ploaré, une femme qui avait pris le choléra du n° 5.
8	322	23 nov.	26 nov.	N° 7	m.	67	Journalier.	Célibataire. Très pauvre.	Usé et manquant de tout.	Rez-de-chaussée; une pièce de 90 m.c. sans planch.	Fontaine commune.	Logement humide et mal tenu.	A peut-être été voir le n° 2 qui demeure dans la même rue.
9	»	24 nov.	Guéri	N° 8	m.	16	Pêcheur.	Assez à l'aise.	Bonne santé. Bonne conduite.	Rez-de-chaussée; deux pièces de 100 et 110 m. c.	Fontaine des Halles.	Assez bien tenue.	Sa mère avait été malade avant ce jeune homme, mais n'a pas été considérée comme atteinte du choléra.
10	321	25 nov.	26 nov.	N° 9	m.	23	Pêcheur.	Marié. A l'aise.	Robuste. Bonne conduite.	1er étage; deux pièces de 60 m.c. chaque.	Fontaine commune.	Assez bien tenue.	Il avait la diarrhée depuis quelques jours et continuait à aller en mer.
11	»	25 nov.	Guérie.	N° 10	f.	40	Sans profession; le mari jardinier.	Mariée. Petite aisance. Trois enfants.	Bonne conduite, bonne santé.	Rez-de-chaussée et 1er; 150 et 155 m.c.	Fontaine du Moulin.	Bien tenue.	A été voir sa mère atteinte du choléra à Plonévez-Porzay et est revenue malade.
12	»	25 nov.	Guéri.	N° 11	m.	18	Pêcheur.	Célibataire. Sans fortune.	Robuste. Bonne santé.	1er étage; une pièce de 80 m.c.	Fontaine Ste-Hélène.	Bien tenue.	A été pris en mer.
13	333	26 nov.	27 nov.	N° 12	f.	34	Ménagère.	Mariée. Deux enfants. Très pauvre.	Ivrognesse.	Rez-de-chaussée; une pièce de 80 m.c.	Fontaine de Stancou.	Très mal tenue.	Pas de renseignements.
14	323	26 nov.	26 nov.	N° 13	f.	55	Ménagère.	Mariée. Quatre enfants. Très pauvre.	Chétive. Maltraitée par son mari.	1er étage; une pièce de 80 m. c.	Fontaine de la Croix.	Bien tenue.	Pas de renseignements.

DOUARNENEZ. — TABLEAU DES MALADES GUÉRIS OU DÉCÉDÉS (Suite).

N° d'ordre.	N° du tableau général des décès.	DATE où LA MALADIE s'est déclarée.	DATE DU DÉCÈS.	DOMICILE. Les numéros sont ceux des maisons sur le plan de Douarnenez.	SEXE.	AGE.	PROFESSION.	ÉTAT CIVIL, de famille et de fortune.	HABITUDES DE VIE et santé.	ÉTAGE HABITÉ et cubage des pièces habitées.	OU LA MAISON prend son eau.	RENSEIGNEMENTS sur la tenue de la maison.	CAUSES CONNUES de la MALADIE.
1	2	3	4	5	6	7	8	9	10	11	12	13	14
15	342	27 nov.	28 nov.	N° 14	m.	60	Journalier.	Célibataire. Très pauvre.	Sobre. Très usé.	2e étage; une pièce de 95 m. c.	Fontaine du Stancou.	Assez bien tenue.	Nettoyait les rues et jetait du chlore près des maisons infectées.
16	352	27 nov.	29 nov.	N° 9	m.	50	Journalier.	Marié. Petite aisance.	Mauvaise santé. Très ivrogne.	1er étage; deux pièces de 80 m. c. chaque.	Fontaine du Stancou.	Bien tenue.	Visitait beaucoup les malades pour attraper un verre d'eau-de-vie.
17	350	27 nov.	29 nov.	N° 15	f.	69	Ménagère.	Mariée. Très pauvre.	Usée. Bonne conduite.	Rez-de-chaussée; une pièce de 80 m. c.	Fontaine de Port-Rhu.	Mal tenue.	Pas de renseignements. Il n'y avait pas encore de malade dans le quartier.
18	351	28 nov.	29 nov.	N° 16	m.	52	Journalier.	Marié. Trois enfants. Très pauvre.	Conduite régulière. Boiteux.	Rez-de-chaussée; une pièce de 90 m. c.	Fontaine du Stancou.	Assez bien tenue.	Avait bu beaucoup de cidre et avait la diarrhée.
19	429	1er déc.	7 déc.	N° 17	m.	33	Pêcheur.	Marié. Trois enfants. Très pauvre.	Fort et robuste. Bonne conduite.	1er étage; une pièce de 55 m. c.	Fontaine de la Place.	Très mal tenue.	Il est allé à l'île de Sein et est tombé malade en revenant. A négligé sa diarrhée.
20	398	2 déc.	4 déc.	N° 18	m.	61	Cordonnier.	Veuf. Petite aisance.	Très usé. Très ivrogne.	1er étage; une pièce de 100 m. c.	Fontaine de la Croix.	Bien tenue.	N'allait qu'aux auberges pour boire. Avant sa mort avait les parties très enflées.
21	399	2 déc.	4 déc.	N° 12	f.	59	Ménagère.	Veuve. Très pauvre.	Usée. Maladive. Souvent pas de quoi manger.	1er étage; une pièce de 50 m. c.	Fontaine du Stancou.	Mal tenue.	Habitait seule. Pas de renseignements.
22	426	2 déc.	7 déc.	N° 19	m.	30	Soudeur.	Marié. Un enfant. À l'aise.	Faible santé. Bonne conduite.	1er étage; une pièce de 70 m. c.	Fontaine du Stancou.	Bien tenue.	Travaillait à l'usine. Allait voir une femme qui était légèrement atteinte.
23	428	2 déc.	7 déc.	N° 5	m.	70	Journalier.	Veuf. Très pauvre.	Bien portant pour son âge.	1er étage; une pièce de 120 m. c.	Fontaine du Stancou.	Assez bien tenue.	A visité pendant sa maladie le n° 18.
24	409	3 déc.	5 déc.	N° 20	m.	59	Journalier.	Marié. Trois enfants. Très pauvre.	Chétif. Usé. Conduite régulière.	1er étage; une pièce de 96 m. c.	Fontaine du Stancou.	Assez bien tenue.	A visité pendant sa maladie le n° 23, son camarade.
25	424	3 déc.	7 déc.	N° 21	f.	46	Ménagère.	Mariée. Un enfant. À l'aise.	Maladive. Conduite régulière.	1er étage; une pièce de 100 m. c.	Fontaine de la Place.	Très proprement tenue.	A visité plusieurs fois le n° 17.
26	438	3 déc.	8 déc.	N° 5	f.	37	Ménagère.	Mariée. Trois enfants. Très pauvre.	Bonne santé. Bonne conduite.	Même chambre que le n° 23.			A contracté la maladie en soignant son père, le n° 23.
27	425	4 déc.	7 déc.	N° 22	f.	62	Ménagère.	Célibataire. Très pauvre.	Très usée. Usée par la misère.	1er étage; une pièce de 60 m. c.	Fontaine du Champ de foire.	Assez bien tenue.	Pas de renseignements.
28	427	6 déc.	7 déc.	N° 23	f.	63	Ménagère.	Veuve. Misérable.	Très ivrogne.	Rez-de-chaussée; une pièce de 60 m. c.	Fontaine de la Place.	Humide. Très mal tenue.	Visitait beaucoup de malades et disait qu'elle n'en mourrait pas.
29	423	6 déc.	7 déc.	N° 24	m.	35	Cultivateur.	Marié. Très pauvre.	Sobre et robuste.	Rez-de-chaussée; une pièce de 95 m. c.	Fontaine du Stancou.	Assez bien tenue.	A visité le n° 26 et a assisté à l'enterrement.

DOUARNENEZ. — TABLEAU DES MALADES GUÉRIS OU DÉCÉDÉS (Suite).

N° d'ordre général des décès.	DATE où LA MALADIE s'est déclarée.	DATE DU DÉCÈS.	DOMICILE Les numéros sont ceux des anciens sur le plan de Douarnenez.	SEXE	AGE.	PROFESSION.	ÉTAT CIVIL, de famille et de fortune.	HABITUDES DE VIE et santé.	ÉTAGE HABITÉ et cubage des pièces habitées.	OU LA MAISON prend son eau.	RENSEIGNEMENTS sur la tenue de la maison.	CAUSES CONNUES de la MALADIE.
2	3	4	5	6	7	8	9	10	11	12	13	14
507	8 déc.	17 déc.	N° 25	f.	21	Ménagère.	Célibataire. Très pauvre. Son père, aveugle, mendie.	Sobre. Bonne santé.	1er étage; une pièce de 80 m. c.	Fontaine de la Place.	Très mal tenue.	A visité le n° 5. Est tombée malade, a guéri; est sortie et a mangé trop tôt; est retombée malade et est morte.
455	10 déc.	10 déc.	N° 26	f.	73	Ménagère.	Veuve. Très pauvre. Couchait sur la paille.	Ivrognesse. Très usée.	1er étage; une pièce de 100 m. c.	Fontaine de la Place.	Très mal tenue.	A soigné sa sœur le n° 28. Après la mort a lavé le linge de celle-ci sans le désinfecter, a tout pris chez elle jusqu'à la tabatière où se trouvait du tabac qu'elle a prisé.
»	10 déc.	Guéri.	N° 27	m.	42	Employé à l'usine à gaz.	Marié. Trois enfants. Très pauvre.	Ivrogne. Fort et bien portant.	Rez-de-chaussée; une pièce de 110 m. c.	Fontaine de Port-Rhu.	Mal tenue.	Pas de renseignements.
466	11 déc.	12 déc.	N° 4	f.	69	Ménagère.	Veuve Trois enfants Très pauvre.	Très ivrognesse. Très usée.	Grenier de 70 m. c.	Fontaine de la Croix.	Très mal tenue.	A été voir sa cousine, le n° 31, revendeuse comme elle et avec laquelle elle s'enivrait souvent.
485	11 déc.	14 déc.	N° 28	m.	0	Son père facteur de ville.	Très pauvre.	Bonne santé. A manqué de soins.	Rez-de-chaussée; une pièce de 100 m. c.	Fontaine de Stancou.	Assez bien tenue.	Pas de renseignements.
476	11 déc.	13 déc.	N° 29	m.	24	Pêcheur.	Célibataire. Pauvre.	Robuste. Bonne conduite.	1er étage; une pièce de 100 m. c.	Fontaine de Port-Rhu.	Très mal tenue.	Venait de mer. Avait la diarrhée depuis plusieurs jours.
»	11 déc.	Guérie.	N° 6	f.	29	Journalière.	Mariée. Trois enfants. Très pauvre.	Ivrognesse. Forte santé.	Rez-de-chaussée; une pièce de 100 m. c.	Fontaine de la Croix.	Très mal tenue.	A soigné le n° 7, au 1er étage de la même maison.
»	11 déc.	Guérie.	N° 20	f.	30	Ménagère.	Très misérable.	Maladive.	Rez-de-chaussée; une pièce de 100 m. c.	Fontaine de Stancou.	Très mal tenue.	A visité le n° 16.
475	11 déc.	13 déc.	N° 27	f.	41	Ménagère.	Mariée. Trois enfants. Très pauvre.	Ivrognesse.	Rez-de-chaussée; une pièce de 70 m. c.	Fontaine de Port-Rhu.	Très mal tenue.	Femme du n° 32.
477	12 déc.	13 déc.	N° 5	f.	4	Sa mère employée à l'usine à gaz.	Très pauvre.	Bonne santé. Mal soignée.	Rez-de-chaussée; une pièce de 100 m. c.	Fontaine de Stancou.	Assez bien tenue.	Pas de renseignements.
»	12 déc.	Guérie.	N° 30	f.	30	Ménagère. Son mari chiffonnier.	Mariée. Trois enfants. À l'aise.	Bonne santé. Bonne conduite.	Rez-de-chaussée; une pièce de 130 m. c.	Fontaine des Halles.	Mal tenue.	A probablement manipulé des chiffons contaminés.
»	12 déc.	Guéri.	N° 27	m.	15	Pêcheur.	Très pauvre.	Santé robuste. Bonne conduite.	Même chambre que n° 32.			Fils des n°s 32 et 38.
491	12 déc.	15 déc.	N° 31	m.	19 m.	»	Très pauvre.	Maladif. Mal soigné.	1er étage; une pièce de 80 m. c.	Fontaine de la Place.	Assez bien tenue.	Pas de renseignements.
492	13 déc.	15 déc.	N° 29	f.	52	Teinturière.	Veuve. Deux enfants. Misérable.	Ivrognesse.	1er étage; une pièce de 70 m. c.	Fontaine de Port-Rhu.	Très mal tenue.	Mère du n° 35 qu'elle a soigné.

DOUARNENEZ. — TABLEAU DES MALADES GUÉRIS OU DÉCÉDÉS (Suite).

N° D'ORDRE.	N° D'ORDRE du tableau général des décès.	DATE où la maladie s'est déclarée.	DATE du décès.	DOMICILE (Les numéros sont ceux des maisons sur le plan de Douarnenez.)	SEXE.	AGE.	PROFESSION.	ÉTAT CIVIL, de famille et de fortune.	MALADE. HABITUDES DE VIE et santé.	HABITATION. ÉTAGE HABITÉ et cubage des pièces habitées.	OU LA MAISON prend son eau.	RENSEIGNEMENTS sur la tenue de la maison.	CAUSES CONNUES de la MALADIE.
1	2	3	4	5	6	7	8	9	10	11	12	13	14
44	478	13 déc.	13 déc.	N° 32	f.	43	Ménagère.	Mariée. Quatre enfants. Pauvre.	Ivrognesse.	1er étage; une pièce de 85 m. c.	Fontaine de Port-Rhu.	Très mal tenue.	Pas de renseignements.
45	»	15 déc.	Guéri.	N° 33	m.	7	»	Très pauvre.	Bonne santé. Bonne conduite.	Rez-de-chaussée; une pièce de 90 m. c.	Fontaine de Port-Rhu.	Mal tenue.	Pas de renseignements.
46	»	15 déc.	Guérie.	N° 34	f.	26	Ménagère.	Mariée. Deux enfants. Pauvre.	Bonne santé. Bonne conduite.	2e étage; une pièce de 100 m. c.	Fontaine de la Croix.	Bien tenue.	A visité le n° 36.
47	»	15 déc.	Guérie.	N° 16	f.	28	Ménagère.	Mariée. Trois enfants. Pauvre.	Bonne santé. Bonne conduite.	1er étage; une pièce de 90 m. c.	Fontaine de la Croix.	Très propre.	A soigné sa belle-sœur le n° 26.
48	512	16 déc.	18 déc.	N° 6	m.	2	»	Famille pauvre.	Fort. A manqué de soins.	Rez-de-chaussée; une pièce de 80 m. c.	Fontaine de la Croix.	Assez bien tenue.	Pas de renseignements.
49	»	16 déc.	Guérie.	N° 5	f.	29	Ménagère.	Misérable.	Bonne santé. Bonne conduite.	Même chambre que n° 23.			Pas de renseignements.
50	529	17 déc.	23 déc.	N° 35	m.	30	Pêcheur.	Marié. Trois enfants. Très pauvre.	Robuste. Bonne conduite.	1er étage; une pièce de 95 m. c.	Fontaine de la Place.	Assez bien tenue.	Venu de l'île de Sein où il est tombé malade. A été transporté à Douarnenez très mal.
51	»	17 déc.	Guéri.	N° 36	m.	70	Carrier.	Veuf. Très pauvre.	Bonne santé. Bonne conduite.	Rez-de-chaussée; une pièce de 130 m. c.	Fontaine du Stancou.	Assez bien tenue.	Pas de renseignements.
52	»	17 déc.	Guéri.	N° 36	m.	32	Pêcheur.	Célibataire. Pauvre. Fils du précédent.	Ivrogne. Bonne santé.	Même chambre que n° 51.			A soigné son père, le n° 51.
53	516	18 déc.	20 déc.	N° 37	m.	47	Journalier.	Marié. Trois enfants. Très à l'aise.	Robuste. Bonne conduite.	1er étage; une pièce de 100 m. c.	Fontaine de la Place.	Assez bien tenue.	Pas de renseignements.
54	»	18 déc.	Guérie.	N° 38	f.	16	Journalière.	Célibataire. Pauvre.	Bonne santé. Bonne conduite.	1er étage; une pièce de 120 m. c.	Fontaine de Port-Rhu.	Bien tenue.	Allait voir tous les malades.
55	521	20 déc.	21 déc.	N° 21	f.	13	»	Très pauvre.	Maladive. A manqué de soins.	Rez-de-chaussée; une pièce de 70 m. c.	Fontaine de la Place.	Très mal tenue.	A soigné son frère, le n° 45.
56	535	20 déc.	25 déc.	N° 30	m.	26	Pêcheur.	Marié depuis quatre mois. A l'aise.	Robuste. Bonne conduite.	1er étage; une pièce de 80 m. c.	Fontaine du Grand-Port.	Assez bien tenue.	Est revenu malade de l'île de Sein.
57	»	20 déc.	Guéri.	N° 40	m.	46	Soudeur.	Marié. Trois enfants. Pauvre.	Bonne santé. Bonne conduite.	1er étage; une pièce de 110 m. c.	Fontaine Poullan.	Bien tenue.	A pris la maladie de son frère malade à Ploaré.
58	522	21 déc.	21 déc.	N° 5	f.	57	Ménagère.	Mariée. Deux enfants. Très pauvre.	Ivrognesse.	1er étage; une pièce de 80 m. c.	Fontaine du Stancou.	Très mal tenue.	A soigné beaucoup de malades. Elle était payée par la mairie pour cela.
59	537	24 déc.	25 déc.	N° 38	f.	54	Ménagère.	Mariée. Cinq enfants. à l'aise.	Faible santé. Bonne conduite.	1er étage; une pièce de 100 m. c.	Fontaine de la Place.	Bien tenue.	A soigné sa fille, le n° 54.

DOUARNENEZ. — TABLEAU DES MALADES GUÉRIS OU DÉCÉDÉS *(Suite)*.

N° d'ordre	N° du tableau général des décès	DATE où LA MALADIE s'est déclarée	DATE DU DÉCÈS	DOMICILE (Les numéros sont ceux des maisons sur le plan de Douarnenez)	SEXE	AGE	PROFESSION	ÉTAT CIVIL, de famille et de fortune	MALADE. HABITUDES DE VIE et santé	ÉTAGE HABITÉ et cubage des pièces habitées	OU LA MAISON prend son eau	RENSEIGNEMENTS sur la tenue de la maison	CAUSES CONNUES de la MALADIE
		3	4		6	7	8	9	10	11	12	13	14
60	»	25 déc.	Guéri.	N° 4	m.	4	Son père, journalier.	Famille pauvre.	Bonne santé.	Rez-de-chaussée; une pièce de 140 m. c.	Fontaine de la Croix.	Très mal tenue.	Fils du n° 14.
61	»	26 déc.	Guéri.	N° 38	m.	25	Marin.	Célibataire. A l'aise.	Bonne santé. Bonne conduite.	Rez-de-chaussée; une pièce de 100 m. c.	Fontaine de la Place.	Assez bien tenue.	Pas de renseignements.
62	»	27 déc.	Guérie.	N° 41	f.	10	Son père, marin.	Famille très pauvre.	Bonne santé.	Pas de renseignements.			
63	569	28 déc.	1er janv.	N° 42	m.	4	Son père, marin.	Famille pauvre. Cinq enfants.	Bonne santé. A manqué de soins.	Rez-de-chaussée; une pièce de 80 m. c.	Fontaine du Moulin.	Bien tenue.	Pas de renseignements.
64	»	28 déc.	Guéri.	N° 8	m.	11	»	Famille de pêcheurs. A l'aise.	Bonne santé.	Rez-de-chaussée; deux pièces de 100 et 110 m. c.	Fontaine des Halles.	Assez bien tenue.	Frère du n° 9.
65	»	28 déc.	Guérie.	N° 43	f.	25	Ménagère.	Mariée. A l'aise.	Bonne santé. Sobre.	Pas de renseignements.			A visité le n° 64 pendant sa maladie.
66	562	29 déc.	30 déc.	N° 44	f.	8	Son père, marin.	A l'aise.	Bonne santé. Bien soignée.	1er étage; une pièce de 100 m. c.	Fontaine de la Place.	Bien tenue.	On ne sait pas. L'enfant allait à l'école. C'est le seul cas dans ce quartier.
67	579	31 déc.	3 janv.	N° 23	f.	38	Ménagère.	Veuve. Quatre enfants. Très pauvres.	Maladive. Manquait de tout.	Rez-de-chaussée; deux pièces de 200 m. c.	Fontaine de la Place.	Très mal tenue.	Pas de renseignements.
68	»	31 déc.	Guérie.	N° 45	f.	53	»	Mariée.	Pas de renseignements.				
69	580	3 janv.	3 janv.	N° 34	m.	7 m.	Son père, marin.	Famille très pauvre. Quatre enfants.	Bonne santé. A manqué de soins.	1er étage; une pièce de 90 m. c.	Fontaine de la Croix.	Assez bien tenue.	Pas de renseignements.
70	585	3 janv.	4 janv.	N° 46	m.	4	Son père, marin.	Famille à l'aise. Quatre enfants.	A manqué de soins.	2e étage; une pièce de 100 m. c.	Fontaine du Moulin.	Assez bien tenue.	Pas de renseignements.
71	591	5 janv.	6 janv.	N° 47	f.	73	Ménagère.	Veuve. Très pauvre.	Très faible. Usée par la misère.	Quatre petites pièces.	Fontaine de la Croix.	Très mal tenue.	On sait seulement qu'elle allait de maison en maison ramasser des épluchures de légumes pour les porcs.
72	596	6 janv.	7 janv.	N° 48	m.	37	Maître au cabotage.	Célibataire. A l'aise.	Ivrogne. Viveur. Robuste.	Pas de renseignements.			Il était venu à Douarnenez pour déposer du charbon et là il s'est grisé abominablement.
73	604	7 janv.	9 janv.	N° 49	f.	53	Ménagère.	Mariée. Quatre enfants. Très pauvre.	Ivrognesse.	1er étage; une pièce de 80 m. c.	Fontaine de la Croix.	Très mal tenue.	Pas de renseignements.
74	»	7 janv.	Guérie.	N° 8	f.	25	Ménagère.	Célibataire. A l'aise.	Bonne conduite.	1er étage; une pièce de 90 m. c.	Fontaine des Halles.	Bien tenue.	Pas de renseignements.

DOUARNENEZ. — TABLEAU DES MALADES GUÉRIS OU DÉCÉDÉS (Suite).

Nº D'ORDRE.	Nº d'ordre du tableau général des décès.	DATE où LA MALADIE s'est déclarée.	DATE DU DÉCÈS.	DOMICILE (Les numéros sont ceux des maisons sur le plan de Douarnenez).	SEXE.	AGE.	PROFESSION.	ÉTAT CIVIL, de famille et de fortune.	HABITUDES DE VIE et santé.	ÉTAGE HABITÉ et cubage des pièces habitées.	OÙ LA MAISON prend son eau.	RENSEIGNEMENTS sur la tenue de la maison.	CAUSES CONNUES de la MALADIE.
1	2	3	4	5	6	7	8	9	10	11	12	13	14
75	»	8 janv.	Guéri.	Nº 50	m.	35	Soudeur.	Marié. Un enfant. Pauvre.	Bonne santé. Sobre.	Pas de renseignements.			
76	612	9 janv.	11 janv.	Nº 51	m.	10	Son père, marin.	Famille pauvre, Quatre enfants.	Bonne santé. A manqué de soins.	1er étage; une pièce de 90 m. c.	Fontaine du Moulin.	Très mal tenue.	Pas de renseignements.
77	620	11 janv.	14 janv.	Nº 52	f.	26	Ménagère.	Célibataire. A l'aise.	Bonne santé. bonne conduite.	1er étage; une pièce de 100 m. c.	Fontaine du Grand-Port.	Bien tenue.	Tombée malade en revenant d'un enterrement.
78	»	11 janv.	Guéri.	Nº 53	m.	40	Cabaretier.	Marié. Trois enfants, à l'aise.	Ivrogne. Bonne santé.	Pas de renseignements.		Assez bien tenue.	A été deux fois malade, après excès de boissons.
79	»	11 janv.	Guéri.	Nº 54	m.	37	Serrurier.	Marié. Trois enfants. À l'aise.	Bonne santé.	1er étage; une pièce de 110 m. c.	Fontaine de la Croix.	Mal tenue.	Pas de renseignements.
80	621	13 janv.	14 janv.	Nº 55	f.	24	Ménagère.	Mariée. Pas d'enfant. À l'aise.	Bonne santé. Bonne conduite.	2e étage; une pièce de 80 m. c.	Fontaine du Stancou.	Bien tenue.	Pas de renseignements.
81	625	13 janv.	15 janv.	Nº 56	f.	5	Son père, marin.	Famille pauvre, Quatre enfants.	A manqué de soins.	1er étage; une pièce de 90 m. c.	Fontaine du Moulin.	Bien tenue.	Pas de renseignements.
82	651	13 janv.	19 janv.	Nº 57	f.	27	Ménagère.	Mariée. Sans enfants. Pauvre.	Bonne santé. Bonne conduite.	1er étage; une pièce de 85 m. c.	Fontaine de Port-Rhu.	Très mal tenue.	Pas de renseignements.
83	632	14 janv.	16 janv.	Nº 58	m.	57	Menuisier.	Marié. Trois enfants. Pauvre.	Robuste. Ivrogne.	Rez-de-chaussée; une pièce de 100 m. c.	Fontaine des Goelans.	Assez bien tenue.	Pas de renseignements.
84	637	14 janv.	17 janv.	Nº 13	m.	9	»	Famille pauvre. Cinq enfants.	A manqué de soins.	Une pièce de 90 m. c.	Fontaine de la Croix.	Très mal tenue.	Fils du nº 14, frère du nº 66.
85	630	15 janv.	16 janv.	Nº 59	f.	5	»	Famille pauvre. Cinq enfants.	A manqué de soins.	1er étage; une pièce de 95 m. c.	Fontaine du Moulin.	Assez bien tenue.	Pas de renseignements.
86	631	15 janv.	16 janv.	Nº 16	m.	5	»	Famille pauvre. Trois enfants.	A manqué de soins.	1er étage; une pièce de 90 m. c.	Fontaine du Stancou.	Assez bien tenue.	Pas de renseignements.
87	633	15 janv.	18 janv.	Nº 20	m.	48	Pêcheur.	Marié. Trois enfants. Très pauvre.	Ivrogne. Bonne santé.	Rez-de-chaussée et 1er étage; deux pièces.	Fontaine du Stancou.	Très mal tenue.	Pas de renseignements.
88	636	15 janv.	17 janv.	Nº 60	f.	7	»	Famille pauvre. Six enfants.	Mauvaise nourriture. Défaut de soins.	Rez-de-chaussée; une pièce de 100 m. c.	Fontaine de la Place.	Très mal tenue.	Pas de renseignements.
89	»	15 janv.	Guérie.	Nº 33	f.	5	»	Famille à l'aise.	Bonne santé.	Rez-de-chaussée; une pièce de 100 m. c.	Fontaine de Poullan.	Bien tenue.	Pas de renseignements.
90	»	15 janv.	Guérie.	Nº 21	f.	32	Ménagère.	Mariée. Quatre enfants. Dans la misère.	Ivrognesse. Bonne santé.	Rez-de-chaussée; une pièce de 90 m. c.	Fontaine de Poullan.	Très mal tenue.	A soigné plusieurs malades.

DOUARNENEZ. — TABLEAU DES MALADES GUÉRIS OU DÉCÉDÉS (Suite).

N° D'ORDRE	N° d'ordre du tableau général des décès	DATE où LA MALADIE s'est déclarée.	DATE DU DÉCÈS	DOMICILE (Les numéros sont ceux des maisons sur le plan de Douarnenez.)	INDIVIDUALITÉ DU MALADE.				HABITATION.				CAUSES CONNUES de la MALADIE.
					SEXE	AGE	PROFESSION.	ÉTAT CIVIL, de famille et de fortune.	HABITUDES DE VIE et santé.	ÉTAGE HABITÉ et cubage des pièces habitées.	OÙ LA MAISON prend son eau.	RENSEIGNEMENTS sur la tenue de la maison.	
1	2	3	4	5	6	7	8	9	10	11	12	13	14
91	»	15 janv.	Guéri.	N° 61	m.	28	Pêcheur.	Marié. Deux enfants. Très pauvre.	Bonne santé. bonne conduite.	Rez-de-chaussée; une pièce de 100 m.c.	Fontaine de Port-Rhu.	Assez bien tenue.	A visité des malades.
92	»	16 janv.	Guérie.	N° 28	f.	30	Ménagère.	Mariée. Quatre enfants. À son père et sa mère. À l'aise.	Bonne santé. Bonne conduite.	1er étage; une pièce de 100 m.c.	Fontaine du Stancou.	Assez bien tenue.	Pas de renseignements.
93	643	16 janv.	18 janv.	N° 16	f.	28	Ménagère.	Mariée. Pauvre.	Bonne santé. Était enceinte.	1er étage; une pièce de 95 m.c.	Fontaine du Stancou.	Assez bien tenue.	Pas de renseignements.
94	649	16 janv.	19 janv.	N° 4	f.	40	Ménagère.	Mariée. Cinq enfants. Très pauvre.	Bonne santé. bonne conduite.	Rez-de-chaussée; une pièce de 100 m.c.	Fontaine de la Croix.	Très mal tenue.	Pas de renseignements.
95	651	16 janv.	21 janv.	N° 16	f.	27	Ménagère.	Mariée. Trois enfants, enceinte d'un quatrième. À l'aise.	Bonne santé. Bonne conduite.	Rez-de-chaussée et 1er étage; deux pièces.	Fontaine du Stancou.	Bien tenue.	Pas de renseignements.
96	638	16 janv.	17 janv.	N° 62	m.	28	Pêcheur.	Marié. Quatre enfants. Très pauvre.	Bonne santé. bonne conduite.	1er étage; une pièce de 80 m.c.	Fontaine de la Place.	Mal tenue.	Est revenu malade d'Audierne.
97	»	17 janv.	Guérie.	N° 9	f.	4	»	Famille très pauvre.	Bonne santé.	Rez-de-chaussée; une pièce de 100 m.c.	Fontaine du Stancou.	Mal tenue.	Est allée jouer chez des voisins malades.
98	650	18 janv.	19 janv.	N° 63	m.	38	Pêcheur.	Marié. Deux enfants. Pauvre.	Ivrogne. Robuste.	1er étage; une pièce de 80 m.c.	Fontaine de Port-Rhu.	Très mal tenue.	Pas de renseignements.
99	»	18 janv.	Guérie.	N° 64	f.	28	Ménagère.	Mariée. Trois enfants. Très pauvre.	Bonne santé.	Pas de renseignements.			
100	»	19 janv.	Guéri.	N° 6	m.	7	»	Famille pauvre.	Bonne santé. A manqué de soins.	Rez-de-chaussée; une pièce de 90 m.c.	Fontaine de Sterlan.	Mal tenue.	A joué avec le n° 48, dans la même maison.
101	656	19 janv.	20 janv.	N° 24	f.	2	»	Famille pauvre. Deux enfants.	A manqué de soins.	1er étage; une pièce de 80 m.c.	Fontaine du Stancou.	Bien tenue.	Pas de renseignements.
102	»	21 janv.	Guéri.	N° 65	m.	12	»	Famille pauvre.	Bonne santé.	Rez-de-chaussée; une pièce de 100 m.c.	Fontaine du Moulin.	Bien tenue.	A fréquenté plusieurs malades.
103	»	22 janv.	Guérie.	N° 50	f.	50	Ménagère.	Mariée. Trois enfants. Indigente.	Bonne santé.	Pas de renseignements.			
104	»	23 janv.	Guérie.	N° 66	f.	15	Son père marin.	Famille à l'aise.	Bonne santé.	Pas de renseignements.			
105	666	24 janv.	27 janv.	N° 28	m.	4	»	Famille à l'aise. Fils unique.	A manqué de soins.	1er étage; une pièce de 80 m.c.	Fontaine du Stancou.	Très mal tenue.	Pas de renseignements.
106	673	25 janv.	30 janv.	N° 67	f.	38	Ménagère.	Célibataire. Un enfant. Pauvre.	Ivrognesse et débauchée.	Rez-de-chaussée; une pièce de 100 m.c.	Fontaine de Port-Rhu.	Très mal tenue.	Pas de renseignements.

N° d'ordre.	N° d'ordre au tableau général des décès.	DATE où LA MALADIE s'est déclarée.	DATE DU DÉCÈS.	DOMICILE. Les numéros sont ceux des maisons sur le plan de Douarnenez.	SEXE.	AGE.	PROFESSION.	INDIVIDUALITÉ DU MALADE. ÉTAT CIVIL, de famille et de fortune.	HABITUDES DE VIE et santé.	HABITATION. ÉTAGE HABITÉ et cubage des pièces habitées.	OU LA MAISON prend son eau.	RENSEIGNE-MENTS sur la tenue de la maison.	CAUSES CONNUES de la MALADIE.
1	2	3	4	5	6	7	8	9	10	11	12	13	14
107	»	25 janv.	Guéri.	N° 26	m.	31	Marin.	Marié. Trois enfants.	Bonne santé. Bonne conduite.	1er étage; une pièce de 80 m. c.	Fontaine du Stancou.	Assez bien tenue.	Pas de renseignements.
108	»	27 janv.	Guéri.	N° 68	m.	41	Marin.	Marié. Quatre enfants. Grande misère.	Bonne santé. Bonne conduite.	Pas de renseignements.			
109	676	28 janv.	1er févr.	N° 09	m.	33	Menuisier.	Marié. Deux enfants. Pauvre.	Ivrogne et chétif.	1er étage; une pièce de 95 m. c.	Fontaine de Port-Rhu.	Assez bien tenue.	Pas de renseignements.
110	»	31 janv.	Guéri.	N° 70	m.	33	Marin.	Marié. Trois enfants. Pauvre.	Bonne santé. Bonne conduite.	Pas de renseignements.			
111	»	1er fév.	Guéri.	N° 71	m.	48	Marin.	Marié. Quatre enfants. Très pauvre.	Ivrogne, Bonne santé.	Pas de renseignements.			
112	»	1er fév.	Guéri.	N° 72	m.	5	»	Famille très pauvre.	Bonne santé.	Rez-de-chaussée; une pièce de 110 m. c.	Fontaine de Port-Rhu.	Très mal tenue.	Fils du n° 129.
113	»	1er fév.	Guérie.	N° 73	f.	49	Ménagère.	Mariée. Sans enfants. A l'aise.	Bonne santé. Bonne conduite.	1er étage; une pièce de 100 m. c.	Fontaine du Grand-Port.	Très propre.	Avait visité des malades. Est rentrée atteinte de l'église.
114	677	3 fév.	4 févr.	N° 74	f.	44	Ménagère.	Mariée. Cinq enfants. Très pauvre.	Ivrogne. Robuste.	Deux pièces au rez-de-chaussée.	Fontaine de Port-Rhu.	Très mal tenue.	Pas de renseignements.
115	»	3 fév.	Guéri.	N° 20	m.	38	Marin.	Marié. Pauvre. Cinq enfants.	Bonne santé.	Rez-de-chaussée; une pièce de 60 m. c.	Fontaine du Stancou.	Mal tenue.	Pas de renseignements.
116	679	4 fév.	6 févr. 86.	N° 75	f.	12	»	Famille très pauvre. Cinq enfants.	A manqué de soins.	Rez-de-chaussée; une pièce de 100 m. c.	Fontaine du Moulin.	Bien tenue.	Pas de renseignements.
117	678	5 fév.	6 févr.	N° 67	m.	45	Charretier.	Marié. Cinq enfants. Très pauvre.	Ivrogne. Robuste.	Rez-de-chaussée; une pièce de 80 m. c.	Fontaine de Port-Rhu.	Très mal tenue.	Pas de renseignements.
118	»	5 fév.	Guérie.	N° 67	f.	40	Ménagère.	Veuve. Quatre enfants. Pauvre.	Bonne santé. Bonne conduite.	Pas de renseignements.			
119	»	6 fév.	Guéri.	N° 16	m.	35	Marin.	Marié. Quatre enfants. Pauvre.	Ivrogne. Bonne santé.	1er étage; une pièce de 80 m. c.	Fontaine du Stancou.	Mal tenue.	Pas de renseignements.

DOUARNENEZ. — TABLEAU DES MALADES GUÉRIS OU DÉCÉDÉS (*Suite*).

N° d'ordre.	N° d'ordre du tableau général des décès.	DATE où LA MALADIE s'est déclarée.	DATE DU DÉCÈS.	DOMICILE (Les numéros sont ceux du plan de Douarnenez)	SEXE.	AGE.	PROFESSION.	ÉTAT CIVIL, de famille et de fortune.	MALADE. HABITUDES DE VIE et santé.	ÉTAGE HABITÉ et cubage des pièces habitées.	OU LA MAISON prend son eau.	RENSEIGNE-MENTS sur la tenue de la maison.	CAUSES CONNUES de la MALADIE.
1	2	3	4	5	6	7	8	9	10	11	12	13	14
120	»	6 fév.	Guéri.	N° 9	m.	29	Marin.	Marié. Deux enfants. Misérable.	Mauvaise santé.	Rez-de-chaussée; une pièce de 60 m. c.	Fontaine commune.	Mal tenue.	Pas de renseignements.
121	»	9 fév.	Guérie.	N° 54	f.	23	Ménagère.	Mariée. Un enfant. Pauvre.	Ivrognesse. Bonne santé.	3° étage; une pièce de 110 m. c.	Fontaine de la Croix.	Assez bien tenue.	A visité de nombreux malades pour recueillir quelques petits verres.
122	686	10 fév.	12 fév.	N° 25	m.	48	Journalier.	Marié. Trois enfants. Indigent.	Ivrogne. Bonne santé.	Rez-de-chaussée; une pièce de 80 m. c.	Fontaine de la Croix.	Très mal tenue.	Pas de renseignements.
123	691	10 fév.	16 fév.	N° 72	f.	40	Ménagère.	Mariée. Six enfants. Pauvre.	Bonne santé. Bonne conduite.	1er étage; une pièce de 100 m. c.	Fontaine de Port-Rhu.	Bien tenue.	Pas de renseignements.
124	»	10 fév.	Guéri.	N° 4	m.	28	Marin.	Marié. Deux enfants. Pauvre.	Bonne santé.	Rez-de-chaussée; une pièce de 90 m. c.	Fontaine du Sterlan.	Mal tenue.	Pas de renseignements.
125	»	13 fév.	Guéri.	N° 38	m.	44	Journalier.	Marié. Quatre enfants. Pauvre.	Bonne santé.	Rez-de-chaussée; une pièce de 100 m. c.	Fontaine de la Place.	Mal tenue.	Pas de renseignements.
126	»	13 fév.	Guéri.	N° 77	m.	29	Pêcheur.	Marié. Deux enfants. Pauvre.	Bonne santé.	3° étage; une pièce de 110 m. c.	Fontaine de la Croix.	Assez bien tenue.	A visité de nombreux malades.
127	»	15 fév.	Guéri.	N° 78	m.	46	Marin.	Marié. Quatre enfants. À l'aise.	Bonne conduite.	Pas de renseignements.			
128	»	17 fév.	Guéri.	N° 66	m.	33	Chiffonnier.	Marié. Trois enfants. Très pauvre.	Ivrogne. Bonne santé.	Pas de renseignements.			
129	692	18 fév.	20 fév.	N° 61	f.	32	Ménagère.	Mariée. Trois enfants. Pauvre.	Bonne santé. Bonne conduite.	1er étage; une pièce de 110 m. c.	Fontaine de Goelan.	Bien tenue.	A soigné son fils, le n° 112.
130	697	19 fév.	23 fév.	N° 12	f.	35	Ménagère.	Mariée. Trois enfants. Pauvre.	Bonne santé. Ivrognesse.	1er étage; une pièce de 75 m. c.	Fontaine du Stancou.	Assez bien tenue.	Pas de renseignements.
131	»	21 fév.	Guérie.	N° 68	f.	14	»	Famille pauvre. Quatre enfants.	Bonne santé.	Pas de renseignements.			
132	698	22 fév.	23 fév.	N° 79	m.	11	»	Famille pauvre. Trois enfants.	A manqué de soins.	1er étage; une pièce de 105 m. c.	Fontaine du Goelan.	Assez bien tenue.	Pas de renseignements.

DOUARNENEZ. — TABLEAU DES MALADES GUÉRIS OU DÉCÉDÉS (Fin).

N° d'ordre.	N° d'ordre du tableau général des décès.	DATE où LA MALADIE s'est déclarée.	DATE DU DÉCÈS.	DOMICILE. Les numéros sont ceux des maisons sur le plan de Douarnenez.	SEXE	AGE	PROFESSION.	ÉTAT CIVIL, de famille et de fortune.	HABITUDES DE VIE et santé.	ÉTAGE HABITÉ et cubage des pièces habitées.	OÙ LA MAISON prend son eau.	RENSEIGNE-MENTS sur la tenue de la maison.	CAUSES CONNUES de la MALADIE.
1	2	3		4	6	7	8	9	10	11	12	13	14
133	»	22 fév.	Guéri.	N° 40	m.	17	Pêcheur.	Pauvre. Fils unique.	Bonne santé.	Rez-de-chaus-sée; une pièce de 110 m. c.	Fontaine de Poullan.	Assez bien te-nue.	Pas de renseignements.
134	»	22 fév.	Guéri.	N° 5	m.	31	Pêcheur.	Veuf. Un enfant. Très pauvre.	Ivrogne. Bonne santé.	Rez-de-chaus-sée; une pièce de 100 m. c.	Fontaine de Stancou.	Mal tenue.	Pas de renseignements.
135	»	23 fév.	Guérie.	N° 80	f.	11	»	Famille pauvre.	Bonne santé.	Pas de renseignements.			
136	701	24 fév.	24 fév.	N° 81	m.	4	»	Famille à l'aise. Sept enfants.	Bonne santé.	1er étage; deux pièces de 50 m. c.	Fontaine du Moulin.	Très bien te-nue.	Pas de renseignements.
137	»	25 fév.	Guéri.	N° 82	m.	36	Pêcheur.	Marié. Cinq enfants. À l'aise.	Bonne santé.	1er étage; une pièce de 85 m. c.	Fontaine de la Place.	Très bien te-nue.	Pas de renseignements.
138	»	3 mars.	Guéri.	N° 83	m.	14	Mousse.	Famille pauvre. Quatre enfants.	Bonne santé.	Pas de renseignements.			
139	709	4 mars.	7 mars.	N° 82	f.	26	Ménagère.	Mariée. Quatre enfants. À l'aise.	Robuste.	Même chambre que le n° 137.			A soigné son mari le n° 137.
140	710	5 mars.	8 mars.	N° 82	f.	2	»	Fille du n° 139.	Bonne santé.	Même chambre que le n° 137.			Habitait avec son père et sa mère les n° 137 et 139.
141	715	6 mars.	10 mars.	N° 84	f.	78	Ménagère.	Veuve. À l'aise.	Forte pour son âge.	1er étage; une pièce de 80 m. c.	Fontaine du Port.	Très bien te-nue.	Pas de renseignements.
142	»	10 mars.	Guérie.	N° 37	f.	43	Ménagère.	Mariée. Quatre enfants. Très pauvre.	Bonne santé. Bonne conduite.	1er étage; une pièce de 115 m. c.	Fontaine de la Croix.	Assez bien te-nue.	Pas de renseignements.
143	»	12 mars.	Guérie.	N° 74	f.	43	Ménagère.	Mariée. Trois enfants. Très pauvre.	Bonne santé. Ivrognesse.	1er étage; une pièce de 100 m. c.	Fontaine de Port-Rhu.	Mal tenue.	A visité de nombreux malades pour se procurer quelques petits verres.

1° Par sexe et par âge.

	Au-dessous de 2 ans. 1	De 2 à 5 ans inclus. 2	De 6 à 10 ans inclus. 3	De 11 à 15 ans inclus. 4	De 16 à 20 ans inclus. 5	De 21 à 30 ans inclus. 6	De 31 à 40 ans inclus. 7	De 41 à 50 ans inclus. 8	De 51 à 60 ans inclus. 9	De 61 à 70 ans inclus. 10	Au-dessus de 70 ans. 11	TOTAL DU SEXE masculin 12	Au-dessous de 2 ans. 13	De 2 à 5 ans inclus. 14	De 6 à 10 ans inclus. 15	De 11 à 15 ans inclus. 16	De 16 à 20 ans inclus. 17	De 21 à 30 ans inclus. 18	De 31 à 40 ans inclus. 19	De 41 à 50 ans inclus. 20	De 51 à 60 ans inclus. 21	De 61 à 70 ans inclus. 22	Au-dessus de 70 ans. 23	TOTAL DU SEXE féminin 24	TOTAL GÉNÉRAL 25
	SEXE MASCULIN.												SEXE FÉMININ.												
Décès.....	3	5	3	1	»	8	4	6	5	3	»	38	»	5	2	2	»	7	8	4	6	5	3	42	80
Guérisons..	»	2	2	4	3	6	11	6	»	2	»	36	»	2	2	4	1	11	2	4	1	»	»	27	63

2° Par état-civil.

	SEXE MASCULIN.		SEXE FÉMININ.	
	Décès. 1	Guérisons. 2	Décès. 3	Guérisons. 4
Enfants (0 à 15 ans)..	12	8	9	3
Célibataires.........	5	6	4	3
Mariés..............	19	19	21	15
Veufs..............	2	3	8	1
TOTAL........	38	36	42	27

3° Par profession.

	SEXE MASCULIN.	
	Décès. 1	Guér. 2
Marins................	12	20
Journaliers............	8	2
Cordonnier............	1	»
Soudeur..............	1	2
Cultivateur............	1	»
Employé..............	»	1
Carrier...............	»	1
Cabaretier............	»	1
Serrurier.............	»	1
Menuisier et charpentier ..	2	»
Charretier	1	»
Chiffonnier............	»	1

	SEXE FÉMININ.	
	Décès. 3	Guérisons. 4
Ménagères...........	27	16
Couturière...........	1	»
Revendeuse de fruits ..	2	»
Journalières..........	»	2
Teinturière...........	1	»
Marchande...........	1	»
Sans profession.......	1	1

Planche 16.

Choléra de 1885-1886.

Plan de Douarnenez.

CHOLÉRA 1885-86
DOUARNENEZ

Échelle de 1:2.500

0 10 20 30 40 50   100   200 Mètres

Légende

○   Borne fontaine
     Canalisation
●   Décès
     Cas Graves

L'ordre des numéros est
établi d'après la date du
premier cas survenu dans
chaque habitation.

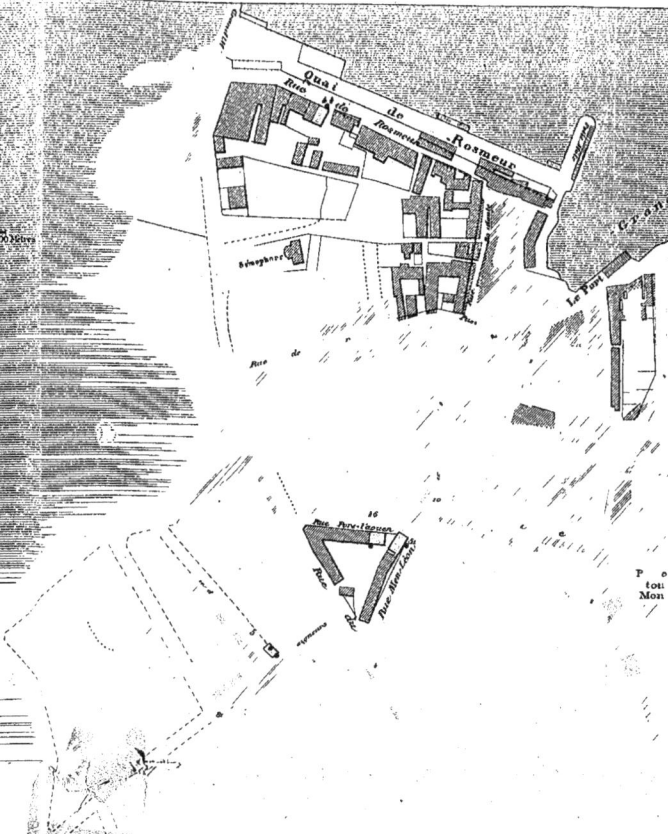

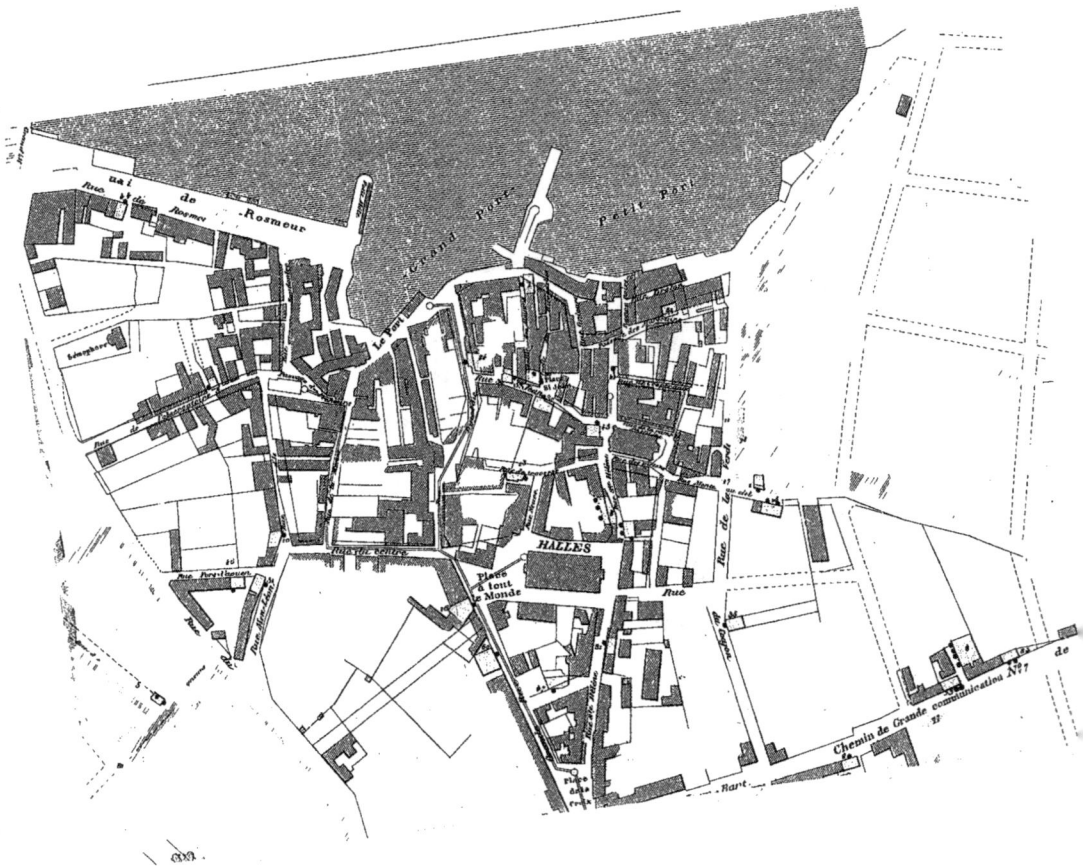

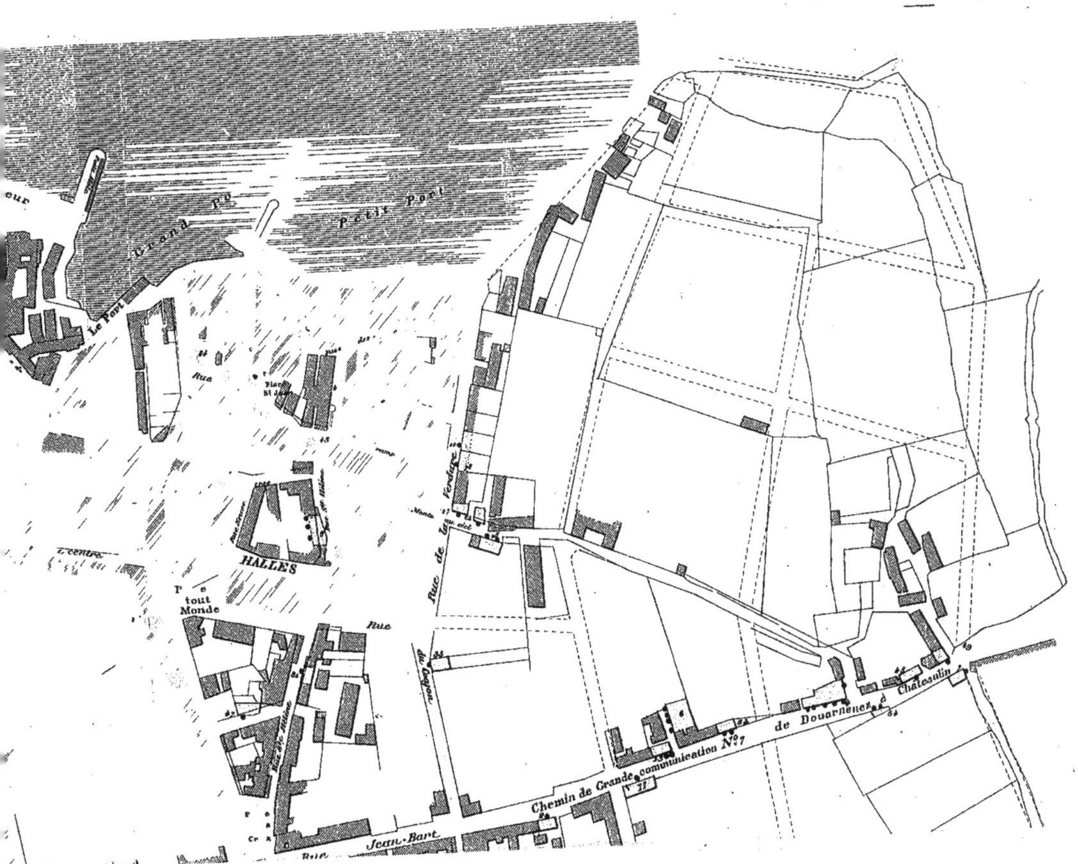

Le Port

Grand P⁺

Petit Port

HALLES

P⁺ e
tout
Monde

Rue

Rue Jean-Bart

Rue de la fontaine

Chemin de Grande communication N° 7 de Douarnenez à Châteaulin

Rue Jean-Bart

Place
du
Chan
de
ab

Parc Rbal

Rue

e Guet

Landroguet

ace
Michel

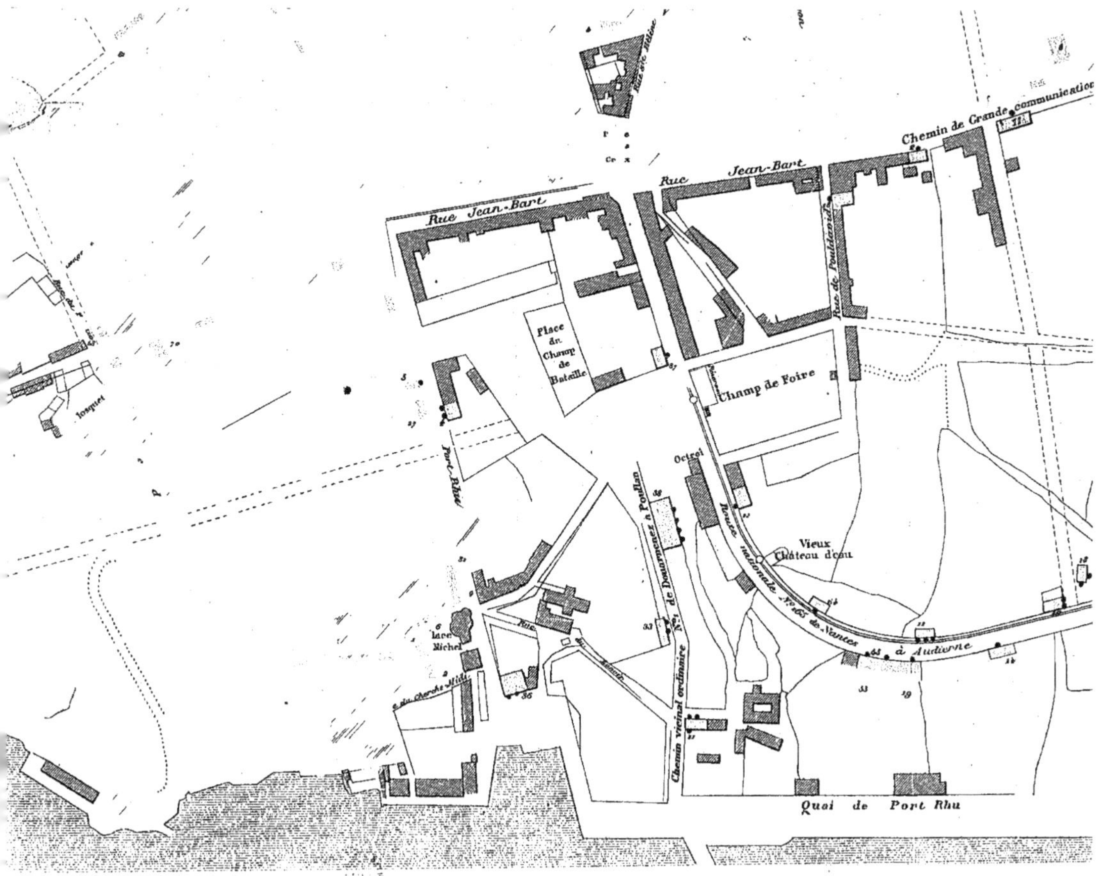

Chemin de Grande communication
Rue Jean-Bart
Rue Jean-Bart
Rue de Pouldavid
Place du Champ de Bataille
Champ de Foire
Octroi
Port Rhu
Vieux Château d'eau
Route nationale No 165 de Nantes à Audierne
Chemin vicinal ordinaire No 1 de Douarnenez à Pouldan
Quai de Port Rhu

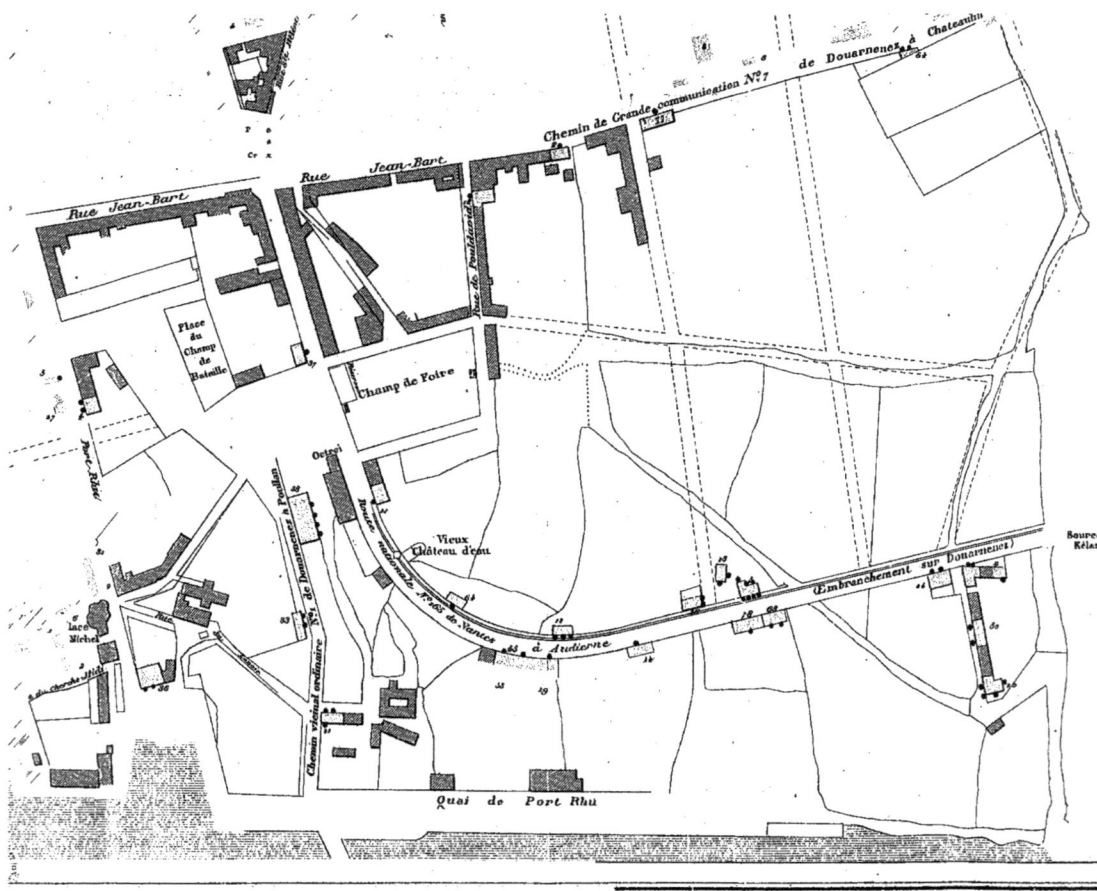

XIV. — PLOUHINEC.

ÉPIDÉMIES ANTÉRIEURES (?).

SUPERFICIE: 2.805 hectares.

POPULATION: dénombrement de 1886: totale, 4.596 (1881: 4.262); agglomérée, 312.

Taux moyen, de 1882 à 1885, de l'excédent des naissances sur les décès: 18,48 pour 1.000 habitants.

Taux moyen, de 1882 à 1885, de la mortalité: 26,23 pour 1.000 habitants [1].

Nombre des maisons: 780; des ménages 791.

SPIRITUEUX: au cours d'une année (1885) la consommation du vin, par tête d'habitant, a été de 5 litres; du cidre, de 2 litres; de l'alcool, de 4 lit 9.

ÉPIDÉMIE DE 1885-86.

POPULATION EXPOSÉE (Hameaux de Kérédan, Saint-Jean, Kergréah, Brénilour, Menglenot, Kervoazec, Quélarnec, le Bourg et Poulgoazec): 1.323 habitants se subdivisant ainsi:

1° Division par groupes d'âge et par sexe :

HAMEAUX AUTRES QUE POULGOAZEC.

De o à 15 ans............	Garçons..................	205
	Filles.....................	194
De 15 à 60 ans..........	Hommes.................	200
	Femmes.................	218
Au-dessus de 60 ans......	Hommes.................	19
	Femmes.................	20

POULGOAZEC.

De o à 15 ans...........	Garçons..................	104
	Filles....................	95
De 15 à 60 ans..........	Hommes.................	114
	Femmes.................	134
Au-dessus de 60 ans......	Hommes.................	0
	Femmes.................	11

[1] Voir p. 148 comment ces chiffres ont été obtenus.

2° *Division par état civil (enfants jusqu'à 15 ans non compris) :*

HAMEAUX AUTRES QUE POULGOAZEC.

Célibataires.............	{ Hommes................	67
	{ Femmes................	71
Mariés................	{ Hommes................	141
	{ Femmes................	141
Veufs.................	{ Hommes................	11
	{ Femmes................	26

POULGOAZEC.

Célibataires.............	{ Hommes................	34
	{ Femmes................	44
Mariés................	{ Hommes................	81
	{ Femmes................	81
Veufs.................	{ Hommes................	8
	{ Femmes................	20

Les professions qui ont fourni des victimes au choléra se chiffraient comme suit au dénombrement de 1886 :

HAMEAUX AUTRES QUE POULGOAZEC.

Hommes..............	{ Marins................	97
	{ Cultivateurs...........	64
	{ Journaliers...........	5
Femmes..............	{ Ménagères	120
	{ Journalières..........	22
	{ Couturières	6
	{ Sans profession.........	73

POULGOAZEC.

Hommes..............	{ Marins................	92
	{ Cultivateurs...........	6
	{ Sans profession.........	8
Femmes..............	{ Ménagères	85
	{ Sans profession.........	16

NOMBRE DES MAISONS EXPOSÉES: 240; des ménages, 244.

DURÉE DE L'ÉPIDÉMIE: du 16 novembre 1885 au 23 février 1886 [1].

NOMBRE DES DÉCÈS: 49 (13 enfants, dont 6 garçons, 7 filles; 15 hommes, 21 femmes).

PROPORTION des décès cholériques, en 1885-86, au chiffre de la population exposée: hameaux autres que Poulgoazec (16 : 856) 18,69 p. 1.000; Poulgoazec (33 : 467) 78,66 p. 1.000.

Il faut immédiatement diviser en deux groupes les 49 décès de Plouhinec: 16 de ces décès se sont répartis entre huit villages comptant ensemble près de 900 habitants ; 99 cas et 33 décès se sont produits dans le seul hameau de Poulgoazec, qui n'a que 467 habitants. C'est 21,19 cas et 7,06 décès pour 100 habitants. Proportion énorme qui signale à l'attention l'épidémie de cette petite localité.

Il était difficile qu'elle y échappât. Poulgoazec n'est séparé d'Audierne que par un bras de mer très étroit. Lorsque les marins viennent pêcher dans les eaux d'Audierne ou vendre leur poisson aux usines de cette ville, ils débarquent à Poulgoazec, si les logements d'Audierne sont trop encombrés. C'est ce qui est arrivé maintes fois pendant la durée de l'épidémie. Les marins de Poulgoazec eux-mêmes sont aussi souvent à Audierne que chez eux.

Le 16 novembre 1885, un marin-pêcheur, âgé de cinquante-deux ans, mourait du choléra. Revenait-il d'Audierne ? Avait-il reçu chez lui un marin étranger ? Il est bien probable que l'une au moins des deux hypothèses est vraie. Trois jours après, le 19, un marin et sa femme mouraient tous deux. Les décès se succèdent ensuite rapidement : 2, le 20 novembre, 4, le 23 ; puis une ou plusieurs morts, presque chaque jour, jusqu'au 22 décembre. A partir de cette date, les décès s'espacent. Les deux derniers, l'un d'une femme de cinquante et un ans, l'autre d'une petite fille de sept ans, ont eu lieu les 20 et 21 février.

Sur les 99 cas du groupe de Poulgoazec, il y en a 15 d'enfants âgés de moins de dix ans : 7 petites filles, dont 5 sont mortes (18 mois, 3 ans, 3 ans, 7 ans, 8 ans) ; 8 petits garçons, dont 4 sont morts (22 mois, 2 ans, 3 ans, 7 ans). Il y en a 6 de garçons âgés de dix à quinze ans, dont deux sont morts (10 ans, 15 ans) : aucune fille de cet âge n'a été atteinte. Dès l'âge de dix ans, les garçons vont à la mer. Les relations journalières des pêcheurs de Poulgoazec avec la population contaminée d'Audierne ont dû renouveler sans cesse l'apport des germes morbides, et dans cette œuvre inconsciemment funeste, les petits mousses aidaient leurs pères. C'est en tout cas un fait curieux que l'immunité des filles de dix à quinze ans. De quinze à vingt ans, 5 jeunes hommes sont pris ; tous ont guéri ; 3 jeunes filles sont prises, une (20 ans) est morte. De vingt à trente ans, 22 personnes, 10 hommes et 12 femmes, ont eu le choléra. Un marin de vingt-huit ans est mort ; pas une des femmes n'a succombé. De trente à cinquante ans, 33 cas : 18 hommes, dont 4 sont morts (37 ans, 38 ans, 41 ans, 48 ans) ; 15 femmes, dont 7 sont mortes (35 ans, 38 ans, 38 ans.

45 ans, 47 ans, 47 ans, 48 ans). Enfin, au-dessus de cinquante ans, toutes les femmes atteintes, au nombre de 5, ont succombé (51 ans, 52 ans, 53 ans, 59 ans, 64 ans); 10 hommes ont été pris, dont 4 sont morts (52 ans, 56 ans, 61 ans, 61 ans). En résumé, le nombre des malades du sexe masculin (57) a été notablement supérieur à celui des malades du sexe féminin (42), mais les premiers ont beaucoup mieux résisté à la maladie. Le sexe masculin ne compte que 15 décès (26 p. 100), tandis que le sexe féminin en compte 18 (43 p. 100).

A Poulgoazec, comme partout, l'absence de toute notion d'hygiène, l'insalubrité des maisons, la mauvaise tenue des voies publiques facilitaient la propagation de la maladie. Les immondices séjournaient aux alentours des maisons et dans les rues. Partout des eaux croupissantes ou s'écoulant doucement vers un des deux puits d'où les habitants tiraient leur eau de boisson. L'un de ces puits se trouve près de la mer, au bas du village. La rue principale y aboutit. Ses abords, quand je le visitai pour la première fois, étaient dans un état de saleté repoussante. Pour en approcher, il fallait marcher dans un fumier. C'est que la rue principale, outre les immondices de toute sorte qu'elle charriait, recevait par des ouvertures pratiquées dans les pignons, sur le bord du chemin, le purin s'écoulant des soues à porc que presque tous les habitants avaient installées dans leur logis.

L'autre puits est situé à côté de l'école des filles. Il n'était pas moins malpropre. En contre-bas de la rue, il recevait, lui aussi, par infiltration, les eaux infectes qui séjournaient entre son seuil, la rue et deux petits murs latéraux. La cour de l'école des filles partageait avec le puits le privilège de recevoir et de retenir une bonne part des immondices du village. Voici ce qu'a écrit à ce sujet le conducteur des travaux dont je vais parler : « Lorsque je fis le nivellement pour l'évaluation du remblai à exécuter, je constatai que l'épaisseur du limon formé dans la cour des filles par les eaux croupissantes qui, y déposant leurs détritus, y avaient formé un véritable foyer d'infection, n'était pas inférieure à trente centimètres. »

M. le ministre du commerce voulut bien allouer les fonds nécessaires à l'exécution des travaux les plus urgents. Le 17 février, j'envoyais par dépêche télégraphique les ordres nécessaires au conducteur des ponts et chaussées d'Audierne. Ces travaux furent exécutés immédiatement. A l'école des filles, un remblai de pierraille a été fait pour donner du bombement à la cour. On a également construit des caniveaux pavés autour de la cour, avec des pentes pour l'écoulement des eaux. Le puits qui alimente la partie sud de Poulgoazec a été garanti de toute contamination par un remblai. La rue principale a été assainie par la suppression des ouvertures qui servaient à l'écoulement du purin des soues à porcs, par la construction d'un caniveau en maçonnerie, de façon à ce que les eaux fussent conduites directement à l'aqueduc. Enfin, la rue a été remblayée d'une hauteur moyenne de 0ᵐ,80 sur l'axe, et des caniveaux latéraux ont été établis partout où il a paru nécessaire.

Pendant que ces travaux très simples, et qui ont été achevés en quelques heures, s'exécutaient, trois cantonniers étaient employés à nettoyer à fond les cours et les ruelles.

Je rappelle que ceci se passait les 17, 18 février et jours suivants; que les 20 et 21 février le choléra faisait encore deux victimes à Poulgoazec, mais que ces deux décès furent les derniers.

Plus tard, au moment de la pêche du maquereau, je donnai l'ordre au maire du Plouhinec d'interdire aux habitants de Poulgoazec de recevoir chez eux les marins qui, refusant de loger sous des tentes à Audierne, pourraient chercher un abri dans sa commune. Le maire de Plouhinec tint sévèrement la main à l'exécution de cette mesure et Poulgoazec, plus heureux que Tréboul, ne vit pas renaître l'épidémie.

TABLEAUX DES MALADES.

1° Poulgoazec : guéris et décédés.

I. *Guéris.*

NUMÉROS D'ORDRE.	PROFESSION.	SEXE.	AGE.	DOMICILE.
1	2	3	4	5
1	Marin-pêcheur	m.	31	Poulgoazec.
2	—	m.	17	—
3	»	m.	13	—
4	Marin-pêcheur	m.	32	—

I. *Guéris* (Suite).

NUMÉROS D'ORDRE.	PROFESSION.	SEXE.	AGE.	DOMICILE.
1	2	3	4	5
5	Marin-pêcheur	m.	56	Poulgoazec ,
6	—	m.	31	—
7	—	m.	43	—
8	—	m.	29	—
9	—	m.	27	—
10	—	m.	19	—
11	—	m.	54	—
12	—	m.	18	—
13	—	m.	39	—
14	—	m.	38	—
15	—	m.	14	—
16	»	m.	5	—
17	Marin-pêcheur	m.	19	—
18	—	m.	45	—
19	—	m.	44	—
20	—	m.	47	—
21	»	m.	11	—
22	Marin-pêcheur	m.	30	—
23	—	m.	50	—
24	—	m.	55	—
25	—	m.	48	—
26	—	m.	25	—
27	—	m.	54	—
28	—	m.	28	—
29	—	m.	36	—
30	Cultivateur	m.	38	—
31	Marin-pêcheur	m.	53	—
32	—	m.	51	—
33	»	m.	8	—
34	Marin-pêcheur	m.	29	—
35	—	m.	17	—
36	—	m.	25	—
37	Marin	m.	23	—
38	»	m.	4	—
39	Marin-pêcheur	m.	29	—
40	»	m.	5	—
41	»	m.	12	—
42	Marin	m.	40	—
43	Ménagère	f.	23	—
44	—	f.	44	—
45	—	f.	24	—

I. *Guéris* (Suite).

NUMÉROS D'ORDRE.	PROFESSION.	SEXE.	AGE.	DOMICILE.
1	2	3	4	5
46	Ménagère.................	f.	23	Poulgoazec.
47	—	f.	36	—
48	—	f.	30	—
49	—	f.	30	—
50	—	f.	50	—
51	Sans profession..........	f.	21	—
52	—	f.	21	—
53	Ménagère.................	f.	44	—
54	—	f.	17	—
55	»	f.	36	—
56	Ménagère.................	f.	30	—
57	»	f.	6	—
58	Sans profession..........	f.	20	—
59	—	f.	24	—
60	Ménagère.................	f.	35	—
61	—	f.	47	—
62	»	f.	4	—
63	Sans profession..........	f.	28	—
64	Ménagère.................	f.	30	—
65	—	f.	46	—
66	Sans profession..........	f.	23	—

II. *Décédés.*

N°ˢ D'ORDRE.	N°ˢ D'ORDRE du tableau général des décès.	DATE DU DÉCÈS.	PRO-FESSION.	SEXE.	AGE.	ÉTAT CIVIL.	DOMICILE.
1	2	3	4	5	6	7	8
1	215	16 nov. 1885........	Pêcheur...	m.	52	Marié	Poulgoazec
2	253	19 —	—	m.	38	—	—
3	254	19 —	Ménagère .	f.	35	Mariée ...	—
4	262	20 —	—	f.	20	— ...	—
5	263	20 —	»	m.	10	»	—

II. *Décédés* (Suite).

N° D'ORDRE.	N°° D'ORDRE du tableau général des décès.	DATE DU DÉCÈS.	PRO- FESSION.	SEXE.	AGE.	ÉTAT CIVIL.	DOMICILE.
1	2	3	4	5	6	7	8
6	296	23 nov. 1885........	Ménagère .	f.	47	Veuve,....	Poulgoazec.
7	297	23 —	—	f.	38	Mariée ...	—
8	298	23 —	Pêcheur...	m.	37	Marié	—
9	299	23 —	—	m.	28	—	—
10	314	25 —	»	m.	22m.	»	—
11	315	25 —	Pêcheur...	m.	41	Marié	—
12	343	28 —	»	m.	7	»	—
13	386	2 déc. 1885........	»	m.	2	»	—
14	400	4 —	Pêcheur...	m.	48	Marié	—
15	430	7 —	Ménagère .	f.	59	Veuve,....	—
16	431	7 —	—	f.	52	Mariée ...	—
17	439	8 —	—	f.	47	— ...	—
18	446	9 —	—	f.	38	— ...	—
19	447	9 —	»	f.	18m.	»	—
20	461	11 —	Marin	m.	61	Marié	—
21	467	12 —	Ménagère .	f.	45	Mariée ...	—
22	468	12 —	—	f.	53	Veuve....	—
23	493	15 —	»	f.	48	—	—
24	499	16 —	»	m.	3	»	—
25	500	16 —	»	f.	3	»	—
26	523	21 —	»	f.	3	»	—
27	525	22 —	»	f.	8	»	—
28	526	22 —	Pêcheur...	m.	56	Marié	—
29	551	27 —	—	m.	61	—	—
30	553	28 —	—	m.	15	»	—
31	573	2 janv. 1886.......	Ménagère .	f.	64	Mariée ...	—
32	693	20 fév. 1886 ....,	—	f.	51	— ...	—
33	694	21 —	»	f.	7	»	—

2° Hameaux autres que Poulgoazec.

Décédés.

N° D'ORDRE.	N° d'ordre du tableau général des décès.	DATE DU DÉCÈS.	PRO-FESSION.	SEXE.	AGE.	ÉTAT CIVIL.	DOMICILE.
1	2	3	4	5	6	7	8
1	309	24 nov. 1885........	Cultivateur.	m.	66	Marié	Kérédan .
2	327	26 —	Journalière.	f.	57	Veuve	Plouhinec.
3	336	27 —	Journalier .	m.	48	Marié	Kervoazec.
4	379	1er déc. 1885........	Ménagère .	f.	16	Célibataire.	Brénilour .
5	380	1er —	Ménagère .	f.	22	Mariée ...	Kervoazec.
6	381	1er —	—	f.	46	Veuve	—
7	382	1er —	Couturière .	f.	18	Célibataire.	—
8	396	3 —	Pêcheur , ..	m.	34	Veuf de 2 j.	—
9	415	5 —	Ménagère .	f.	72	Veuve	—
10	520	20 —	Ménagère ..	f.	64	—	Quélarnec.
11	530	23 —	Pêcheur,...	m.	57	Marié	Kervoazec.
12	531	23 —	»	f.	14	»	Menglenot.
13	541	25 —	Pêcheur,...	m.	38	Marié	Saint-Jean.
14	561	29 —	Cultivateur.	m.	52	—	—
15	642	17 janv. 1886	Ménagère ..	f.	72	Mariée....	Kergréah..
16	700	23 fév. 1886	»	f.	7m.	»	Plouhinec.

XV. — POULDERGAT.

ÉPIDÉMIES ANTÉRIEURES: choléra en 1849-50: 87 cas, 50 décès,
— en 1866: (?) cas, 66 décès.
fièvre typhoïde endémique au hameau de Poul-David.

SUPERFICIE: 2.995 hectares.

POPULATION: dénombrement de 1886; totale, 2.721 (1881: 2.552); aggloméréée, 302.

Taux moyen, de 1882 à 1885, de l'excédent des naissances sur les décès: 23,05 pour 1.000 habitants.

Taux moyen, de 1882 à 1885, de la mortalité: 15,90 pour 1.000 habitants [1].

Nombre des maisons: 355; des ménages, 526.

SPIRITUEUX: au cours d'une année (1885) la consommation du vin, par tête d'habitant, a été de 6 litres; du cidre, de 3 littres; de l'alcool, de 4 lit. 4.

ÉPIDÉMIE DE 1885-86.

POPULATION EXPOSÉE (Bourg et hameaux de Kerstrad, Kerléguer-Vian et Poul-David): 1.281 habitants se subdivisant ainsi:

1° Division par groupes d'âge et par sexe:

BOURG ET HAMEAUX AUTRES QUE POUL-DAVID.

De 0 à 15 ans.....	Garçons......................	62
	Filles.......................	69
De 15 à 60 ans....	Hommes.......................	75
	Femmes.......................	91
Au-dessus de 60 ans.	Hommes.......................	14
	Femmes.......................	14

POUL-DAVID.

De 0 à 15 ans.....	Garçons......................	217
	Filles.......................	198
De 15 à 60 ans....	Hommes.......................	225
	Femmes.......................	251
Au-dessus de 60 ans.	Hommes.......................	21
	Femmes.......................	44

[1] Voir p. 148 comment ces chiffres ont été obtenus.

2° Division par état civil (enfants jusqu'à 15 ans non compris) :

BOURG ET HAMEAUX AUTRES QUE POUL-DAVID.

Célibataires.......	Hommes	24
	Femmes........................	37
Mariés............	Hommes	60
	Femmes........................	60
Veufs............	Hommes	5
	Femmes........................	8

POUL-DAVID.

Célibataires.......	Hommes	76
	Femmes........................	93
Mariés............	Hommes , ...	163
	Femmes........................	163
Veufs............	Hommes	7
	Femmes........................	39

Les professions qui ont fourni des victimes au choléra se chiffraient comme suit au dénombrement de 1886 :

Hommes..........	Marins.........................	161
	Cultivateurs....................	99
	Journaliers	46
	Menuisiers.	8
	Tisserands	5
Femmes..........	Ménagères......................	123
	Couturières.....................	21
	Marchandes de friture...........	35
	Aubergistes.	9
	Buandières.....................	7

NOMBRE DES MAISONS EXPOSÉES : 137 ; des ménages, 298.

DURÉE DE L'ÉPIDÉMIE : du 19 novembre 1885 au 9 mars 1886 [1].

NOMBRE DES DÉCÈS : 15 (2 enfants, filles ; 6 hommes ; 7 femmes).

PROPORTION des décès cholériques, en 1885-86, au chiffre de la population exposée : (15 : 1,281) 11,70 p. 1.000.

Comme l'épidémie de Plouhinec est celle de Poulgoazec, ainsi l'épidémie de Pouldergat est celle de Poul-David, hameau très rapproché de la mer, touchant Douarnenez.

Le 16 novembre 1885, un marin, âgé de quarante-neuf ans, qui possédait une petite embarcation et avait des relations quotidiennes avec Douarnenez, rentrait malade à Poul-David. Il mourut le 19 novembre. Ce décès resta isolé.

[1] Voir les observations météoriques pour cette période à la planche 10, p. 144.

Mais le 3 décembre 2 décès se produisent tout à coup, puis 5 autres, du 8 au 17. En décembre, en janvier, rien. Le 9 février, l'épidémie reparaît et fait 6 victimes. Enfin, une femme de vingt-neuf ans meurt le 9 mars. Total des décès : 15. D'après la municipalité de Pouldergat, le nombre des cas se serait élevé à 33; 24 femmes et seulement 8 hommes auraient été atteints. Morts : 6 hommes, 7 femmes et 2 fillettes de moins d'un an.

Cette disproportion, fort rare à ce degré, entre les deux sexes, est peut-être un indice des causes particulières de l'épidémie. Elle s'est manifestée, comme l'indique la date des décès, par saccades; il y a 2 victimes le 3 décembre; 2, le père et la fille, au petit hameau de Kerléguar-Vihan, les 8 et 9 décembre; 2 le 11 février. Si l'on examine les noms des malades qui n'ont pas succombé, on remarque également la présence de groupes : trois membres d'une famille, trois d'une autre, quatre d'une troisième. Ces deux ordres de faits, le grand nombre de femmes malades et l'action intermittente de la maladie, semblent indiquer qu'il s'agit moins d'une épidémie se développant régulièrement que d'accidents isolés. Poul-David est une localité très pauvre. Personne n'y signala la présence du choléra. Pas de médecin; pas de désinfectants. On conservait précieusement la literie et les linges des cholériques; on les lavait à la fontaine; on prenait le mal; on l'introduisait dans la maison; il faisait 2 ou 3 victimes. Chaque fois que le lavage de linges contaminés avait lieu, deux ou trois cas se produisaient. Et comme c'étaient les femmes qui lavaient le linge, ce sont elles aussi qui fournissaient le plus fort contingent de malades.

L'eau bue à Poul-David est l'eau des puits; la plupart de ces puits ne sont garantis par aucune margelle contre les écoulements superficiels. Les habitants sont d'une indifférence fataliste que la présence du choléra ne parvint pas à secouer. Le 17 février 1886, j'écrivais au ministre du commerce :

J'étais avisé lundi dernier (15 février) par le conseiller général du canton de Douarnenez que trois ou quatre jours auparavant un enfant était mort du choléra au village de Poul-David, dans la commune de Pouldergat, et qu'avant cet enfant sa nourrice était mort : de la même maladie. Il ne m'avait été signalé dans cette commune que 4 décès cholériques, 2 en décembre 1885 et 2 en janvier, l'un le 10 et l'autre le 13. Pouldergat est limitrophe de Douarnenez et Poul-David est à un kilomètre et demi de cette ville. Je télégraphiai immédiatement à M. le Dr Charrin qui, à la suite de sa visite à Guengat, s'était transporté à Douarnenez. Il avait été prévenu du fait de Poul-David avant l'arrivée de ma dépêche et était parti pour cette localité. Là, il apprit que, comme à Guengat, le choléra régnait depuis les derniers cas signalés. Comme à Guengat aussi, *le maire ignorait ce qui se passait.* Aucun des médecins de Douarnenez qui, je le répète, est à un kilomètre et demi, n'avait été appelé. Nous avions, en allant de Douarnenez à Audierne, traversé Poul-David avec MM. Proust et Charrin, sans nous douter que l'épidémie y régnât. J'ai fait venir le maire à Quimper, je lui ai donné toutes les instructions nécessaires, des désinfectants et de l'argent pour ses indigents malades, la population de Poul-David étant exceptionnellement misérable.

Il est question dans cette lettre de 2 décès cholériques qui se seraient produits les 10 et 13 janvier. Néanmoins, quand je voulus recueillir les renseignements nécessaires à l'histoire de l'épidémie, il fut impossible de relever à ces dates un seul décès dont la cause fût imputée au choléra. Et sur le tableau des malades l'on ne trouvera pas un cas en janvier. Il me paraît très vraisemblable que dans cette commune le nombre des malades enregistrés, peut-être même celui des morts, est inférieur à la réalité. On n'a tenu un compte sérieux des uns et des autres qu'à partir du moment où l'attention de l'administration a été éveillée et s'est affirmée. La fièvre typhoïde vint à Pouldergat se joindre au choléra. Le 24 février, le maire me télégraphiait : « Six cholériques convalescents. Pas de nouveaux cas. Trois fièvres typhoïdes. »

Le jour même où j'appris la vérité, le 15 février, je fis interdire l'usage des puits. Les habitants furent contraints d'aller chercher l'eau nécessaire à leurs ménages à la fontaine de Pouldergat. Cette interdiction accompagnait les prescriptions hygiéniques générales que j'allais répandre dans tout le département par mon avis du 18 février[1], notamment de brûler les linges des cholériques, ou, en cas d'impossibilité, de les faire séjourner pendant quatre heures dans la solution désinfectante forte. Enfin, deux cantonniers étaient envoyés à Poul-David pour mettre les rues, les chemins, les cours en état de propreté.

Ces mesures ont-elles subitement arrêté les progrès du mal? Une telle affirmation est toujours téméraire. Mais il est légitime de constater le fait qu'elles ont coïncidé avec sa disparition. Il n'y a plus eu à Poul-David qu'un seul cas de choléra, beaucoup plus tard, cas importé de Tréboul. Le 6 mars, mourait à Poul-David une femme de vingt-neuf ans, dont le mari allait mourir le lendemain, 10, à Tréboul chez sa mère. Il est remarquable que le germe ainsi importé n'a pas prospéré et que ce cas est resté isolé.

[1] Voir plus haut p. 77.

Tableaux des malades.

I. Guéris.

(Tous domiciliés à Poul-David, sauf le n° 2 domicilié à Kerléguer-Vihan.)

NUMÉROS D'ORDRE.	PROFESSION.	SEXE.	AGE.
1	2	3	4
1	Aubergiste......................	Féminin......	35 ans.
2	Buandière......................	—	37
3	Ménagère......................	—	31
4	Aubergiste......................	—	44
5	Couturière......................	—	19
6	....	—	16
7	»	—	12
8	Ménagère......................	—	30
9	Fille de friture......................	—	17
10	—	—	15
11	»	—	11
12	»	—	7
13	Ménagère......................	—	48
14	Fille de friture......................	—	19
15	Marin......................	Masculin.....	17
16	—	—	15
17	Fille de friture......................	Féminin......	13

II. Décédés.

(Tous domiciliés à Poul-David, sauf les n° 4 et 5, domiciliés au hameau de Kerléguer-Vihan, et le n° 10, domicilié au hameau de Kerstrad.)

N°° D'ORDRE.	N°° D'ORDRE du tableau général des décès.	DATE DU DÉCÈS.	PROFESSION.	SEXE.	AGE	ÉTAT CIVIL.
1	2	3	4	5	6	7
1	255	10 nov. 1885......	Pêcheur......	m.	49	Marié.
2	394	3 déc. 1885......	Ménagère......	f.	70	Mariée.
3	395	3 —	— »	f.	53	—
4	440	8 —	— »	f.	6 m.	»
5	448	9 —	Menuisier......	m.	34	Marié.
6	469	12 —	Tisserand.....	m.	75	—
7	494	15 —	Ménagère......	f.	64	Mariée.
8	508	17 —	Journalier.....	m.	66	Marié.
9	682	9 fév. 1886......	Ménagère......	f.	65	Mariée.
10	683	9 —	Cultivateur.....	m.	58	Marié.
11	684	11 —	Ménagère......	f.	66	Veuve.
12	685	11 —	»	f.	8 m.	»
13	687	12 —	Pêcheur......	m.	66	Veuf.
14	689	15 —	Ménagère......	f.	30	Mariée.
15	712	9 mars 1886......	»	f.	29	—

XVI. — QUIMPER [1].

ÉPIDÉMIES ANTÉRIEURES: choléra en 1834-35 : 398 cas, 154 décès.
— en 1849-50 : 140 cas, 50 décès.
— en 1865-66 : 2 cas, 2 décès.

SUPERFICIE : 202 hectares.

POPULATION: dénombrement de 1886 : totale, 17.171 (1881 : 15.280); agglomérée, 14.606.

Taux moyen, de 1882 à 1885, de l'excédent des décès sur les naissances: 4,50 pour 1.000 habitants.

Taux moyen, de 1882 à 1885, de la mortalité: 31,11 pour 1.000 habitants[2].

Nombre des maisons: 1.249; des ménages: 3.673.

DURÉE DE L'ÉPIDÉMIE : du 25 novembre 1885 au 30 janvier 1886 [3].

NOMBRE DES DÉCÈS: 36 (6 enfants, dont 3 garçons, 3 filles; 13 hommes; 17 femmes).

PROPORTION des décès cholériques, en 1885-86, au chiffre de la population totale: (35 : 17.171) 2,09 pour 1.000 habitants.

SPIRITUEUX: au cours d'une année (1885), la consommation du vin, par tête d'habitant, a été de 40 litres; du cidre, de 80 litres; de l'alcool de 9 lit. 3.

Si l'on s'en tient aux déclarations faites, il s'est produit à Quimper 86 cas cholériques qui ont entraîné 36 décès. J'expliquerai à la fin de cette notice pourquoi ces chiffres me paraissent n'être pas conformes à la réalité des choses et devoir être portés à 110 cas et environ 50 décès.

Avant d'aborder l'étude spéciale de l'épidémie, je dois dire un mot de la situation sanitaire de la ville.

Comme on l'a vu au début de cette notice, le choléra a plusieurs fois visité la ville de Quimper. D'autres maladies épidémiques, notamment la fièvre typhoïde et la petite vérole, y ont fait à maintes reprises de sérieux ravages, notamment en 1865, 1868, 1874, 1880, 1881. L'on trouvera à la 5° annexe du document A une table de la mortalité à Quimper de 1861 à 1885, indiquant pour chacune de ces 25 années le chiffre de la population, le nombre des décès, et la

---

[1] Pour Quimper, je n'ai pas eu les documents établissant la répartition de la population par âges, état civil, etc.
[2] Voir p. 148 comment ces chiffres ont été obtenus.
[3] Voir les observations météoriques pour cette période à la planche 23.

proportion des décès à la population. La proportion moyenne des décès pendant cette période est de 35,59 pour 1.000 habitants. En déduisant les deux années 1870 et 1871, où elle a atteint 54,34 p. 1.000 et 45,56 p. 1.000, elle reste encore de 34,64 p. 1.000. Deux fois seulement elle est tombée au-dessous de 30 p. 1.000 (1879 : 26,27; 1876 : 28,78); pour 15 années sur les 23, elle a été supérieure à 34 p. 1.000. En 1865, elle atteignait 45,09.

Objectera-t-on la mortalité à l'asile des aliénés et à l'hospice, et dira-t-on qu'il n'est pas juste de l'imputer à la ville de Quimper? Pour l'asile, l'objection a quelque valeur, et j'ai fait un long et minutieux travail qui en tient compte. Pour l'hospice, il faut observer que toutes les villes dont la mortalité peut être comparée à celle de Quimper ont un ou plusieurs hospices, et que la mortalité qui s'y produit est toujours comprise dans le calcul. J'ai cependant voulu savoir ce que représente, dans la mortalité générale, celle des malades de l'hospice qui n'étaient pas des habitants de Quimper. En défalquant les aliénés étrangers morts à l'asile, la moyenne de la mortalité, pour les 25 années de 1861 à 1885, est de 33,68 p. 1.000. En défalquant à la fois les aliénés étrangers et les étrangers morts à l'hospice, elle reste encore de 30,71 p. 1.000. Si l'on songe qu'en 1886, la mortalité, à Rome, ville qui passe pour peu salubre, a été de 26,44 pour 1.000; à Berlin, de 26,17; à Glasgow, ville de plus 500.000 habitants, située dans des conditions exceptionnellement insalubres, de 25,22; à Copenhague, de 23,89; à Bruxelles, de 23,11; à Genève, de 22,65; à Leipzig, de 21,64; à Londres de 19,82, on trouvera le chiffre de la mortalité à Quimper excessif. De telles comparaisons peuvent être cruelles, mais elles sont utiles ; ce sont elles qui, en les obligeant à voir le mal, mettent les administrations en demeure de chercher les remèdes. Comment ne pas s'émouvoir, comment ne pas se sentir effrayé lorsqu'on constate, par exemple, que dans un grand département agricole tel que le Finistère, où la population est de plus de 700.000 habitants, la mortalité est d'environ 27 p. 1.000 [1]. Pour l'Angleterre, elle est de 19 p. 1.000. Elle a été inférieure à 18 p. 1.000 en 1888. Si l'on arrivait à abaisser la mortalité dans le Finistère au niveau de celle de l'Angleterre, l'on réaliserait une économie d'environ 5.000 vies humaines chaque année.

[1] Pour la période décennale 1877-1886, le chiffre exact est de 28 p. 1.000. Voici quels avaient été les chiffres de 1884 qui n'est pas une année épidémique: population: 682.564 ; décès: 20.310. Proportion: 29,74 p. 1.000.

Pour assainir Quimper, il faudrait apporter dans tous les quartiers de l'eau salubre, c'est-à-dire de l'eau de source captée en dehors de l'agglomération, canalisée et mise sur son parcours à l'abri de toute contamination. Une partie de la ville est ainsi desservie, mais une partie seulement, et c'est justement sur celle qui ne l'est pas, qui s'approvisionne d'eau à des puits percés au milieu des habitations, que le fléau a sévi. Je montrerai plus tard le rôle que paraît avoir joué dans l'épidémie l'eau des puits, et l'immunité dont ont joui les maisons et les quartiers qui ne se servent que de l'eau de la canalisation. C'est donc une des exigences les plus évidentes de la santé publique à Quimper, comme partout, d'augmenter dans des proportions considérables la quantité d'eau salubre dont disposent les habitants et de la répartir entre tous les quartiers de la ville[1].

Une autre de ces exigences serait la construction de latrines publiques et d'égouts emportant chaque jour, sans stagnation possible, les immondices de la ville.

Les égouts qui ont été construits il y a plus de vingt ans (deux branchements importants il y a douze ou treize ans) et qui sont indiqués au plan (1ʳᵉ annexe au document B) ne sont pas destinés à transporter les matières solides. Dans une seule branche des égouts, celle qui est marquée au plan par une ligne double qui traverse la place Terre-au-Duc et porte la lettre b, se déversent les robinets d'aisances des maisons. Dans les autres, les habitants vident fréquemment des vases de nuit. Cette pratique est contraire aux règlements et expose les habitants à des procès-verbaux. Mais comment pourraient-ils faire autrement, à moins de tout jeter sur le sol de la rue? La grande majorité des maisons n'ont pas de cabinets d'aisances, et des quartiers entiers, parmi lesquels celui qui a été frappé par l'épidémie de choléra, ne sont pourvus d'aucun établissement de latrines publiques. Il n'existe à Quimper que trois de ces établissements : les endroits où ils sont placés sont indiqués sur le plan de la ville, et ils

---

[1] Le 5 mai 1891, le comité consultatif d'hygiène publique a examiné un projet d'amenée d'eau qui a pour but de fournir à la ville de Quimper 1.500 mètres cubes d'eau par vingt-quatre heures. D'après le plan, il s'agit « de recueillir les infiltrations souterraines qui, dans les contrées granitiques, descendent des flancs vers le thalweg des vallées ». Les captages seraient pratiqués dans deux petits vallons de la vallée du Pontigou, celui de Coat-Livagan et celui de Sainte-Anne. Réunis dans un aqueduc commun les produits de ces captages seraient conduits à un réservoir établi à Kernisy au sommet du plateau qui domine Quimper sur la rive droite de l'Odet.

Le comité consultatif a approuvé le projet tout en regrettant que la ville ne pût pas « trouver en eau de source le volume d'eau qu'elle recherche, sans s'engager dans des dépenses trop considérables pour ses ressources. » (*Recueil du comité consultatif d'hygiène publique de France*, tome XXI, p. 315.)

sont entretenus de telle manière qu'il est fort désagréable de les avoir dans son voisinage.

Le caractère dominant de l'épidémie de Quimper est dans son extraordinaire localisation. L'examen du plan est à cet égard des plus intéressants. On y voit un foyer actif, fortement concentré en un quartier (le quartier de la Providence), s'essayant à pénétrer dans le reste de la ville, mais presque immédiatement arrêté et neutralisé. C'est comme un tronc vigoureux qui ne réussit pas à étendre ses branches et ne jette au loin que des rameaux atrophiés. On observera sur le plan trois de ces rameaux. Le premier fournit 3 cas, tous trois suivis de guérison, à l'extrémité S.-O. de la ville, dans la rue de Pont-l'Abbé. Ces cas se sont produits dans les habitations portant au plan les nos 14, 17 et 18. Une femme (nº 25 du document A), dont le mari était mort dans le quartier de la Providence (habitation 4) le 29 novembre, quitte la maison où son mari était mort, va s'établir dans l'habitation 14, est prise le 5 décembre et guérit. Le 7 décembre, deux autres personnes étaient prises dans la même rue, l'une à gauche (habitation 17), l'autre à droite (habitation 18), et guérissaient également. Le second rameau au S.-E. de la ville, rue Neuve (habitations 22, 24 et 38 au plan), fournit aussi 3 cas (8 décembre, 9 décembre, 30 décembre) et aussi 3 guérisons. Le fait de l'importation dans ce quartier n'a pas pu être saisi : cela tient peut-être à ce que c'est dans ce quartier que sont situées les maisons publiques. Un troisième rameau, à la limite N.-E. de la ville, rue de Kerfeunteun, donne dans les habitations marquées au plan 39, 42, 43, et aux dates des 30 décembre, 4 janvier et 21 janvier, 3 cas dont 2 suivis de décès. Une jeune fille de vingt-un ans tombe malade dans le quartier de la Providence (habitation 31 au plan) le 25 décembre. Sa tante qui habitait au haut de la rue de Kerfeunteun, près du cimetière, vient la soigner et l'emmène chez elle (habitation 39). Sa nièce meurt le lendemain 26. La tante est elle-même prise le 30 et meurt le même jour. A quelques pas, un second cas se déclare, le 4 janvier, chez un voisin qui meurt le 6. Un troisième cas se déclare le 21 janvier dans la même rue. Ce cas est suivi de guérison et la maladie s'arrête dans ce quartier (voir au document A les notes de la colonne 10 sur les nos 80 et 81).

A ces neuf cas, il convient d'en ajouter deux autres suivis de guérison, l'un d'un marin de Concarneau soigné et guéri à la maison d'arrêt (l'on pense que ce malade avait apporté de Concarneau la maladie et ce cas n'aurait donc rien à voir avec l'épidémie de Quimper),l'autre d'une des sœurs du bureau de bienfaisance qui a pris la maladie en soignant une cholérique du quartier de la Providence (voir document A la note de la colonne 10 sur le n° 69). Sur les 86 cas observés à Quimper, il y en a donc 11 qui se sont produits en dehors du foyer cholérique principal et pour 7 d'entre eux la relation directe avec le foyer est établie. Il reste 75 cas qui se sont produits dans un périmètre très-peu étendu. C'est un exemple remarquable d'épidémie de maisons.

On se demandera, et peut-être quelque jour un savant expliquera comment l'épidémie, étant ainsi localisée, n'a pas été plus meurtrière. Au Guilvinec, la mortalité a été d'environ 10 pour 100 de la population qui n'a pas émigré (72 décès sur 7 à 800 habitants); à Audierne, elle a dépassé 10 pour 100 (144 décès sur 1.200 habitants agglomérés). Elle a été bien moindre à Quimper, même en n'envisageant que le quartier principalement atteint. La rue qui donne son nom à ce quartier et où se sont produits le plus de cas cholériques, est la rue de la Providence. Elle compte cinquante-quatre maisons où sont logés 230 ménages, composés, au dernier recensement, de 864 personnes. Il y a eu dans cette rue 40 cas et 13 décès. Pourquoi la mortalité a-t-elle été de 1, 5 pour 100 dans la rue de la Providence, alors qu'elle était de 10 pour 100 à Audierne et au Guilvinec? Les habitations de la rue de la Providence ne sont pas plus salubres ni moins encombrées que celles du Guilvinec et d'Audierne; quelques-unes sont pires que tout ce que j'ai vu dans ces ports de mer. L'eau à Audierne est bonne et n'a joué aucun rôle dans l'épidémie (Dr Proust). Il est vrai que l'eau du Guilvinec est détestable; mais celle du puits de la Providence n'est sans doute guère meilleure. Les communications ne sont pas moins fréquentes entre les habitants de la rue de la Providence qu'entre ceux du Guilvinec ou d'Audierne. Pourquoi donc cette différence? C'est la question toujours ouverte des conditions de réceptivité.

Le fléau, et c'est un caractère commun à toute cette épidémie du Finistère, n'a frappé que la classe indigente. Sur les 86 malades de Quimper, 74 étaient tout à fait pauvres; 7 possédaient ce que l'on appelle en Basse-Bretagne une petite aisance, comme par exemple le n° 12 du document A, ouvrier de port en retraite, qui n'est pas pauvre puisqu'il a 500 francs de pension; 5 seulement étaient dans une position vraiment aisée : 4 de la même famille, la famille d'un boulanger ; ce sont, au document A, les n°s 63, 66, 78, 79 ; le cinquième est inscrit sous le n° 35 : c'est la femme d'un mendiant (voir à ce numéro la note de la colonne 9).

Il n'y a pas eu un seul cas dans les grands établissements publics : rien à la caserne, rien au collège, rien aux écoles communales. Pas un seul cas dans la bourgeoisie, du moins pas un seul qui ait été déclaré.

Cependant, avant l'épidémie, s'étaient produits trois faits dignes de remarque. Le 5 octobre, un habitant de Brest arrivait à Quimper pour siéger au jury criminel. Il était en proie depuis la veille à une diarrhée violente. Il siégea le 6. Dans la nuit du 6 au 7, les diarrhées revinrent ; tous les symptômes du choléra se manifestèrent : algidité, cyanose, suppression du pouls et des urines, voix éteinte, et il mourait dans un hôtel le 7 octobre, à dix heures du soir.

Le 7 novembre, M. le Dr Coffec était appelé à soigner une petite fille, appartenant à une famille assez aisée, et qui lui parut présenter les symptômes d'une attaque légère de choléra. L'enfant fut isolée et guérit. La maison fut rigoureusement désinfectée.

Enfin un notaire de Quimper fut pris le 10 novembre de diarrhées, et son médecin crut reconnaître dans sa maladie les symptômes du choléra. Le malade mourut le 12 novembre.

Faut-il, comme le médecin des épidémies de l'arrondissement de Quimper, M. le Dr Coffec, voir dans ces trois faits trois cas de choléra nostras ? Peut-être, mais il y aurait là une coïncidence bien curieuse.

Il serait extraordinaire qu'à Quimper, où le choléra nostras était pour ainsi dire inconnu, trois cas de cette maladie se fussent produits précisément au moment où le choléra asiatique sévissait dans le département. Si au contraire ces trois cas se rattachent, par une filiation qui nous échappe, à l'épidémie régnante, il faudrait en conclure que le choléra, pénétrant dans des habitations salubres, dans des familles aisées, a épuisé toute sa force sur ses premières victimes et n'a pas pu se répandre, tandis que, plus tard, il a trouvé dans le milieu misérable qui constitue le quartier de la Providence un terrain propice où il a fructifié à l'aise.

Comment le choléra est-il entré à Quimper ? Il a été très difficile de le savoir. Il existe — j'ai déjà eu plus d'une fois l'occasion de le constater — chez ceux qui ont été atteints les premiers et peuvent être accusés d'avoir contaminé les autres, un sentiment de crainte qui les pousse à dissimuler la vérité. Nous en avons ici un exemple frappant. Le premier cas signalé est celui d'une femme âgée de trente-cinq ans, marchande foraine, dont la profession est d'aller vendre des gâteaux, ce qu'on appelle en Bretagne du pain doux, dans les foires. L'on a multiplié les efforts pour rechercher d'où cette femme avait pris la maladie qu'elle a ensuite communiquée à la ville. M. le D\^r Coffec, qui était son médecin, n'a pu obtenir aucun renseignement. « C'est, dit-il [1], une pauvre journalière gagnant son pain en vendant des gâteaux sur les places publiques à Quimper les jours de foire et marché. Elle va bien aussi dans les environs pour son petit commerce, *mais jamais elle n'est allée dans un lieu contaminé.* » M. Proust a interrogé cette femme; il en a tiré plus que le D\^r Coffec, mais à lui non plus elle n'a pas tout dit. « Elle vend un pain spécial connu sous le nom de « pain doux » aux habitants de Quimper et surtout aux paysans des villages voisins, dans lesquels elle se rend de temps à autre. *Quinze jours avant le début de son attaque de choléra* elle était allée à Pont-Croix, localité dans le voisinage de laquelle existaient à cette époque plusieurs cas de choléra [2]. » Ce n'est qu'à la longue, après bien des tentatives infructueuses, au bout de plusieurs mois, que j'ai su la vérité : la marchande foraine, ayant reçu l'assurance qu'il n'en résulterait pour elle aucun mal, l'a avouée à une sœur du bureau de bienfaisance. Elle avait, comme elle l'a raconté à M. le D\^r Proust, été à Pont-Croix. Pont-Croix est le chef-lieu du canton où est situé le port d'Audierne, dont il n'est distant que de 5 à 6 kilomètres. L'épidémie de choléra était alors à Audierne dans toute sa force. Notre marchande est revenue à pied de Pont-Croix à Quimper et, non pas quinze jours après son voyage à Pont-Croix, mais au cours même de ce voyage, avant d'être rentrée à Quimper, au moment où elle y touchait, sur la route, elle a été prise de vomissements. Si l'on songe que c'est le 25 novembre que la maladie s'est nettement déclarée et que la période la plus violente de l'épidémie d'Audierne s'étend du 20 au 23 novembre, l'on ne conservera aucun doute sur la manière dont s'est faite l'importation du choléra à Quimper.

Un rapprochement curieux peut être établi entre le premier cas

---

[1] D\^r Coffec. *Rapport sur l'épidémie de choléra de l'arrondissement de Quimper pendant l'année 1885.*

[2] D\^r Proust. *Bulletin de l'académie de médecine.* 1886, pp. 202 et 203.

constaté à Quimper et le premier cas constaté à Marseille lors de l'épidémie de 1884. A Marseille, c'est un nommé Allard qui, malade, circule pendant plusieurs jours à travers la ville, y promène ses diarrhées, entre enfin à l'hôpital (25 juin) et guérit[1] . A Quimper, c'est une marchande qui, elle aussi, tient bien contre la maladie pendant plusieurs jours, continue son commerce, circule par la ville, ne s'alite qu'à la dernière extrémité et guérit également.

Je crois pouvoir établir avec une quasi-certitude la manière dont la maladie s'est transmise du premier au second cas. Je prie le lecteur de vouloir bien se reporter au plan de Quimper ci-contre (planche 17) et aussi au petit plan : *puits de la rue de la Providence* (planche 22, p. 356). La maison où s'est produit le deuxième cas est située dans la rue de la Providence, tout à côté du puits n° 1. Elle porte le n° 2 au plan de la ville. C'est du puits voisin qu'elle tirait son eau. Cette eau était-elle à l'abri des infiltrations du sol? J'ai fait faire aux abords des sondages par le service des ponts et chaussées (3° annexe au document B). Il résulte de ces études que le puits reçoit les infiltrations du sol. La rue de Douarnenez où habitait la femme prise la première est beaucoup plus élevée que la rue de la Providence. Un caniveau, que marque une ligne bleue sur le plan de la ville, et dont il est facile de suivre le trajet dans la rue de Locronan d'abord, puis dans la venelle de Saint-Marc, conduit par une pente rapide les eaux de la rue de Douarnenez à la rue de la Providence au point où se trouve le puits noté 1 sur le plan, et indiqué à la planche 22 par le mot *pompe*. Les 25, 26 et 27 novembre, comme cela est constaté à la 1re annexe du document A, ont été des jours de pluie, ce qui a encore accéléré l'écoulement des eaux et facilité les infiltrations du sol. Ainsi que je viens de le dire et qu'il est expliqué à la colonne 11 du document A (n° 1), la marchande foraine qui a été prise la première ne s'est alitée que très tard. Entre temps ses déjections tombaient ou étaient jetées un peu partout et certainement aux abords de sa maison. Le caniveau s'en emparait, les portait à la pompe, distante de 97 mètres seulement du point situé en face de la maison de la malade. De là les matières pénétraient dans le sol sablonneux, du sol dans le puits, et l'eau du puits portée à la maison 2, laquelle est distante de 22 mètres, transmettait la maladie au n° 2.

---

[1] *Rapport sur l'épidémie de choléra qui a régné en 1884 dans le département des Bouches-du-Rhône*, pp. 24 et 25.

CHOLÉRA DE 1885-1886.

Plan de Quimper.

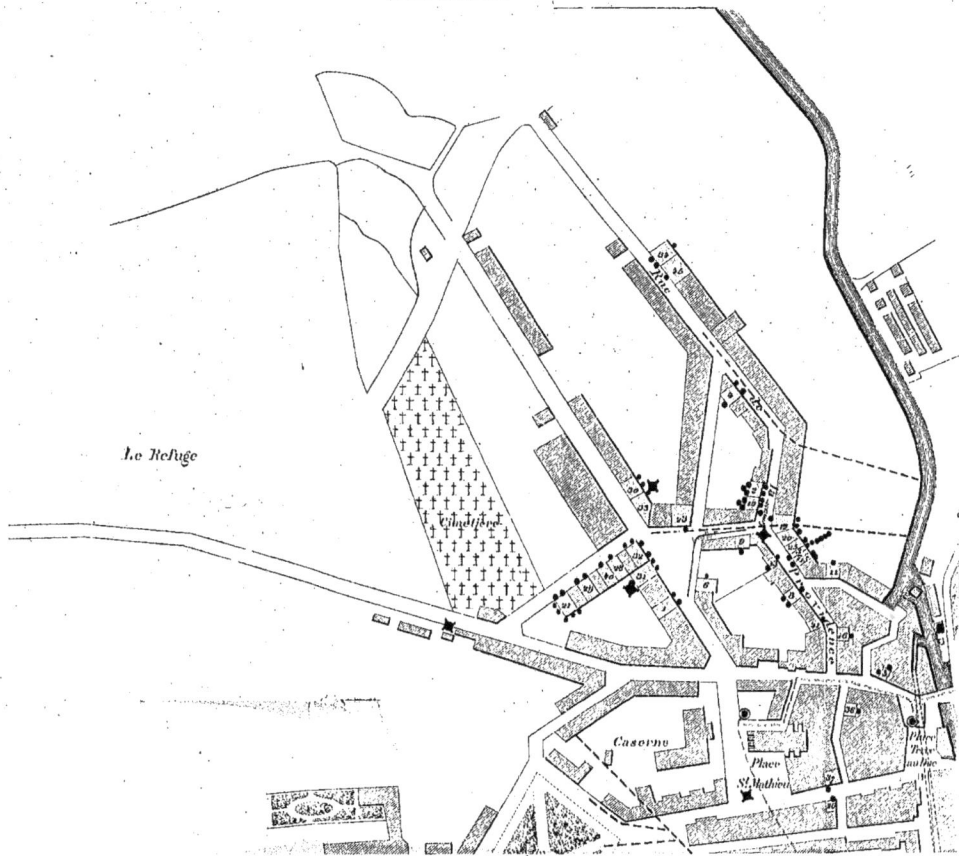

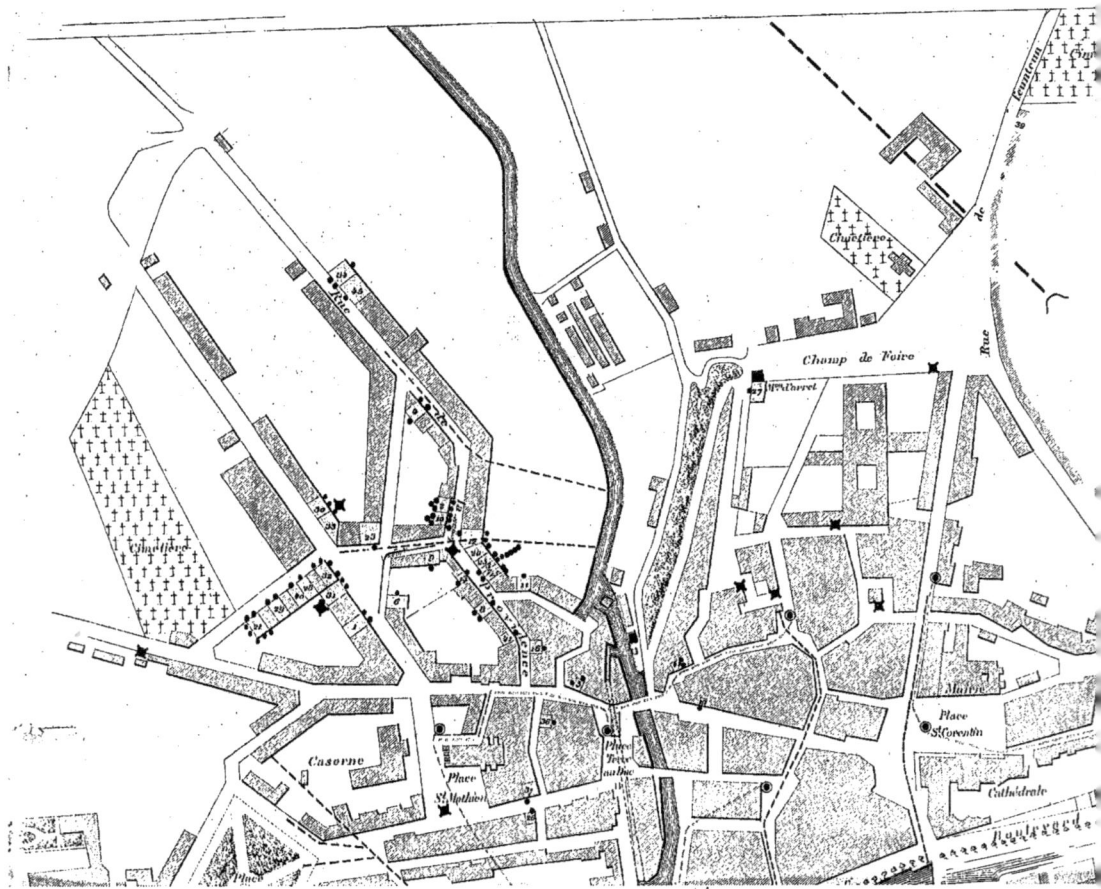

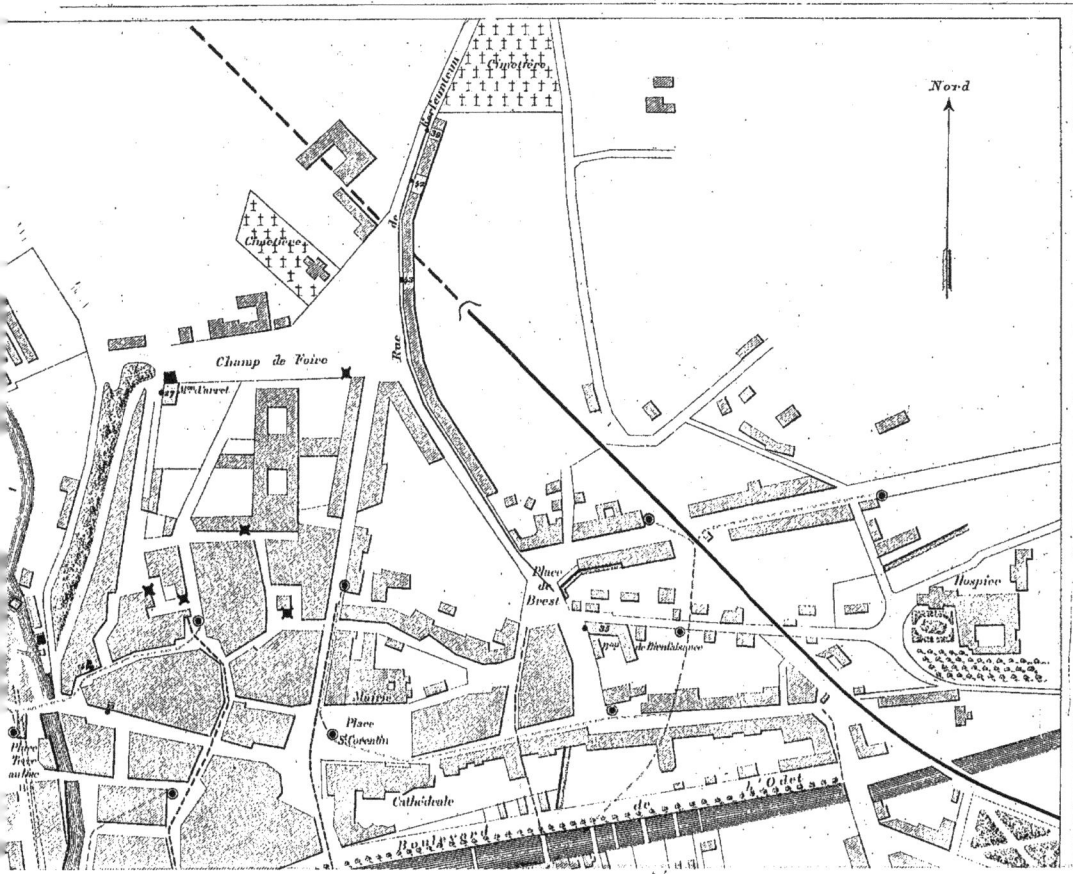

Nord

Cimetière

Chimetière

Champ de Foire

Rue de Landerneau

Place de Brest

Hospice

Hospice de Bienfaisance

Mairie

Place St. Corentin

Cathédrale

Boulevard de l'Odet

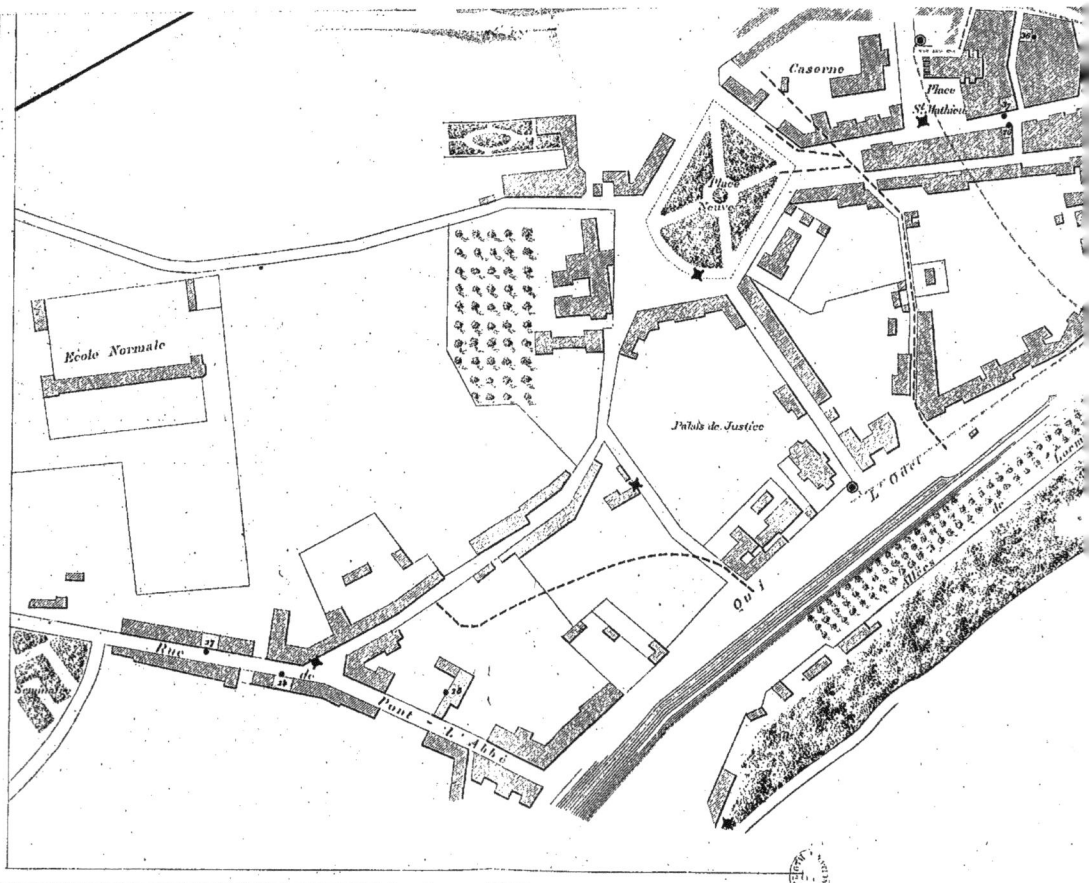

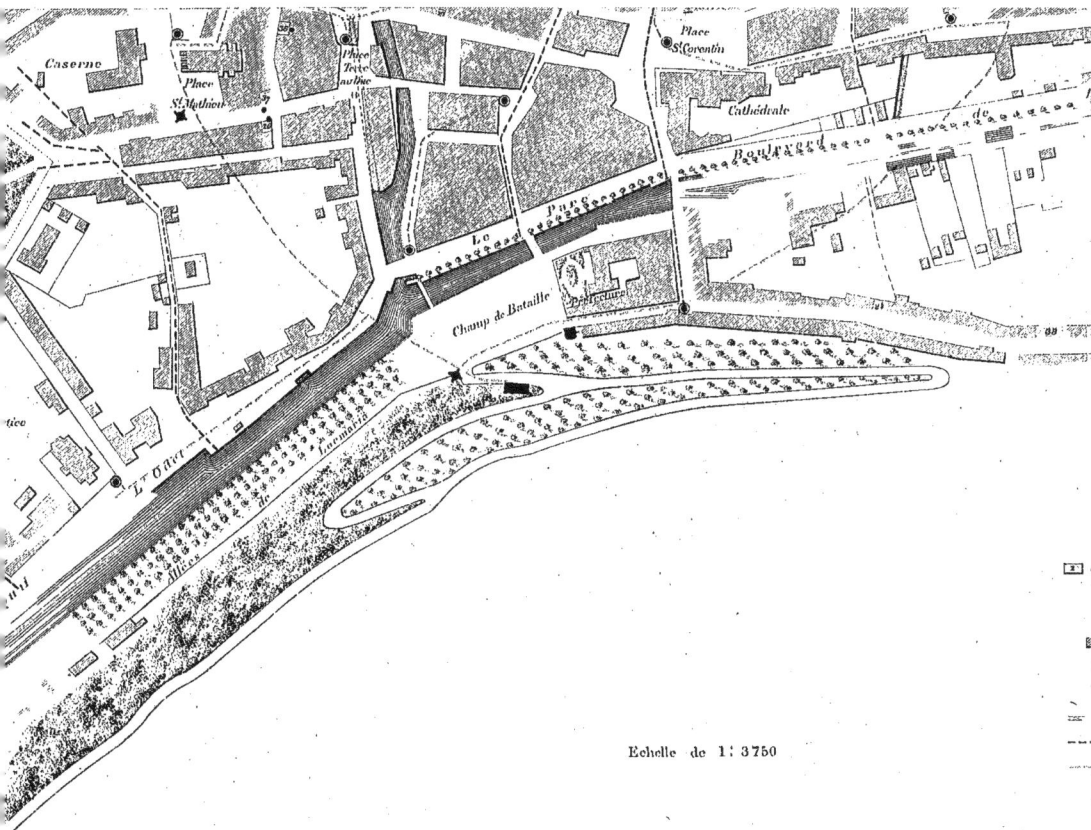

Caserne

Place
St. Mathieu

Place
Terre
au Duc

Place
St. Corentin

Cathédrale

Boulevard

Le Parc

Champ de Bataille

L'Odet

Allées

Echelle de 1: 3750

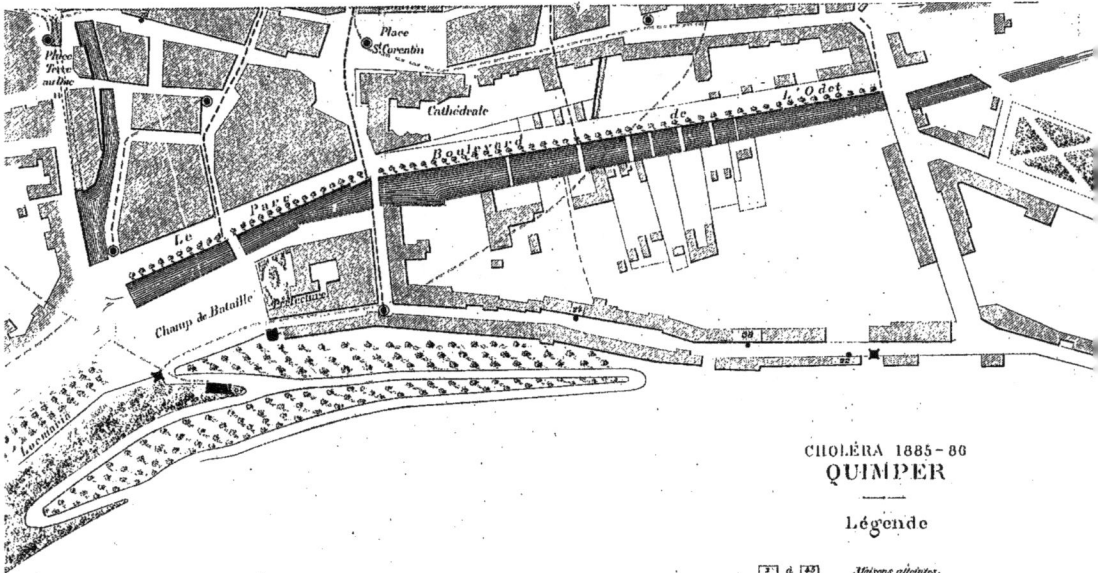

CHOLÉRA 1885-86
QUIMPER

Légende

2 à 65	Maisons atteintes.
•	Décès.
●	Guérisons.
	Maisons non atteintes.
	Puits.
	Bornes fontaines desservies par la canalisation de la ville.
	Rivière et ruisseaux.
	Égouts.
	Trajet de la canalisation d'eau.
	Latrines publiques.

Echelle de 1: 3750

Une fois la maladie entrée dans ce quartier de la Providence, tout semblait favoriser son développement. Ce quartier est habité par les plus pauvres parmi les pauvres de Quimper. Mal nourris, mal logés, toujours sales, ils offraient au fléau une proie facile.

Voici l'esquisse de ce qu'est la vie d'un manœuvre valide, âgé d'environ trente ans, habitant Quimper. Il gagne 1 fr. 75 par jour et travaille en moyenne 23 jours par mois, ce qui lui fait un gain mensuel de 40 francs. Il a une femme et trois enfants. Il occupe un logement qu'il paie 50 francs par an, 4 fr. 20 par mois. Il lui reste pour sa nourriture, son vêtement, ceux de sa femme et de ses enfants 35 fr. 80 par mois, 1 fr. 20 par jour. Le matin, l'on mange une soupe à l'oignon ou à la graisse, on boit du café trempé; à midi, de la bouillie d'avoine ou des pommes de terre; le soir, de la bouillie encore et de la galette de sarrazin. Jamais de viande. Rarement du beurre. Jamais de vin, ni de cidre, ni de piquette. Le dimanche, quand on a pu mettre quelques sous de côté, le chef de famille boit une effroyable mixture qu'il appelle de l'eau-de-vie, et qui dès l'abord le grise et l'abat.

Quand la femme travaille (et généralement les soins de son ménage et de ses nombreux enfants absorbent son temps), elle gagne environ 10 francs par mois. Les lessiveuses, qui ont un travail très pénible, gagnent 10 francs par mois et sont en outre nourries de cette nourriture que je viens de détailler. Les filles à la campagne sont nourries et gagnent 6 francs par mois.

Les logements sont en rapport avec les aliments. Ce sont des taudis. Une seule pièce, quel que soit le nombre des membres de la famille. Des 63 familles qui fournissent nos 86 cas cholériques, il y en a 59, comprenant 240 personnes, qui n'ont qu'une seule pièce pour y loger, y coucher et y faire la cuisine. Les quatre autres, comptant 17 personnes, ont chacune deux pièces à leur disposition (voir pour les détails, au document B, les habitations 10, 11, 19 et 32).

La pièce unique est généralement basse, sombre, mal aérée. Quand elle est au rez-de-chaussée, elle n'a pas de plancher. Le volume d'air est absolument insuffisant. Les 64 pièces où se sont produits des cas de choléra cubent ensemble 3.551 m. 700 ; il faut en déduire au moins un cinquième, soit (3.551,700 : 5) 710 m.c. 340, pour l'emplacement des lits, coffres, meubles, provisions et guenilles. Il reste donc (3.551,700 — 710,340) 2.841 m.c. 360. Les occupants de ces pièces étaient au nombre de 257. Ceux-ci avaient donc chacun (2.841 m.c. 360 : 257) 11 m.c. d'air en moyenne.

J'ai été tellement frappé de l'impropriété de certaines maisons pour l'habitation que j'ai prié M. Bigot, architecte départemental, de dresser les plans et dessins de quelques-unes, et je reproduis ici ces plans et dessins (planches 18, 19, 20 et 21).

L'habitation 6 (planche 18), où est mort le n° 7, était habitée par une personne et se compose d'une pièce unique, contiguë à une porcherie. Le dessin indique que cette chambre n'est séparée de l'étable par un mur que jusqu'à une certaine hauteur; au-dessus du mur la séparation se continue au moyen de planches qui certainement laissent passer les émanations de la porcherie.

L'habitation 2 (planche 18), où deux personnes ont été atteintes du choléra, a un peu plus l'apparence d'un logement; en réalité, les conditions hygiéniques y sont à peu près les mêmes. Dans la chambre A, chacun des 5 habitants avait à peine 9 m. c. d'air.

Dans la même maison, chambre B, sous le toit, où deux personnes ont été atteintes du choléra, la quantité d'air respirable pour chacun des trois habitants est de 5 m. c. 370.

Le coin que l'on a utilisé pour y faire l'habitation 2 bis (planche 19) était bon tout au plus à mettre une échoppe de cordonnier. Deux personnes habitaient là, dont une a été atteinte du choléra et a guéri. Le logement n'est éclairé que par une petite fenêtre. Chacune des deux personnes qui l'habitaient y disposait de 6 m. c. 500 d'air.

L'habitation 4 (planche 20) est peut-être, dans son ensemble, la plus infecte de toutes celles que nous avons visitées. Elle comprend deux corps de bâtiments, dont l'un élevé d'un étage mansardé, l'autre composé d'un rez-de-chaussée. Tous les locataires jettent leurs ordures au point D; de ce point, les parties liquides s'écoulent au moyen d'un caniveau qui traverse la maison, *sans être couvert*, pour gagner le regard de l'égout. Les émanations s'en répandent ainsi dans les deux corps du bâtiment. Il existait, au point E, une étable à porcs; elle a été depuis condamnée par mesure de police. Le grand corps comprend quatre logements; dans trois d'entre eux (chambres F, G, H) quatre personnes ont été atteintes du choléra. Ces logements sont remarquables par leur exiguïté et leur malpropreté. Mais il faut surtout considérer les trois logements A, B, C. Ce sont eux qui donnent à cette maison son caractère particulier. Ces bouges, où l'on ne voudrait pas placer des bêtes de

Planche 18.

Choléra de 1885-1886.

Quimper. — Plan des habitations 2 et 6.

HABITATIONS.

Perspective cavalière

HABITATION 6

PLAN

Porcherie

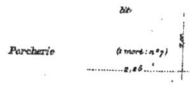

HABITATION 2

PLAN

détaillé de la chambre A

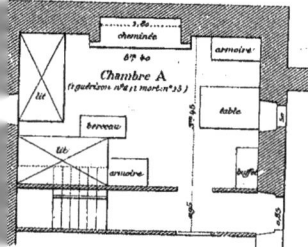

Chambre A
(gaudrion nº2 et martin nº35)

cheminée

armoire

table

berceau

armoire

lit

Echelle de 0.01 pour mètre
et Imp. par Erhard Frère

Chambre

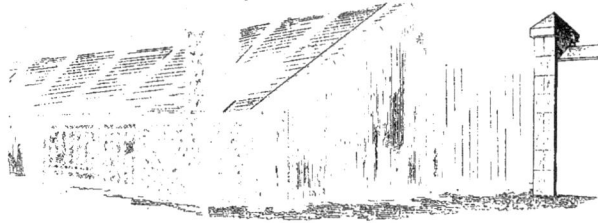

COUPE

Chambre A

lit

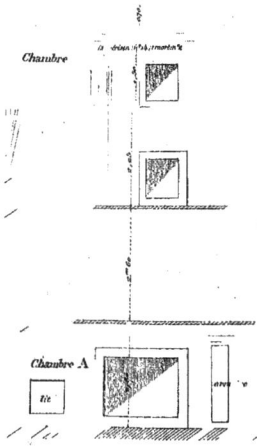

COUPE

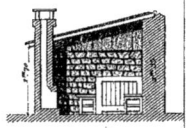

LÉGENDE

HABITATION 6

habitée par une personne

Cube de l'appartement

à déduire

un lit	0,50 × 1,00 × 0,80	
un coffre	0,50 × 0,50 × 0,50	
un lit	0,50 × 0,60 × 0,60	

Reste net

HABITATION 2

Chambre A

habitée par 2 grandes personnes et 2 enfants

Cube de la chambre

à déduire

2 lits		
un berceau		
un buffet		
une armoire		
une lit		

Reste net

Chambre B

habitée par 2 grandes personnes et un enfant

Cube de la chambre

à déduire

2 lits		
une armoire		
un coffre		

Reste net

HABITATION 2ᵇⁱˢ

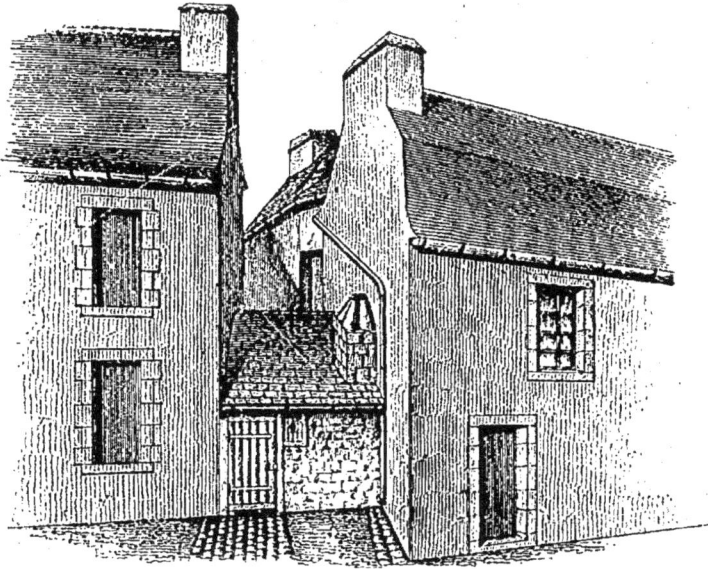

CABANE
habitée par deux personnes

PLAN		COUPE
de la cabane	Cube de l'appartement	de la cabane

moyenne 2,15 × 3,00 × 2,65 | 17ᵐᵗ·092
à déduire

un lit 1,00 × 1,80 × 0,80 | 1,440
un buffet 1,10 × 1,20 × 0,50 | 0,660 } 4 100
massif d'encoignure | 2,000

Reste | 12ᵐᵗ 992

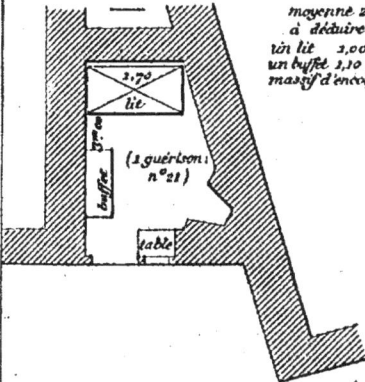

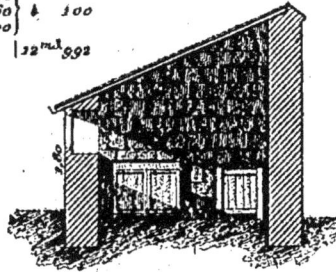

Gravé et Imp. par Erhard Frᵉˢ

HABITATION 4.

Coupe suivant
l'axe du caniveau.
Échelle : 0.01 par mètre.

H

Les locataires déposent
leurs ordures en cet
endroit

D

C
Logement

B
Logement

A
Logement

Les logements A B C n'ont pas de cheminées.
Les habitants se servent de réchauds pour
préparer leurs repas — Il n'existe pas
de fenêtre dans ces logements

Cour

6.50

lit

armoire

Chambre mansarde G.

(1 guérison:
n° 24)

lit

Plan de la mansarde occupée par
le N° 24

Cube de l'appartement

4.50 × 6.50 × H² m² 2.40 } 70 m³ 200
à déduire
un lit . 1.90 × 1.00 × 1.00 } 2.090
d²........................... } 2.090
une armoire .... 1.200 } 7 m³ 910
coffre 0.530
cage d'escalier......... 2.000
Reste pour cube } 62 m³ 290

armoire

lit

lit

Chambre

Logement F.
(1 mort:
n° 15)
Sa femme
est allée
mourir
dans une
autre
maison.
V. Doc.
B. Rab.
t.
t. 50

Logement H
(1 guérison:
n° 40)

1.90

Courette

Begard

E
étable

Courette

Naisau

Trottoir

Rez de chaussée

Logement F   cube   2.00 × 2.50 × 2.50 } 12 m³ 500
d'déduire   un lit 1.90 × 1.90 × 1.00 } 1.880
un coffre cabant ..... 0.530 } 4.010
une armoire 1.200
Reste p.¹ cube   18 m³ 490

Logement H   cube   1.90 × 4.50 × 1.50 } 32 m³ 625
d'déduire   un lit ruban..... } 1.180
un idem .... 1.180 } 6.290
un coffre d'armoire 1.730
Reste p.¹ cube   26 m³ 335

Echelle

0   2   4   6   8   10 mètres

Planche 21.

CHOLÉRA DE 1885-1886.

Quimper. — Plan de l'habitation 21.

Planche N° 21

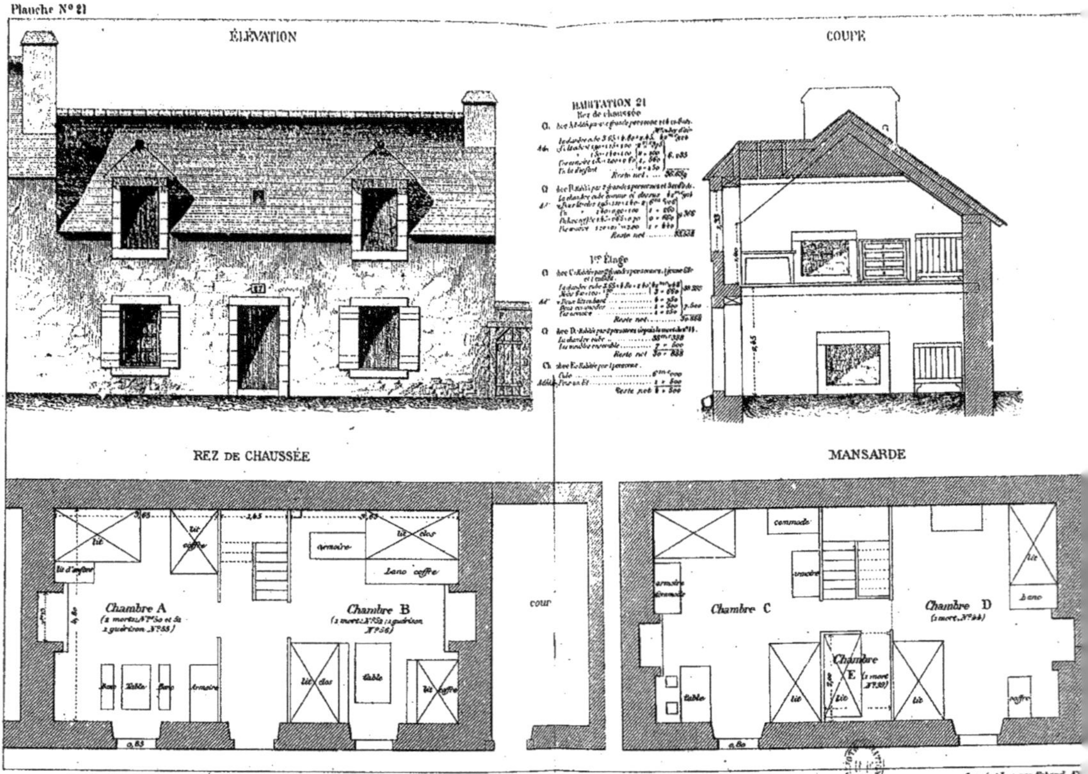

ÉLÉVATION
COUPE
HABITATION 21
Rez de chaussée
1er Étage
Reste net
REZ DE CHAUSSÉE
MANSARDE
Chambre A
Chambre B
Chambre C
Chambre D
Chambre E
cour
lit
lit clos
lit coffre
armoire
table
banc
commode
coffre

Echelle de 0,01 pour mètre

Gravé et Imp. par Erhard, F.

somme, n'ont ni fenêtre ni cheminée. Les locataires, pour préparer leur nourriture, brûlent du charbon dans un chaudron et ouvrent la porte afin de n'être pas enfumés. Devant cette porte coule le caniveau.

L'habitation 21 (planche 21) est à signaler, principalement à cause de la chambre E, mansarde où habitait l'ex-propriétaire de la maison. Déduction faite de l'emplacement des meubles, cet homme disposait de 4 m. c. 500 d'air. Il est mort du choléra dans ce réduit. Cette habitation comprenait quatre chambres où 7 personnes ont été atteintes du choléra, sur lesquelles 5 sont mortes.

Comment arrive-t-on à vivre dans de telles habitations? Comment ne s'y empoisonne-t-on pas soi-même? Comment comprendre que non seulement on vit, mais qu'on se porte bien dans des tanières comme celles que je viens de décrire ou comme nous en avons trouvé dans nos visites au Guilvinec et à Concarneau?

Peut-être faut-il dire que toutes ces masures bretonnes ayant des cheminées profondes, il se fait par là un continuel échange d'air[1]. Or, on sait que ce qui importe, c'est moins le volume de la pièce que le renouvellement de l'air. On peut ajouter que les habitants bénéficient de la mauvaise construction des maisons ; la pierre est bonne : c'est du granit; mais les morceaux de granit sont fort mal joints ensemble au moyen de très mauvais mortier; par ces interstices aussi doit se faire le renouvellement d'air nécessaire à l'existence des habitants, qui mettent ainsi en pratique, sans s'en douter, le principe hygiénique de M. Émile Trélat qu'il nous faut « enfermer nos existences dans des murs perméables[2]. »

Est-il nécessaire de dire que ces misérables habitations sont rarement bien tenues, le sont quelquefois très mal, et dans certains cas sont effroyablement malpropres? J'en signale une (document B, habitation n° 10, logement du 2° étage, note de la colonne 12) où la crasse a surélevé le plancher de plusieurs centimètres. Pour une autre (*ibid.*, habitation n° 16) voici la note de mon tableau : « Quand la sœur, qui avait soigné la malade, est venue, après la mort de celle-ci, pour faire nettoyer et désinfecter le logement et que l'on a commencé à re-

[1] De la facilité avec laquelle les marins bretons vivent dans les plus étroits réduits, un romancier a donné une explication pour le moins originale, plus poétique sans doute que scientifique, en tout cas nullement applicable aux habitants de Quimper. « Il leur faut très peu d'air pour dormir, et les gens moins robustes, élevés dans les villes, en désireraient davantage. Mais quand la poitrine profonde s'est gonflée tout le jour à même l'atmosphère infinie, elle s'endort, elle aussi, après, et ne remue presque plus ; alors, on peut se tapir dans n'importe quel petit trou, comme les bêtes. » Pierre Loti (*Pêcheur d'Islande*, Paris, 1886, p. 65).

[2] Emile Trélat. *Bulletin de la Société de médecine publique.* 1883, p. 30.

muer les choses qui s'y trouvaient, elle a dû sortir et a été malade de l'odeur de toutes les saletés accumulées dans ce taudis. On a extrait de là par quatre fois de quoi remplir une petite charrette à bras de détritus et ordures de tout genre, paille pourrie, épluchures, etc. » Dans le logement qui porte le n° 23 au document B, les immondices restaient sur le sol dans la pièce. « Quand on y entrait, me disait la sœur, il fallait bien regarder où l'on posait le pied. » J'ai déjà cité un fait analogue à Concarneau [1].

Une femme de Quimper, très ivrogne, a successivement soigné (?) ses deux petites filles et son mari. « Pour ne pas se donner la peine de sortir, elle jetait les déjections de ses filles sous leurs lits et a fait la même chose quand son mari a été malade. On a trouvé ces fumiers infects sous les lits quand, après la mort du père, on a désinfecté la maison » (document A, n° 16, note de la colonne 11).

La misère, la mauvaise nourriture, l'insalubrité des habitations, la malpropreté, en voilà sans doute assez pour faire du quartier de la Providence un bon terrain de culture pour tous les germes épidémiques et spécialement pour celui du choléra.

A ces conditions anti-hygiéniques ajoutons les habitudes d'ivrognerie, les visites dont on accablait les malades, l'absence de toute précaution de la part de ceux qui les approchaient, la résistance opposée aux mesures de désinfection, et donnons quelques exemples.

Certes il y a beaucoup d'ivrognes qui ont échappé. L'on a observé à cet égard des cas qui semblent des défis à l'hygiène et au bon sens. Je citerai cette femme dont j'ai déjà parlé (document A, n° 16) qui jetait les déjections des malades sous les lits. Ayant entendu son mari, malade, confier à son frère qu'il avait mis en réserve une somme de 80 francs, lui indiquer sa cachette, le supplier de ne pas la révéler à sa femme qui boirait l'argent et de garder cette somme pour donner après sa mort du pain à ses enfants, elle s'empare de l'argent, abandonne son mari et va s'enivrer. Ses deux petites filles ont le choléra, son mari en meurt : elle, elle n'a rien. D'autres fois, les ivrognes ont été frappés cruellement. Une petite fille de dix ans est prise du choléra le 24 décembre et se met au lit à 6 heures du soir. Ses parents, ivrognes tous deux, réveillonnent, se mettent à boire dans la chambre où l'enfant est couchée, deviennent bientôt incapables de lui porter le moindre secours. La pauvre petite

[1] Voir plus haut p. 160.

inonde son lit; bientôt personne ne vient plus à son aide. Et quand, le lendemain matin, les parents sont dégrisés, l'enfant est morte on ne sait depuis combien d'heures et gît au milieu de ses déjections. Le père est pris trois jours après et meurt. La mère n'a rien (document A, n° 62). L'ivresse des parents a coûté la vie à une de leurs voisines, qui habitait la même maison où elle était domestique chez un débitant de boissons (document A, n° 67). Cette brave fille, âgée de vingt et un ans, était venue soigner pendant quelques heures l'enfant délaissée; elle tomba malade le lendemain et mourut le 26 décembre. Citons encore le fait de ce propriétaire (document A, n° 39) qui a vendu sa maison pour avoir de quoi acheter de l'eau-de-vie, ne s'y réservant qu'un ignoble taudis. Le prix de la maison touché, il s'est mis à boire, « n'a pas dessoûlé pendant six semaines », a été pris, étant ivre, le 7 décembre et est mort le 9 décembre (voir document B, n° 21, note de la colonne 12 sur le premier logement atteint, et la 2e annexe au document B, planche 4, habitation 2, chambre E). En résumé, parmi les 72 personnes âgées de plus de vingt ans qui ont été atteintes du choléra, il y a 28 alcooliques, dont 11 hommes et 17 femmes (voir pour les détails statistiques la 2e annexe au document A).

C'est la coutume parmi ces pauvres gens de la Bretagne que dès qu'une maladie se manifeste les voisins viennent voir le malade et se relayent à son chevet. La curiosité qu'excitait le choléra s'ajoutait à l'habitude pour augmenter l'encombrement. « Je voulais voir ce que c'était que le choléra », disait un enfant qui s'excusait d'avoir été visiter un de ses petits amis, atteint dès le début le 27 novembre (document A, n°s 2, 3, 4). La petite fille qui tenait ce langage avait été prise le 28. Elle a guéri; mais elle a été le point de départ d'une généalogie cholérique qui ne compte pas moins de 22 malades, dont 8 sont morts (4e annexe au document A, descendance du n° 3).

Les personnes étrangères aussi bien que celles habitant la pièce mangeaient et buvaient dans la chambre des malades où elles faisaient des séjours prolongés.

Dans une maison de la rue de Douarnenez, le père meurt en quelques heures. Sa belle-fille tombe malade le jour de son enterrement. Sa maladie dure six jours. Pendant ce temps je l'ai vue quatre à cinq fois par jour et, chaque fois, je trouvais près d'elle son mari, sa belle-mère, son père qui demeurait au Guengat. Tous prenaient ordinairement leur repas dans sa chambre. Cette femme meurt. Le mari et la belle-mère ont eu la maladie et ont guéri. Le père part pour Guengat le jour de l'enterrement et meurt chez lui le lendemain. Mais les deux belles-sœurs de cette femme *qui montaient la voir peu souvent sont restées indemnes* [1].

La maison dont parle le Dr Coffec est celle qui porte au document B le numéro 32.

A mesure que la maladie suivait son cours, l'encombrement augmentait et arrivait à son maximum au moment où le prêtre administrait le malade. Dans la visite que nous avons faite à Douarnenez avec M. Proust, nous sommes entrés dans une maison à ce moment précis. La chambre du moribond était bondée de femmes agenouillées, portant des cierges et entourant le prêtre. Je trouve à mon document A, n° 52, la note suivante à la colonne 11 (il s'agit d'un homme de trente-huit ans) : « Avait été voir le n° 50, qui habitait la même maison, au moment où on donnait à celui-ci l'extrême-onction, le 12 décembre. Il a été pris le soir de ce même jour et est mort le lendemain. »

Le malade mourait, on l'enterrait. Des amis restaient encore dans la pièce soit pendant l'enterrement, soit après et rapportaient le choléra chez eux. Document A, N° 43 : « Avait été voir et soigner son amie, le n° 23, morte le 5 décembre, et est restée dans la chambre après l'enterrement. » — N° 59 : « Est restée près d'une demi-journée dans le logement du n° 44 après la mort de celle-ci, pendant qu'on l'enterrait et avant que la maison fût désinfectée. »

Il n'est pas jusqu'à cette désinfection qui ne devînt une occasion de rassemblements et par conséquent de danger. Quand on enlevait des maisons les objets contaminés pour les brûler dans la rue, la première étincelle réunissait tous les enfants du quartier. C'était une fête. Ils riaient, ils sautaient, ils attisaient le feu avec des bâtons. La plupart du temps, tous les efforts pour les éloigner échouaient.

Il n'était pas moins difficile de décider les garde-malades à prendre les précautions les plus élémentaires et les locataires à laisser désinfecter leurs logements. Quand les précautions ont été prises, il est pour ainsi dire sans exemple dans l'épidémie de Quimper que ceux qui donnaient leurs soins aux malades aient été atteints. Le cas de la religieuse est tout-à-fait exceptionnel et s'explique (document A, n° 69, col. 11). Une femme de la ville

[1] Dr Coffec. *Rapport sur l'épidémie de choléra dans l'arrondissement de Quimper.*

n'a pas cessé d'assister les sœurs, de les accompagner de maison
en maison, de soigner les cholériques, de désinfecter les maisons.
Elle n'a rien eu. Il est vrai qu'elle se lavait, plusieurs fois par jour,
les mains et la figure avec la solution faible au chlorure de chaux.
Le même cas s'est produit au Guilvinec, pour un pêcheur qui
accompagnait dans ses visites M. le Dr le Tersec. Un homme de
quarante-deux ans (document A, n° 10) est pris à Quimper le
1er décembre : immédiatement on écarte de la pièce occupée par le
malade ses deux enfants, on les fait coucher dans une pièce voisine,
on les empêche d'entrer dans la chambre de leur père jusqu'à complète guérison : les deux enfants sont préservés. Préservés aussi les
deux enfants d'une marchande de volailles (document A, n° 30) prise
le 5 décembre, morte le 6. Ceux-là, on ne s'était pas contenté de
les changer de chambre : on les avait écartés de la maison, envoyés
dans un autre quartier.

Mais de tels exemples étaient rares. La règle était qu'aucune
précaution quelconque n'était prise. Nous avons déjà vu que l'on
mangeait régulièrement dans la chambre du malade et il eût été
difficile de faire autrement puisque la famille ne disposait que
d'une chambre. Mais au moins eût-il fallu se laver les mains
avant de manger et on ne le faisait jamais. Les déjections étaient
le plus souvent jetées dehors au hasard. Eh ! où donc les aurait-on
jetées ? Je l'ai déjà dit : il n'y a pas de cabinets d'aisances dans les
maisons, il n'y a pas de latrines publiques et il est interdit de jeter
les matières dans les égouts. On pouvait bien, comme on l'a fait au
mari d'une de nos cholériques (document A, n° 58, col. 10), dresser procès-verbal à ceux qui répandaient sur le sol de la rue les
déjections des malades, mais il eût mieux valu pouvoir leur dire ce
qu'ils en devaient faire. Lorsque dans quelque cour existait un
fumier, il servait de réceptacle à toutes les maisons contaminées et
devenait très vite un foyer d'infection. C'est ainsi que le n° 5 a été
pris, les déjections du n° 2 ayant été jetées sur le fumier de sa cour
(document A, n° 5, col. 11). La même chose est arrivée à un journalier de cinquante-sept ans, pris et mort le 24 décembre (document A, n° 63, col. 11). Que les habitants puissent alléguer des
excuses valables, je l'admets volontiers ; mais où ils ne sont pas
justifiables, c'est, alors que les désinfectants étaient mis à leur disposition gratuitement et à discrétion, de n'avoir pas désinfecté les
matières avant de les projeter au dehors.

23

Non seulement les habitants ne désinfectaient pas eux-mêmes, mais en mainte occasion, ils se sont opposés à ce que l'autorité publique désinfectât. Une femme perd son fils, un menuisier âgé de trente et un ans, qui meurt le jour de Noël, le 25 décembre. Elle se refuse à laisser désinfecter les objets lui ayant appartenu, détourne tous ceux qu'elle peut détourner, les emporte chez elle, les lave elle-même, est prise le 28 décembre et meurt le même jour (document A, n° 71, col. 11). Une autre, boulangère, ayant cependant une certaine instruction et une situation aisée, perd son mari le 24 décembre, puis sa belle-fille le 28. Elle s'efforce avec une énergie extraordinaire d'empêcher qu'on mette du chlore dans la bière de celle-ci et qu'on désinfecte la maison. Elle a été prise le 3 janvier très gravement et a failli mourir (document A, n° 78, col. 11). Un autre, également dans une position moins malheureuse que la plupart des malades, avait un système différent : il laissait les sœurs ou les agents de police répandre du chlore sur le sol ; mais dès que ceux-ci avaient le dos tourné, il faisait soigneusement balayer la pièce (document B, habitation n° 8, col. 12).

On voit que si les conditions hygiéniques générales étaient mauvaises, les habitudes personnelles n'étaient pas moins favorables à la transmission individuelle du fléau.

Sur les cas constatés de transmission individuelle, je ne veux pas insister. On en trouvera l'énumération et le groupement à la quatrième annexe du document A et les justifications à la colonne 11 de ce document. Ils sont au nombre de 60, groupés en dix familles, dont cinq ne comptent qu'un seul cas de transmission. Deux en comptent 2, une en compte 10, une autre 11, une enfin, la seconde, en compte 28. Il est évident qu'en réalité ces dix familles n'en forment qu'une ; mais les faits de transmission qui les relient n'ont pas pu être saisis[1].

J'ai traité successivement des conditions hygiéniques de la ville de Quimper, du mode d'importation de la maladie, des faits généraux ou particuliers qui ont pu favoriser sa propagation ou sa transmission d'individu à individu. Il me reste à faire quelques observations spéciales.

Les malades du sexe féminin ont été au nombre de 54, tandis que ceux du sexe masculin n'ont été qu'au nombre de 32. Parmi les

---

[1] Je n'en dis pas plus long à cet égard ; je ne pourrais que répéter ce que j'ai déjà exposé, p. 193, à propos des « familles cholériques » du Guilvinec.

cholériques âgés de plus de vingt ans, il y a eu exactement deux fois plus de femmes que d'hommes : 24 hommes, 48 femmes. Par contre la mortalité sur les hommes a été relativement plus considérable [1]. Des 32 individus du sexe masculin atteints, 16 sont morts, soit 50 p. 100. Des 54 individus du sexe féminin 20 sont morts, soit 37 p. 100. La différence s'accentue encore pour les malades âgés de plus de vingt ans : des 24 hommes 13 sont morts, soit 54 p. 100 ; des 48 femmes 17 sont mortes, soit 35,4 p. 100. L'on trouvera du reste tous les détails des âges à la deuxième annexe du document A.

On en trouvera d'autres sur les professions des malades et sur leur qualité de célibataires, de mariés ou de veufs à la troisième annexe du document A ; je signalerai seulement que l'épidémie de Quimper donne raison à cette observation si souvent faite : « Depuis long-temps, on a remarqué que le choléra était plus fréquent parmi les buandiers et les blanchisseuses [2]. » Cette remarque peut s'étendre à tous ceux dont c'est la profession de manipuler des vêtements ou étoffes quelconques. A Quimper ceux-là ont été frappés dans une proportion certainement supérieure à celle de leur nombre. Parmi nos 86 cholériques, on compte 7 blanchisseuses ou lessiveuses, 4 couturières, 3 tailleurs.

Ma troisième observation porte sur le rôle probable que l'eau des puits a joué dans l'épidémie. Dans sa communication à l'Académie M. Proust a déjà fait remarquer, que « c'est dans les quartiers où l'eau potable est exclusivement fournie par des puits que les cas de choléra se sont montrés ». Le fait est réellement curieux. Sur 84 malades (je laisse de côté les deux cas de la religieuse et du prisonnier venu de Concarneau, document A, nos 69 et 54), 72 se fournissaient d'eau dans les puits ; 12 seulement se servaient de l'eau de la canalisation. Ces derniers sont au document A, les nos 1, 6, 27, 36, 45, 46, 71, 75, 80, 81, 84 et 85. Ils habitaient dans neuf maisons qui portent au document B les nos 1, 5, 19, 24, 36, 39, 42, 43, 44. Au document B, colonne 11, j'ai eu soin de noter la provenance de

---

[1] Nous avons vu que le même fait s'est produit à Poul-David : 24 femmes atteintes, 9 décès, 37 p. 100 ; 8 hommes, 6 décès, 75 p. 100. Voir plus haut la notice sur l'épidémie de Pouldergat.

[2] Dr A. Proust. Traité d'hygiène, 2e édition, p. 943. En 1832, on faisait déjà cette remarque et on expliquait la chose comme on pouvait : « On conçoit que la profession des blanchisseuses a été des plus maltraitées à cause du savon qu'elles emploient et qui est une matière essentiellement corruptible et aussi parce qu'elles ont habituellement les mains dans l'eau, ce qui les expose à un grand nombre d'inconvénients. » BOULAY DE LA MEURTHE. Histoire du choléra morbus dans le quartier du Luxembourg, Paris, août 1832, p. 124.

l'eau dont s'approvisionne chaque habitant. Les puits d'où les maisons atteintes tirent leur eau sont au nombre de 7 et les bornes-fontaines desservies par la canalisation au nombre de 4 : chacun de ces
puits et chacune de ces bornes-fontaines a reçu un numéro reporté
sur le plan.

A un seul de ces puits, le puits de la rue de la Providence, celui
qui a reçu du n° 1 et porté au n° 2 le germe de la maladie[1], 40
de nos malades, dont 14 sont morts, prenaient leur eau. Cette
eau parut si mauvaise que la municipalité de Quimper condamna
le puits, le fit fermer. Mais dans l'habitation voisine ce même
puits avait une autre ouverture. Celle-là resta libre et accessible; en
dépit de l'avertissement qui résultait de la fermeture de la fontaine publique, tout le quartier continua à s'approvisionner de la même
eau à la fontaine privée. Le fait s'est passé sous nos yeux; lors de
la visite dans la cour où s'ouvre la fontaine privée plusieurs femmes attendaient leur tour, la cruche à la main. Et comme nous
leur reprochions de ne pas prendre la peine d'aller quelques pas
plus loin chercher une eau saine, elles se mirent à rire; celle qui
venait de remplir sa cruche la porta à ses lèvres, but une large lam-
pée et s'éloigna en nous disant : « Voyez-vous, mes bons messieurs,
c'est le bon Dieu qui nous fait mourir, ce n'est pas l'eau. »

Aux abords de ce puits, j'ai, comme je l'ai dit plus haut, fait exécuter des sondages pour connaître la nature du sol, la profondeur
de la nappe souterraine, et en déduire le plus ou moins de facilité
des infiltrations. On trouvera le résultat de ce travail dans la
troisième annexe au document B. Le rapport du conducteur des
ponts et chaussées est accompagné d'un plan détaillé des lieux
et d'une coupe des sondages qu'il a pratiqués.

J'ai en outre envoyé des échantillons de l'eau du puits de la Providence à M. Marié-Davy, directeur de l'observatoire de Montsouris.
M. Marié-Davy, avec beaucoup d'empressement et d'obligeance, a
soumis à l'analyse cette eau, ainsi que d'autres dont je lui avais
adressé également des échantillons comme produits de comparaison.
Il a bien voulu rédiger à ce sujet une note qui forme la quatrième
annexe au document B.

Une dernière observation porte sur le nombre des cas de choléra.
Il m'est revenu que plusieurs médecins de Quimper affirment que
le nombre officiel est notablement inférieur à la réalité. Je ne sais

[1] Voir p. 346.

Planche 22.

Choléra de 1885-1886.

Quimper. — Le puits de la rue de la Providence.

CHOLÉRA 1885—86.
QUIMPER
Plan d'écoulement des eaux
dans le quartier
de la
Providence

Plan des sondages

COUPE DES SONDAGES

N° 1   N° 2   N° 5
Emplacement   Emplacement   Emplacement

Échelle des coupes 0,025 p. mètre

Caserne

Prison

Première maison atteinte.

Rue de Douarnenez

Nationale

Rue de la Route

Place publique

École communale de garçons

Rue Ville

Rue de la Providence

N° 1

Nord.

Échelle du plan.

10 20 30 40 50 60 70 80 90 100 Mètres

Le Steir Rivière

Chaussée

Le Steir

Gravé et Imp. par Erhard, Fres

quel préjugé porte les familles à dissimuler l'existence d'un cas de choléra. M le Dʳ Coffec a cité jadis[1] le fait d'une épidémie très-meurtrière de fièvre typhoïde dans la commune de Pluguffan (à 7 kilomètres de Quimper). L'on ne connut à la préfecture l'existence de l'épidémie que par les demandes de secours qui arrivèrent, l'épidémie finie, et les victimes enterrées. Poul-David (notice 15) et Guengat (notice 25) nous montrent deux communes frappées, et assez cruellement, par le choléra, non seulement sans que l'administration départementale le sache, mais sans que les maires de ces communes soient informés. Des faits de cette nature ne devraient pas être possibles dans une ville comme Quimper. Je crains bien cependant que nous soyons obligés d'admettre la justesse de l'impression qu'ont traduite les médecins de la ville. J'ai relevé le nombre des décès qui se sont produits à Quimper en décembre et janvier depuis décembre 1860 jusqu'à janvier 1885, afin de comparer ce nombre avec celui des décès qui se sont produits en décembre 1885 et en janvier 1886 (troisième partie de la cinquième annexe au document A). Il résulte de ce tableau qu'en n'envisageant que les 16 années dans lesquelles il n'y a pas eu d'épidémie, la moyenne du nombre des décès pendant les mois de décembre et de janvier est de 73. Or, en décembre 1885 et janvier 1886, il y a 121 décès. La différence est de 48. La probabilité serait donc qu'il y a eu 48 décès cholériques. Or, il n'en a été déclaré, en décembre et janvier, que 33. La différence est trop considérable pour qu'il n'en résulte pas la conviction que de nombreux cas de choléra, suivis de décès, n'ont pas été déclarés. Si l'on calcule dans l'hypothèse qu'il y a eu en réalité en décembre et en janvier 48 décès cholériques, et que pour les cas non déclarés la proportion des décès et des guérisons a été la même que pour les cas déclarés, on arrive à la conclusion qu'il y a eu à Quimper, de novembre 1885 à janvier 1886, 114 cas de choléra, dont 51 suivis de mort.

C'est un exemple de plus qui s'ajoute à tant d'autres pour démontrer la nécessité d'une législation faisant aux familles et aux médecins une obligation de déclarer tout cas de maladie transmissible. L'intérêt général est trop engagé dans cette question pour qu'elle puisse rester abandonnée aux fantaisies individuelles.

---

[1] Délibérations du conseil général du Finistère, août 1885, p. 74.

QUIMPER. — Document A. — LES MALADES.

N° D'ORDRE.	N° d'ossane du tableau général des décès.	DATE du commencement de la MALADIE.	DATE du DÉCÈS.	NUMÉRO de L'HABITATION Voir le tableau spécial des habitations.	SEXE.	AGE.	PROFESSION.	SITUATION de FORTUNE.	OBSERVATIONS GÉNÉRALES. 1° État civil et habitudes de vie du malade;	2° Manière dont on suppose que les malades ont pris la maladie; 3° Caractère très, grave, grave ou peu grave de la maladie, en cas de guérison.
1	2	3	4	5	6	7	8	9	10	11
1	»	25 novembre.	Guérie.	1	Fém.	35	Marchande.	Pauvre.	Bonne santé antérieure. Devenue malade depuis son atteinte de choléra. Bonne conduite. Sobre. Habitudes laborieuses. Célibataire.	L'épidémie était à Audierne dans toute sa force. Le n° 1, qui est marchande foraine, est allée à Pont-Croix, chef-lieu du canton, où se trouve la commune d'Audierne. Le chef-lieu est en relations constantes avec Audierne, dont il n'est distant que de 6 kilomètres. La marchande est revenue à pied, voyageant la nuit. A son entrée à Quimper, sur la route, elle a été prise de diarrhées et de vomissements. Elle a continué à travailler, car elle est très courageuse. C'est ce qui explique que sa maladie n'ait été signalée que le 10 décembre. Elle a guéri mais est restée très faible. Cas très grave.
2	»	27 novembre.	Guéri.	2	Masc.	4	Le père, journalier.	Famille très pauvre.	Bonne santé.	Pour le mode très probable de transmission de la maladie du n° 1 au n° 2, voir la notice sur Quimper, page 356. La maladie a été exceptionnellement longue. Cas très grave.
3	»	28 novembre.	Guérie.	3	Fém.	10	Le père, charpentier.	Famille pauvre.	Bonne santé.	Le n° 3 et le n° 4, bien que n'étant pas de la même famille, habitent la même maison, tous deux au rez-de-chaussée. Ce sont deux enfants à peu près du même âge. Le n° 4 avait été voir sa petite camarade, le n° 3, dès que celle-ci était tombée malade. Quant au n° 3, elle a pris la maladie du petit enfant de 4 ans, le n° 2, qu'elle avait été voir. Elle avait probablement été grondée pour avoir fait cette visite, car elle ne l'a avouée qu'avec peine et en donnant pour excuse qu'elle « voulait voir ce que c'est que le choléra ». N° 3, cas peu grave. N° 4, cas grave.
4	»	28 novembre.	Guéri.	3	Masc.	11	Le père, manœuvre.	Famille pauvre.	Bonne santé.	
5	353	29 novembre.	29 novembre.	4	Masc.	61	Journalier.	Pauvre.	Santé mauvaise. Mauvaise nourriture. Très ivrogne. S'était encore enivré le 28 novembre. Marié.	A pris la maladie du n° 2. Dans la matinée du 29, les déjections du n° 2 ont été jetées par sa mère « quand celle-ci a eu plusieurs vases pleins » sur un fumier, dans la cour de la maison n° 4. Le n° 5, le 29 novembre, est allé faire ses besoins, dans la journée, sur ce fumier. Presque immédiatement après sa rentrée, il a été pris et il est mort dans la nuit. (Voir sur la maison habitée par le n° 5 la note de la colonne 12 du document B, habitation 4 et le plan de cette habitation, planche 20.)
6	354	29 novembre.	29 novembre.	5	Fém.	65	Ménagère.	Pauvre.	Maladive. Ivrogne. Veuve. Vivait avec ses enfants, petits commerçants (tailleurs d'habits). Toute la famille buvait.	On ne sait pas. La rue où est la malade n° 6 touche à celle où sont les maisons des n° 5 et 2.
7	397	29 novembre.	30 novembre.	6	Masc.	65	Tailleur d'habits.	Pauvre.	Bonne santé. Très ivrogne. Marié. Sans enfants.	On ne sait pas. Le malade avait la même profession que le gendre du n° 6.

QUIMPER. — Document A. — LES MALADES (Suite).

N° D'ORDRE	N° D'ORDRE du tableau général des décès	DATE du commencement de la MALADIE	DATE du DÉCÈS	NUMÉRO de L'HABITATION Voir le tableau spécial des habitations	SEXE	AGE	PROFESSION	SITUATION de FORTUNE	OBSERVATIONS GÉNÉRALES 1° État civil et habitudes de vie du malade;	2° Manière dont on suppose que les malades ont pris la maladie; 3° Caractère très grave, grave ou peu grave de la maladie, en cas de guérison.
1	2	3	4	5	6	7	8	9	10	11
8	»	30 novembre.	Guérie.	3	Fém.	14	Le père, menuisier.	Famille pauvre.	»	Sœur du n° 3. Couchait dans le même lit. Cas peu grave.
9	»	1er décembre.	Guérie.	7	Fém.	42	Journalière. Le mari, manœuvre.	Pauvre.	Bonne santé. Bonne conduite. Sobre. Mariée. Quatre enfants.	Avait été visiter le n° 4, son voisin, malade depuis le 28 novembre. Cas peu grave.
10	»	1er décembre.	Guéri.	8	Masc.	42	Journalier.	Pauvre.	Bonne santé. Bonne conduite. Sobre. Marié. Deux enfants. (On a empêché les enfants d'entrer dans la chambre de leur père, et on fait coucher dans une autre pièce. Ils n'ont rien eu.)	On ne sait pas. C'est toujours dans le même centre de population. Cas grave.
11	»	2 décembre.	Guéri.	9	Masc.	32	Maçon.	Pauvre.	Bonne santé. Ivrogne. Marié. Un enfant. Mauvaise conduite. Il boit tout ce qu'il gagne, ne rapporte rien chez lui, et bien qu'il gagne 3 à 4 francs par jour, c'est sa femme qui est obligée de le nourrir par son travail.	Allait, étant presque toujours ivre, de porte en porte, voir les malades. Avait été notamment voir ses voisins, les parents du n° 8. Cas peu grave.
12	»	2 décembre.	Guéri.	8	Masc.	58	Ouvrier du port de Brest en retraite.	500fr. de pension	Bonne santé. Ivrogne. Veuf. Habite avec un jeune garçon de 15 ans, apprenti.	Avait été visiter le n° 10, qui habite (au fond de la cour) la même maison que lui. Cas peu grave.
13	»	3 décembre.	Guéri.	10	Masc.	33	Débitant de boissons et allumeur de réverbères.	Pauvre.	Bonne santé. Bonne conduite. Marié. Quatre enfants en bas âge.	Avait été voir le n° 4, client assidu de son débit. Cas peu grave.
14	»	3 décembre.	Guérie.	2	Fém.	38	Sans profession. Le mari manœuvre.	Pauvre.	Mauvaise conduite. Très ivrogne. Mariée. Une fille. Quand on a été la voir pour la soigner on l'a trouvée couchée, ivre. Dès qu'elle allait mieux, elle s'enivrait et retombait. Elle buvait du rhum pour 3 à 4 francs dans une seule nuit. Le médecin refusait de continuer à aller la voir. Enfin, elle cessa de boire et guérit.	Avait été boire chez son voisin le n° 13, débitant de boissons, le jour où celui-ci a été pris. Elle a été prise elle-même en rentrant chez elle. Cas très grave.
15	401	3 décembre.	4 décembre.	2	Masc.	7	Le père, journalier.	Famille pauvre.	Bonne santé.	Frère du n° 2. Couchait dans la même pièce.
16	402	3 décembre.	4 décembre.	3	Masc.	45	Charpentier.	Pauvre.	Bonne santé. Habitudes d'intempérance. (Travaillait bien la semaine, mais buvait le dimanche.) Marié. Trois enfants, dont deux charmantes petites filles de 10 à 1½ ans (n°s 3 et 8) qui ont été malades et ont guéri. La femme est une abominable ivrognesse. Le mari dit à son frère : «J'ai 80 francs.» Il indiqua sa cachette. «Ne le dis pas à ma femme, elle irait les boire. Si je meurs, tu les prendras pour acheter du pain aux enfants.» La femme entendit, saisit les 80 francs, s'échappa, son mari mourant, et alla s'enivrer.	Père des n°s 3 et 8. Sa femme, qui buvait les remèdes destinés à ses malades, avait, pour ne pas se donner la peine de sortir, jeté les déjections de ses filles sous leurs lits et a fait la même chose quand son mari a été malade. On a trouvé ces fumiers infects sous les lits, quand, après la mort du père, on a désinfecté la maison.

QUIMPER. — Document A. — LES MALADES (Suite).

N° d'ordre	N° d'ordre du tableau général des décès	DATE du commencement de la MALADIE	DATE du décès	NUMÉRO de L'HABITATION (Voir le tableau spécial des habitations)	SEXE	AGE	PROFESSION	SITUATION de FORTUNE	1° État civil et habitudes de vie du malade	2° Manière dont on suppose que les malades ont pris la maladie; 3° Caractère très grave, grace ou peu grace de la maladie, en cas de guérison
1	2	3	4	5	6	7	8	9	10	11
17	410	3 décembre.	5 décembre.	3	Masc.	20 mois	Le père manœuvre	Famille pauvre.	»	Frère du n° 4.
18	»	4 décembre.	Guérie.	10	Fém.	39	Sans profession. Le mari journalier	Pauvre.	Bonne santé. Bonne conduite. Sobre. Mariée. Trois enfants.	On ne sait pas. Cas grave.
19	»	4 décembre.	Guérie.	11	Fém.	52	Sans profession. Le mari pâtrier.	Pauvre.	Habitudes d'intempérance. Mariée.	On ne sait pas. Les deux belles-sœurs (n°s 18 et 19), quoique n'habitant pas ensemble, ont été prises le même jour. Il y a donc une relation certaine entre ces deux cas, mais il n'a pas été possible de la déterminer. Cas très grave.
20	»	4 décembre.	Guéri.	12	Masc.	10	Le père journalier.	Famille pauvre. Quatre enfants.	Bonne santé.	Avait été voir son petit camarade, le n° 4, malade depuis le 28 novembre. Cas très grave.
21	»	4 décembre.	Guéri.	2 bis	Masc.	28	Journalier.	Très pauvre.	Bonne santé. Bonne conduite. Sobre. S'était marié huit jours avant celui où il est tombé malade.	Avait été veiller et ensevelir son oncle, le n° 7, et avait dû, conformément à l'usage, emporter quelques objets de literie ayant appartenu au mort. Cas peu grave.
22	»	4 décembre.	Guérie.	8	Fém.	50	Sans profession. Le mari terrassier.	Pauvre.	Maladive. Bonne conduite. Sobre. Mariée. Trois enfants.	A pris la maladie de son voisin, le n° 10. Celui-ci habite une pièce donnant sur le même palier que celle qu'elle occupe. Elle avait été le voir et le soigner. Cas peu grave.
23	411	4 décembre.	5 décembre.	13	Fém.	51	Ménagère.	Petite aisance. Propriétaire de la maison n° 13.	Veuve sans enfants. Habitait avec son frère.	Au moment où la sœur, qui avait soigné le n° 11, nettoyait et balayait la maison (le n° 11 venait de mourir); la voisine, le n° 23, vint voir la sœur, entra dans la maison au moment où on secouait la literie. La sœur lui recommanda de partir au plus vite, ce qu'elle fit, mais elle fut prise presque en rentrant chez elle et mourut le lendemain.
24	»	5 décembre.	Guéri.	4	Masc.	62	Manœuvre.	Pauvre.	Bonne santé. Demeuré maladif depuis son atteinte de choléra. Sobre. Marié. Quatre enfants.	A soigné et enseveli le n° 5, qui habitait la même maison. Cas peu grave.
25	»	5 décembre.	Guérie.	14	Fém.	55	Rempailleuse de chaises.	Pauvre.	Bonne santé. Bonne conduite. Veuve.	Femme du n° 5, qui est mort et dont elle a pris la maladie. Elle a immédiatement quitté la maison où elle habitait avec son mari et s'est retirée chez sa sœur. Cas grave.

QUIMPER. — Document A. — LES MALADES (Suite).

N° d'ordre	N° d'ordre du tableau général des décès.	DATE du commencement de la MALADIE.	DATE du décès.	NUMÉRO de L'HABITATION. Voir le tableau spécial des habitations.	SEXE.	AGE.	PROFESSION.	SITUATION de FORTUNE.	OBSERVATIONS GÉNÉRALES. 1° État civil et habitudes de vie du malade;	2° Manière dont on suppose que les malades ont pris la maladie; 3° Caractère très grave, grave ou peu grave de la maladie, en cas de guérison.
26	432	5 décembre.	7 décembre.	2	Masc.	75	Journalier.	Pauvre.	Bonne santé. Bonne conduite, quoiqu'il bût quelquefois un peu. Veuf.	Père du n° 14, prise le 3 décembre. Il avait soigné sa fille, avec qui il habitait et dont il prit la maladie. Il mourut avant qu'elle guérît. (Sa fille était l'ivrognesse qui a eu tant de rechutes. Voir n° 14.)
27	»	5 décembre.	Guéri.	5	Masc.	40	Tailleur d'habits.	Petite aisance.	Mauvaise santé, mauvaise conduite. Très ivrogne. Marié. Cinq enfants.	Gendre du n° 6. Il habitait avec sa belle-mère et a pris la maladie en la soignant. Bien que cette maladie n'ait été officiellement constatée chez lui que le 5 décembre, six jours après la mort de sa belle-mère, il est probable qu'il avait été souffrant les jours précédents. Cas peu grave.
28	»	5 décembre.	Guéri.	15	Masc.	7	Le père est ouvrier maçon.	Famille pauvre. Six enfants.	Bonne santé.	On ne sait pas. Probablement l'eau du puits n° 1. Cas grave.
29	»	5 décembre.	Guérie.	15	Fém.	54	Marchande de poissons et de pain doux.	Pauvre. Gagnaisse d'argent et dépense tout à boire.	Bonne santé. Très ivrogne. Veuve. Une fille de 20 ans, avec laquelle elle vit.	A été voir, le matin du 5 décembre, le n° 26 qui habite la même maison qu'elle. Deux rechutes à la suite d'excès de boisson. Cas très grave.
30	418	5 décembre.	6 décembre.	16	Fém.	48	Revendeuse.	Pauvre.	Bonne santé. Bonne conduite. Mariée. Deux enfants. Les deux enfants ont été écartés de la maison pendant la maladie de leur mère.	On ne sait pas. (Sur la saleté de cette femme, voir la note de la colonne 12 du document B, habitation 16.)
31	»	6 décembre.	Guérie.	17	Fém.	32	Sans profession. Le mari, charron.	Pauvre.	Bonne santé. Bonne conduite. Mariée. Trois enfants.	A pris la maladie en allant voir et soigner son neveu, le n° 15. Cas peu grave.
32	»	6 décembre.	Guérie.	18	Fém.	64	Crêpière.	Petite aisance. Propriétaire.	Mauvaise santé. Bonne conduite. Sobre. Veuve. Quatre enfants. Habitait avec une de ses filles, qui l'a soignée.	On ne sait comment elle a pris la maladie; mais il est à remarquer qu'elle est proche voisine du n° 31, prise le même jour qu'elle, dans ce quartier, éloigné de celui qui a été le plus frappé. Cas peu grave.
33	»	6 décembre.	Guérie.	3	Fém.	45	Sans profession. Le mari, journalier.	Pauvre.	Bonne santé. Très ivrogne. (A vendu son unique coiffe 20 centimes pour acheter de l'eau-de-vie.) Mariée. Trois enfants. Habite avec une de ses filles et sa petite-fille.	Belle-sœur du n° 16, qui habitait un autre logement de la même maison et qu'elle avait été voir et soigner. Cas très grave. A eu une rechute après avoir mangé, malgré la défense du médecin.
34	433	6 décembre.	7 décembre.	12	Fém.	62	Blanchisseuse.	Pauvre.	Bonne santé. Bonne conduite. Mariée. Deux enfants.	Avait été soigner sa belle-fille, le n° 14.

N° D'ORDRE	N° d'ordre du tableau général des décès	DATE du commencement de la MALADIE	DATE du décès	NUMÉRO de L'HABITATION Voir le tableau spécial des habitations	SEXE	AGE	PROFESSION	SITUATION de FORTUNE	OBSERVATIONS GÉNÉRALES.	
									1° État civil et habitudes de vie du malade;	2° Manière dont on suppose que les malades ont pris la maladie; 3° Caractère très grave, grave ou peu grave de la maladie, en cas de guérison.
1	2	3	4	5	6	7	8	9	10	11
35	434	6 décembre.	7 décembre.	12	Fém.	36	Ménagère. Son mari est estropié et mendiant.	Situation aisée. A donné 3.000 fr. à sa fille lorsqu'elle s'est mariée, ce qui n'empêche pas le mari d'être réduit à ne pro-fession.	Bonne santé. Très bonne conduite. Son mari ivrogne. Mariée. Un enfant.	Avait été soigner le n° 17, son neveu. Mais a dû prendre la maladie du n° 34 qui habitait la même maison qu'elle, qui était tombée malade quelques heures avant elle et qu'elle avait visitée immédiatement.
36	435	6 décembre.	7 décembre.	10	Fém.	62	Blanchisseuse.	Petite aisance.	Bonne santé. Bonne conduite. Veuve. Vivait avec sa fille âgée de 21 ans.	On ne sait pas. Probablement du lavoir où elle devait aller souvent en sa qualité de blanchisseuse et où elle a dû rencontrer des personnes lavant des linges de cholériques.
37	»	6 décembre.	Guérie.	20	Fém.	40	Sans profession. Le mari, marchand.	Pauvre.	Bonne santé. Bonne conduite. Mariée. Trois ou quatre enfants.	On ne sait pas. Sa maison était au centre de l'épidémie. Cas peu grave.
38	»	6 décembre.	Guérie.	3	Fém.	40	Sans profession. Le mari, journalier.	Très pauvre.	Bonne santé. Bonne conduite. Sobre. Mariée. Quatre enfants.	Mère du n° 17, mort le 5 décembre. Cas grave.
39	449	7 décembre.	9 décembre.	21	Masc.	58	Journalier.	Petite aisance.	Vivait seul. Veuf. Très ivrogne. Avait été propriétaire de la maison qu'il habitait. L'avait vendue six semaines auparavant, et pendant ces six semaines n'avait pas cessé d'être ivre. A été porté à l'hospice, où il est mort.	On ne sait pas, mais il paraît certain qu'ivre comme il était, il allait de porte en porte chez les malades.
40	»	8 décembre.	Guérie.	4	Fém.	47	Journalière.	Pauvre.	Très ivrogne. Veuve. Deux enfants.	Avait été, sans doute pour se faire donner à boire, visiter le n° 2, qui était malade depuis le 27 novembre, et est restée malade presque trois semaines. Cas grave.
41	»	8 décembre.	Guérie.	22	Fém.	32	Marchande de poissons. Le mari est marié et a abandonné sa famille depuis plus d'un an.	Pauvre.	Bonne santé. Mariée. Un enfant. Habitudes d'intempérance.	On ne sait pas. Cas peu grave.
42	»	9 décembre.	Guérie.	13	Fém.	37	Blanchisseuse.	Pauvre.	Bonne santé. Bonne conduite. Veuve. Un fils de 20 ans.	Avait enseveli le n° 23 qui habitait la même maison qu'elle. Cas très grave.
43	»	9 décembre.	Guérie.	23	Fém.	41	Sans profession. Le mari, journalier.	Pauvre.	Très ivrogne. Bonne santé. Pour faire du feu son mari ne pouvait acheter qu'un fagot à la fois. S'il en achetait deux, sa femme allait en vendre un pour acheter de l'eau-de-vie. Mariée. Quatre enfants. Elle avait une couleur violette que le médecin et les sœurs prirent au début pour de la cyanose. C'était de la crasse.	Avait été voir et soigner son amie, le n° 23, morte le 5 décembre et est restée dans la chambre après l'enterrement. La maladie ne s'est tout à fait déclarée chez elle que le 9. Cas grave.

N° D'ORDRE	N° D'ORDRE du tableau général des décès	DATE du commencement de la MALADIE	DATE du DÉCÈS	NUMÉRO de L'HABITATION (Voir le tableau répartal des habitations)	SEXE	AGE	PROFESSION	SITUATION de FORTUNE	OBSERVATIONS GÉNÉRALES	
									1° État civil et habitudes de vie du malade;	2° Manière dont on suppose que les malades ont pris la maladie; 3° caractère très grave, grave ou peu grave de la maladie, en cas de guérison.
44	456	9 décembre.	10 décembre.	21	Fém.	69	Ménagère. Le mari, journalier.	Pauvre.	Santé délicate. Bonne conduite. Mariée. Deux enfants. Habitait avec l'un deux, sa fille.	Avait soigné le n° 39, qui habitait la même maison et avait été le voir à l'hospice.
45	»	9 décembre.	Guérie.	24	Fém.	45	Domestique chez un marchand de beurre.	Pauvre.	Bonne santé. Bonne conduite. Veuve.	On ne sait pas. Cas peu grave.
46	457	9 décembre.	10 décembre.	1	Fém.	63	Ménagère.	Pauvre.	Bonne santé. Bonne conduite. Sobre. Veuve.	Était venue soigner sa fille, le n° 1, qui a guéri, mais dont elle a pris la maladie et chez laquelle elle est morte.
47	»	10 décembre.	Guéri.	25	Masc.	26	Cordonnier.	Pauvre.	Santé délicate. Bonne conduite. Célibataire.	On ne sait pas. Cas très peu grave. Était-ce même le choléra? On en doute beaucoup; mais, comme il a été signalé dans les déclarations quotidiennes, je n'ai pas cru devoir l'omettre.
48	»	11 décembre.	Guérie.	10	Fém.	65	Lessiveuse. Lave à la rivière.	Pauvre.	Bonne santé. Ivrogne. Veuve. Sans enfants.	Habitait au 1er étage de la maison où le n° 13 habitait le rez-de-chaussée. Le n° 13 avait été pris le 3 décembre, était encore malade le 11, et le n° 48 était allé le voir en revenant de la rivière. Cas peu grave.
49	479	11 décembre.	13 décembre.	10	Fém.	5	Le père est débitant de boissons.	Famille peu aisée.	Bonne santé.	Couchait dans la même chambre que le n° 13, sa mère, malade depuis le 3 décembre.
50	480	12 décembre.	13 décembre.	21	Masc.	11	Le père, journalier.	Famille pauvre. Huit enfants, dont un placé.	Bonne santé.	Avait été voir le n° 44, morte le 10 décembre dans la même maison et s'était mêlé à ceux qui brûlèrent les effets de la morte.
51	495	12 décembre.	15 décembre.	21	Fém.	2	»	»	Bonne santé.	A pris la maladie de son frère, le n° 50, dans la chambre duquel elle couchait.
52	481	12 décembre.	13 décembre.	21	Masc.	38	Journalier.	Pauvre.	Bonne santé. Bonne conduite. Marié. Quatre enfants.	Avait été voir le n° 50 qui habitait la même maison, au moment où on donnait à celui-ci l'extrême-onction. Il a été pris le soir de ce même jour et est mort le lendemain, en même temps que le n° 50.
53	»	12 décembre.	Guéri.	26	Masc.	34	Terrassier.	Pauvre.	Santé délicate. Bonne conduite. Marié. Quatre enfants.	On ne sait pas. Cas grave.
54	»	14 décembre.	Guéri.	27	Masc.	23	Marin.	Pauvre.	Mauvaise santé. Mauvaise conduite. Ivrogne. Célibataire.	Arrivait de Concarneau, d'où l'on suppose qu'il avait apporté le germe de la maladie. Il a été soigné et guéri à la maison d'arrêt, où ce cas est resté isolé. Cas peu grave.

QUIMPER. — Document A. — LES MALADES (Suite).

N° d'ordre.	N° d'ordre du tableau spécial des décès.	DATE du commencement de la MALADIE.	DATE du DÉCÈS.	NUMÉRO de L'HABITATION (Voir le tableau spécial des habitations.)	SEXE.	ÂGE.	PROFESSION.	SITUATION de FORTUNE.	OBSERVATIONS GÉNÉRALES. 1° État civil et habitudes de vie du malade;	2° Manière dont on suppose que les malades ont pris la maladie; 3° Caractère très grave, grave ou peu grave de la maladie, en cas de guérison.
1	2	3	4	5	6	7	8	9	10	11
55	»	16 décembre.	Guérie.	21	Fém.	33	Sans profession. Le mari, journalier.	Très pauvre.	Bonne santé. Bonne conduite. Sobre. Mariée. Quatre enfants, sans compter les deux qu'elle a perdus, n°s 50 et 51.	Mère des n°s 50 et 51. A pris la maladie en soignant sa petite fille de 2 ans. Cas très grave.
56	»	16 décembre.	Guéri.	21	Masc.	4	Le père, journalier.	Famille pauvre.	Bonne santé.	Fils du n° 52. Cas peu grave.
57	524	16 décembre.	21 décembre.	28	Masc.	45	Journalier.	Pauvre.	Bonne santé. Bonne conduite. Très sobre. Marié. Quatre enfants.	Avait enseveli les n°s 50 et 52. A été pris presque immédiatement; la maladie s'est nettement déclarée deux jours après.
58	»	19 décembre.	Guérie.	10	Fém.	47	Sans profession. Le mari, valet de chambre.	Pauvre.	Bonne santé. Bonne conduite. Sobre. Mariée. Deux enfants. Le mari est ivrogne. Il a eu une contravention et une condamnation pour avoir répandu sur le sol de la rue les déjections de sa femme malade.	Avait visité, soigné, veillé et enseveli le n° 49, alors que personne n'osait s'en approcher. Cas très grave. La maladie a duré près d'un mois.
59	»	20 décembre.	Guérie.	29	Fém.	33	Sans profession. Le mari, journalier.	Pauvre.	Bonne santé. Bonne conduite. Sobre. Mariée. Deux enfants.	Est restée près d'une demi-journée dans le logement du n° 44, après la mort de celle-ci, pendant qu'on l'enterrait et avant que la maison fût désinfectée. Cas très grave.
60	527	22 décembre.	22 décembre.	30	Masc.	45	Journalier.	Très pauvre.	Mauvaise santé. Très bonne conduite. Marié. Trois enfants. Travaillait beaucoup, mais avait une femme ivrognesse qui buvait tout ce qu'il gagnait.	On ne sait pas.
61	532	24 décembre.	24 décembre.	10	Fém.	68	Marchande de crêpes.	Petite aisance.	Asthmatique. Bonne conduite. Sobre. Célibataire.	Avait été voir et soigner le n° 58, même maison.
62	533	24 décembre.	24 décembre.	31	Fém.	10	Le père, tailleur.	Famille peu aisée.	Bonne santé. Les parents ivrognes. La petite fille, malade, s'est mise au lit à 6 heures du soir. Son père et sa mère ont commencé à boire, sont vite devenus incapables de porter le moindre secours à leur enfant, qui inondait son lit, sans que personne vînt à son aide. Quand, le lendemain matin, les parents ont été dégrisés, la petite fille gisait dans son lit, morte, on ne sait depuis combien d'heures, au milieu de ses déjections.	On ne sait pas.
63	534	24 décembre.	24 décembre.	32	Masc.	57	Boulanger.	Jolie aisance.	Bonne santé. Assez bonne conduite. Marié.	A été, le 24 décembre, à 6 heures du soir, boire à l'auberge dans la maison où la petite fille qui porte le n° 62 venait d'être prise. La porte du débit donne sur une cour où se trouvait un fumier; sur ce fumier, on jetait, à ce moment, les déjections du n° 62. Se sentant malade, il est rentré précipitamment chez lui et a été foudroyé.

QUIMPER. — **Document** . — LES MALADES (*Suite*).

N° d'ordre.	N° du tableau général des décès.	DATE du commencement de la MALADIE.	DATE du DÉCÈS.	NUMÉRO de l'HABITATION Voir le tableau spécial des habitations.	SEXE.	AGE.	PROFESSION.	SITUATION de FORTUNE.	OBSERVATIONS GÉNÉRALES. 1° État civil et habitudes de vie du malade ;	2° Manière dont on suppose que les malades ont pris la maladie; 3° Caractère très grave, grave ou peu grave de la maladie, en cas de guérison.
1	2	3	4	5	6	7	8	9	10	11
64	538	24 décembre.	25 décembre.	33	Masc.	31	Menuisier.	Pauvre.	Bonne santé. Bonne conduite. Sobre. Marié. Un enfant.	Gendre du n° 44. Il avait été voir et soigner sa belle-mère.
65	542	25 décembre.	26 décembre.	30	Fém.	35	Journalière. Le mari, manœuvre, n° 60.	Pauvre.	Mauvaise santé. Très ivrogne. Veuve. Trois enfants.	Femme du n° 60, mort le 23 décembre.
66	554	25 décembre.	28 décembre.	32	Fém.	24	Boulangère.	Aisée.	Bonne santé. Ivrogne. Mariée. Une fille.	Belle-fille du n° 63, mort le 24 décembre. Elle habitait la même maison que lui et l'a soigné. Son père, qui l'a soignée et mangeait dans sa chambre, a pris la maladie et a été l'origine de l'épidémie de Guengat, où il est allé mourir. (Rapport de M. le Dr Coffec, médecin des épidémies.)
67	543	25 décembre.	26 décembre.	31	Fém.	24	Journalière.	Pauvre.	Bonne santé. Bonne conduite. Sobre. Célibataire.	Habitait le rez-de-chaussée de la maison où une petite fille (le n°62) est morte, au 1er étage, le 24 décembre. Le jour où cette petite fille était tombée malade, le n° 67 a passé la soirée avec elle, l'a soignée — les parents de l'enfant étant ivres — est tombée malade le lendemain et est morte le surlendemain.
68	»	26 décembre.	Guérie.	34	Fém.	43	Couturière.	Pauvre.	Bonne santé. Habitudes d'intempérance. Mariée. Trois enfants.	Avait été voir et soigner le n° 62, dans l'après-midi de 24 décembre. Cas peu grave.
69	»	26 décembre.	Guérie.	35	Fém.	38	Religieuse.	»	Bonne santé.	Le 26 décembre, la sœur avait été voir plusieurs malades. Lorsqu'elle est arrivée chez le n° 61, celle-ci, vieille femme de 68 ans, était devenue presque aphone. Elle n'avait plus de dents. Pour l'entendre, la sœur approcha son visage tout près de la bouche de la malade et reçut de la salive sur la figure. Presque immédiatement elle dut sortir se sentant indisposée ; elle fut prise le soir. Cas très grave.
70	555	27 décembre.	28 décembre.	34	Masc.	42	Tailleur d'habit.	Pauvre.	Santé très robuste. Très ivrogne. Marié. Deux enfants.	Père de la petite fille de dix ans (n° 62), morte le 24 décembre. Il l'avait tout d'abord soignée, travaillant, à son chevet, à son métier de tailleur. Puis, il a passé la nuit de Noël à s'enivrer avec sa femme.
71	556	28 décembre.	28 décembre.	36	Fém.	60	Ménagère.	Pauvre. Était soutenue par son fils, le n° 64.	Bonne santé. Bonne conduite. Sobre. Veuve. Deux enfants.	Mère du n° 64. Avait obstinément refusé de laisser désinfecter les objets qui avaient appartenu à son fils, mort le 25 décembre, qu'elle avait emportés chez elle et qu'elle a lavés elle-même.
72	»	28 décembre.	Guérie.	29	Fém.	50	Cultivatrice.	Pauvre.	Maladive. Bonne conduite. Sobre. Veuve.	Belle-mère du n° 59 qui était tombée malade le 20 décembre. Était venue de la campagne pour soigner sa belle-fille. Cas grave.

N° d'ordre.	N° d'ordre du tableau général des décès.	DATE du commencement de la MALADIE.	DATE du DÉCÈS.	NUMÉRO de L'HABITATION Voir le tableau spécial des habitations.	SEXE.	AGE.	PROFESSION.	SITUATION de FORT...	OBSERVATIONS GÉNÉRALES.	
									1° État civil et habitudes de vie du malade;	2° Manière dont on suppose que les malades ont pris la maladie; 3° Caractère très grave, grace ou peu grave de la maladie, en cas de guérison.
1	2	3	4	5	6	7	8	9	10	11
73	»	28 décembre.	Guérie.	37	Fém.	41	Couturière.	auvre.	Très ivrogne. Mariée. Trois enfants.	Avait été très souvent visiter le n° 29 qui est restée malade jusqu'au 25 décembre environ. Cas peu grave.
74	563	29 décembre.	30 décembre.	39	Fém.	51	Journalière.	gauvre.	Bonne santé. Ivrogne. Veuve. Cinq enfants.	A pris la maladie en soignant sa nièce, le n° 67, qui est tombée malade le 25 décembre, dans la maison 31, fut transportée chez ses parents, dans la maison 39, et n'a été enterrée que 12 heures après sa mort. Sa tante lavait son linge.
75	»	30 décembre.	Guérie.	38	Fém.	30	Sans profession Son mari, maçon.	auvre.	Bonne santé. Bonne conduite. Sobre. Mariée. Quatre enfants.	On ne sait pas. Cas grave.
76	»	30 décembre.	Guérie.	40	Fém.	61	Marchande foraine. Le mari manœuvre.	auvre.	Bonne santé. Très ivrogne. Mariée. Une fille mariée.	On ne sait. On sait bien qu'elle avait été visiter le n° 36 pendant la maladie de celle-ci; mais, comme le n° 36 est morte le 7 décembre et que la maladie du n° 76 n'a été signalée que le 30, on ne peut affirmer la transmission. Cependant, le Dr Proust, dans son traité d'hygiène, dit que « des objets contaminés, enfermés à l'abri de l'air, peuvent conserver longtemps la faculté de transmettre le principe contagieux qu'ils renferment » (2e édition page 946) et il cite d'après le Dr Simpson, un cas où « un objet contaminé et enfermé aurait, après dix mois, communiqué le choléra» (ibid. 941). Cas peu grave.
77	»	3 janvier.	Guérie.	41	Fém.	28	Sans profession Le mari, manœuvre.	auvre.	Bonne santé. Bonne conduite. Sobre. Mariée. Trois enfants.	On ne sait pas. Cas très peu grave. (On doute même que ce soit bien le choléra qu'elle ait eu.)
78	»	3 janvier.	Guérie.	32	Fém.	54	Boulangère.	Aisée.	Bonne santé. Ivrogne. Veuve. Habite avec son fils.	Femme du n°, 63 mort le 20 décembre. Belle-mère du n° 65 dont elle a pris la maladie, en la soignant. Elle prenait ses repas dans la chambre de la malade. (Rapport du Dr Coffec). S'opposait énergiquement à ce qu'on mit du chlore dans la bière et à ce qu'on désinfectât la maison. Cas grave.
79	»	3 janvier.	Guéri.	32	Masc.	24	Boulanger.	Aisé.	Santé délicate. Ivrogne. Marié.	Mari du n° 66. Fils du n° 63 dont il a pris le maladie en le soignant. Cas peu grave.
80	592	4 janvier.	6 janvier.	42	Masc.	45	Chaisier.	auvre.	Bonne santé. Ivrogne. Veuf.	Avait été visiter plusieurs fois, pendant sa maladie, le n° 74. Du reste les personnes qui soignaient ce n° 74 jetaient ses déjections dans le ruisseau de la rue, un vase tous les quarts-d'heure, me disait-on. Ce ruisseau descend la rue de Kerféunteun en haut de laquelle,

QUIMPER. — **Document** A. — LES MALADES (*Fin*).

N° d'ordre	N° du tableau général des décès	DATE du commencement de la MALADIE.	DATE du DÉCÈS.	NUMÉRO de L'HABITATION Voir le tableau spécial des habitations.	SEXE.	ÂGE.	PROFESSION.	SITUATION de FORTUNE.	1° État civil et habitudes de vie du malade;	2° Manière dont on suppose que les malades ont pris la maladie; 3° Caractère *très grave, grave ou peu grave* de la maladie en cas de guérison.
1	2	3	4	5	6	7	8	9	10	11
										au n° 35 (habit. 39 sur le plan), demeurait le n° 75, et il coule le long des numéros impairs. Ce ruisseau descend au milieu de Quimper, jusque sur la place de Brest (voir le plan). Le commissaire de police a été heureusement prévenu; il a fait immédiatement désinfecter le ruisseau, et le quartier de la place de Brest n'a pas été atteint.
81	»	21 janvier.	Guérie.	43	Fém.	34	Couturière.	l'œuvre.	Bonne santé. Bonne conduite. Sobre. Mariée. Quatre enfants.	Cette malade habite au n° 7 de la rue dont il est question au numéro précédent. Les cas 75, 80 et 81 sont les seuls qui se soient produits dans ce quartier. Il est donc très probable que le n° 81 avait gardé chez elle quelque objet contaminé par le passage du ruisseau. (Voir plus haut la note sur le n° 76, col. 11.) Cas grave.
82	661	21 janvier.	22 janvier.	34	Masc.	75	Journalier.	Pauvre.	Très mauvaise santé. Bonne conduite. Veuf.	Père du n° 7, femme de 43 ans, dont la maladie n'a pas été grave, mais longue.
83	»	23 janvier.	Guérie.	34	Fém.	19	Couturière.	Pauvre.	Bonne santé. Bonne conduite. Célibataire.	Petite-fille du n° 82. Cas peu grave.
84	665	25 janvier.	23 janvier.	44	Fém.	36	Blanchisseuse.	Pauvre.	Bonne santé. Bonne conduite. Sobre. Mariée. Abandonnée par son mari. Deux enfants.	On ne sait pas. Elle avait enseveli la veille une femme qui avait eu des diarrhées et des vomissements, mais qui n'a pas été déclarée comme ayant eu le choléra.
85	668	27 janvier.	28 janvier.	44	Fém.	67	Blanchisseuse.	Pauvre.	Bonne santé. Bonne conduite. Sobre. Veuve.	Tante du n° 68, avec laquelle elle habitait et qu'elle a soignée sans prendre aucune précaution.
86	674	27 janvier.	30 janvier.	45	Fém.	43	Blanchisseuse.	Pauvre.	Bonne santé. Bonne conduite. Sobre. Mariée. Six enfants. Était enceinte. L'accouchement n'a pas eu lieu.	On ne sait pas. Elle avait été désinfecter le linge d'une pauvre vieille femme qui demeurait rue de la Providence, qu'on a dite morte de la poitrine, mais que d'autres personnes ont cru morte du choléra.

	SEXE MASCULIN.											SEXE FÉMININ.											TOTAUX.
1	au-dessous de 2 ans.	de 2 à 5 ans inclus.	de 6 à 10 ans inclus.	de 11 à 15 ans inclus.	de 16 à 20 ans inclus.	de 21 à 30 ans inclus.	de 31 à 40 ans inclus.	de 41 à 50 ans inclus.	de 51 à 60 ans inclus.	de 61 à 70 ans inclus.	au-dessus de 70 ans.	au-dessous de 2 ans.	de 2 à 5 ans inclus.	de 6 à 10 ans inclus.	de 11 à 15 ans inclus.	de 16 à 20 ans inclus.	de 21 à 30 ans inclus.	de 31 à 40 ans inclus.	de 41 à 50 ans inclus.	de 51 à 60 ans inclus.	de 61 à 70 ans inclus.	au-dessus de 70 ans.	
	2	3	4	5	6	7	8	9	10	11	12	13	14	15	16	17	18	19	20	21	22	23	24
DÉCÈS (1)	1	»	1	1	»	»	2	5	2	2	2	»	2	1	»	»	.2	3	2	3	7	»	36
GUÉRISONS. { Cas peu graves.	»	1	»	»	»	4	3	»	1	1		»	»	1	1	1	3	5	»	3	»		25
Cas graves.	»	1	1	»	»	1	1	»	»	»		»	»	»	»	1	3	3	»	2	»		13
Cas très graves.	»	1	»	»	»	»	»	»	»	»		»	»	»	»	»	6	»	»	2	»		12
	»	2	1	»	4	4	1	1	1			»	»	1	1	1	2	12	1	4	3	»	50
					16												34						

Résumé

14 cas au-dessous de 20 ans { 8 garçons { 3 décès. 5 guérisons.
{ 6 filles { 3 décès. 3 guérisons.

72 cas au-dessus de 20 ans { 24 hommes (2) { 13 décès (3). 11 guérisons (4).
{ 48 femmes (5) { 17 décès (6). 31 guérisons (7).

(1) Sur les 36 cholériques morts à Quimper : 6 sont morts le jour même où la maladie s'est déclarée; 21 le lendemain; 5 le troisième jour; 3 le quatrième; 1 le sixième.

(2) dont 11 plus ou moins alcooliques,

(3) dont 6 d'alcooliques, savoir : 1 signalé comme ayant des habitudes d'intempérance; le n° 16.
1 — ivrogne .... — 80.
4 signalés comme très ivrognes .... les n°ˢ 5, 7, 39 et 70.

(4) dont 5 d'alcooliques, savoir : 4 — ivrognes .... — 11, 12, 54 et 79.
Une signalé comme très ivrogne .... le n° 27.

(5) dont 17 plus ou moins alcooliques.

(6) dont 3 d'alcooliques, savoir : 2 signalées comme ivrognes .... les n°ˢ 6, 66.
une signalée comme très ivrogne .... le n° 65.

(7) dont 13 d'alcooliques, savoir : 3 signalées comme ayant des habitudes d'intempérance; les n°ˢ 19, 41 et 68.
2 — ivrognes .... — 48 et 78.
8 — très ivrognes .... — 14, 29, 33, 40, 43, 65, 73 et 76.

En se reportant au document A on trouvera leur âge exact, leur profession, etc.

Planche 23.

CHOLÉRA DE 1885-1886.

Quimper. — Tableau chronologique des cas et des décès.

LÉGENDE
Cas de choléra
Décès cholérique
Renvoie de la date du décès à la
date où la maladie s'était déclarée

Pression barométrique																																																									
Vent	S.O	O	S.O	S.O	S.O	N.O	E	S.O	S.O	O	O	E	N.E	N.E	E	N.E	E	N.E	S.E	S.E	S.O	E	S.E	S.E	S	O	N.O	N	N.E	N.E	O	S.E	S.O	N.O	N	N.O	N.O	O	O	S.O	O	E	N.O	N

Température · **Temps** · **Nombre** 25 26 27 28 29 30 1 2 3 4 5 6 7 8 9 10 11 12 13 14 15 16 17 18 19 20 21 22 23 24 25 26 27 28 29 30 31 1 2 3 4 5 6 7 8

CHOLÉRA 1885--86
QUIMPER
Tableau chronologique des cas et des décès *(2.ᵉ Annexe au document A)*

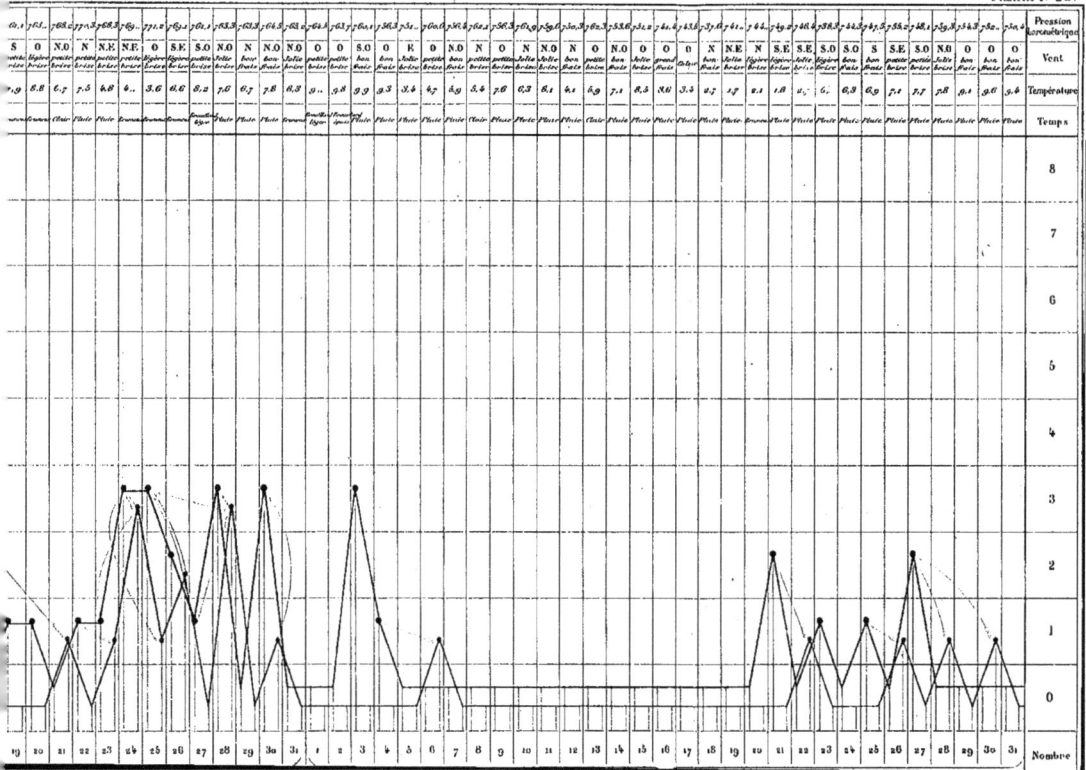

Température	10.3	11.4	12.1	12..	12.7	10.5	6.8	8.8	10.5	10.2	12..	9.3	5.6	3.4	1.6	2..	1.6	4.5		3.6	4.5	6..	7.9	8.8	6.7	4.5	6..	3.6	6.6	8.2	7.6	6.7	7.8	6.3	9..	9.8	9.3	3.4	4.7
Temps	Pluie	Pluie	Pluie	Pluie	Pluie	Pluie	Couvert	Couvert	Pluie	Clair	Pluie	Pluie	Pluie	Couvert	Clair	Clair	Clair	Couvert		Clair	Clair	Couvert	Couvert	Couvert	Couvert	Clair	Clair	Pluie	Couvert	Couvert		Clair	Pluie	Pluie	Couvert		Clair	Pluie	Pluie	Pluie

	25	26	27	28	29	30	1	2	3	4	5	6	7	8	9	10	11	12	13	14	15	16	17	18	19	20	21	22	23	24	25	26	27	28	29	30	31	1	2	3	4	5	6

Nombre des cas et des décès

Novembre — Décembre

Dates des cas et des décès cholérique

Gravé et Imp. par Erhard Frères

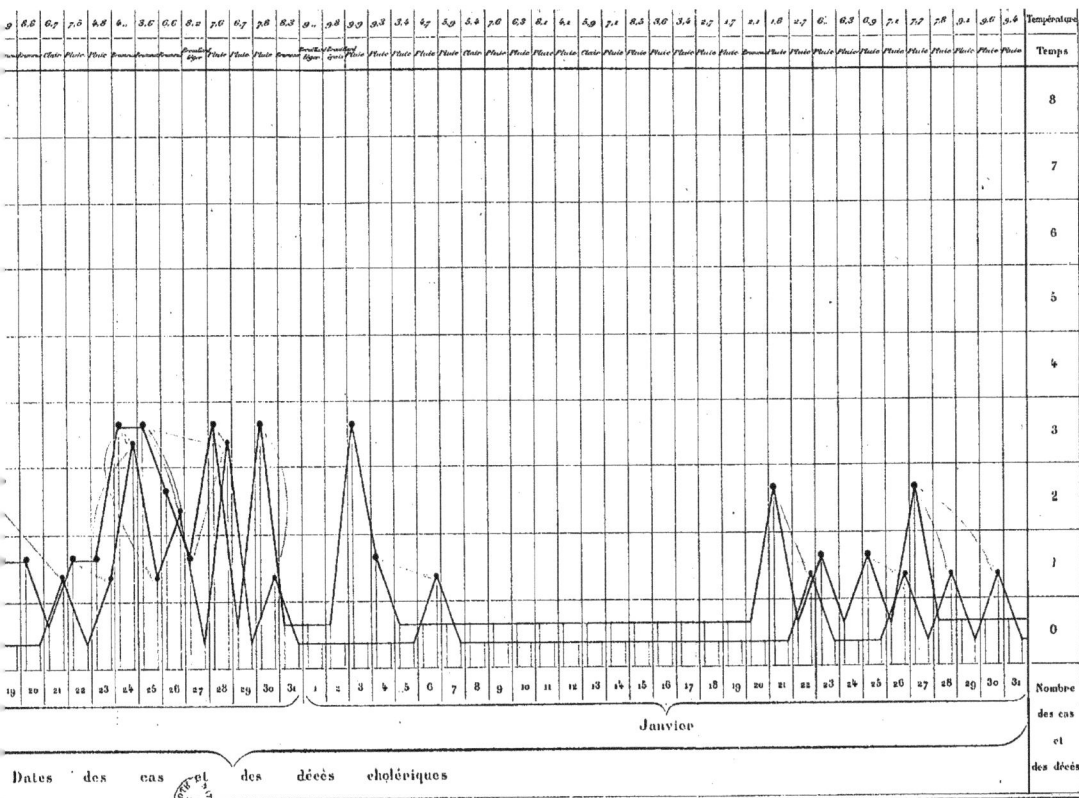

| 9 | 8.8 | 6.7 | 7.5 | 4.8 | 4.. | 3.5 | 6.6 | 8.2 | 7.0 | 6.7 | 7.8 | 8.3 | 9.. | 9.8 | 9.9 | 9.3 | 3.6 | 4.7 | 5.9 | 5.4 | 7.0 | 6.3 | 8.1 | 6.1 | 5.9 | 7.1 | 8.5 | 3.6 | 3.4 | 2.7 | 1.7 | 2.1 | 1.8 | 2.7 | 6.. | 6.3 | 6.9 | 7.1 | 7.7 | 7.8 | 9.1 | 9.6 | 9.4 | Température |

Temps

Temps

8

7

6

5

4

3

2

1

0

Nombre des cas et des décès

| 19 | 20 | 21 | 22 | 23 | 24 | 25 | 26 | 27 | 28 | 29 | 30 | 31 | 1 | 2 | 3 | 4 | 5 | 6 | 7 | 8 | 9 | 10 | 11 | 12 | 13 | 14 | 15 | 16 | 17 | 18 | 19 | 20 | 21 | 22 | 23 | 24 | 25 | 26 | 27 | 28 | 29 | 30 | 31 |

Janvier

Dates des cas et des décès cholériques

QUIMPER. — IIe ANNEXE AU DOCUMENT A. — DIAGRAMME.

Le diagramme ci-contre (planche 23) établit graphiquement la marche du fléau, en indiquant pour chaque jour, du 29 novembre 1885 au 30 janvier 1886, la pression barométrique, la direction et la force du vent, la température, le temps, le nombre des cas et celui des décès. Des flèches renvoient de la date de chaque décès à celle où la maladie s'est déclarée ; l'on peut donc reconnaître d'un coup d'œil combien de jours a duré chacune des maladies terminées par la mort. Ainsi, les 3 malades indiqués par un point bleu, à la date du 29 novembre, sont morts, d'après les flèches qui aboutissent à ce point, savoir : 2 le même jour 29 novembre, un le 30. Des 5 malades signalés le 3 décembre, 4 seulement son morts, puisque quatre flèches seulement aboutissent au point bleu du 3 décembre, et ils sont morts, savoir : deux le 4 décembre, un le 5, un le 7... etc. Les points bleus auxquels n'aboutissent point des flèches indiquent par conséquent des malades qui ont guéri.

Les observations météorologiques mentionnées dans ce tableau ont été relevées au phare de Penmarch. On peut y constater ce que j'ai déjà dit pour l'ensemble de l'épidémie du Finistère, c'est que l'état de l'atmosphère et de la température ne paraissent pas avoir exercé une influence saisissable sur la marche de l'épidémie. Ainsi, la journée du 7 décembre, où le nombre des morts a atteint le maximum (quatre) a été une journée de pluie, précédée de deux journées de pluie également. Or, c'est pendant une période de pluies ininterrompues que l'épidémie s'est éteinte progressivement et a disparu. Pendant cette même journée du 7 décembre, la température a été de 5°, 6 centigrades; c'est là précisément la moyenne des journées du 7 au 30 janvier, date de la disparition de l'épidémie. Le vent d'est, qui soufflait le 7 décembre, soufflait aussi les 1er, 12, 16 décembre et 5 janvier, journées qui n'ont eu aucun décès. Le baromètre était fort bas le 7 décembre (749); mais il a été très haut pendant d'autres journées marquées par les plus forts chiffres de décès (le 13 décembre: 769,9; le 24 décembre: 769; le 28 décembre: 763,3), et il a été presque continuellement bas pendant la période de décroissance de l'épidémie.

QUIMPER. — IIIᵉ ANNEXE. DOCUMENT A.

1° La profession des malades; 2° la ... célibataires, les mariés et les veufs.

	SEXE MASCULIN.	CAS.	DÉCÈS.
	1	2	3
PROFESSIONS	Garçons (nᵒˢ 2, 4 ans; 4, 11 ans; 15, 7 ans; 17, 20 mois; 20, 10 ans; 28, 7 ans; 50, 11 ans; 56, 4 ans)...................	8	3
	Journaliers (nᵒˢ 5, 10, 21, 24, 26, 39, 52, 57, 60, 63, 82)......	11	8
	Tailleurs (nᵒˢ 7, 27, 70)	3	2
	Menuisiers, charpentiers (nᵒˢ 18, 64)...................	2	2
	Chaisier (nᵒ 80)	1	1
	Maçon (nᵒ 11)	1	»
	Cordonnier (nᵒ 47)	1	»
	Terrassier (nᵒ 53)	1	»
	Ouvrier de port (nᵒ 12)	1	»
	Marin (nᵒ 54)	1	»
	Boulanger (nᵒ 79)	1	»
	Débitant de boissons (nᵒ 13)	1	»
	TOTAUX...................	32	16
ÉTAT CIVIL	Au-dessous de 15 ans...................	8	3
	Au-dessus de 15 ans: célibataires (23 ans, 26 ans)............	2	»
	mariés...................	17	9
	veufs (1 de 45 ans; 2 de 58 ans; 2 de 75 ans)	5	4
	TOTAL...................	32	16

	SEXE FÉMININ.	CAS.	DÉCÈS.
	4	5	6
PROFESSIONS	Fillettes (nᵒˢ 3, 10 ans; 8, 14 ans; 49, 5 ans; 51, 2 ans; 62, 10 ans).	5	3
	Journalières, domestiques (nᵒˢ 9, 40, 45, 67, 75)...................	5	2
	Blanchisseuses (nᵒˢ 34, 36, 42, 48, 84, 85, 86)...................	7	5
	Couturières (nᵒˢ 68, 73, 81, 83)...................	4	»
	Marchandes foraines (nᵒˢ 1, 29, 76)...................	3	»
	Cultivatrices (nᵒˢ 40, 72)...................	2	1
	Rempailleuse de chaises (nᵒ 25)...................	1	»
	Marchandes de crêpes (nᵒˢ 32, 61)...................	2	1
	Marchande de volailles (nᵒ 30)...................	1	1
	Marchande de poissons (nᵒ 41)...................	1	»
	Boulangères (nᵒˢ 66, 78)...................	2	1
	Religieuse (nᵒ 69)...................	1	»
	Sans profession ou ménagères gardant la maison et les enfants pendant que les maris travaillent (nᵒˢ 6, 14, 18, 19, 22, 23, 31, 33, 35, 37, 38, 43, 44, 55, 58, 59, 63, 71, 74, 77)...................	20	6
	TOTAUX...................	54	20
ÉTAT CIVIL	Au-dessous de 15 ans...................	5	3
	Au-dessus de 15 ans: célibataires (19, 21, 35, 38 et 68 ans).........	5	2
	mariées...................	27	7
	veuves dont 3 rendues veuves par le choléra (35, 37, 45, 47, 50; 2 de 51; 2 de 54; 55, 60, 62, 63, 64; 2 de 65; 67 ans)	17	8
	TOTAL...................	54	20

QUIMPER. — IV° ANNEXE AU DOCUMENT A. — FAMILLES CHOLÉRIQUES.

GROUPES DES TRANSMISSIONS CONSTATÉES

(Se reporter à la colonne 10 du Document A pour connaitre le mode de transmission. — Les numéros soulignés sont ceux des cas qui ont été suivis de décès.)

Premier groupe.

```
        1
        |
       46
```

Du n° 1 qui a guéri, une transmission : décès.

Deuxième groupe.

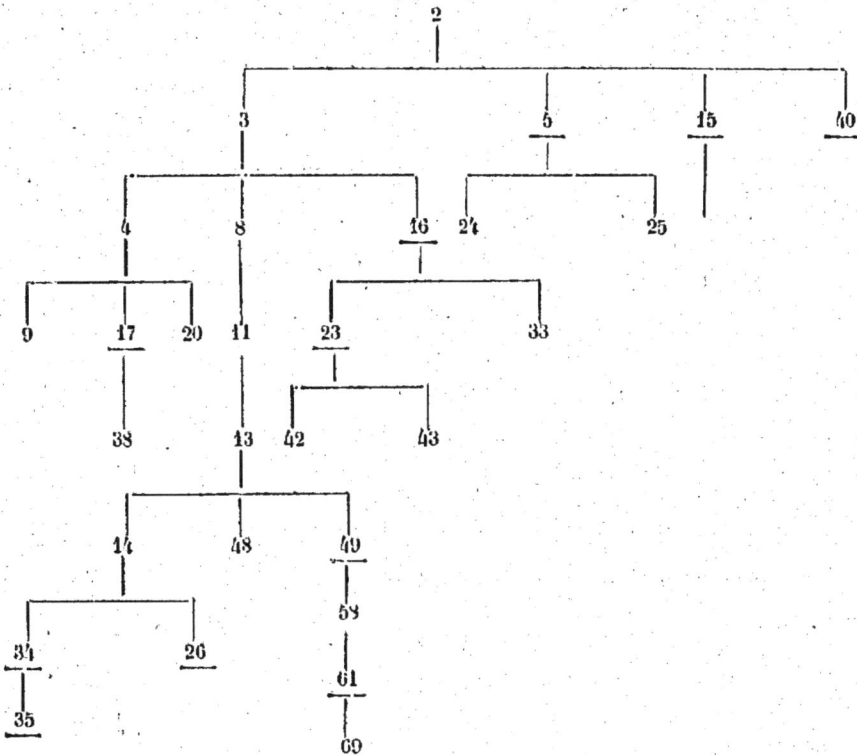

```
                    2
                    |
    3           5       15      40

 4    8   16  24        25

9  17  20  11  23       33

  38     13  42    43

     14   48    49

  34     26       59

35               61

                 69
```

Du n° 2, qui a guéri, 29 transmissions : 11 décès, 18 guérisons.

Troisième groupe.

$$\frac{6}{27}$$

Du n° 6, qui est mort, une transmission : guérison.

Quatrième groupe.

$$\frac{7}{21}$$

Du n° 7, qui est mort, une transmission : guérison.

Cinquième groupe.

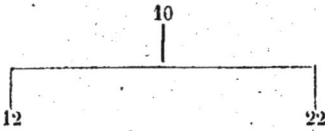

10
12   22

Du n° 10, qui a guéri, 2 transmissions : 2 guérisons.

Sixième groupe.

28
29
73

Du n° 28, qui a guéri, 2 transmissions : 2 guérisons.

Septième groupe.

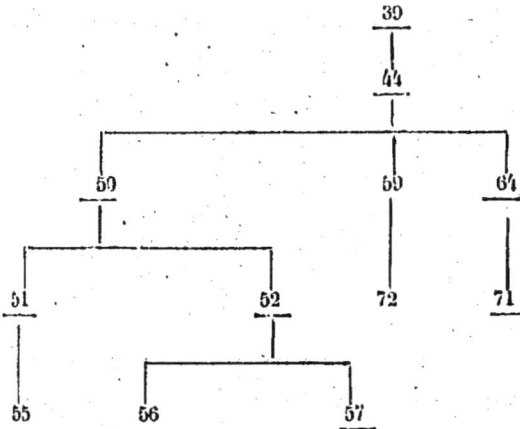

39
44
50   59   64
51   52   72   71
55   56   57

Du n° 39, qui est mort, 11 transmissions : 7 décès, 4 guérisons.

Huitième groupe.

$$\frac{60}{65}$$

Du n° 60, qui est mort, une transmission : décès.

Neuvième groupe.

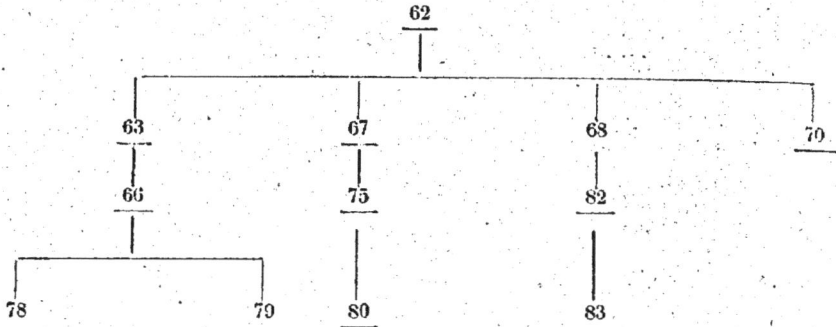

```
                        62
                         |
      ┌──────────────┬───┴───────────┬───────────────┐
     63             67               68              70
      |              |                |
     66             75               82
      |              |                |
 ┌────┴────────┐     |                |
78            79     80              83
```

Du n° 62, qui est mort, 11 transmissions : 7 décès, 4 guérisons.

Dixième groupe.

```
        84
         |
        85
```

Du n° 84, qui est mort, une transmission : décès.

RÉSUMÉ.

86 CAS CHOLÉRIQUES.

Le résumé qui suit reproduit les 86 numéros du document A. Ceux qui sont compris dans l'un des groupes ci-dessus sont accompagnés d'un chiffre romain qui indique le groupe auquel ils appartiennent. Pour les chefs de groupe, le chiffre est placé à gauche. Pour les autres, il est placé à droite, et un petit chiffre arabe qui y est accolé indique par combien de transmissions la maladie est arrivée du chef de groupe au malade.

1	1		23	II 3		45			67	IX 1
II	2		24	II 2		46	I 1		68	IX 1
	3 II 1		25	II 2		47			69	II 8
	4 II 2		26	II 6		48	II 5		70	IX 1
	5 II 1		27	III 1		49	II 5		71	VII 3
III	6		VI 28			50	VII 2		72	VII 3
IV	7		29	VI 1		51	VII 3		73	VI 2
	8 II 2		30			52	VII 3		74	
	9 II 3		31	II 2		53			75	IX 2
V	10		32			54			76	
	11 II 3		33	II 3		55	VII 4		77	
	12 V 1		34	II 6		56	VII 4		78	IX 3
	13 II 4		35	II 7		57	VII 4		79	IX 3
	14 II 5		36			58	II 6		80	IX 3
	15 II 1		37			59	VII 2		81	
	16 II 2		38	II 4		VIII 60			82	IX 2
	17 II 3		VII 39			61	II 7		83	IX 3
	18		40	II 1		IX 62			X 84	
	19		41			63	IX 1		85	X 1
	20 II 3		42	II 4		64	VII 2		86	
	21 IV 1		43	II 4		65	VIII 1			
	22 V 1		44	VII 1		66	IX 2			

QUIMPER. — Vᵉ ANNEXE AU DOCUMENT A.

1° Tableau de la mortalité à Quimper, de 1861 à 1885.

MORTALITÉ PENDANT LES ANNÉES 1861 A 1885.		POPULATION pendant les MÊMES ANNÉES.	NOMBRE des décès par 1.000 HABITANTS.
Années. 1	Décès. 2	3	4
1861	352	11.488	30,64
1862	403	11.488	35,08
1863	415	11.488	36,12
1864	428	11.488	37,26
1865	518	11.488	45,09
1866	441	12.532	35,19
1867	436	12.532	34,79
1868	472	12.532	37,66
1869	435	12.532	34,31
1870	681	12.532	54,34
1871	571	12.532	45,56
1872	433	13.159	32,90
1873	478	13.159	36,32
1874	499	13.159	37,77
1875	461	13.159	35,03
1876	379	13.159	28,78
1877	403	13.879	30,62
1878	426	13.879	30,68
1879	370	13.879	26,67
1880	562	13.879	40,49
1881	603	13.879	43,44
1882	498	15.288	35,88
1883	493	15.288	32,24
1884	462	15.288	30,22
1885	573	15.288	37,48
MOYENNES	472	13.262	35,59

PROPORTION DES DÉCÈS A LA POPULATION

PENDANT UNE PÉRIODE DE 25 ANS (1861 A 1885)

de l'année où la mortalité a été le plus faible (1879) à celle où elle a été le plus forte (1870)

1879	26,67	1882	35,88
1876	28,78	1863	36,12
1884	30,22	1873	36,32
1877	30,62	1864	37,26
1861	30,64	1885	37,48
1878	30,68	1868	37,66
1883	32,24	1874	37,77
1872	32,90	1880	40,49
1869	34,31	1881	43,44
1867	34,79	1865	45,09
1875	35,03	1871	45,56
1862	35,08	1870	54,34
1866	35,19		

2° Taux de la mortalité, déduction faite des aliénés et des malades étrangers.

ANNÉES	PROPORTION GÉNÉRALE DE TOUS les décès à tous les habitants.	PROPORTION EN DÉDUISANT de la population et des décès les aliénés étrangers.	PROPORTION EN DÉDUISANT de la population les aliénés étrangers et des décès: 1° ceux des aliénés étrangers; 2° ceux des étrangers morts à l'hospice.
1	2	3	4
1861............	30,64	28,19	26,19
1862............	35,08	32,50	29,50
1863............	36,12	32,95	29,10
1864............	37,26	34,92	31,07
1865............	45,09	42,80	37,31
1866............	35,19	33,08	29,70
1867............	34,79	31,90	28,90
1868............	37,66	34,62	31,22
1869............	34,31	32,24	29,84
1870............	54,34	51,90	47,90
1871............	45,56	42,46	38,96
1872............	32,90	29,62	27,28
1873............	36,32	33,33	31,76
1874............	37,77	36,04	33,85
1875............	35,03	32,68	29,32
1876............	28,73	27,00	25,00
1877............	30,62	27,04	24,52
1878............	30,68	28,76	25,49
1879............	26,67	24,65	22,43
1880............	40,49	38,45	35,55
1881............	39,92	38,46	35,29
1882............	32,85	31,33	28,33
1883............	34,12	32,07	28,57
1884............	32,15	29,68	27,68
1885............	38,40	35,32	33,02

Moyenne générale des 25 ans : 35,59 pour 1.000.
Moyenne générale sans 1870-71 ; 23 ans : 34,64 p. 1.000.
Moyennes générales :
1° en défalquant les aliénés étrangers : { 25 ans : 33,68 p. 1.000. / 23 ans : 32,50 —

2° en défalquant en outre les étrangers morts à l'hospice : { 25 ans : 30,71 — / 23 ans : 29,60 —

3° *Nombre des décès pendant les mois de décembre et de janvier, de décembre 1861 à janvier 1886.*

MORTALITÉ PENDANT LES MOIS DE DÉCEMBRE ET JANVIER DE DÉCEMBRE 1861-JANVIER 1862, A DÉCEMBRE 1885-JANVIER 1886.			
Désignation des périodes. 1	Décembre. 2	Janvier. 3	Total. 4
1861-62	25	34	59
1862-63	41	32	73
1863-64	41	51	92
1864-65	39	49	88
1865-66	58	55	113
1866-67	34	41	75
1867-68	37	59	96
1868-69	33	43	76
1869-70	35	37	72
1870-71	53	82	135
1871-72	42	30	72
1872-73	34	45	79
1873-74	38	25	63
1874-75	40	45	85
1875-76	42	39	81
1876-77	29	34	63
1877-78	37	37	74
1878-79	30	33	63
1879-80	48	76	124
1880-81	34	74	108
1881-82	45	39	84
1882-83	41	60	101
1883-84	38	36	74
1884-85	37	43	80
Moyenne des 16 années, où le nombre des décès n'a pas dépassé 85 (les autres sont des années exceptionnelles de guerre ou d'épidémie).			73
1885-86	71	50	121

QUIMPER. — Documen[t]. — LES HABITATIONS.

DATE du 1er cas cholérique dans la maison.	N° d'ordre des malades (tableau des malades) (Document A).	PIÈCES occupées par le malade.	Si la pièce est au rez-de-chaussée ou au premier étage.	NOMBRE DE mètres cubes d'air de la pièce.	NOMBRE D'HABITANTS de la pièce.	DATE où la maladie s'est déclarée.	GUÉRISONS.	DÉCÈS.	POUR LA MAISON D'OÙ TIRE-T-ELLE SON EAU?	OBSERVATIONS SUR LA TENUE DES LOGEMENTS et sur LES FAMILLES ATTEINTES.
1										
25 nov.	1 / 46	1	Premier étage.	45	2 / 1	25 nov. / 9 déc.	1	» / 10 déc.	Canalisation. Borne-fontaine n° 1.	Maison assez bien située. Logement bien tenu. Habituellement occupé par le n° 1 seulement. La mère (61 ans) est venue de la campagne soigner sa fille (35 ans) qui a guéri. Elle a pris elle-même la maladie et est morte.
2										
27 nov.	2 / 15	1	Rez-de-chaussée.	43	5	27 nov. / 3 déc.	1	» / 4 déc.	Puits n° 1.	Maison très misérable. J'en ai fait lever le plan. (Voir plus haut, planche 18, habitation 2 et texte p. 348.) Premier logement du rez-de-chaussée assez bien tenu (c'est la chambre A du plan) malsain, humide, sans plancher. Habité par le père journalier, la mère et trois enfants. Chaque habitant avait un peu moins de 9 mètres cubes d'air. Deux des enfants ont été malades : l'un (4 ans) a guéri; l'autre (7 ans) est mort. Le logement du 3me étage est une mansarde (chambre B du plan), pièce très petite, malpropre. Elle était occupée par le père, journalier (45 ans), qui est mort, sa fille (38 ans) qui a guéri (voir sur celle-ci la note de la colonne 10 du document A n° 14) et son gendre. La mère de ce dernier est venue s'installer dans cette mansarde pour soigner sa belle-fille. Elle prit la maladie et retourna mourir chez elle (voir plus loin, habitation n° 12). Le 2e logement du rez-de-chaussée est aussi des plus misérables. C'est une étroite échoppe adossée à la maison. Pas de plancher, pas de fenêtre. Il y a juste la place du lit et d'une petite table. On ne peut savoir, disait la sœur qui a visité le malade, si le sol est propre, car le lit et la table empêchent de le voir. (La planche 18 donne le plan de cette cabane.)
	14 / 25	—	Troisième étage (mansarde.)	19,5	4	3 déc. / 5 déc.	1	» / 7 déc.		
bis	21	—	Rez-de-chaussée.	17	2	4 déc.	1	»		
3										
28 nov.	3 / 8 / 16	1	Rez-de-chaussée.	37,5	4	28 nov. / 30 nov. / 3 déc.	1 / 1 / »	» / » / 4 déc.	Puits n° 1.	Maison malsaine, sale du haut en bas. Dans le logement du rez-de-chaussée, qui ne mesure pas 38 m.c., quatre personnes (le mari, charpentier, 45 ans, qui est mort, sa femme et leurs deux filles, 10 et 14 ans, qui ont guéri), étaient entassées. Ce logement était toujours affreusement malpropre, et l'a été plus encore pendant que ses habitants étaient malades. (Voir la note de la colonne 10 du document A au n° 15.) La seconde pièce du rez-de-chaussée, où habitaient six personnes, le père, la mère et quatre enfants, a 3 mètres de longueur sur 4 mètres de largeur et 2 mètres de hauteur. Chaque habitant avait donc 4 m.c. d'air. Il n'y a pas à s'étonner beaucoup que le logement fût sale. Le père est journalier, très pauvre. La mère (40 ans) et un garçon de 11 ans ont guéri. Un petit garçon de 20 mois est mort. La très petite pièce du 1er étage au fond de la cour, était occupée par le mari, terrassier, sa femme (45 ans) qui a guéri, et leurs trois enfants. Logement malsain, mal tenu.
	4 / 17 / 38	1	Rez-de-chaussée.	24	6	28 nov. / 3 déc. / 6 déc.	1 / » / 1	» / 5 déc. / »		
	33	—	Premier étage.	37,5	5	6 déc.	5	»		
	4		(Voir habitation n° 3.)							
4										
29 nov.	5	1	Rez-de-chaussée.	27	2	29 nov.	»	29 nov.	Puits n° 1.	Maison mal située, mal tenue, cour très sale, pleine d'eau et de fumier. C'est peut-être dans son ensemble, la plus infecte de toutes celles que nous avons visitées. J'en ai fait faire le plan complet (planche 20 et texte p. 349), bien qu'il n'y ait pas eu de cas de choléra dans les logements A. B. C. Le premier logement du rez-de-chaussée (chambre F au plan) est insalubre, mal tenu, très petit, habité par le mari (61 ans), journalier, qui est mort, et sa femme qui est allée se faire soigner chez sa sœur (v. plus loin, l'habitation 14). Le logement du 1er étage, une mansarde (chambre G du plan) est un peu plus grand, moins humide, proprement tenu. Il est occupé par un manœuvre de 62 ans, qui a guéri, et sa femme.
	24	1	Premier étage (mansarde).	70	2	5 déc.	2	»		

QUIMPER. — Documen B. — LES HABITATIONS (Suite).

N° d'ordre des maisons atteintes.	DATE du 1er cas cholérique dans la maison.	N° d'ordre des malades (Document A).	PIÈCES occupées par le malade.	Si la pièce est au rez-de-chaussée ou au premier étage.	NOMBRE de mètres cubes d'air de la pièce.	NOMBRE d'habitants de la pièce.	DATE où la maladie s'est déclarée.	GUÉRISONS.	DÉCÈS.	D'OÙ LA MAISON TIRE-T-ELLE SON EAU ?	OBSERVATIONS SUR LA TENUE DES LOGEMENTS et sur LES FAMILLES ATTEINTES.
1	2	3	4	5	6	7	8	9	10	11	12
4		40	1	Rez-de-chaussée.	33	3	8 déc.	1	»		Le second logement du rez-de-chaussée (chambre 11 au plan) est très mal tenu, très sale, habité par une veuve de 47 ans, journalière, qui a guéri, et ses deux enfants.
5	29 nov.	6 27	1	Rez-de-chaussée. —	60 —	8 7	29 nov. 5 déc.	» 1	29 nov. »	Canalisation.Borne-fontaine n° 2.	Maison mal tenue. La cour est continuellement remplie d'eau. Logement insalubre, quoique assez proprement tenu. La pièce était encombrée, étant habitée par la grand'mère (65 ans) qui est morte, son gendre (40 ans), tailleur, qui a guéri, sa fille et ses cinq petits-enfants, le tout dans 60 m. c.
6	29 nov.	7	1	Rez-de-chaussée.	95	2	29 nov.	»	30 nov.	Puits n° 1.	La pièce où était logé celui qui est mort (tailleur d'habits, 65 ans, très ivrogne) mesure 2 mètres de longueur sur 2 mètres de largeur ; elle a 2m,35 de hauteur à une extrémité et 1m,70 à l'autre. C'est une véritable tanière. Pas de plancher, bien entendu ; une fenêtre grillée de 50 centimètres de largeur qui ne donne ni air ni jour. On laisse la porte ouverte quand on ... it y voir clair. Entre le foyer et la porte, il y a juste la place du lit et d'un coffre qui sert de table. Pour tenir dans la pièce, il faut s'asseoir sur le lit. Le logement est adossé à une porcherie. (Voir le plan de ce taudis planche 18, habitation 6 et texte p. 348.) Le malade étant mourant, les sœurs ont trouvé un soir dans la pièce trois personnes, outre le malade.
		8		(Voir habitation n° 3.)							
7	1er déc.	9	1	Rez-de-chaussée.	24	4	1er déc.	1	»	Puits n° 1.	Logement assez propre, bien qu'effroyablement petit. (24 m. c.!) Il est habité par le père, la mère (42 ans), qui a guéri, et deux enfants. Il y a juste la place du lit et de la table.
8	1er déc.	10	1	Premier étage.	60	2	1er déc.	1	»	Puits n° 6.	Maison assez bien située, saine. Logement du 1er étage bien tenu. Habité par le mari (42 ans), journalier, qui a guéri, et sa femme. On envoya les deux enfants coucher dans une autre maison pendant la maladie de leur père.
		12	1	Deuxième étage.	22,5	2	2 déc.	1	»		Le logement du 2e étage était très mal tenu. La pièce est du reste extrêmement petite. Elle est occupée par celui qui a été malade (58 ans) et qui a guéri, et un jeune apprenti de 15 ans. On voulut désinfecter la maison et y mettre du chlorure de chaux ; le malade laissa faire, mais immédiatement après il fit balayer par son apprenti. Il fallait un cas comme celui-là pour que la maison fût balayée.
		22	1	Premier étage.	72	5	4 déc.	1	»		Le second logement attenant au 1er étage ouvre sur le même palier que celui où logeait le n° 10. Il est habité par le mari, terrassier, sa femme (30 ans), qui a guéri, et leurs trois enfants. Logement mal tenu, malpropre.
9	2 déc.	11	1	Troisième étage.	125	3	2 déc.	1		Puits n° 1.	Logement sain, bien tenu ; occupé par le mari (32 ans), maçon, qui a guéri, sa femme et un enfant.
		12		(Voir habitation n° 8.)							

QUIMPER. — **Document B.** — LES HABITATIONS *(Suite).*

N° d'ordre des maisons atteintes	DATE du 1er cas cholérique dans la maison	N° d'ordre au tableau des malades (Document A)	Pièces occupées par le malade	Si la pièce est au rez-de-chaussée ou au premier étage	NOMBRE DE mètres cubes d'air de la pièce	NOMBRE D'HABITANTS de la pièce	DATE où la maladie s'est déclarée	GUÉRISONS	DÉCÈS	D'OÙ LA MAISON tient-elle son eau?	OBSERVATIONS SUR LA TENUE DES LOGEMENTS et sur LES FAMILLES ATTEINTES
1	2	3	4	5	6	7	8	9	10	11	12
10	3 déc.	13	1	Rez-de-chaussée.	140	6	3 déc.	1	»	Puits n° 1.	Maison bien située.
		49	—		—		11 déc.	»	13 déc.		Le premier logement du rez-de-chaussée était mal tenu. Habité par le père (36 ans) débitant de boissons, qui a guéri, sa femme et quatre enfants, dont un, âgé de 5 ans, est mort. Le débit se tenait et la cuisine de la famille se faisait dans une autre pièce.
		18	1	Deuxième étage.	37,5	5	4 déc.	1	»		Pour le logement du 2e étage, on balaye la pièce, mais il y a si longtemps qu'elle n'a été lavée à fond que la crasse y a formé une croûte dure de plusieurs centimètres. C'est là-dessus que vivent cinq personnes, le mari, la femme (38 ans), qui a guéri, et trois enfants.
		48	1	Premier étage.	24	1	11 déc.	1	»		Le premier logement du 1er étage, habité par une veuve de 65 ans, qui a guéri, très pauvre, est mal tenu, très sale. C'est un vrai taudis.
		58	1	Premier étage.	140	3	19 déc.	1	»		Le second logement du 1er étage est bien tenu. Il était habité par la mère (47 ans), qui a guéri, et deux enfants. Le père était à ce moment valet de chambre en ville.
		61	1	Premier étage.	75	1	23 déc.		24 déc.		Le troisième logement du 1er étage était assez bien tenu, habité par une femme seule (68 ans), marchande de crêpes, qui est morte.
		14	(Voir habitation n° 2.)								
		15	(Voir habitation n° 2.)								
		16	(Voir habitation n° 3.)								
		17	(Voir habitation n° 3.)								
		18	(Voir habitation n° 10.)								
11	4 déc.	19	1	Rez-de-chaussée.	60	4	4 déc.	1	»		La cour de la maison, sur laquelle donne ce logement, est encaissée, humide, encombrée de cages à lapins, poules, etc. Le logement est assez bien tenu, il était habité par le mari, la femme (52 ans), qui a guéri, et deux enfants. Deux autres grands garçons couchent dans une pièce voisine, car ce logement luxueux comporte deux pièces, tandis que tous les autres, sauf trois (rez-de-chaussée de l'habitation 10, habitation 19 et habitation 32), n'en ont qu'une.
12	4 déc.	20	1	Premier étage.	60	7	4 déc.	1	»	Puits n° 1.	Le logement du 1er étage au fond de la cour est assez bien tenu. Il est occupé par le père; journalier, la mère et cinq enfants; l'un deux, un petit garçon de 10 ans, a été malade et a guéri.
		34	1	Rez-de-chaussée.	37,5	4	6 déc.	»	7 déc.		Le logement du rez-de-chaussée est malsain, humide, mais assez bien tenu. Il était occupé par le père, la mère (62 ans), blanchisseuse, qui est morte, leur fille et leur gendre.
		35	1	Premier étage.	37,5	3	6 déc.	»	7 déc.		Le troisième logement est au 1er étage sur la rue. Il était occupé par le père (mendiant, mais relativement riche — voir la note de la colonne 9 du document A au n° 35), la mère (36 ans), qui est morte, et une petite fille de 3 ans.
		21	(Voir habitation n° 2 bis.)								
		22	(Voir habitation n° 8.)								
13	4 déc.	23	1	Rez-de-chaussée.	72	2	4 déc.	»	5 déc.	Puits n° 1.	Logement sain, bien entretenu, occupé par la propriétaire de la maison. Elle y vivait avec un frère à elle. Elle prit le choléra en entrant dans sa maison n° 3 (voir la note de la colonne 11 du document A au n° 23) et est morte (51 ans).
		42	1	Premier étage.	75	2	9 déc.	1	»		Le logement du 1er étage est assez sain, bien tenu. Il est occupé par une blanchisseuse (37 ans), qui a guéri, et son fils.
		24	(Voir habitation n° 4.)								

B. — LES HABITATIONS (Suite).

N° d'ordre des maisons atteintes.	DATE du 1er cas cholérique dans la maison.	N° d'ordre du tableau des malades (Document A).	PIÈCES OCCUPÉES par le malade.	Si la pièce est au rez-de-chaussée ou au premier étage.	NOMBRE DE mètres cubes d'air de la pièce.	NOMBRE D'HABITANTS de la pièce.	DATE où la maladie s'est déclarée.	GUÉRISONS.	DÉCÈS.	POUR LA MAISON OÙ-T-ELLE SON EAU?	OBSERVATIONS SUR LA TENUE DES LOGEMENTS et sur LES FAMILLES ATTEINTES.
1	2	3	4	5	6	7	8	9	10	11	12
14	3 déc.	25	1	Rez-de-chaussée.	24	4	5 déc.	1	»	Puits n° 2.	Maison malsaine, humide. Logement mal tenu. La femme qui y est tombée malade (55 ans), rempailleuse de chaises, s'y était réfugiée après la mort de son mari (n° 2, habitation 2) auprès de sa sœur et de ses deux nièces.
		26		(Voir habitation n° 2.)							
		27		(Voir habitation n° 5.)							
15	5 déc.	28	1	Rez-de-chaussée.	45	8	5 déc.	1	»	Puits n° 1.	Logement malsain, humide, assez bien tenu. Occupé par le père, la mère et six enfants, dont un, âgé de 7 ans, a été malade et a guéri. Dans cette pièce, où couchent huit personnes et où se fait la cuisine, chaque habitant a moins de 6 m. c. d'air. Inutile de dire qu'il n'y a pas de plancher, et que l'on vit sur la terre nue.
		29	1	Rez-de-chaussée.	45	2	5 déc.	1	»		Logement malsain, humide, mal tenu. Occupé par une veuve (54 ans), qui va dans les foires vendre du pain doux, qui a été malade et a guéri, et sa fille âgée de 20 ans.
16	5 déc.	30	1	Deuxième étage.	56	4	5 déc.	»	6 déc.	Puits n° 1.	Pièce extrêmement sale. Quand la sœur qui avait soigné la malade est venue après la mort de celle-ci pour faire nettoyer et désinfecter le logement et que l'on a commencé à remuer les choses qui s'y trouvaient, elle a dû sortir et a été malade de l'odeur de toutes les saletés accumulées dans ce taudis. On a extrait de là par quatre fois de quoi remplir une petite charrette à bras de détritus et ordures de tout genre, paille pourrie, épluchures, etc. La pièce était occupée par le mari, la femme (44 ans), marchande de volailles, qui est morte, et deux enfants. Pendant la maladie de la mère, on a fait coucher les deux enfants chez les voisins.
17	6 déc.	31	1	Premier étage.	48	6	6 déc.	1	»	Puits n° 2.	Logement assez sain, bien tenu. Occupé par le mari, charron, la femme (32 ans) qui a guéri, et trois enfants. Pendant la maladie, il y a eu en outre une mère qui est venue soigner la malade.
18	6 déc.	32	1	Premier étage.	60	2	6 déc.	1	»	Puits n° 2.	Logement assez sain, bien tenu, propre. La femme (64 ans) qui a été malade, et qui a guéri, est marchande de crêpes et propriétaire de la maison. Elle occupe cette pièce avec une de ses filles. Leur cuisine est au rez-de-chaussée.
		33		(Voir habitation n° 3.)							
		34		(Voir habitation n° 12.)							
		35		(Voir habitation n° 12.)							
19	6 déc.	36	1	Troisième étage.	27	2	6 déc.	»	7 déc.	Canalisation. Borne fontaine n° 2.	Logement assez sain, bien tenu. La femme, qui est morte (62 ans), était blanchisseuse et vivait avec sa fille de 21 ans. Outre la pièce où elle a été malade, elle disposait encore d'une autre qui lui servait de cuisine.
20	6 déc.	37	1	Premier étage.	45	6	6 déc.	1	»	Puits n° 1.	Logement assez sain, bien tenu, mais beaucoup trop exigu pour le nombre de ses habitants (moins de 8 m. c. par personne). Il était habité par le père manœuvre, la mère (40 ans), qui a guéri, et quatre enfants.
		38		(Voir habitation n° 3.)							

N° d'ordre des maisons atteintes.	DATE du 1er cas cholérique dans la maison.	N° d'ordre des malades (Document A).	PIÈCES occupées par le malade.	Si la pièce est au rez-de-chaussée ou au premier étage.	NOMBRE DE mètres-cubes d'air de la pièce.	NOMBRE D'HABITANTS de la pièce.	DATE où la maladie s'est déclarée.	GUÉRISONS.	DÉCÈS.	POUR LA MAISON. Quelle-t-elle son eau?	OBSERVATIONS SUR LA TENUE DES LOGEMENTS et sur LES FAMILLES ATTEINTES.
1	2	3	4	5	6	7	8	9	10	11	12
21	7 déc.	39	1	Mansarde.	6	1	7 déc.	»	9 déc.	Puits n° 3.	Je joins le plan, coupe et élévation de cette maison où se sont produits 7 cas de choléra, dont 6 décès (planche 21 et texte p. 349). La cour située à droite de la maison, est aujourd'hui fermée; la porte (F au plan) est même condamnée, la police ayant interdit qu'on déposât des fumiers et des immondices de tout genre dans cette cour, qui servait auparavant de dépotoir aux gens de la maison. Aujourd'hui que la cour n'est plus accessible, les habitants déposent leurs ordures sur la rue.
		41	1	Mansarde.	38	3	9 déc.	»	10 déc.		Le logement — si l'on peut ainsi parler — qu'occupait l'homme de 58 ans qui est mort le premier au 1er étage (chambre E au plan) mesure 2m,40 de hauteur, 2 mètres de longueur, 1m,45 de largeur. Le lit occupe un espace de 1m,50. Il restait donc à m. c. 509 d'air à celui qui l'occupait, et qui a été propriétaire de la maison (V. la note de la colonne 10 du document A au n° 39). Ce réduit reçoit le jour d'un verre mort de 0m,20 de côté. Il n'a pas de cheminée. Il était en outre effroyablement malpropre. « Ce n'était plus qu'une écurie », me disait la sœur. Il a fallu, après la mort, brûler, sans exception aucune, tout ce qui se trouvait dans la chambre, tellement tout était répugnant de saleté.
		50	1	Rez-de-chaussée.	43	9	12 déc.	»	13 déc.		Le second logement de la mansarde (chambre D au plan) est bien tenu, propre. Occupé par le père, journalier, la mère (59 ans), qui est morte, et une fille.
		51	—	—	—	—	12 déc.	»	15 déc.		Le premier logement du rez-de-chaussée est malsain, humide, très misérable, sale, (chambre A au plan). Dans cette pièce de 43 m. c. (4m,56 de longueur 4 mètres de largeur et 2m,50 de hauteur), neuf personnes vivaient, couchaient, faisaient la cuisine. C'était le père, journalier, la mère (33 ans) qui a guéri,
		53	—	—	—	—	12 déc.	1	»		six enfants, dont deux sont morts, et un nourrisson étranger. La femme (n° 55), qui le nourrissait au sein moyennant salaire, continuait à le nourrir étant malade. On l'obligea à le sevrer. Les parents refusèrent de prendre l'enfant qui fut recueilli par la grand'mère. Celle-ci l'emmena hors de Quimper. On voit que la loi Roussel est jusqu'ici lettre-morte dans le Finistère. Aujourd'hui il n'y a plus que cinq personnes habitant la chambre, le père, la mère et trois enfants.
		52	1	Rez-de-chaussée.	43	6	12 déc.		13 déc.		Le second logement du rez-de-chaussée est également très mal tenu, très malpropre (chambre B du plan). Il est occupé par le père (59 ans), journalier, qui est mort, la mère et quatre enfants, dont un, âgé de 4 ans, a été malade et a guéri.
		56	—	—	—	—	16 déc.		»		
		40	(Voir habitation n° 4.)								
22	8 déc.	41	1	Premier étage.	66	3	8 déc.	1	»	Puits n° 7.	Logement assez sain, bien tenu. Il est occupé par le mari, journalier, sa femme (32 ans), marchande de poissons, qui a guéri, et un enfant.
		42	(Voir habitation n° 13.)								
23	9 déc.	43	1	Rez-de-chaussée.	67,5	5	9 déc.	1	»	Puits n° 1.	Logement malsain, humide, très malpropre. Quand on y entrait, il fallait prendre garde où l'on posait le pied. Habité par le père, journalier, la mère (41 ans), qui a été malade et a guéri, deux enfants et une personne qui soignait la mère.
		44	(Voir habitation n° 21.)								
24	9 déc.	45	1	Premier étage.	105	2	9 déc.	1	»	Canalisation. Borne fontaine n° 3.	Logement mal tenu. Sale.
		46	(Voir habitation n° 1.)								

QUIMPER. — Documen[t] — LES HABITATIONS (Suite).

N° des maisons atteintes	DATE du 1er cas cholérique dans la maison	N° d'ordre des malades à l'abattoir (Document A)	Pièce occupée par le malade	Si la pièce est au rez-de-chaussée ou au premier étage	Nombre de mètres cubes d'air de la pièce	Nombre d'habitants de la pièce	DATE où la maladie s'est déclarée	GUÉRISONS	DÉCÈS	Pour la maison, reçoit-elle son eau?	OBSERVATIONS SUR LA TENUE DES LOGEMENTS et sur LES FAMILLES ATTEINTES
1	2	3	4	5	6	7	8	9	10	11	12
25	10 déc.	47	1	Premier étage.	37	3	10 déc.	1	»	Puits n° 1.	La personne atteinte est un ouvrier cordonnier (26 ans) qui logeait à l'auberge dans la même chambre que deux autres journaliers. Il a été porté à l'hospice.
		48		(Voir habitation n° 10.)							
		49		(Voir habitation n° 10.)							
		50		(Voir habitation n° 21.)							
		51		(Voir habitation n° 21.)							
		52		(Voir habitation n° 21.)							
26	12 déc.	53	1	Premier étage.	56	6	12 déc.	1	»	Puits n° 4.	Logement propre, bien tenu, mais la maison est malsaine, humide, et elle donne d'un côté sur une ruelle étroite, très étouffée. Les enfants sont toujours malades. Elle est habitée par le père (31 ans), terrassier, qui a guéri, la mère, et quatre enfants. Il n'y a pas 10 m. c. d'air par habitant.
27	14 déc.	54	1	Premier étage.	60	1	14 déc.	1	»		Ce malade était à la prison où il a été pris du choléra, a été soigné et a guéri.
		55		(Voir habitation n° 21.)							
		56		(Voir habitation n° 21.)							
28	16 déc.	57	1	Rez-de-chaussée.	56	6	16 déc.	»	21 déc.	Puits n° 3.	Logement malsain, humide, misérable, mais bien tenu, très propre. Il était occupé par le père (45 ans), journalier, qui est mort, la mère et quatre enfants. C'est encore une moyenne d'air de moins de 10 m. c. par personne.
		58		(Voir habitation n° 10.)							
29	20 déc.	59 / 72	1	Rez-de-chaussée.	56,25	4	20 déc. / 28 déc.	1 / 1	» / »	Puits n° 3.	Logement malsain, humide, mais très proprement tenu. Il était occupé par le père, journalier, la femme (33 ans), qui a été prise la première et a guéri, leur enfant, et la mère du mari, qui était venue soigner sa belle-fille, a pris la maladie et a également guéri (50 ans).
30	22 déc.	60 / 65	1	Troisième étage.	67	5	22 déc. / 25 déc.	» / »	23 déc. / 26 déc.	Puits n° 5.	Logement assez bien tenu, grâce au mari (V. la note de la colonne 10 du document A n° 60). Il était occupé par le père (45 ans), manœuvre, qui est mort, la mère (35 ans), qui est également morte et deux enfants.
		61		(Voir habitation n° 10.)							
31	24 déc.	62 / 70	1	Deuxième étage.	55	4	24 déc. / 27 déc.	» / »	24 déc / 28 déc.	Puits n° 6.	Logement très bien tenu, très malpropre. Pour se faire une idée de ce qu'il pouvait être, on peut se reporter à la colonne 10 du document A, au n° 62. Il était occupé par le père (42 ans), tailleur d'habits, qui est mort, la mère, et deux enfants, dont l'une, âgée de 10 ans, est morte dans la nuit du 24 au 25 décembre.
		67	1	Rez-de-chaussée.	60 / 4	6	25 déc.	»	26 déc.		Logement mal tenu, malpropre. Il était occupé par la famille, composée de cinq personnes, d'un petit débitant de boissons. La jeune fille (21 ans), qui est morte, était domestique chez eux et couchait dans la même pièce qu'eux.

QUIMPER. — Document

B. — LES HABITATIONS (Suite).

N° d'ordre des maisons atteintes.	DATE du 1er cas cholérique dans la maison.	N° d'ordre où des tableaux des malades (Document A.)	PIÈCES OCCUPÉES par le malade.	Si la pièce est au rez-de-chaussée ou au premier étage.	NOMBRE DE mètres cubes d'air de la pièce.	NOMBRE D'HABITANTS de la pièce.	DATE où la maladie s'est déclarée.	GUÉRISONS.	DÉCÈS.	D'OÙ LA MAISON TIRE-T-ELLE SON EAU?	OBSERVATIONS SUR LA TENUE DES LOGEMENTS et sur LES FAMILLES ATTEINTES.
1	2	3	4	5	6	7	8	9	10	11	12
32	24 déc.	63	1	Premier étage.	90	2	24 déc.	»	24 déc.	Puits n° 6.	Maison bien située, propre. La famille qui l'occupait était celle d'un boulanger assez aisé, et qui tenait très bien son logement. Le père et la mère occupaient une pièce au premier étage; le fils et la belle-fille la pièce correspondante au rez-de-chaussée. Le père (57 ans) et sa belle-fille (24 ans) sont morts; la mère (54 ans) et le fils (24 ans) ont guéri.
		78					3 jan.	1	»		
		66	1	Rez-de-chaussée.	90	3	25 déc.	»	25 déc.		
		79					3 jan.	1	»		
33	24 déc.	64	1	Troisième étage.	48	3	24 déc.	»	25 déc.	Puits n° 5.	Logement très bien tenu, très propre, bien que beaucoup trop exigu. Il était habité par le père (31 ans), menuisier, qui est mort, la mère et un enfant.
		65		(Voir habitation n° 30.)							
		66		(Voir habitation n° 32.)							
		67		(Voir habitation n° 31.)							
34	26 déc.	68	1	Rez-de-chaussée.	82,5	5	26 déc.	1	»	Puits n° 1.	Logement malsain, humide, assez propre. Il était habité par le père (75 ans) journalier, qui est mort, sa belle-fille (42 ans), couturière, qui a guéri et sa petite-fille (19 ans) qui est tombée malade après la mort de son grand-père et a guéri.
		82					21 jan.	»	22 jan.		
		83					23 jan.	1	»		
35	26 déc.	69	1	Premier étage.	64	1	26 déc.	1	»	D'une fontaine qui appartient à la communauté.	La maison où habite la religieuse atteinte est parfaitement bien tenue.
		70		(Voir habitation n° 31.)							
36	28 déc.	71	1	Deuxième étage.	36	2	28 déc.	»	28 déc.	Canalisation. Borne-fontaine n° 2.	Logement mal aéré, la maison étant située dans une ruelle étroite, mais bien tenu, propre. La femme (60 ans) qui l'occupait, et qui est morte, habitait avec son fils cadet qui la faisait vivre.
		72		(Voir habitation n° 29.)							
37	28 déc.	73	1	Deuxième étage.	40	4	28 déc.	1	»	Puits n° 3.	Logement assez bien tenu, mais beaucoup trop exigu pour sa population. Il était occupé par la femme (41 ans) couturière, qui a été atteinte, et qui a guéri, son mari et deux enfants.
38	30 déc.	74	1	Premier étage.	72	6	30 déc.	1	»	Puits n° 7.	Logement sain, bien tenu, très propre. Occupé par une veuve de 51 ans journalière, qui a été malade et a guéri, et son fils.
39	30 déc.	75	1	Deuxième étage.	82,5	2	30 déc.	1	»	Canalisation. Borne-fontaine n° 4.	Logement malsain, mal tenu. Occupé par le père, maçon, la mère (30 ans) qui est celle qui a guéri, et quatre enfants.
40	30 déc.	76	1	Premier étage.	60	4	30 déc.	1	»	Puits n° 3.	Logement assez bien tenu. Occupé par le père, journalier, la mère (61 ans) vendeuse, qui est celle qui a guéri, et deux enfants.
41	3 jan.	77	1	Deuxième étage.	48	6	3 jan.	1	»	Puits n° 1.	Logement très exigu, très malpropre. Occupé par le père, manœuvre, la mère (28 ans), qui est celle qui a guéri, et quatre enfants, le tout dans une pièce qui a 4 mètres de longueur, 4 mètres de largeur et 3 mètres de hauteur
		78		(Voir habitation n° 32.)							
		79		(Voir habitation n° 32.)							

QUIMPER. — Document B. — LES HABITATIONS (*Fin*).

N° des maisons atteintes.	DATE du 1er cas cholérique dans la maison.	N° d'ordre des malades (Document A.)	Pièces occupées par le malade.	Si la pièce est au rez-de-chaussée ou au premier étage.	Nombre de mètres cubes d'air de la pièce.	Nombre d'habitants de la pièce.	DATE où la maladie s'est déclarée.	GUÉRISONS.	DÉCÈS.	D'OÙ LA MAISON TIRE-T-ELLE SON EAU ?	OBSERVATIONS SUR LA TENUE DES LOGEMENTS et sur LES FAMILLES ATTEINTES.
1	2	3	4	5	6	7	8	9	10	11	12
42	4 Jan.	80	1	Rez-de-chaussée.	54	4	4 Jan.	»	6 Jan.	Canalisation. Borne-fontaine n° 4.	Logement étroit, étouffé, très sale, très humide, sans plancher, en c bas de la rue. Occupé par le père (45 ans), chaisier, qui est mort, sa f et deux enfants de 15 et 7 ans.
43	21 Jan.	81	1	Premier étage.	60	6	21 Jan.	1	»	Canalisation. Borne-fontaine n° 4.	Logement bien tenu, propre, mais trop petit et très encombré. Occu le père, la mère (34 ans), couturière, qui est celle qui a guéri, et quatre e
		82		(Voir habitation n° 34).							
		83		(Voir habitation n° 34).							
44	25 Jan.	84 85	1	Mansarde. —	32 —	4 —	25 Jan. 27 Jan.	» »	26 Jan. 28 Jan.	Canalisation. Borne-fontaine n° 2.	Logement très sale, très insalubre. Occupé par la mère (36 ans), bla seuse, qui est morte, et une tante âgée (67 ans), qui est morte p immédiatement après sa nièce. Le père a depuis plusieurs années donne sa famille.
45	27 Jan.	86	1	Premier étage.	69	8	27 Jan.	»	30 Jan.	Puits n° 1.	Logement assez propre, mais malsain, mal aéré. Pourtant il au besoin d'air, car il était occupé par huit personnes et cube 69 m. Les pants étaient le mari, journalier, la femme (43 ans), blanchisseuse, morte, et leurs six enfants.

QUIMPER. — IIe ANNEXE AU DOCUMENT B¹.

Sondages.

Renseignements du conducteur.

(Voir la planche 22, page 356.)

Quimper, le 28 mars 1886.

MONSIEUR L'INGÉNIEUR,

J'ai l'honneur de venir vous rendre compte des sondages que vous m'avez prescrit de faire afin de reconnaître le sous-sol du terrain près de la pompe sise à Quimper, au carrefour des rues de la Providence et de la venelle Saint-Marc, où a sévi avec le plus d'intensité la récente épidémie cholérique.

Un premier sondage a été pratiqué à l'endroit indiqué par M. le préfet et vous. Après avoir enlevé l'empierrement de 0 m. 17 d'épaisseur, j'ai, à l'aide d'une tarière, traversé une couche de 0 m. 20 de sable fin quartzeux, siliceux, pur, d'une teinte jaunâtre ; ensuite j'ai rencontré un sable fin de couleur noirâtre, mélangé de terre et gravois ; à un mètre en contre-bas de la chaussée, l'outil, rencontrant soit le rocher, soit une grosse pierre, a refusé de pénétrer malgré les efforts tentés. L'eau a envahi le trou du sondage aussitôt la perforation d'une couche de 0 m. 33 et ne s'est pas élevée.

Au refus de la tarière, j'ai procédé à un second trou de sondage à 0 m. 40 du précédent et dont les résultats ont été identiques à ceux du premier ; cependant l'eau s'y est trouvée, pendant quelques temps à cinq centimètres en contre-bas du niveau de l'eau dans le premier sondage, mais n'a pas tardé à atteindre ce niveau et à s'y maintenir. Comme l'eau du regard voisin était sensiblement à la même hauteur, j'ai fait vider le regard ; mais l'eau est restée stationnaire dans les deux sondages ; seulement, après un laps de temps assez court une couche limoneuse régna par dessus ; d'où j'ai conclu que l'eau des trous de sondages provenait uniquement des infiltrations du sous-sol et qu'au lieu de se filtrer, l'eau se chargeait de matières étrangères et fermentescibles.

En multipliant les efforts pour approfondir le deuxième sondage, la tarière s'est trouvée engagée après refus et la pointe s'est cassée sur 6 à 7 centimètres. Je l'ai fait réparer immédiatement afin d'essayer d'obtenir un meilleur résultat. J'ai donc procédé à une troisième opération à un mètre des précédentes dans la venelle de Saint-Marc. Ce troisième sondage m'a donné au-dessous de l'empierrement, une couche de sable jaunâtre et fin de 0 m. 35, puis une couche de sable et terre noire de 0 m. 70 environ, enfin une couche de même nature, mais où la terre était en plus grande proportion. La tarière a pénétré de toute sa longueur, c'est-à-dire de 2 mètres et à la fin de l'opération l'outil s'enfonçait avec beaucoup plus de facilité. Dans ce sondage, j'ai pu extraire une partie sèche de sable noirâtre, mais l'eau n'a pas tardé à suinter de toutes parts laissant à sec une couche supérieure à 0 m. 20.

De même que dans les deux autres trous, l'eau était corrompue ; j'ai vidé à quatre reprises différentes, avec beaucoup de ménagement, l'eau de ce sondage, et ensuite j'ai emporté une fiole de cette eau afin que vous puissiez la faire analyser, si vous le jugez à propos. Je joins à l'envoi un peu des sables que j'ai traversés.

Pendant les vidanges auxquelles j'ai procédé, j'ai constaté que l'eau corrompue venait de la couche de sable noirâtre et que l'eau, s'infiltrant à travers la couche de sable jaunâtre, restait au-dessus de l'autre et était relativement claire ; la moindre agitation rendait toute l'eau très impure.

En terminant, je vous dirai, monsieur l'ingénieur, que, d'après les renseignements pris, l'eau de la pompe doit avoir sensiblement le même niveau que l'eau des sondages et que j'ai connu, il y a quelque vingt ans, à l'emplacement actuel de la pompe, une fontaine-abreuvoir dont l'eau se troublait par les temps pluvieux.

Je vous signalerai, ainsi que je l'ai fait au commencement de décembre dernier pour celui de la rue de la Providence (route départementale n° 1), un dépotoir situé dans la venelle Saint-Marc à 16 mètres de la traverse de la route nationale n° 165 et dont une partie des impuretés vient se jeter dans l'égout qui se trouve sous ladite traverse ; j'ajouterai même qu'hier, à 8 heures du matin, j'ai vu deux personnes jeter des matières fécales dans ce dépotoir qui est un véritable foyer d'infection.

Je suis avec respect etc.

Le conducteur,
Signé : A. Simon.

Quimper. — IIIᵉ annexe au document B.

Les eaux de Quimper.

Note de M. Marié-Davy, directeur de l'observatoire de Montsouris.

1° Composition minérale des eaux de Quimper.

Le degré hydrotimétrique *total* donne l'ensemble des sels calcaires, carbonate et sulfate de chaux, sels de magnésie, etc., que renferme l'eau. L'ébullition enlève l'acide carbonique et précipite le carbonate de chaux ; le degré *persistant* à l'ébullition s'en trouve donc diminué d'autant. L'oxalate d'ammoniaque enlève toute la chaux des carbonates, sulfates, etc : le résidu correspond aux sels de magnésie. La chaux à cause de son importance physiologique est mesurée directement et évaluée en poids et non plus en degrés. Voici les résultats obtenus pour les quatre échantillons d'eau de Quimper.

	DEGRÉ HYDROTIMÉTRIQUE.			
	Total.	Persistant.	Magnésie.	Chaux.
1, Eaux des bornes-fontaines.	5°	5°	4°	10^{mmg}3
2, Eau du puits du marché au beurre.	28	28	14	78,7
3, Eau du puits de la rue de la Providence.	20	20	20	37,0
4, Eau du sondage voisin du dernier puits.	40	33	23	99,8

L'eau des bornes-fontaines est extrêmement douce, comme il arrive très souvent en terrains granitiques. Elles le sont même trop, suivant nous, parce que la chaux y est en quantité à peu près nulle et que la chaux des eaux est utile à notre organisme. Son poids qui est de 10 mg. 3 par litre, dans l'échantillon n° 1, est de 100 mg. à 110 mg. pour les eaux de Seine, de Vanne et de Paris. L'ébullition fait tomber ces degrés à 3 ou 5, pour les eaux de Dhuys à Paris et le laisse sensiblement au même taux, de 5°, pour les eaux des bornes-fontaines de Quimper.

Pour les eaux des deux puits du marché au beurre et de la rue de la Providence, le degré hydrotimétrique total monte à 27 et 28 ; mais cette élévation est due en partie seulement à l'augmentation de la chaux qui reste encore faible, en partie aussi à l'accroissement de la magnésie. Cependant on y voit déjà poindre l'influence des infiltrations de la ville. Cette influence est encore plus marquée dans l'eau du sondage fait près du puits de la Providence, dont le degré hydrotimétrique total monte à 42°, et dont le degré persistant reste à 33°, avec 23° de sels de magnésie et 100 mg. de chaux, dont une grande partie est à un autre état qu'à celui de chaux carbonatée.

2° Nature des infiltrations qui se mêlent aux eaux ou les composent.

Les eaux de source ou de nappes souterraines ont toutes une origine commune : les pluies et ce qui en échappe à l'évaporation en s'infiltrant dans la terre. Mais elles reçoivent aussi les eaux d'infiltration d'origine industrielle ou ménagère. Leur composition dépend donc essentiellement de la nature du sol qu'elles traversent, comme de la nature et de l'origine des eaux qui s'y mêlent.

Les eaux pluviales sont primitivement pures. Loin des villes ou villages, le sol est, lui-même, généralement peu chargé de matières organiques. Les eaux souterraines qui en résultent peuvent donc être douces ou dures, séléniteuses même, si le sol traversé le comporte ; mais elles sont pauvres en matières organiques.

Les substances d'origine humaine sont, au contraire, généralement riches, soit en azote, soit en chlore. D'autres substances encore, en outre des deux dernières, peuvent être rattachées à la même origine, mais nous pensons, pour des raisons multiples, que ces éléments auxquels nous nous arrêtons suffisent.

Voici les résultats que nous fournissent à ce point de vue les quatre échantillons d'eau de Quimper.

	Chlore.	Azote total.	Rapport.
1. Eau des bornes-fontaines.	40^{mg}	4^{mg}4	10,1
2. Eau du puits du marché au beurre.............	108	42,7	2,5
3. Eau du puits de la rue de la Providence.........	138	28,7	4,8
4. Eau du sondage voisin....	221	46,6	4,7

La quantité de chlore contenue dans l'eau des bornes-fontaines serait déjà forte pour Paris ; mais nous devons tenir compte du voisinage de la mer, comme aussi de la nature des engrais qu'elle livre à l'agriculture. Le rapport du chlore à l'azote total y est de 10,1, chiffre le plus élevé que nous ayons encore obtenu. Dans l'eau du puits du marché au beurre, ce rapport descend à 2,5, et se rap-

---

¹ Contenant du sulfate de chaux en quantité notable.

proche ainsi beaucoup de sa valeur à Paris. Les infiltrations locales semblent y dominer. Dans l'eau du puits de la rue de la Providence, ce chiffre remonte à 4,8, et nous remarquerons qu'il est à très peu près le même dans l'eau retirée des trous de sonde pratiqués tout auprès du dernier puits, bien que de l'un à l'autre, le chlore et l'azote augmentent d'une manière très sensible.

Pour les trois dernières eaux, l'influence des infiltrations urbaines ne nous semble laisser aucun doute. Elle est variable suivant la position du puits et la fréquence de l'usage qu'on en fait; mais l'eau du puits de la rue de la Providence paraît être, maintenant, moins chargée que celle du puits du marché des résidus de ces infiltrations.

Toutefois, si la recherche du chlore et de l'azote total peut nous indiquer la nature ou l'origine des infiltrations, elle ne nous fait pas connaître dans quel état ces infiltrations se mêlent à la nappe et quel est le degré présent d'épuration de cette nappe.

3° État actuel des eaux de la nappe.

Les infiltrations urbaines sont, par elles-mêmes, une cause de suspicion très forte. Le sol continu leur fait subir un degré d'épuration plus ou moins avancé; mais des fissures ou d'autres causes peuvent les laisser arriver directement jusqu'à ces nappes. Il est donc bon de connaître dans quel état celles-ci se trouvent au moment où l'on en fait usage. Les dosages suivants nous en donneront une notion suffisante.

Oxydabilité de la matière organique dissoute dans les eaux. — Nous mesurons la matière organique des eaux par le poids d'oxygène qu'elle prend au permanganate de potasse alcalin et bouillant. L'oxydabilité de cette matière est très inégale dans les quatre échantillons d'eau envoyés, ainsi que le montrent les chiffres suivants.

	Matière organique.	Azote total.	Rapport.
1. Eau des bornes-fontaines.	1,6	4,4	0,36
2. Eau du puits du marché au beurre..........	7,1	42,7	0,17
3. Eau du puits de la rue de la Providence......	2,6	28,7	0,09
4. Eau du sondage voisin...	10,1	46,6	0,21

L'eau des bornes-fontaines est celle dont la matière organique est le plus faible. Sous ce rapport elle se rapproche des eaux potables de Paris. Des deux puits, c'est celui de la Providence qui est le moins chargé, actuellement du moins. L'eau des trous de sonde est dans des conditio.... eptionnelles.

Le tableau résumé que nous donnons plus loin m.... que les données d'ensemble présentées par les deux puits sont d'accord avec cette conclusion.

Altérabilité de l'oxygène des eaux. — Aujourd'hui, toutefois, ces données sont encore insuffisantes; il nous faudrait en outre examiner le nombre, la nature et les qualités des populations microscopiques qui vivent dans les eaux. On peut aujourd'hui mesurer leur nombre; mais, sauf de rares exceptions, nous ne connaissons pas ceux qui nous sont nocifs ou les conditions dans lesquelles ils peuvent le devenir.

La plupart des microbes des eaux nous sont indifférents; beaucoup d'entre eux nous sont sans doute utiles; un petit nombre peuvent nous nuire sans que nous puissions les dénombrer isolément ni même les reconnaître. Nous en sommes donc encore réduits à évaluer leur nombre total, ou à mesurer l'effet que leur ensemble peut produire sur l'eau elle-même ou les substances qu'elle a dissoutes.

Parmi les germes des eaux il en est de chlorophyllés ou susceptibles de le devenir. Ceux-là dégagent de l'oxygène sous l'influence de la lumière. Tous, dans une obscurité complète absorbent plus ou moins de ce gaz et brûlent leur carbone ou celui qu'ils trouvent à leur portée. La rapidité avec laquelle cette absorption s'effectue dépend du nombre, de la nature et du degré d'activité des germes. C'est un ensemble que nous pouvons mesurer d'une manière simple.

La quantité d'oxygène actuellement dissous dans une eau est une combinaison de l'apport et de la dépense de ce gaz. Nous n'en pourrions donc pas déduire l'un des termes sans avoir l'autre. Nous supprimons l'apport et nous nous plaçons dans les conditions les plus favorables à la dépense. Nous nous efforçons par le battage dans des flacons fermés et à moitié remplis d'eau, de dissoudre à l'avance dans celle-ci la même quantité d'oxygène et nous mesurons cette quantité. Le reste de l'eau sert à remplir exactement des flacons de 250 grammes, bouchés à l'émeri, que nous plaçons pendant un temps fixe, quarante-huit heures, dans l'obscurité complète d'une étuve chauffée à 35°. Après cette station dans l'étuve, nous mesurons de nouveau la quantité d'oxygène restant en dissolution dans l'eau. Elle a presque toujours diminué. Le quotient de cette diminution divisée par la quantité primitive, quotient corrigé de l'action du temps si ce temps n'est pas exactement quarante-huit heures, est ce que nous désignons, pour abréger, par la lettre C.

C peut rester très faible alors même que la matière organique de l'eau est très abondante ou très oxydable. Toutes nos expériences nous montrent que cette oxydabilité est sans influence marquée sur le rapport C, quand l'eau ne contient pas de microbes. Le rapport C est, au contraire, d'autant plus élevé que les microbes de l'eau sont plus nombreux ou plus actifs. En examinant à ce point de vue les échantillons d'eau, nous obtenons les nombres suivants.

	C.
1. Eau des bornes-fontaines............................	0,16
2. Eau du puits du marché au beurre...................	0,40
3. Eau du puits de la rue de la Providence............	0,19
4. Eau du sondage voisin..............................	0,30

Sous le rapport de C, comme sous les autres, le puits n° 3, est donc au-dessus du puits n° 2, s'il est au-dessous des bornes-fontaines.

Les données précédentes sont résumées dans le tableau suivant.

EAUX.	DEGRÉ HYDROTIMÉTRIQUE.			CHAUX.	CHLORE.	MATIÈRE ORGANIQUE.	AZOTE.			C.
	TOTAL.	PERSISTANT.	MAGNÉSIE.				AMMONIACAL.	ALBUMINOÏDE.	NITRIQUE.	
1	2	3	4	5	6	7	8	9	10	11
1..........	5°	5°	4°	10_3	40_1	1_6	0_1	traces	4_3	0,16
2..........	28	28	14	78 7	108	7 1	0 8	id.	42 4	0,40
3..........	27	26	20	37 0	138	2 6	1 1	id.	27 6	0,19
4..........	40	33	23	99 8	221	10 1	1 2	id.	45 4	0,30

Ces nombres peuvent être comparés les uns aux autres; mais nous pensons qu'ils tireront encore plus de valeur si nous les comparons avec ceux que nous ont fournis les eaux de drainage parisien durant le mois de mars dernier. C'est ce que l'on peut faire à l'aide du tableau suivant.

| | DEGRÉ HYDROTIMÉTRIQUE. | | | CHAUX. | CHLORE. | MATIÈRE ORGANIQUE. | AZOTE. | | | C |
| | TOTAL. | PERSISTANT. | MAGNÉSIE. | | | | AMMONIACAL. | ALBUMINOÏDE. | NITRIQUE. | |
	1	2	3	4	5	6	7	8	9	10
Égout................	»	»	»	»	42	38,9	31,4	1,4	0,0	10,00?
Drain d'Asnières	39	27	5	194	34	0,9	0,07	0,00	8,9	0,00
Case d'Asnières	47	32	7	228	23	2,3	0,35	0,24	19,6	0,05
Puits rue Cadet........	164	120	42	695	141	4,1	2,12	0,25	42,0	0,05
Puits rue de Montreuil...	90	84	27	426	320	5,7	0,14	0,00	60,1	0,07
Puits rue de Flandre	54	42	7	268	35	0,8	0,11	0,00	9,3	0,25
Puits rue Lecourbe......	87	83	30	251	60	7,1	0,14	0,00	27,2	0,37
Puits rue de Châtillon ...	80	65	21	296	56	3,2	3,20	0,00	38,3	0,92

L'oxygène dissous dans l'eau d'égout de Paris, disparaît entièrement à l'étuve. Le même résultat se produit encore quand 0ᵍ1 d'eau d'égout est mélangée avec 0ᵍ9 d'eau distillée. Le rapport C = 10 est donc encore trop faible; de là vient le point ? qui suit ce nombre. Par contre, pour le drain d'Asnières C = 0,00, nous indique que les microbes de ces eaux sont à peu près nuls bien que ces eaux soient mélangées en très forte proportion avec les infiltrations des eaux d'égout répandues sur les terres de Gennevilliers. L'épuration par un sol continu et cultivé y est donc aussi complète qu'on puisse le désirer. Cette épuration est moins complète dans la case d'Asnières où des suintements peuvent avoir lieu entre la terre et les parois de briques. N'oublions pas d'ailleurs que l'épuration se continue même dans la nappe dont l'eau est loin d'être dépouillée d'oxygène dissous. Si dans l'eau des bornes-fontaines de Quimper l'épuration est moins complète, c'est sans doute le résultat d'une moindre épaisseur de la couche de terre traversée par les eaux pluviales, de la pauvreté du sol en chaux dans les terrains granitiques, et aussi de la manière dont l'eau captée est amenée aux bornes-fontaines. Les eaux de la Vanne et de la Dhuys ont pour C une moyenne de 0,09 ou 0,10, à leur entrée dans Paris, tandis que C serait nul à la sortie des terrains qui fournissent ces eaux.

De même pour les puits de Paris. Malgré l'infection du sol parisien dû au défaut d'étanchéité des fosses, aux ruisseaux et à toutes les autres causes, nous trouvons en mars de 0,05 à 0,07 pour les quatre premiers puits. Pour les cinq puits suivants, C varie de 0,25 à 0,37 ; pour le dernier, nous arrivons au chiffre énorme de 0,92. Le sol parisien, malgré sa compacité, a un pouvoir épurateur énorme. L'épuration toutefois est très loin d'être toujours complète à *Paris même* ; elle y est trop souvent d'une insuffisance absolue en raison du travail considérable qu'il lui faudrait effectuer. Elle est presqu'absolue à Gennevilliers.

Nous admettons avec M. le préfet que, les cas de choléra constatés à Quimper ayant frappé surtout les personnes qui faisaient usage des eaux du puits de la Providence, la cause de ces attaques devait résider dans ces eaux. Nous l'admettons, bien que les faits constatés ne puissent pas équivaloir à une démonstration directe, d'autres causes pouvant intervenir qui transformeraient la causalité en un simple fait de coïncidence. La demande d'analyse de M. le préfet révèle d'ailleurs son sentiment sur ce point. Actuellement nous reconnaissons notre impuissance à distinguer dans les eaux incriminées la cause de leur nocuité supposée ; il est vrai que toute trace d'épidémie ayant disparu, la cause elle-même du mal peut avoir été écartée. Nous ignorons ce que les faits nous auraient révélé pendant l'épidémie elle-même.

Il est un point cependant à retenir de ce qui précède.

Les deux puits reçoivent certainement des infiltrations dont l'épuration par le sol n'est pas complète. Leurs eaux sont pour nous très douteuses, surtout en temps d'épidémie.

Des fissures peuvent permettre aux eaux de surface d'y pénétrer sans épuration préalable. Leurs eaux, peut-être, pourraient être plus complètement protégées. En tous cas, la ville possédant une distribution d'eau plus pure, et d'une pureté moins incertaine, j'estimerais qu'en temps d'épidémie, sinon en tout temps, il serait imprudent de faire usage d'eau de puits comme eau de boisson crue, non bouillie ; qu'il serait sage de préférer pour cet usage l'eau des bornes-fontaines.

4° ANALYSE DES TERRES DU SONDAGE DE LA RUE DE LA PROVIDENCE.

Ces terres nous ont été envoyées en quantité très faible [1]. Nous avons néanmoins pu les comparer avec celles de Montsouris. Deux grammes de chaque échantillon ont été introduits dans 1 litre d'eau pure.

L'eau s'est troublée sous l'action de ces 2 grammes, et après vingt-quatre heures de repos, l'eau additionnée de terre noire était encore trouble. Chaque eau a été filtrée sur un filtre neuf à plis.

Une opération semblable a été faite sur 2 grammes de terre du parc de Montsouris et sur 2 grammes de terreau. Voici les résultats obtenus.

	C
Terre sableuse jaune, superficielle......................	0,23
Terre noirâtre située un peu plus bas..................	0,17
Terre du parc de Montsouris.........................	0,20
Terreau..	0,30

Malgré les apparences contraires, la terre sous-jacente à la terre sableuse donne pour C une valeur moindre que cette dernière. Un fait semblable a été

[1] Traitées par l'acide chlorhydrique, elles montrent par un très faible dégagement de gaz que leur richesse en chaux carbonatée est très faible aussi.

constaté à Paris. Un sondage a été poussé, à l'école militaire, jusqu'au dessous du niveau du radier du vieil égout qui remonte à la construction de l'école.

De la terre sableuse a été prélevée à diverses profondeurs et jusqu'au niveau du radier à une petite distance de ce dernier. On a mesuré directement les nombres des microbes fournis par chaque gramme de terre. Ces nombres ont été en diminuant depuis la surface jusqu'au dessous du radier.

Les nombres qui précèdent se rapportent aux eaux et aux terres telles que nous les avons reçues. Nous les voyons changer sensiblement à Paris avec le temps, la saison et l'état du ciel.

Il en est sans doute de même à Quimper, en dehors des conditions spéciales créées par les épidémies.

Paris, le 19 avril 1886.

MARIÉ-DAVY.

XVII. — PLOARÉ.

ÉPIDÉMIES ANTÉRIEURES : choléra en 1849-50 : 150 cas, 60 décès.
— en 1865-66 : 7 cas, 2 décès.

SUPERFICIE : 2.717 hectares.

POPULATION : dénombrement de 1886 : totale, 3.274 (1881 : 2.858) ; agglomérée, 667.

Taux moyen, de 1882 à 1885, de l'excédent des naissances sur les décès : 23,01 pour 1.000 habitants.

Taux moyen, de 1882 à 1885, de la mortalité : 19,78 pour 1.000 habitants [1].

Nombre des maisons : 421 ; des ménages, 625.

SPIRITUEUX : au cours d'une année (1885) la consommation du vin, par tête d'habitant, a été de 7 litres ; du cidre, de 4 litres ; de l'alcool, de 4 lit. 6.

ÉPIDÉMIE DE 1885-86.

POPULATION EXPOSÉE (le bourg, bourg de Juch, Penhoat, Stancou et Kerbervet) : 1.426 habitants se subdivisant ainsi :

1° *Division par groupes d'âge et par sexe :*

De 0 à 15 ans....	Garçons.....................	280
	Filles	302
De 15 à 60 ans...	Hommes.....................	370
	Femmes	418
Au-dessus de 60 ans.	Hommes	19
	Femmes	28

2° *Division par état civil (enfants jusqu'à 15 ans non compris) :*

Célibataires........	Hommes	145
	Femmes	157
Mariés...........	Hommes.....................	242
	Femmes	242
Veufs...........	Hommes	11
	Femmes.....................	47

[1] Voir p. 148 comment ces chiffres ont été obtenus.

Les professions qui ont fourni des victimes au choléra se chiffraient comme suit au dénombrement de 1886 :

Hommes........
- Marins............. 58
- Cultivateurs................ 66
- Ouvriers soudeurs.............. 42

Femmes ....
- Ménagères.............. 83
- Cultivatrices 25
- Sans profession (mendiantes ?)...... 53

NOMBRE DES MAISONS EXPOSÉES : 148; des ménages, 318.
DURÉE DE L'ÉPIDÉMIE : du 25 novembre 1885 au 15 janvier 1886 [1].
NOMBRE DES DÉCÈS: 10 (3 hommes, 7 femmes).
PROPORTION des décès cholériques, en 1885-86, au chiffre de la population exposée: (10: 1.426) 7,01 p. 1.000.

Ploaré est une commune étendue, limitrophe de Douarnenez. La partie atteinte est celle qui est située sur le littoral.

L'épidémie de 1885-86 aurait, au dire de la municipalité, touché 12 personnes, sur lesquelles 10 sont mortes. C'est à peine si le maire de Ploaré faisait connaître à la préfecture les décès; pour des maladies non suivies de mort, il ne daignait pas prendre la plume. S'il en a signalé deux, c'est que les malades guéris avaient une situation qui les tirait du commun; l'un était un ouvrier du génie, l'autre un garde-barrière du chemin de fer.

Le premier décès est celui d'une femme qui, d'après le D' Coffec, médecin des épidémies, avait été soigner une de ses amies atteinte du choléra à Douarnenez. Elle rentra à Ploaré éprouvant déjà les symptômes du mal et fut emportée en quelques heures. Elle mourut le jour de Noël. Le lendemain mourait une autre femme, qui sans doute avait visité la première. Et désormais, les décès se suivent, par groupes de 2 et 3 en cinq ou six jours. Le dernier décès est du 15 janvier.

L'épidémie est restée circonscrite et paraît n'avoir pas eu d'autres causes de propagation que le manque de précautions. Le D' Coffec raconte le fait suivant :

Une paillasse de cholérique de Ploaré a été vidée à 2 kilomètres de ce bourg, contrairement aux prescriptions qui auraient dû la faire brûler. Une rude gaillarde des environs, se moquant de toutes ces précautions qu'elle jugeait superflues, ramassa dans son tablier cette paille pour en faire une litière à ses vaches. Le lendemain elle tombait malade et vingt-quatre heures après elle mourait.

À Ploaré, comme à Pouldergat, les femmes ont été atteintes

en plus grand nombre que les hommes : 7 femmes, 3 hommes. Ce fait semble bien indiquer que la propagation de l'épidémie a été due surtout à la manipulation des effets de cholériques et au séjour auprès des malades.

J'ai envoyé à Ploaré des désinfectants. En outre deux cantonniers y ont été détachés, y ont fait des travaux de nettoiement, ont assuré l'écoulement régulier des eaux et l'enlèvement des immondices.

TABLEAU DES DÉCÈS.

N° d'ordre.	N° d'ordre du tableau général des décès.	DATE DU DÉCÈS.	PROFESSION.	SEXE.	AGE.	ÉTAT CIVIL.	DOMICILE.
1	2	3	4	5	6	7	8
1	316	25 novembre 1885.	Ménagère.	f.	61	Mariée.	Ploaré.
2	324	26 —	—	f.	67	Veuve.	Penhoat.
3	387	2 décembre.	Sans profession.	m.	33	Marié.	—
4	412	5 —	—	m.	32	—	Stancou.
5	413	5 —	Ménagère.	f.	50	Veuve.	Kerbervet.
6	462	11 —	—	f.	56	Mariée.	—
7	496	15 —	—	f.	40	Veuve.	Juch.
8	501	16 —	—	f.	66	Mariée.	Stancou.
9	614	13 janvier 1886.	Sans profession.	m.	51	Marié.	Ploaré.
10	626	15 —	Ménagère.	f.	39	Veuve du précédent.	—

XVIII. — QUÉMÉNEVEN.

Épidémies antérieures (?).

Superficie : 2.822 hectares.

Population: dénombrement de 1886 : totale, 1.679 (1881 : 1.561) ; agglomérée, 300.

Taux moyen, de 1882 à 1885, de l'excédent des naissances sur les décès : 16,14 pour 1.000 habitants.

Taux moyen, de 1882 à 1885, de la mortalité : 23,26 pour 1.000 habitants [1].

Nombre des maisons : 257 ; des ménages, 295.

Spiritueux : au cours d'une année (1885) la consommation du vin, par tête d'habitant, a été de 5 litres ; du cidre, de 11 litres ; de l'alcool, de 2 lit. 8.

ÉPIDÉMIE DE 1885-86.

Population exposée (village de Kéroussaillet) : 24 habitants se subdivisant ainsi :

1° Division par groupes d'âge et par sexe :

De 0 à 15 ans.....	Garçons..........................	5
	Filles	4
De 15 à 60 ans....	Hommes..........................	8
	Femmes..........................	5
Au-dessus de 60 ans.	Hommes	1
	Femmes..........................	1

2° Division par état civil (enfants jusqu'à 15 ans non compris) :

Célibataires........	Hommes..........................	5
	Femmes..........................	2
Mariés..........	Hommes..........................	4
	Femmes..........................	4
Veufs..........	Hommes..........................	0
	Femmes..........................	0

L'unique profession qui ait fourni une victime au choléra se chiffrait comme suit au dénombrement de 1886 :

Hommes.........	Cultivateurs....................	3

Nombre des maisons exposées : 3 ; des ménages, 3.

Durée de l'épidémie : un jour, 30 novembre 1885 [2].

[1] Voir p. 148, comment ces chiffres ont été obtenus.
[2] Voir les observations météoriques pour cette journée à la planche 10, p. 144

Nombre des décès : 1 (un jeune homme).

Proportion des décès cholériques en 1885, au chiffre de la population exposée :
(1 : 24) 41,64 p. 1.000.

Le seul cas de choléra signalé (n° 368 du tableau général des décès) s'est produit au village de Kéroussaillet ; c'est celui d'un jeune homme de dix-neuf ans, célibataire, fils d'un cultivateur. Toute la famille habitait une maison assez bien tenue, et le fils aidait son père dans les travaux des champs. Ce jeune homme était allé à Douarnenez chercher des engrais de mer. Lorsqu'il rentra, le 27 novembre, il était souffrant et s'alita. Il était en proie à une agitation extraordinaire.

Pour le calmer, sa mère a couché deux nuits à ses côtés. Le 30 novembre il succomba. Aussitôt après le décès, la literie a été brûlée et le bois de lit a été lavé à l'eau bouillante et au vinaigre. Ce cas n'a été suivi d'aucun autre. Il est vrai que la maison est isolée dans la campagne et que personne ne paraît être venu voir le malade. Sa mère, qui l'avait soigné avec tant de dévouement, a éprouvé quelques symptômes cholériques qui ont vite disparu.

Ces détails sont dus à M. le Dr Bizien, qui avait été appelé auprès du malade.

XIX. — PLONÉVEZ-PORZAY.

Épidémies antérieures : choléra en 1849 : 40 cas, 31 décès.
Superficie : 4.582 hectares.
Population : dénombrement de 1886 : totale, 3.032 (1881 : 2.905); agglomérée, 331.
Taux moyen, de 1882 à 1885, de l'excédent des naissances sur les décès : 17,29 pour 1.000 habitants.
Taux moyen, de 1882 à 1885, de la mortalité : 23,13 pour 1.000 habitants [1].
Nombre des maisons : 498; des ménages, 510.
Spiritueux : au cours d'une année (1885) la consommation du vin a été, par tête d'habitant, de 8 litres; du cidre, de 10 litres; de l'alcool, de 3 lit. 9.

ÉPIDÉMIE DE 1885-86.

Population exposée (Hameaux de Penfrat, Tréfentec, Riz et Talarhoal) : 259 habitants se subdivisant ainsi :

1° *Division par groupes d'âge et par sexe :*

De 0 à 15 ans	Garçons	60
	Filles	48
De 15 à 60 ans	Hommes	63
	Femmes	66
Au-dessus de 60 ans	Hommes	8
	Femmes	14

2° *Division par état civil (enfants jusqu'à 15 ans non compris) :*

Célibataires	Hommes	23
	Femmes	30
Mariés	Hommes	45
	Femmes	45
Veufs	Hommes	3
	Femmes	5

Les professions qui ont fourni des victimes au choléra se chiffraient comme suit au dénombrement de 1886 :

Hommes	Cultivateurs	10
	Charretiers	7
	Journaliers	4

[1] Voir p. 148 comment ces chiffres ont été obtenus.

Femmes .... { Journalières.................... 15
Tailleuses 3
Chiffonnières.................... 5
Cabaretière.................... 1

NOMBRE DES MAISONS EXPOSÉES : 49 ; des ménages, 52.

DURÉE DE L'ÉPIDÉMIE : du 29 novembre 1885 au 18 janvier 1886 [1].

NOMBRE DES DÉCÈS : 10 (4 enfants, dont 2 garçons, 2 filles ; 3 hommes ; 3 femmes).

PROPORTION des décès cholériques, en 1885-86, au chiffre de la population exposée : (10 : 259) 48,61 p. 1.000.

La commune de Plonévez–Porzay est une de celles dont l'état sanitaire a été étudié par l'agent voyer cantonal. Voici son rapport.

Au bourg de Plonévez-Porzay le sol est très perméable jusqu'à la profondeur de 1 m. 20 environ ; ensuite on trouve un sol schisteux.

Au bourg de Kerlaz le sol est moins perméable, comme se trouvant sur un point plus élevé. On trouve le rocher à moins d'un mètre.

Le village de Tréfentec est bâti en entier sur un rocher compact au-dessus de la mer.

L'eau bue par les habitants de Plonévez–Porzay est très saine, claire et limpide, provenant en grande partie des fontaines de Saint-Michel et de Bicherel, dont la première se trouve à environ 400 mètres de l'agglomération et la deuxième à environ 600 mètres. Le surplus est pris dans les puits du bourg dont l'eau est excellente ; et c'est cette dernière que l'on emploie en plus grande quantité pour les besoins des ménages. Ces puits sont tous construits à la hauteur des habitations et il n'y a rien qui puisse les contaminer.

Au bourg de Kerlaz il n'y a point de fontaine ; mais il y a de bons puits dont l'eau est excellente, au dire de tous les habitants. Ces puits sont construits au moins au niveau des habitations, et quelques-uns au-dessus.

A Tréfentec, les puits sont tous creusés dans le roc. Aussi, l'eau est de bonne qualité. Ces puits ne tarissent jamais. Il y a en outre une excellente fontaine située en dehors de l'agglomération et qui ne peut être contaminée, grâce à sa position élevée. On ne se sert presque jamais de l'eau de pluie pour les besoins des ménages. Il n'y a point de citerne ni de tuyaux pour conduite d'eau. Quant à la suffisance de l'eau potable, elle est en général assez grande, attendu que les sources sont abondantes. La quantité d'eau consommée par personne et par jour, dans chaque ménage, est d'environ 40 litres, tant pour les besoins du ménage que pour le bétail.

La vidange des maisons de la commune n'a jamais besoin d'avoir lieu, attendu qu'il n'existe ni baquets, ni fosses d'aisances nulle part : les matières fécales sont directement déposées dans le plus près courtil ou dans le verger ; les résidus de la vie servent d'engrais à la terre. Les crèches et étables sont nettoyées en général trois ou quatre fois par an et le fumier est transporté sous peu de jours aux champs auxquels il est destiné comme engrais. Il est répandu ensuite sur la surface et après le charruage il se trouve entre deux couches de terre d'où il ne peut en aucune façon contaminer les eaux potables.

Dans les trois villages ayant seuls vingt ménages, Plonévez, Kerlaz et Tréfentec, il n'existe point de nappes d'eaux stagnantes et malsaines.

[1] Voir les observations météoriques pour cette période à la planche 10, p. 144.

Il n'existe pas non plus de cours d'eau dans ces trois centres, si ce n'est à Bicherel en Plonévez, à Kératry en Kerlaz. Ces deux cours d'eau tombent à la mer au pont du Riz (baie de Douarnenez). Un troisième cours d'eau, celui du moulin de Tréfentec, tombe aussi directement à la mer.

Le linge se lave ordinairement à Plonévez dans un lavoir public qui se trouve à 500 mètres environ du bourg et dont l'eau s'écoule dans un ruisseau appelé le Douric, situé à 100 mètres du lavoir.

A Kerlaz, les habitants sont obligés d'aller laver leur linge au lavoir de Saint-Germain situé à environ 800 mètres du bourg et dont l'eau sert ensuite à irriguer les prairies en-dessous.

A Tréfentec, le lavage du linge est très commode; il se fait ordinairement dans le ruisseau du moulin dont les eaux vont directement à la mer; les grandes marées de l'année viennent chaque fois jusqu'à ce point.

Les principales rues étant des chemins vicinaux sont nettoyées par les cantonniers, les autres par les soins des municipalités et plus souvent par les particuliers.

En général, il n'y a pas de cour intérieure dans les maisons des villages.

Ainsi qu'il a été dit plus haut, les eaux dont se servent les habitants des villages indiqués au présent rapport sont d'excellente qualité et en général en quantité suffisante. Il n'y a donc pas lieu d'exécuter des travaux pour mettre les sources à l'abri de la contamination des eaux malsaines.

En 1885, il s'était produit un cas au bourg de Riz, hameau de Plonévez-Porzay, très proche de Douarnenez. Une femme âgée de cinquante-neuf ans, cabaretière, avait ramassé sur les bords de la rivière la balle provenant des lits des cholériques de Douarnenez. Comme la pauvre fille de Ploaré [1], c'était pour faire une litière à ses vaches. Comme elle aussi, elle prit le choléra et mourut le 16 novembre après avoir été visitée par le Dr Bizien. Le cas resta isolé.

L'épidémie de Plonévez-Porzay est à proprement parler l'épidémie de Tréfentec, village comptant environ 150 habitants, situé au bord de la mer, à 3 kilomètres du chef-lieu de la commune, en relation permanente avec Douarnenez.

Le choléra y apparut au commencement de janvier 1886. Un journalier, âgé de cinquante-cinq ans, tomba malade le samedi 2 et mourut le lendemain 3 janvier. On ignore s'il était allé à Douarnenez ou s'il avait été en rapport, dans les cabarets qu'il fréquentait volontiers, avec quelqu'un de Douarnenez. Sa femme, qui le soignait, tomba malade deux jours après le début de la maladie de son mari. Elle guérit. Elle avait en garde un enfant de deux ans, confié à ses soins par une voisine. La mère reprit l'enfant, mais trop tard. Il avait déjà le germe de la maladie, et le communiqua à sa mère,

[1] Voir plus haut p. 414.

qui l'avait couché dans son lit. Tous deux moururent, l'enfant, le 6,
la mère, le 8 janvier.

Cette femme et son fils avaient été soignés par une voisine, chiffonnière, qui contracta immédiatement la maladie et mourut fou-
droyée en moins de 20 heures, le même jour que sa malade, le 8.
Le Dr Collec, arrivant à ce moment dans le village, prescrivit de
brûler toute la literie de cette dernière femme. Mais le mari, homme
pauvre, « qui n'avait peur de rien », se refusa à laisser brûler aucun
objet et continua à coucher dans le lit où sa femme venait de mourir.
Il resta indemne.

L'on ne sait pas comment une femme de trente ans, journalière,
qui était sur le point d'accoucher, contracta le mal. Elle le transmit à sa petite fille, âgée de cinq ans, qui mourut le 14. Le surlendemain 16, la mère accouchait d'une petite fille qui ne vécut que
quelques minutes [1]. Elle-même guérit.

Le mode de transmission n'est pas connu pour les autres
malades.

4 cas, dont 3 suivis de décès, se produisirent au hameau de
Penfrat, distant de Tréfentec de 800 mètres.

En résumé, le nombre des cas, dans les divers hameaux de la
commune, fut de 15, sur lesquels on compta 10 décès.

Comme nous avons vu dans le rapport de l'agent voyer, les rues
de Tréfentec sont relativement assez propres. Les habitants utilisent
pour les besoins de l'agriculture les immondices. Celles-ci restent
trop longtemps dans les maisons, mais ne séjournent pas sur les voies
publiques. L'eau que l'on boit à Tréfentec passe pour salubre. Le
village est bâti en entier sur un rocher compact. Les puits y sont
creusés dans le roc et fournissent une eau de bonne qualité qui ne
tarit jamais.

D'après le témoignage du maire, un grand nombre d'habitants
ont des habitudes d'intempérance.

Plus extraordinaire et plus funeste encore que l'ivrognerie est la
malpropreté des maisons également signalée par le maire [2]. Aucune
notion d'hygiène. La terre battue, qui sert de plancher aux familles
et de lieux d'ébats aux cochons, est le réceptacle de toutes sortes
d'ordures croupissant dans la boue que transportent les sabots. Il

---

[1] Voir à propos des femmes enceintes, p. 197.
[2] « A Tréfentec et Penfrat, les principales causes de l'épidémie ont été la malpropreté
des habitations et l'abus des boissons. » *Rapport du maire de Plonévez-Porzay.*

n'y a pas plus de baquet pour les résidus du ménage que pour les matières fécales. « Les matières fécales, dit l'agent voyer, sont déposées directement dans le verger le plus voisin. » Quant aux débris de légumes, de poissons, de viandes, à tous les résidus de la vie journalière, le maire déclare qu'on ne les porte au verger que tous les huit ou dix jours, lorsque la fermentation a rendu la maison inhabitable.

Cette situation explique que les femmes, qui restent davantage à la maison, aient été victimes de l'épidémie en plus grand nombre que les hommes. Sur les 15 cas, l'on compte 10 femmes et 5 hommes.

TABLEAUX DES MALADES.

I. Guéris.

Nº D'ORDRE.	PROFESSION.	SEXE.	AGE.	DOMICILE.	OBSERVATIONS.
1	2	3	4	5	6
1	Journalière........	f.	50	Tréfentec........	Femme du nº 581.
2	—	f.	30	—	Mère du nº 622.
3	Tailleuse........	f.	17	Talarhoat........	
4	Cultivateur........	m.	31	Penfrat.........	
5	Journalière........	f.	40	Tréfentec........	

II. Décédés.

Nº D'ORDRE.	Nº D'ORDRE du tableau général des décès.	DATE DU DÉCÈS.	PROFESSION.	SEXE.	AGE.	ÉTAT CIVIL.	DOMICILE.
1	2	3	4	5	6	7	8
1	355	29 novembre 1885.	Cabaretière ...	f.	59	Veuve.....	Riz.
2	581	3 janvier 1886...	Journalier....	m.	55	Marié.....	Tréfentec.
3	594	6 — ...	»	m.	2	»	—
4	602	8 — ...	Journalière ...	f.	39	Veuve....	—
5	603	8 — ...	Chiffonnière...	f.	49	Mariée....	—
6	622	14 — ...	»	f.	5	»	—
7	623	14 — ...	»	m.	3	»	Penfrat.
8	634	16 — ...	Charretier	m.	35	Marié.....	—
9	639	17 — ...	»	f.	12	»	—
10	644	18 — ...	Charretier	m.	?	Célibataire.	—

XX. — GUILER.

Épidémies antérieures (?).
Superficie : 1.185 hectares.
Population : dénombrement de 1886 : totale, 701 (1881 : 639) ; agglomérée, 82.
Taux moyen, de 1881 à 1885, de l'excédent des naissances sur les décès : 11,64 pour 1.000 habitants.
Taux moyen, de 1881 à 1885, de la mortalité : 17,23 pour 1.000 habitants [1].
Nombre des maisons : 114 ; des ménages, 119.
Spiritueux : au cours d'une année (1885), la consommation du vin, par tête d'habitant, a été de 3 litres ; du cidre, de 7 litres ; de l'alcool, de 2 lit. 1.

ÉPIDÉMIE DE 1885-86.

Population exposée (le bourg) : 82 habitants se subdivisant ainsi :

1° *Division par groupes d'âge et par sexe :*

De 0 à 15 ans	Garçons	22
	Filles	19
De 15 à 60 ans	Hommes	15
	Femmes	19
Au-dessus de 60 ans	Hommes	4
	Femmes	3

2° *Division par état civil (enfants jusqu'à 15 ans non compris) :*

Célibataires	Hommes	4
	Femmes	7
Mariés	Hommes	11
	Femmes	11
Veufs	Hommes	4
	Femmes	4

L'unique profession qui ait fourni une victime au choléra se chiffrait comme suit au dénombrement de 1886 :

Hommes............| Cultivateurs............................ 8

Nombre des maisons exposées : 16 ; des ménages, 17.
Durée de l'épidémie : Un jour, 2 décembre 1885 [2].

[1] Voir p. 148, comment ces chiffres ont été obtenus.
[2] Voir les observations météoriques pour cette journée à la planche 10, p. 144.

Nombre des décès : 1 (un homme).

Proportion des décès cholériques, en 1885, au chiffre de la population exposée : (1 : 88) 18,19 p. 1.000.

L'histoire de l'épidémie de 1885, à Guiler, n'est pas longue. Il y a eu un seul cas ; il a été mortel. Voici en quels termes le maire de la commune en a informé le préfet :

Le nommé L...., âgé de quarante-quatre ans, cultivateur à Douarnenez, célibataire, est venu habiter, depuis la Saint-Michel dernière, dans la commune de Guiler, en qualité de cultivateur. Le dimanche, 29 novembre, il est allé à Douarnenez, et en est revenu le lendemain à 6 heures du soir. Le mardi, à 8 heures du matin, il est allé de nouveau à Douarnenez et en est revenu à 9 heures du soir, atteint du choléra. Le mercredi, à 2 heures de l'après-midi, il est mort.

La nature de ce cas, resté isolé et qui se rattache évidemment à l'épidémie de Douarnenez, me dispense de rechercher quelle était la situation sanitaire de la petite commune de Guiler, qui, avant 1885, n'avait pas figuré dans les statistiques cholériques.

XXI. — ILE DE SEIN.

ÉPIDÉMIES ANTÉRIEURES : choléra en 1849 : 73 cas, 8 décès.

SUPERFICIE : environ 400 hectares, commune non cadastrée.

POPULATION : dénombrement de 1886 : totale, 805 (1881 : 792) ; agglomérée, 805.

Taux moyen, de 1882 à 1885, de l'excédent des naissances sur les décès : 15,82 pour 1.000 habitants.

Taux moyen, de 1881 à 1885, de la mortalité : 27,37 pour 1.000 habitants [1].

Nombre des maisons : 158 ; des ménages, 166.

SPIRITUEUX : l'île de Sein n'étant soumise ni aux exercices ni à l'octroi, les éléments d'appréciation font défaut.

ÉPIDÉMIE DE 1885-86.

POPULATION EXPOSÉE : 805 habitants se subdivisant ainsi :

1° *Division par groupes d'âge et par sexe :*

De 0 à 15 ans.....	Garçons........................	151
	Filles..........................	139
De 15 à 60 ans....	Hommes........................	215
	Femmes........................	238
Au-dessus de 60 ans.	Hommes........................	22
	Femmes	40

2° *Division par état civil (enfants jusqu'à 15 ans non compris) :*

Célibataires.......	Hommes........................	112
	Femmes........................	132
Mariés............	Hommes........................	122
	Femmes	122
Veufs	Hommes........................	3
	Femmes	24

Les professions qui ont fourni des victimes au choléra se chiffraient comme suit au dénombrement de 1886 :

Hommes...........	Marins.........................	157
Femmes...........	Ménagères......................	180

NOMBRE DES MAISONS EXPOSÉES : 158 ; des ménages, 166.

DURÉE DE L'ÉPIDÉMIE : du 4 décembre 1885 au 15 janvier 1886 [2].

[1] Voir p. 148 comment ces chiffres ont été obtenus.
[2] Voir les observations météoriques pour cette période à la planche 10, p. 144.

NOMBRE DES DÉCÈS : 24 (6 enfants, dont 2 garçons, 4 filles ; 9 hommes ; 9 femmes).

PROPORTION des décès cholériques, en 1885-86, au chiffre de la population exposée : (24 : 805) 29,80 p. 1.000.

Au commencement de ce siècle, un ouvrage de géographie faisait de l'île de Sein la curieuse description que voici :

L'île de Sein qui, dans les temps les plus reculés, fut un lieu de féerie, de nymphes, de dryades, est le prolongement de la pointe du Raz, dont autrefois elle faisait partie sans doute [1]. Elle court de l'est à l'ouest par 48° 5' 40" de latitude nord, et par 7° 25' 10" de longitude à l'ouest du méridien de Paris. Elle est à 6 kilomètres de la grande terre ; elle a près de 4 kilomètres de long, sur un kilomètre de large. La partie la plus élevée est celle du nord. Elle a 9 mètres et demi au-dessus du niveau de la mer ; dans les hautes marées les terres sont submergées, au mois de mars surtout, dans la partie que l'on cultive.

Les terres sont entièrement dépouillées, on n'y voit pas une ronce ; quelques fougères, quelques bouquets de landes sont les seules productions naturelles de l'île.

Les hommes y sont pêcheurs, les femmes cultivent la terre à la main ; leurs maris, quelquefois, ignorent la place de leurs propriétés. Les partages, les mesures entre elles se font avec leurs tabliers, de bonne foi et sans querelles. Dans la meilleure année la culture produit 400 boisseaux d'orge d'une qualité médiocre. On y compte environ 344 habitants, 60 maisons, 60 feux et une centaine de vaches.

On ne trouve dans l'île de Sein ni fleurs, ni fruits, ni cette multitude d'oiseaux qui animent la nature. Il y règne d'affreuses tempêtes, une humidité continuelle, une éternelle mélancolie. Les brouillards, les frimas s'y promènent habituellement en tourbillons comme les sables dans l'Afrique. La vie s'y prolonge communément jusqu'à 70 à 74 ans. Les maladies chroniques y sont inconnues ; du vin, une nourriture plus délicate, une poule bouillie sont les seuls remèdes qu'on y connaisse.

L'île de Sein ne nourrit ni lapins, ni lièvres ; on n'y voit pas de chevaux ; des oiseaux de mer s'y reposent un moment ; des congres, des raies, des turbots, une grande quantité de vielles, d'écrevisses deviennent la proie des pêcheurs qui sont souvent trois, quatre ou cinq jours éloignés de leur domicile ; ils ne quittent pas leurs bateaux dans ces courses [2].

Telle était l'île de Sein au commencement de ce siècle. Elle a un peu changé aujourd'hui. En 1885, l'île de Sein comptait 800 habitants agglomérés dans un village en dehors duquel on ne trouve aucune habitation. Tous les hommes sont marins-pêcheurs, pensionnés à partir de l'âge de cinquante ans, et presque toutes les femmes sont ménagères. Il n'y a qu'un puits pour tout le village, et ce puits date de plusieurs siècles. Quelques maisons ont des citernes alimen-

[1] Elle en est séparée aujourd'hui par un détroit, appelé le Raz de Sein, où les courants sont d'une extrême violence.
[2] CAMBRY, *Voyage dans le Finistère en 1794 et 1795*. Paris, an VII de la République française.

tées par l'eau pluviale qui coule des toits ; mais l'eau des citernes paraît fade et insipide, et la plupart des habitants préfèrent celle du puits. Il est construit à l'extrémité du village, en dehors et en contre-bas des habitations ; il consiste en une large et profonde excavation, au fond de laquelle on descend par un escalier en pierre. Aussi, dès qu'il pleut, l'eau ne tarde pas à être souillée par la boue et les autres matières entraînées par le va-et-vient des gens en sabots. Le terrain de l'île, plat, peu élevé au-dessus du niveau de la mer, se prête admirablement aux infiltrations salines. Aussi, l'eau du puits est-elle chargée de sels. Son niveau varie avec les marées : il s'élève de plusieurs mètres ; puis il baisse au point d'être réduit à quelques litres renouvelés au fur et à mesure de leur épuisement.

L'analyse de l'eau de ce puits, faite par le Dr Gouzien, a donné 2 gr. 50 de matières fixes par litre, quatre fois plus que n'en doit contenir une eau potable. Voici, du reste, l'analyse complète :

Degré hydrotimétrique .... 75°.
Résidu sec .... 2gr 50 par litre.
Chlorure sodique .... 1 40 —
Chaux .... 0 128 —
Magnésie .... 0 132 —
Acide sulfurique .... 0 201 —
Acide carbonique .... ⎫
Soude .... ⎬ 0 570 —
Matières organiques .... ⎭

C'est sans doute à cause de l'usage de cette eau que, même en temps normal, les diarrhées sont fréquentes dans l'île et les vers intestinaux très nombreux.

Dans l'île, le système de vidange est des plus simples. On compte à peine une demi-douzaine de fosses. Les habitants du bord de la mer, pour jeter les immondices par dessus le parapet, n'attendent même pas le moment où le flot baigne la chaussée. Les habitants de l'intérieur accumulent les ordures près des maisons, sur des tas de fumier composés de cendres, de varechs, de résidus d'étables, etc. Tous ces fumiers, sont dirigés de l'île sur « la grande terre » à certaines époques assez indéterminées, d'habitude au printemps. C'est alors, dans toute l'île, une infection qui dure quarante-huit heures.

Les habitants lavent leur linge, soit à l'eau de mer, au bord de la grève, soit à l'eau douce, dans des demi-barriques.

Voici, sur les débuts de la maladie, ce que dit le Dr Gouzien.

médecin de deuxième classe de la marine, médecin-major de l'île de Sein :

Au moment où le choléra a éclaté à l'île de Sein, il régnait depuis un mois et demi à Audierne. Il est donc naturel d'en rechercher la cause dans cette dernière localité. En dehors des communications accidentelles, il y a deux fois par semaine, quand le temps le permet, un service de poste entre l'île et le continent. Mon premier soin, en prenant le service médical de l'île, à la date du 20 novembre, a été d'établir une quarantaine rigoureuse pour toutes les provenances d'Audierne. Du 20 novembre au 4 décembre, la poste n'a effectué qu'un voyage ; retenue à Audierne pendant une semaine à cause du mauvais temps, elle est arrivée ici le 1er décembre au soir et a été mise en observation pendant trois jours ; le courrier seul a été débarqué et désinfecté. Aucun malade pendant les deux premiers jours de cette quarantaine qui prenait fin le 4 au soir. Il y avait, dès le 4 au matin, deux cas de choléra. Le bateau-poste, encore en quarantaine à ce moment, ne saurait être incriminé. Une autre embarcation est allée à la pointe du Raz pour y prendre deux personnes qui avaient passé par Audierne huit jours auparavant. Or, étant donnés la période d'incubation du choléra (quatre à cinq jours au plus), et l'état de parfaite santé des deux passagers, j'estime qu'il n'y a pas lieu d'insister davantage sur la valeur étiologique de tels faits. Il n'y a pas eu d'autres communications avec Audierne pendant cette période de quinze jours. Je dirai pourtant que, vers le 20 novembre, plusieurs personnes de l'île avaient passé par Audierne en revenant de Pont-Croix; une d'elles a été atteinte de diarrhée cholériforme douze jours après son retour à l'île. C'est la première malade. A-t-elle contracté le germe de la maladie pendant son voyage? En tout cas, la période d'incubation (douze jours) aurait été d'une longueur démesurée.

Quelqu'un serait-il tenté de conclure de ces constatations qu'il ne s'agit point ici du choléra asiatique, qu'il y a eu éclosion locale spontanée? Il est difficile, pourtant, de n'être pas frappé de ce fait, que le bateau d'Audierne est venu à l'île le 1er décembre ; que le choléra était alors dans toute sa force à Audierne ; que la quarantaine du bateau a pris fin le 4 décembre et que c'est le 4 décembre que les 2 premiers cas de choléra se sont produits dans l'île. Le Dr Gouzien dit que « le courrier seul a été débarqué et *désinfecté* ». Comment l'a-t-il été? Il ne le dit pas. Mais admettons qu'entre les premiers cas et l'arrivée du courrier il y a eu simple coïncidence. Le choléra n'a-t-il pu être importé d'ailleurs? Que l'on consulte le tableau des malades de Douarnenez, au n° 19. On verra que ce malade est noté comme ayant été vers la fin de novembre à l'île de Sein et comme en étant revenu atteint du choléra le 1er décembre. Même indication, dans ce tableau de Douarnenez, pour les nos 50 et 56 revenus de l'île de Sein le 15 décembre. Ce qui prouve, au moins, que tandis qu'on faisait faire quarantaine aux provenances d'Audierne, on laissait entrer librement les bateaux et les marins d'autres ports, notamment ceux de Douarnenez, localité infectée depuis plusieurs semaines. Il est bien certain que le n° 19, de Douarnenez, n'a pas pris le choléra d'un habitant de l'île de Sein, puisqu'au moment de son départ, 29 ou 30 novembre, la maladie ne s'était pas encore manifestée dans l'île. Mais il n'était pas seul dans son bateau. Il s'y trouvait en compagnie de marins, de Douarnenez ou d'ailleurs, qui pouvaient être atteints, avant d'aborder dans l'île et qui ont pu y importer les germes infectieux. On dira que c'est là une hypothèse. Je ne le nie pas. Mais l'hypothèse de la contamination par le courrier insuffisamment désinfecté, ou par des marins de Douarnenez nullement surveillés, est plus vraisemblable que celle de l'éclosion du choléra-nostras, coïncidant avec l'invasion, de l'autre côté d'un bras de mer, du choléra asiatique.

Les deux premiers cas, à l'île de Sein, sont donc du même jour, 4 décembre. Ce sont deux femmes qui ont guéri. Le troisième cas est celui d'une femme de soixante-dix-neuf ans qui a guéri également. Puis, coup sur coup, l'on compte 3 décès, celui d'un enfant de dix ans, mort en trente-six heures ; celui d'une jeune fille de vingt-deux ans, morte en quinze heures ; celui d'un marin, mort en quarante-huit heures.

Du 9 au 19 décembre, 19 cas dont plusieurs très graves suivis de guérison et 6 décès. Un des malades meurt après huit heures de maladie, un autre après vingt heures. En général, pas de prodromes, pas de diarrhée prémonitoire. Les individus sont attaqués en pleine santé.

Pendant la semaine qui va du dimanche 20 au samedi 26 décembre, 14 cas, 5 décès. La marche de la maladie devient un peu moins rapide. Les cas terminés par la mort évoluent en deux ou trois jours.

Du 27 décembre au 2 janvier, 23 cas dont 12 graves suivis de guérison, 7 décès. C'est la semaine la plus éprouvée. Deux malades sont morts en dix et douze heures.

Du 3 au 7 janvier, 10 cas dont 2 décès. Amélioration sensible. Les décès diminuent et surviennent moins rapidement.

Du 8 au 15 janvier, 6 cas presque tous légers, 1 décès. L'épidémie est terminée.

Il faut remarquer que sur 78 cas, il y a 52 femmes et seulement 26 hommes. Il est vrai que sur les 24 décès, l'égalité est à peu près rétablie ; 13 femmes et 11 hommes.

Le Dr Gouzien a reconnu dans la maladie tous les caractères du choléra asiatique. Il signale quelques particularités :

Du côté de la circulation les troubles ont été parfois profonds ; dans plusieurs cas, cyanose, sueurs froides, algidité, faciès hippocratique, pouls insensible chez tous les malades de la première catégorie. Néanmoins, je dois reconnaître que l'expression « tout est froid chez le cholérique » n'est guère applicable à notre épidémie. Sans parler des parties profondes, toujours plus chaudes, la peau elle-même offrait souvent une certaine chaleur, avec moiteur, et non cette sensation de marbre ou de viscosité froide si bien appréciable dans d'autres cas. Quelquefois même les sueurs ont été abondantes, excessives, au point de mouiller complètement le malade. J'ai rapporté ces cas à la forme sudorale que l'on observe parfois et dont le pronostic est toujours favorable....

Un des caractères les plus curieux du choléra de l'île aura été sa coïncidence avec une épidémie de suette. Je n'entreprendrai pas l'étude détaillée de cette maladie ; je dirai seulement que pendant tout le mois de décembre nombre de personnes en ont été atteintes. Pour ma part j'en ai soigné une vingtaine ; mais comme dans bien des cas l'affection a été très légère, il est certain que plusieurs individus n'ont pas cru devoir me consulter pour si peu. Je n'ai constaté l'éruption miliaire que deux fois, au début et à la fin. Elle n'est d'ailleurs pas indispensable au diagnostic. Je n'ai jamais observé d'oppression. En revanche, tous les malades étaient pris de véritables accès de sueur, survenant par intermittence, une fois, deux fois par jour, après une période de chaleur, plongeant certains d'entre eux dans un vrai bain de vapeur. En même temps, faiblesse extrême allant dans certains cas jusqu'à la syncope ; céphalalgie frontale, douleur épigastrique, fourmillements nerveux souvent très désagréables aux membres, avec sensation de froid purement subjective d'ailleurs, tendance à la constipation. Au début, j'ai eu quelques hésitations sur le diagnostic ; j'ai même rattaché certains de ces cas à l'épidémie cholérique, forme sudorale ; mais la marche vraiment bénigne de l'affection, l'absence de diarrhée ont dissipé mes doutes, et malgré la rareté de la maladie, j'ai conclu à la suette. Mon collègue d'Audierne m'a écrit que dans sa localité il avait parfois constaté des cas semblables. La suette est signalée d'ailleurs dans certaines épidémies de choléra et a été appelée parfois « choléra retourné », probablement à cause de l'excessive transpiration et de l'éruption miliaire qui en est la conséquence, la peau remplaçant ici la muqueuse digestive dans ses fonctions secrétantes. Dans le cas présent, l'éruption a manqué presque totalement et l'affection a été bénigne ; presque personne n'en est mort.

Le Dr Gouzien a résumé en ces termes les mesures prises contre l'épidémie :

Dès le début de la maladie, après avoir fait nettoyer avec soin les alentours des maisons, combler et ensabler plusieurs dépressions de terrain transformées en véritables mares par l'accumulation des pluies, j'ai procédé à la désinfection du village. Le chlorure de chaux a été répandu dans toutes les ruelles à l'état de bouillie épaisse. Cette désinfection a été renouvelée. L'église et l'école ont été arrosées avec une solution phéniquée et fumigées au chlorure de chaux. Voulant éviter les agglomérations, j'ai pensé un moment à la fermeture de l'école, mais après réflexion j'ai préféré laisser les enfants passer leur journée dans un établissement salubre plutôt que chez eux, dans des maisons souvent infectées. J'ai invité les sœurs à surveiller avec soin leurs élèves et à congédier immédiatement ceux qui présenteraient la moindre indisposition. Les enfants ont, d'ailleurs, peu souffert de l'épidémie. Le cimetière, comme dans la plupart des villages bretons, est au centre de la ville, près de l'église. Les quatre premiers morts y ont été enterrés ; mais, dès que l'épidémie a pris de l'importance, j'ai, de concert avec le maire, cherché un emplacement nouveau, à environ quatre cents mètres du village. Les cadavres y ont été déposés et les cercueils recouverts de chaux vive. Il est désirable qu'on interdise à l'avenir toute inhumation dans l'ancien cimetière et que le nouveau soit créé à l'endroit choisi pour les cholériques....

L'épidémie a été, en somme, assez légère. On pouvait s'attendre à la voir plus sérieuse, étant données la rapidité du début, l'agglomération des habitants, leur hygiène défectueuse. Il faut attribuer en grande partie ce résultat aux conditions exceptionnellement favorables du pays, balayé presque constamment par le vent du large.

Pour la disproportion entre le nombre des femmes et celui des hommes atteints, je ne puis que répéter ce que j'ai dit à propos de plusieurs autres localités. C'est que les principales causes de la propagation de l'épidémie tenant à la malpropreté domestique, les femmes, plus casanières, s'y sont trouvées plus exposées que les hommes. Il est d'ailleurs vraisemblable que tous les habitants mâles et valides de l'île étant marins, beaucoup étaient absents de leurs foyers au moment de l'épidémie, qui a duré six semaines à peine.

Comme on le verra par le tableau qui suit celui des malades, les enfants ne paraissent pas avoir été aussi épargnés que le dit le Dr Gouzien : 24 ont été atteints, 6 sont morts.

TABLEAU DES MALADES.

Décédés et guéris.

N° D'ORDRE.	N°° D'ORDRE du tableau général des décès.	DATE DU COMMENCEMENT de la maladie.	DATE du DÉCÈS.	SEXE.	AGE.	ÉTAT CIVIL des DÉCÉDÉS.	PRO-FESSION.
1	2	3	4	5	6	7	8
1	»	4 déc. 1885.	Guérie	f.	48	»	Ménagère.
2	»	4 —	—	f.	48	»	—
3	»	6 —	—	f.	79	»	—
4	452	7 —	9 décembre.	f.	10	»	»
5	442	7 —	8 —	f.	22	Célibataire....	—
6	459	8 —	10 —	m.	52	Marié........	Pêcheur.
7	»	9 —	Guérie	f.	56	»	Ménagère.

Décédés et guéris (Suite).

N° D'ORDRE.	N° D'ORDRE du tableau général des décès.	DATE DU COMMENCEMENT de la maladie.	DATE du DÉCÈS.	SEXE.	AGE.	ÉTAT CIVIL des DÉCÉDÉS.	PRO-FESSION.
1	2	3	4	5	6	7	8
8	»	9 déc. 1885.	Guérie........	f.	13	»	»
9	»	10 —	—	f.	58	»	Ménagère.
10	»	10 —	—	f.	14	»	»
11	»	11 —	Guéri	m.	31	»	Marin.
12	»	12 —	Guérie........	f.	52	»	Ménagère.
13	489	12 —	14 décembre..	f.	26	Célibataire....	—
14	»	13 —	Guérie........	f.	26	»	
15	»	14 —	Guéri	m.	41	»	Marin.
16	»	15 —	Guérie........	f.	55	»	Ménagère.
17	511	15 —	17 décembre..	m.	59	Marié	Pêcheur.
18	506	16 —	16 —	m.	70	—	—
19	518	17 —	20 —	m.	25	—	
20	519	17 —	30 —	f.	62	Mariée........	Ménagère.
21	515	18 —	19 —	m.	63	Marié........	Pêcheur.
22	»	18 —	Guéri	m.	15	»	—
23	»	18 —	—	m.	11	»	»
24	»	18 —	Guérie	f.	25	»	Ménagère.
25	»	19 —	—	f.	26	»	»
26	»	20 —	—	f.	25	»	»
27	540	22 —	25 décembre..	f.	4	»	»
28	»	23 —	Guérie	f.	61	»	—
29	»	23 —	—	f.	14	»	»
30	535	23 —	24 décembre..	f.	1 m.	»	»
31	»	24 —	Guéri	m.	46	»	Marin.
32	»	24 —	Guérie	f.	28	»	Ménagère.
33	»	24 —	Guéri	m.	37	»	Marin.
34	»	24 —	Guérie........	f.	49	»	Ménagère.
35	564	25 —	30 décembre..	f.	26	Mariée	—
36	548	25 —	26 —	m.	47	Marié	Pêcheur.
37	»	25 —	Guérie........	f.	13	»	»
38	549	25 —	26 décembre..	m.	11	»	»
39	»	26 —	Guéri	m.	15	»	Marin.
40	552	27 —	27 décembre..	m.	70	Marié	—

Décédés et guéris (Suite).

N° D'ORDRE.	N° D'ORDRE du tableau général des décès.	DATE DU COMMENCEMENT de la maladie.	DATE du DÉCÈS.	SEXE.	AGE.	ÉTAT CIVIL des DÉCÉDÉS.	PRO-FESSION.
1	2	3	4	5	6	7	8
41	560	27 décembre.	29 décembre.	f.	63	Mariée........	Ménagère.
42	565	27 —	30 —	f.	37	—	—
43	»	27 —	Guérie........	f.	18	»	—
44	»	27 —	—	f.	8	»	»
45	»	27 —	Guéri	m.	40	»	Marin.
46	566	28 —	30 décembre..	m.	19	Célibataire ...	Pêcheur.
47	»	28 —	Guérie........	f.	23	»	Ménagère.
48	»	28 —	—	f.	54	»	—
49	»	29 —	Guéri	m.	35	»	Marin.
50	»	29 —	Guérie........	f.	59	»	Ménagère.
51	»	29 —	—	f.	59	»	—
52	572	29 —	1er janv. 1886	f.	69	Veuve	—
53	»	30 —	Guéri........	m.	9	»	»
54	»	30 —	Guérie........	f.	39	»	—
55	575	30 —	2 janvier.....	f.	65	Mariée........	—
56	»	31 —	Guérie........	f.	11	»	»
57	»	31 —	—	f.	10	»	»
58	»	31 —	—	f.	38	»	Ménagère.
59	576	1er janv. 1886.	2 janvier.....	m.	33	Marié	Pêcheur.
60	»	1er —	Guéri	m.	6	»	»
61	»	1er —	—	m.	4	»	»
62	»	2 —	Guérie........	f.	5	»	»
63	»	3 —	—	f.	25	»	Ménagère.
64	»	3 —	—	f.	9	»	»
65	»	3 —	—	f.	80	»	Ménagère.
66	583	3 —	3 janvier.....	f.	84	Veuve	—
67	590	3 —	5 —	m.	4	»	»
68	»	4 —	Guéri........	m.	6	»	»
69	»	4 —	Guérie........	f.	55	»	Ménagère.
70	»	6 —	—	f.	12	»	»
71	»	6 —	—	f.	23	»	—
72	»	7 —	—	f.	38	»	—
73	»	8 —	Guéri........	m.	23	»	Marin.

Décédés et guéris (Fin).

N° D'ORDRE	N° D'ORDRE du tableau général des décès.	DATE DU COMMENCEMENT de la maladie.	DATE du DÉCÈS.	SEXE.	AGE.	ÉTAT CIVIL des DÉCÉDÉS.	PRO- FESSION.
1	2	3	4	5	6	7	8
74	»	9 janv. 1886.	Guéri»,	f.	24	»	Ménagère.
75	619	9 —	13 janvier....	f.	2	»	»
76	»	11 —	Guérie,	f.	47	»	—
77	»	11 —	Guéri.	m.	6	»	»
78	»	15 —	Guérie.	f.	26	»	—

Les enfants malades.

MALADES.	GARÇONS				FILLES				TOTAUX.
	Au-dessous de 2 ans.	De 2 à 5 ans.	De 6 à 10 ans.	De 11 à 15 ans.	Au-dessous de 2 ans.	De 2 à 5 ans.	De 6 à 10 ans.	De 11 à 15 ans.	
1	2	3	4	5	6	7	8	9	10
Décédés	»	1	»	1	1	2	1	»	6
Guéris	»	1	4	3	»	1	3	6	18
Totaux..........	»	2	4	4	1	3	4	6	24

XXII. — NEVEZ.

ÉPIDÉMIES ANTÉRIEURES : choléra en 1865-66 : 3 décès.

SUPERFICIE : 2,536 hectares.

POPULATION : dénombrement de 1886 : totale, 2,487 (1881 : 2,454) ; agglomérée, 155.

Taux moyen, de 1882 à 1885, de l'excédent des naissances sur les décès : 3,89 pour 1,000 habitants.

Taux moyen, de 1882 à 1885, de la mortalité : 31,69 pour 1,000 habitants[1].

Nombre des maisons : 425 ; des ménages, 462.

SPIRITUEUX : au cours d'une année (1885) la consommation du vin, par tête d'habitant, a été de 4 litres ; du cidre, de 29 litres ; de l'alcool, de 4 lit. 3.

ÉPIDÉMIE DE 1885-86.

POPULATION EXPOSÉE (l'agglomération) : 155 habitants se subdivisant ainsi :

1° *Division par groupes d'âge et par sexe :*

De 0 à 15 .... {	Garçons......................	26
	Filles	27
De 15 à 60 ans.... {	Hommes.......................	37
	Femmes	46
Au-dessus de 60 ans. {	Hommes.......................	7
	Femmes	12

2° *Division par état civil (enfants jusqu'à 15 ans non compris).*

Célibataires........ {	Hommes.......................	20
	Femmes	26
Mariés........... {	Hommes.......................	23
	Femmes	23
Veufs........... {	Hommes.......................	1
	Femmes	9

L'unique profession qui ait fourni une victime au choléra est celle des journaliers. Il y en avait 11 dans la commune au recensement de 1886.

NOMBRE DES MAISONS EXPOSÉES : 27 ; des ménages, 42.

DURÉE DE L'ÉPIDÉMIE : un jour, le 15 décembre 1885[2].

[1] Voir p. 148 comment ces chiffres ont été obtenus.

[2] Voir les observations météoriques pour cette journée à la planche 10, p. 144.

Nombre des décès: 1 (homme).
Proportion des décès cholériques, en 1885, au chiffre de la population exposée: (1 : 155) 0,45 p. 1.000.

La commune de Nevez ne figure parmi les localités atteintes qu'à raison d'un seul cas, éclos en dehors de son territoire et qui pourrait être rattaché à l'épidémie de Trégunc.

En effet, le nommé D... journalier, âgé de quarante-neuf ans, célibataire, s'était rendu, le 13 décembre, à la messe du bourg de Trégunc, où l'épidémie sévissait alors. A Trégunc même, D... a éprouvé les premiers symptômes du mal. On l'a reconduit à son domicile où il a reçu les soins du médecin de Pont-Aven. Il est mort dans la journée du 15 décembre, sans transmettre la maladie à personne.

XXIII. — TRÉBOUL.

Épidémies antérieures[1] : choléra en 1849-50 : 275 cas, 146 décès.
— en 1866 : 5 ou 6 décès.

Superficie : 588 hectares.

Population : dénombrement de 1886 : totale, 3.515 (1881 : 2,954) ; agglomérée, 1.477.

Taux moyen, de 1882 à 1885, de l'excédent des naissances sur les décès : 24,82 pour 1,000 habitants.

Taux moyen, de 1882 à 1885, de la mortalité : 20,12 pour 1,000 habitants[2].

Nombre des maisons : 439 ; des ménages, 743.

Spiritueux : au cours d'une année (1885) la consommation du vin, par tête d'habitant, a été de 9 litres ; du cidre, de 6 litres ; de l'alcool, de 5 lit. 8.

ÉPIDÉMIE DE 1885-86.

Population exposée (le bourg et les hameaux de Kérigny, Kermabon, Toubalan, Tréboulcoz, Carpont, Listrouarn, Croas-men, Neis-Caouen) : 2,654 habitants se subdivisant ainsi :

1° Division par groupes d'âge et par sexe :

De 0 à 15 ans......	Garçons	456
	Filles.......	428
De 15 à 60 ans.....	Hommes.........................	754
	Femmes	802
Au-dessus de 60 ans.	Hommes.........................	93
	Femmes	121

2° Division par état civil (enfants, jusqu'à 15 ans non compris) :

Célibataires........	Hommes.........................	368
	Femmes.........................	438
Mariés...........	Hommes.........................	452
	Femmes	452
Veufs...........	Hommes.........................	27
	Femmes.........................	33

[1] Les épidémies indiquées ici figurent dans les documents officiels au compte de la commune de Poullan. Tréboul était alors un hameau de Poullan ; mais c'est toujours au hameau de Tréboul que le choléra s'est montré.

[2] Voir p. 148 comment ces chiffres ont été obtenus.

Les professions qui ont fourni des victimes au choléra se chiffraient comme suit au dénombrement de 1886 :

Hommes.........	{	Marins...................	662
		Journaliers (terrassiers)............	21
		Soudeurs	15
Femmes	{	Ménagères	731
		Meunières................	3
		Friteuses................	8

NOMBRE DES MAISONS EXPOSÉES : 331 ; des ménages, 587.

DURÉE DE L'ÉPIDÉMIE : 1re atteinte, du 10 décembre 1885 au 9 mars 1886 ; 2e atteinte, du 22 mars au 20 avril 1886 [1].

NOMBRE DES DÉCÈS : 16 (1re atteinte, 6 : 3 enfants, dont un garçon, 2 filles ; 2 hommes ; une femme. — 2e atteinte, 10 : 3 enfants, dont 2 garçons, une fille ; 5 hommes ; 2 femmes).

PROPORTION des décès cholériques, en 1885-86, au chiffre de la population exposée : (16 : 2.654) 6, 02 p. 1.000.

Tréboul, section de la commune de Poullan, a été érigée en commune le 12 juillet 1880. C'est un port de pêche d'une importance croissante. La ville est ramassée au pied d'une colline et se compose de rues étroites. Le port, formé par une anse de 400 mètres de longueur, de l'ouest à l'est, s'ouvre sur la rivière de Poul-David. Il compte 150 chaloupes montées par un millier d'hommes qui font la pêche à Audierne et à Douarnenez, suivant la saison. Bien que la ville ne se trouve pas dans de bonnes conditions de salubrité, la mortalité n'y est pas élevée. Quant à la natalité, elle est considérable, même pour le Finistère. L'excédent des naissances sur les décès (24,82 pour 1.000) est absolument extraordinaire. Aussi l'accroissement de la population, en cinq ans, a-t-il été de 18,99 p. 100. Après le Guilvinec, Tréboul est la commune la plus prolifique de toutes celles que nous avons étudiées dans le Finistère.

Première atteinte de l'épidémie.

Le 10 décembre 1885, une fille-mère, de mœurs très légères, s'adonnant à la boisson, demeurant au hameau de Kérigny, commune de Tréboul, accusait tous les symptômes du choléra. Trois jours après, le 13 décembre, elle mourait. Cette femme avait passé deux nuits au quartier de Stancou, à Douarnenez, au moment où l'épidémie sévissait avec le plus de force dans ce quartier, avec

[1] Voir les observations météoriques pour ces périodes à la planche 10, p. 144.

un capitaine au long cours qui mourut du choléra à bord de son bateau, trois ou quatre jours plus tard, et avec d'autres marins qui ont également été malades.

Un voisin la visita pendant sa maladie, tomba malade et mourut le 20 décembre.

Le mois de décembre compte encore un cas suivi de guérison, puis la maladie sommeille jusqu'au 6 janvier. Dans le mois de janvier, 6 cas, dont 3 suivis de mort. En février, un seul cas; en mars, 2 cas, dont le dernier suivi de mort est du 9.

Cette première épidémie de Tréboul comprend donc 12 cas dont six ont été mortels.

La transmission est établie pour les n°s 1 et 2 (voir le tableau des malades) formant un premier groupe; pour les n°s 5, 6 et 8 formant un deuxième groupe; pour le n° 9 qui a pris le mal à Tréfentec et pour le n° 12 qui l'a rapporté de Poul-David.

Sur les 12 malades, il y a 4 enfants, 2 garçons de quatre et de six ans; 2 filles de deux et de onze ans. Restent 8 adultes dont 5 (3 hommes, 2 femmes) étaient des ivrognes notoires.

Il est bon de remarquer que si la moitié des malades de Tréboul étaient des gens « à l'aise », cela ne veut pas dire qu'ils eussent un intérieur plus propre que les autres. Dans le Finistère le goût du confortable fait défaut plus encore peut-être que les moyens de se le procurer.

Les habitants de Tréboul boivent habituellement de l'eau de puits exposée aux infiltrations. C'est seulement vers les derniers jours de l'épidémie que l'usage de cette eau leur fut interdit et qu'ils ont dû se fournir à deux fontaines situées, en dehors de l'agglomération, sur un terrain élevé.

Deuxième atteinte.

La deuxième période de l'épidémie se distingue de la première en ce que:

1° ce sont des marins de Tréboul, débarqués à Audierne pour la pêche du maquereau et ayant refusé de s'installer sous les tentes préparées pour les recevoir, qui ont contracté le mal à Audierne même et sont rentrés à Tréboul malades;

2° l'administration a été prévenue dès l'apparition du mal. Elle a donc pu engager contre le mal une lutte méthodique. Le résultat de l'expérience est des plus rassurants. Non seulement le mal a été étouffé sur place, mais les quatre cinquièmes des malades atteints ont été sauvés.

Le 15 mars 1886 les pêcheurs de Tréboul partirent pour se livrer à la pêche du maquereau dans les eaux d'Audierne.

Je rappelle sommairement les événements que j'ai racontés dans la première partie de cette étude [1].

La pêche du maquereau amène chaque année, en grand nombre, les pêcheurs de Douarnenez au Guilvinec et les pêcheurs de Tréboul à Audierne, et, presque chaque année, à l'époque de ces rassemblements, se produisent dans ces deux localités des cas de maladies épidémiques. En outre, le Guilvinec et Audierne sont les deux points du Finistère où l'épidémie avait exercé le plus de ravages en 1885. L'administration se préoccupa donc de loger les pêcheurs ailleurs que chez les habitants. Elle obtint de M. le ministre de la guerre le prêt de cent tentes militaires pour le Guilvinec et de cent tentes également pour Audierne. Les tentes expédiées et installées, les pêcheurs refusèrent de les occuper. Ils menaçaient même de les brûler ou de les jeter à la mer. Malgré mes efforts, malgré ceux de M. le Dr Charrin et du secrétaire général de la préfecture, successivement envoyés à Audierne, ils persistèrent dans leur résistance et, alors qu'au Guilvinec les marins de Douarnenez revenaient sur leurs premiers refus, occupaient les tentes, s'en trouvaient bien, exprimaient leur reconnaissance, et que le succès de cette tentative était tel que jamais, au moment du rassemblement pour la pêche du maquereau, l'état sanitaire n'avait été aussi bon, à Audierne les marins de Tréboul s'obstinaient à loger chez les habitants dans des maisons contaminées et le maire se déclarait impuissant à vaincre cette obstination.

Le 17 mars un pêcheur revenait d'Audierne à Tréboul, atteint du choléra. Nous fumes prévenus du fait par le Dr Bizien, de Douarnenez. Ce malade guérissait, du reste, assez promptement. Mais, le 22, en revenait un autre, rapportant également la maladie. Celui-ci mourait le surlendemain, 24 mars. J'envoyai immédiatement de Quimper un des désinfecteurs formés par ceux envoyés de Paris ; il désinfecta, à la vapeur de soufre, les deux logements contaminés.

---

[1] Voir plus haut : 1re partie, chap. III, § 3 : *La pêche du maquereau au Guilvinec et à Audierne*, pp. 86 et suiv.

J'allai à Tréboul. J'y vis sept marins revenus malades d'Audierne. Le retour de plusieurs autres, également malades, était annoncé.

Tréboul est aux portes de Douarnenez, ville de 10.000 habitants, où 80 décès cholériques avaient été constatés, de décembre 1885 à février 1886. Il était à craindre qu'une reprise de l'épidémie ne s'y produisît.

Le lendemain de ma visite mon chef de cabinet, M. Paul Faguet, partit pour Tréboul avec deux sœurs du bureau de bienfaisance de Quimper.

En passant à Douarnenez, il fit démonter la tente Tollet que nous y avions installée [1], la fit transporter à Tréboul dans un endroit bien aéré, éloigné de toute habitation. En outre, une tente militaire que nous fîmes venir d'Audierne fut dressée à une petite distance, et une cuve y fut placée pour servir à la désinfection des linges. Des lits furent achetés, ainsi que divers objets indispensables. Le dimanche, 28 mars, l'installation était terminée. Le jour même, trois malades gravement atteints, dépourvus chez eux de toutes ressources, furent, sur l'avis des médecins, transportés sous la tente.

Le maire prit l'arrêté suivant :

Nous, maire de Tréboul,

Vu la loi du 3 mars 1822 ;

Vu l'article 97 de la loi du 5 avril 1884 ;

Considérant que, depuis quelques jours, plusieurs marins de Tréboul, partis pour aller à Audierne se livrer à la pêche, sont rentrés à Tréboul atteints du choléra ;

Qu'il est de notre devoir de prendre les mesures les plus énergiques pour empêcher le fléau de se répandre dans la commune ;

Considérant que M. le préfet du Finistère a mis à la disposition de la commune une grande tente Tollet qui offre toutes les conditions désirables pour une excellente installation des malades ;

ARRÊTONS :

ARTICLE PREMIER. — Tout marin de Tréboul revenant d'Audierne atteint du choléra sera placé dans la tente Tollet et y sera soigné par le médecin de son choix aux frais de la commune, jusqu'à ce que le médecin ait déclaré qu'il peut sans péril rentrer dans ses foyers.

ART. 2. — La gendarmerie et le garde champêtre sont chargés de l'exécution du présent arrêté.

Tréboul, le 26 mars 1886.

Le maire,

Signé : LE MARCHAND.

Cet arrêté fut exécuté, mais non pas rigoureusement ; les pêcheurs malades arrivaient par bateau à toute heure du jour et de la nuit ;

[1] Voir plus haut, p. 302.

d'ailleurs ils étaient trop nombreux pour pouvoir être tous recueillis sous la tente.

Il y a donc eu deux catégories de malades, ceux qui étaient sous la tente et ceux qui étaient à domicile. Ils ont été soignés d'abord par les deux médecins qui habitent Douarnenez, MM. les Drs Bizien et Nicolas, et ensuite par M. le Dr l'Helgouach, médecin de la marine, que M. le préfet maritime de Brest voulut bien envoyer à Tréboul avec un infirmier.

Les puits de la commune furent fermés, et, pour qu'on ne pût pas même clandestinement y puiser de l'eau, les bielles de ces puits furent transportées à la mairie.

Un agent de police de Douarnenez, que M. le maire de cette ville autorisa à se rendre à Tréboul et qui avait été formé à la pratique des désinfections par les agents venus de Paris, fut adjoint au garde champêtre ordinaire et reçut lui-même, par arrêté municipal, le titre de garde champêtre, ce qui lui conférait le droit de dresser des procès-verbaux. Une garde-malade très expérimentée, qui avait assisté les sœurs pendant l'épidémie de Quimper, alla les rejoindre sous la tente. L'instituteur, M. Nicolas, fonctionnaire intelligent et dévoué, qui a sur la population une légitime autorité, quitta pour quelques jours l'école et jusqu'à l'extinction de l'épidémie ne fit plus autre chose qu'aller de maison en maison, de malade en malade, enseigner à chacun la pratique minutieuse de la désinfection et veiller à ce que cette désinfection fût effectivement pratiquée. Un instituteur adjoint fut chargé provisoirement de la direction de son école. Un gendarme, détaché de la brigade de Douarnenez, fut placé à demeure à Tréboul.

Ainsi, dix personnes, M. Paul Faguet, mon chef de cabinet, qui ne s'est pas éloigné de Tréboul pendant l'épidémie, deux religieuses, une garde-malade, un médecin, un infirmier, un agent de police, un gendarme, le garde-champêtre et l'instituteur se consacrèrent uniquement à combattre le fléau. Ce personnel paraîtra peut-être excessif. Cependant, chacun avait sa tâche qui suffisait à occuper son temps, et c'est certainement à tous ces efforts, agissant simultanément, qu'a été dû le succès. Peut-être aussi dira-t-on qu'un tel luxe de personnel est, par la force des choses, un fait exceptionnel qui ne peut pas servir de leçon. C'est vrai si l'on permet à l'épidémie de s'étendre. Mais tout administrateur, préfet, sous-préfet ou maire, peut faire ce qui a été fait à Tréboul s'il agit, dès le début

d'une épidémie, sur un point très circonscrit, et s'il le fait, ma conviction est qu'il arrêtera la maladie.

Le Dr Charrin qui, sur la nouvelle d'une recrudescence du choléra
à Tréboul, avait été renvoyé dans le Finistère, constata que les mesures prises ne laissaient rien à désirer ; il n'y apporta aucun changement.

Dix malades ont été soignés sous la tente. De ceux-là on écartait,
autant que possible, les visiteurs. Aucune personne n'était, bien
entendu, admise à manger ou à boire sous la tente. Une cuvette où
la solution faible de sulfate de cuivre était sans cesse renouvelée se
trouvait près de la porte, et les sœurs ne permettaient à personne de
quitter la tente avant de s'y être lavé les mains.

La tente Tollet est composée d'une double enveloppe qui forme,
à chaque bout, une sorte de vestibule. Dans l'un des deux vestibules,
celui de l'entrée, était installée une pharmacie où l'on donnait gratuitement des médicaments à tous les malades du village et où l'on
faisait du bouillon pour ceux auxquels il était prescrit. L'autre
servait de chambre mortuaire.

Mais c'est surtout pour ceux qui ont été soignés à domicile que
les précautions ont été multipliées. L'agent de police et le garde-
champêtre étaient continuellement aux aguets et signalaient à la
mairie tous ceux qui rentraient d'Audierne par voie de terre ou de
mer. Immédiatement, s'ils n'étaient pas placés sous la tente, on envoyait chez eux des seaux pour recueillir leurs déjections, des désinfectants en grande quantité, et l'on expliquait aux personnes habitant la maison et appelées à les soigner la manière de mettre en pratique les instructions du comité consultatif d'hygiène. On leur
recommandait de ne jamais manger ni boire dans la chambre des
malades ; on leur recommandait encore de ne boire ni de manger hors
de cette chambre sans s'être au préalable lavé les mains. Plusieurs
fois par jour l'on allait dans la maison pour s'assurer que ces
recommandations avaient été comprises et qu'elles étaient suivies.
Tous les matins, l'agent de police et le garde-champêtre passaient,
emportaient les linges souillés dans un récipient garni de solution
de chlorure de chaux.

Les linges qui n'étaient pas brûlés étaient portés à la tente affectée
à ce service, et la garde-malade de Quimper les désinfectait à
l'eau bouillante et à la solution de chlorure de chaux. Ils étaient
ensuite rendus à leurs propriétaires qui n'étaient admis à les laver

qu'à un seul lavoir réservé à cet usage et donnant directement dans la mer.

Sur divers points du village avaient été placés des tonneaux renfermant des désinfectants. C'est là que l'on venait vider les seaux. Tous les jours, ces tonneaux étaient, à leur tour, vidés dans la mer, à une certaine distance de Tréboul.

Soit que les malades fussent transportés sous la tente, soit qu'ils fussent soignés à domicile, qu'ils guérissent ou qu'ils mourussent, leurs familles étaient immédiatement envoyées dans un logement loué à cet effet. Les linges souillés, les objets de literie étaient brûlés. Dans la chambre occupée par le malade on disposait un fourneau avec de la fleur de soufre à laquelle on mettait le feu. La chambre était hermétiquement close et restait fermée pendant vingt-quatre heures. Un fait nous a montré avec quel soin le calfeutrage était opéré. Dans la maison du n° 34 (voir le tableau des malades) le soufre a brisé le fourneau, s'est répandu dans la chambre, a mis le feu au lit qu'il a consumé. Les habitants de la pièce située au-dessus ne se sont pas aperçus de cet incendie qui a été étouffé sur place et que l'on n'a connu qu'en en constatant les effets le lendemain matin, quand on est rentré dans la chambre.

Quels ont été les résultats de cette rigoureuse application des moyens prophylactiques?

Il n'y a pas eu un seul cas à Douarnenez.

A Tréboul, l'on a compté 51 malades, à des degrés divers. En dehors des marins qui ont rapporté la maladie d'Audierne, il y a eu dans la population de Tréboul 8 cas, dont un seul suivi de guérison. Des cas qui se sont produits parmi les marins revenus d'Audierne, 3 ont été suivis de mort. Donc, 51 cas dont 10 décès.

Si nous analysons les cas, au point de vue de l'importation de la maladie, voici ce que nous constatons.

Le 15 mars les pêcheurs avaient quitté Tréboul pour se rendre à Audierne; le 17 mars quelques-uns d'entre eux, malades, rentrent, notamment un jeune homme (le n° 1 du tableau de la 2ᵉ atteinte), frère du cholérique décédé le 9 mars à Tréboul.

Cette parenté et les soins que ce jeune homme avait pu donner à son frère ont fait penser qu'il pourrait bien avoir joué le rôle de propagateur de l'épidémie; qu'il aurait pris le mal, non pas à Audierne, mais à Tréboul même, près de son frère. L'on répond: 1° le frère de Julien II... était mort le 9 mars; sa maison avait été désinfectée le 10 ; ce même jour tous les linges et objets de literie lui ayant servi avaient été brûlés, et c'est seulement le 16, à Audierne, que Julien a éprouvé les premiers symptômes de la maladie. L'incubation aurait donc été de sept jours, ce qui n'est pas probable ; 2° Julien H... et trois autres marins revenus avec lui malades sur le bateau 1667, avaient logé, à Audierne, dans une maison de la Grand'rue où un décès cholérique s'était produit précédemment ; 3° outre ces quatre marins, un certain nombre d'autres pêcheurs sont revenus malades d'Audierne. Le D^r l'Helgouach, qui est arrivé à Tréboul le 30 mars, c'est-à-dire à un moment où la plupart des malades étaient déjà débarqués, et qui a quitté Tréboul le 14 avril, avant que le maladie des trois derniers cas fût déclarée, a noté, dans ses rapports à l'autorité maritime de Brest, 9 cas graves, dont 2 suivis de mort, parmi les marins revenus d'Audierne malades. Ces marins sont au nombre de 43. Le jeune Julien H... est un de ces 43. Par conséquent, il y a 42 malades pour lesquels l'origine du mal n'est pas douteuse ; c'est bien à Audierne qu'ils ont contracté la maladie et ce n'est pas Julien H.... qui la leur a donnée. Est-il raisonnable de supposer que, seul parmi les 43 malades, Julien H... a été un agent de propagation et que les 42 autres ont gardé la maladie, chacun pour soi, sans la transmettre à aucun des 8 malades qui n'étaient pas allés à Audierne ? Alors même que l'on admettrait que Julien H... portait en lui le germe de la maladie depuis la mort de son frère, il n'en resterait pas moins certain que puisque l'épidémie de Tréboul embrasse 51 malades dont 42 ont incontestablement rapporté le mal d'Audierne, c'est bien à Audierne qu'il faut chercher le point de départ et la cause de la seconde épidémie de Tréboul.

Cette question de provenance résolue, il faut encore rechercher, pour répondre à toutes les objections auxquelles l'épidémie de Tréboul a donné lieu, si les 51 malades catalogués étaient bien atteints du choléra.

Il semble, *a priori*, difficile d'admettre que sur 51 personnes atteintes du choléra, 10 seulement aient succombé. Une diminution aussi considérable dans la mortalité cholérique est, dit-on, contraire aux précédents. Mais existe-t-il donc entre le nombre des cas de choléra et celui des décès une proportion si nécessaire que toutes les mesures de précaution, tous les soins ne peuvent pas l'abaisser au-dessous d'un minimum infranchissable ?

Tout d'abord, la mortalité de 10 sur 51 — 1 sur 5,1 — est-elle sans précédents?

J'ai sous les yeux un compte rendu de la marche du choléra dans le quartier du Luxembourg en 1832. Il est constaté que dans ce quartier se sont produits environ 7.000 cas de choléra, dont 2.200 dits graves, et 406 décès, soit 1 décès sur 5,4 cas graves[1].

Au congrès international d'hygiène de Paris, au mois d'août 1878, M. Edwin Chadwick, cet homme auquel l'Angleterre doit la réforme de sa législation sanitaire et, par voie de conséquence, l'extraordinaire abaissement de sa mortalité, a constaté que les mesures administratives appropriées ont pour résultat non seulement de combattre l'extension des épidémies de choléra, mais de diminuer considérablement et le nombre des cas confirmés et la proportion des décès aux cas confirmés. Il raconte à ce sujet ce qui a été fait en Angleterre pendant l'épidémie cholérique de 1848-49.

....Comme mesure défensive on mit en avant l'opportunité de réduire les causes d'insalubrité, de faire disparaître les sites et les habitations malpropres. On demanda l'enlèvement quotidien des immondices et matières putrescibles, qu'on laissait auparavant des années sans les enlever. Des substances désinfectantes furent répandues sur les places et dans les habitations; des lavages à grande eau furent effectués au moyen de pompes. Les fosses d'aisances furent recouvertes de terres absorbantes....

Les mesures défensives prises relativement aux lieux furent accompagnées de mesures préservatrices relativement aux personnes par des visites organisées de maison en maison, afin de s'assurer si aucun des habitants n'était atteint de symptômes prémonitoires; dans ce cas, on leur indiquait les précautions à prendre en fait de régime et le traitement immédiat à suivre. Si profitables furent ces visites organisées, si heureux le traitement des premiers symptômes découverts, que nous pûmes dire *d'après la proportion des décès par rapport aux attaques* si l'organisation locale fonctionnait convenablement ou non. Nous dépêchions dans ce dernier cas un agent sur le théâtre de l'action, et invariablement nous trouvions que, pour une cause ou une autre, il y avait eu interruption dans le service local....

L'effet des mesures adoptées par nous ressort de la proportion des décès cholériques sur le territoire soumis à ces mesures, comparée à la proportion des décès sur le territoire à statistiques analogues où de pareilles mesures d'hygiène n'avaient pas été prises pour la protection de la population.... De la manière dont les choses se sont passées, cette comparaison fait connaître qu'il revient à notre organisation l'honneur d'avoir sauvé plus de cinquante mille existences[2].

M. Chadwick cite encore, dans le même discours, les résultats exposés au congrès d'hygiène de Bruxelles par M. le professeur

---

[1] *Histoire du choléra-morbus dans le quartier du Luxembourg*, par M. Boulay de la Meurthe. Paris, août 1832.

[2] Edwin Chadwick, Congrès international d'hygiène de Paris. Août 1878. *On the requisite attributions of a minister of health*, pp. 9 et 12.

Zidekauer, médecin consultant de l'empereur de Russie. Frappée des succès obtenus par les mesures prises en Angleterre, l'administration russe en ordonna l'imitation lors de l'épidémie de 1866. Dans les épidémies de 1836, 1848, 1855, le nombre des cas de choléra s'était élevé en Russie à environ 50.000, et le nombre des décès à environ 25.000, soit en moyenne 50 pour 100. Dans l'épidémie de 1866, les précautions prises en Angleterre ayant été prises en Russie, le nombre des cas de choléra s'est élevé, en chiffres ronds, à 15.000, celui des décès à 3.000, soit environ 20 p. 100.

Et l'on affirmerait aujourd'hui que la stricte exécution des mesures prescrites par les hommes compétents n'a pas pu faire descendre la mortalité cholérique de Tréboul à 20 pour 100 ! Personne, que je sache, n'a fait cette objection à MM. Chadwick et Zidekauer.

Les faits indiscutables sont ceux-ci :

1º Il n'y avait pas de diarrhées à Tréboul avant le retour d'Audierne des marins renvoyés de cette ville par les médecins comme étant atteints du choléra.

2º A partir de ce moment, 51 personnes ont présenté, à des degrés divers, les symptômes du choléra. De nombreux cas de transmission individuelle ont été constatés.

3º Dix des malades sont morts.

Les défenseurs de la municipalité d'Audierne n'ont commencé à émettre des doutes sur le caractère cholérique de la maladie pour quelques-uns des malades qu'après avoir constaté la faible proportion des décès et à raison uniquement de cette faible proportion. Dès lors, tous les cas qui restaient peu graves, dont le manque de gravité était peut-être dû précisément aux précautions prises, aux désinfectants répandus partout, ils les excluaient de la liste des reconnus cholériques.

Cela a été si loin, qu'à la fin, des 51 malades, les avocats d'Audierne n'ont plus voulu en admettre que 15 comme ayant eu réellement le choléra. Or, comme il y a eu 10 décès, il se trouverait que tous nos efforts n'auraient eu pour résultat que d'augmenter notablement la proportion de la mortalité cholérique généralement admise. Ce ne serait pas encourageant.

Ce scepticisme peut avoir des conséquences directement funestes. L'un des malades, chez qui l'on n'avait pas voulu voir un cholérique, n'a pas eu sa maison désinfectée. « C'est la seule qui nous ait échappé », me disait M. Faguet, et il n'est pas téméraire de supposer que si l'on n'a pas désinfecté, c'est justement à cause du doute émis sur le caractère de la maladie, ou plutôt à cause de l'affirmation catégorique que ce n'était pas un cas de choléra. Dans cette maison non désinfectée, peu de jours après la guérison du malade déclaré non cholérique, la femme de ce malade contractait le choléra : elle était prise à 1 heure de l'après-midi et mourait le lendemain matin à 5 heures. C'est le n° 50 du tableau des malades. Nous avons ici l'épreuve et la contre épreuve. Si l'exemple général de l'épidémie de Tréboul fait voir quels heureux résultats obtiennent dans la lutte contre le choléra les précautions administratives, ce fait particulier montre quelles graves conséquences peut produire la négligence de ces mêmes précautions.

La tendance à admettre, lorsque la maladie débutait sournoisement, qu'il ne s'agissait point de choléra, a failli coûter la vie aux n°ˢ 19 et 35 qui, n'ayant pas été immédiatement soignés, ont vu leur situation s'aggraver au point qu'un moment on n'espérait plus les sauver (voir au tableau des malades les notes de la colonne 11). Si le n° 22 est mort, c'est probablement parce que lui aussi n'a pas été bien soigné en temps utile. Il est permis de penser que si ces trois malades avaient été, dès le début, traités énergiquement, ils n'auraient pas éprouvé des symptômes graves et l'on eût dit qu'il n'avaient pas eu le choléra. Presque toujours les « cas légers » sont des cas d'avortement de la maladie, avortement dû aux précautions sanitaires, aux désinfectants et au traitement, mais qui auraient pu devenir graves et entraîner la mort. La plupart des auteurs qui ont écrit sur le choléra sont de cet avis.

La réalité des faits enseigne que la gravité des épidémies va, depuis les trois dernières, en décroissant ; la réalité des faits enseigne que la quantité des malades diminue à chaque épidémie et *que la proportion des morts, par rapport au nombre des malades, va en diminuant,* suivant une règle plus rapide encore [1].

Le Dᴿ Sonderegger est tout aussi affirmatif :

La diarrhée prémonitoire est très souvent curable. Cette diarrhée n'est pas là par hasard, mais elle fait partie de l'épidémie ; c'est ce que prouve l'observation constamment renouvelée *qu'un malade atteint d'une pareille diarrhée peut répandre le choléra* et occasionner des épidémies meurtrières alors que, lui, il guérit facilement. C'est un de ces malades à diarrhée, un petit enfant, qui, en 1867, apporta le choléra de Rome à Zurich [2].

[1] Paul Bert. Discours à la Chambre des Députés. Séance du 24 juillet 1884.
[2] Sonderegger, *Sur la protection contre le choléra.* Lausanne 1884.

M. Farr, dans ses belles études sur les épidémies de choléra en Angleterre, exprime la même opinion :

Quand le choléra envahit une localité, il avance d'abord lentement ; puis, il attaque des personnes en grand nombre et en même temps que beaucoup montrent tous les symptômes du choléra asiatique, d'autres ont un choléra plus bénin ; une catégorie plus nombreuse a une diarrhée cholériforme ; enfin, un très grand nombre souffrent de désordres intestinaux, d'indigestions, de crampes légères. La proportion des décès au nombre des cas varie non seulement avec le plus ou moins de malignité de la maladie et avec les traitements suivis, mais avec le diagnostic ; les uns ne voulant admettre comme cholériques que les cas tout à fait graves, d'autres admettant dans leur statistique les cas les plus légers [1].

MM. Nicati et Rietsch :

Rappelons qu'il existe des cas de choléra réduits à de simples diarrhées, mais qui n'en sont pas moins dangereux au point de vue de la propagation [2].

M. Proust précise encore mieux la même manière de voir :

Le poison cholérique affecte plus ou moins profondément l'économie et la maladie se présente sous plusieurs formes. La *diarrhée cholérique,* la *cholérine* et le *choléra proprement dit,* ne sont que des manifestations différentes de la même maladie. Ce ne sont que des degrés d'un même empoisonnement, la diarrhée cholérique en représentant la forme la plus atténuée et le choléra asphyxique en étant considéré comme l'expression la plus élevée.... C'est la même cause spécifique, et les propriétés toxiques des déjections sont les mêmes dans les trois cas. La diarrhée cholérique peut transmettre le choléra asphyxique, comme le choléra asphyxique peut engendrer la diarrhée cholérique ou la cholérine. [3]

Voilà qui est bien catégorique et s'applique exactement à l'épidémie de Tréboul. Pour citer un autre exemple pris dans le Finistère même, voici ce que dit le Dr Hébert dans son rapport sur Audierne, à propos du quartier de la Montagne :

Pendant la durée de l'épidémie j'y ai été appelé à soigner 12 cholériques tous sérieusement atteints, et, malgré la gravité des cas, je n'ai perdu qu'un seul malade.

Récemment, M. Lustig publiait les résultats de ses recherches sur les cas observés par lui à Trieste pendant l'épidémie de 1884-85. Dans 170 cas de choléra confirmé, il a toujours trouvé le bacille du choléra ; il l'a encore trouvé dans 20 cas qualifiés de diarrhée prémonitoire et dans 60 cas qualifiés choléra très léger. La diarrhée prémonitoire et le choléra très léger sont donc bien les premières phases du choléra proprement dit. Pour la contre-épreuve,

[1] FARR. *Vital statistics,* p. 250.
[2] NICATI et RIETSCH. *Recherches sur le choléra,* p. 158.
[3] PROUST. *Traité d'hygiène,* p. 920.

M. Lustig a cherché le bacille dans les selles d'infirmiers en bonne santé ayant soigné des cholériques ; mais, là, il ne l'a point trouvé[1].

Ainsi on a compté à Tréboul, en moins de trente jours, 51 malades qui, sauf un ou deux, ont été visités par l'un, au moins, des trois médecins qui se trouvaient alors à Tréboul, MM. Bizien, Nicolas et l'Helgouach, sans compter le Dr Charrin qui y a passé plusieurs jours.

Sur ces 51 malades, 10 sont morts du choléra, sans qu'aucun des médecins susnommés ait contesté le fait, et une dizaine d'autres en ont été gravement atteints, ainsi que l'a constaté le Dr l'Helgouach dans les notes qu'il adressait au directeur de la santé, à Brest.

Vingt cas authentiques de choléra, en huit jours, dans une bourgade d'une centaine de maisons, n'est-ce pas suffisant pour constituer une épidémie? Si ce n'est pas suffisant, à quel chiffre commence une épidémie? Mais nous ne pouvons pas négliger les 31 cas légers qui se sont produits et qui ont servi à nier l'épidémie elle-même, tandis qu'ils prouvent, non seulement combien l'épidémie a menacé de s'étendre, mais encore et surtout l'efficacité des mesures prises par l'administration.

Il reste donc, défalcation faite des morts et des cas graves, une trentaine de malades dont le cas a pu être qualifié de « léger », probablement par suite des soins qui leur ont été prodigués dès le début de la maladie. Si la lutte vigoureusement menée contre une épidémie ne devait pas aboutir à un tel résultat, ce ne serait vraiment pas la peine de lutter. Et rien ne serait mieux fait pour décourager les meilleures volontés que de tirer argument des résultats obtenus pour dire : décidément nous n'avions pas affaire au choléra.

On comprend l'intérêt qu'avaient les gens d'Audierne à alléger leur responsabilité et à soutenir que les pêcheurs partis malades d'Audierne n'avaient que des dérangements d'entrailles causés par le mauvais temps et une nourriture insuffisante. Comme si les intempéries et les privations n'étaient pas le lot ordinaire de l'existence de ces pauvres et durs marins !

Le pays a été certainement exposé à un grand danger. De Tréboul le choléra pouvait facilement gagner Douarnenez et de là tout le Finistère ; pour aller de Tréboul à Douarnenez il n'avait qu'un pont à franchir ; et il aurait trouvé dans cette dernière ville un milieu des plus favorables à sa propagation. Les gens d'Audierne

---

[1] Lustig. Zeitschrift f. Hygien, III, p. 146.

savaient cela, et pendant quelques jours ils se sont frappé la poitrine en coupables repentants. Puis, lorsqu'ils ont vu que l'épidémie ne prenait pas d'extension, qu'elle était étouffée à Tréboul même, ils ont repris confiance et ont nié l'existence même du danger. Les faits contredisent leurs tardives dénégations.

En résumé, le peu d'expansion de cette épidémie, le peu de temps qu'elle a duré, les atténuations de toutes sortes qui s'y sont produites, paraissent constituer un sérieux succès pratique pour les instructions contre le choléra publiées par le comité d'hygiène de France et un grand encouragement à exécuter rigoureusement ces instructions dès la première apparition du fléau et, pour chaque cas individuel, dès les premiers symptômes du mal.

Ce succès est dû à la visite qu'ont faite dans le Finistère MM. les Drs Proust et Charrin, cette visite où ils ont si utilement enseigné les mesures à prendre à ceux qui devaient être bientôt appelés à en faire l'application à Tréboul. Il est dû ensuite au personnel dont j'ai parlé, qui s'est installé à Tréboul dès le début, a soigné tous les malades, désinfecté tous les objets souillés, toutes les maisons contaminées et n'a quitté son poste que lorsque la dernière apparence du mal avait disparu.

TRÉBOUL. — I. TABLEAU D[ES] [MA]LADES DÉCÉDÉS ET GUÉRIS.
Premièr[e] [a]tteinte.

N° d'ordre	N° du tableau général des décès.	DATE du commencement de la MALADIE.	DATE du DÉCÈS.	PROFESSION.	SEXE.	AGE.	DOMICILE.	SITUATION de fortune et de santé.	ÉTAT CIVIL et HABITUDES.	RENSEIGNEMENTS SUR L'ORIGINE et le cours DE LA MALADIE.
1	482	10 déc. 1885.	13 déc. 1885.	Sardinière.	Fém.	31	Kérigny.	Misérable. Faible constitution.	Fille-mère. Ivrognesse. Mœurs mauvaises.	A passé deux nuits au quartier de Stanceou, à Douarnenez, où sévissait l'épidémie, avec des marins malades.
2	517	15 —	20 déc. 1885.	Journalier.	Masc.	44	Kérigny.	Misérable. Faiblesse générale.	Veuf avec trois enfants. Sobre.	Voisin de la précédente qu'il a visitée pendant sa maladie.
3	»	18 —	Guéri.	»	Masc.	6	Tréboul.	Bonne constitution.	»	Pas de renseignements. — La maladie a duré huit jours. Le cas n'était pas fort grave.
4	601	6 janv. 1886.	8 janv. 1886.	»	Masc.	4	Kérigny.	Parents à l'aise. Bonne constitution.	»	Pas de renseignements.
5	»	8 —	Guéri.	Marin-pêcheur.	Masc.	41	Kérigny.	A l'aise. Bonne constitution.	Père de quatre enfants. Sobre.	Pas de renseignements. — Cas très grave. Sauvé à force de soins après six semaines de maladie.
6	627	8 —	15 janv. 1886.	»	Fém.	2	Kérigny.	Parents à l'aise. Bonne constitution.	Fille du n° 5 ci-dessus.	Tombée malade le même jour que son père.
7	613	11 —	12 janv. 1886.	»	Fém.	11	Kérigny.	Parents à l'aise. Bonne constitution.	»	Pas de renseignements. — Mort en quelques heures.
8	»	12 —	Guérie.	»	Fém.	16	Kérigay.	Parents à l'aise. Forte constitution.	Fille du n° 5 et sœur du n° 6.	Soignait son père et sa sœur depuis quatre jours lorsqu'elle a été elle-même atteinte. Rétablie au bout de six jours.
9	»	15 —	Guéri.	Terrassier.	Masc.	32	Tréboul.	Pauvre. Bonne constitution.	Marié. Sans enfant. Ivrogne.	Travaillait à la grève de Tréfentec lorsque plusieurs cas de choléra se sont produits parmi les ouvriers du chantier. Congédié, est rentré chez lui malade. — Cas grave, guéri au bout de neuf jours.
10	»	24 fév. 1886	Guéri.	Marin-pêcheur.	Masc.	41	Tréboul.	A l'aise. Bonne constitution.	Marié. Un enfant. Ivrogne.	Pas de renseignements. — Cas peu grave; huit jours de maladie.
11	»	8 mars 1886	Guérie.	Ménagère.	Fém.	53	Kermabon.	Misérable. Bonne constitution.	Mariée. Deux enfants. Ivrognesse.	Prise de diarrhée et vomissements après deux jours d'excès de boissons. Dix jours de maladie.
12	713	9 —	9 mars 1886.	Pêcheur.	Masc.	34	Tréboul.	Misérable. Faible constitution.	Veuf. Un enfant. Ivrogne.	Habitait Poul-David où sa femme venait de mourir. S'est réfugié chez sa mère à Tréboul. Mort en arrivant. — Cas foudroyant.

TRÉBOUL. — I. TABLEAU DE MALADES DÉCÉDÉS ET GUÉRIS.
Deuxièm atteinte (Suite).

N° D'ORDRE.	N° d'ordre du tableau général des décès.	DATE du commencement de la MALADIE.	DATE du DÉCÈS.	PROFESSION.	SEXE.	AGE.	DOMICILE.	SITUATION de fortune ET DE SANTÉ.	ÉTAT CIVIL et HABITUDES.	RENSEIGNEMENTS SUR L'ORIGINE et le cours DE LA MALADIE.
1	2	3	4	5	6	7	8	9	10	11
1	»	16 mars 1886.	Guéri.	Marin-pêcheur.	Masc.	37	Tréboul.	Bonne constitution. Pauvre.	Marié. Un enfant. Habitudes d'intempérance.	Parti de Tréboul le 13 mars pour se rendre à Audierne. A logé, ainsi que son équipage, dans une maison où deux décès cholériques avaient eu lieu pendant l'épidémie d'Audierne et qui n'avait pas été désinfectée. Le 16 mars, trois jours après son arrivée, il était pris de diarrhée. Son patron, voyant que son état empirait, l'engagea à partir pour Tréboul où il arriva le lendemain à 6 heures du soir. Soigné par le Dr Nicolas, il guérit au bout de quelques jours de traitement énergique. La literie fut détruite et la maison désinfectée. Soigné à domicile.
2	718	22 —	24 mars 1886.	Pêcheur.	Masc.	53	Toubalan.	Pauvre. Bonne constitution.	Marié. Cinq enfants. Sobre.	Est revenu d'Audierne, malade, le 22 mars. Le Dr Hazen, appelé le lendemain à lui donner des soins, a constaté les symptômes suivants : selles blanches, crampes, aphonie complète, suppression des urines, refroidissement et perte d'élasticité de la peau. Les vomissements, nombreux et blancs la nuit précédente, avaient cessé. Le docteur a diagnostiqué le choléra. Mort le 24 mars, à midi. La literie a été brûlée, la maison désinfectée, ses alentours arrosés d'une solution de chlorure de chaux. Soigné à domicile.
3	»	22 —	Guéri.	Marin-pêcheur.	Masc.	27	Tréboul.	À l'aise. Bonne constitution.	Marié. Sans enfant. Sobre.	Est revenu d'Audierne, malade, le 22 mars. Le Dr Nicolas a constaté tous les symptômes du choléra : selles et vomissements blancs, crampes, suppression des urines, algidité. Resté plusieurs jours très gravement malade. On avait perdu l'espoir de le sauver. Soigné à domicile.
4	»	24 —	Guéri.	Marin-pêcheur.	Masc.	15	Trébouléot.	Pauvre. Bonne constitution.	»	Est revenu d'Audierne malade. Il était tellement affaibli par la diarrhée, depuis deux jours, qu'en descendant de voiture il a fallu le soutenir pour le ramener chez lui. Le Dr Nicolas a constaté la diarrhée, les vomissements et des crampes légères. A guéri au bout de quatre jours. Sa maison et ses effets ont été désinfectés. Soigné à domicile.
5	»	24 —	Guéri.	Marin-pêcheur.	Masc.	30	Tréboul.	Pauvre. Bonne constitution.	Marié. Sobre.	Est revenu d'Audierne malade. Faisait partie du même équipage que le n° 1. Le Dr Nicolas a constaté tous les symptômes du choléra, diarrhée, vomissements, crampes. Est resté trois jours entre la vie et la mort. On l'a sauvé, contre toute espérance. Soigné à domicile.

TRÉBOUL. — I. TABLEAU DES MALADES DÉCÉDÉS ET GUÉRIS.
Deuxième atteinte (Suite).

N° d'ordre.	N° d'ordre du tableau général des décès.	DATE du commencement de la MALADIE.	DATE du DÉCÈS.	PROFESSION.	SEXE.	AGE	DOMICILE	SITUATION de fortune ET DE SANTÉ.	ÉTAT CIVIL et HABITUDES.	RENSEIGNEMENTS SUR L'ORIGINE et le cours DE LA MALADIE.
1	2	3	4	5	6	7	8	9	10	11
6	»	24 mars 1886.	Guéri.	Marin-pêcheur.	Masc.	45	Carpont.	Pauvre. Mauvaise constitution	Marié. Cinq enfants. Sobre.	Est revenu d'Audierne, atteint de diarrhée. Son cas n'a pas été grave. Il s'est administré lui-même une décoction de tan. Il avait repris son travail avant d'avoir été visité par un médecin. Soigné à domicile.
7	»	25 —	Guéri.	Marin-pêcheur.	Masc.	47	Carpont.	Pauvre. Faible constitution.	Marié. Quatre enfants. Intempérant.	Est revenu d'Audierne, malade. Faisait partie du même équipage que les n° 1 et 5. Le Dr Nicolas a constaté tous les symptômes du choléra: selles blanches, vomissements, crampes, suppression des urines, perte d'élasticité de la peau, etc. Transporté sous la tente il n'en est sorti que le 8 avril et est resté encore très faible plus de quinze jours.
8	»	25 —	Guéri.	Marin-pêcheur.	Masc.	41	Kérigny.	Pauvre. Bonne constitution.	Marié. Plusieurs enfants. Sobre.	Est revenu d'Audierne, malade, le 25 mars, atteint de diarrhée depuis vingt-quatre heures. A été soigné par le Dr Bizien et complètement remis après trois jours de traitement. Soigné à domicile.
9	»	26 —	Guéri.	Marin-pêcheur.	Masc.	35	Tréboul.	A l'aise. Bonne constitution.	Marié. Trois enfants. Sobre.	Est revenu d'Audierne, malade, le 26 mars. Quatre hommes de son équipage (n° 10, 11, 12 et 13) étaient malades comme lui. Le Dr Nicolas a constaté une forte diarrhée et des envies de vomir. S'est rétabli au bout de quelques jours. La maison et les effets à usage ont été désinfectés. Soigné à domicile.
10	»	26 —	Guéri.	Marin-pêcheur.	Masc.	24	Kérigny.	Pauvre. Bonne constitution.	Célibataire. Sobre.	Est revenu d'Audierne, malade, sur le même bateau que le n° 9. Le Dr Bizien a constaté tous les symptômes du choléra. Rétabli après quelques jours. Maison et effets à usage désinfectés. Soigné à domicile.
11	»	26 —	Guéri.	Marin-pêcheur.	Masc.	24	Listrouarc.	A l'aise. Bonne constitution.	Célibataire. Sobre.	Est revenu d'Audierne, malade, dans le même bateau que les n° 9 et 10. En débarquant, il était déjà atteint de forte cholérine. Ne s'est rétabli qu'après plusieurs jours de traitement. Maison et effets désinfectés. Soigné à domicile.
12	»	26 —	Guéri.	Marin-pêcheur.	Masc.	16	Listrouarc.	A l'aise. Bonne constitution.	Sobre.	Est revenu d'Audierne, malade, dans le même bateau que les n° 9, 10 et 11. Le n° 11 est son frère. Forte cholérine, quatre jours de traitement. Soigné à domicile.

TRÉBOUL. — I. TABLEAU DES MALADES DÉCÉDÉS ET GUÉRIS.
Deuxième atteinte (Suite).

N° d'ordre.	N° d'ordre du tableau général des décès.	DATE du commencement de la MALADIE.	DATE du DÉCÈS.	PROFESSION.	SEXE.	AGE.	DOMICILE.	SITUATION de fortune ET DE SANTÉ.	ÉTAT CIVIL et HABITUDES.	RENSEIGNEMENTS SUR L'ORIGINE et le cours DE LA MALADIE.
1	2	3	4	5	6	7	8	9	10	11
13	»	26 mars 1880.	Guéri.	Marin-pêcheur.	Masc.	48	Tréboulcer.	Pauvre. Bonne constitution.	Marié. Intempérant.	Est revenu d'Audierne, malade. Même bateau que les n° 9, 10, 11 et 12. Forte diarrhée qui a passé après plusieurs jours de traitement. Soigné a domicile.
14	»	28 —	Guéri.	Marin-pêcheur.	Masc.	37	Tréboul.	A l'aise. Bonne constitution.	Marié. Trois enfants. Sobre.	Est rentré d'Audierne, malade. Diarrhée, vomissements, crampes. Entré en convalescence après quatre jours de traitement; a été cependant assez long à se rétablir. Soigné à domicile.
15	»	28 —	Guéri.	Marin-pêcheur.	Masc.	34	Tréboulcer.	Pauvre. Bonne constitution.	Marié. Deux enfants. Sobre.	Revenu d'Audierne, malade, le 26 mars. A eu tout de suite diarrhée, vomissements et crampes. Sa maladie a été longue. Pendant sa convalescence il se plaignait toujours des jambes, surtout lorsqu'il s'agissait de monter ou de descendre. Soigné à domicile.
16	»	27 —	Guéri.	Marin-pêcheur.	Masc.	28	Tréboul.	A l'aise. Bonne constitution.	Célibataire. Sobre.	Revenu d'Audierne, malade, le 27 mars. Avait la diarrhée depuis deux jours; était tellement affaibli qu'il ne pouvait plus se soutenir. Huit jours de convalescence. Fils de l'adjoint au maire. Soigné à domicile.
17	»	27 —	Guéri.	Marin-pêcheur.	Masc.	15	Tréboul.	Pauvre. Forte constitution.	Sobre.	Revenu d'Audierne, malade, le 27 mars. Cas léger. Forte diarrhée. Les soins l'ont remis sur pied au bout de cinq ou six jours. Il est reparti pour Audierne. Soigné à domicile.
18	»	27 —	Guéri.	Marin-pêcheur.	Masc.	40	Croas-men.	Pauvre. Bonne constitution.	Marié. Deux enfants. Sobre.	Revenu d'Audierne, malade, le 27 mars. Diarrhée, vomissements. État bilieux. La maladie a été longue et il est resté longtemps en convalescence. Soigné à domicile.
19	»	27 —	Guéri.	Marin-pêcheur.	Masc.	36	Tréboul.	Misérable. Forte constitution.	Marié. Cinq enfants. Intempérant.	Revenu d'Audierne, malade, le 27 mars. Le cas paraissait léger, mais par suite de l'imprudence du malade qui a bu beaucoup d'eau, la maladie s'est aggravée; tous les symptômes se sont accusés: vomissements, crampes, suppression des urines, etc. Le docteur l'a fait transporter sous la tente et, grâce a un traitement énergique, on l'a sauvé.
20	»	27 —	Guéri.	Marin-pêcheur.	Masc.	18	Tréboul.	A l'aise. Forte constitution.	Célibataire. Sobre.	Revenu d'Audierne, malade, le 27 mars. Atteint de diarrhée depuis trois jours. S'est fait soigner aussitôt son arrivée; guéri après quatre jours de traitement. Soigné à domicile.

TRÉBOUL. — I, TABLEAU DES MALADES DÉCÉDÉS ET GUÉRIS.
Deuxième atteinte (Suite).

N° d'ordre du tableau général des décès.	DATE du commencement de la MALADIE.	DATE du DÉCÈS.	PROFESSION.	SEXE.	AGE.	DOMICILE.	SITUATION de fortune ET DE SANTÉ.	ÉTAT CIVIL et HABITUDES.	RENSEIGNEMENTS SUR L'ORIGINE et le cours DE LA MALADIE.
	3	4	5	6	7	8	9	10	11
»	27 mars 1886.	Guéri.	Marin-pêcheur.	Masc.	40	Tréboulcar.	Pauvre. Forte constitution.	Intempérant. Célibataire.	Revenu d'Audierne, malade, le 27 mars. Faisait partie du même bateau que le n° 16. Après deux jours de diarrhée et un bon traitement, il s'est remis. Soigné à domicile.
721	27 —	30 mars 1886.	Pêcheur.	Masc.	42	Listrouara.	À l'aise. Faible constitution.	Marié. Deux enfants. Ivrogne.	Revenu d'Audierne, malade, le 27 mars. Le Dr Hizien trouva le cas grave et constata: selles blanches, vomissements, suppression des urines, perte d'élasticité de la peau, algidité. Cet homme, malgré la vigilance des agents, était très mal soigné par sa femme qui n'osait pas toucher le chlore. Pour dissiper ses craintes, le chef de cabinet du préfet et l'instituteur se lavèrent devant elle le visage avec une dissolution de chlore. «Il est malheureux, dit l'instituteur, M. Nicolas, que cet homme n'ait pas été transporté sous la tente, car on aurait pu le sauver.» Soigné à domicile.
»	27 —	Guéri.	Marin.	Masc.	34	Trébol.	Pauvre. Bonne constitution.	Célibataire. Sobre.	Revenu d'Audierne, le 27 mars. Soigné par le Dr Nicolas, il s'est rétabli après trois jours de traitement. Soigné à domicile.
»	27 —	Guéri.	Marin-pêcheur.	Masc.	16	Kermabon.	À l'aise. Bonne constitution.	Sobre.	Revenu d'Audierne, malade, le 27 mars. Faisait partie du même bateau que le n° 22. Soigné par le Dr Hizien. Forte cholérine. S'est rétabli après deux jours de traitement. Soigné à domicile.
726	27 —	6 avril 1886.	»	Masc.	13	Trébol.	Pauvre. Bonne constitution.	Bonne conduite.	Revenu d'Audierne, malade. Faisait partie du même bateau que les n°s 1, 5 et 7. Avait logé comme eux, à Audierne, dans la maison où étaient morts deux cholériques. D'abord soigné chez lui par le Dr Nicolas, il a été transporté sous la tente, lorsque son état s'est aggravé.
»	28 —	Guéri.	Marin-pêcheur.	Masc.	31	Tréboulcar.	Pauvre. Forte constitution.	Célibataire. Sobre.	Revenu d'Audierne, malade, refusait de se soigner. Est allé encore en mer dans la nuit du 27 au 28 mars, mais est rentré avec tous les symptômes du choléra. Cas grave. Soigné par le Dr Nicolas, il s'est rétabli après quelques jours. Longue convalescence avec faiblesse des jambes. Soigné à domicile.
»	28 —	Guéri.	Marin-pêcheur.	Masc.	39	Kermabon.	Pauvre. Forte constitution.	Marié. Sobre.	Revenu d'Audierne, malade, par le même bateau que les n°s 22 et 24. Soigné par le Dr Hizien, il s'est remis après quelques jours de traitement. Maison et linge désinfectés. Soigné à domicile.

TRÉBOUL. — I. TABLEAU DES MALADES DÉCÉDÉS ET GUÉRIS.

Deuxième atteinte (Suite).

N° D'ORDRE.	N° D'ORDRE au tableau général des décès.	DATE du commencement de la MALADIE.	DATE du DÉCÈS.	PROFESSION.	SEXE.	AGE.	DOMICILE.	SITUATION de fortune ET DE SANTÉ.	ÉTAT CIVIL et HABITUDES.	RENSEIGNEMENTS SUR L'ORIGINE et le cours DE LA MALADIE.
1	2	3	4	5	6	7	8	9	10	11
28	»	28 mars 1886.	Guéri.	Marin-pêcheur.	Masc.	15	Tréboul.	À l'aise. Bonne constitution.	Bonne conduite.	Revenu d'Audierne, malade, le 28 mars. Guéri après un traitement de cinq ou six jours. Soigné à domicile.
29	»	28 —	Guéri.	Marin-pêcheur.	Masc.	33	Tréboulœu.	Pauvre. Forte constitution.	Marié. Sobre.	Revenu d'Audierne, malade, le 28 mars. S'est rétabli en quelques jours. Soigné à domicile.
30	»	28 —	Guéri.	Marin-pêcheur.	Masc.	43	Tréboulœu.	Pauvre. Forte constitution.	Marié. Sobre.	Revenu d'Audierne, malade, le 28 mars. Le Dr Nicolas constata selles blanches, vomissements, crampes, suppression des urines, algidité. Soigné très attentivement, il s'est rétabli au bout de quelques jours. Longue convalescence. Soigné à domicile.
31	»	28 —	Guéri.	Marin-pêcheur.	Masc.	18	Tréboul.	Pauvre. Bonne constitution.	Célibataire. Sobre.	Revenu d'Audierne, malade, le 28 mars. Le Dr Hébert qui l'a vu au moment de son départ d'Audierne a déclaré que ce malade présentait tous les symptômes qu'il a constatés sur ceux qui ont été foudroyés à Audierne par l'épidémie. Transporté directement sous la tente, il y a été soigné d'abord par le Dr Nicolas, puis par le Dr l'Helgouach, médecin de la marine, qui tous deux ont constaté les symptômes du choléra.
32	»	28 —	Guéri.	Marin-pêcheur.	Masc.	38	Tréboul.	Pauvre. Faible constitution.	Marié. Sobre.	Revenu d'Audierne, malade, le 28 mars. Il souffrait depuis deux jours de coliques et de diarrhée. Après quelques jours de traitement, il s'est complètement rétabli. Soigné à domicile.
33	722	29 —	30 mars 1886.	Pêcheur.	Masc.	44	Tréboul.	Pauvre. Faiblesse générale. Diarrhée chronique.	Marié. Trois enfants. Sobre.	État de faible constitution et ne pouvait plus se livrer à la pêche. Il avait demandé à être employé à l'ambulance, à titre d'infirmier, et dès que les premiers malades furent transportés sous la tente, il alla les voir. Pris immédiatement de diarrhée, de vomissements et de crampes. Le Dr Bizien constatait tous les symptômes du choléra et faisait transporter le malade sous la tente. Il y est mort après vingt-deux heures de maladie. Sa maison a été désinfectée, mais pas assez rapidement pour empêcher sa fille (n° 39) de se trouver en contact avec les déjections.
34	»	29 —	Guéri.	Marin-pêcheur.	Masc.	35	Kériguy.	À l'aise. Bonne constitution.	Célibataire. Sobre.	Revenu d'Audierne, malade, le 29 mars. Tous les symptômes du choléra : vomissements, selles blanches, crampes. Il a été transporté sous la tente, son état paraissant grave. C'est pendant la désinfection de sa maison que le feu, ayant pris dans la chambre à désinfecter, s'est éteint faute d'air, ce qui prouve avec quel soin l'opération était faite.

TRÉBOUL. — 1. TABLEAU DE MALADES DÉCÉDÉS ET GUÉRIS.
Deuxième atteinte (Suite).

N° D'ORDRE.	N° D'ORDRE du tableau général des décès.	DATE du commencement de la MALADIE.	DATE du DÉCÈS.	PROFESSION.	SEXE.	AGE.	DOMICILE	SITUATION de fortune ET DE SANTÉ.	ÉTAT CIVIL et HABITUDES.	RENSEIGNEMENTS SUR L'ORIGINE et le cours DE LA MALADIE.
1	2	3	4	5	6	7	8	9	10	11
35	»	29 mars 1886.	Guéri.	Marin-pêcheur.	Masc.	14	Tréboul.	Pauvre. Bonne constitution.	Bonne conduite.	Revenu d'Audierne, malade, le 29 mars, il s'est contenté, quoique ayant la diarrhée depuis deux jours, de prendre du café et du cognac; après quoi, il est allé se promener sur la grève. Aussitôt, les symptômes les plus graves se sont déclarés: selles, vomissements. Lorsqu'il est rentré chez lui, il était complètement froid. Le Dr Bizien l'a fait transporter sous la tente. Malgré la gravité de son cas, il s'est rétabli au bout de quelques jours.
36	»	29 —	Guéri.	Marin-pêcheur.	Masc.	28	Tréboul.	A l'aise. Forte constitution.	Marié. Sobre.	Revenu d'Audierne, malade, le 29 mars. Trois jours de fortes diarrhées. Soigné par le Dr Bizien, il s'est rétabli après quelques jours de traitement. Soigné à domicile.
37	»	29 —	Guéri.	Marin-pêcheur.	Masc.	29	Trébouleou	Pauvre. Bonne constitution.	Sobre. Marié.	Revenu d'Audierne, malade, le 29 mars. Cas léger, quoique cholérine très nette. Soigné par le Dr Nicolas, il s'est rétabli en quatre jours. Soigné à domicile.
38	727	30 —	9 avril 1886.	Pêcheur.	Masc.	46	Tréboul.	Misérable. Faiblesse générale.	Marié. Trois enfants. Habitudes d'intempérance.	Il habitait la maison voisine de celle du n° 33. Pris de diarrhée et de vomissements le lendemain du transport de son voisin sous la tente, il y fut lui-même transporté et soigné par le Dr l'Helgouach. Tous les symptômes du choléra. Mais c'est surtout à son état d'adynamie qu'il doit d'être mort. Avant de s'alier, il avait vomi près d'un puits, ce qui amena le maire à interdire l'usage de tous les puits.
39	723	30 —	31 mars 1886.	»	Fém.	2	Tréboul.	Faible constitution.	Fille du n° 33.	La veuve du n° 33 et ses trois enfants quittèrent la maison pendant qu'on la désinfectait. Mais un des enfants, une fillette de deux ans, tomba malade aussitôt et le Dr Bizien la fit transporter sous la tente. Elle y mourut le lendemain. Elle avait touché aux déjections de son père.
40	v	30 —	Guéri.	Marin-pêcheur.	Masc.	35	Kérigny.	Pauvre. Bonne constitution.	Sobre. Célibataire.	Revenu d'Audierne, malade, le 30 mars. Cas léger. Il n'a souffert que de la diarrhée. Rétabli au bout de quatre jours. Soigné à domicile.
41	»	30 —	Guéri.	Marin-pêcheur.	Masc.	30	Kérigny.	Pauvre. Bonne constitution.	Sobre. Célibataire.	Revenu d'Audierne, malade, le 30 mars, par le même bateau que le n° 40. Comme lui, n'a eu que de la diarrhée et s'est rétabli au bout de trois ou quatre jours. Soigné à domicile.

TRÉBOUL. — I. TABLEAU DE MALADES DÉCÉDÉS ET GUÉRIS.
Deuxième atteinte (Suite).

N° D'ORDRE.	N° D'ORDRE du tableau général des décès.	DATE du commencement de la MALADIE.	DATE du DÉCÈS.	PROFESSION.	SEXE.	AGE.	DOMICILE.	SITUATION de fortune ET DE SANTÉ.	ÉTAT CIVIL et HABITUDES.	RENSEIGNEMENTS SUR L'ORIGINE et le cours DE LA MALADIE.
1	2	3		4	5	6	7	8	9	10	11
42	»	31 mars 1886.	Guéri.	Marin-pêcheur.	Masc.	13	Tréboul.	Pauvre. Bonne constitution.	Sobre.	Revenu d'Audierne, malade, le 31 mars so père, qui se trouvait aussi à Audierne l'ava renvoyé à Tréboul pour l'y faire soigner. Ré tabli au bout de quatre ou cinq jours et répa il pour Audierne. Soigné à domicile.
43	»	1er avril 1886.	Guéri.	Marin-pêcheur.	Masc.	44	Tréboulos.	A l'aise. Forte constitution.	Marié. Trois enfants. Sobre.	Revenu d'Audierne, malade, le 1er avril. Fa sait partie du même bateau que le n° 26. Cho léger. Après deux jours de diarrhée, il s'e rétabli. Soigné à domicile.
44	724	1er —	2 avril 1886.	»	Masc.	8	Tréboul.	Famille pauvre. Faible constitution.	»	Habitait une maison contiguë à celle d n° 83. Bien portant, il est allé jouer à la grè le 1er avril et s'est mouillé les pieds. A mid il avait déjà de la diarrhée. A 6 heures d soir, selles blanches et vomissements. A 9 heure et demie, le Dr l'Helgouach diagnostiquai choléra et faisait transporter l'enfant sous tente. Le lendemain matin, à 10 heures demie, l'enfant était mort.
45	»	2 —	Guéri.	»	Masc.	5	Tréboul.	Famille pauvre. fionne constitution.	»	Dès les premiers moments de la maladie, le Dr Ilizien et l'Helgouach reconnurent les symp tômes du choléra: selles et vomissement blancs, crampes, refroidissement complet. I voulurent faire transporter l'enfant sous tente, mais la mère s'y opposa formellement Resté deux ou trois jours entre la vie e la mort, l'enfant s'est rétabli. Soigné à do micile.
46	725	5 —	5 avril 1886.	Boîtier-soudeur.	Masc.	33	Tréboulos.	Pauvre. Bonne constitution.	Ivrogne. Marié.	Demeurait dans la même maison que le n° 30 il n'y avait qu'un palier de 1 m. 40 séparai les deux ménages, et pendant la maladie d n° 30, son voisin lui avait rendu visite plusieu fois. Il avait des habitudes d'intempérance, depuis plusieurs jours il était sous l'influenc de la boisson. Il était allé au cimetière avait creusé la fosse. A 2 heures, il éta couché dans l'herbe, bien portant. Il but, di on, de l'eau à un ruisseau et fut pris aussitô de coliques. A 2 heures et demie, le Dr l'He gouach constatait les symptômes du choléra Cet homme était de très forte constitution il a été foudroyé. Il est mort à minuit, aprè neuf heures de maladie. Soigné à domicile.
47	»	8 —	Guéri.	Marin-pêcheur.	Masc.	27	Tréboul.	Forte constitution.	Marié. Un enfant. Intempérant.	Revenu d'Audierne, malade, le 8 avril, ave diarrhées et douleurs dans les jambes. A caché d'abord son mal et s'est fait soigner pou rhumatisme. Mais les symptômes du choléra

TRÉBOUL. — I. TABLEAU DES
Deuxième

MALADES DÉCÉDÉS ET GUÉRIS.
atteinte (Fin).

N° d'ordre	N° femme du tableau général des décès	DATE du commencement de la MALADIE	DATE du décès	PROFESSION	SEXE	AGE	DOMICILE	SITUATION de fortune et de santé	ÉTAT CIVIL et HABITUDES	RENSEIGNEMENTS SUR L'ORIGINE et le cours DE LA MALADIE
	2	3	4	5	6	7	8	9	10	11
										se sont accentués après qu'il eut mangé du poisson et du pain. Energiquement soigné par les D'' l'Helgouach et Bizien, il s'est rétabli au bout de quelques jours. Soigné à domicile.
8	728	12 avril 1886.	12 avril 1886.	Meunière.	Fém.	67	Néis-Caoden	A l'aise. Bonne constitution.	Mariée. Plusieurs enfants.	Elle avait souvent visité le n° 22. Dans la journée du 11 elle avait fait de nombreuses libations. Dès le lendemain matin, le D' l'Helgouach diagnostiquait le choléra. Morte à 9 heures et demie du soir. Maison désinfectée. Soignée à domicile.
9	»	15 —	Guéri.	Marin-pêcheur.	Masc.	32	Tréboul.	A l'aise. Bonne constitution.	Marié. Quatre enfants. Sobre.	Revenu d'Audierne afin de soigner sa femme malade. A été pris de diarrhée après quelques jours de séjour à Tréboul. Cas léger. S'est rétabli en quelques jours. Soigné à domicile.
0	729	19 —	20 avril 1886.	Ménagère.	Fém.	24	Tréboul.	Bonne constitution.	Mariée. Un enfant.	Femme du n° 47. Avait couché auprès de son mari alors que celui-ci n'était pas complètement guéri. Le 17, le mari était sur pied; on négligea de désinfecter la maison. Deux jours après, le 19, la femme tombait malade à 1 heure de l'après-midi. Le D' Bizien constata les symptômes les plus actifs du choléra. Elle mourait le lendemain, après seize heures de maladie. Maison exactement désinfectée. Soignée à domicile.
1	»	20 —	Guéri.	Marin-pêcheur.	Masc.	55	Kérigny.	Pauvre. Bonne constitution.	Marié. Plusieurs enfants. Sobre.	Parti d'Audierne pour Tréboul, il s'est arrêté à Pont-Croix et a mangé chez un de ses amis. Jusque-là bien portant. Mais entre le bourg de Poullan et Poullan il a été pris de coliques. Arrivé chez lui, il s'est alité, et le lendemain le D' Bizien diagnostiquait le choléra. Il est entré en convalescence après quelques jours de traitement énergique, mais a mis beaucoup de temps à se rétablir. Soigné à domicile.

TRÉBOUL. — II. DÉCÈS ET GUÉRISONS.

1° Par sexe et par âge.

	SEXE MASCULIN.											TOTAUX du SEXE MASCULIN.	SEXE FÉMININ.											TOTAUX du SEXE FÉMININ.	TOTAUX GÉNÉRAUX.
	au-dessous de 2 ans.	de 2 à 5 ans inclus.	de 6 à 10 ans inclus.	de 11 à 15 ans inclus.	de 16 à 20 ans inclus.	de 21 à 30 ans inclus.	de 31 à 40 ans inclus.	de 41 à 50 ans inclus.	de 51 à 60 ans inclus.	de 61 à 70 ans inclus.	au-dessus de 70 ans.		au-dessous de 2 ans.	de 2 à 5 ans inclus.	de 6 à 10 ans inclus.	de 11 à 15 ans inclus.	de 16 à 20 ans inclus.	de 21 à 30 ans inclus.	de 31 à 40 ans inclus.	de 41 à 50 ans inclus.	de 51 à 60 ans inclus.	de 61 à 70 ans inclus.	au-dessus de 70 ans.		
	1	2	3	4	5	6	7	8	9	10	11	12	13	14	15	16	17	18	19	20	21	22	23	24	25
Décès........	»	1	1	1	»	»	2	4	1	»	»	10	»	2	»	1	»	1	1	»	»	1	»	6	16
Guérisons ...	»	1	1	5	4	9	16	8	1	»	»	45	»	»	»	»	1	»	»	»	1	»	»	2	47

2° Par état civil.

	SEXE MASCULIN.		SEXE FÉMININ.	
	Décès.	Guérisons.	Décès.	Guérisons.
	1	2	3	4
Enfants (0 à 15 ans)....	3	7	3	»
Célibataires.............	»	13	1	1
Mariés.................	5	25	2	1
Veufs..................	2	»	»	»
TOTAUX ...	10	45	6	2

3° Par professions.

	SEXE MASCULIN.			SEXE FÉMININ.	
	Décès.	Guérisons.		Décès.	Guérisons.
	1	2		3	4
Marins (au-dessous de 16 ans)	1	4	Ménagère.............	1	1
Marins.................	5	38	Fileuse..............	1	»
Journalier.............	1	»	Meunière.............	1	»
Terrassier.............	»	1			
Soudeur...............	1	»			

XXIV. — FOUESNANT.

ÉPIDÉMIES ANTÉRIEURES : (?)

SUPERFICIE : 3.215 hectares.

POPULATION : dénombrement de 1886 : totale, 2.543 (1881 : 2.225) ; agglomérée, 290.

Taux moyen, de 1882 à 1885, de l'excédent des naissances sur les décès : 21, 94 pour 1.000 habitants.

Taux moyen, de 1882 à 1885, de la mortalité : 22,02 pour 1.000 habitants [1].

Nombre des maisons : 451 ; des ménages, 471.

SPIRITUEUX : au cours d'une année (1885) la consommation du vin, par tête d'habitant, a été de 8 litres ; du cidre, de 46 litres ; de l'alcool, de 3 lit. 2.

ÉPIDÉMIE DE 1885-86.

POPULATION EXPOSÉE (village de Sainte-Anne) : 49 habitants se subdivisant ainsi :

1° Division par groupes d'âge et par sexe :

De 0 à 15 ans......	Garçons	11
	Filles........................	10
De 15 à 60 ans	Hommes...................	11
	Femmes...................	13
Au-dessus de 60 ans.	Hommes...................	1
	Femmes...................	3

2° Division par état civil (enfants jusqu'à 15 ans non compris) :

Célibataires........	Hommes...................	0
	Femmes...................	1
Mariés...........	Hommes...................	12
	Femmes...................	12
Veufs	Hommes...................	0
	Femmes...................	3

Les professions qui ont fourni des victimes au choléra se chiffraient comme suit au dénombrement de 1886 :

Hommes..........	Journaliers..................	5
	Maçon	1
Femmes	Journalières.................	3
	Cultivatrices.................	3

NOMBRE DES MAISONS EXPOSÉES : 10 ; des ménages, 10.

DURÉE DE L'ÉPIDÉMIE : du 26 décembre 1885 au 9 janvier 1886 [2].

[1] Voir p. 148 comment ces chiffres ont été obtenus.
[2] Voir les observations météoriques pour cette période à la planche 10, p. 144.

NOMBRE DES DÉCÈS : 3 (2 hommes, une femme).

PROPORTION : des décès cholériques, en 1885-86, au chiffre de la population exposée : (3 : 49) 61,22 p. 1.000.

Le premier cas, dans cette commune, est de la fin de décembre 1885. Un maçon du hameau de Sainte-Anne travaillait au bourg de Gouesnach, à huit kilomètres de son domicile, qu'il regagnait tous les soirs. Le jour de Noël, étant à Gouesnach, il se sentit souffrant et voulut rentrer. En route, il fut pris d'une faiblesse extrême, obligé de s'arrêter. Un voiturier le trouva sur le chemin et le transporta chez lui. Il y mourait le lendemain.

Onze jours après, le 6 janvier 1886, dans ce même hameau de Sainte-Anne, une femme B..., après une courte maladie, mourait du choléra. Son mari était pris et mourait le 9 janvier. Il ne semble pas que ces deux cas se rattachent à celui du maçon. Le mari et la femme avaient plutôt contracté la maladie à Concarneau, où ils allaient journellement faire le commerce des boissons. Ils étaient tous les deux alcooliques invétérés. Ils étaient cités dans le pays pour la saleté de leurs personnes et de leur maison.

Deux autres cas eurent lieu au même hameau de Sainte-Anne, tous deux suivis de guérisons.

Les malades sont morts ou ont guéri sans avoir reçu les soins d'un médecin. Lorsque le Dr Coffec, médecin des épidémies, arriva à Fouesnant, il n'y avait plus de malade. La veuve du maçon avait déménagé. La paille de son lit avait été brûlée ; mais la femme avait caché les draps et les avait lavés. Le Dr Coffec les découvrit et les fit brûler. Il fit brûler également les haillons et les draps du couple qui était mort et fit répandre du chlorure de chaux dans les deux maisons. Le choléra ne reparut point.

Bien que le bourg même de Fouesnant n'ait pas été atteint par l'épidémie, je crois devoir donner le rapport de l'agent-voyer cantonal qui expose la situation sanitaire de ce bourg.

Rapport de l'agent voyer cantonal.

Le bourg de Fouesnant, qui compte 380 habitants, est situé à 56 mètres au-dessus du niveau de la mer, dont il est distant de deux kilomètres à vol d'oiseau. C'est la seule agglomération de la commune comportant plus de vingt feux.

Avant 1883, les habitants du bourg se servaient, pour leur alimentation, d'un puits et d'une fontaine situés dans le bourg même. Le puits dit du Peuquer possède une eau de bonne qualité, mais on est obligé de la puiser avec un seau que l'on élève au moyen d'un treuil, ce qui est incommode. Aussi, peu de personnes s'en servent-elles.

La fontaine Saint-Pierre, située derrière l'église, qui fournit l'eau pour le lavoir public, servait autrefois à l'alimentation de tout le bourg; mais on a reconnu que ses eaux étaient souillées. En effet, la provenance de ces eaux suffisait à expliquer leur mauvaise qualité: elles ont leur source sous le cimetière qui entoure l'église. En outre, ladite fontaine se trouvant en contre-bas des habitations, ses eaux se mélangeaient aux eaux de pluie qui étaient souillées elles-mêmes par toutes les immondices ramassées sur leur parcours.

C'est pour porter remède à cette situation dangereuse que la commune de Fouesnant a fait construire, en 1883, une fontaine sur la place du bourg. Les eaux de cette fontaine proviennent d'une source qui se trouve à environ 3 m.50 en contre-haut, à 200 mètres au sud du bourg.

Le terrain aux environs du bourg est perméable. A une profondeur de 6 ou 7 mètres on est presque certain de trouver de l'eau.

Les eaux de la source alimentant la fontaine publique ont été recueillies dans un réservoir construit sur le bord du chemin de grande communication n° 44. Ce réservoir, d'une profondeur de 4 mètres, est isolé de l'agglomération principale. Les eaux du réservoir sont amenées à la fontaine publique au moyen d'un tuyautage. Ces tuyaux sont en fonte et ont un diamètre intérieur de o m. o6. Jusqu'aujourd'hui aucune mesure n'a été prise pour l'entretien des dits tuyaux qui sont du reste en bon état. Il existe quelques tuyaux de rechange qui pourront servir pour les besoins futurs.

Il y a plus que suffisamment d'eau pour alimenter le bourg; la source est très abondante. Depuis longtemps le robinet ne fonctionne plus et l'eau coule jour et nuit.

Au bourg de Fouesnant, les vidanges des maisons sont déposées sur les fumiers. L'agriculture s'en sert comme engrais et les enlève au fur et à mesure des besoins.

Les matières fécales et les purins ne peuvent d'aucune façon souiller les eaux de la fontaine publique, ces dernières étant amenées dans des tuyaux. Le réservoir est recouvert de planches mobiles qui s'enlèvent à la main. Les eaux sont parfois puisées directement du réservoir au moyen d'un seau par les personnes habitant les environs qui en ont besoin, soit pour abreuver les chevaux, soit pour leur ménage et cela afin d'éviter d'aller jusqu'à la fontaine. Ces seaux sont souvent d'une propreté douteuse. En outre, les planches recouvrant l'orifice du réservoir s'enlèvent très facilement et les enfants s'amusent à y jeter des pierres, de la terre ou même des détritus qui se trouvent à leur portée. Pour remédier à ces inconvénients, il suffirait de rendre le plancher fixe et d'établir, dans un des côtés une porte qui se fermerait à clef.

Il existe près de la fontaine Saint-Pierre, dont se servaient autrefois les habitants du bourg, un lavoir public établi dans de bonnes conditions. Il y a deux bassins dont les eaux s'écoulent facilement; le nettoyage en est aisé; le terrain est en pente, de sorte que les eaux balaient et emportent avec elles tous les détritus qu'elles ont pu rencontrer. Du reste, ce lavoir est complètement en dehors de l'agglomération.

Un cantonnier balaie, le samedi de chaque semaine, le chemin traversant le bourg. Les boues et immondices sont enlevées le même jour et déposées en dehors du bourg. On nettoie également la petite place autour de la fontaine, ainsi que le bassin qui lui fait face et où fonctionnait autrefois un jet d'eau. Le robinet de la fontaine ne fonctionnant plus, les eaux coulent continuellement et se déversent à droite et à gauche; il en résulte que tout le pourtour de la fontaine est rempli de boue et que la douve du chemin du Cap Coz est continuellement remplie d'eau.

Le bassin de la fontaine sert à d'autres usages que ceux auxquels il est destiné; il est toujours encombré par des ustensiles de ménage et rempli de pierres, de boues et de détritus de toutes sortes apportés par les ménagères qui viennent y vider les poissons et laver tous leurs ustensiles. A cela il faut ajouter la divagation des porcs qui fouillent toute la place et se vautrent, non seulement dans la douve remplie d'eau, mais dans le bassin même. Il faudrait un entretien continuel pour tenir la place propre. En été, cette situation devient intolérable, car tous ces détritus et immondices qui se trouvent en dépôt dans le bassin exhalent une odeur infecte.

Les cours intérieures des maisons sont, en général très malpropres, car elles sont rarement nettoyées. Les ménagères y jettent des immondices qui séjournent pendant plus ou moins longtemps.

En résumé, le bourg de Fouesnant, en cas de choléra, se trouverait dans une situation présentant toutes les conditions requises pour éloigner le fléau. Quelques mesures, cependant, seraient à prendre :

1° Défendre de conduire ou de jeter sur la voie publique les eaux ménagères et résidus de la vie;

2° Défendre de laver et de nettoyer quoi que ce soit dans le bassin en face de la fontaine;

3° Exiger, pendant l'été surtout, le nettoiement des cours intérieures et, en cas de choléra, faire procéder à l'enlèvement des immondices et fumiers déposés près des habitations.

Une mesure d'hygiène serait encore à prendre et rendrait le bourg de Fouesnant beaucoup plus sain. Ce serait de transporter le cimetière en dehors du bourg. Actuellement, ce cimetière entoure l'église et borde le chemin de grande communication n° 44, le chemin vicinal ordinaire menant au Cap Coz et un chemin rural joignant les deux premiers. Il est à remarquer que le terrain compris entre ces trois voies est en contre-haut, d'une hauteur moyenne de 1 m. 50. Outre que la suppression du cimetière actuel doterait le bourg de Fouesnant d'une place publique dont elle a un pressant besoin, elle éloignerait un foyer de miasmes qui, en cas d'épidémie, pourrait contribuer à augmenter l'intensité du fléau.

Il faut retenir un fait de ce rapport; c'est que l'eau bue au bourg de Fouesnant est de l'eau de source amenée par des tuyaux de fonte, par conséquent à l'abri des infiltrations. C'est probablement à cette circonstance favorable que le bourg doit de n'avoir pas été atteint, bien que le choléra régnât tout près de là, dans la commune même, au hameau de Sainte-Anne.

TABLEAUX DES MALADES.

I. *Guéris.*

N⁰ˢ D'ORDRE 1	PROFESSION. 2	SEXE. 3	AGE. 4	DOMICILE. 5
1	Journalier................	m.	45	Sainte-Anne.
2	Cultivatrice	f.	40	—

II. *Décédés.*

N⁰ˢ D'ORDRE 1	N⁰ˢ D'ORDRE du tableau général des décès. 2	DATE DU DÉCÈS. 3	PRO-FESSION. 4	SEXE. 5	AGE. 6	ÉTAT CIVIL 7	DOMICILE. 8
1	544	26 déc. 1885.....	Maçon ...	m.	39	Marié	Sainte-Anne.
2	593	6 jan. 1886.....	Journalière	f.	37	Mariée....	—
3	605	9 —	Journalier.	m.	36	Veuf.....	—

XXV. — GUENGAT.

ÉPIDÉMIES ANTÉRIEURES (?)

SUPERFICIE : 2.270 hectares.

POPULATION : dénombrement de 1886 : totale, 1.395 (1881 : 1.228) ; agglomérée : 167.

Taux moyen, de 1882 à 1885, de l'excédent des naissances sur les décès : 22,13 pour 1.000 habitants.

Taux moyen, de 1882 à 1885, de la mortalité : 24,93 pour 1.000 habitants [1].

Nombre des maisons : 242 ; des ménages, 253.

SPIRITUEUX : au cours d'une année (1885) la consommation du vin, par tête d'habitant, a été de 6 litres ; du cidre de 8 litres ; de l'alcool, de 3 lit. 9.

ÉPIDÉMIE DE 1885-86.

POPULATION EXPOSÉE (le bourg et les villages de Crinquellic, Karneuf, la petite Boissière, Kernoal) : 280 habitants.

1° Division par groupes d'age et par sexe :

De 0 à 15 ans.....	Garçons.	62
	Filles	49
De 15 à 60 ans	Hommes.......................	75
	Femmes.......................	76
Au-dessus de 60 ans.	Hommes.......................	7
	Femmes.......................	11

2° Division par état civil (enfants jusqu'à 15 ans non compris) :

Célibataires	Hommes.......................	28
	Femmes.......................	36
Mariés	Hommes.......................	49
	Femmes.......................	49
Veufs	Hommes.......................	5
	Femmes.......................	2

Les professions qui ont fourni des victimes au choléra se chiffraient comme suit au dénombrement de 1886 :

Hommes..........	Cultivateurs....................	27
Femmes·..........	Ménagères	33
	Journalières....................	7
	Sans profession	15

NOMBRE DES MAISONS EXPOSÉES : 49 ; des ménages, 55.

DURÉE DE L'ÉPIDÉMIE : du 22 décembre 1885 au 11 février 1886 [2].

NOMBRE DES DÉCÈS : 5 (3 hommes, 2 femmes).

PROPORTION des décès cholériques, en 1885-86, au chiffre de la population exposée : (5 : 180) 27, 85 p. 1.000.

---

[1] Voir p. 148 comment ces chiffres ont été obtenus.

[2] Voir les observations météoriques pour cette période à la planche 10, p. 144.

Le premier cas de choléra signalé dans la commune de Guengat est du 22 décembre 1885. Une jeune femme qui avait assisté à un enterrement à Quimper en est revenue avec les symptômes du choléra, diarrhée et vomissements. Elle a guéri. A peine rétablie, elle est allée à Douarnenez assister encore à un enterrement. Elle est encore revenue avec une atteinte cholérique et encore elle a guéri. Ce cas paraît être resté sans succession.

Le 29 décembre, un cultivateur, homme de soixante-deux ans, revenait de Douarnenez. Il avait été soigner sa fille, atteinte par le choléra. Sa fille était morte. Il l'avait enterrée et il revenait, malade lui-même. Le 31 décembre il mourait.

A son enterrement assistait un ouvrier agricole qui fut si impressionné par cette mort qu'il résolut de quitter le pays. Il y était retenu par des engagements formels, mais la peur l'emporta. Il fit marché, le jour même de l'enterrement, avec un fermier du hameau de Karneuf qui était venu, lui aussi, assister à la cérémonie funèbre et qui consentit à le prendre à son service. Mais, il emportait le mal qu'il croyait fuir. Pendant quatre jours il ne ressentit aucun malaise. Le cinquième jour, les symptômes du choléra se déclarèrent. La maladie fut relativement assez longue. Il mourut le 19 janvier.

Sa mère était accourue de Guengat pour le soigner. Elle tombait malade le lendemain de la mort de son fils et mourait dans la journée même.

Le surlendemain, 22 janvier, le fermier de Karneuf était atteint ; mais il guérissait au bout de quelques jours. Il avait été soigné par le Dr Coffec. Les trois premiers malades n'avaient vu aucun médecin.

Cette série était close, lorsque, le 7 février, un cultivateur de soixante ans environ, qui était allé, le 5, à la foire de Poul-David et le 6 à Quimper, deux endroits contaminés, rentra malade à Guengat, au hameau de la petite Boissière. Le 8, il mourait. Trois jours après, sa femme s'alitait et mourait dans les vingt-quatre heures. Une voisine, qui avait lavé les linges et les vêtements de ce ménage, était prise le 11. Celle-ci ne succomba point.

Trois ou quatre autres personnes encore, habitant divers hameaux de Guengat, furent atteintes du choléra, dans les derniers jours de février ; aucune d'elles ne mourut. L'épidémie avait pris fin.

Le nombre des cas s'était élevé à 12 ; celui des morts à 5.

Dans le tableau des malades de cette commune, on remarquera qu'il y a seulement 3 ivrognes, mais qu'il y est beaucoup question d'épileptiques et de phtisiques. Ce qui laisse entrevoir l'hypothèse que si ces malheureux n'étaient pas eux-mêmes des alcooliques, ils étaient nés d'alcooliques. Dans son *Avis sur les dangers de l'abus des boissons alcooliques*, publié en 1871, l'Académie de médecine a placé la tuberculose et la scrofule à côté de l'épilepsie parmi les dégénérescences alcooliques par hérédité. Et dans son livre sur *La femme et l'alcoolisme*, le Dr Devoisins dit : « L'alcoolique engendre des aliénés, des épileptiques, des hystériques, des scrofuleux, des phtisiques, des goutteux.... »

A Guengat, le mode de transmission de la maladie est évident. Il y a là deux familles cholériques composées l'une de 4, l'autre de 3 personnes : les filiations ne sauraient être contestées.

Les germes infectieux, une fois introduits dans la maison, y trouvaient tous les éléments de prospérité qu'ils recherchent : eau de puits, immondices, purins, cours humides, et l'inévitable imprudence des femmes qui s'obstinent à laver le linge des cholériques, ne pouvant pas se décider à le brûler.

Un trait caractéristique de l'épidémie de Guengat et qui prouve bien cette indifférence des populations dont j'ai parlé plusieurs fois, c'est que le maire lui-même ignorait que le choléra était dans sa commune, quand déjà il y avait fait plusieurs victimes. Voici ce que j'écrivais, à ce sujet, au ministre du commerce, le 17 février 1886 :

........Ce même dimanche, 11 février, je recevais du maire de Guengat, commune située à 12 kilomètres de Quimper, une lettre m'annonçant que le 12 deux décès cholériques s'étaient produits à Guengat. Les 17, 18 et 20 janvier, 3 décès s'étaient produits dans cette commune. Mais, depuis lors, rien n'avait indiqué que l'épidémie ne fût pas terminée. Bien au contraire, le maire de Guengat m'écrivait le 31 janvier : « Il ne s'est pas produit de nouveaux cas cholériques à Guengat. L'état sanitaire de la commune ne laisse rien à désirer. » Lorsque je fus avisé des 2 décès du 12, dès le dimanche soir, mon chef de cabinet partit avec un désinfecteur pour Guengat. Il apprit alors de la bouche du maire que, depuis les cas signalés en décembre 1885 et janvier 1886, le fléau avait continué son œuvre sans interruption ; qu'il avait déjà fait 10 victimes dans la commune et qu'il restait plusieurs malades. L'une des maisons où avait eu lieu les deux derniers décès fut de suite désinfectée ; il fallut remettre l'opération pour l'autre, où se trouvait un malade. Le malade est guéri et j'envoie désinfecter aujourd'hui. Le lendemain matin, qui était lundi, M. le Dr Charrin, de retour de Concarneau, se rendait à Guengat. Il prescrivit quelques mesures urgentes. Le maire vint me voir le lendemain. Il m'expliqua que s'il ne m'avait pas prévenu, c'est qu'il n'avait pas été prévenu lui-même. Sa commune est très étendue ; elle ne compte pas moins de soixante-quatre hameaux. D'autre part, les habitants n'appellent pas le médecin, ou ne se décident à l'appeler qu'après la dernière visite du prêtre. Quoi qu'il en soit, ce maire fit preuve de bonne volonté et d'énergie. Il signa l'arrêté dont je vous envoie l'ampliation et que j'approuvai d'urgence. Il en fait imprimer en ce moment une traduction en breton ; je vous enverrai un exemplaire de son affiche. Le lendemain, accompagné d'un gendarme dont il avait demandé l'assistance, il fit le tour de sa commune et fit fermer les puits sur tous les points dont les habitants n'étaient pas trop éloignés de la seule source que possède la commune pour pouvoir y prendre de l'eau. Il est venu ce matin me rendre compte de ce qu'il avait fait. Il n'y a pas eu, dans sa commune, de cas nouveau.

Je dois ajouter aux faits constatés dans cette lettre que le maire n'avait pas été mieux informé au début de l'épidémie que dans la suite. En effet comme l'indique le tableau des malades qui suit, les prétendus décès cholériques du 12 décembre étaient imaginaires. Il n'y avait eu aucun décès ce jour-là.

Voici le texte français de l'arrêté, en date du 16 février 1886, que prit le maire de Guengat et dont il est question dans le rapport ci-dessus :

Le Maire de Guengat,
Vu la loi du 3 mars 1822 ;
Vu l'article 97 de la loi du 5 avril 1884 ;

ARRÊTE :

ARTICLE PREMIER. — Il est interdit jusqu'à nouvel ordre, de prendre de l'eau dans les puits de la commune. Les habitants qui ne sont pas éloignés de plus d'un kilomètre de la fontaine Saint-Fiacre devront venir y chercher leur eau.

ART. 2. — Il est interdit de laver dans le lavoir ou les cours d'eau aucun objet provenant de maisons dans lesquelles se trouve un malade.

ART. 3. — Tout cas de maladie quelconque survenant devra nous être immédiatement signalé, ainsi que tout cas de décès. Tous les habitants de la maison où se serait déclarée la maladie ou la mort sont rendus solidairement responsables de l'exécution de la présente prescription.

ART. 4. — Il est interdit de jeter sur le sol aucune déjection provenant d'une maison dans laquelle il y a un malade. Les déjections seront recueillies dans des vases fournis par nous et portées à la fosse que nous aurons désignée lorsque le cas de maladie nous aura été signalé.

ART. 5. — Les habitations occupées par des malades, que ces malades aient guéri ou soient morts, seront désinfectées par nos soins immédiatement après la guérison ou après la mort. Il est interdit de sortir de ces habitations les linges, vêtements ou autres objets qui auraient été en contact avec des malades et qui seront également désinfectés par nos soins.

Le 23 février, j'envoyai à Guengat deux hommes chargés d'y nettoyer les rues et de les maintenir en état de propreté.

Si l'épidémie n'a pas fait un plus grand nombre de victimes avant la fermeture des puits et les mesures d'assainissement, cela provient sans aucun doute de l'isolement des maisons où le choléra a éclaté.

Peut-être d'ailleurs tous les décès cholériques ne nous ont-ils pas été déclarés.

GUENGAT. — TABLE ... DES MALADES.

N° d'ordre	N° d'ordre du tableau général des décès	DATE du commencement de la MALADIE	DATE du décès	PROFESSION et domicile	SEXE	AGE	ÉTAT CIVIL de famille et de fortune	HABITUDES et état de santé	RENSEIGNEMENTS sur la tenue de la maison	OÙ LA MAISON prend son eau	CAUSES CONNUES de la MALADIE
1		2	3	4	5	6	7	8	9	10	11	12
1	»	22 déc. 1885.	Guérie.	Sans profession à Guengat.	f.	20	»	Bien portante. Ne boit pas. Sa sœur épileptique.	Presque neuve. Bien tenue.	Eau de puits et de source. Eau de source contaminée.	A pris une première fois le mal à Quimper en allant à un enterrement; une deuxième fois à Douarnenez également à un enterrement.
2	567	29 —	31 déc. 1885.	Cultivateur à Crinquellic.	m.	62	5 ou 600 fr. rente. Marié.	Caractère sans énergie. Buvait un peu.	Maison sale, mal tenue. Cour humide, remplie de fumier et de purin.	Eau de puits.	A soigné sa fille morte du choléra et mariée à un boulanger de Douarnenez.
3	615	17 janv. 1886.	13 janv. 1886.	Aide - cultivateur à Karneuf.	m.	37	Célibataire.	Un peu buveur.	Maison propre et bien tenue, mais communiquant avec une crèche pleine de fumier. Cour humide.	Eau de puits et de source.	Demeurait, comme le n° 2, à Crinquellic, mais il est si impressionné de sa mort qu'il s'est installé à Karneuf où il a porté la maladie.
4	637	20 —	20 janv. 1886.	Cultivatrice à Guengat.	f.	67	Possédait la maison qu'elle habitait. Veuve	A eu un fils et une fille morts phtisiques. Elle souffrait toujours à la poitrine.	Assez propre, mais la cour pleine de fumier, servait de communs. Elle vidait toutes les ordures devant sa maison.	Eau de puits et eau de source, comme au n° 1.	A soigné son fils, le n° 3, à Karneuf et est tombé malade en rentrant à Guengat.
5	»	22 —	Guéri.	Cultivateur à Karneuf.	m.	40	Petite aisance. Trois sœurs mortes phtisiques.	Buvait beaucoup.	Comme au n° 3.	Comme au n° 3.	A soigné le n° 3 qui était domestique chez lui.
6	681	7 —	8 fév. 1886.	Cultivateur à la Petite-Boissière.	m.	66	Un peu de fortune. Marié.	Depuis longtemps malade. Ne buvait pas.	Vieille maison malpropre. Cour pleine de boue et de fumier.	Eau de puits.	Est allé, le 5, à une foire à Poul-David et, le 6, à Quimper. A pris la maladie dans une de ces deux localités.
7	688	11 —	12 fév. 1886.	Cultivatrice à la Petite-Boissière.	f.	58	Un peu de fortune. Veuve.	Bien portante. Ne buvait pas.		Eau de puits.	A soigné le n° 6 son mari et a lavé ses effets.
8	»	11 —	Guérie.	Ménagère à la Petite-Boissière.	f.	30	»	Tempérament faible. Ne buvait pas.	Comme au n° 6. Elle habite la même maison et n'est séparée du logement du n° 6 que par une cloison.	Eau de puits.	A aidé le n° 7 à laver les linges et effets du n° 6.
9	»	12 —	Guérie.	Ménagère à Kmoal.	f.	49	»	Tempérament faible. Boit beaucoup.	Habitation vieille et sale; deux vaches, quelquefois un porc et toujours du fumier dans la maison.	Eau de puits.	»
10	»	11 —	Guérie.	Sans profession à Guengat.	f.	16	»	Tempérament fort. Épileptique.	Même habitation que le n° 1.	Comme au n° 1	A soigné sa sœur, le n° 1. Leur mère a lavé les effets du n° 4.
11	»	?	Guéri.	Cultivateur à Guengat.	m.	26	»	»	»	»	»
12	»	?	Guéri.	Cultivateur à Guengat.	m.	38	»	»	»	»	»

XXVI. — PLOGASTEL-SAINT-GERMAIN.

ÉPIDÉMIES ANTÉRIEURES : choléra de 1849-50 : 4 cas, 2 décès.
fièvre typhoïde de 1857 : 100 décès.

SUPERFICIE : 2.950 hectares.

POPULATION : dénombrement de 1886 : totale, 2.090 (1881 1.943); agglomérée, 432.

Taux moyen, de 1882 à 1885, de l'excédent des naissances sur les décès : 19, 06 pour 1.000 habitants.

Taux moyen, de 1882 à 1885, de la mortalité : 26,32 pour 1.000 habitants[1].

Nombre des maisons : 384 ; des ménages, 412.

SPIRITUEUX : au cours d'une année (1885) la consommation du vin, par tête d'habitant, a été de 7 litres ; du cidre, de 10 litres ; de l'alcool, de 4 lit. 2.

ÉPIDÉMIE DE 1885-86.

POPULATION EXPOSÉE (hameau de Kérandoaré) : 46 habitants se subdivisant ainsi :

1° *Division par groupes d'âge et par sexe :*

De 0 à 15 ans.....	Garçons	11
	Filles	11
De 15 à 60 ans	Hommes.........................	12
	Femmes.........................	9
Au-dessus de 60 ans.	Hommes.........................	2
	Femmes.........................	1

2° *Division par état civil (enfants jusqu'à 15 ans non compris) :*

Célibataires	Hommes.........................	4
	Femmes.........................	1
Mariés	Hommes.........................	9
	Femmes.........................	9
Veufs	Hommes.........................	1
	Femmes.........................	0

Le dénombrement de 1886 n'indique pas qu'il y eût de journalier au hameau de Kérandoaré.

NOMBRE DES MAISONS EXPOSÉES : 8 ; des ménages, 8.

DURÉE DE L'ÉPIDÉMIE : un jour, le 16 janvier 1886[2].

NOMBRE DES DÉCÈS : 1 (un homme).

PROPORTION des décès cholériques, en 1886, au chiffre de la population exposée : (1 : 46) 21,73 p. 1.000.

[1] Voir p. 148 comment ces chiffres ont été obtenus.
[2] Voir les observations météoriques pour cette journée à la planche 10, p. 144.

C'est pour être complet que je cite le cas de la commune de Plogastel-Saint-Germain.

Le 14 janvier 1886 arrivait à Plogastel-Saint-Germain un journalier, âgé de quarante ans, célibataire, qui venait de Quimper, où régnait alors le choléra. Il n'entendait que traverser Plogastel et avait reçu l'hospitalité au hameau de Kérendoaré. Il paraissait fort bien portant, et, pour reconnaître la gracieuseté de son hôte, il se mit à travailler avec les hommes. Au souper, il mangeait de très bon appétit, lorsque tout à coup il se sentit pris de coliques et sortit. Il rentra bientôt et se remit à table. Toute la nuit, toute la journée du lendemain, la diarrhée continua, accompagnée de vomissements. La soif était vive, mais il ne se plaignait pas de douleurs. Son corps était très froid. Le surlendemain, il mourait.

Ce décès, qui pourrait être attribué à la commune de Quimper s'il n'avait pas eu lieu et n'avait pas été enregistré à Plogastel, n'a pas eu de suite pour cette commune. Il est vrai que le Dr Coffec, médecin des épidémies, immédiatement averti, se rendait aussitôt à Plogastel, reconnaissait le décès cholérique, faisait procéder à l'inhumation, brûler toute la literie et les vêtements du mort et désinfecter la maison.

La situation sanitaire de la commune de Plogastel, telle qu'elle résulte du rapport de l'agent voyer cantonal, parait assez bonne, du moins au point de vue de l'eau.

Rapport de l'agent voyer cantonal.

La nature du sol, dans la commune de Plogastel-Saint-Germain, se divise en deux parties distinctes et est limitée par le chemin de grande communication n° 40, de Quimper à Pouldrenzic et à la mer, lequel traverse le bourg et la commune dans la direction de l'est à l'ouest. La partie située au nord de ce chemin possède un sol granitique et celle située au sud-est de nature argilo-quartzeuse. Le sol est perméable à une profondeur moyenne de 0 m. 60.

Le bourg de Plogastel-Saint-Germain, seul dans la commune, possède une agglomération de vingt feux au moins et se compose de soixante-treize maisons comprenant une population de 432 habitants.

L'eau bue par les habitants se compose d'eaux de source et de puits. Trois sources jaillissent en dehors de l'agglomération. Trois puits sont creusés sur un terrain plus élevé que celui des habitations; quatre puits sont en contre-bas. Il n'existe pas de citerne. L'eau potable est suffisante. La quantité journalière et moyenne consommée par habitant est de deux litres en été et de un litre un quart en hiver. Les eaux de sources et de puits situées au nord sont légères et de bonne qualité; celles du sud (cinq sources ou puits) sont de qualité inférieure. Un des puits est certainement contaminé par des eaux malsaines. Son voisinage et sa situation au-dessous du niveau des écuries et des cabinets d'aisances permettent, par infiltration, aux eaux souillées de se déverser dans les eaux potables.

Il n'existe pas de fosse d'aisances. Trois maisons possèdent des cabinets munis de seaux ; les matières fécales sont déposées sur des tas de fumier presque toujours attenant aux habitations. Les immondices sont évacuées en général tous les deux à trois mois, transportées à la charrette, mises en tas aux champs, mélangées avec de la litière et des mottes, et employées pour l'agriculture. Elles ne peuvent, avant leur emploi, contaminer les eaux, sauf en ce qui concerne le puits déjà signalé.

Le lavage du linge se fait au lavoir situé à 530 mètres à l'ouest du bourg, et les eaux s'écoulent dans des prairies situées en contre-bas.

Les chemins de grande communication et d'intérêt commun qui traversent le bourg et la place de l'église sont balayés, par les soins du service vicinal, tous les samedis et le dernier mardi de chaque mois, lendemain de la foire qui se tient au bourg de Plogastel-Saint-Germain, et les immondices transportées en dehors de l'agglomération.

En résumé, sauf celles d'un puits, les eaux servant à l'alimentation du bourg ne sont pas contaminées par des eaux malsaines.

Nous devons cependant faire remarquer que :

1° Trois des sources situées en dehors de l'agglomération sont souvent souillées par les enfants revenant de l'école, par le jet de la boue des fossés et autres objets se trouvant à leur portée ;

2° En général, les puits se trouvent dans des aires à battre ou à une faible distance de ces dernières. Les cultivateurs, au moment de la récolte, font le battage sans prendre la précaution de couvrir l'orifice des puits et il arrive que les matières étrangères au grain, se mêlent en une assez grande quantité aux eaux ;

3° Les voies rurales traversant le bourg ne sont jamais nettoyées.

XXVII. — LANDUDEC.

Épidémies antérieures : choléra en 1849-50 : 1 décès.

Superficie : 2.056 hectares,

Population : dénombrement de 1886 : totale, 1.273 (1881 : 1.162) ; agglomérée, 168.

Taux moyen, de 1882 à 1885, de l'excédent des naissances sur les décès : 18.42 pour 1.000 habitants.

Taux moyen, de 1882 à 1885, de la mortalité : 21,63 pour 1.000 habitants [1].

Nombre des maisons : 210 ; des ménages, 218.

Spiritueux : au cours d'une année (1885) la consommation du vin, par tête d'habitant, a été de 9 litres ; du cidre, de 15 litres ; de l'alcool, de 3 lit. 5.

ÉPIDÉMIE DE 1885-86.

Population exposée (le bourg) : 168 habitants se subdivisant ainsi :

1° Division par groupes d'âge et par sexe :

De 0 à 15 ans	Garçons	42
	Filles	31
De 15 à 60 ans	Hommes	38
	Femmes	47
Au-dessus de 60 ans	Hommes	4
	Femmes	6

2° Division par état civil (enfants jusqu'à 15 ans non compris) :

Célibataires	Hommes	12
	Femmes	19
Mariés	Hommes	26
	Femmes	26
Veufs	Hommes	4
	Femmes	8

Les professions qui ont fourni des victimes au choléra se chiffraient comme suit au dénombrement de 1886 :

Hommes	Débitants de boissons	3
Femmes	Débitante de boissons	1

Nombre des maisons exposées : 29 ; des ménages, 37.

Durée de l'épidémie : du 24 janvier 1885 au 7 février 1886 [2].

---

[1] Voir p. 148 comment ces chiffres ont été obtenus.
[2] Voir les observations météoriques pour cette période à la planche 10, p. 144.

Nombre des décès : 2 (un homme, une femme).

Proportion des décès cholériques, en 1885-86, au chiffre de la population exposée : (2 : 168) 11,90 p. 1.000.

Une débitante de boissons, de Landudec, avait été visiter une de ses parentes qui habitait Douarnenez et qui y mourut du choléra. Elle rentra à Landudec, tomba malade le 23 janvier et mourut le lendemain 24.

Le 7 février, un débitant de boissons mourait du choléra, sans qu'ont ait su où ni comment il l'avait contracté. C'était un individu maladif. Il a été enlevé en vingt heures.

Sa femme fut atteinte le jour même où il mourait, mais, après une longue maladie, elle guérit.

C'est tout le bilan de Landudec : 3 cas dont 2 morts. Rien de particulier à signaler dans cette commune où la mortalité est relativement peu élevée.

TABLEAU DES DÉCÉDÉS.

N° d'ordre.	N° d'ordre du tableau général des décès.	DATE DU DÉCÈS.	SEXE.	AGE.	ÉTAT CIVIL.	PROFESSION.
1	2	3	4	5	6	7
1	664	24 janv. 1886....	f.	48	Veuve....	Débitante de boissons.
2	680	7 fév. —	m.	43	Marié....	Débitant de boissons.

XXVIII. — PLONÉOUR-LAUVERN.

ÉPIDÉMIES ANTÉRIEURES : variole en 1881 : 120 décès.
SUPERFICIE : 4,850 hectares.
POPULATION : dénombrement de 1886 ; totale, 3,717 (1881 : 3,420); agglo-mérée, 827.
Taux moyen, de 1882 à 1885, de l'excédent des naissances sur les décès : 12,53 pour 1,000 habitants.
Taux moyen, de 1882 à 1885, de la mortalité : 27,90 pour 1,000 habitants [1].
Nombre des maisons : 674 ; des ménages, 711.
SPIRITUEUX : au cours d'une année (1885) la consommation du vin, par tête d'habitant, a été de 7 litres ; du cidre, de 12 litres ; de l'alcool, de 4 lit. 7.

ÉPIDÉMIE DE 1885–86.

POPULATION EXPOSÉE (le bourg) : 827 habitants se subdivisant ainsi :

1° *Division par groupes d'âge et par sexe :*

De 0 à 15 ans.....	Garçons.......................	184
	Filles.........................	182
De 15 à 60 ans....	Hommes.......................	219
	Femmes	220
Au-dessus de 60 ans.	Hommes.......................	7
	Femmes	15

2° *Division par état civil (enfants jusqu'à 15 ans non compris) :*

Célibataires.......	Hommes.......................	95
	Femmes	90
Mariés............	Hommes.......................	123
	Femmes	123
Veufs	Hommes.......................	8
	Femmes	22

L'unique profession qui ait fourni une victime au choléra se chiffrait comme suit au dénombrement de 1886 :

Hommes..........	Journaliers.....................	36

NOMBRE DES MAISONS EXPOSÉES : 170 ; des ménages, 202.
DURÉE DE L'ÉPIDÉMIE : un jour, le 25 février 1886 [2].

[1] Voir p. 148 comment ces chiffres ont été obtenus.
[2] Voir les observations météoriques pour cette journée à la planche 10, p. 144.

Nombre des décès : 1 (un homme).

Proportion des décès cholériques, en 1886, au chiffre de la population exposée : (1 : 827) 1,20 p. 1,000.

L'épidémie de 1886 a été clémente pour la commune de Plonéour. Un seul cas y a été signalé, celui d'un journalier âgé de cinquante-deux ans, célibataire. Il allait travailler tantôt dans un village, tantôt dans l'autre. L'on n'a pas su dans lequel la victime avait contracté la maladie. Il s'alitait le 21 février. Le 24 et le 25 il recevait la visite et les soins du Dr Cosmao ; mais, le 25, une demi-heure après la sortie du docteur, il expirait.

Son cas est resté isolé, sans doute par suite de la stricte exécution des prescriptions hygiéniques du médecin de Pont-l'Abbé.

XXIX. — GUIPAVAS.

ÉPIDÉMIES ANTÉRIEURES: choléra en 1834-35: 53 cas, 16 décès.
— en 1849-50 : 234 cas, 86 décès.
fièvre typhoïde en 1849-50 : 200 décès.
— — en 1865-66 : 80 décès.
— — en 1871-72 : 30 décès.

SUPERFICIE : 5.021 hectares.

POPULATION : dénombrement de 1886 : totale, 7.247 (1881 : 7.077) ; agglomérée, 886.

Taux moyen, de 1882 à 1885, de l'excédent des naissances sur les décès : 3,11 pour 1.000 habitants.

Taux moyen, de 1881 à 1885, de la mortalité: 33,74 pour 1.000 habitants [1].

Nombre des maisons : 1.127 ; des ménages, 1.392.

SPIRITUEUX : au cours d'une année (1885) la consommation du vin, par tête d'habitant, a été de 28 litres ; du cidre de 3 litres ; de l'alcool, de 6 lit. 5.

ÉPIDÉMIE DE 1885–86.

POPULATION EXPOSÉE (le bourg et les hameaux de Prat-Salons, Kerhuon, Damany, Rochdu, Kerhorre et Passage-Keralas) : 1.937 habitants se subdivisant ainsi :

1° Division par groupes d'âge et par sexe:

De 0 à 15 ans	Garçons	427
	Filles	421
De 15 à 60 ans	Hommes	503
	Femmes	507
Au-dessus de 60 ans	Hommes	41
	Femmes	38

2° Division par état civil (enfants jusqu'à 15 ans non compris):

Célibataires	Hommes	161
	Femmes	157
Mariés	Hommes	345
	Femmes	345
Veufs	Hommes	38
	Femmes	43

[1] Voir p. 148 comment ces chiffres ont été obtenus.

Les professions qui ont fourni des victimes au choléra se chiffraient comme suit au dénombrement de 1886 :

Hommes	Pêcheurs	307
	Cultivateurs	72
	Ouvriers au port	18
	Menuisiers	3
	Bouchers	2
	Domestiques	15
Femmes	Pêcheuses	139
	Cultivatrices	32
	Sans profession (mendiantes)	45

NOMBRE DES MAISONS EXPOSÉES : 321 ; des ménages, 530,

DURÉE DE L'ÉPIDÉMIE : du 27 octobre au 6 décembre 1885 [1].

NOMBRE DES DÉCÈS : 20 (5 enfants, dont 2 garçons ; 3 filles ; 8 hommes ; 7 femmes).

PROPORTION des décès cholériques, en 1885, au chiffre de la population exposée : (20 : 1.937) 10,32 p. 1.000.

La commune de Guipavas, qui est d'une étendue considérable, comprend des hameaux situés dans les terres et des hameaux exclusivement maritimes. C'est un des hameaux maritimes, Kerhuon ou Kerhorre [2], qui a été le plus frappé. Comme on le verra ci-après, les habitants de Kerhorre vivent sur la mer et des diverses industries de la mer, transport et pêche. Par sa position, entre Brest et un bras de mer, ce hameau est particulièrement exposé aux épidémies. Aussi a-t-il été visité par la plupart de celles qui ont atteint le Finistère depuis 1834 ; le choléra et la fièvre typhoïde y ont toujours fait de nombreuses victimes.

Voici comment le Dr Jennevin, médecin de la marine délégué à Guipavas, raconte cette épidémie qui n'a duré, du moins pour la période où se sont produits des décès, que trente-et-un jours.

La première victime est une jeune fille de vingt et un ans, Marie-Françoise M..., frappée en revenant de la pêche, surprise par le froid, dans l'eau, en plein état de menstruation et qui succombe le 27 octobre, après une courte maladie ayant présenté tous les symptômes caractéristiques du choléra.

Le lendemain, 28 octobre, son frère, René, âgé de dix-sept ans, qui l'a courageusement soignée, accuse les mêmes symptômes et meurt à son tour. Les deux malades ont, paraît-il, ingéré d'énormes quantités d'eau froide, de qualité douteuse.

Le samedi 31 octobre, me trouvant en mission passagère à Kerhuon, je suis appelé à constater le décès de la mère des deux premières victimes, âgée de cinquante ans, ainsi que celui d'un homme âgé de quarante-un ans, demeurant à Da-

[1] Voir les observations météoriques pour cette période à la planche 10, p. 144.
[2] Kerhuon et Kerhorre désignent deux quartiers d'un même hameau dépendant de la commune de Guipavas, section du Relecq.

many, près des M..., mais de l'autre côté de la route qui conduit au passage. Cyanose prononcée, taches noirâtres, surtout au dos de la main et sous les ongles, yeux profondément encavés, rigidité prononcée.

D'après les renseignements obtenus, la femme M..., malade depuis plusieurs jours, n'avait pas quitté le chevet de ses enfants; l'autre malade, quelques jours auparavant, avait passé toute la journée à la foire de Gouesnou, à pied ou en voiture découverte, sous une pluie torrentielle et était rentré, de l'avis de ses parents, en état de complète ivresse. Dès le lendemain, malaise, vomissements, diarrhée, refroidissement; mais c'est seulement quelques heures avant sa mort que l'on se décide à demander à la mairie quelques médicaments que le malade refuse et que l'on enfouit sous le fumier.

Le même jour, 31 octobre, je constate l'état presque désespéré d'une jeune fille, encore une M..., âgée de vingt-quatre ans. Je la trouve en pleine période algide : vomissements, selles rizalées, urines supprimées, voix éteinte, extrémités refroidies, haleine glaciale, pouls à peine perceptible, crampes horriblement douloureuses, yeux entourés d'un cercle noir et profondément enfoncés dans l'orbite.

Quelques instants après, je visite une veuve P..., âgée de soixante-six ans, demeurant à Rochdu, atteinte depuis plusieurs jours de diarrhée prémonitoire et chez laquelle viennent de se manifester, accompagnant une faiblesse extrême, des vomissements blanchâtres, des crampes douloureuses avec refroidissement. J'institue un traitement méthodique pour les deux malades; mais, à mon arrivée à mon poste, le 2 novembre, au matin, j'apprends que la veuve P... est morte la veille; quant à la fille M..., un commencement de réaction s'est manifesté chez elle, sous l'influence des médicaments, des soins mieux dirigés, des vêtements chauds mis à sa disposition; mais cette réaction n'a rien de franc. La malade a du délire la nuit, la langue est rôtie, l'adynamie extrême. Cet état typhoïde s'accentue de jour en jour; la gorge, la poitrine sont successivement envahies et la jeune fille succombe, le 6 novembre, dans l'asphyxie lente.

Avant elle, dès le 3 novembre, j'ai le regret de perdre une femme B..., veuve, âgée de cinquante-six ans, demeurant à Kerhorre. Cette victime, toute de dévouement, s'est surmenée au chevet des M... et a été frappée d'une façon presque foudroyante. A ma première visite, état syncopal, pouls imperceptible à la radiale, cyanose prononcée, selles et vomissements aqueux, blanchâtres, des plus abondants, crampes atrocement douloureuses, refroidissement général, dont rien ne peut triompher. Impossible d'obtenir la moindre réaction, et la malade succombe dans l'asphyxie, après 24 heures de maladie.

Le 8 novembre, cas foudroyant chez la jeune Eugénie B..., fillette de neuf ans. Cette enfant s'est trouvée atteinte au milieu de la nuit, à l'anse Kerhuon. A mon arrivée, l'état est désespéré et sans que les symptômes menaçants aient pu être enrayés, elle succombe à 9 heures et demie du matin, moins de douze heures après l'invasion de la maladie.

Le 17 novembre, nous avons à enregistrer 4 décès à la fois. Celui du nommé K..., âgé de trente-trois ans, demeurant à Prat-Salons; celui de l'enfant R..., âgé de dix ans, demeurant à Keralas (Passage); ceux des enfants L..., âgés, l'un de six, l'autre de un an (Kerhorre). Le premier, de passage à Kerhuon, où il avait été appelé auprès de sa sœur sérieusement atteinte du choléra, tombe lui-même frappé le 8 novembre, présente tous les symptômes graves, entre en convalescence et succombe brusquement, probablement à la suite d'une indigestion. Le fils R... est malade depuis plusieurs jours, mais on ne m'appelle que le 15, au matin, alors que tout est désespéré et on néglige les médicaments. Les enfants L... ont leur mère atteinte elle-même de cholérine sérieuse. Ils présentent de la diarrhée séreuse, des vomissements bilieux, abondants; le pouls disparaît, les yeux s'encavent, le corps se refroidit, et ils meurent dans la nuit.

Le 18 novembre, je suis appelé à constater le décès d'une vieille mendiante, à existence nomade, qui est venue, à plusieurs reprises, me demander des secours en argent et en médicaments. La veuve G..., âgée de soixante-trois ans, demeurant à l'anse Kerhuon, s'est enfermée chez elle, à clef, et s'est couchée pour mourir. Pas de putréfaction, cyanose, encavation énorme des yeux, rigidité absolue.

Le 19 novembre, décès de la nommée Rosalie M..., âgée de dix-huit jours, demeurant à l'anse Kerhuon, sur le même palier que la vieille mendiante: choléra infantile.

En résumé, l'épidémie a atteint, à Kerhorre, 49 personnes, sur lesquelles 16 ont succombé.

Où et quand la première victime a-t-elle contracté le germe de la maladie? Il n'a pas été possible de le découvrir. Mais les habitants de Kerhorre sont, en quelque sorte, les « commissionnaires » de la rade de Brest. Très rudes marins, employant leurs femmes et leurs filles comme matelots, ils pêchent pour leur compte, font de petits transports de denrées et de légumes et sont constamment en relations avec Brest et avec les petits forts de la rade. Se sont-ils, dans ces allées et venues incessantes, trouvés en relations avec des bateaux venant de Concarneau ou d'Audierne? Ou bien ont-ils été mis en contact avec des objets débarqués à Brest, et venant de pays contaminés? Nous ne le savons pas, et je ne puis, à cet égard, que me référer aux hypothèses développées dans la première partie de ce travail.

Le village de Kerhorre est alimenté par deux puits et une source. C'est à la source que tous les habitants vont chercher l'eau nécessaire au ménage et à la boisson. Les deux puits ne servent qu'aux propriétaires sur les terrains desquels ils se trouvent. La source était, au commencement de l'épidémie, entourée de tas de fumier.

La maison où sont mortes les premières victimes a été visitée par le Dr Caradec. Voici comment il la décrit:

Elle se compose, au rez-de-chaussée, d'une pièce unique, dont le sol est de terre humide, encombrée de meubles, notamment les deux lits clos où sont morts le frère et la sœur. Aux deux pignons de la maison sont adossés deux tas de fumier, et c'est sur ce fumier qu'ont été jetées les selles cholériques pendant la durée de la maladie.

Veut-on savoir comment les habitants accueillaient les prescriptions hygiéniques et les médicaments qu'on leur apportait? Ils fermaient leur porte. Voici ce qu'écrivait le sous-préfet de Brest:

Les précautions les plus élémentaires sont, malheureusement, fort difficiles à faire prendre par une population presque sauvage. Ils refusent les médicaments, jettent les désinfectants sans s'en servir. Une des M..., voyant jeter du chlore sur le fumier où avaient été déversées les déjections cholériques, disait qu'on semait le choléra. Chez un autre malade, j'ai demandé à la femme d'ouvrir le lit clos où était mort son mari quelques heures auparavant. Elle l'a fait de mauvaise grâce; et un des médecins ayant remarqué que ce lit n'avait pas été refait et que les draps étaient encore humides des déjections du cholérique, j'ai cherché à la convaincre qu'il fallait immédiatement brûler tout cela, qu'on l'indemniserait.... Pour toute réponse, nous avons été insultés en breton par tous les gens présents qui disaient que nous apportions le choléra, qu'on n'avait pas besoin de nous et que nous ne venions que pour ruiner les pauvres gens [1]. Des scènes violentes, au moins en paroles, s'étant déjà produites dans des cas semblables, j'ai dû envoyer un gendarme à Kerhuon, pour prêter main-forte à la municipalité, en cas de besoin.

Le témoignage du Dr Jennevin n'est pas moins édifiant:

La plupart des maisons contaminées sont entourées d'un fumier mouvant où l'on enfonce parfois plus haut que la cheville; nulle part on ne trouve de fosse à purin, et l'air avoisinant est d'un méphitisme absolu qui envahit l'intérieur des habitations.

Kerhuon n'a pas d'abattoir situé en dehors de la localité; les bouchers sont donc obligés de tuer les bestiaux sur place, dans l'intérieur même de leur maison...

Aussi, nature marécageuse du sol, altération incontestable de l'eau, méphitisme de l'air, voilà déjà trois conditions déplorables partout, réalisées à Kerhuon et véritables causes déterminantes de la propagation de la maladie.

Au bourg même, à Guipavas, le premier décès est du 11 novembre 1885; le quatrième et dernier du 17 du même mois. Les guérisons de 8 autres personnes ont traîné quelques jours encore. Les gens se sont montrés un peu moins réfractaires aux précautions hygiéniques et à la médication. Sur les 8 guéris, 7 avaient reçu les soins assidus d'un médecin.

Guipavas ne se trouvait pas, d'ailleurs, dans des conditions sanitaires beaucoup meilleures que Kerhorre et les localités environnantes. Le bourg était alimenté, à cette époque, par quelques puits particuliers, une pompe et une fontaine. Le sol est sablonneux sur toute l'étendue du bourg. Les sources sont donc exposées à des infiltrations. Certains puits particuliers se trouvent très rapprochés des tas de fumier ou des écuries.

Dans les cours intérieures, les résidus de la vie s'accumulent et séjournent longtemps. L'enlèvement de ces résidus ne se fait,

---

[1] « Lorsqu'on apercevait seulement ès-rues les médecins, chirurgiens et barbiers, esleus pour panser les malades, chacun couroit après eux à coups de pierres, pour les tuer comme chiens enragés. » Ambroise Paré, sur l'épidémie de peste de 1531. — En 1890, dans les campagnes de la province de Valence, en Espagne, les médecins qui soignaient les cholériques étaient accusés de propager la maladie. Ils étaient poursuivis, menacés, maltraités. La population ameutée obligeait l'un d'eux à avaler les remèdes qu'il venait de proscrire. (Comité consultatif d'hygiène publique de France. Procès-verbal de la séance du du 22 septembre 1890.)

généralement, que deux fois par an, aux époques de l'ensemencement des blés et des pommes de terres, c'est-à-dire en octobre et en mars.

Certains travaux d'assainissement furent commandés et immédiatement exécutés dans les hameaux dépendant de la commune de Guipavas. L'on trouvera sur le plan de Guipavas (planche n° 25) l'emplacement de chacun de ces hameaux.

Au Relecq, huit mètres cubes de terres et de boues furent enlevés de l'enceinte des fontaines et transportés à une distance moyenne de 30 mètres. Cinq mètres cubes de boues provenant des abords du lavoir furent transportés à une distance de 20 mètres. Le chemin a été remblayé sur une hauteur de 0 m. 30 et sur une superficie de 10 mètres carrés pour dessécher une mare à l'est du lavoir et sur le chemin qui y conduit. Une douve a été creusée sur une longueur de 6 mètres en ce même point.

A Damany-Prat-Salons, une douve de 20 mètres de longueur a été faite devant la ferme de Damany pour modifier le cours du ruisseau qui passait au milieu du chemin. La fontaine et le lavoir de Prat-Salons ont été refaits et transportés plus bas dans la même parcelle.

A Mesdoun, une clôture a été faite autour du lavoir et de la fontaine pour empêcher les purins et les eaux fluviales de s'y écouler. La hauteur de cette clôture est de 0 m. 50 ; sa longueur de 19 mètres et sa largeur moyenne de 0 m. 50. Le ruisseau qui passait au milieu du chemin de Mesdoun, devant Kerhorre-Izella, a été rectifié sur une longueur de 15 mètres et le chemin a été remblayé en cette partie sur une épaisseur de 0 m. 60, une longueur de 11 mètres et une largeur de 3 mètres.

A Kerhorre-Izella, une douve a été creusée sur une longueur de 30 mètres pour dessécher une mare existant dans la cour Morvan. Une autre douve a été faite pour reporter le ruisseau tout à fait au bord du chemin, sur une longueur de 48 mètres. Le chemin a en outre été remblayé en cette partie sur une superficie de 40 mètres carrés. L'épaisseur du remblai était de 1 m. 10.

A Kervalaès, une douve de 28 mètres de longueur a été faite pour dessécher la mare existant devant les maisons. De plus un remblai de 2 m. 20 d'épaisseur a été fait, sur une superficie de 25 mètres carrés environ, pour combler la mare.

A Kerhuon, une douve de 28 mètres de longueur a été creusée

Commune de Guipavas

Nord

Kersaint

Gouesnou

Saint Divy

95

110

131

93 83

Guipavas
99 59

87 72 85

La Fôret

68 116

75 105 99

Kerdanne
Pont-Neuf Tourbian

Lambézellec

84 85 153

92 Kerhuon Kélecq
Kerharre

Kerhuon
Camfront

Rivière de Landerneau ou Elorn

BREST

Dirinon

Echelle de $\frac{1}{3750}$

0   50   100 Mètres

Gravé et Imp. Erhard Frès

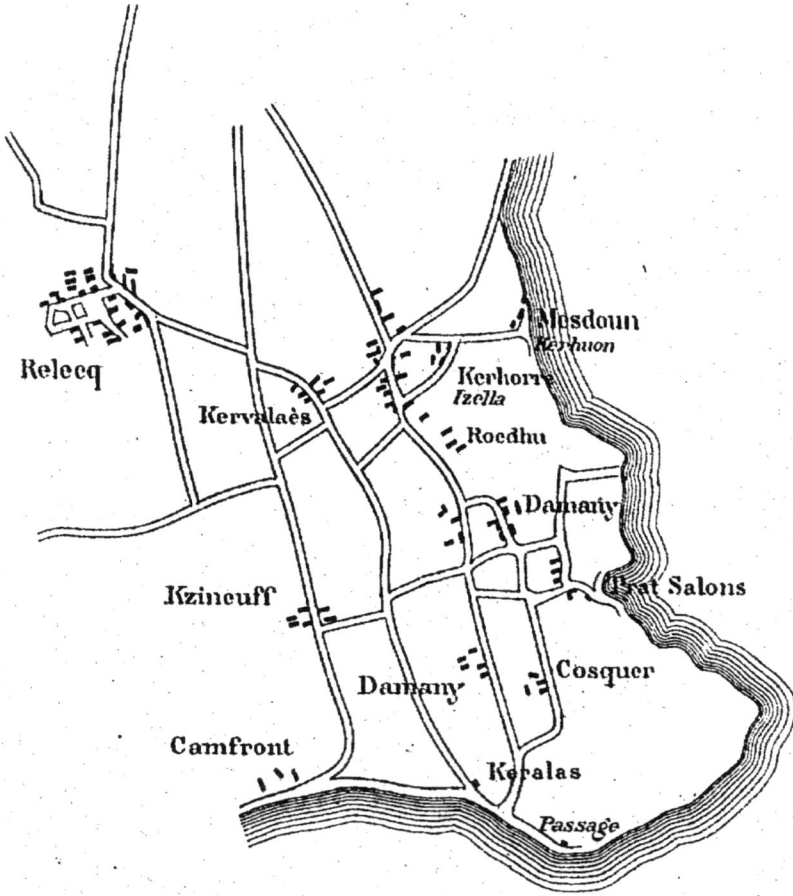

Relecq

Kervalaès

Mesdoun
Kerhuon

Kerhorre
Izella

Roedhu

Damany

Kzineuff

Quat Salons

Damany

Cosquer

Camfront

Keralas

Passage

EXTRAIT
du Plan d'ensemble
de la
COMMUNE DE GUIPAVAS

Gravé et Imp. par Erhard Frès

pour assurer l'écoulement des eaux qui croupissaient aux abords de la fontaine. Une autre douve de 150 mètres de longueur a été construite pour dessécher une mare existant dans une cour et dont les eaux, par les temps de pluie, s'infiltraient dans les maisons. Cette cour a en outre été remblayée du côté des maisons et rabaissée de l'autre côté, pour permettre le facile écoulement des eaux dans la douve construite. Le cube des pierrailles transportées d'une distance de 200 mètres était de 3 mètres cubes.

Le plan de Guipavas comprend deux planches. La planche 24 contient le plan d'ensemble de la commune. On y voit que le bourg est situé dans les terres et à quelque distance du foyer de l'épidémie, sur un terrain sensiblement plus élevé. La planche 25 contient le plan des hameaux où l'épidémie s'est concentrée. Ce sont toutes les agglomérations groupées aux bord du petit bras de mer qui aboutit à la rivière de Landerneau.

TABLEAU DES DÉCÈS.

N° D'ORDRE.	N° D'ORDRE du tableau général des décès.	DATE du DÉCÈS.	PROFESSION.	SEXE.	AGE.	ÉTAT CIVIL.	DOMICILE.
1	2	3	4	5	6	7	8
1	97	27 oct. 1885 ..	Pêcheuse	f.	21	Célibataire	Prat-Salons.
2	102	28 — ..	Pêcheur	m.	17	—	—
3	118	31 — ..	Pêcheuse	f.	50	Mariée....	Kerhuon.
4	119	31 — ..	Cultivateur ...	m.	41	Veuf.....	Damany.
5	122	1er nov. 1885.	Pêcheuse	f.	63	Veuve....	Rochdu.
6	139	4 — ..	—	f.	56	—	Kerhorre.
7	152	6 — ..	—	f.	24	Célibataire	Kerhuon.
8	163	8 — ..	»	f.	9	»	—
9	181	11 — ..	Menuisier	m.	36	Marié	Guipavas.
10	205	15 — ..	Cultivateur ...	m.	57	—	—
11	216	16 — ..	Mendiante....	f.	65	Veuve....	Kerhuon.
12	224	17 — ..	Cultivateur ...	m.	47	Marié	Guipavas.
13	225	17 — ..	Cultivatrice...	f.	72	Mariée ...	—
14	226	17 — ..	»	f.	6	»	Kerhorre.
15	227	17 — ..	»	m.	1	»	—
16	228	17 — ..	»	m.	10	»	Keralas (pas.)
17	229	17 — ..	Ouvrier de port.	m.	33	Célibataire	Prat-Salons.
18	244	18 — ..	»	f.	8 j.	»	Kerhuon.
19	326	26 — ..	Boucher......	m.	16	Célibataire	—
20	410	6 déc. 1885..	Journalier	m.	43	Marié	—

XXX. — BREST [1].

ÉPIDÉMIES ANTÉRIEURES : choléra en 1832 : 700 décès.
— en 1834-35 : 573 cas, 201 décès.
— en 1849-50 : 626 cas, 338 décès [2].
— en 1854-55 : 414 cas, 266 décès.
— en 1865-66 : 715 décès.
fièvre typhoïde en 1876-77 : 152 décès.
— — en 1880 : 107 décès.

SUPERFICIE : 382 hectares.

POPULATION : dénombrement de 1886 : totale, 70.778 (1881 : 69.110) ; agglomérée, 59.352.

Taux moyen, de 1882 à 1885, de l'excédent des décès sur les naissances : 4,48 pour 1.000 habitants.

Taux moyen, de 1882 à 1885, de la mortalité : 29.74 pour 1.000 habitants [3].

Nombre des maisons : 5.371 ; des ménages 21.411.

SPIRITUEUX : au cours d'une année (1885) la consommation du vin, par tête d'habitant, a été de 58 litres ; du cidre, de 12 litres ; de l'alcool, de 8 lit. 8.

ÉPIDÉMIE DE 1885-86.

DURÉE DE L'ÉPIDÉMIE : du 3 novembre 1885 au 27 février 1886 [4].

NOMBRE DES DÉCÈS : 47 (6 enfants, dont 5 garçons, une fille ; 23 hommes ; 18 femmes).

PROPORTION des décès cholériques, en 1885-86, au chiffre de la population : (47 : 70.778) 0,66 p. 1.000 habitants.

En recherchant, dans la première partie de cette étude, le chemin qu'avait dû suivre le choléra pour s'introduire dans le Finistère, je suis arrivé à la conclusion qu'il avait probablement été importé par les navires le *Finistère*, l'*Annamite* et le *Rhin*. Je rappelle que ce dernier navire qui avait eu, en rade de Toulon, un cas de choléra

---

[1] Pour Brest, je n'ai pas eu les documents établissant la répartition de la population par âges, état civil, etc.

[2] D'après le maire, le chiffre officiel de la mortalité cholérique, à Brest, en 1849-50 est de 184, chiffre auquel il faut ajouter 154 décès cholériques survenus dans les hôpitaux de la marine. En reproduisant ce chiffre de 184, l'*Annuaire de la société d'émulation* dit que le nombre des décès aurait été, en réalité, de 504. Mais le rédacteur de l'*Annuaire* omet d'indiquer dans quel document il a puisé ce chiffre. A l'appui de son assertion il faut cependant remarquer que l'excédent du nombre des décès de l'année 1849 sur le nombre de ceux de 1848 avait été de 463.

[3] Voir p. 148 comment ces chiffres ont été obtenus.

[4] Voir les observations météoriques pour cette période à la planche 10, p. 144.

mortel et un grand nombre de diarrhées à bord, n'avait cependant pas été désinfecté; qu'il était sorti du port de Toulon avec une patente nette; enfin que, se présentant, quelques jours après, devant Brest, il n'avait été soumis qu'à une quarantaine de 24 heures et à une « large aération ». Ces trois navires avaient mis à terre un millier d'hommes environ, sur lesquels un grand nombre étaient plus ou moins malades; ces hommes, appartenant pour la plupart à l'infanterie de marine, étaient en congé ou définitivement libérés du service; ils s'étaient dispersés dans toutes les directions, plusieurs après avoir passé par l'hôpital.

J'ai limité mes investigations au *Finistère*, à l'*Annamite* et au *Rhin* parce que, parmi les navires sur lesquels j'avais des informations authentiques, ces trois-là sont les seuls, venant de pays contaminés, qui puissent, à raison de la date de leur arrivée devant Brest, être soupçonnés d'avoir causé les premiers cas de choléra dans le Finistère. La *Bourgogne*, venant de Marseille où régnait le choléra, et le *d'Estaing*, venant de Makung (Indo-Chine), où régnait également le choléra, sont bien entrés à Brest les 14 et 16 septembre, et le premier cas constaté dans le *Finistère* est du 20, mais les documents de bord m'ont manqué pour ces deux navires.

Le choléra n'ayant fait son apparition à Brest que le 3 novembre, c'est-à-dire 60 jours après l'arrivée des vaisseaux ci-dessus désignés, il y a lieu de rechercher s'il n'y aurait pas été apporté par d'autres navires.

Le 18 septembre arrivait à Brest le *Bayard*, venant des Pescadores (mer de Chine), région contaminée. Ce navire n'a été soumis, à Brest, à aucune quarantaine. Le 26 septembre entrait le brick *Marie-Bertrand* venant de Marseille, où régnait le choléra. Le *Marie-Bertrand* a fait devant Brest une quarantaine de vingt-quatre heures : je n'ai aucune autre information. Le même jour, 26 septembre, une goélette, la *Champenoise*, venant de Vivero (Espagne), subissait également une quarantaine de vingt-quatre heures.

Le *Bien-Hoa*, dont j'ai pu consulter le livre de bord, était entré dans le port de Toulon le 20 août 1885. Il en repartit le 16 septembre, et le 27 septembre il se présenta devant Brest. Il avait 310 hommes d'équipage et 5 passagers. Ce navire était donc resté à Toulon au temps où le choléra y a fait le plus de ravages. Dès les premiers jours de son arrivée dans ce port, l'état sanitaire des hommes d'équipage du *Bien-Hoa* avait donné des inquiétudes. Le 24 août, deux hommes entraient à l'infirmerie, pour cause de diarrhée ; deux autres le 25. Puis, le 28, entrent à l'infirmerie, un homme atteint d'anémie et de diarrhée, un homme atteint de diarrhée cholériforme, un homme atteint du choléra ; le 31, trois hommes atteints de diarrhée ; le 4 septembre, trois hommes atteints de diarrhée, deux hommes atteints de diarrhée cholériforme et un homme atteint du choléra ; le 5 septembre, un homme atteint de diarrhée ; le 7, quatre ; le 8, quatre ; le 9, trois ; le 11, deux ; le 12, un. Le cholérique entré le 28 a guéri. Celui entré le 4 septembre est mort le 9 septembre, cinquième jour de la maladie. Ainsi pendant le séjour du *Bien-Hoa* dans le port de Toulon, vingt-six hommes de son équipage ont été atteints de diarrhée, trois de diarrhée cholériforme, deux du choléra, et l'un de ceux-ci est mort. Arrivé à Brest, le *Bien-Hoa*, qui était parti de Toulon avec une patente brute, a été admis en libre pratique après une quarantaine de vingt-quatre heures [1].

D'autres navires encore peuvent être soupçonnés d'avoir introduit le choléra à Brest. Le sloop *Deux-Cousins*, venant de la Corogne (Espagne), arrive à Brest le 2 octobre et y subit une quarantaine de vingt-quatre heures. Le *Tonkin*, grand transport venant de Ke-Lung (Indo-Chine), arrive également le 20 ctobre avec 318 hommes d'équipage et 46 passagers. Il ne fait pas de quarantaine. Il avait cependant de nombreux diarrhéiques à bord et a envoyé un certain nombre de malades à l'hôpital de Brest. Le 3 octobre, entrée de l'*Éclaireur*, croiseur venant également de Ke-Lung (Indo-Chine), avec 396 hommes d'équipage. Le 5 octobre, entrée de la *Perle*, goélette de l'État, venant de Concarneau, où le choléra régnait depuis six semaines. La *Perle* avait une patente brute. La durée de la traversée de Concarneau à Brest ayant été de dix-neuf heures seulement, une quarantaine de quarante-huit heures, avec visite médicale, a été imposée à la *Perle* et à son équipage. Pendant cette quarantaine, les objets dits susceptibles, matelas, hamacs, objets de literie et effets de l'équipage ont « été soumis à une large aération », les manches à vent établies, la pompe mise en mouvement. Mêmes précautions pour la chaloupe à vapeur la *Perle*, annexe de la goélette, arrivée à Brest, le 14 octobre, avec une patente brute.

Sont encore arrivés à Brest avant la fin d'octobre, c'est-à-dire avant l'éclosion du choléra dans cette ville :

[1] J'examinerai de près le cas du *Bien-Hoa* lorsque, dans la troisième partie, je rechercherai les modifications à faire au règlement de 1876.

l'*Ampère*, vapeur, venant de Concarneau (patente nette; vingt-quatre heures de quarantaine) ;

le *Chéribon*, venant de Gênes (Italie), pays contaminé (patente nette; vingt-quatre heures de quarantaine) ;

le *Peter-Graham*, venant de Bilbao (Espagne), pays contaminé (patente nette ; vingt-quatre heures de quarantaine);

le *Louis*, brick français venant de Bilbao (Espagne), pays contaminé ; (patente brute de choléra; quarantaine de quarante-huit heures) ;

l'*Ardanaz*, vapeur espagnol venant de Valence (Espagne), localité la plus éprouvée (21.612 morts) dans la terrible épidémie de 1885 (patente brute de choléra ; une quarantaine de trois jours);

la *Champenoise*, goélette venant de la Corogne (Espagne); (patente nette; vingt-quatre heures de quarantaine).

Pour savoir lequel de ces navires doit être plus spécialement accusé d'avoir introduit à Brest les germes du choléra, il faudrait beaucoup de détails que nous n'avons pas les moyens de connaître. Ce que l'on peut affirmer, c'est qu'aucun de ces navires n'a été désinfecté comme il aurait dû l'être. Il n'existe donc aucune garantie que l'un d'eux n'a pas introduit le mal.

Pour les personnes au courant des antécédents cholériques de Brest, il y avait lieu de prévoir que l'épidémie de 1885 exercerait à Brest de grands ravages. Elle y a été au contraire très clémente. Je laisse ici la parole au médecin des épidémies, M. le Dr Caradec :

Le 29 octobre 1885, je fus averti qu'une femme venait de mourir dans l'une des rues les plus sales de la ville, la rue Kléber, avec les symptômes du choléra. Quand je me transportai à son domicile, j'appris que cette femme, vieille alcoolique, vivant dans les conditions les plus misérables, était tombée malade le dimanche précédent avec de la diarrhée, des vomissements, des crampes, etc., et que finalement, le 29 au soir, elle avait succombé, sans soins médicaux.

Le cas me paraissant suspect, j'engageai à faire l'inhumation le lendemain matin et je prescrivis l'évacuation du chenil, sa désinfection à l'aide de la combustion du soufre, la destruction des objets suspects. Ce qui fut fait par les ordres de l'autorité.

Le cas n'eut pas de retentissement dans ce quartier misérable; mais le mardi, 3 novembre, je fus appelé dans une autre partie de la ville, rue Impasse-Keravel, pour voir deux malades. L'un était une femme N..., qui, les jours précédents, avait de la diarrhée, des vomissements, des crampes, et était présentement en état typhoïde; l'autre, son mari, un vieillard de soixante-quatre ans, alcoolique renforcé, malade depuis le matin seulement, se tordait sur son lit, avec des crampes dans les jambes, faisait sous lui, vomissait, avait sa connaissance, mais me répondait d'une voix cassée et à demi éteinte. Le soir, à 9 heures, il mourait en algidité. Ici, plus de doute. Nous étions bel et bien en présence du choléra asiatique; la contagion paraissait établie entre l'un et l'autre. Mais, qui avait apporté la contagion à la femme? Je ne pus pas le déterminer. Étant établi que la femme N... était marchande de poissons, il est probable qu'elle avait eu des relations avec les gens de Kerhorre.

Ces cas ayant été constatés, les mesures les plus énergiques furent prises. Je fis évacuer le local et fis faire la désinfection avec soin. En la faisant, on s'aperçut que sous la chambre des époux N... passait un canal, en communication avec les cabinets d'aisances et qui n'avait pas été curé depuis très longtemps.

Le chiffre des personnes atteintes à Brest a été difficile à établir. Le Dr Caradec le porte à 115, d'autres à 150. Mais le Dr Caradec ne comptait que 35 décès, et les documents authentiques que j'ai réunis prouvent qu'il y a eu 47 décès, en ajoutant à la ville proprement dite le quartier de Recouvrance qu'avait négligé le docteur.

La ville de Brest est divisée en deux régions au point de vue de l'évacuation des immondices. Dans l'une, sont des fosses fixes; dans l'autre, tout va à l'égout. La région des fosses fixes est empoisonnée d'odeurs horribles, ce qui tient à ce que aucune fermeture hydraulique, ou plutôt aucune fermeture quelconque ne protège contre les émanations des fosses. Le système de vidange en usage accroît ce grave inconvénient. Elle est faite au moyen de pompes par des cultivateurs de la banlieue, heureux de se procurer ainsi un engrais à bon marché. On devine ce que sont ces pompes et ce qui se passe sur leur trajet. De temps à autre le conseil d'hygiène de l'arrondissement de Brest émet le vœu qu'un état de choses aussi préjudiciable à la santé publique soit modifié[1].

Le « tout à l'égout » ne donne guère de meilleurs résultats. La ville est divisée en plusieurs plans superposés et les tuyaux de chute qui amènent les immondices à l'égout décrivent des courbes plus ou moins compliquées en face des habitations. Si ces tuyaux étaient en bon état et hermétiquement fermés, il n'y aurait pas grand mal. Mais ils sont souvent détériorés, tardivement réparés, et alors par les fissures s'échappent des odeurs infectes. En outre le système d'égouts de la ville présente ceci de particulier qu'il vient se collecter dans l'avant-port militaire. Quand la mer est basse, la chasse est suffisante pour entraîner les matières à la mer; mais, quand la mer monte, les matières remontent aussi dans l'égout, et par toutes les

[1] Ce vœu a été enfin entendu. Depuis le 1er juillet 1886, la vidange des fosses d'aisances par les baquets et barriques est interdite. Cette vidange se fait soit au moyen de pompes étanches en communication directe avec des tonnes de modèle perfectionné, soit par l'un des systèmes à vapeur ou par le vide en usage dans les grandes villes. (Arrêté de M. Delobeau, maire).

bouches de celui-ci manifestent leur présence. Peut-être est-il difficile de revenir complètement sur ce système de canalisation, qui est très ancien. Mais peut-être aussi serait-il possible de l'améliorer.

Brest est une ville vieille, enfermée dans une étroite ceinture de remparts. La surface habitable est parcimonieusement mesurée; les maisons sont pressées les unes contre les autres, les cours intérieures sont réduites au minimum possible. Les habitants sont donc entassés dans des logements trop étroits. La municipalité, au moment de l'invasion du choléra, a remis sur pied une ancienne commission des logements insalubres; mais cette commission n'a abouti à aucun résultat, pas même à une enquête, pas même à un rapport.

En examinant le tableau des décès, à la colonne du domicile, il semble, à raison de la variété des adresses, que tous les quartiers à peu près ont été contaminés et par conséquent que l'épidémie a trouvé par toute la ville les mêmes éléments de propagation; mais si l'on se reporte à la colonne des professions, on y constate que la plupart des hommes atteints appartiennent aux divers métiers qui s'exercent dans le port. La population étrangère aux occupations maritimes a été presque complètement épargnée. La première victime est un journalier du port, la seconde un premier maître infirmier. Ensuite nous trouvons un voilier au port, un mécanicien vétéran, plusieurs quartiers-maîtres retraités, un forgeron au port, six journaliers au port. Bien que ces hommes habitassent des quartiers différents, c'est le port qui était leur véritable résidence. C'est là qu'ils passaient la journée, qu'ils travaillaient, mangeaient quelquefois et souvent buvaient. Toutes leurs relations étaient là. C'est dans le port qu'ils ont pris contact avec les gens venus du dehors, de l'Extrême-Orient ou des ports voisins. Quant aux femmes, qui, d'ailleurs sont en minorité dans l'épidémie, la plupart sont les femmes ou les parentes des hommes atteints.

Ces faits semblent indiquer que l'épidémie est entrée à Brest par le port et que c'est par le port qu'elle s'est entretenue.

Brest. — I. Tableau des décédés.

NUMÉROS D'ORDRE du tableau général des décès.	DATE DU DÉCÈS.	PROFESSION.	SEXE.	ÂGE.	ÉTAT CIVIL.	DOMICILE.	N° D'ORDRE.
2	3	4	5	6	7	8	9
134	3 novembre 1885	Ouvrier de port.	m.	49	Marié	Rue marché Kéravel, 4.	1
148	5 —	1er maître infirmier de la marine.	m.	45	—	— de la mairie, 6a (Hôp. M.).	2
160	9 —	»	m.	8	»	— Kléber, 21.	3
170	9 —	Ménagère.	f.	48	Veuve	Marché Kéravel (Hôp. Civ.).	4
195	13 —	»	f.	4	»	Rue du chemin de fer, 13.	5
283	22 —	Ouvrier de port.	m.	48	Veuf	— Saint-Louis, 4.	6
325	26 —	»	m.	1	»	— Turenne, 14.	7
334	27 —	Mécanicien vétéran.	m.	32	Marié	— de l'Asile des vieillards, 5.	8
335	27 —	Ménagère.	f.	58	Veuve	— du Conseil, 9.	9
356	29 —	Sans profession.	m.	65	Veuf	— de l'Égout, 8.	10
357	29 —	Ouvrier charpentier retraité.	m.	74	Marié	— de la Fontaine, 19 (Recouvr.).	11
369	30 —	Quartier-maître retraité.	m.	68	»	2e Venelle Kéravel, 5.	12
378	1er décembre 1885	Ménagère.	f.	55	Veuve	Rue Bouillon, 15 (Hôp. M.).	13
403	4 —	Ouvrier de port.	m.	46	Marié	2e Venelle Kéravel, 5 (Hôp. Civ.).	14
414	5 —	Quartier-maître retraité.	m.	47	—	Rue Fontaine, 25 (Hôp. Civ.).	15
441	8 —	Journalier à la mairie.	m.	56	—	— Poulic al lor, 29 (Hôp. Civ.).	16
450	9 —	Ménagère.	f.	35	Mariée	— du chemin de fer, 17.	17
458	10 —	»	f.	45	»	— Kéravel, 54.	18
463	11 —	Chef journalier au port.	m.	48	Marié	— Poulic al lor, 29.	19
483	13 —	Ménagère.	f.	40	Mariée	Marché Kéravel, 6.	20
498	15 —	—	f.	76	»	Rue du Bel-Air, 12.	21
502	16 —	»	m.	5	»	3e Venelle Kéravel, 9.	22
503	16 —	Ménagère.	f.	57	Mariée	Rue du Bel-Air, 12.	23
509	17 —	Menuisier aux ponts et chaussées.	m.	36	Marié	Quai de la Douane, 6 (Hôp. Civ.).	24
510	17 —	Ménagère.	f.	44	Mariée	Rue Vauban, 63 (Recouvr.).	25
558	28 —	»	f.	48	—	— Saint-Malo, 51 (Recouvr.).	26
559	28 —	Manœuvre.	m.	6	»	— Saint-Malo, 51 (Recouvr.).	27
584	3 janvier 1886	Manœuvre.	m.	38	Célibataire	— Neuve, 38 (Recouvr.).	28
587	4 —	Pensionnée des douanes.	f.	73	Veuve	— de la Pointe, 3 (Recouvr.).	29
610	10 —	Ménagère.	f.	42	Mariée	— des Clairvoyants, 1 (Recouvr.).	30
608	10 —	»	f.	43	Veuve	— Richer, 8.	31
609	10 —	»	f.	48	Mariée	— Pautras, 3.	32
624	14 —	Ouvrier de port.	m.	20	Marié	— Saint-Marc, 41.	33
640	17 —	Ouvrier de port.	m.	33	»	— du Moulin, 41.	34
641	17 —	»	f.	59	Veuve	— de l'Église, 5 (Recouvr.).	35
646	18 —	Quartier-maître vétéran.	m.	39	Marié	— du Par, 5 (Recouvr.).	36
647	18 —	»	m.	2	»	— Neuve, 20 (Recouvr.).	37
653	19 —	Cultivatrice.	f.	75	Veuve	— de la Pointe, 5 (Recouvr.).	38
654	19 —	Ménagère.	f.	28	Mariée	— du Pont, 16 (Recouvr.).	39
662	22 —	Tailleur de pierres.	m.	49	Marié	— Neuve, 20 (Hôp. Civ.).	40
669	28 —	Journalier.	m.	42	—	— de l'Église, 35.	41
670	28 —	Maître vétéran.	m.	47	—	— du Moulin, 22 (Hôp. M.).	42
672	29 —	Journalière.	f.	42	Veuve	— Turenne, 10 (Hôp. Civ.).	43
675	31 —	Matelot retraité.	m.	61	Veuf	— Neuve des Sept saints, 4.	44
705	25 février 1886	Journalier.	m.	36	—	— Saint-Yves, 60 (Hôp. Civ.).	45
706	25 —	Maçon.	m.	35	Marié	— Duguay-Trouin, 2.	46
708	27 —	Journalier.	m.	28	—	— Kéravel, 34 (Hôp. Civ.).	47

BREST. — RÉSUMÉ DES DÉCÈS.

1° *Par sexe et par groupes d'âge.*

	SEXE MASCULIN.												SEXE FÉMININ.												
	Au-dessous de 2 ans.	De 2 à 5 ans inclus.	De 6 à 10 ans inclus.	De 11 à 15 ans inclus.	De 16 à 20 ans inclus.	De 21 à 30 ans inclus.	De 31 à 40 ans inclus.	De 41 à 50 ans inclus.	De 51 à 60 ans inclus.	De 61 à 70 ans inclus.	Au-dessus de 70 ans.	TOTAL du SEXE MASCULIN.	Au-dessous de 2 ans.	De 2 à 5 ans inclus.	De 6 à 10 ans inclus.	De 11 à 15 ans inclus.	De 16 à 20 ans inclus.	De 21 à 30 ans inclus.	De 31 à 40 ans inclus.	De 41 à 50 ans inclus.	De 51 à 60 ans inclus.	De 61 à 70 ans inclus.	Au-dessus de 70 ans.	TOTAL du SEXE FÉMININ.	TOTAUX GÉNÉRAUX.
	1	2	3	4	5	6	7	8	9	10	11	12	13	14	15	16	17	18	19	20	21	22	23	24	25
Décès........	1	2	2	»	»	2	7	9	1	3	1	28	»	1	»	»	»	1	2	8	3	1	3	19	47

2° *Par état civil.*

	SEXE MASCULIN. 1	SEXE FÉMININ. 2
Enfants (0 à 15 ans)........	5	1
Célibataires.................	1	»
Mariés.....................	18	10
Veufs.....................	4	8
TOTAUX...........	28	19

3° *Par professions.*

	SEXE MASCULIN. 3		SEXE FÉMININ. 4
Ouvriers au port	6	Ménagères.............	7
Maître infirmier............	1		
Mécanicien................	1	Pensionnée.............	1
Marchand de cendres........	1		
Charpentiers	2	Cultivatrice	1
Quartier-maîtres....	4		
Journaliers................	5	Journalière.............	1
Tailleur de pierres	1		
Matelot retraité............	1	Sans profession	8
Maçon....................	1		

XXXI. — LAMBÉZELLEC.

ÉPIDÉMIES ANTÉRIEURES : choléra en 1832 : 334 cas, 132 décès.
      — en 1834–35 : 173 cas, 57 décès.
      — en 1849-50 : 162 cas, 113 décès.

SUPERFICIE : 2.069 hectares.

POPULATION : dénombrement de 1886 : totale, 15.641 (1881 : 12.502); agglomérée, 1.412.

Taux moyen, de 1882 à 1885, de l'excédent des naissances sur les décès : 5,25 pour 1.000 habitants.

Taux moyen, de 1882 à 1885, de la mortalité : 33,32 pour 1.000 habitants [1].

Nombre des maisons : 1.203 ; des ménages 3.556.

SPIRITUEUX : au cours d'une année (1885) la consommation du vin, par tête d'habitant, a été de 45 litres ; du cidre, de 9 litres ; de l'alcool, de 8 lit. 6.

ÉPIDÉMIE DE 1885-86.

POPULATION EXPOSÉE (le bourg, hameaux du Moulin-Poudre et de Poulcanastrac) : 2.109 habitants se subdivisant ainsi :

1° Division par groupes d'âge et par sexe :

De 0 à 15 ans	Garçons	463
	Filles.......................	471
De 15 à 60 ans.....	Hommes......................	557
	Femmes	532
Au-dessus de 60 ans.	Hommes......................	31
	Femmes	55

2° Division par état civil (enfants jusqu'à 15 ans non compris) :

Célibataires	Hommes......................	151
	Femmes	133
Mariés..............	Hommes......................	402
	Femmes......................	402
Veufs	Hommes......................	35
	Femmes.....................	52

Les professions qui ont fourni des victimes au choléra se chiffraient comme suit au dénombrement de 1886 :

Hommes..........	Marins	125
	Quartiers-maîtres	2
	Journaliers..................	36
	Tanneurs	13
Femmes	Ménagères	66
	Blanchisseuses	10

[1] Voir p. 148 comment ces chiffres ont été obtenus.

Nombre des maisons exposées : 216 ; des ménages, 645.

Durée de l'épidémie : du 2 décembre 1885 au 17 mars 1886 °.

Nombre des décès : 12 (4 enfants, dont 2 garçons, 2 filles ; 3 hommes ; 5 femmes).

Proportion des décès cholériques, en 1885-86, au chiffre de la population exposée : (12 : 2.109) 5,68 p. 1.000.

Lambézellec forme, pour ainsi dire, un faubourg de Brest. L'épidémie qui l'a visitée est le prolongement de celle de Brest.

Le nombre des personnes atteintes dans cette commune est de 25, sur lesquelles 12 sont mortes. Tous les âges ont payé leur tribut à la maladie, bien que les cas se soient présentés plus fréquemment chez des individus ayant dépassé cinquante ans. Ce sont en général ou des alcooliques ou des gens en état de misère physiologique qui ont été frappés. On a observé des cas dans tous les quartiers de l'agglomération qui confine à la ville, mais surtout dans les quartiers les plus insalubres. La partie rurale a été préservée.

Au point de vue professionnel, les tanneurs ont été spécialement touchés (2 décès et une guérison). Le fait est à enregistrer, parce que certains auteurs parlent de l'immunité des tanneurs à l'égard du choléra. Deux blanchisseuses ont été atteintes et une est morte. Ces blanchisseuses lavaient leur linge dans l'eau qui se rend à l'étang du Moulin-Poudre. Or, sur les 25 cas signalés, 9 ont été observés dans la petite vallée étroite et enserrée, connue sous le nom de Moulin-Poudre, où coule un ruisseau chargé des détritus du bourg de Kérinon. Voilà bien longtemps que le conseil d'hygiène de l'arrondissement de Brest demande le curage de ce ruisseau et sa canalisation, ainsi que le dessèchement de l'étang du Moulin-Poudre, où il se rend. L'eau stagnante de cette mare laisse parfois déposer sur la berge des matières organiques d'une odeur nauséabonde ; les médecins ont souvent observé chez les riverains des accès de fièvre intermittente. Cependant, rien n'a été fait. L'on a prétendu autrefois que le service de la marine, auquel cet étang appartient, en avait besoin pour produire une chute et actionner ses moteurs ; mais cette raison n'existe plus. Il est à désirer, dans l'intérêt de la santé publique, que l'on tienne enfin compte des observations du conseil d'hygiène.

---

[1] Voir les observations météoriques pour cette période à la planche 10, p. 144.

TABLEAUX DES MALADES.

I. *Guéris*.

N°ᵉ D'ORDRE.	PROFESSION.	SEXE.	AGE.	DOMICILE.
1	2	3	4	5
1	Marin.....................	m.	28	Rue de Penfeld, 13.
2	Ménagère,.,,............,,..	f.	48	—
3	Journalier..................	m.	40	Moulin-Poudre.
4	»	m.	12	—
5	Ménagère..................	f.	37	—
6	—	f.	38	—
7	....	f.	56	—
8	Journalier..................	m.	44	—
9	Ménagère..................	f.	52	—
10	—	f.	25	Rue de Brest, 81.
11	Blanchisseuse..............	f.	60	— 177.
12	Journalier..................	m.	45	Poulcanastrac.
13	Ménagère..................	f.	45	—

II. *Décédés*.

N°ᵉ D'ORDRE.	N°ᵉ D'ORDRE du tableau général des décès.	DATE du DÉCÈS.	PROFESSION.	SEXE.	AGE.	ÉTAT CIVIL.
1	2	3	4	5	6	7
1	390	2 déc. 1885......	Ménagère..........	f.	39	Mariée.
2	464	11 —	»	f.	3	»
3	504	16 —	Sans profession.....	m.	45	Marié.
4	539	25 —	Ménagère..........	f.	44	Mariée.
5	545	26 —	Blanchisseuse.......	f.	60	—
6	570	1ᵉʳ janv. 1886......	Tanneur...........	m.	52	Marié.
7	588	5 —	Journalier.........	m.	71	Veuf.
8	595	6 —	»	f.	7	»
9	617	13 —	»	m.	15	»
10	628	15 —	»	m.	15	»
11	660	21 —	Ménagère..........	f.	51	Mariée.
12	717	17 mars 1886......	—	f.	58	Célibataire

XXXII. — PLOUGASTEL-DAOULAS.

ÉPIDÉMIES ANTÉRIEURES (?).

SUPERFICIE : 4.682 hectares.

POPULATION : dénombrement de 1886 : totale, 7.009 (1881 : 6.857); agglomérée, 1.023.

Taux moyen, de 1882 à 1885, de l'excédent des naissances sur les décès : 0,75 pour 1.000 habitants.

Taux moyen, de 1882 à 1885, de la mortalité : 27.98 p. 1.000 habitants [1].

Nombre des maisons : 1.117 ; des ménages 1.240.

SPIRITUEUX : au cours d'une année (1885) la consommation du vin, par tête d'habitant, a été de 17 litres ; du cidre (?) ; de l'alcool, de 6 lit. 2.

ÉPIDÉMIE DE 1885-86.

POPULATION EXPOSÉE (hameau de Tinduff) : 95 habitants se subdivisant ainsi :

1° Division par groupes d'âge et par sexe :

De 0 à 15 ans	Garçons	12
	Filles..........................	20
De 15 à 60 ans	Hommes.........................	22
	Femmes.........................	32
Au-dessus de 60 ans.	Hommes.........................	5
	Femmes.........................	4

2° Division par état civil (enfants jusqu'à 15 ans non compris) :

Célibataires........	Hommes.........................	8
	Femmes.........................	17
Mariés...........	Hommes.........................	15
	Femmes	15
Veufs	Hommes.........................	4
	Femmes	4

L'unique profession qui ait fourni des victimes au choléra se chiffrait comme suit au dénombrement de 1886 :

Hommes...........	Cultivateurs....................	12
Femmes	Cultivatrices...................	17

NOMBRE DES MAISONS EXPOSÉES : 16 ; des ménages, 17.

DURÉE DE L'ÉPIDÉMIE : du 6 au 14 décembre 1885 [2].

[1] Voir p. 148 comment ces chiffres ont été obtenus.

[2] Voir les observations météoriques pour cette période à la planche 10, p. 144.

NOMBRE DES DÉCÈS : 4 (3 hommes ; une femme).

PROPORTION des décès cholériques, en 1885, au chiffre de la population exposée : (4 : 95) 42,10 p. 1.000.

En 1885, la commune de Plougastel-Daoulas n'a eu que 4 cas de choléra, tous quatre mortels, tous quatre au hameau de Tinduff.

Tinduff est un port de mer sur la baie de Daoulas, au sud de la commune de Plougastel, à l'entrée ouest de l'anse du Moulin–neuf.

Le premier atteint a été un cultivateur âgé de soixante–sept ans. On ne sait ni quand ni où il a contracté la maladie. Il est mort le 6 décembre.

Le 9 décembre mourait un cultivateur âgé de soixante-treize ans ; sa femme âgée de soixante-dix-sept ans et son fils âgé de quarante-quatre ans mouraient tous deux le 14 décembre. « Cette famille, écrit le sous–préfet de Brest, avait eu la malencontreuse idée d'enterrer une vache dans son pré, traversé par le ruisseau dont l'eau servait à tous les usages domestiques. » Les mesures prescrites ont été prises. La maison a été soigneusement désinfectée. L'épidémie s'est arrêtée. «Cependant, écrit le maire de Plougastel-Daoulas, une épidémie de cholérine, sans gravité, sévissait à ce moment même dans ce quartier de Tinduff.» Le Dʳ Feillet confirme sur ce point la déclaration du maire ; il écrivait le 10 août : «Tout le monde dans ce village et dans le village voisin a des diarrhées et des vomissements. »

TABLEAU DES DÉCÈS.

Nº D'ORDRE.	Nº d'ordre du tableau général des décès.	DATE DU DÉCÈS.	PROFESSION.	SEXE.	AGE.	ÉTAT CIVIL.	DOMICILE.
1	2	3	4	5	6	7	8
1	420	6 déc. 1885.....	Cultivateur....	m.	67	Marié....	Tinduff.
2	451	9 —	— ...	m.	73	—	—
3	486	14 —	Femme du nº 451. Ménagère.	f.	77	Veuve....	—
4	487	14 —	Fils des nᵒˢ 451 et 486. Cultivateur.	m.	44	Célibataire.	—

XXXIII. — LANDIVISIAU.

Épidémies antérieures : choléra en 1832 : (?) cas, 45 décès.
fièvre typhoïde en 1855–56 : 70 décès.

Superficie : 1.642 hectares.

Population : dénombrement de 1886 : totale, 4.002 (1881 : 3.706) ; agglomérée, 2.482.

Taux moyen, de 1882 à 1885, de l'excédent des naissances sur les décès : 1,22 pour 1.000 habitants.

Taux moyen, de 1882 à 1885, de la mortalité : 30,24 pour 1.000 habitants [1].

Nombre des maisons : 611 ; des ménages, 868.

Spiritueux : au cours d'une année (1885), la consommation du vin, par tête d'habitant, a été de 22 litres ; du cidre, de 9 litres ; de l'alcool, de 9 lit. 6.

Épidémie de 1885–86.

Population exposée (l'agglomération) : 2.482 habitants se subdivisant ainsi :

1° *Division par groupes d'âge et par sexe* :

De 0 à 15 ans......	Garçons	541
	Filles..........................	553
De 15 à 60 ans	Hommes........................	618
	Femmes	619
Au-dessus de 60 ans.	Hommes	65
	Femmes	86

2° *Division par état civil (enfants jusqu'à 15 ans non compris)* :

Célibataires	Hommes......................	284
	Femmes	255
Mariés............	Hommes......................	362
	Femmes	362
Veufs	Hommes......................	37
	Femmes	88

Les professions qui ont fourni des victimes au choléra se chiffraient comme suit au dénombrement de 1886 :

Hommes..........	Cultivateurs	80
Femmes	Cabaretières	14

Nombre des maisons exposées : 397 ; des ménages, 651.
Durée de l'épidémie : du 16 au 26 décembre 1885 [2].

[1] Voir p. 148 comment ces chiffres ont été obtenus.
[2] Voir les observations météoriques pour cette période à la planche 10, p. 144.

Nombre des décès : 2 (un homme, une femme).

Proportion des décès cholériques, en 1885, au chiffre de la population exposée : (2 : 2.482) 0,80 p. 1.000.

En 1885, à Landivisiau, il n'y a eu que 2 cas de choléra, tous deux mortels. Le premier atteint est un propriétaire-cultivateur, âgé de soixante-dix ans, qui avait soigné sa fille, morte du choléra à Brest. En revenant de cette ville, il éprouva une diarrhée persistante. Le choléra se déclara nettement dans la nuit du 14 au 15 décembre, avec beaucoup d'intensité. Le malade mourait dans la nuit du 16, malgré les soins du Dr Pilven.

Quelques jours plus tard, le même docteur était appelé auprès d'une femme, âgée de soixante-treize ans, demeurant dans la même ville, à 2 kilomètres de la maison du précédent. L'on n'a rien appris qui indiquât que cette femme avait été en rapport avec la première victime. Elle est morte du choléra, le 26 décembre, après vingt-quatre heures de maladie. Elle était cabaretière, exposée par conséquent à recevoir chez elle des voyageurs de toute provenance.

Au sujet du premier cas, le Dr Pilven raconte ce qui suit :

Le fils a eu au mois de juillet 1886, c'est-à-dire six mois et demi après la mort de son père, et dans la même maison, une attaque de choléra d'une grande violence, survenant après une véritable diarrhée prémonitoire : vomissements, selles riziformes, crampes, extinction de voix, algidité, rien ne manquait au tableau. Le malade guérit au bout de deux jours. Était-ce le choléra asiatique se manifestant de nouveau dans la même maison, après un intervalle de plus de six mois ? ou simplement le choléra nostras, assez fréquent à cette époque à Landivisiau ? Certains médecins prétendent qu'il est souvent difficile de distinguer ces deux maladies autrement que par leur gravité et leur puissance de propagation. Quoi qu'il en soit, je puis affirmer que mon malade du mois de juillet a eu tous les caractères du choléra asiatique, moins celui de l'épidémicité.

TABLEAU DES DÉCÈS.

Nº D'ORDRE.	Nº D'ORDRE du tableau général des décès.	DATE DU DÉCÈS.	PROFESSION.	SEXE.	AGE.	ÉTAT CIVIL.
1	2	3	4	5	6	7
1	505	16 déc. 1885......	Cultivateur........	m.	70	Marié.
2	546	26 —	Cabaretière........	f.	73	Veuve.

XXXIV. — SAINT-MARC.

ÉPIDÉMIES ANTÉRIEURES: (?)

SUPERFICIE: 363 hectares.

POPULATION: dénombrement de 1886 : totale, 2.291 (1881 : 2.023); agglomérée, 465.

Taux moyen, de 1882 à 1885, de l'excédent des naissances sur les décès: 2,10 pour 1.000 habitants.

Taux moyen, de 1882 à 1885, de la mortalité : 29,14 pour 1.000 habitants [1].

Nombre des maisons: 227; des ménages, 516.

SPIRITUEUX: au cours d'une année (1885), la consommation du vin, par tête d'habitant, a été de 38 litres; du cidre, de 8 litres ; de l'alcool, de 6 lit. 5.

ÉPIDÉMIE DE 1885-86.

POPULATION EXPOSÉE (le bourg et le hameau de Pont-neuf) : 635 habitants se subdivisant ainsi :

1° Division par groupes d'âge et par sexe :

De 0 à 15 ans....	Garçons	103
	Filles.........................	109
De 15 à 60 ans ...	Hommes......................	108
	Femmes	155
Au-dessus de 60 ans.	Hommes......................	43
	Femmes	57

2° Division par état civil (enfants jusqu'à 15 ans non compris) :

Célibataires........	Hommes......................	72
	Femmes	36
Mariés...........	Hommes......................	127
	Femmes	127
Veufs...........	Hommes......................	12
	Femmes	40

Les professions qui ont fourni des victimes au choléra se chiffraient comme suit au dénombrement de 1886 :

Hommes..........	Journaliers......................	35
	Tanneurs	3

NOMBRE DES MAISONS EXPOSÉES: 65; des ménages, 185.

DURÉE DE L'ÉPIDÉMIE: du 31 décembre 1885 au 19 janvier 1886 [2].

[1] Voir p. 148 comment ces chiffres ont été obtenus.

[2] Voir les observations météoriques pour cette période à la planche 10, p. 144.

NOMBRE DES DÉCÈS: 3 (un garçon, 2 hommes).

PROPORTION des décès cholériques, en 1885-86, au chiffre de la population exposée: (3 : 635) 4,72 p. 1.000.

Trois cas de choléra, tous trois mortels, ont été signalés dans la commune de Saint-Marc.

Le premier est celui d'un enfant de vingt-deux mois, décédé le 31 décembre 1885. On n'a pas su comment il avait contracté la maladie.

Le deuxième est celui d'un ouvrier tanneur, âgé de cinquante-trois ans, domicilié au village de Pont-neuf. Cet homme avait soigné, à Kerinou, e l Lambézellec, un ami mort du choléra. En rentrant chez lui, il fut pris de vomissements, de crampes et de diarrhée. Visité par le Dr Guyader, il succomba le 13 janvier.

Sur le troisième cas, qui est celui d'un journalier, âgé de cinquante-six ans, mort le 19 janvier, les renseignements font défaut.

TABLEAU DES DÉCÈS.

N° D'ORDRE.	N° D'ORDRE du tableau général des décès.	DATE DU DÉCÈS.	PROFESSION.	SEXE.	AGE.	ÉTAT CIVIL.	DOMICILE.
1	2	3	4	5	6	7	8
1	568	31 déc. 1885.....	»	m.	22^m	»	Saint-Marc.
2	618	13 janv. 1886....	Tanneur.....	m.	53	Marié....	Pont-neuf.
3	652	19 —	Journalier....	m.	56	—	Saint-Marc.

XXXV. — TREMAOUÉZAN.

ÉPIDÉMIES ANTÉRIEURES (?).

SUPERFICIE : 830 hectares.

POPULATION : dénombrement de 1886 ; totale, 512 (1881 : 523) ; agglomérée, 70.

Taux moyen, de 1882 à 1885, de l'excédent des décès sur les naissances : 9,61 pour 1.000 habitants.

Taux moyen, de 1882 à 1885, de la mortalité : 32,32 pour 1.000 habitants[1].

Nombre des maisons : 99 ; des ménages, 101.

SPIRITUEUX : au cours d'une année (1885) la consommation du vin, par tête d'habitant, a été de 1 litre ; du cidre (?) ; de l'alcool, 1 lit. 1.

ÉPIDÉMIE DE 1885-86.

POPULATION EXPOSÉE (le bourg et le hameau de Kersalamon) ; 99 habitants se subdivisant ainsi :

1° Division par groupes d'âge et par sexe :

De 0 à 15 ans......	Garçons	22
	Filles	20
De 15 à 60 ans	Hommes............................	24
	Femmes	28
Au-dessus de 60 ans .	Hommes............................	5
	Femmes............................	0

2° Division par état civil (enfants jusqu'à 15 ans non compris) :

Célibataires........	Hommes............................	11
	Femmes	10
Mariés...........	Hommes............................	13
	Femmes	13
Veufs............	Hommes............................	5
	Femmes	5

Les professions qui ont fourni des victimes au choléra se chiffraient comme suit au dénombrement de 1886 :

Femmes...........	Ménagères	17
	Journalières	5

NOMBRE DES MAISONS EXPOSÉES : 23 ; des ménages, 23.

DURÉE DE L'ÉPIDÉMIE : un jour, le 5 janvier 1886[2].

---

[1] Voir p. 148 comment ces chiffres ont été obtenus.

[2] Voir les observations météoriques pour cette journée à la planche 10, p. 144.

NOMBRE DES DÉCÈS : 1 (une fille).

PROPORTION des décès cholériques, en 1886, au chiffre de la population exposée : (1 : 99) 10,10 p. 1.000.

Le choléra n'a atteint, à Trémaouézan, que 3 personnes, sur lesquelles une seule est morte. Il a été importé par une fille S...., âgée de vingt-huit ans, journalière à la filature de Landerneau, en janvier 1886. Elle traversait le village de Kersalamon, dépendant de la commune de Trémaouézan, pour aller voir ses parents à Plouneventer, lorsqu'elle a éprouvé les premiers symptômes du mal. Elle a guéri.

Dans la maison où elle avait reçu l'hospitalité et avait été soignée mourait, le 5 janvier, un enfant de cinq ans, atteint du choléra. Quelques jours après, la mère de cet enfant était atteinte également. Celle-ci a guéri.

L'épidémie s'est bornée à ces trois cas pour la commune de Trémaouézan ; mais on verra, dans la notice de la commune de Plouneventer, que la fille S.... a encore transmis le mal à d'autres personnes.

Rapport de l'agent voyer cantonal.

La commune de Trémaouézan se trouve située sur un plateau dont le sous-sol se compose, en majeure partie, de granit et de sable. La couche de terre recouvrant ce sol granitique est assez uniforme et présente peu d'épaisseur (0 m. 60 à 1 mètre en moyenne), ce qui constitue un terrain très perméable, surtout à partir d'une profondeur de 0 m. 50.

Cette commune ne comporte aucune agglomération de vingt feux. Le bourg lui-même n'en contient actuellement que dix-huit.

La nature de l'eau est, en général, excellente au goût, très limpide et abondante ; elle provient, en grande partie, des sources jaillissant en dehors des agglomérations. Les puits sont généralement établis à proximité des habitations et sont tous en contre-bas de celles-ci. Malgré ces conditions, les eaux sont rarement souillées, à cause sans doute, de la nature du sol éminemment favorable à la clarification de celles pouvant y pénétrer par infiltration. Il n'est point fait usage de tuyaux pour amener les eaux, les sources étant assez nombreuses. L'eau n'a jamais manqué dans la commune.

Les vidanges des maisons, en y comprenant les matières fécales, se font ordinairement sur les tas de fumier, et ces derniers sont transportés deux fois l'an, en moyenne, dans les champs pour y être employés comme engrais. Avant leur emploi, elles ne peuvent contaminer les eaux, étant absorbées par les fumiers mis en tas, le plus loin possible des puits et des sources.

Le lavage du linge se fait avec le savon ordinaire dans des lavoirs établis en contre-bas des sources ; les eaux ayant servi à ce lavage s'écoulent par des rigoles ou saignées et sont employées à l'arrosage des prairies.

Le nettoyage de la place du bourg et des chemins y aboutissant se fait par le cantonnier du service vicinal.

Il n'y a pas de maison comprenant de cour où les résidus de la vie soient accumulés.

En résumé, le bourg de Trémaouézan, ainsi que les petits villages dépendant de cette commune se trouvent dans une situation relativement bonne au point de vue de l'hygiène, si on la compare aux autres localités et si on en juge d'après les épidémies qui ont eu lieu dans certaines régions du département depuis une dizaine d'années.

Il faut cependant remarquer, malgré les conclusions de ce rapport, que la commune de Trémaouézan a eu un excédent de décès sur les naissances (9,61 pour 1.000), de 1882 à 1885, ce qui est tout à fait exceptionnel dans le Finistère.

TABLEAU DES MALADES.

N° D'ORDRE.	N° D'ORDRE du tableau général des décès.	DATE DU DÉCÈS.	PROFESSION.	SEXE.	AGE.	ÉTAT CIVIL.	DOMICILE.
1	2	3	4	5	6	7	8
1	»	»	Journalière ...	f.	28	Célibataire.	Trémaouézan.
2	589	5 janv. 1886.	»	m.	5	»	Kersalamon.
3	»	»	Ménagère.....	f.	(?)	Mariée....	—

XXXVI. — PLOUNEVENTER.

ÉPIDÉMIES ANTÉRIEURES (?)

SUPERFICIE : 3.025 hectares.

POPULATION : dénombrement de 1886 : totale, 1.879 (1881 : 1.903) ; agglomérée, 170.

Taux moyen, de 1882 à 1885, de l'excédent des naissances sur les décès : 15,72 pour 1.000 habitants.

Taux moyen, de 1882 à 1885, de la mortalité : 20,90 pour 1.000 habitants [1].

Nombre des maisons : 320 ; des ménages, 337.

SPIRITUEUX : au cours d'une année (1885) la consommation du vin, par tête d'habitant, a été de 5 litres ; du cidre (?) ; de l'alcool, de 2 lit. 7.

ÉPIDÉMIE DE 1885-86.

POPULATION EXPOSÉE (hameau de Keriouroux) : 39 habitants se subdivisant ainsi :

1° Division par groupes d'âge et par sexe :

De 0 à 15 ans	Garçons	9
	Filles	6
De 15 à 60 ans	Hommes	11
	Femmes	9
Au-dessus de 60 ans	Hommes	3
	Femmes	1

2° Division par état civil (enfants jusqu'à 15 ans non compris) :

Célibataires	Hommes	5
	Femmes	3
Mariés	Hommes	6
	Femmes	6
Veufs	Hommes	3
	Femmes	1

Les professions qui ont fourni des victimes au choléra se chiffraient comme suit au dénombrement de 1886 :

Hommes	Cultivateurs	15
Femmes	Cultivatrices	9

NOMBRE DES MAISONS EXPOSÉES : 7 ; des ménages, 7.

DURÉE DE L'ÉPIDÉMIE : un jour, le 7 janvier 1886 [2].

[1] Voir p. 148 comment ces chiffres ont été obtenus.

[2] Voir les observations météoriques pour cette période à la planche 10, p. 144.

Nombre des décès: 2 (un homme ; une femme).

Proportion des décès cholériques, en 1886, au chiffre de la population exposée : (2 : 39) 51,28 p. 1,000.

La même personne qui avait introduit le choléra à Trémaouézan, la fille S...., l'a transmis à Plouneventer, hameau de Kériouroux. Deux cas, 2 morts : son père et sa mère. Ceux-ci, des cultivateurs de mœurs très rangées, apprenant que leur fille était malade du choléra à Trémaouézan, allèrent la voir et la soigner. Le 6 janvier 1886, au soir, leur fille guérie, ils rentrèrent à Plouneventer, malades. Le lendemain, ils moururent, la mère à 11 heures du matin, le père à 3 heures du soir.

TABLEAU DES DÉCÈS.

N° D'ORDRE.	N° D'ORDRE du tableau général des décès.	DATE DU DÉCÈS.	PROFESSION.	SEXE.	AGE.	ÉTAT CIVIL.	DOMICILE.
1	2	3	4	5	6	7	8
1	599	7 janv. 1886.	Cultivatrice...	f.	60	Mariée....	Kériouroux.
2	600	—	Cultivateur, mari du n° 1..	m.	58	Marié.....	—

XXXVII. — SAINT-PIERRE-QUILBIGNON.

ÉPIDÉMIES ANTÉRIEURES : choléra en 1834-35 : 45 cas, 17 décès.
— en 1849-50 : 140 cas, 51 décès.
— en 1854-55 : 25 cas, 17 décès.

SUPERFICIE : 1.708 hectares.

POPULATION : dénombrement de 1886 : totale, 7.665 (1881 : 7.002) ; agglomérée, 651.

Taux moyen, de 1882 à 1885, de l'excédent des décès sur les naissances : 1,41 pour 1.000 habitants.

Taux moyen, de 1882 à 1885, de la mortalité : 37,43 pour 1.000 habitants [1].

Nombre des maisons : 610 ; des ménages, 1.589.

SPIRITUEUX : au cours d'une année (1885) la consommation du vin, par tête d'habitant, a été de 37 litres ; du cidre, de 4 litres ; de l'alcool, de 7 lit. 7.

ÉPIDÉMIE DE 1885-86.

POPULATION EXPOSÉE (le bourg et les hameaux de Questel, Kerléo et Kervallan) : 719 habitants se subdivisant ainsi :

1° Division par groupes d'âge et par sexe :

De 0 à 15 ans......	Garçons	82
	Filles	107
De 15 à 60 ans	Hommes	235
	Femmes......................	193
Au-dessus de 60 ans.	Hommes......................	47
	Femmes......................	55

2° Division par état civil (enfants jusqu'à 15 ans non compris) :

Célibataires	Hommes......................	117
	Femmes......................	84
Mariés............	Hommes......................	136
	Femmes......................	136
Veufs..............	Hommes......................	20
	Femmes......................	28

Les professions qui ont fourni des victimes au choléra se chiffraient comme suit au dénombrement de 1886 :

Hommes..........	Cultivateurs	123
	Charpentiers..................	17

[1] Voir p. 148 comment ces chiffres ont été obtenus.

Nombre des maisons exposées: 71 ; des ménages, 188.

Durée de l'épidémie: du 10 au 27 janvier 1886 [1].

Nombre des décès: 4 (une fille ; 3 hommes).

Proportion des décès cholériques, en 1886, au chiffre de la population exposée: (4 : 719) 5,56 p. 1.000.

Nous savons que Saint-Pierre-Quilbignon à fourni quatre décès cholériques, mais nous ne savons rien de certain sur le nombre des malades. « Il y a eu quelques cholérines graves, mais rien ne peut être précisé à cet égard », m'écrivait le maire; et il ajoutait, pour expliquer cette absence de renseignements : « L'époque de l'apparition de la maladie ne peut être déterminée, la plupart des cultivateurs ne faisant pas appeler le médecin, et la déclaration de décès ayant lieu par deux témoins qui ignorent le plus souvent le genre de maladie qui a déterminé la mort. »

Sur les quatre décédés, un seul, le n° 667, reçut les soins d'un médecin, le Dr Foll.

Saint-Pierre doit ses épidémies de choléra à Brest, qu'il touche. J'y signale une énorme mortalité (37.43 pour 1.000) et un excédent de décès sur les naissances (1,41 pour 1.000) pour la période de 1882 à 1885.

Tableau des décès.

N° d'ordre.	N° d'ordre du tableau général des décès.	DATE DU DÉCÈS.	PROFESSION.	SEXE.	AGE.	ÉTAT CIVIL.	DOMICILE.
1	2	3	4	5	6	7	8
1	611	10 janv. 1886.	»	f.	11	»	Kervallan.
2	645	18 —	Cultivateur...	m.	36	Célibataire.	Questel.
3	658	20 —	— ...	m.	37	Veuf.....	Kerléo.
4	667	27 —	Menuisier.....	m.	25	Célibataire.	St.-Pierre-Quilbignon.

[1] Voir les observations météoriques pour cette période à la planche 10, p. 144.

XXXVIII. — LANDERNEAU.

ÉPIDÉMIES ANTÉRIEURES: choléra en 1849-50: 34 cas, 15 décès.

fièvre typhoïde en 1867: 60 décès.

SUPERFICIE: 1.337 hectares.

POPULATION: dénombrement de 1886: totale, 8.927 (1881: 9.078); agglomérée, 6.891.

Taux moyen, de 1882 à 1885, de l'excédent des décès sur les naissances: 4,96 pour 1.000 habitants.

Taux moyen, de 1882 à 1885, de la mortalité: 31,58 pour 1.000 habitants 1.

Nombre des maisons: 776; des ménages, 2.051.

SPIRITUEUX: au cours d'une année (1885), la consommation du vin, par tête d'habitant, a été de 37 litres; du cidre, de 17 litres; de l'alcool, de 8 lit. 3.

ÉPIDÉMIE DE 1885-86.

POPULATION EXPOSÉE (l'agglomération): 6.881 habitants se subdivisant ainsi:

1° Division par groupes d'âge et par sexe:

De 0 à 15 ans	Garçons	1.386
	Filles	1.367
De 15 à 60 ans	Hommes	1.042
	Femmes	1.033
Au-dessus de 60 ans . .	Hommes	105
	Femmes	148

2° Division par état civil (enfants jusqu'à 15 ans non compris):

Célibataires	Hommes	914
	Femmes	857
Mariés	Hommes	1.039
	Femmes	1.039
Veufs	Hommes	94
	Femmes	185

Les professions qui ont fourni des victimes au choléra se chiffraient comme suit au dénombrement de 1886:

Hommes	Ouvriers en lin	23
Femmes	Ménagères	275
	Chiffonnières	8

1 Voir p. 148 comment ces chiffres ont été obtenus.

Nombre des maisons exposées : 643 ; des ménages, 1.930.
Durée de l'épidémie : du 21 au 26 février 1886 [1].
Nombre des décès : 3 (un homme, 2 femmes).
Proportion des décès cholériques, en 1886, au chiffre de la population exposée :
(3 : 6.881) 0,43 p. 1,000.

En 1886, trois cas de choléra ont été enregistrés, tous trois mortels. Le premier est celui d'une femme de quarante-neuf ans, morte le 21 février 1886, après quelques heures de maladie. La présence du choléra fut constatée par le Dr Chalemet, qui donna ses soins à cette femme. Elle ramassait des chiffons et les vendait. D'habitude, elle n'exerçait ce trafic que sur place. Cependant, il n'est pas invraisemblable qu'elle ait profité d'une occasion comme il s'en est présenté beaucoup en ce temps-là, c'est-à-dire qu'elle ait acheté des chiffons provenant d'une localité contaminée, par exemple de Guipavas, vendus en cachette par les gens qui ne voulaient pas que l'on brûlât leur literie et leurs nippes. Trois jours après la mort de la chiffonnière, une autre femme, qui habitait un logement contigu et qui l'avait soignée, était également atteinte du choléra et mourait, elle aussi, très rapidement.

Enfin, le mari de la chiffonnière, très ivrogne, atteint le 24, était transporté à l'hôpital et mourait le 26. A l'hôpital, grâce aux ordres donnés par le maire, M. Belhommet, qui tint personnellement la main à leur exécution, le malade a été absolument isolé ; il a été recueilli dans un bâtiment séparé, éloigné du reste de l'établissement. Un seul infirmier le soignait et ne soignait que lui. Cet infirmier était contraint de se laver, chaque fois qu'il avait vu le malade, dans une solution désinfectante. Quand le malade mourut, tout ce qu'il avait laissé fut brûlé. Ses draps furent trempés dans du chlorure de chaux. Du soufre fut brûlé jusque dans le char sur lequel, moins de deux heures après sa mort, il fut transporté au cimetière.

Dans la maison où habitaient les trois victimes, il y avait un troisième logement, au rez-de-chaussée comme les deux autres, et qui était habité par un ménage. Pour le préserver et préserver aussi le reste de la population, M. Belhommet prit les mesures les plus énergiques. Attenant à la maison se trouve un clos et au milieu de ce clos un lavoir fréquenté par les habitants du quartier. Le premier décès se produisait le dimanche, 21 février, à six heures du soir. Le lendemain, le maire faisait vider le lavoir ; il en faisait démolir la maçon-

---

[1] Voir les observations météoriques pour cette période à la planche 10, p. 144.

nerie pour qu'il fût impossible d'y laver, et à la porte du clos il plaçait un agent de police chargé d'empêcher qui que ce fût d'entrer. Toutes les paillesses, toute la lingerie ayant appartenu aux victimes furent brûlées. Du soufre « en quantité énorme » fut brûlé dans les logements des malades.

Il est bien permis de croire que c'est grâce à ces actes de vigueur intelligente que l'épidémie fut étouffée dès sa naissance. Pour moi, c'est ma conviction que partout, où, dès le premier cas, les maires agiront comme a agi le maire de Landerneau, ils auront immédiatement raison du choléra.

TABLEAU DES DÉCÈS.

N° D'ORDRE.	N° D'ORDRE du tableau général des décès.	DATE du DÉCÈS.	PROFESSION.	SEXE.	AGE.	ÉTAT CIVIL.	DOMICILE.
1	2	3	4	5	6	7	8
1	695	21 fév. 1886.	Chiffonnière...	f.	49	Mariée....	Rue des Bouchers
2	699	23 —	Ménagère.....	f.	41	—	—
3	707	26 —	Chiffonnier ...	m.	52	Veuf du n° 695.	—

XXXIX. — GOUESNOU.

ÉPIDÉMIES ANTÉRIEURES : choléra en 1849-50 : 17 cas, 6 décès.

SUPERFICIE : 1,106 hectares.

POPULATION : dénombrement de 1886 : totale, 1,417 (1881 : 1,474) ; aggloméréc, 484.

Taux moyen, de 1882 à 1885, de l'excédent des naissances sur les décès : 3,10 pour 1,000 habitants.

Taux moyen, de 1882 à 1885, de la mortalité : 27,94 pour 1,000 habitants [1].

Nombre des maisons : 252 ; des ménages, 340.

SPIRITUEUX : au cours d'une année (1885) la consommation du vin par tête d'habitant, a été de 34 litres ; du cidre, 18 litres ; de l'alcool 9 lit. 2.

ÉPIDÉMIE DE 1885-86.

POPULATION EXPOSÉE (hameau de Kersimon) : 11 habitants se subdivisant ainsi :

1° Division par groupes d'âge et par sexe :

De 0 à 15 ans....	Garçons......................	0
	Fille........................	1
De 15 à 60 ans...	Hommes	3
	Femme	1
Au-dessus de 60 ans.	Homme	0
	Femme	0

2° Division par état civil (enfants jusqu'à 15 ans non compris) :

Célibataires........	Hommes	2
	Femme	0
Mariés...........	Homme	1
	Femme	1
Veufs	Homme	0
	Femme......................	0

Les professions qui ont fourni des victimes au choléra se chiffraient comme suit au dénombrement de 1886 :

Hommes.........	Cultivateurs	3
Femme.........	Ménagère	1

NOMBRE DES MAISONS EXPOSÉES : 2 ; des ménages, 2.

DURÉE DE L'ÉPIDÉMIE : du 9 au 13 mars 1886 [2].

[1] Voir p. 148 comment ces chiffres ont été obtenus.
[2] Voir les observations météoriques pour cette période à la planche 10, p. 144.

Nombre des décès: 2 (un homme, une femme).

Proportion des décès cholériques, en 1886, au chiffre de la population exposée : (2 : 11) 181,81 p. 1.000.

En 1886, 2 cas cholériques, tous deux mortels, ont été signalés à Gouesnou.

Le premier est celui d'un cultivateur tombé malade le 8 mars 1886, à 7 heures du soir, mort le lendemain, à 2 heures de l'après-midi. Il fut soigné par un médecin qui constata le choléra.

Le second et dernier est celui de la femme du précédent, tombée malade le 10, dans l'après-midi, morte le 13, à 6 heures du soir.

Il n'a pas été possible de découvrir l'origine de ces deux cas. Les époux atteints étaient des cultivateurs laborieux et passaient pour sobres. Les conditions matérielles dans lesquelles ils vivaient n'étaient ni meilleures ni pires que celles des autres cultivateurs de la région. Ils sortaient peu de chez eux, et l'on n'a pas pu constater qu'ils aient eu, dans les derniers temps de leur vie, des relations avec des marins ou autres habitants de la côte. Ils sont morts laissant cinq enfants qui n'ont pas été atteints, bien que vivant avec leurs parents. Des mesures de désinfection ont été prises après leur mort.

TABLEAU DES DÉCÈS.

Nº D'ORDRE.	Nº D'ORDRE du tableau général des décès.	DATE DU DÉCÈS.	PROFESSION.	SEXE.	AGE.	ÉTAT CIVIL.	DOMICILE.
1	2	3	4	5	6	7	8
1	714	9 mars 1886.	Cultivateur ...	m.	43	Marié	Village de Ker-simon.
2	716	13 —	Ménagère.....	f.	41	Mariée....	Village de Ker-simon.

LIVRE II.

LES RÉFORMES NÉCESSAIRES.

PREMIÈRE PARTIE.

HORS DE FRANCE.

LIVRE II.

LES RÉFORMES NÉCESSAIRES.

Quelles sont les réformes que commande, dans l'état actuel de la science, une défense méthodique contre le choléra? J'ai annoncé que tel est l'objet de ce deuxième livre.

Nous avons vu que, selon toute vraisemblance, le germe qui a déterminé l'épidémie du Finistère avait été importé de Toulon. Comment, à Toulon, s'était-il développé? Quelles étaient ses origines?

Cette question nous reporte à l'origine du choléra lui-même. D'où vient-il? Où naît-il? Est-il possible de s'opposer à sa naissance? Une fois né, comment se propage-t-il? Comment, de son lieu de production, est-il transporté dans d'autres pays? Est-il possible de s'opposer à cette exportation? Si l'exportation a eu lieu, existe-t-il quelque moyen sûr de l'arrêter en route? Et si, enfin, il n'a pas été arrêté, existe-t-il, pour les nations européennes, quelque moyen de l'empêcher de pénétrer et de prospérer sur leur territoire?

J'étudierai donc successivement la défense contre le choléra par l'assainissement de l'Inde, qui est son lieu de production, par la surveillance des navires qui partent des ports indiens, soit dans ces ports eux-mêmes, soit à leur passage dans la mer Rouge, par les mesures à prendre à nos frontières, par l'assainissement de la France.

Au premier et au dernier terme de cette étude, nous rencontrerons la même idée, celle de l'assainissement. C'est par l'assainissement de l'Inde que l'on peut espérer la destruction définitive du choléra. C'est par l'assainissement de la France que, fût-il importé dans notre pays, nous le rendrions inoffensif.

34

PREMIÈRE PARTIE.

HORS DE FRANCE.

L'on connaît le mot de Burdon Sanderson : « Toute épidémie de choléra qui atteint l'Europe a son point de départ dans la hutte de quelque Hindou, sur les bords du Gange *(Every epidemic which reaches Europe has its starting point in the home of some Hindu on the bank of the Ganges).* »

Aussi des rivages de la Bretagne comme des mosquées de la Mecque, comme de tout lieu où sévit une épidémie de choléra asiatique, une voix a le droit de s'élever et de dire aux possesseurs du sol indien : « Le malheur dont je suis victime a sa cause originelle chez vous ; avez-vous fait tout ce qui dépendait de vous pour l'éviter? »

La question ici s'élargit ; elle devient internationale.

Le choléra n'a qu'un berceau connu sur la surface de la terre. Les peuples devaient donc nécessairement chercher à s'entendre pour lutter contre l'ennemi commun. Les conférences sanitaires internationales de Constantinople en 1866, de Vienne en 1874, de Washington en 1881, de Rome en 1885, ont eu pour objet les moyens de conduire cette lutte.

La question européenne du choléra, c'est actuellement la défense de l'isthme de Suez. Cette question serait depuis longtemps résolue au grand bénéfice de l'Europe, n'étaient les résistances de l'Angleterre. Ce qui va suivre sera la démonstration de ces deux propositions.

Le berceau du choléra est situé dans les Indes anglaises [1] et

---

[1] « Le choléra asiatique, celui qui, à diverses reprises, a parcouru le monde, a son origine dans l'Inde, où il a pris naissance et où il existe en permanence à l'état endémique. » *Conclusion adoptée à l'unanimité par la conférence sanitaire de Constantinople dans sa séance du 9 juin 1866.*

« Le choléra asiatique, susceptible de s'étendre (épidémique), se développe spontanément dans l'Inde, et c'est toujours du dehors qu'il arrive quand il éclate dans d'autres

spécialement dans la présidence du Bengale[1]. Quand le fléau pénètre en Europe, il arrive tantôt par voie de terre, tantôt avec les navires qui partent des Indes.

L'Europe peut-elle se défendre contre lui quand il prend la voie de terre ? L'expérience ne donne à cet égard que fort peu d'espoir.

Par la voie de terre, le choléra sort de l'Inde par les provinces du nord-ouest ; de là, il envahit l'Afghanistan, puis la Perse, par Hérat et Mesched. Cette dernière ville, très importante par ses relations commerciales et parce qu'elle est le rendez-vous d'un grand pèlerinage, devient par cela même, dès qu'elle est atteinte, un foyer d'infection considérable d'où la maladie rayonne de divers côtés. C'est de Mesched qu'à diverses reprises le choléra s'est propagé dans la Boukarie, et que de là, traversant les steppes de la Tartarie, à l'est de la mer Caspienne et du lac d'Aral, il est parvenu en 1829 jusqu'à Orenbourg. De Mesched, le rayonnement principal se fait, en raison des communications nombreuses, vers l'ouest, et la maladie ne tarde pas à gagner, par Asterabad, le littoral de la mer Caspienne et ensuite Téhéran. Ce que nous savons des épidémies de choléra en Perse nous montre que cette capitale devient à son tour un centre d'où la maladie, marchant dans plusieurs directions, tend à se généraliser ; au sud, elle se dirige vers Ispahan ; au sud-ouest, par Hamadan et Kirmanschah, elle gagne la Mésopotamie ; au nord-ouest, elle suit la route de Tauris, menace le territoire ottoman par Bayazid et les provinces russes transcaucasiennes par Nakhitchevan ; mais la voie qu'elle a suivie de préférence pour pénétrer en Russie est plus au nord, le long du littoral de la mer Caspienne, par Recht, Lenkoran et Bakou. Il semble résulter des communications qui nous ont été faites par M. le Dr Bykow, d'après des documents officiels, que c'est de ces ports que le choléra a été importé par mer à Astrakan, dans les trois épidémies dont cette ville a été le théâtre. Quoi qu'il en soit, c'est par Astrakan que le choléra a pénétré en Europe en 1830, et c'est encore par cette ville, et en même temps des provinces transcaucasiennes par le littoral de la mer Noire, qu'en 1847 eut lieu la seconde invasion[2].

Cette marche par voie de terre du choléra est figurée à la planche 26.

À cette marche peut-on raisonnablement tenter de s'opposer ?

pays. Il ne revêt pas le caractère endémique dans d'autres pays que l'Inde. » *Conclusions votées à l'unanimité par la conférence sanitaire internationale de Vienne dans sa séance du 3 juillet 1874.*

« Le choléra est produit par un principe infectieux spécifique, tirant son origine de l'Inde. » C'est la première des thèses de la célèbre conférence sur le choléra faite par le Dr Koch à l'Office sanitaire impérial le 26 juillet 1884. M. Virchow, qui présidait la séance, a dit après la lecture de ce texte : « La discussion de cette thèse me semble superflue, car je crois que tout le monde est d'accord sur ce point ». (*Semaine médicale*, 11 septembre 1884.)

[1] « Le territoire où, de l'avis de tous ceux qui se sont acquis de l'autorité dans la question, le choléra existe à l'état endémique est limité au nord par les Himalayas, au sud par le golfe du Bengale, à l'ouest par les provinces du nord et du centre, à l'est par la Chine et la Birmanie du nord. Dans le sud se trouve le delta du Gange et du Brahmapoutre, dans le nord les vallées convergentes de ces deux fleuves. Dans le delta la présence du choléra est constante ; dans les vallées supérieures, son endémicité s'atténue pour se perdre au pied des Himalayas ». Edward O. SHAKESPEARE, de Philadelphie. *Report on cholera in Europe and India.* Washington, 1890, p. 371.

[2] FAUVEL. Conférence sanitaire internationale de Constantinople. *Annexe au procès-verbal n° 29*, p. 7.

Planche 26.

ASIE.

Marche du choléra par voie de terre.

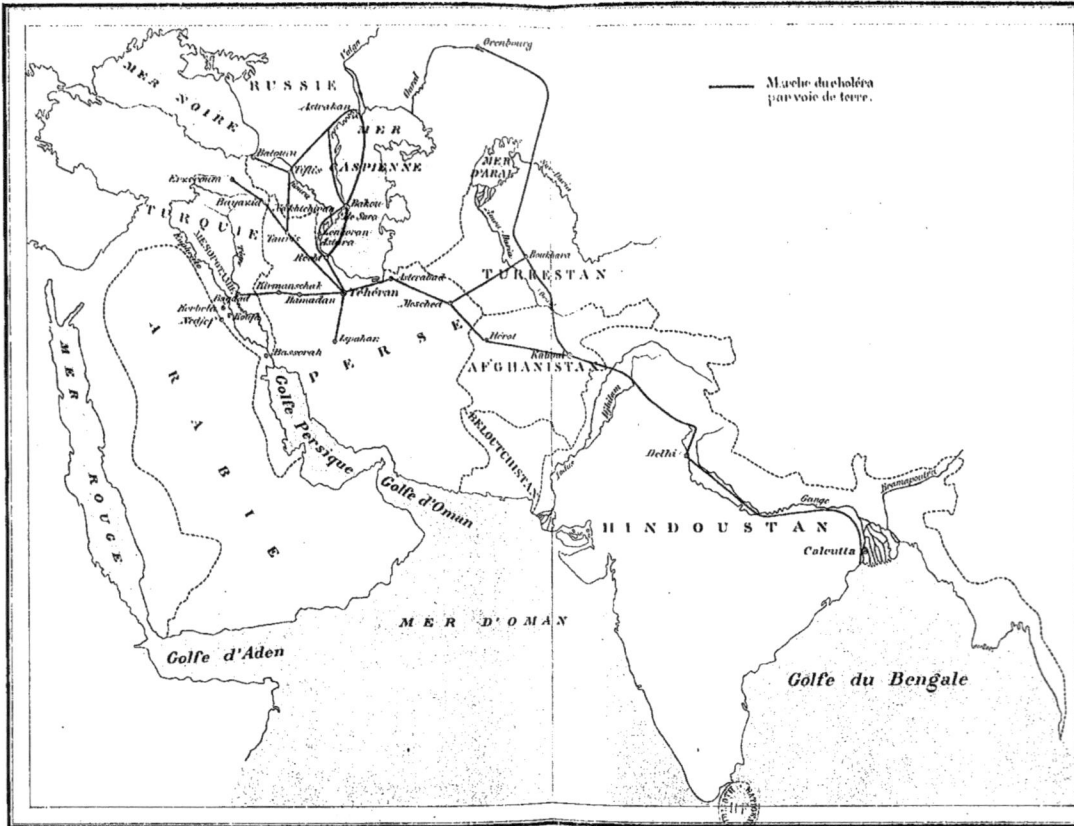

Marche du choléra
par voie de terre.

MER NOIRE

RUSSIE

Orenbourg

Astrakan

MER CASPIENNE

Batoum

Tiflis

MER D'ARAL

Erzeroum

TURQUIE

Bayazid *Nakhtchivan* *Bakou*

Tauris *Lenkoran* *Chouga*

Recht

Asterabad

Kirmanschak *Téhéran*

TURKESTAN

Boukhara

Kerbela *Hamadan* *Moschid*

Nedjef *Bagdad* *Ispahan*

Bassorah *Hérat*

ARABIE

PERSE

Kaboul

AFGHANISTAN

Golfe Persique

BELOUTCHISTAN

MER ROUGE

Golfe d'Oman

Delhi

Indus

HINDOUSTAN

Gange

Bramapoutra

Calcutta

Golfe d'Aden

MER D'OMAN

Golfe du Bengale

Peut-on espérer que l'on persuadera aux Afghans de défendre Hérat? Au gouvernement persan de défendre Mesched? d'organiser un conseil sanitaire international, indépendant et compétent? d'interdire ou du moins de réglementer les pèlerinages qui, par terre aussi bien que par mer, sont le véhicule ordinaire du mal[1]? d'empêcher les Chiites[2] de transférer, pour les confier à la terre sacrée où sont les tombeaux des imams, les cadavres de leurs proches, d'ajouter à ces débris humains, portés à dos de chameau, dans des sacs ou des paniers, à travers des espaces immenses, sous un soleil brûlant, les corps des pèlerins tombés en route, si bien qu'approchant enfin de Kerbéla et de Nedjef, la caravane n'est plus, suivant le mot énergique de Fauvel, qu'«un charnier ambulant»[3]? Peut-on espérer que l'on obtiendra de la Russie qu'elle défende efficacement contre l'importation du choléra sa frontière asiatique terrestre qui a 5.000 kilomètres d'étendue?

On l'a espéré. A la conférence sanitaire de Contantinople, en 1866, à la suite du rapport minutieux et concluant de Fauvel, on indiqua «les mesures à prendre contre l'importation du choléra de l'Inde en Europe par la voie de terre». On dit ce qu'il fallait faire en Perse. « Il est de la plus haute importance que l'Europe insiste auprès du gouvernement de S. M. le Schah de Perse pour qu'il établisse, en l'assistant de tous les moyens dont on dispose, sur les frontières de l'est, des barrières efficaces contre l'invasion du choléra »[4]. Les délégués de la Perse prirent des enga-

---

[1] « Les pèlerinages sont, dans l'Inde, les plus puissantes de toutes les causes qui concourent au développement et à la propagation des épidémies de choléra ». *Conclusion adoptée à l'unanimité par la conférence sanitaire internationale de Constantinople dans sa séance du 16 juin 1866.*

[2] Le cinquième de la population persane, qui compte de 7 à 8 millions d'habitants, appartient au mahométisme chiite. Il y a aussi une forte proportion de Chiites parmi les 50 millions de musulmans qui habitent l'Inde.

[3] Kerbela et Nedjef deviennent ainsi des foyers d'infection. « Au centre de la ville de Kerbela se trouve le cimetière. Même les maisons servent de tombeaux, et la terre qu'on en retire pour faire place aux morts se débite en gâteaux talismaniques aux pèlerins. L'industrie des habitants consiste à inhumer les cadavres qu'on leur apporte de toutes les régions du monde chiite, même de Bombay, par les bateaux à vapeur anglais. Dans la nécropole immonde, les vivants sont en contact continuel avec les morts. De Kerbela, l'on se rend à Nedjef ou Mesched-Ali, dont la haute mosquée, aux coupoles revêtues d'or, recouvre la nécropole sacrée par excellence, immense crypte divisée en trois étages, où les cadavres sont déposés par ordre de préséance, suivant le prix payé par les héritiers. On comprend de quel danger pour la salubrité publique sont ces charniers. Les recherches des médecins sanitaires ont établi que la peste, lorsqu'elle est importée du Kourdistan, a toujours son foyer d'expansion dans les villes saintes de la Babylonie. A deux kilomètres à l'est de Nedjef, un groupe de masures est ce qui reste de Koufa: les pèlerins évitent de passer dans ce village où Ali fut frappé à mort. Cette horreur des pèlerins pour Koufa explique sa remarquable salubrité en temps d'épidémie ». Elisée Reclus. *Nouvelle géographie universelle*, t. IX (l'Asie antérieure), pp. 457 et 458.

[4] Résolution votée par la conférence de Constantinople dans sa séance du 27 août 1866.

gements formels; ils s'offensaient, ils s'irritaient presque que l'on parût douter de leur parole[1]. On dit encore ce qu'il fallait faire sur la frontière turco-persane et sur la frontière russo-persane. On rechercha même s'il n'y avait pas lieu de s'opposer à une invasion du mal par les steppes de la Tartarie.

En 1869, M. Proust était officiellement chargé d'aller en Russie et en Perse hâter l'exécution des mesures de prophylaxie que la conférence avait recommandées. A Téhéran aussi bien qu'à Tiflis il était l'objet d'un accueil empressé. Il revenait plein de confiance. « J'espère, disait-il dans son rapport au ministre, qu'au printemps prochain le département sanitaire du Caucase sera préparé à combattre le choléra. » En Perse, le gouvernement avait solennellement promis que le comité sanitaire international de Téhéran deviendrait une réalité, que les délégués étrangers y auraient droit de vote. « Je serais heureux, avait dit S. M. le Schah à M. Proust, de voir arriver en Perse dans quelques années une nouvelle mission pour la rendre témoin de l'exécution complète des mesures sanitaires conseillées par vous[2]. »

Hélas! rien de tout cela ne se fit. A la conférence de Vienne, le délégué de la Perse, M. le Dr Polak, dut se borner à dire « au nom du gouvernement » que l'on n'autoriserait dorénavant l'exhumation des cadavres que trois ans après la mort, promesse qui, croyons-nous, n'a pas été mieux tenue que les autres; qu'il comptait que « la Perse entrerait sous peu dans une voie d'administration sanitaire conforme aux besoins du pays et aux justes réclamations des autres États »; et M. Proust demandait, sans obtenir de réponse, pourquoi le conseil sanitaire de Téhéran n'avait pas été réuni. A la conférence de Rome, la Perse n'avait même plus de représentant, et il ne fut plus question ni de la défense d'Hérat, ni du conseil sanitaire de Téhéran.

Quant à la Russie, ces projets, dont M. Proust en 1869 avait pu à juste titre annoncer l'achèvement pour le printemps de 1870, ils étaient encore à l'état de projets en 1874. A cette date, le délégué

[1] « MIRZA-MALCOM-KHAN (délégué de la Perse): A la page 54 du rapport de M. Fauvel, il est dit: « Si la Perse pouvait avec sécurité entretenir un médecin sanitaire à Hé-« rat, nous lui conseillerions de le faire ». Il n'y a aucun doute que la Perse peut parfaitement l'entretenir, et pour sûr, elle le fera; le doute exprimé dans ce passage ne se justifie donc nullement »..... « Mirza-Malcom-Khan se borne à faire observer à M. Millingen que son discours, qui avait pour but principal l'établissement d'un service sanitaire spécial à l'entrée du golfe Persique, était tout au moins superflu, vu que les délégués persans ont déjà promis au nom de leur gouvernement de le faire ». Conférence sanitaire de Constantinople. Procès-verbal n° 34, pp. 5, 9 et 10.
[2] Recueil des travaux du comité consultatif d'hygiène publique de France, t. IV, pp. 26, 27, 30.

russe à la conférence de Vienne disait que l'on s'en occupait activement : la commission sanitaire de Tiflis avait « résolu de reconstruire
à Astrakan et de construire à Bakou des établissements quarantenaires, de créer à Astara un hôpital permanent, et, pour le cas de
danger, un établissement de quarantaine temporaire; d'établir à l'île
Sara un poste d'observation; d'organiser de petits hôpitaux munis de
pharmacies et de moyens de désinfection sur divers points de la
frontière russo-persane[1] ». Mais lorsque, en 1885, à la conférence
de Rome, la question revint, lorsque l'on s'enquit, le délégué russe,
M. Eck, déclara que, « malgré la bonne volonté du gouvernement,
ces projets avaient dû rester dans le domaine théorique[2] ».

Il faut bien le reconnaître, la défense par la voie de terre présente
des difficultés qui paraissent insurmontables, parce que les points
de pénétration sont en nombre infini. Il est bon sans doute de la
tenter; mais le succès est presque impossible. Ce n'est pas là d'ailleurs qu'est le plus grand danger. Tout comme les hommes, par le
moyen desquels il se propage, le choléra aime les voies rapides de
transport. En attendant le jour annoncé par M. Rochard à la conférence de Rome, « où l'on se rendra en train express de Bagdad à
Paris[3] »; ou encore celui, prédit par le Dr Millingen, délégué des
Pays-Bas, à la conférence de Constantinople, où un railway, traversant la Syrie, suivant la vallée de l'Euphrate et aboutissant à
Bassora, réunira la Méditerranée au golfe Persique[4], le choléra continuera à s'embarquer de préférence à Calcutta ou à Bombay, à
gagner la mer Rouge, et à menacer l'Europe par le canal de Suez.
Dans l'état actuel des choses, la question de la défense de l'Europe
est avant tout une question maritime[5].

Deux circonstances favorables se présentent, si favorables qu'elles
devraient, semble-t-il, donner à l'Europe une sécurité quasi complète.

La première de ces circonstances est que le berceau du choléra
est entre les mains d'une nation européenne.

La seconde, c'est que pour arriver en Europe il faut qu'il franchisse

---

[1] Conférence de Vienne, p. 156.
[2] Conférence de Rome, p. 302.
[3] Conférence de Rome, p. 88.
[4] Conférence de Constantinople. *Procès-verbal* n° 34, p. 7.
[5] « Les communications maritimes sont, par leur nature, les plus dangereuses; ce sont
elles qui propagent le plus sûrement au loin le choléra ». *Conclusion votée à l'unanimité par la
conférence de Constantinople dans sa séance du 27 juin 1886.*
« Depuis que le commerce ne se sert plus de la route des caravanes, le choléra nous
arrive par mer, c'est-à-dire par la mer Rouge et le canal de Suez. » Dr Koch. *Conférence faite à l'Office sanitaire impérial de Berlin le 26 juillet 1884.*

le canal de Suez, et que ce canal est l'objet d'une surveillance internationale.

Il est naturel de penser que la nation qui compte dans ses possessions la patrie du choléra tiendra à honneur de le détruire dans ses origines, et, jusqu'à ce que ce résultat soit acquis, de s'opposer à ce qu'il quitte sa terre natale.

Il est naturel de penser que si cependant le germe fatal s'échappe, la surveillance internationale sera organisée de telle sorte qu'il soit arrêté avant de pénétrer en Europe.

D'où la nécessité d'une action combinée en vue : 1° de détruire le choléra dans les Indes; 2° d'empêcher des cholériques ou des objets contaminés d'être embarqués dans les ports indiens; 3° de surveiller rigoureusement les navires qui, venant de points suspects, montent de Bab-el-Mandeb à Port-Saïd.

CHAPITRE PREMIER.

La défense contre le choléra par l'assainissement de l'Inde anglaise.

En 1866, à la conférence sanitaire internationale de Constantinople, le délégué de l'Angleterre, M. le Dr Goodeve, chirurgien en chef de l'armée des Indes, médecin honoraire de la Reine, disait : « A Calcutta, les anciens égouts, qui étaient comblés, ont été parfaitement nettoyés. Les lieux d'aisances ont été soumis à des règlements qui les ont beaucoup améliorés. Les matières en sont enlevées journellement et portées à une distance d'une lieue de la ville où elles sont enfouies dans un endroit désert...[1]. A Bombay, le gouvernement a préparé un *act* pour limiter l'encombrement dans les maisons des pauvres.... J'ai le devoir de déclarer que le gouvernement anglais des Indes porte sa sollicitude tant sur la population indigène que sur les troupes de S. M. la Reine de la Grande-Bretagne, et qu'il s'occupe autant qu'il peut de l'état sanitaire des natifs, uniquement pour le bénéfice de ceux-ci. Cela résulte des instructions données aux commissions permanentes...[2] ».

Près de vingt ans plus tard, en 1885, à la conférence internationale de Rome, le délégué du gouvernement des Indes, sir J. Fayrer, chirurgien général, disait encore : « Le gouvernement indien donnera tous les renseignements utiles et adoptera toutes les mesures opportunes[3] ».

Dans l'intervalle, en 1874, à la conférence internationale de Vienne, le délégué de l'Angleterre, M. le Dr Dickson, médecin de l'ambassade de S. M. Britannique à Constantinople, avait été

---

[1] Les matières d'une ville de plus de 600.000 habitants portées chaque jour dans un endroit désert !

[2] Conférence sanitaire internationale de Constantinople. *Procès-verbaux* : n° 29, pp. 37 et 74 ; n° 30, p. 18.

[3] Conférence de Rome, p. 171.

plus explicite. Il présentait comme un modèle les efforts tentés par l'Angleterre pour l'assainissement de l'Inde : « Les améliorations qui se font dans l'Inde anglaise, disait-il, méritent une attention toute particulière; elles pourraient même être imitées partout ailleurs. » Là-dessus, il montrait que la mortalité générale et celle par choléra avaient diminué dans l'armée anglaise ; qu'il y avait dans l'Inde « sept commissions sanitaires pour étudier l'état de la santé publique ». Quant aux mesures prises, il se contentait de dire que « bien des améliorations ont été faites et bien d'autres sont en voie de se faire dans le but d'assainir les grandes villes de l'Inde, de les approvisionner d'eau potable en quantité suffisante, d'améliorer la culture des terres et d'éveiller dans l'esprit des indigènes la nécessité de bonnes mesures d'hygiène». Cela dit, il concluait : « Je crois que je vous ai maintenant suffisamment renseignés sur les efforts faits par le gouvernement pour éteindre le choléra dans l'Inde anglaise.[1] » A quoi bon d'ailleurs tant de détails sur une affaire qui n'était plus guère que de l'histoire ancienne, puisque, à la deuxième séance de cette conférence de Vienne, le 2 juillet 1874, ce même M. Dickson avait déclaré ceci : *depuis que le gouvernement britannique a pris des mesures d'hygiène énergiques, le choléra a disparu de Calcutta et va disparaissant même de Bombay[2] ?*

Voilà les allégations. Quels sont les actes, et quels sont les résultats ?

Je ne prétends pas que l'on n'ait rien fait. L'Angleterre a fait beaucoup pour l'armée anglaise aux Indes et, parmi ses soldats, elle a obtenu une diminution considérable de la mortalité[3]. Quelques villes indiennes se sont procuré l'inappréciable bienfait d'une bonne alimentation en eau potable. En 1888, le gouvernement des Indes a autorisé les pouvoirs locaux à contracter des emprunts pour des objets sanitaires. Un certain nombre de travaux de drainage, la plupart très insuffisants (quelques-uns tout à fait pernicieux[4]), ont été exécutés. Mais quand on étudie l'état actuel de l'Inde au point de vue de l'hygiène publique, que l'on passe en

[1] Conférence de Vienne, pp. 301 à 303.
[2] *Ibid.*, pp. 14 et 15. Il serait plus logique de dire : va disparaissant de Bombay et *même de Calcutta.*
[3] « Autrefois, dans l'armée anglaise aux Indes, le taux de la mortalité était de 69 par 1,000. De 1879 à 1884 il est tombé à 20 par 1,000. Il est aujourd'hui (1888) de 14 environ ». Edwin Chadwick. *On the progress of sanitation, civil and military*, p. 10.
[4] Dans son rapport sur l'année 1888, l'officier de santé de Calcutta, le Dr W.-J. Simpson, parle de travaux de drainage si mal faits qu'il y aurait intérêt pour la santé publique à les interrompre. (*Report on sanitary measures in India in 1888-1889*, p. 122.)

Planche 27.

ANGLETERRE. — INDES ANGLAISES.

Tableaux comparés de mortalité.

1°. – NOMBRE DE DÉCÈS PAR CHOLÉRA AUX INDES de 1878 à 1888.

DÉCÈS (nombres absolus)	1878	1879	1880	1881	1882	1883	1884	1885	1886	1887	1888

500.000
490
480
470
460
450
440
430
420
410
400.000
390
380
370
360
350
340
330
320
310
300.000
290
280
270
260
250
240
230
220
210
200.000
190
180
170
160
150
140
130
120
110
100.000

1878	1879	1880	1881	1882	1883	1884	1885	1886	1887	1888

2°. – TAUX DE LA MORTALITÉ GÉNÉRALE EN ANGLETERRE de 1878 à 1888.

NOMBRE des décès pour 10.000 habitants.	1878	1879	1880	1881	1882	1883	1884	1885	1886	1887	1888

216
215
214
213
212
211
210
209
208
207
206
205
204
203
202
201
200
199
198
197
196
195
194
193
192
191
190
189
188
187
186
185
184
183
182
181
180
179
178

1878	1879	1880	1881	1882	1883	1884	1885	1886	1887	1868

revue les améliorations réalisées à cet égard depuis vingt-cinq ans,
l'on n'a pas l'impression d'un plan d'ensemble méthodiquement
suivi, d'une bataille délibérément engagée, patiemment et obsti-
nément conduite contre cet ennemi du genre humain, le choléra.
Aussi rien n'annonce-t-il la prochaine déroute de cet ennemi.
En Angleterre, l'œuvre de l'assainissement est une œuvre continue;
chaque année enregistre ses progrès; presque chaque année elle a
pour conséquence une diminution de la mortalité, et dans sa tenue
générale la courbe de cette mortalité s'abaisse. Pour la mortalité
cholérique aux Indes, rien de pareil. Envisageons la période 1878
à 1888 (planche 27). Voici quel a été pour cette période le taux
de la mortalité en Angleterre [1].

1878	216 pour 10.000 habitants.
1879	207
1880	205
1881	189
1882	196
1883	195
1884	195
1885	190
1886	193
1887	188
1888	178

Voici quel a été, pour la même période le nombre des décès
par choléra officiellement enregistrés dans les Indes anglaises[2]:

1878	318.228
1879	269.336
1880	119.256
1881	161.712
1882	350.971
1883	248.860
1884	287.600
1885	385.028
1886	208.371
1887	488.788
1888	270.408

[1] L'on trouvera des détails circonstanciés sur cet abaissement de la mortalité dans mon
étude: *Les mesures sanitaires en Angleterre depuis 1875 et leurs résultats*, Paris, 1891, G. Masson, éditeur.
[2] *Report on sanitary measures in India in 1888-1889*, Londres, 1890, p. 80. Pour les
Indes, je suis obligé de m'en tenir aux nombres absolus et à la mortalité par choléra, le
chiffre de la population et l'enregistrement des décès offrant trop d'incertitude. Le rapport
officiel que je cite déclare lui-même que l'enregistrement est tout à fait défectueux, et
M. Shakespeare de Philadelphie explique très bien pourquoi les statistiques ne méritent
pas plus de crédit et comment beaucoup de décès échappent nécessairement aux constatations administratives. En tout cas, nous ne risquons rien à accepter les chiffres officiels
des décès cholériques. Ils sont probablement inférieurs, certainement pas supérieurs à la
réalité.

Que l'on ne dise pas que je compare deux ordres de faits qui ne sont pas comparables. Je les compare en un point où ils sont comparables, la direction de la courbe que chacun d'eux détermine. L'assainissement en Angleterre a produit un abaissement continu de la courbe de la mortalité générale; et aux Indes la courbe de la mortalité par choléra, qui est l'une des maladies sur lesquelles l'assainissement a le plus d'influence, ne s'est pas abaissée. Ma comparaison ne démontre que cela, mais cela elle le démontre.

Se risquera-t-on à prétendre que l'on ne peut pas par des travaux d'assainissement abaisser la mortalité cholérique? L'on aurait tort, car il est certain qu'on le peut.

C'était, du moins, l'avis des délégués de l'Angleterre à la conférence de Constantinople qui votait *à l'unanimité* la résolution suivante : « La conférence ne considère pas comme impossible qu'on puisse parvenir à éteindre le choléra envahissant dans l'Inde, et elle croit qu'en tout cas on peut y restreindre son développement épidémique[1] ».

C'était l'avis du Dr Edward C. Seaton, délégué de l'Angleterre à la conférence de Vienne : « Si vous ramenez votre attention, disait-il, sur le vote que nous avons émis quant à la propagation du choléra par l'eau potable contaminée, et si vous réfléchissez que cette contamination est partout probable, soit dans les villes, soit dans les campagnes où l'eau est puisée dans un sol imprégné peut-être de matière excrémentitielle, vous reconnaîtrez l'immense importance des travaux d'assainissement[2]. »

C'était l'avis de l'autre délégué de l'Angleterre à la conférence de Vienne, M. le Dr Dickson : « L'épidémie de 1872 dans la province du Bengale a donné lieu à des études attentives de la commission sanitaire dans le but de découvrir autant que possible les causes qui tendent à localiser cette maladie. La commission déclare qu'elle les a trouvées toujours dépendantes de sources d'insalubrité capables d'être corrigées par des améliorations hygiéniques[3] ».

Malheureusement, ces « améliorations hygiéniques » n'ont pas été telles qu'elles aient supprimé dans une mesure appréciable ces causes d'insalubrité, puisque le taux de la mortalité cholérique n'est pas sérieusement influencé.

[1] Conférence de Constantinople, séance du 27 août 1866.
[2] Dr Seaton. Conférence de Vienne, p. 149.
[3] Dr Dickson. Conférence de Vienne, p. 301.

Des succès partiels cependant ont été obtenus; ils ont fait la preuve que la diminution de la mortalité cholérique est la conséquence nécessaire des travaux d'assainissement. Calcutta se compose de deux parties : la ville proprement dite et les faubourgs, ces derniers habités exclusivement par les natifs. En 1869, l'on a ouvert une distribution d'eau pure aux habitants de la ville: pendant les cinq années qui avaient précédé cette distribution, le nombre des décès cholériques en ville avait été de 21.000; il a été de 5.000 pendant les cinq années qui l'ont suivie. En 1888, la distribution d'eau a été étendue aux faubourgs[1] : « le résultat a été une diminution immédiate et énorme de la mortalité[2] ». Pendant les dix années qui ont précédé la distribution de l'eau des *Red Hills* aux habitants de la ville de Madras, la moyenne annuelle du nombre des décès cholériques avait été de 1.037 ; elle a été de 180 pendant les dix années qui ont suivi cette distribution. A Nagpur (84.500 habitants), la distribution d'eau de source a été faite en 1872: le nombre des décès cholériques avait été de 1.268 au cours des sept années 1865-1871 ; il a été de 177 au cours des sept années 1873-1880[3]. Une partie de Bombay, nommée Zamba, se signalait depuis longtemps par sa forte mortalité cholérique. On a détruit des huttes, on a dressé pour d'autres un plan d'alignement, on a fermé des puisards, on a construit des drains. Chaque année depuis lors la population a augmenté, et chaque année aussi le nombre des décès cholériques a décru[4]. On pourrait citer quelques autres exemples non moins décisifs.

Si donc la courbe de la mortalité cholérique continue à être élevée et à subir des poussées épidémiques, si le nombre des décès par choléra continue à se chiffrer dans les Indes anglaises par centaines de mille, ce n'est pas l'inefficacité des mesures d'assainissement qu'il en faut accuser, c'est leur insuffisance.

En 1888, le choléra a causé 58.677 morts dans la présidence de Madras, soit 30.318 de plus qu'en 1887, 16.548 de plus que la moyenne des cinq années précédentes. Sur 56 villes municipales, 51 furent visitées par le fléau. Après avoir relevé ce fait, le commissaire sanitaire pour la présidence de Madras ajoute :

[1] La fourniture quotidienne d'eau filtrée est de 180 litres (40 gallons) par jour et par tête, et de 34 litres (7 gallons 1/2) d'eau non filtrée. *Report on sanitary measures in India in 1888-89*, p. 37.

[2] M. BALDWIN LATHAM, Congrès international d'hygiène de Londres en 1891. *Revue d'hygiène*, août-septembre 1891, p. 808.

[3] Dr TOWNSEND, cité par M. Shakespeare, p. 415.

[4] *Report on sanitary measures in India in 1888-89*, p. 133.

Dès que le choléra apparaît sur un point, l'on prend d'assez bonnes mesures; on cherche notamment à préserver l'eau potable. Mais ce ne sont là que des palliatifs. Le vrai remède serait d'introduire en tout temps des pratiques de propreté dans chaque village. Partout où cette propreté a été obtenue, la mortalité a diminué. ... Les grands *desiderata* sont des amenées d'eau pure et de bons systèmes d'évacuation.

D'une manière générale les maisons sont insalubres, mal ventilées, mal pourvues en lieux d'aisances [1].

Un inspecteur décrit comme suit Tirupati, l'une des villes de la présidence de Madras:

Il n'y a dans la ville qu'un urinoir public, dépourvu d'ailleurs de tout récipient. Il n'y a pas de latrines publiques. Dans certaines cours intérieures, un coin est réservé pour les besoins des habitants; un trou est pratiqué dans le mur pour que les cochons puissent entrer et nettoyer. En fait, les gens défèquent partout; les excréments des porcs et des humains imprègnent la ville de leur odeur.

Passons à la présidence de Bombay, et continuons à citer les rapports officiels :

Aucune description ne saurait donner une idée juste de l'état infect (*the foul state*) de quelques districts : il faut les voir. ... Les maisons sont encombrées, mal ventilées, mal drainées. ... Celles dans lesquelles ont eu lieu des cas de choléra étaient humides, et leur humidité était due à un mauvais système de drainage et à une ventilation imparfaite; mal logées, les victimes vivaient mal : il en a toujours été ainsi à Bombay. L'encombrement est effroyable (*fearful*), et la contamination qui en résulte est terrible. Combattre l'encombrement est difficile, mais il serait possible de le rendre moins fatal en multipliant et en élargissant les ouvertures par où s'échappent les miasmes et pénètre l'air pur [3].

L'on suppose bien que l'état des choses n'est pas meilleur dans la présidence du Bengale ni dans le delta du Gange, c'est-à-dire au berceau même du fléau indien.

En 1876, Fauvel, présentant au comité consultatif d'hygiène publique de France un travail sur l'état sanitaire du Bengale, analysait un rapport de M. le Dr Payne, officier de santé de Calcutta, dans des termes qu'il faut reproduire :

Le Dr Payne commence par établir qu'il est opportun d'examiner l'influence exercée sur le développement du choléra à Calcutta par les travaux sanitaires déjà accomplis, et d'insister sur l'urgence d'améliorations hygiéniques nouvelles.

[1] *Report on sanitary measures in India in 1888-89*, pp. 101 et suiv.

[2] *Ibid.*, p. 104.

[3] *Ibid.*, p. 133. La loi que M. Goodeve avait annoncée en 1866 à la conférence de Constantinople, et qui devait « limiter l'encombrement dans les maisons des pauvres à Bombay », ne paraît donc pas avoir produit grand effet. Ce qui nous est révélé de l'état sanitaire de Bombay ne justifie pas non plus cette assertion émise par le gouvernement anglais dans une note officielle communiquée par son ordre au conseil sanitaire international de Constantinople le 7 février 1882 : « Il existe à Bombay, comme dans les autres grands ports des Indes, un département sanitaire complètement organisé, très vigilant et efficace. » *Recueil des travaux du comité consultatif d'hygiène publique de France*, tome XII, p. 3.

Cela est d'autant plus nécessaire que l'enquête récente faite à ce sujet montre que depuis quelques années le choléra augmente d'une manière suivie à Calcutta, alors qu'il est possible de supprimer au moins une des causes de la maladie.

A l'appui de son dire M. Payne donne un tableau où se trouve indiquée la marche ascendante des décès par le choléra depuis 1872.

1864	4.000	1870	1,563
1865	5.078	1871	800
1866	6.826	1872	1,442
1867	2.870	1873	1,155
1868	4.106	1874	4,320
1869	3.502	1875	1,726

On remarquera que la progression est bien faible pour en tirer des conclusions rigoureuses [1].

M. le docteur Payne est poursuivi par l'idée que si le choléra fait de nouveau invasion en Europe, l'attention se portera désormais vers les villes d'Orient où l'inaction aura permis à la maladie de se maintenir, et que, à moins que le gouvernement n'ait agi à Calcutta d'une manière effective, on ne manquera pas d'accuser les autorités de cette ville d'une incurie coupable ayant pour effet d'entretenir un foyer permanent, source de nouvelles invasions en Europe.

Le Dr Payne expose ensuite ce qui a déjà été fait à Calcutta pour l'hygiène publique et ce qui reste à faire pour ne pas mériter ce reproche.

Contre une telle accusation, dit-il, la capitale de l'Inde est encore absolument sans défense. D'utiles ouvrages ont été exécutés et de coûteuses fondations ont été posées pour établir le mécanisme qu'exige l'hygiène publique. Les résultats sont appréciables et ont été excellents pour ce qu'on a fait; mais aussi longtemps qu'on négligera d'employer tous les moyens et tout le pouvoir qu'on possède, ce succès partiel ne fera qu'augmenter les reproches pour le grand nombre de choses qu'il reste à faire. La ville peut alléguer de grands travaux pour l'établissement d'égouts et la conduite des eaux, un magnifique marché, des travaux d'amélioration sur les rives du fleuve, l'éclairage des rues, le remplacement de quelques bustees par de larges rues et des squares; mais de grands espaces couverts d'ordures, des amas sans nombre d'eau corrompue n'ont pas été touchés, si ce n'est par les gens qui en font un usage qui leur est funeste. En mettant de bonne eau potable à la portée de la plupart des habitants, on a, il est vrai, détruit le poison dans la voie par laquelle il a le plus facile accès dans le corps, mais les sources du poison continuent d'exister. Pas une semaine ne se passe sans que la liste des décès ne fournisse une preuve de leur pouvoir actuel de production locale et, avec la perception la plus ordinaire, on ne peut manquer de voir là l'avertissement en même temps que la cause suffisante d'un désastre national, lorsque les circonstances inconnues qui gouvernent les épidémies se présenteront de nouveau.

Le gros de la population est pis que des sauvages pour la saleté de la vie journalière. Bien que les principales voies de communications soient nettoyées, la ville, dans ses parties intérieures, qui en forment la plus grande étendue, a son sol saturé d'excréments. Les habitudes des générations passées, qui l'ont rendu ainsi, continuent à exister d'une façon aussi dégoûtante, aussi libre que si aucune idée d'hygiène publique n'avait pénétré jusque-là. D'un petit terrain abandonné à côté de sa maison, l'habitant ne voit pas d'autre usage à faire que celui d'une

---

[1] Si faible que soit la progression, c'est pourtant une progression, et, cela étant, il paraît tout à fait extraordinaire qu'en 1874, à Vienne, M. le Dr Dickson ait affirmé que le choléra avait « disparu de Calcutta ». (Voir p. 538.)

latrine; et quand l'urine coule dans un creux, il appelle ce creux un étang et s'y baigne.

On dira que Calcutta ne possède pas seule cette faculté d'engendrer le choléra, que toutes les villes et villages du Bengale sont aussi sales, aussi dangereux, et que la surface endémique est une province et non une ville. Cela peut être, mais il est difficile d'admettre, comme une excuse pour la capitale, le fait que des villes plus petites, plus pauvres et plus éloignées ne valent pas mieux qu'elle. D'un autre côté, ces localités peuvent mettre en avant qu'elles ne font pas pis que la capitale [1].

Fauvel concluait :

De l'état des choses à Calcutta, capitale de l'Inde et siège du gouvernement, on peut hardiment conclure à ce qui existe dans les autres villes indiennes moins favorisées par les efforts du gouvernement anglais, et se rendre compte de l'endémie cholérique qui y règne et des explosions épidémiques qui s'y produisent si fréquemment sous l'influence des causes adjuvantes.

Les travaux entrepris depuis quelques années à Calcutta, pour la construction d'un immense réseau d'égouts et pour la distribution d'eau potable, de bonne qualité, à une grande partie de la population, sont assurément un grand bienfait au point de vue de l'hygiène publique ; et bien qu'ils n'aient pas donné encore de résultats bien sensibles sur le développement du choléra, et que les appréciations du Dr Payne soient contestables sous ce rapport, il n'en faut pas moins approuver l'énergie avec laquelle il en réclame l'achèvement auprès des autorités locales. Nous pensons comme lui que le comblement des *tanks* qui infectent la ville de Calcutta est une mesure essentielle au point de vue de la salubrité ; et si l'on n'est pas encore autorisé à prévoir que l'extinction de l'endémie cholérique en sera la conséquence, du moins on peut être certain qu'une grande cause de maladies graves sera par là supprimée.

Les choses ont-elles beaucoup changé depuis que le Dr Payne et Fauvel portaient ces jugements sévères ?

Dans son beau livre, *India in 1880*, sir John Strachey écrivait : « Il y a peu de motifs de croire que le pays soit moins exposé qu'autrefois aux explosions violentes du choléra et des fièvres épidémiques [2] ».

En 1884, M. le Dr Koch était à Calcutta, dirigeant la commission allemande chargée de l'étude du choléra. Il a rédigé à cette occasion plusieurs rapports qui sont devenus immédiatement classiques et dont le Dr Cuningham, commissaire sanitaire pour le gouvernement des Indes [3], ne paraît pas avoir réussi à ébranler l'autorité. Le 4 mars, le Dr Koch écrivait :

Tout le Bengale est couvert de ces *tanks* qui ne sont autre chose que des lacs-étangs et marais entourés de cabanes, et qui fournissent aux pauvres habitants

[1] *Recueil des travaux du comité consultatif d'hygiène publique de France*, t. VI, pp. 208 et suiv.
[2] Traduction de M. Jules Harmand. Paris, 1892, p. 272.
[3] J.-M. Cuningham, *Choléra : What can the State do to prevent it?* Calcutta, 1884, pp. 108 et suiv.

toute la quantité d'eau dont ceux-ci ont besoin pour les divers usages : bains, lavage du linge, nettoyage des ustensiles de ménage, boisson, etc.

Il est facile de comprendre que, par suite de ces usages multiples, l'eau des *tanks* devient malpropre et ne présente plus de qualités hygiéniques. Il faut ajouter ici que les latrines, si toutefois on peut appeler ainsi une organisation des plus primitives, se trouvent fréquemment aux bords des *tanks* et y vident leur contenu ; et, de plus, que les bords des *tanks* servent généralement de dépôts pour toutes les ordures et particulièrement pour les excréments humains.

Les *tanks* contiennent donc d'ordinaire de l'eau fortement impure, et l'on s'explique ainsi pourquoi les médecins du pays attribuent ces épidémies cholériques groupées autour d'un *tank* aux mauvaises conditions des eaux que renferme ce *tank*. Ces épidémies localisées sont loin d'être rares et presque tous les médecins qui ont une grande expérience du choléra peuvent en citer un plus ou moins grand nombre d'exemples....

De Saheb Bagau près Baliaghata, un des faubourgs de Calcutta, on a signalé en peu de jours beaucoup de cas de choléra. La maladie sévissait exclusivement dans les cabanes situées sur les bords d'un *tank* et occupées par quelques centaines d'habitants, dont dix-sept moururent du choléra, tandis qu'à une certaine distance du *tank* et dans tout ce même district de police, le fléau n'existait pas à ce moment-là. Ce qui frappe surtout, c'est que ce même endroit avait été éprouvé à différentes reprises, dans ces dernières années, par des épidémies cholériques.

La commission a fait des recherches très minutieuses sur le début et la marche de l'épidémie, et il en est résulté que les habitants se sont servi, comme il le font habituellement, de l'eau de ce *tank* pour bains, lavages et boissons. De plus, les linges souillés par les déjections du premier cholérique qui a succombé avaient été lavés dans ce *tank*.

On a soumis à l'examen l'eau de ce *tank*, prise en différents points et aux différentes périodes de l'épidémie ; à l'aide de cultures de gélatine nourricière on a, dans plusieurs des premiers échantillons prélevés, trouvé des bacilles du choléra, en très grand nombre.

.... Il a été constaté que l'eau de ce *tank* avait été infectée par les linges des cholériques, qui, d'après les observations antérieures, contiennent beaucoup de bacilles du choléra, et que les habitants ont usé de cette eau, ainsi infectée, pour tous les usages domestiques et surtout comme eau potable[1].

En 1886, un délégué du gouvernement des États-Unis d'Amérique, M. Edward O. Shakespeare, de Philadelphie, arrivait à Calcutta. Les *tanks* étaient toujours là, toujours aussi insalubres. Les puits étaient toujours ouverts dans les huttes et toujours infectés par l'écoulement des immondices. L'encombrement n'était pas moindre. Les plus élémentaires notions d'hygiène étaient aussi méconnues ou tenues dans le même mépris. Je reproduis quelques-unes des constatations de ce témoin oculaire, tout en m'excusant de citations si nombreuses ; mais j'y suis contraint : on ne me croirait pas sur parole.

Un *bustee*, ou village natif[2], se compose d'une quantité de huttes jetées pêle-

[1] Traduction de la *Semaine médicale*, 10 avril 1884.
[2] Ce sont des multitudes de *bustees* qui forment les faubourgs de Calcutta.

mêle, mal ventilées, jamais nettoyées. Dans ces *bustees* abondent des réservoirs d'eau stagnante, visqueuse, pleine de végétation putride et de matières animales en décomposition; leur surface bouillonne sous le soleil indien, et empoisonne l'atmosphère.

Ce sont ces réservoirs qui fournissent aux habitants de l'eau pour tous les usages, et ce sont eux qui reçoivent les résidus de la vie domestique. Les mauvais drains qui courent dans le village y aboutissent, les alimentent, y portent le sewage des huttes; leur route est signalée par une végétation luxuriante.

Les entrées du *bustee* sont nombreuses, mais pas faciles à trouver pour l'étranger, tant elles sont étroites et tortueuses. Les huttes sont au bord même des étangs; de l'autre côté leurs toits touchent les toits d'autres huttes, fermant ainsi tout accès aux rayons du soleil. Les intervalles entre les huttes servent de lieux d'aisances. La hutte la plupart du temps no comporte qu'une pièce; sur la terre humide et spongieuse, une natte; là-dessus la famille entière vit, fait la cuisine, mange, dort.

Les pires *bustees*, les plus sales, sont occupés par les laitiers. Outre les mares ordinaires, ces mares nauséabondes dont j'ai parlé et qui ici fournissent l'eau dont on étend le lait livré à la consommation du public, il y a dans le quartier des laitiers de vastes étangs d'immondices: j'en ai vu un qui mesurait 150.000 pieds carrés.

Aucun de ces groupes ne possède un chemin régulièrement tracé, par où une charrette ou au moins une brouette pourrait passer pour enlever les détritus. Les ordures s'y corrompent paisiblement à la porte de chaque hutte. Les riches aussi bien que les pauvres défèquent sur le sol, tout près de leurs demeures. L'eau de boisson est portée des réservoirs dans les maisons au moyen d'outres en peau de mouton. La peau a un trou; c'est la place du cou de l'animal; ces outres ne peuvent jamais être lavées; elles servent plusieurs années. J'ai déjà montré comment l'eau de boisson est forcément souillée.

Quant aux huttes, il n'y en a pas une seule qui soit convenablement bâtie. Aucune connaissance, aucune préoccupation des exigences de l'hygiène; aucun système régulier de drainage: les drains se vident dans des puisards ou sont directement absorbés par le sol des cours intérieures[1].

Telle est la peinture des lieux où le choléra se complait (*delights in*). Il y a dans la présidence du Bengale 47.242 villes ou villages; il y en a 46.603 qui n'ont aucune organisation quelconque pour l'enlèvement périodique des immondices, et, dans plusieurs de ceux qui ont créé un tel service, il est ou nominal ou tout à fait insuffisant.

Quant à la ville, le nombre des décès cholériques atteint son maximum dans les parties les plus encombrées et les plus sales[2].

M. Shakespeare a-t-il vu la capitale de l'Inde avec des yeux prévenus? Écoutons un fonctionnaire anglais, un officier sanitaire de Calcutta. M. Shakespeare emprunte à un de ses rapports l'extrait suivant:

La presque totalité des huttes (elles sont faites de boue et de paille) sont affreusement sales. Un *bustee* est divisé en compartiments dont chacun est affecté

---

[1] Rappelons qu'en 1866, à Constantinople, M. Goodeve, délégué de l'Angleterre, avait présenté à la conférence internationale un tableau tout à fait rassurant de l'évacuation des vidanges à Calcutta (voir p. 537).

[2] Edward O. Shakespeare. *Cholera in Europe and India*, pp. 391-397.

au logement d'une famille. La presque totalité des *bustees* possède une cour intérieure qui est le réceptacle de toutes les ordures. Il y a bien quelques exceptions.
Un petit nombre d'habitants tiennent proprement leur hutte. Mais le bon effet
de ces efforts individuels est noyé dans le débordement de saleté du voisinage.
L'air de ces localités est entièrement souillé. L'encombrement des huttes, bâties
au hasard, n'ayant entre elles que d'étroits passages par où ne peut pas se faire
l'enlèvement des immondices, augmente l'insalubrité et favorise de toute façon les
ravages du choléra. Quoi de plus favorable au choléra que de l'air non renouvelé
et des ordures en fermentation? Il y a beaucoup de huttes dont la hauteur est de
5 pieds, ou même de moins; on ne peut pas s'y tenir debout.

Je résolus de visiter un *bustee* où chaque année la mortalité par choléra était
élevée. J'arrive. La première chose qui me frappe, c'est la corruption de l'air;
une odeur d'égout me prend à la gorge. Je fais creuser le sol et mettre à jour quelques-uns des drains. Je les trouve bouchés, remplis de matières. Ces matières
avaient forcé les drains, se répandaient dans le sol, souillant le sous-sol et pénétrant dans la nappe d'eau souterraine qui alimente les nombreux puits du village.

On avait préparé un projet d'organisation d'une inspection médicale. Mais il
devait en résulter une dépense de 1,000 livres sterling (25,000 fr.) et cette
dépense parut excessive. C'est certainement là une économie mal entendue[1].

L'on ne s'étonnera pas que dans les faubourgs de Calcutta le
nombre des décès enregistrés, sensiblement inférieur au nombre des
décès réels, ait fourni de 1877 à 1885 une moyenne annuelle de
49, 1 pour 1.000 habitants [chiffre le plus bas (1883) : 41, 4; chiffre le plus haut (1878) : 69, 4][2]. Un médecin indien, le Dr Ghose,
de Rungpore, a fourni à M. Shakespeare un détail intéressant. L'infection viendrait en partie de ce que l'Indien considère les excréments humains comme une chose impure à laquelle le croyant ne
doit pas toucher. Une seule caste a le droit d'y toucher, celle des
mehters. Or, les *mehters* sont en petit nombre; leurs services
sont à haut prix. L'Indien s'adresse donc à eux rarement, à la
dernière extrémité. En attendant, il vit à côté de ses déjections
qui se décomposent; car il aimerait mieux mourir empoisonné que
de les enlever lui-même. Chaque maison devient ainsi un centre
d'infection. Qu'arrive-t-il cependant? Quand le *mehter* emporte
enfin la matière, il ne l'emporte pas loin. Il la jette dans un champ
voisin. Soit de ce champ par les pluies, soit de la maison elle-
même par les infiltrations, les puits reçoivent ces matières, et ainsi,
le pieux Indien! ce qu'il n'aurait pas voulu toucher avec une pelle,
il le boit.

Tels sont les effets de la superstition, qui n'est souvent qu'une dé-

---

[1] Edward O. SHAKESPEARE. *Choléra in Europe and India*, pp. 397-402.
[2] *Ibid.* p. 395. Le Dr Hutchinson, commissaire sanitaire aux Indes, a cité ce fait,
rappelé par M. Baldwin Latham au congrès international d'hygiène de Londres en
1891 : Zallipur : 10.614 habitants; mortalité en 1831 : 81, 48 pour 1.000 habitants, dont
27, 23 pour 1.000 par choléra, et 54, 25 par d'autres causes.

viation des croyances primitives, une fausse application de préceptes dont plusieurs avaient une origine hygiénique. C'est la superstition qui empêche l'Indien de nettoyer sa cabane, comme c'est elle qui fait jeter les corps morts dans les eaux sacrées du Gange, comme c'est elle qui en fait voyager tant d'autres à travers les déserts vers Kerbéla, comme c'est elle qui conduit les pèlerins et le choléra au tombeau du Prophète. Mais de la superstition même, il serait quelquefois possible de tirer bon parti. La religion interdit de toucher aux matières excrémentitielles? Quel meilleur moyen de satisfaire à cette prohibition et en même temps aux exigences de l'hygiène que d'installer un bon système d'égouts? La religion veut qu'on brûle les morts? Rien de plus hygiénique. Pourquoi les Indiens ne le font-ils pas, ou le font-ils mal? Parce qu'ils sont pauvres, et que le bois est cher. Que le gouvernement exige que cette crémation soit réelle et complète; qu'il fournisse gratuitement du bois; qu'il veille à ce que les corps soient effectivement consumés; il n'aura rien prescrit qui ne soit conforme à la religion hindoue, et cependant l'on n'aura plus ce spectacle dont les voyageurs rapportent de l'Inde le dégoût : tous les fleuves, tous les cours d'eau charriant ou déposant sur leurs rives des cadavres dont une partie seulement, souvent une très faible partie, a été purifiée par le feu. La religion brahmanique ordonne de garder pures les eaux qui servent aux ablutions? En prenant des mesures pour préserver de toute souillure les réservoirs et les puits, l'administration anglaise ne ferait que ramener les Indiens au respect des lois de Manou[1].

Le Dr Furnell, commissaire sanitaire de la présidence de Madras, l'un des plus déterminés partisans de la doctrine qui veut que le choléra se propage surtout par l'eau potable, le seul peut-être parmi les hauts fonctionnaires de l'Inde qui, sous la dictature sanitaire du Dr Cuningham, ait eu le courage de soutenir publiquement la doctrine de la transmissibilité du choléra, a examiné dans un important article de l'*India Medical Gazette* la question même qui nous occupe : y a-t-il quelque chose à faire pour combattre le choléra à son point d'origine? Pour M. Furnell, le remède est dans une bonne alimentation en eau :

---

[1] Le brahmane doit se baigner deux fois par jour; et quand il approche de la perfection, qu'il est arrivé à la quatrième période de sa vie religieuse, qu'il s'est élevé à la dignité de *sannyasi* (qui a renoncé à tout), il doit observer cette prescription de Manou : « Il purifiera l'eau qu'il boit en la filtrant, de peur de faire périr les animalcules qui s'y trouvent. » Lois de Manou, livre VI, distique 43.

Il n'est pas dans l'Inde du sud un hameau, pas un village, pas une ville qui ne soit alimenté par une eau constamment exposée aux pires souillures. L'alimentation usuelle se fait par une ou plusieurs mares (*tanks*). Dans ces mares, les habitants se lavent après y avoir satisfait aux besoins de la nature ; ils y lavent leurs vêtements sales, les vêtements de leurs proches morts du choléra ; ils en emportent ensuite des outres pleines pour y cuire leurs aliments et pour la boire.

Là-dessus je demande :

1° Avons-nous quelque preuve que l'eau souillée par les déjections des cholériques peut répandre le choléra ?

2° Avons-nous quelque preuve qu'une localité pourvue d'eau pure échappe au choléra ?

Que la réponse à la première question soit affirmative, c'est ce qui a été démontré, par Snow d'abord, puis par d'autres, avec une telle abondance de preuves que l'on ne comprend pas que quelqu'un, et surtout un médecin, puisse le contester un instant. Je citerai un fait que j'ai observé. La ville de Salem a la peu enviable réputation d'être atteinte par le choléra chaque fois qu'il apparaît dans le sud des Indes. La ville est divisée en deux par un cours d'eau, torrent déchaîné pendant la saison des pluies, et qui, pendant la sécheresse, c'est-à-dire pendant la partie la plus longue de l'année, n'est plus qu'une suite de bourbiers marécageux presque sans écoulement. Ce cours d'eau est sacré ; avec son eau, les Brahmines et les Indiens font leur lessive et leur cuisine ; ils la boivent. Les musulmans ne doivent pas toucher à cette eau, non plus que les Européens. En 1881, le choléra pénétra à Salem. Les Indiens et les Brahmines furent atteints de la manière la plus cruelle, les musulmans ne présentèrent qu'un très petit nombre de cas ; les Européens n'en présentèrent aucun. Les parias ne doivent pas même approcher de cette eau sainte ; leur seule approche la souillerait : dans cette classe de gens si pauvres, si sales, les parias, il n'y a pas eu un seul cas de choléra.

Pour la seconde question, bien des faits aussi permettent de répondre par l'affirmative. Ce n'est pas là une démonstration rigoureusement scientifique ; elle n'en est pas moins de nature à entraîner la conviction.

Voici la petite ville de Guntur. Elle s'était rendue célèbre, elle aussi, par ses épidémies cholériques. Depuis quelques années, elle a acquis une non moins grande réputation par son immunité. Même lorsque le choléra fait rage autour d'elle, même pendant les années de famine, il n'y a pas eu un seul cas dans la ville. D'où vient cette différence ? Sous la main d'un officier sanitaire énergique, la ville avait été assainie, les maisons et les rues nettoyées ; mais, ce fonctionnaire parti, tout était à peu près retombé dans l'état ancien. Une seule réforme avait persisté et elle a suffi pour préserver les habitants du choléra : Guntur a été pourvue d'une excellente amenée d'eau, et c'est depuis que cette eau est distribuée aux habitants que le choléra a disparu [1].

Certes, il serait excellent, pense le Dr W.-F. Simpson, médecin sanitaire à Calcutta, d'avoir de la bonne eau ; mais cela ne serait pas suffisant. Il faut rendre plus saines toutes les conditions ordinaires de la vie ; surtout il faut purifier l'air. Or, on ne fait rien, ou presque rien, pour cela. Dans son rapport sur l'année 1888, M. Simpson exprime l'opinion que, au point de vue hygiénique, la situation, loin de s'améliorer, s'aggrave.

[1] *India Medical Gazette*, avril 1886.

Chaque année de retard dans les travaux d'assainissement rend la situation pire. Depuis trois ans que je suis à Calcutta, j'ai observé ce changement. L'encombrement des maisons augmente, les espaces libres vont se rétrécissant, la quantité d'air respirable diminue, les localités deviennent progressivement plus insalubres. La grande densité de la population a pour conséquence nécessaire l'impureté de l'air et des conditions sanitaires désastreuses. Voulez-vous sauvegarder la santé publique? Fixez pour une superficie donnée le nombre de maisons au delà duquel il ne sera pas permis de construire. Si l'on ne prend pas des mesures radicales pour purifier l'air, lors même que l'on doterait les habitants de bonne eau potable, que l'on exécuterait pour eux de coûteux travaux de drainage, il faudra s'attendre à voir certaines parties de la ville devenir chaque année plus insalubres [1].

En 1888 l'état de choses est donc à peu près le même qu'en 1886, et le témoignage des fonctionnaires anglais confirme de tous points celui de M. Shakespeare. Il vient d'être confirmé de nouveau au congrès international d'hygiène de Londres en 1891. M. le Dr Pringle, M. Ollivant (de Bombay), M. le Dr Holbein-Herdley, M. Boldwin Latham, tous ceux qui ont envisagé la situation sanitaire de l'Inde anglaise, ont insisté sur la nécessité d'un assainissement méthodique; tous ont fait de cette situation des peintures qui ressemblent trait pour trait à celles du rapporteur américain.

M. le Dr Pringle :

Lorsqu'on se préoccupe de l'assainissement de l'Inde, il faut se rappeller que la population urbaine ne représente que 5 p. 100 de la population totale; les autres 95 p. 100 vivent dans les villages. Or, les citernes des villages sont en réalité des fosses d'aisances.

L'indigène de l'Inde ne se soucie pas plus de l'eau qu'il boit qu'une vache. Même les classes supérieures considèrent l'impureté de l'eau de boisson avec une indifférence absolue, tandis que l'ombre d'un étranger passant sur la cuisine d'un brahmine souille ses aliments [2].

M. Ollivant (de Bombay) :

Pour les villes on a beaucoup fait ; pour les villages on en est aux règlements de Moïse. ... L'amélioration des distributions d'eau ne peut suffire; il faut aussi s'occuper du drainage. Mais de si grands travaux ne peuvent être entrepris sans tenir compte de la question de finances. La population a besoin qu'on vienne à son aide. Or c'est en vain qu'elle a demandé au gouvernement de garantir un emprunt, ou seulement de lui permettre de se procurer des ressources au taux le plus avantageux. C'est avec le secours d'un ami qu'on a pu lancer l'emprunt municipal de Bombay [3].

[1] Dr W.-F. Simpson, officer of health of Calcutta. *Report on sanitary measures in India in 1888-89*, p. 123.
[2] Congrès international d'hygiène de Londres. *Revue d'hygiène*, août-septembre 1891, pp. 811, 892.
[3] *Ibid.*, p. 893.

M. le Dr Holbein-Hordley, sur la situation dans le Rajputana [1] :

Les causes de la contamination des eaux sont innombrables.... On se sert dans l'Inde des excréments des bestiaux pour le chauffage; les urines des animaux s'échappent dans le sol et contaminent les puits. Ce qui les contamine, encore, c'est que la saleté s'accumule devant les maisons, au point que les rues deviennent peu à peu de plusieurs pieds plus élevées que les cours et l'entrée des habitations.

Personne ne s'occupe de ce que deviennent les ordures une fois qu'elles ont quitté la maison. Dans la maison leur existence est masquée par des parfums très forts et par des badigeonnages d'eau colorée. Les bœufs et les chevaux sont remisés dans des cours ouvertes au-dessous des fenêtres. L'un des principaux nobles du Jaypoure se plaignait de ne pouvoir tenir sa croisée ouverte, tant infectait une étable à vaches voisine. Il n'avait aucun moyen légal de la faire supprimer. Il est vrai que le propriétaire de l'étable n'avait non plus aucun moyen légal d'empêcher ce noble de faire couler en pleine rue tout le drainage de son palais [2].

M. Baldwin Latham :

Les statistiques sanitaires de Bombay et de Calcutta démontrent que ce n'est pas le climat qui cause l'effroyable mortalité d'une partie de l'Inde, mais l'absence totale des plus simples mesures d'hygiène.

A l'exception de quelques grandes villes, l'alimentation en eau est des plus défectueuses. L'eau est généralement prise dans des réservoirs (*tanks*) qui, pour la plupart, ne sont que des marais impurs où se déverse le drainage des villes. Les *tanks* qui existent aux environs de Calcutta peuvent être pris pour types: de presque tous l'eau, analysée, a été reconnue contenir du sewage pur.

L'alimentation par les puits est aussi très usitée. L'eau de tous les puits des villes indiennes est une cause de pollution générale ; il est bien des localités où elle est contaminée de telle sorte qu'il est impossible d'avoir de l'eau fraîche.

Quant aux cours d'eau auxquels les naturels ont accès, ils sont souillés dès leur source même. Cependant les districts qu'ils alimentent sont moins insalubres que ceux alimentés par les *tanks* ou par les puits.

Le choléra, toujours actif dans l'Inde, est dû presque entièrement à la contamination des puits, des *tanks* et des cours d'eau [3].

Tels sont les faits. Négligez, si vous voulez, quelque autorité qui s'attache à sa parole, ce que disait un Fauvel, qui était français ; négligez les observations d'un Koch, qui est allemand ; négligez encore ce que dit M. Shakespeare, qui est américain, quelque peine qu'il ait prise de faire un si long voyage pour constater les choses par ses propres yeux ; ne retenez que les témoignages officiels des fonctionnaires, et voyez quel est, seulement d'après les Anglais, l'état sanitaire de l'Inde anglaise. Presque partout les eaux de boisson et de lavage sont souillées; presque partout l'air est vicié; presque partout le sol est saturé d'éléments organiques.

[1] État indigène « *dependent and subordinate* » (Sir John STRACHEY).
[2] Congrès international d'hygiène de Londres. *Revue d'hygiène*, août-septembre 1891, pp. 893 et 894.
[3] *Ibid.*, pp. 308 et suiv.

Cela établi, je demande :

Est-il vrai que le choléra n'est connu en Europe que depuis que les Indes sont une possession britannique ?

Est-il vrai qu'en multipliant ses communications avec l'Inde, en les rendant de plus en plus rapides, l'Angleterre rend aussi de plus en plus fréquent, de plus en plus imminent le danger des épidémies cholériques en Europe ?

Et si cela est vrai, si cela est incontestable, est-il vrai qu'il en résulte pour l'Angleterre une responsabilité qu'elle ne peut décliner ?

Nous avons vu tout à l'heure à quel point cette responsabilité préoccupait le Dr Payne en 1876. « Je n'ignore pas, disait-il, ce que l'on peut répondre. On peut faire valoir les droits antérieurs des populations, l'indétermination des pouvoirs, l'insuffisance de l'autorité municipale, etc. Mais comment espérer que de tels aveux d'impuissance soient admis comme excuses le jour où l'on accusera Calcutta d'avoir causé la dévastation de contrées lointaines ? La responsabilité peut se renvoyer du locataire au propriétaire ; du propriétaire à la municipalité ; de la municipalité au pouvoir législatif ; de toute façon je crains que quelque jour elle pèse sur nous comme un lourd fardeau [1]. »

« Voulez-vous supprimer le choléra ? » écrit à son tour le Dr Furnell. « Donnez partout à la population de l'eau pure à l'abri de toute souillure. C'est une grosse affaire, dites-vous. Certes ! Mais il ne vous est pas plus impossible d'assurer aux habitants ce bienfait qu'il ne vous a été impossible de leur en assurer d'autres, la police, par exemple, et la justice. Ce que vous avez fait avec succès à Nagpur, à Guntur [2], qu'est-ce qui vous empêche de le faire successivement pour toutes les villes ? Si le mot célèbre de Burdon Sanderson est juste, s'il est confirmé par la science, l'on est en droit de demander au gouvernement des Indes ce qu'il a fait pour détruire le choléra [3]. »

M. Shakespeare a raison quand il dit : « L'un des caractères essentiels du choléra épidémique est que toute épidémie éclatant au dehors des limites de l'Hindoustan vient de l'Hindoustan, passant par une chaîne ininterrompue d'hommes atteints du mal ou d'objets souillés par leurs déjections. L'Amérique, l'Europe, l'Asie, sont donc en-

[1] *Recueil des travaux du Comité consultatif d'hygiène publique de France*, t. VI, p. 210.
[2] Voir pp. 541 et 549.
[3] *India Medical Gazette*, avril 1886.

droit de faire remonter aux Indes anglaises la responsabilité de ce
que le choléra leur fait souffrir [1]. »

Je répète que je ne prétends pas que l'Angleterre n'a rien fait.
J'affirme qu'elle n'a pas fait assez. J'affirme que la mortalité cholérique n'a pas été influencée par les mesures sanitaires, que la courbe
de cette mortalité n'a pas une direction générale telle que l'on
puisse légitimement espérer la diminution graduelle, puis la disparition du choléra aux Indes. J'affirme que s'il existait une justice internationale, si les rapports des nations étaient réglés comme le sont
ceux des particuliers chez les peuples civilisés, l'Angleterre serait
contrainte de remédier à un tel état de choses, en vertu de ce principe : « L'ordre qui lie les hommes en société les oblige à ne nuire
en rien par eux-mêmes à qui que ce soit, et il oblige en outre chacun à tenir tout ce qu'il possède en tel état que personne n'en reçoive
ni mal ni dommage [2]. » J'affirme enfin que ce principe de droit et
de bon sens, l'Angleterre l'applique rigoureusement chez elle au
grand profit de la santé publique ; que ce qu'elle ne tolérerait pas
de la part d'un de ses citoyens elle ne doit pas se le permettre à
elle-même, et que les bénéfices énormes que lui procure l'occupation des Indes ne peuvent avoir pour contrepartie la maladie et la
mort semées chez les autres nations.

[1] *Cholera in Europe and India*, p. 428.
[2] Domat. *Les lois civiles dans leur ordre naturel.*

CHAPITRE II.

La défense contre le choléra par la surveillance des navires à pèlerins.

Si l'on ne détruit pas le choléra aux Indes, si rien ne nous permet encore de présager sa destruction, au moins faudrait-il ne négliger aucun effort pour l'empêcher d'en sortir.

J'ai montré qu'il était extrêmement difficile de lui fermer la voie de terre. Disons cependant que l'on pourrait imposer aux pèlerinages des Chiites certaines règles qui constitueraient des garanties sérieuses, ne les permettre par exemple qu'à ceux qui justifieraient avoir les ressources nécessaires et n'être pas dans un état de santé dangereux pour leurs compagnons de route. On protégerait ainsi les pèlerins eux-mêmes en réglementant le pèlerinage.

Mais bien plus aisée et aussi bien plus efficace serait la défense de la voie de mer. Elle serait plus efficace, car elle viserait plus de cas; ce sont les moyens rapides de transport que prend le plus volontiers le choléra. Elle serait relativement aisée, car l'on ne voit pas ce qui s'oppose à ce que l'administration anglaise exerce une surveillance sanitaire sur les navires qui sortent des ports indiens.

Il n'est pas indispensable d'organiser pour tous les navires la surveillance spéciale dont nous allons parler. Sans doute, il est possible, théoriquement, que le choléra soit transporté par un navire quelconque; mais ce n'est pas de la théorie que nous faisons. Nous recherchons ce que, pour la protection contre le choléra, l'expérience a démontré nécessaire, et nous ne serions pas justifiés, nous semble-t-il, à réclamer davantage. Or, la donnée de l'expérience c'est que le choléra pénètre dans le Hedjaz par les navires à pèlerins. Ainsi que le disait Fauvel:

Il n'est pas douteux que le choléra peut être importé directement de l'Inde jusque dans la mer Rouge; mais cette possibilité une fois admise, il faut bien reconnaître qu'en dehors des conditions de misère et d'encombrement, telles qu'on les rencontre sur les navires chargés de pèlerins, l'expérience a prouvé que le fait ne saurait être qu'exceptionnel [1].

[1] Conférence de Constantinople. *Annexe au procès-verbal* nº 20, p. 9.

Ce qui s'est passé depuis a confirmé cette appréciation. Le transport du choléra dans la mer Rouge par des navires autres que les navires à pèlerins est resté un « fait exceptionnel ». Il ne serait pas raisonnable d'exiger, en prévision de ce fait exceptionnel, l'organisation d'un service permanent, compliqué, coûteux dans les ports de l'Inde. Si le fait se produit, les mesures à prendre dans la mer Rouge doivent suffire. Au contraire, la présence du choléra sur les navires à pèlerins est un fait fréquent, presque normal. C'est pour l'empêcher de se produire qu'un effort sérieux doit être tenté.

La conférence de Constantinople n'avait pas manqué d'insister sur ce point. M. le Dr Muhlig, délégué de la Prusse, M. le Dr Gomez, délégué du Portugal, et surtout Fauvel, dans la partie de son rapport intitulée : *Mesures à prendre dans l'Inde*, avaient démontré la nécessité de surveiller de très près le départ des navires transportant les pèlerins. M. Muhlig avait été jusqu'à demander que l'embarquement de ceux-ci fût précédé d'une quarantaine d'observation.

L'on avait été unanime à rendre hommage aux bonnes intentions du gouvernement anglais affirmées par le *Native Passengership's Act* de 1858, mais l'on regrettait que le règlement ne parlât pas de l'état sanitaire des passagers; l'on exprimait en outre des doutes sur sa stricte exécution. Enfin, la conférence votait à l'unanimité le texte et les conclusions du rapport de Fauvel, notamment cette phrase : « La conférence admet la nécessité dans l'Inde d'un service sanitaire qui délivrerait des patentes de santé et qui, pour les navires à pèlerins, veillerait, non seulement à ce que les prescriptions de l'*Act* qui les concerne fussent exécutées, *mais encore à ce qu'aucun malade suspect ne fût embarqué*[1]. »

A-t-il été tenu compte de ce vœu?

A Vienne, en 1874, M. le Dr Dickson s'exprimait ainsi :

Il me reste, Messieurs, à vous signaler les moyens adoptés par le gouvernement anglais pour empêcher la transmission du choléra hors de l'Inde.

Tout navire à pèlerins qui quitte l'Inde anglaise pour se rendre dans les ports de la mer Rouge ou du golfe Persique ne peut quitter l'Inde que par l'un des ports indiqués par le gouvernement. Le navire ne part qu'après que le gouvernement a constaté qu'il peut entreprendre son voyage, qu'il est convenablement arrimé et approvisionné pour une semblable entreprise. Il ne peut avoir à bord que deux personnes pour trois tonneaux de jauge, équipage et passagers compris. Il doit avoir une patente de santé, toucher à Aden, et ne peut continuer son

---

[1] *Conférence de Constantinople. Annexe au procès-verbal n° 29, p. 25.*

voyage vers la mer Rouge que si à Aden il lui est délivré une patente nette. Le capitaine est tenu d'avoir une liste des passagers, d'y noter les décès, et ne peut débarquer aucun passager avant d'avoir remis cette liste à l'autorité compétente du port de débarquement [1].

..... Le transport des pèlerins des ports qui dépendent du gouvernement de l'Inde anglaise est réglé d'une manière qui ne laisse rien à désirer [2].

Il n'est question dans les prescriptions que rappelle le Dr Dickson ni d'un examen sanitaire des passagers avant le départ, ni de la présence d'un médecin à bord du navire. Il y avait donc, nous semble-t-il, quelque exagération à dire que la réglementation du transport des pèlerins ne laissait « rien à désirer ».

Sir J. Saville Lumley, ambassadeur d'Angleterre à Rome, s'exprimait avec plus de mesure, mais encore, à notre sens, avec trop d'optimisme, lorsque, dans la communication qu'il adressa à la présidence de la conférence de Rome, après la prorogation de se travaux, et qui a été imprimée à la suite des procès-verbaux de cette conférence, il parlait de « la confiance que donne la stricte surveillance des vaisseaux en partance des Indes à leur départ et pendant le trajet » [3].

Le *Native Passengership's Act*, bien qu'il ne laissât rien à désirer en 1874, fut modifié en 1876 et en 1883, et, bien que, en 1885, il dût inspirer entière confiance, fut très heureusement amendé en 1887. Si donc nous arrivions à conclure que la réglementation actuelle est encore insuffisante, ces précédents, lors même qu'en 1891 comme en 1885 et en 1874 les fonctionnaires anglais déclareraient leur œuvre parfaite, nous permettraient de conserver l'espoir d'améliorations futures.

« Les principales dispositions du règlement, disait Fauvel de l'acte de 1858, sont relatives au nombre des passagers, à l'approvisionnement, aux conditions hygiéniques et de navigabilité des navires affectés au service du transport des pèlerins, et renferment à ce sujet les prescriptions les plus sages [4]. » Cela est plus vrai encore de l'acte de 1887. Sans examiner curieusement dans quelle mesure, sur ces points-là, l'acte est, ou n'est pas, strictement exécuté [5], recherchons si, étant supposé qu'il est exécuté sans dé-

---

[1] Conférence de Vienne, p. 303.
[2] *Ibid.*, p. 258.
[3] Conférence de Rome, p. 371.
[4] Conférence de Constantinople. *Annexe au procès-verbal n° 29*, p. 23.
[5] « Il est possible, disait le Dr Salem-Bey, représentant de l'Egypte à la conférence de Constantinople, que le *Native Passenger Act* soit bien observé dans les ports anglais, mais ailleurs il n'en est certainement pas de même. En 1865, les navires anglais qui

faillance, il offre, pour empêcher le choléra de s'embarquer dans un port indien, une sécurité complète.

Comment s'opère la transmission du choléra? Une multitude de faits rapportés dans le présent ouvrage tendent à démontrer qu'il est vrai, comme le dit le Dr Shakespeare, que le choléra se transmet « par une chaîne ininterrompue d'hommes atteints du mal ou d'objets souillés par leurs déjections ». L'acte de 1887 permet-il de prendre et contraint-il de prendre, dans les ports indiens, les mesures nécessaires pour empêcher cette chaîne de s'établir, soit par les personnes, soit par les effets?

Disons d'abord quelles sont ces mesures nécessaires. Elles sont simples. Les personnes qui se présentent pour s'embarquer doivent être examinées par un médecin; si elles sont atteintes du choléra, leur embarquement ne doit pas être permis. Les objets susceptibles de transmettre le mal, notamment le linge sale et les effets à usage des passagers, ne doivent être embarqués qu'après avoir été mis hors d'état de nuire, c'est-à-dire après avoir passé par une étuve à désinfection. Cela fait, qu'y a-t-il à craindre? Un seul danger subsiste, c'est l'embarquement d'un passager en incubation du choléra sans qu'aucun symptôme ait pu éveiller l'attention du médecin inspecteur. Pour celui-là, lorsque le mal se déclarera, le médecin du navire le soignera, veillera à ce qu'il soit isolé, à ce que tous les objets ayant subi son contact soient jetés à la mer ou désinfectés. Ces mesures nécessaires impliquent donc l'intervention de deux médecins, l'un attaché au service sanitaire du port de départ, l'autre faisant partie de l'équipage, et le fonctionnement de deux étuves à désinfection, l'une au port de départ, l'autre à bord.

L'acte de 1887 ne donne qu'une satisfaction partielle à ces exigences. Voici les articles qui s'y appliquent:

Section 11 (1). — Si le navire doit porter des passagers dans un port de la mer Rouge, si c'est un navire à vapeur, et s'il compte plus de cent passagers à destination dudit port, il devra avoir à bord un *medical Officer* porteur d'une licence,

___

transportaient les pèlerins de Djeddah à Suez étaient encombrés. » M. Bartoletti, représentant de la Turquie : « Le *Native Passenger Act* n'est pas toujours appliqué, même à bord des navires anglais. La concurrence fait qu'on dépasse presque toujours le nombre réglementaire. » M. le Dr Mühlig, représentant de la Prusse : « Il serait à souhaiter que le *Native Passenger Act* fût mieux observé. » (Conférence de Constantinople, *Procès-verbal n° 31*, pp. 7 et 10.) « Il faut dire que dans ces dernières années, les Anglais se sont beaucoup relâchés au point de vue de l'application du *Native Passenger Act.* » (Arnould, *Nouveaux éléments d'hygiène*, 2e édition, p. 1354.) Il serait facile de multiplier les citations, et aussi les exemples, dont quelques-uns tout récents, mais il faut nous hâter vers des choses plus importantes.

¹ Ce *medical Officer* n'est pas nécessairement un médecin. « Sur tout navire obligé

Section 42. — Si un navire ayant à bord plus de cent passagers et sortant d'un port indien pour se rendre dans un port de la mer Rouge n'a pas à bord un *medical Officer*, le capitaine sera puni d'une amende qui ne pourra excéder 500 roupies, ou d'un emprisonnement qui ne pourra excéder trois mois, ou de l'un et de l'autre.

Section 30. — Le gouvernement local peut ordonner qu'aucun passager ne sera reçu à bord d'un navire portant les passagers d'un port indien dans la mer Rouge sans que ce passager ait été visité par un médecin désigné à cet effet par le gouvernement.

Si ce médecin estime que le passager est atteint d'une maladie dangereusement infectieuse ou contagieuse, son embarquement ne sera pas permis.

Section 45. — Si le capitaine d'un navire auquel a été faite l'application de la section 30 reçoit à bord, en connaissance de cause, une personne en contravention aux prescriptions de cette section, il sera puni d'une amende qui ne pourra excéder 500 roupies, ou d'un emprisonnement qui ne pourra excéder trois mois, ou de l'un et de l'autre.

De la limitation à cent du nombre de passagers nécessaire pour rendre obligatoire la présence d'un *medical Officer* à bord, je n'ai rien à dire. Il faut bien une limitation quelconque ; il ne serait pas raisonnable d'imposer la présence d'un *medical Officer* à un navire ne recevant qu'un nombre infime de pèlerins. Cependant, que le nombre de ces pèlerins soit de plus ou de moins de cent, le danger est le même, si dans leurs entrailles ou parmi leurs bagages ils emportent le choléra. De l'impossibilité d'avoir toujours un médecin à bord ressort plus impérieuse la nécessité de l'examen sanitaire des passagers, préalable à leur embarquement, et de la désinfection de leurs effets.

Or, pour la désinfection des effets, rien n'est prescrit, et pour l'examen préalable des personnes, rien n'est obligatoire.

La section 30 dit que « le gouvernement local *peut* ordonner qu'aucun passager ne sera reçu à bord qu'après avoir été visité par un médecin ». S'il peut l'ordonner, il peut donc ne pas l'ordonner. N'est-il pas certain qu'il ne l'ordonnera que si les circonstances sont telles qu'il ne puisse pas ne pas l'ordonner[1] ? S'il l'ordon-

---

de porter un *medical Officer*, celui-ci, s'il n'a pas un diplôme qui l'autorise à exercer la médecine, devra obtenir une licence du gouvernement local. Cette licence est délivrée par le civil *administrative medical Officer* de la province du port de départ. Elle n'est valable que pour un an.» (*Manual for the guidance of Officers and others concerned in the Red Sea Pilgrim Trafic*, art. 40, p. 23.) Une note jointe à la formule de cette licence (*Ibid.*, p. 29) dit qu'à défaut de médecins gradés, les licences pourront être délivrées à ceux qui ont passé leur dernier examen dans un *Indian vernacular medical School*, ou qui ont le certificat du *Subordinate medical Department*. En fait, ce sont presque toujours des infirmiers indiens fort peu instruits qui portent ce titre pompeux de *medical Officer*.

[1] En 1888, 45.108 navires sont sortis du port de Bombay : 673 ont été inspectés, 44.435 ne l'ont pas été ; 43.993 n'ont par été pourvus d'une patente de santé. (*Report on sanitary measures in India in 1888-89*, p. 115.)

nait toujours, il serait justement accusé d'aller au delà de ce que la loi commande. S'il l'ordonnait sans que son ordre se justifiât par des faits notoires, il encourrait le reproche d'apporter arbitrairement des entraves à la liberté du commerce. Il est facile de conclure qu'il ne l'ordonnera que lorsque, dans le port d'embarquement, le choléra sera à l'état épidémique. Et il n'est pas moins facile de montrer que c'est là une garantie tout à fait insuffisante.

Qu'est-ce qui déterminera l'état épidémique dans des ports où le choléra est toujours présent, comme à Bombay ou à Calcutta ? Voici l'étrange système adopté par le gouvernement anglais. On compare le nombre des décès cholériques pendant une semaine au nombre moyen des décès cholériques pendant la semaine correspondante des cinq années antérieures : ce n'est que si le premier nombre est supérieur au second que le choléra est déclaré épidémique. Je ne m'attarderai pas à rechercher si ce système a été suivi à la rigueur, s'il n'est pas maintes fois arrivé que le choléra a été déclaré non épidémique bien que le nombre des décès fût plus grand, quelquefois beaucoup plus grand, que la moyenne des cinq années. Je dis que le système lui-même ne soutient pas l'examen. En 1864, le nombre des décès par choléra à Calcutta a été de 4.000 ; en 1865, de 5.078 ; en 1866, de 6.826 ; en 1867, de 2.270 ; en 1868, de 4.106. La moyenne de ces cinq années est de (4.000+5.078+6.826 + 2.270+4.106 : 5) 4.456. En 1870, le nombre des décès par choléra à Calcutta a été de 1.563 ; en 1871, de 800 ; en 1872, de 1.142 ; en 1873, de 1.155 ; en 1874, de 1.329 [1]. La moyenne de ces cinq années est de (1.563+800+1.142+1.155+1.329 : 5) 1.198. En appliquant la règle de la moyenne des cinq années, l'état devenait épidémique s'il se produisait 1.200 décès à Calcutta en 1875 ; si, en 1869, il s'en produisait 4.400, l'état épidémique n'existait pas. Un résultat aussi baroque juge le système [2].

Comment d'ailleurs pourrait-il se justifier ? Le choléra endémique n'est-il pas le choléra indien ? N'est-il pas transmissible ? N'a-t-il pas été, en fait, transmis plus d'une fois de points où il

[1] Dr Payne, officier sanitaire à Calcutta. Cité par Fauvel, Recueil des travaux du comité consultatif d'hygiène publique de France, t. VI, p. 200.
[2] En fait, il y a eu 3.502 décès en 1869, chiffre inférieur à la moyenne des cinq années précédentes ; en 1875, il y en a eu 1.726, chiffre supérieur à la moyenne des cinq années précédentes. Donc état épidémique à Calcutta en 1875, avec 1.726 décès ; état non épidémique en 1869, avec 3.502 décès. Je raisonne sur des années parce que j'ai sous les yeux la mortalité cholérique par années. Le raisonnement est évidemment le même, quelle que soit la période envisagée.

n'existait pas d'épidémie [1]? N'y a-t-il donc pas lieu de prendre les
mêmes précautions contre lui, qu'il existe ou non à l'état d'épidémie?
N'est-ce pas inspirer la plus fausse, et par conséquent la plus dangereuse sécurité que de déclarer non suspects des ports où le choléra
sévit, parce que ses ravages sont un peu moins cruels qu'ils n'ont été
pendant les années précédentes, lors même que ces années antérieures auraient été signalées par les épidémies les plus meurtrières? Ne
sait-on pas, au surplus, que dans les ports indiens, et principalement
à Bombay, les personnes venant du dehors, et en première ligne les
pèlerins, soit qu'ils apportent la maladie avec eux, soit plutôt que,
non acclimatés comme le sont les habitants, ils la contractent plus
facilement, forment la grande masse des victimes du choléra [2]? Le
nombre de ces étrangers, dont beaucoup viennent justement à Bombay pour s'embarquer, est-il toujours le même? Quelle valeur a
dans ces conditions la règle des cinq années? Ce système saugrenu
n'a été imaginé que pour faciliter aux navires anglais venant des
Indes le passage du canal de Suez. Selon le règlement annexé au décret khédivial de 1881, « tout navire arrivant avec patente brute
est passible de mesures quarantenaires » (art. 30), et la patente doit
être brute toutes les fois que « la présence d'une maladie pestilentielle est signalée dans le pays d'où vient le navire » (art. 16). Or,
la présence du choléra dans l'Inde est un fait permanent. Il n'y a
donc pas un vaisseau venant d'un port indien qui ne devrait subir
des mesures quarantenaires. Comment s'assurer le passage, tout en
paraissant respecter le décret? Il n'y a qu'à changer les définitions.

[1] « Nous voyons, dit Fauvel, que cette année même (1881) le choléra a été importé à Aden
d'abord et plus tard à la Mecque par des pèlerins embarqués à Bombay, alors que la
maladie n'y régnait que sous la forme appelée sporadique par les Anglais.... La rareté
ou la fréquence des cas de choléra au port de départ ne donne pas la mesure du danger
d'exportation de la maladie.» (Recueil des travaux du comité consultatif d'hygiène publique de
France, t. XII, p. 5.) « L'exemple de l'Hesperia qui, parti de Bombay avec 500 pèlerins en
août 1882, apporta le choléra à Camaran, vient une fois de plus montrer ce que vaut la doctrine de l'administration anglaise de l'Inde à l'endroit de l'innocuité des navires partant
des ports où le choléra est endémique, mais où il ne règne pas à l'état épidémique ».
(Ibid., p. 40).
Cette administration de l'Inde soutient la même doctrine lorsqu'elle la croit utile
à ses prétentions. Dans une note émanée de cette administration et communiquée par ordre
de lord Granville au conseil sanitaire international de Constantinople dans sa séance du
23 mai 1882, il était dit: « La demande qui nous est faite de renseignements est évidemment basée sur l'idée que les époques où le choléra prédomine dans l'Inde sont aussi
les époques qui présentent le plus de dangers d'une importation de la maladie par voie
de la mer Rouge. L'expérience du passé n'autorise nullement cette conclusion. » (Ibid.,
t. XIII, p. 8.) De même, M. Cuningham (Choléra: What can the State do to prevent it,
p. 136): « L'expérience a prouvé qu'il est inexact de prétendre que l'état épidémique
du choléra dans un port indien crée à l'Europe un danger spécial. »
[2] En 1888, la proportion des étrangers parmi les victimes du choléra à Bombay a
été de 84,3 p. 100. Report on sanitary measures in India in 1888-89, p. 132.

Un pays où la présence du choléra est signalée, a dit l'Angleterre, ce n'est pas un pays où le choléra existe, c'est un pays où le choléra est à l'état épidémique. Le choléra, a-t-elle ajouté, n'est à l'état épidémique que lorsque la mortalité par choléra est supérieure à la mortalité moyenne par choléra pendant les cinq années précédentes. Et l'on espère que les navires anglais passeront librement, grâce à ces définitions. *Te baptizo carpam,* disait le bon moine. Le conseil sanitaire international d'Alexandrie, dont nous aurons à parler tout à l'heure, n'oppose pas à ces fantaisies une résistance bien énergique[1].

Lorsque le choléra existe sur un point, que ce soit à l'état endémique ou à l'état épidémique, il peut être transmis de ce point à un autre. Le caractère simplement endémique du mal diminue le nombre des chances de transmission, mais ne les supprime pas ; ce n'est pas un incendie qui se propage avec fureur, mais ce n'est pas non plus un foyer éteint, et de ce foyer une étincelle échappée peut allumer ailleurs le feu le plus violent. En ce qui touche l'Inde, même dans un port où le choléra n'est ni épidémique ni endémique, il peut être importé par les pèlerins, et de là exporté dans la mer Rouge. En conséquence, l'inspection médicale individuelle, préalable à l'embarquement, qui est prévue dans la section 30 de l'Act de 1887, ne constituera une garantie efficace qu'à partir du moment où, au lieu d'être autorisée, elle sera prescrite, et rendue obligatoire pour tout pèlerin s'embarquant dans un port de l'Inde.

La visite des personnes, même ainsi généralisée, ne serait pas encore suffisante ; il serait indispensable d'y joindre la désinfection des effets.

Le 10 juillet 1865, arrivait à Gibraltar, « dans un état de santé parfaite », un bataillon anglais, venant de Malte, où le choléra sévissait depuis le 20 juin. Le navire avait quitté Malte le 5 juillet. Rien à signaler jusqu'au 18 juillet, « à l'exception d'un cas léger de diarrhée ». Le 18 juillet, premier cas : un soldat tombe malade à 9 heures du soir ; il meurt le lendemain matin à 10 heures. On lève le camp. On embarque la partie du régiment à laquelle appartenait le mort ; les autres soldats, on les envoie camper à une grande distance. Rien jusqu'au 31 juillet. Ce jour-là, un cas fou-

---

[1] J'ai sous les yeux le bulletin, pour la ville de Bombay, de la semaine finissant le 22 septembre 1891. La moyenne du nombre des décès par choléra pendant la semaine correspondante des années 1886 à 1890 avait été de 8. En 1891, il a été de 42. Mais, avant d'adresser ce bulletin aux membres du conseil sanitaire, le président anglais de ce conseil écrit sous le chiffre 42 ce petit mot : *sporadic.* Le procédé, on le voit, est d'une simplicité enfantine.

droyant. Immédiatement, le reste du régiment est expédié à l'île Maurice. Cependant, le 3 août, un cas, un le 4, un le 9, puis d'autres. Résultat final : 643 décès [1]. Est-ce un soldat, parti malade de Malte, qui a transporté le choléra à Gibraltar ? La période d'incubation eût été de treize jours. Douze jours encore se passent entre le premier et le second cas. Il est bien plus présumable que ce sont les effets qu'il faut incriminer, et qu'en cette occasion toutes les précautions avaient été prises, sauf une, sauf la principale : la désinfection des effets.

Le choléra sévissait à Marseille. Le 3 septembre 1865, la *Virginie* quitte Marseille, en route pour la Guadeloupe. Pendant toute la traversée, la santé est excellente à bord. Le navire aborde à Pointe-à-Pitre le 9 octobre. Le débarquement commence le 20 octobre. Le troisième jour, le 22, pendant le déchargement, et à côté du lieu où il s'opérait, un cas de choléra éclate, et donne naissance à une épidémie formidable qui fait 10.000 victimes [2]. N'est-il pas raisonnable de penser que l'épidémie n'eût pas eu lieu, si la *Virginie* n'avait pas quitté le port de Marseille sans que tous les effets qui étaient à bord eussent été désinfectés ?

Ce sont de tels exemples — et il serait aisé de les multiplier — qui faisaient voter à l'unanimité par la conférence internationale de Vienne la conclusion suivante : « Le choléra peut être transmis par les effets à usage provenant d'un lieu infecté, et spécialement par ceux qui ont servi aux cholériques ; et même il résulte de certains faits que la maladie peut être importée au loin par ces mêmes effets renfermés à l'abri du contact de l'air libre [3] ».

Le danger de la transmission du choléra par certains objets est donc certain ; il est universellement reconnu.

Existe-t-il un moyen d'écarter ce péril ? En 1874, la conférence internationale de Vienne répondait non. La question était ainsi posée : « Connaît-on des moyens ou des procédés de désinfection, grâce auxquels le principe générateur ou contagieux du choléra peut sûrement être détruit ou perdre de son intensité ? » La conférence disait encore : « La science ne connaît pas de moyens désinfectants certains et spécifiques. » Mais en même temps elle répondait par l'affirmative (13 oui, 5 non) à la question ainsi atténuée :

[1] Conférence de Constantinople. *Annexe au procès-verbal* n° 23, pp. 39 à 41.
[2] *Ibid.*, p. 44.
[3] Conférence de Vienne, p. 380.

« Connaît-on des moyens ou des procédés de désinfection, grâce auxquels le principe générateur ou contagieux du choléra peut avec quelque chance de succès être détruit ou perdre de son intensité [1] ? »

La conférence de Rome s'est montrée un peu plus hardie ; elle a recommandé certains moyens de désinfection, l'acide phénique et le chlorure de chaux [2], mais ses conclusions à cet égard sont encore timides, se ressentant des tâtonnements de la science. Du reste, en même temps qu'elle recommandait deux des meilleurs désinfectants, elle votait à l'unanimité, sur la proposition de M. Proust, cette importante résolution : « Les paquebots provenant des pays où règne le choléra seront tenus d'avoir une étuve à désinfection par la vapeur. » Elle votait encore les trois conclusions suivantes : « Le médecin examinera les passagers qui se présenteront pour embarquer, provenant d'un port où règne le choléra ; il refusera ceux qui lui paraîtront suspects de choléra. — Pour ceux qui lui sembleront dans de bonnes conditions, il veillera à ce qu'ils n'introduisent pas à bord des linges, des hardes ou des objets de literie, souillés ou suspects. — Les vêtements et les objets de literie ayant servi aux individus morts du choléra ne devront jamais être acceptés. »

Il est vraisemblable que si les membres de ces conférences eussent connu ce que nous savons aujourd'hui des étuves à vapeur sous pression, ils auraient été plus explicites et plus catégoriques. Les expériences scientifiques du Dr Grancher, celles faites à l'occasion de l'exposition urbaine de Paris en 1886 et de l'exposition universelle de 1889, les rapports soumis au comité consultatif d'hygiène publique de France, ont démontré l'utile fonctionnement de ces étuves qui, suivant l'expression du Dr Richard, ont « révolutionné la technique de la désinfection [3] ». Des armateurs anglais ont reconnu l'excellence de ces étuves et trente-quatre de leurs navires en sont actuellement pourvus. La pratique officielle doit faire profiter le public des progrès de l'industrie, avoués par la science, et, à l'heure qu'il est, ce n'est pas une exigence excessive que de demander que dans chaque port de quelque importance une étuve à vapeur hu-

[1] Conférence de Vienne, pp. 382, 383.
[2] Conférence de Rome, p. 212.
[3] *Travaux du congrès international d'hygiène de Vienne en 1887.* Cahier n° XVI, p. 87. Sur les étuves à vapeur humide sous pression, système Geneste et Herscher, voir surtout le rapport de MM. Gariel et Grancher. *Recueil des travaux du comité consultatif d'hygiène publique de France,* t. XV, pp. 90 et suiv.

mide sous pression donne les moyens de désinfecter, soit à l'arrivée, soit au départ, les effets à usage, les hardes, le linge sale, les objets de literie, d'une provenance suspecte. Dans les ports de l'Inde, l'installation de ces étuves est une absolue nécessité.

Résumons-nous sur ce point.

Les pèlerins se rendant de l'Inde au Hedjaz constituent par eux-mêmes et par leurs effets un danger périodique d'importation du choléra.

Contre les personnes, il est facile de se garantir par la visite médicale.

En ce qui concerne les effets, il est scientifiquement démontré que leur passage dans l'étuve à vapeur humide sous pression les stérilise par la destruction de tous les germes.

Les moyens existent donc d'empêcher le choléra d'être transporté hors de l'Inde. Ces moyens sont peu coûteux. Ils sont d'un emploi aisé. Ils ne nuisent à personne. Dans ces conditions, user de ces moyens, préserver ainsi des milliers d'existences humaines, n'est-ce pas un devoir dont la clarté éblouit la conscience ?

Je conclus qu'il est souhaitable que le *Native Passengership's Act* de 1887 soit modifié et complété. Dans la section 30, la visite médicale des passagers, au lieu de rester facultative, doit être rendue obligatoire. Obligatoire également doit être la désinfection, préalable à l'embarquement, par le passage dans une étuve à vapeur humide sous pression, de toutes les hardes, linge, objets de literie, etc., que transportent avec eux les pèlerins.

CHAPITRE III.

La défense contre le choléra dans la mer Rouge.

L'Inde n'a pas été suffisamment assainie, et le germe cholérique y a multiplié; les ports indiens n'ont pas été suffisamment surveillés, et le germe cholérique, s'y étant embarqué, navigue vers la Méditerranée. Il reste à l'Europe une chance de préservation. Il faut que l'ennemi passe en un point précis; il faut qu'il traverse la mer Rouge et se présente à l'entrée du canal de Suez; c'est le défilé où les forces internationales doivent l'attendre, le surprendre et l'exterminer.

Un décret du Khédive, en date du 3 janvier 1881, a institué un conseil sanitaire « chargé d'arrêter les mesures à prendre pour prévenir l'introduction en Égypte, ou la transmission à l'étranger, des maladies épidémiques (art. 1er) ». De ce conseil font partie « les délégués de certaines puissances (art. 2) ». Il « exerce une surveillance permanente sur les provenances des pays étrangers (art. 3) »; — « il arrête les mesures préventives ayant pour objet d'empêcher l'introduction, par les frontières maritimes ou les frontières du désert, des maladies épidémiques, et détermine les points où devront être installés les campements provisoires et les établissements permanents quarantenaires (art. 6) »; — « en cas d'apparition de maladies épidémiques, il arrête les mesures préventives ayant pour objet d'empêcher la transmission de ces maladies à l'étranger (art. 8) »; — « il formule tous les règlements relatifs au service quarantenaire et veille à leur stricte exécution, tant en ce qui concerne la protection du pays que le maintien des garanties stipulées par les conventions sanitaires internationales (art. 9) »; — « il réglemente, au point de vue sanitaire, les conditions dans lesquelles doit s'effectuer le transport des pèlerins à l'aller et au retour du Hedjaz, et surveille leur état de santé en temps de pèlerinage (art. 10) »; — « il prépare le budget de ses recettes et celui de ses dépenses : dans le cas où le chiffre des dépenses excéderait le chiffre des recettes, le déficit doit être comblé par les ressources générales de l'État (art. 24). »

Administration sanitaire internationale, indépendante, armée de pouvoirs presque illimités, pourvue de toutes les ressources nécessaires ..... Que manque-t-il ? Rien. Entendons-nous : rien, — dans les textes.

Dans la pratique, il manque beaucoup ; et bientôt, si l'on n'y avise, tout manquera.

C'est que l'ennemi qu'il s'agit de saisir et de détruire a des intelligences dans la place et, tandis que les conférences diplomatiques par des résolutions de principe, le gouvernement égyptien par des règlements, et, dans le conseil sanitaire d'Alexandrie, les représentants de la plupart des nations européennes s'efforcent à l'envi de lui barrer la route, d'autres délégués, membres de ce même conseil, se trouvent toujours disposés à lui ouvrir les voies. Nous n'incriminons les intentions de personne. Accepter de faire partie d'une assemblée qui a été instituée pour empêcher le choléra de pénétrer dans la Méditerranée, avec l'intention de la faire servir à laisser le choléra entrer librement dans la Méditerranée, en d'autres termes, faire partie du conseil de guerre d'une ville assiégée en vue de livrer à l'assiégeant les clefs de la ville, impliquerait des capitulations de conscience excessives. Nous nous refusons à les admettre, quelles que soient les apparences, et nous laissons à d'autres le soin d'expliquer comment des navires provenant de pays infectés, parfois infectés eux-mêmes, trouvent dans le conseil d'Alexandrie des avocats prêts à plaider leur cause et à voter pour leur libre passage.

Le danger est extrême, car, depuis 1882, les membres du conseil qui comprennent ainsi les devoirs de leur charge disposent presque absolument de la majorité.

Ce conseil se compose de 23 membres : neuf représentants de l'Égypte, et un délégué de chacune des quatorze puissances dont les noms suivent : Allemagne, Angleterre, Autriche, Belgique, Danemark, Espagne, France, Grèce, Hollande, Italie, Portugal, Russie, Suède, Turquie. Actuellement, cinq des neuf représentants de l'Égypte sont anglais, parmi lesquels le président du conseil, M. Miéville, qui en 1884 a remplacé à la présidence un égyptien, Hassan Mahmoud Pacha. Des délégués des puissances, six seulement sont rétribués par les pays qu'ils représentent : le zèle de autres est variable et il n'y a guère lieu de s'en étonner. Ajoutons que, dans les décisions, les considérations politiques l'emportent souvent. Les raisons d'hygiène devraient seules inspirer les délibérations du conseil ; mais il est arrivé plus d'une fois que le conseil étant sur le point de prendre une résolution qui déplaisait à son président, et celui-ci ayant fait ajourner l'affaire, à la réunion suivante la résolution contraire était prise, les délégués des puissances ayant reçu dans l'intervalle des ordres formels. Pas n'est besoin d'indiquer que cette pression de l'Angleterre ne s'exerce jamais dans le sens de la protection de la santé publique.

Il faut le dire sans ambages : le but que l'on vise, c'est la suppression du conseil international d'Alexandrie. L'on ne marche pas vers ce but avec franchise, en demandant que le conseil disparaisse ; on y tend insidieusement, en cherchant à enlever au conseil toute raison d'exister.

Cette politique s'est trahie à la conférence internationale de Rome, lorsque les représentants de l'Angleterre ont soumis à la commission technique la proposition suivante : « Les navires anglais marchands, troupiers, postaux et autres, qui ne communiquent ni avec l'Égypte, ni avec aucun port de l'Europe, devront pouvoir traverser toujours le canal de Suez sans inspection, comme un bras de mer. » Ce qui veut dire : un navire anglais, même ayant des cas de choléra à bord, pourra toujours passer librement le canal de Suez ; un privilège sera consacré par l'assentiment des puissances en faveur des navires anglais, et ce privilège sera le droit d'introduire le choléra dans la Méditerranée. Mais, dira-t-on, ce navire ne communiquera avec aucun port de l'Europe. En est-on bien sûr ? Et les cas de force majeure ? Les nations méditerranéennes ne seront-elles pas à la merci d'une avarie, d'un coup de vent qui poussera un navire contaminé dans quelqu'un de leurs ports ? Et une fois ce principe admis, qui ne voit que tout y passe ? que les navires marchands des autres contrées réclameraient le bénéfice du traitement accordé à l'Angleterre ? que la surveillance sanitaire ne s'exerçant plus sur les navires anglais, les plus dangereux, puisqu'ils viennent du berceau même du choléra, et les plus nombreux, puisqu'ils forment les trois quarts du total, il serait impossible de la maintenir pour les autres, et qu'ainsi le conseil d'Alexandrie, n'ayant plus d'objet, disparaîtrait par la force des choses ?

Comment, à Rome, a été accueillie la proposition anglaise ?

Deux pays se sont abstenus : la Russie et le Japon. Vingt suffrages ont été exprimés ; le dépouillement du vote a donné le résultat suivant : Allemagne ? Non. — Autriche ? Non. — Brésil ? Non. — Danemark ? Non. — Espagne ? Non. — États-Unis ? Non. — France ? Non. — Hongrie ? Non. — Italie ? Non. — Mexique ? Non. — Norwége ? Non. — Pays-Bas ? Non. — Portugal ? Non. — Roumanie ? Non. — Serbie ? Non. — Suède ? Non. — Suisse ? Non. — Turquie ? Non. Total : dix-huit suffrages négatifs. Voilà une affaire qui met d'accord les gens les moins habitués à s'entendre. Ici, aucune divergence d'opinions n'éloigne la France de l'Allemagne ; Vienne vote avec Constantinople, et toutes les parties du nouveau monde avec toutes celles de l'ancien continent. Deux voix seulement pour la proposition de l'Angleterre. Et quelles sont ces deux voix ? C'est celle de l'Angleterre d'abord, et c'est ensuite celle de l'Inde anglaise.

Un tel isolement entre tous les peuples civilisés n'a rien de flatteur. Mais, si la leçon a été dure, il ne semble pas qu'elle ait été salutaire. L'Angleterre n'a pas tenu grand compte du vote qu'elle avait subi. Pour autant qu'il a dépendu d'elle, le conseil d'Alexandrie a agi comme si à Rome la proposition anglaise avait réuni l'unanimité des suffrages.

Les complaisances du conseil d'Alexandrie se traduisent par l'admission abusive de navires au passage en quarantaine du canal de Suez.

Le 6 décembre 1885, plusieurs membres du conseil, notamment les délégués de l'Allemagne et de l'Autriche, signaient la protestation suivante :

Dans quelques séances extraordinaires du conseil, réuni dans ce dernier temps, les bateaux *Comorin*, *Laertes*, *Energia*, *Port-Philippe* et *Nestor*, ont été autorisés à passer le canal en quarantaine par une majorité qui a eu le dessus sur la minorité, représentée par les soussignés.

Tous ces navires avaient eu, au port de provenance, des cas de choléra à bord.

A notre sens, ces bateaux devaient rentrer dans la catégorie désignée par les articles 35 du règlement général (règlements revisés, 1884, p. 32) et 2 du règlement pour le transit des navires par le canal de Suez (p. 53), qui disent :

« Art. 35. — La quarantaine de rigueur est applicable à tout navire avec patente brute qui a eu à bord, soit au port de provenance, soit au cours de traversée, soit depuis son arrivée, des accidents certains, ou seulement suspects, d'une des trois maladies pestilentielles. »

« Art. 2. — Ne pourront entrer dans le canal qu'après avoir purgé leur quarantaine;

« Les navires qui ont eu à bord des accidents certains de choléra, de peste ou de fièvre jaune, etc.»

Dans un cas particulier, celui du *Comorin*, l'exception a été invoquée parce que le livre de bord et le témoignage des médecins attestaient qu'une désinfection soigneuse et répétée avait été pratiquée.

Dans un autre cas (*Energia*), le mot *désinfection* n'était pas dans les informations, il n'y avait pas de médecin à bord, et pourtant la majorité a admis le passage en quarantaine.

Dans tous les autres cas, on a accepté pour bonne la désinfection faite, sans s'enquérir par quels moyens et comment elle avait été pratiquée.

Évidemment, par cette majorité qui se prononce de la même manière et par voie d'exception dans chaque cas particulier, la catégorie des navires que le règlement veut que l'on considère comme infectés vient à être assimilée à celle des bateaux qui, partis d'un port contaminé, ont eu une traversée indemne.

De cette façon, les mesures restrictives pour le passage du canal en quarantaine, que la sauvegarde de l'Europe avait dictées dans les règlements, viennent en toute circonstance particulière à être abolies par une majorité contre laquelle les soussignés, qui ont le mandat de faire respecter le règlement, ne pourront jamais lutter.

Ces mesures restrictives sont à notre avis d'autant plus nécessaires que le service de police sanitaire du canal n'est pas organisé et *ne constitue maintenant aucune garantie au point de vue de la surveillance quarantenaire.*

Les soussignés croient de leur devoir de soumettre cette déclaration collective à leurs gouvernements respectifs, afin que leur responsabilité soit à couvert et que les puissances intéressées songent par un accord commun à remédier à cet inconvénient.

Alexandrie, le 16 décembre 1885.

Les délégués :

d'Allemagne, Dr O. Kulp ;
d'Autriche-Hongrie, Dr Klodjzanowsky ;
de Danemark, Dr Pally ;
d'Espagne, Dr Sienna ;
de Grèce, Dr Anixos ;
des Pays-Bas, Dr Demech, M. D.
du Portugal, Dr G. Massa.

La protestation des membres du conseil d'Alexandrie n'a pas eu plus d'effet que le vote de la conférence internationale. Les navires ont continué à être admis au passage en quarantaine, en dépit des termes les plus précis du règlement. La situation s'est même aggravée. « Jusqu'ici, disait M. Proust dans un rapport en date du 11 juillet 1891, l'autorisation de passage en quarantaine n'a été donnée qu'après un vote du conseil. » Cela n'est même plus vrai, ainsi que le prouve un fait sur lequel il faut insister, parce qu'il montre à quel péril les procédés anglais exposent la santé publique en Europe.

Un navire anglais, le *Michigan*, part de Bombay le 16 juin 1891. C'est un navire suspect au premier chef, car il vient d'un port contaminé et il conduit à Djeddah un chargement de 522 pèlerins. Après avoir subi à Camaran une quarantaine de dix jours, il monte à Djeddah. Dans ce port, où il débarque les hadjis, et d'où il se rend à Suez, le choléra sévit avec violence. Aux termes de l'article 4 du *Règlement applicable aux provenances des ports arabiques de la mer Rouge à l'époque du retour du pèlerinage*, le *Michigan*, « n'ayant pas eu à bord, pendant la traversée, d'accident suspect », doit être « autorisé à subir la quarantaine de dix jours à Tor ». L'autorité sanitaire est tenue de «procéder à la désinfection des effets, des marchandises susceptibles et du navire [1] ». L'on interroge le capitaine. Certaines de ses réponses sont de nature à ne pas inspirer beaucoup de confiance dans ses connaissances hygiéniques. Par exemple, sur la déclaration qu'il a débarqué à Aden un marin atteint de la petite vérole, on lui demande de quelles précautions il a usé à l'égard des effets qui avaient servi à ce malade : il se contente de répondre qu'ils ont été débarqués avec lui ; quelles mesures d'hygiène il a prises pendant la traversée : il répond qu'il a pris celles qui lui ont été imposées au lazaret de Camaran ; quel était l'état sanitaire dans les ports où il a relâché : il répond que dans ces ports la santé était bonne, et l'un de ces ports de relâche est Djeddah, où règne le choléra. Là-dessus, le président du conseil sanitaire, *sans consulter le conseil*, décide que le *Michigan* est autorisé à franchir le canal en quarantaine. Il n'a pas même le prétexte que le navire, se rendant directement en Angleterre, purgera sa quarantaine par la longueur de la traversée, car ce n'est pas en Angleterre que le *Michigan* a déclaré se rendre, c'est à Marseille.

Était-il impossible que quelque harde, qui eût dû être désinfectée avant d'entrer dans le canal, et qui ne l'avait pas été, apportât le choléra à Marseille ? Si un tel malheur fût arrivé, le président du conseil d'Alexandrie n'eût-il pas encouru une terrible responsabilité ? Pour justifier son procédé, il ne lui reste qu'une ressource : soutenir que le choléra n'est pas transmissible. Mais, s'il ne l'est pas, à

[1] « Dans le cas où le choléra se manifesterait dans le Hedjaz à l'époque du pèlerinage, il y aurait lieu d'interrompre temporairement, c'est-à-dire pendant la durée de l'épidémie, toute communication maritime entre les ports arabiques et le littoral égyptien. » Conclusion votée à l'unanimité à la conférence de Constantinople. (*Annexe au procès-verbal n° 29 et procès-verbal n° 30.*) M. Goodeve, représentant de l'Angleterre, avait déclaré « donner sa complète adhésion au titre V qui traite des *mesures à prendre contre les provenances du Hedjaz si le choléra se manifestait pendant le pèlerinage.* Les mesures proposées par la commission paraissent à M. Goodeve aussi sages qu'efficaces et il ne pense pas qu'on pût mieux résoudre qu'elle ne l'a fait une question aussi difficile.» *Ibid.*, p. 6.

quoi sert le conseil sanitaire d'Alexandrie? Et si ce conseil ne sert à rien, comment le préside-t-il?

Pour soutenir le passage en quarantaine, les dialecticiens anglais présentent comme des aphorismes ces deux propositions :

Jamais le choléra n'a été transmis par un navire anglais [1] ;

Jamais une quarantaine n'a empêché la transmission du choléra [2].

Ces deux affirmations sont hardies et tranchantes. Examinons-les.

Il est évidemment impossible de prouver, avec la rigueur d'une démonstration mathématique, que, dans telle occasion, si la quarantaine n'eût pas été infligée, le choléra eût infailliblement éclaté ; que, dans telle autre, il n'eût pas éclaté, si on lui avait opposé une quarantaine. Il est tout aussi impossible d'établir avec une précision absolue que c'est à l'importation du choléra par tel ou tel individu, par tel ou tel navire, qu'est due sa propagation ultérieure. Mais je rappellerai quelques faits, bien connus de ceux qui ont étudié l'hygiène internationale, et qui montrent que l'apparition et l'expansion du choléra dans des lieux jusque-là indemnes ont coïncidé avec l'arrivée de navires anglais ayant à bord des cholériques ; je montrerai que, lorsque les mesures de précaution ont été sérieusement prises, le choléra n'a pas pénétré dans la Méditerranée ; que, toutes circonstances égales d'ailleurs, lorsqu'il a pénétré dans la Méditerranée, les mesures de précaution n'avaient pas été prises.

En 1865, des pèlerins apportent le choléra dans le Hedjaz. Du Hedjaz, il se dirige vers Suez. Un navire anglais, le *Sydney*, équipé pour porter de 500 à 600 pèlerins, en embarque 2,000. Il y a des cholériques à bord ; une dizaine de passagers meurent du choléra pendant la traversée. Le capitaine fait jeter les cadavres à la mer, et, le 19 mai, arrivé à Suez, il déclare que les décès sont dus à des maladies ordinaires, non contagieuses. Sur cette déclaration, la libre pratique est accordée. Le 21, le choléra éclate à Suez ; le capitaine du *Sydney* et sa femme sont parmi les cholériques. Le 23,

---

[1] M. Hunter : « On n'a jamais démontré que l'introduction du choléra en Europe a eu lieu par un vaisseau quelconque provenant de l'Inde. » M. Thorne-Thorne : « Jamais la diffusion du choléra ne s'est opérée par l'Angleterre. » Conférence de Rome, pp. 170 et 171.

[2] M. le Dr Cuningham, commissaire général sanitaire de l'Inde, s'exprime ainsi : « Le conseil sanitaire d'Alexandrie a invariablement fait du mal ; jamais il n'a produit aucun bien. » Il dit encore : « La quarantaine la plus exacte à l'entrée du canal de Suez a tout juste autant de puissance pour empêcher le passage du choléra que pour empêcher le passage de la chaleur ». Cuningham. *Choléra*, pp. 129 et 143.

un cas de choléra est observé dans un convoi de pèlerins se rendant de Suez à Alexandrie. Néanmoins aucune précaution n'est prise. De 12 à 15,000 pèlerins, venant d'un foyer cholérique, portant le choléra avec eux, traversent l'Égypte en chemin de fer. Ils touchent Alexandrie. Le 2 juin, un cas de choléra y éclate ; le 5 juin, deux autres ; en trois mois, le choléra fait plus de 60,000 victimes. La panique s'empare des étrangers qui s'enfuient à travers le monde. Alors c'est une explosion : l'Égypte, au moyen des paquebots, dont aucune prescription sanitaire n'entrave la marche, lance dans toutes les directions des tentacules empoisonnés ; l'un porte le mal à Beyrouth, un autre à Chypre, un autre à Smyrne, un autre à Constantinople, un autre en Crète, un autre à Ancône, d'où il redescend sur Naples, un autre à Marseille, un autre à Barcelone, un autre à Malte et à Gibraltar. De chacun de ces points, il pénètre dans l'intérieur des terres ; par centaines de mille il fauche les existences ; il passe enfin en Angleterre, où il fait plus de 14,000 victimes [1].

A la suite de ce désastre, les nations s'émurent. Une conférence sanitaire internationale fut réunie à Constantinople. Elle fixa les règles de la lutte à conduire contre le choléra, et entre autres celles qui devaient être appliquées dans la mer Rouge. Elles le furent. En 1869, l'ouverture du canal de Suez augmenta dans des proportions formidables les facilités et par conséquent les dangers de transmission. Les pèlerins apportèrent le fléau, notamment en 1872 et en 1878, jusqu'à la Mecque, jusqu'à Suez [2] ; mais les quarantaines organisées et imposées en Égypte réussirent pendant de longues années à l'arrêter.

Arrive l'année 1882, et, avec elle, l'occupation de l'Égypte par les Anglais. L'un de leurs premiers soins fut de s'assurer de la majorité dans le conseil d'Alexandrie [3]. A mesure que leur autorité s'y affirmait, la discipline sanitaire se relâchait. Au mois d'avril 1883, la présence du choléra était signalée successivement à Sumatra, à Calcutta et à Bombay. Plusieurs délégués s'efforcèrent de décider

---

[1] 14,378. THORNE-THORNE. *The progress of Preventive Medicine during the Victorian Era.* Londres, 1888, p. 59.

[2] « En 1872 et en 1878, le système de défense institué par la conférence de Constantinople a préservé l'Égypte, et par suite l'Europe, d'une invasion de choléra provenant du pèlerinage de la Mecque et de l'arrivée à Suez de plusieurs navires venant de l'Inde avec le choléra à bord ». FAUVEL. *Recueil des travaux du comité consultatif d'hygiène publique de France,* t. XI, p. 4.

[3] Le 9 octobre 1882, Fauvel disait : « Par le fait, la majorité du conseil est à la discrétion de l'autorité anglaise. » *Ibid.,* t. XII, p. 143.

le conseil d'Alexandrie à appliquer aux pèlerins indiens et javanais le règlement de 1881. Ils rencontrèrent de la part du délégué anglais et de ceux dont il déterminait les votes une résistance opiniâtre. Le 1ᵉʳ mai, comme le représentant de la Turquie insistait, démontrant que les mesures quarantenaires prises à Camaran devenaient illusoires si l'Égypte laissait ouvert aux pèlerins le canal de Suez, le délégué anglais, après avoir tenté en vain de faire ajourner la délibération, s'écria que le conseil n'avait qu'un but, apporter des entraves au commerce maritime. Et il quitta la séance avec fracas. Le jour même, les délégués de la France, de l'Italie et de la Turquie adressaient au président du conseil la lettre suivante :

Alexandrie, 1ᵉʳ mai 1883.

Monsieur le Président,

Une question qui intéresse au plus haut point la santé publique en Égypte est restée en suspens à la suite de la séance de ce matin.

Les soussignés, considérant que la question des arrivages à Suez des pèlerins indiens et javanais doit recevoir, d'après le vœu émis ce matin par la majorité des délégués présents, une solution immédiate, ont l'honneur de vous prier de vouloir bien convoquer le conseil d'urgence.

Veuillez agréer, etc.

Ont signé : France : GUILLOIS,
Italie : DE CASTRO.
Turquie : BOISENSTEIN.

Le conseil fut réuni le 5 mai. M. Miéville, délégué de l'Angleterre, s'excusa d'abord comme il put de son algarade, puis demanda et obtint un nouveau délai de six jours. Le 12 mai, le conseil n'était pas en nombre. Le 14, comme enfin la délibération allait aboutir, de nouveau le délégué anglais se retira, suivi de quelques fonctionnaires égyptiens, et de nouveau le conseil ne se trouva pas en nombre. Cependant les pèlerins arrivaient, les navires infectés remontaient sans entrave le canal. Ces procédés amenaient Fauvel à dire au comité consultatif que « le conseil d'Alexandrie, paralysé par la prépotence anglaise, était en voie de dissolution ; que, composé en grande partie de membres dévoués aux Anglais, il ne se trouvait pas en nombre pour prendre une décision ; que le délégué anglais avait fini par y prendre une attitude menaçante ; qu'à la faveur de cet état de choses, toutes les mesures prophylactiques avaient été supprimées à Suez[1] ». Fauvel tenait ce langage le 18 juin 1883. Le 24 juin, le choléra éclatait à Damiette. L'on

---

[1] Recueil des travaux du comité consultatif d'hygiène publique de France, t. XIII, p. 133.

s'efforça, au début, de faire croire à quelque choléra nostras. Mais bientôt il fallut se rendre à l'évidence : le fléau avait été importé par des navires anglais [1]. Il s'étendit en Égypte. On le retrouva à Smyrne au mois d'avril 1884, et au mois de juin à Toulon, d'où il envahit Marseille d'abord, puis diverses parties de la France, puis l'Espagne, où il fut extrêmement cruel, puis l'Italie, et, en 1885, causa l'épidémie du Finistère qui fait l'objet de cette étude [2].

Voilà deux occasions où, pour dire le moins, la propagation du choléra a coïncidé avec l'absence de toutes précautions quarantenaires.

En voici d'autres où les précautions quarantenaires paraissent avoir complètement réussi.

En 1866, la Grèce s'est défendue par des mesures sévères. Les navires ayant eu des cholériques à bord étaient admis à purger leur quarantaine aux îles de Délos et de Skiathos, les autres aux lazarets de Salamine et de Corfou. Le nombre des navires qui l'ont subie s'est élevé à 1.500 et celui des passagers et hommes d'équipages à 26.000. Douze navires sont arrivés avec des cholériques à bord. L'un d'eux, le *Saint-Nicolas*, portait 143 individus : 54 sont morts, dont 14 à bord du navire et 40 dans le lazaret. La quarantaine était de onze jours pour les provenances cholériques et de cinq jours pour les provenances suspectes, à partir du jour de l'ar-

[1] FAUVEL : « Quant à l'origine de l'épidémie, elle ne fait plus doute aujourd'hui, même pour les autorités anglaises ». *Recueil des travaux du comité consultatif d'hygiène publique de France*, p. 157. Le médecin sanitaire de France à Alexandrie adressait au ministre un rapport où il concluait : « L'importation du choléra à Damiette en juin 1883 par les navires venant de Bombay, et par les communications constantes entre ces navires et Damiette, résulte des faits relevés plus haut. » Dʳ CHAUMERY. *Le choléra d'Égypte en 1883*, Alexandrie, 1883, p. 17. « Au début, les Anglais, accusés d'avoir enfreint les accords internationaux, nièrent qu'il fût question du choléra asiatique, et le conseil sanitaire d'Alexandrie publia un rapport sur l'épidémie de Damiette, attribuant son origine aux mauvaises conditions hygiéniques locales. Plus tard, ils furent contraints de reconnaître l'importation indienne. Tout le monde sait que, dès leur occupation de l'Egypte, ils s'emparèrent du conseil d'Alexandrie et ne permirent pas que l'on mît aucun obstacle par des mesures coercitives sanitaires au libre trafic des navires anglais. » Dʳ P. HAUSER. *Estudios epidemiologicos relativos a la etiologia y profilaxis del colera*. Madrid, 1887, tome II, p. 300.

[2] « En 1883, le choléra parut en Egypte, et, *comme on s'y attendait*, gagna la Méditerranée l'année suivante, où il éclata à Toulon. » Dʳ LAWSON. Congrès international d'hygiène de Londres. *Revue d'hygiène*, août-septembre 1891, p. 681. M. Lawson a bien raison de dire : *comme on s'y attendait*. A maintes reprises, en 1883, Fauvel avait dénoncé le danger qui menaçait l'Europe pour 1884. Le nombre connu des décès a été de 28.616 en Egypte (Dʳ CHAUMERY. *Le choléra d'Egypte en 1883*, p. 40), de 11.769 en France (*Recueil des travaux du comité consultatif d'hygiène publique de France*, tome XIV, p. 291 ; tome XV, p. 537 ; voir, pour 1886, ci-dessus, pp. 114 et s.), de 2.620 en Algérie. *Recueil*, tome XIV, p. 295 ; tome XV, p. 541), de 17.750 en Italie (MORANA. *Il colera in Italia negli anni 1884 e 1885*. Roma, 1885, p. 169), de 119.931 en Espagne (Dʳ Ph. HAUSEN, *loc. cit.*, tome II, p. 165). Total : 180.686 décès cholériques administrativement constatés.

raisonnement. La discipline sanitaire fut sur tous les points exactement observée. Le résultat fut que le choléra ne pénétra pas en Grèce.

L'*Atlanta*, navire anglais, part de Londres pour New-York le 10 octobre 1869. Il fait escale au Havre, le 11, et y embarque 564 passagers, et parmi eux des cholériques. Pendant la traversée, 60 cas se produisent et 15 décès, les deux derniers dans le port même de New-York. Dans ce port, la quarantaine est appliquée avec rigueur. Les malades sont isolés. Les objets susceptibles sont désinfectés. Le choléra ne s'étend pas.

Encore un exemple, qui est d'hier.

Le 16 juillet 1890, le choléra est signalé au lazaret de Camaran sur un navire anglais, le *Dekkan*, amenant de Bombay 1.122 pèlerins. Le conseil d'Alexandrie se réunit. Le président, M. Miéville, est absent. Le conseil décide de défendre cette fois l'Égypte, de défendre l'Europe, et de les défendre l'une et l'autre par la stricte observation des mesures quarantenaires que prescrit le règlement de 1881[1]. Il trouve un appui énergique dans le gouvernement égyptien. Les campements quarantenaires sont organisés. Des étuves à désinfection fonctionnent à Tor, aux sources de Moïse, au lazaret d'Alexandrie. La garde des cantonnements est confiée à des troupes régulières, d'autres troupes sont échelonnées le long du canal, et le commandant en chef des forces égyptiennes leur donne l'ordre de tirer sur tout voyageur qui tenterait de s'évader. La plus courte des quarantaines dure vingt-deux jours ; la plus longue cinquante-cinq jours, et tous les navires, une fois autorisés à pénétrer dans la Méditerranée, transitent de Suez à Port-Saïd en état d'isolement absolu. Le choléra, qui est venu de Bombay à Camaran, de Camaran à Djeddah, s'embarque le 8 août à Djeddah sur le vapeur *Adana*. Sa destination actuelle, c'est Smyrne et Constantinople. Dans les vingt-quatre heures qui précèdent le départ, il fait à bord 10 victimes, 18 pendant la traversée. Il arrive le 11 août à Djebel-Tor, et là il rencontre une quarantaine scientifiquement, administrativement organisée, tout autre que celle qu'il avait avec si peu de peine vaincue à Camaran. Il s'acharne sur la proie qui va lui échapper ; pendant le débarquement même, il cause encore 6 décès. Puis, de Djeddah, il revient à la charge ; quatorze autres navires, dont plusieurs avec des cholériques, abordent successivement à Djebel-Tor ;

---

[1] C'est au Dr Catelan, médecin sanitaire de la France, que revient l'honneur d'avoir dressé le plan méthodique de la défense et de l'avoir fait adopter par le conseil.

ils y déposent près de 11,000 pèlerins[1]. Cent trente-cinq meurent du choléra dans le campement quarantenaire. Les autres, la quarantaine finie, regagnent l'Égypte, l'Europe et l'Asie, et ni en Asie, ni en Europe, ni en Égypte aucun d'eux ne transmet le mal, ce mal qui partout où il a eu sa liberté d'allure a fait d'effroyables ravages, et dont la puissance de propagation est venue expirer au point précis où il s'est heurté à une quarantaine sérieuse.

Telle est, tracée à grands traits, l'histoire de nos dernières invasions cholériques. Il en résulte :

que le choléra nous vient toujours de l'Inde anglaise ;

qu'il est transporté par les navires anglais avec les pèlerins qui se rendent à la Mecque ;

qu'il ne passe pas le canal de Suez, lorsque cette porte de la Méditerranée est suffisamment défendue par le conseil sanitaire d'Alexandrie ;

que lorsque le canal est insuffisamment défendu, la faute n'en est pas au gouvernement égyptien, mais aux exigences anglaises.

Il n'est donc pas vrai de dire que jamais une quarantaine n'a entravé la marche du choléra.

Il n'est pas plus exact de prétendre que jamais le choléra n'a été transporté par des navires anglais.

Une nation grande, fière, et se targuant d'être chrétienne, ne se résigne pas à défendre des actes aussi hasardeux par des assertions aussi incorrectes sans y être déterminée par quelque motif puissant. Le motif de l'Angleterre, c'est l'intérêt de son commerce ; son excuse, c'est la rigueur excessive du règlement sanitaire de l'Égypte.

Son intérêt commercial est immense, hors de toute proportion avec celui d'aucune autre nation, hors de toute proportion avec celui des autres nations réunies. En 1890, 2.565 navires de commerce, jaugeant ensemble 5.049.766 tonneaux, ont transité le canal de Suez ; 379, jaugeant 574.510 tonneaux, appartenaient aux diverses nations du globe, sauf l'Angleterre ; les 2.186 autres portaient le pavillon anglais[2]. Il serait inique de ne pas tenir compte

---

[1] 10.062.

[2] *Le canal de Suez, bulletin décadaire*, 22 février 1891. Voici comment les 379 navires de commerce non anglais se sont répartis : 221 allemands, 43 norwégiens, 36 français, 32 hollandais, 17 autrichiens, 10 turcs, 9 italiens, 3 espagnols, 3 grecs, 2 américains, 2 japonais, 1 portugais. Si aux navires de commerce l'on ajoute les navires postaux et les navires d'État, on constate qu'en 1890 le nombre total des navires qui ont traversé le canal de Suez a été de 3.389, savoir : 1 brésilien, 1 siamois, 3 américains, 3 grecs, 4 japonais, 7 portugais, 20 russes, 21 turcs, 34 espagnols, 43 norwégiens, 55 autrichiens, 87 italiens, 144 hollandais, 169 français, 275 allemands et 2.522 anglais.

d'un pareil fait. Le commerce est la vie même de l'Angleterre. Elle ne tire d'elle-même qu'une faible partie de ses moyens d'existence. Les entraves mises au commerce, les retards imposés aux navires, la troublent plus profondément qu'aucun autre pays. Il ne faut pas l'oublier. Il ne faut pas oublier non plus qu'en multipliant les échanges elle a rapproché les peuples, et que, travaillant pour elle-même, elle a servi la cause de la civilisation. Ce n'est pas sans doute une raison pour lui tout permettre, mais c'en est une pour n'imposer à son négoce d'autres gênes que celles impérieusement commandées par la sauvegarde de la santé publique.

Le règlement sanitaire que le conseil d'Alexandrie a le mandat de faire exécuter ne reste pas dans ces justes limites.

Ce règlement prescrit que l'on repoussera à Djebel-Tor les navires qui ont eu des cas de choléra, lorsque le dernier cas remontera à moins de quatorze jours [1]. C'est une précaution exagérée en ce qui concerne les personnes, et insuffisante en ce qui concerne les choses. Pour les personnes, la période d'incubation est assez généralement reconnue être inférieure à cinq jours. Pourquoi dès lors cette période de quatorze jours ? Si l'on ne considérait comme infectés que les navires où le dernier cas de choléra remonte à moins de cinq jours, on irait au delà de ce que commande la prudence. Quant aux choses, il en est qui peuvent, même après quatorze jours, garder leur puissance de nuire. Le moyen de les rendre inoffensives n'est pas leur séjour dans un lazaret, c'est leur désinfection.

Mais le navire infecté, le navire ayant eu pendant la traversée des cas de choléra à bord, n'est qu'une exception infime ; s'il ne s'agissait que de celui-là, l'entente serait facile : au cours d'une année, à ce qu'ont déclaré les délégués de l'Angleterre à la conférence de Rome [2], il n'y a que deux ou trois paquebots anglais qui se trouvent dans ce cas.

L'affaire est autrement grave pour les navires suspects, c'est-à-dire pour ceux qui viennent d'un port où existe le choléra.

Que disent les textes ?

RÈGLEMENT CONTRE LE CHOLÉRA. — ARTICLE PREMIER. — Tout navire arrivan d'un lieu contaminé, qui n'a pas eu à bord pendant la traversée d'accident certain ou suspect de choléra, est soumis à une quarantaine simple de sept jours pleins à dater de l'inspection médicale (voir l'article 34 du règlement général).

[1] Onze jours pour les navires de guerre et les paquebots postaux.
[2] *Recueil des travaux du comité consultatif d'hygiène publique de France*, t. XV, p. 41.

Toutefois, si l'autorité sanitaire a la preuve suffisante qu'aucun accident de nature suspecte n'a eu lieu à bord pendant toute la traversée, et si d'ailleurs le navire est dans de bonnes conditions hygiéniques, la durée de la quarantaine sera diminuée d'après l'échelle suivante :

Après 8 jours de traversée, 6 jours de quarantaine.
— 9 — 5 —
— 10 — 4 —
— 11 — 3 —
— 12 — 2 —

A partir de 13 jours et au delà, vingt-quatre heures de quarantaine.

RÈGLEMENT GÉNÉRAL. — ART. 34. — La quarantaine simple est applicable aux navires à patente brute.

ART. 16. — La patente est nette quand elle constate l'absence de toute maladie pestilentielle dans le pays d'où vient le navire ; elle est brute quand la présence d'une maladie de cette nature y est signalée.

Or, la présence du choléra à Calcutta, à Bombay, à Madras est toujours signalée. Un navire sorti d'un de ces ports ne peut donc, aux termes du règlement, avoir qu'une patente brute. La conséquence est qu'il n'est pas un navire venant de l'Inde auquel ne devrait être appliqué l'article premier du règlement sur le choléra. Est-ce possible ? L'application du règlement n'apporterait-elle pas une perturbation profonde, et la plupart du temps parfaitement inutile, dans les relations de l'Angleterre avec ses possessions indiennes? Il est difficile de ne pas donner raison au gouvernement anglais lorsqu'il écrit :

Il est rarement possible de fournir comme une condition de la non-imposition de la quarantaine aux provenances des ports indiens, l'assurance, exigée par les conseils, *de l'exemption absolue du choléra dans ces ports*, et cette condition met le gouvernement des Indes dans une position très difficile. Dans une partie ou l'autre du continent de l'Inde, avec une étendue d'un million et demi de milles carrés et avec une population dépassant *deux cent cinquante millions*, la maladie existe presque toujours, et toutes les parties du pays sont en communication avec les ports. Et quoique la mortalité de choléra dans les grands ports ait beaucoup diminué depuis l'introduction d'une meilleure alimentation d'eau et d'un service hygiénique généralement amélioré dans ces villes, il est bien vrai qu'un certain nombre de décès de choléra continue à figurer annuellement sur les états de mortalité.

Si, par conséquent, les vues actuelles des conseils sanitaires sont mises à exécution, il en résultera que les Indes seront de fait en état de *quarantaine perpétuelle*, situation au plus haut degré préjudiciable au mouvement commercial entre les Indes et l'Europe en général, et presque intolérable par égard aux communications entre les Indes et la Grande-Bretagne [1].

[1] Extrait d'une note émanée du gouvernement anglais, signée de sir E.-B. Malet, et présentée au conseil sanitaire international de Constantinople dans sa séance du 7 février 1882. *Recueil des travaux du comité consultatif d'hygiène publique de France*, t. XII, p. 3.

Là où les Anglais ont tort, c'est lorsque des précautions outrées ils concluent à l'inutilité de toute précaution.

Est-il vraiment admissible que l'on ne prenne aucune précaution contre les maladies pestilentielles ? Les colonies anglaises pratiquent-elles une semblable incurie ? L'Angleterre elle-même la pratique-t-elle ?

L'Angleterre soutient volontiers que l'intérêt commercial prime l'intérêt sanitaire. Étant elle-même à peu près mise à l'abri, soit par la distance qui la sépare des pays contaminés et du canal de Suez, soit par la sauvegarde que lui procure l'œuvre générale de son assainissement, les conséquences possibles pour les peuples étrangers de la libre marche de ses navires ne la préoccupent pas outre mesure. Mais quand elle se croit elle-même menacée, elle n'a garde de ne pas se défendre, et elle a recours alors à ces mêmes mesures quarantenaires dont elle cherche à démontrer aux autres l'inefficacité.

Au commencement de juin 1889, la *Néva*, paquebot de la compagnie *Royal-Mail*, entrait dans le port de Southampton, ayant eu des cas de fièvre jaune à bord. Immédiatement l'autorité sanitaire lui imposa une quarantaine qui fut fixée d'abord à six jours, puis portée à quatorze jours, enfin réduite à dix jours. Il est difficile de soutenir après cela que jamais les Anglais n'usent de quarantaines. Du reste, toutes les fois qu'un navire, suspect d'être infecté de choléra, entre dans un port anglais, un lieu d'ancrage lui est assigné. Nul ne peut quitter le bord avant d'avoir été l'objet d'une inspection médicale. Toute personne reconnue atteinte du choléra, ou d'une maladie que le *medical officer of health* soupçonne pouvoir être le choléra, est retenue à bord ou recueillie et soignée soit dans un hôpital, soit dans une ambulance qu'elle ne peut quitter qu'avec l'autorisation du *medical officer*. Les objets dits susceptibles sont désinfectés ou détruits. L'autorité sanitaire a le droit d'exiger que cette inspection médicale sera faite sur tout navire venant d'un pays où le choléra existe (*if the ship have come from a place infected with cholera*)[1]. C'est là sans doute un minimum de précautions. Mais puisque l'Angleterre les reconnaît nécessaires, pourquoi met-elle obstacle à ce qu'elles soient prises dans la mer Rouge ? Les ports de la Méditerranée sont plus exposés que les ports anglais : méritent-ils moins d'intérêt ?

Parmi ces ports méditerranéens, il y a ceux des colonies an-

[1] *Cholera Regulations : Ports*, 28th. *August 1890*.

glaises. Comment se comportent-ils ? Ce sont eux qui exagèrent le plus les quarantaines. Je ne citerai que des faits récents. Dès qu'il a été connu que le choléra était au vilayet d'Alep, Chypre, par une décision du 5 juillet 1891, a fait subir une quarantaine de cinq jours à toutes les provenances du golfe d'Alexandrette, et Gibraltar, le 21 du même mois, a imposé une quarantaine de cinq jours aux provenances de tous les ports de la Turquie d'Asie. La colonie de Malte est plus sévère encore. Elle trouve insuffisantes les mesures prises dans les ports français, et on l'a vue considérer Marseille comme suspecte de ne pas se défendre avec assez d'énergie et mettre pour cette seule raison les provenances de Marseille en quarantaine. On l'a vue même, non pas mettre en quarantaine, mais repousser absolument de ses ports des navires, ce qui ne s'est encore jamais fait dans les ports de la France. C'est ainsi que, le 22 avril 1884, Malte refusait de laisser entrer un navire anglais, le *Crocodile*, qui, bien qu'ayant des cholériques à bord, avait traversé librement le canal de Suez[1]. A M. Brouardel, rappelant ces procédés au congrès international de Londres, sir J. Fayrer répondait que « les mesures prises à Malte, à Gibraltar, par les gouvernements particuliers de ces possessions, sont absurdes, mais que l'Angleterre ne saurait en être rendue responsable ». Cela est facile à dire. Il n'en reste pas moins que les colonies anglaises, se trouvant dans une situation identique à celles des autres pays de la Méditerranée, ont recours aux mêmes précautions que leurs voisines, avec cette différence qu'elles y font appel plus facilement, et les imposent avec plus de rigueur.

Du reste, au congrès de Londres, les représentants d'autres colonies anglaises, de l'Australie, du Canada, ont soutenu avec force qu'il était impossible de ne pas se garantir contre les arrivages suspects. En 1889, le gouvernement de Terre-Neuve soumettait à quarantaine toutes les provenances d'Écosse, d'Espagne et de Portugal, parce que l'on signalait à Dundee, en Écosse, et dans certaines parties de l'Espagne et du Portugal (*in parts of Spain and Portugal*) la présence de la petite vérole.

Mais voici un fait plus piquant. Les Indes anglaises elles-mêmes, ce pays qui exporte avec un égal entrain le choléra et les théories anti-quarantenaires, sentent le besoin de se défendre par des qua-

[1] Le Dr Koch a raconté en détail l'histoire du *Crocodile* dans sa deuxième conférence l'Office sanitaire impérial de Berlin (1885).

rantaines. On lit dans le rapport du *Sanitary Commissioner* de Bombay pour l'année 1889 : « Il n'existe pas de règlement efficace pour défendre notre port contre l'importation des maladies infectieuses. Le *Health Officer* a proposé certaines mesures pour organiser cette défense. Ses propositions ont été soumises au gouvernement. *Celui-ci a nommé une commission qui prépare en ce moment même un nouvel ensemble de règlements quarantenaires* [1]. »

L'Angleterre n'est donc pas justifiée à prétendre que, contre le choléra, toute mesure de précaution est inefficace.

Ces mesures de précaution, il est du plus évident intérêt pour l'Europe qu'elles soient prises dans la mer Rouge, comme il est du plus évident intérêt pour l'Angleterre qu'elles retardent le moins possible la marche de ses navires.

Quand l'Angleterre demandera que ses navires, même infectés de choléra, puissent entrer librement dans la Méditerranée, l'Europe et la Turquie devront toujours opposer à cette exigence le *non possumus* qu'elles lui ont opposé à la conférence de Rome.

D'autre part, l'Europe et la Turquie ne seront en bonne posture de résister à des prétentions exagérées dans le sens de la liberté que lorsqu'elles auront réduit à ce qui est possible et nécessaire des prescriptions réglementaires qui sont actuellement exagérées dans le sens de la protection.

Quelles sont donc ces mesures possibles et nécessaires? Comment peuvent-elles être ramenées au minimum de gêne pour le commerce?

Il faut, nous semble-t-il, distinguer nettement les navires infectés des navires suspects.

Un navire sera dit *infecté*: 1° si l'on constate à bord la présence du choléra; 2° si la terminaison, soit par la guérison, soit par la mort, du dernier cas de choléra à bord remonte à moins de cinq jours pleins; 3° si le navire a quitté depuis moins de cinq jours pleins un port où le choléra existait.

[1] *Report on sanitary measures in India in 1888-89*, p. 115. La contradiction que nous signalons a frappé le Dr Shakespeare, qui écrit : « Les autorités locales de Gibraltar, lorsqu'elles ont cru cette forteresse menacée par la présence du choléra en Espagne, ont établi une quarantaine pour s'en garantir. Malte aussi connaît les quarantaines. Dans ses relations avec le reste du monde, le gouvernement des Indes se refuse depuis quelques années à admettre la transmissibilité du choléra, et il a été soutenu en cette affaire par les plus hautes autorités sanitaires dépendant de lui : or, non seulement en Angleterre la presque unanimité des médecins sont fermement convaincus que le choléra est transmissible, mais aux Indes mêmes, les mesures prises, en cas d'épidémie cholérique, pour protéger les troupes anglaises, supposent toutes le caractère infectieux du mal, et sa transmission subordonnée aux déplacements humains ». *Cholera in Europe and Asia*, p. 339.

Un navire sera dit *suspect* s'il a quitté depuis plus de cinq jours pleins un port où le choléra existait.

Tout navire venant d'un pays où le choléra existe, sans qu'il y ait lieu de distinguer s'il existe à l'état épidémique ou à l'état endémique, doit être examiné avant d'être admis à entrer dans le canal de Suez.

S'il est infecté, il sera retenu jusqu'à ce qu'il ne le soit plus, c'est-à-dire, jusqu'à ce qu'un espace de cinq jours pleins se soit écoulé depuis le dernier cas de choléra à bord ou depuis sa sortie du port contaminé. Tout ce qui se trouve à bord sera désinfecté.

S'il n'est que suspect, il sera admis à la libre pratique après que le linge sale aura été passé à l'étuve à vapeur humide sous pression.

Si le navire possède une telle étuve, et si un médecin du bord, digne de confiance, déclare que la désinfection a été faite pendant la traversée, le navire sera immédiatement admis à la libre pratique.

Ces précautions seraient à la rigueur suffisantes, et elles seraient au commerce qu'un embarras bien léger, un retard bien faible, puisque au cours d'une année, deux ou trois navires seulement (en dehors des navires à pèlerins) se présentent à l'entrée du canal en état d'infection, et que, pour les navires suspects, la désinfection, ainsi limitée, pourrait, lorsqu'elle n'aurait pas été faite à bord, être parachevée en quelques heures.

Actuellement que se passe-t-il ? Les navires provenant d'un port suspect et ayant fourni une traversée de plus de quatorze jours sont astreints à vingt-quatre heures d'observation, mais ils peuvent opter pour le passage du canal en quarantaine. L'une et l'autre mesures sont critiquables. Les vingt-quatre heures d'observation, si l'on n'en profite pas pour désinfecter, n'ajoutent qu'une bien minime garantie à celle qui résulte d'un voyage indemne de plus de quatorze jours. Quant au passage immédiat en quarantaine, « auquel le gouvernement français s'est toujours opposé [1] », il a ce premier inconvénient, de rendre impossible la désinfection. Il est ensuite très difficile à assurer : un effort comme celui qu'a fait l'Égypte en 1890 ne saurait être constant [2]. Il est, enfin, insoutenable en principe. Si, en

---

[1] Proust. *Rapport à M. le ministre de l'intérieur sur le projet de réorganisation du conseil sanitaire international d'Alexandrie*, 11 juillet 1891, p. 16.

[2] En 1884, M. le Dr Eck a été délégué par le gouvernement russe pour étudier sur

effet, l'on empêche le navire qui passe en quarantaine de communiquer avec l'Égypte, c'est donc que cette communication pourrait offrir pour l'Égypte quelque danger. Ce danger ne disparait sans doute pas par enchantement au moment précis où le navire sort du canal de Suez. Pourquoi l'Égypte serait-elle protégée contre un péril auquel resteraient exposés les ports de la Méditerranée, notamment ceux de l'Asie Mineure? Dira-t-on que l'on n'accorde le passage en quarantaine qu'aux navires qui se rendent directement en Angleterre? Les ports de la Méditerranée sont alors, comme nous l'avons dit, à la merci des cas de force majeure, d'un coup de vent ou d'une avarie. Ils sont encore à la merci des capitaines, qui ne reculent guère, pour hâter le passage, devant des déclarations fausses. Nous avons vu que c'est une fausse déclaration du capitaine du *Sydney* qui a été le point de départ de la grande épidémie de 1865-1866. C'est une fausse déclaration du capitaine du *Mouhbiri-Surur* qui, en juin 1865, fut la cause de l'épidémie de Constantinople, où le nombre des décès est évalué à plus de 12.000 [1]. Le 21 mars 1890, arrivait à Suez un navire anglais, le *Fulford*, qui avait eu des cas de choléra à bord. Le capitaine déclara qu'il se rendait directement à Falmouth (Angleterre). Il fut admis au passage en quarantaine, et il se rendit à Bordeaux.

Les distinctions et les règles qui nous avons proposées nous paraissent à la fois moins gênantes et plus efficaces que les vingt-quatre heures d'observation ou le passage en quarantaine.

Mais pour qu'elles aient quelque chance d'être pratiquées, pour que ces atténuations, qui sembleront peut-être à quelques-uns des concessions excessives, offrent à l'Europe des garanties suffisantes, il faut que le corps chargé de faire exécuter les nouvelles prescriptions réglementaires soit international. Actuellement il ne l'est que de nom. Tant que son indépendance ne lui aura pas été rendue, il sera impossible de compter sur l'application des réformes. La réorganisation de ce conseil est donc la condition essentielle, primordiale de tout progrès.

Je laisse ici la parole à M. Proust, l'inspecteur général des ser-

---

[1] place le fonctionnement du système quarantenaire. Il a passé un mois en Égypte. Toutes les archives lui ont été ouvertes. Tous les faits lui ont été connus. Après une étude ainsi documentée il a conclu que « le transit quarantenaire doit être complètement supprimé ». *Recueil des travaux du comité consultatif d'hygiène publique de France*, tome XIX, p. 24.

[1] Conférence de Constantinople. *Annexe au procès-verbal*, n° 23, p. 7.

vices sanitaires, l'élève et le successeur de Fauvel : il a fixé comme
suit les principaux traits de la réforme à réaliser :

Le conseil ne devrait pas être trop nombreux : 15 à 17 membres au maximum.

Il serait composé d'un représentant des divers États ayant des intérêts dans la
Méditerranée ou dans l'Extrême-Orient (Angleterre, Allemagne, Autriche-Hongrie, France, Russie, Italie, Espagne, Portugal, Grèce, Turquie, Hollande, Belgique, Suède, Danemark et Égypte).

Quant aux autres États, ils pourraient confier leurs intérêts à l'une des puissances représentées, mais sans doubler leur voix.

Le conseil ne renfermerait que deux fonctionnaires égyptiens avec voix délibérative.

D'autres fonctionnaires pourraient être appelés pour donner des renseignements, mais ils n'auraient que voix consultative.

Parmi les délégués ou autres membres du conseil, il devrait y avoir un certain nombre de médecins; les uns siégeraient avec voix délibérative, les autres
à titre consultatif.

D'ailleurs les délégués des divers États devraient être des médecins sanitaires
ou des agents envoyés, d'un grade qui ne pourrait être inférieur à celui de vice-
consul.

Le président d'honneur serait le ministre des affaires étrangères d'Égypte. Le
vice-président présenté par le conseil serait nommé par décret du Khédive.

Les délégués ne devraient avoir d'attache d'aucun genre avec le gouvernement
égyptien ni avec aucune compagnie maritime. Le conseil nommerait et révoque-
rait tous les agents sanitaires.

Enfin il aurait la disposition pleine et entière de son budget qui serait établi
sur des bases assez larges, et qui serait alimenté par des ressources ne pouvant
venir à manquer.

En outre, afin que l'organisation que nous venons d'esquisser soit complète et
donne les résultats que l'on est en droit d'en attendre, il sera nécessaire d'édicter
un code pénal international applicable aux contraventions sanitaires dans des conditions à déterminer [1].

Il y aurait d'autres questions intéressantes à traiter. Il faudrait
rechercher par exemple où devrait siéger le conseil; où devrait se
faire l'arraisonnement: où et dans quelles conditions devraient être
installés les hôpitaux d'isolement [2]. Il faudrait encore examiner
s'il ne serait pas très utile d'avoir contre le choléra une ligne de défense de plus, et de la placer à l'entrée même de la mer Rouge [3].

[1] *Rapport de l'inspecteur général des services sanitaires au ministère de l'intérieur,* 11
juillet 1891.
[2] Les campements quarantenaires actuels sont tout à fait défectueux. C'est un des
arguments que fait souvent valoir l'Angleterre contre les quarantaines égyptiennes.
[3] Le lazaret qu'il y aurait lieu de créer sur un point à déterminer à l'entrée de la
mer Rouge devrait avoir un caractère international. Celui de Camaran est insuffisant.
En 1884, M. Mahé avait réclamé « l'organisation convenable d'un grand lazaret à Camaran ». (*Recueil des travaux du comité consultatif d'hygiène publique de France*, t. XIV,
p. 34.) Mais en 1891, le conseil sanitaire de Constantinople a « reconnu la nécessité
d'y expédier une mission technique pour le réorganiser ». Il est permis de conserver
quelques doutes sur les résultats qu'aura, si elle est envoyée par le gouvernement turc,
cette « mission technique ». Fauvel avait dit à Constantinople en 1866 : « Nous concevons

Là aussi se trouve un défilé étroit où le mal pourrait être détruit. Le mouvement européen qui se porte vers la Haute-Égypte et la côte africaine de la mer Rouge imposeront sans doute bientôt l'étude de cette question. Mais je m'en tiens à mon titre, et n'ai voulu parler ici que des « réformes nécessaires ». Or ces réformes immédiatement nécessaires, et j'ajoute facilement réalisables, sont :

1° la réorganisation du conseil d'Alexandrie ;

2° la refonte du règlement sanitaire.

La réalisation de ces réformes dépend de l'Angleterre. Nous avons dit les excuses qu'elle peut invoquer, non pour justifier, mais pour expliquer en partie les résistances qu'elle oppose à l'œuvre normale du conseil d'Alexandrie. De ces excuses, nous n'avons pas atténué la valeur. Cependant sa responsabilité reste lourde. Plus lourde encore en Égypte qu'aux Indes. Aux Indes, elle est aux prises avec un ennemi qui naît du sol même; la lutte est difficile, coûteuse, d'une issue incertaine; si elle ne la mène pas avec toute l'énergie souhaitable, il n'y a là qu'un péché d'omission. Sa faute en Égypte n'est plus une faute passive. C'est très activement qu'elle intervient pour empêcher que les règlements sanitaires soient exécutés : les conséquences qu'amène cette non-exécution des règlements lui sont imputables. Comme nous l'avons montré, de 1869 à 1882, le conseil d'Alexandrie, reconstitué, renforcé à la suite de la conférence internationale de Constantinople, avait défendu l'Égypte et l'Europe avec fermeté et succès. Plus d'une fois, le fléau indien était parvenu jusqu'à cette porte de la Méditerranée qui est le canal de Suez; chaque fois le conseil, d'une main vigoureuse, avait tenu la porte fermée. En 1883, sur cette main prête à s'étendre pour faire son œuvre de salut, celle de l'Angleterre s'est abattue :

trois séries d'obstacles échelonnés sur le trajet parcouru par le fléau; 1° mesures à l'entrée de la mer Rouge pour y empêcher la pénétration du choléra ; 2° mesures pour préserver l'Égypte si le littoral de la mer Rouge est envahi ; 3° mesures contre l'Égypte pour préserver l'Europe ». (Conférence de Constantinople, Annexe au procès-verbal n° 20, p. 14.) Et la conférence, après avoir à l'unanimité voté cette conclusion : « Plus les mesures de quarantaine et les autres moyens prophylactiques seront appliqués près du foyer originel de la maladie, moins ces moyens seront onéreux et plus on pourra compter sur leur efficacité » (Procès-verbal n° 30), déclarait qu'il y avait convenance à créer un établissement sanitaire à l'entrée de la mer Rouge et que cet établissement devrait nécessairement être international (Procès-verbaux n°s 31 et 32). A Rome, en 1885, un délégué de la Turquie, Zoëros pacha, proposait qu'un lazaret fût créé à Bab-el-Mandeb (Conférence de Rome, p. 174) et M. Proust dans son Traité d'hygiène (p. 878), s'exprime ainsi : « Un lazaret international serait placé avec utilité à l'entrée de la mer Rouge, prévenant ainsi les dangers du pèlerinage de la Mecque. La coopération de l'Europe entière ferait d'un semblable lazaret un lazaret modèle, en rendant exécutoires toutes les prescriptions sanitaires. On aurait une centralisation énergique et une unité de décision impossible à obtenir des peuples d'Orient. »

laissez passer ! Et le choléra a passé. Il a passé en Égypte; il a passé en Asie Mineure; il a passé en France; il a passé en Italie; il a passé en Espagne; il a fait deux cent mille victimes. Qui peut nier que de l'Espagne, de l'Italie, de la France, de l'Asie, de l'Égypte, tous ceux qui ont pâti, jusqu'à nos pauvres pêcheurs du Finistère, soient en droit de demander compte à l'Angleterre de leurs souffrances? que les contrées qu'a visitées le fléau soient en droit de demander compte à l'Angleterre de leurs pertes ?

Une nouvelle conférence sanitaire internationale doit se réunir à Venise en janvier 1892. Vingt-huit pays étaient représentés à la conférence de Rome. Quatorze seulement, ceux qui ont des délégués au conseil d'Alexandrie, sont invités à prendre part à celle de Venise. La conférence s'ouvrira sans qu'un seul des points discutés aux conférences précédentes soit acquis. L'une des questions qui, à Venise, vont être sur le tapis, est celle-là même qui, à Rome, le 30 mai 1885, avait réuni contre l'Angleterre l'unanimité des puissances [1] : l'ordre du jour porte en effet le passage en quarantaine du canal de Suez en même temps que la réorganisation du conseil sanitaire d'Alexandrie. L'Angleterre s'efforcera de lier les deux affaires, que les autres nations s'efforceront de séparer. Sur la première, le mieux que l'on puisse espérer dans l'état actuel des choses, c'est que l'on réunisse une majorité pour refuser à l'Angleterre le libre passage des navires infectés ou suspects. Mais il est dès à présent certain que l'on ne retrouvera pas à Venise un vote comparable à celui du 30 mai 1885. Ce vote donnait aux défenseurs de l'Europe une force morale considérable pour résister aux exigences anglaises; il est à craindre que cette force soit amoindrie après la conférence de Venise. Quant à la réorganisation du conseil d'Alexandrie, nous ne doutons pas que la conférence n'émette le vœu que cette assemblée recouvre son caractère international en recouvrant son indépendance. Nous doutons seulement que ce vœu soit suivi d'effet. Oh! si l'Angleterre pouvait obtenir le libre passage pour tous ses navires, elle ne ferait aucun obstacle à la réforme du conseil d'Alexandrie. Que lui importerait? Elle n'aurait plus affaire à lui. Mais tant que ses milliers de navires continueront à être soumis à une surveillance sanitaire, s'imaginer qu'elle consentira à réduire son influence dans le conseil chargé de cette surveillance, c'est, croyons-nous, une illusion. Elle serait bien plutôt disposée

[1] Voir p. 570.

à demander qu'on augmente ses prérogatives et qu'on place plus complètement encore le conseil sous sa main. De même que la France, si la conférence de Venise votait le libre passage du canal pour tous les navires anglais, se refuserait à ratifier ce vote, de même il est à craindre que l'Angleterre, une fois le passage en quarantaine repoussé, refuserait de ratifier toute résolution qui diminuerait son autorité dans le conseil d'Alexandrie. Ainsi, ou bien le conseil serait rendu indépendant parce que les navires anglais seraient admis à passer en quarantaine, et alors à quoi servirait ce conseil indépendant? Ou bien les navires anglais ne seraient pas admis à passer en quarantaine, et alors le conseil d'Alexandrie ne recouvrerait pas son indépendance. Au surplus, l'Angleterre s'était rendue aux conférences antérieures. Le fait seul de s'y rendre semblait impliquer une certaine déférence pour les opinions d'autrui, une sorte d'engagement moral de tenir quelque compte des résolutions qui seraient prises. De ces résolutions, très mûries, très scientifiques, très pratiques, de celles mêmes auxquelles elle s'était associée par le suffrage de ses représentants, jamais elle n'a tenu compte. Jamais une de ces résolutions n'a inspiré un de ses actes. Les conférences avaient demandé que l'Inde fût assainie : nous avons montré que l'Inde est très insuffisamment assainie et les décisions des conférences n'ont exercé aucune influence pour hâter les travaux d'assainissement. Elles avaient demandé que tout passager qui se présente pour embarquer dans un port où l'existence du choléra est signalée fût visité par un médecin : cette inspection médicale n'a lieu ni à Calcutta ni à Bombay. Elles avaient demandé que les objets susceptibles de conserver et de transmettre le germe cholérique fussent désinfectés dans les ports d'embarquement aussi bien qu'à bord des navires : ni à bord des navires ni dans les ports d'embarquement cette désinfection n'est faite. Elles avaient demandé que lorsque le choléra apparaît dans le Hedjaz, les communications maritimes fussent interrompues entre le Hedjaz et l'Égypte : tous les efforts de l'Angleterre ont tendu à ce que, même lorsque le choléra est au Hedjaz, même les navires à pèlerins pénètrent librement dans le canal. Je pourrais passer ainsi en revue toutes les conclusions adoptées par les différentes conférences internationales.

En sera-t-il de la conférence de Venise autrement que des autres? Jusqu'ici rien ne le fait prévoir.

Ne nous décourageons pas cependant. *Set us hope for the best,* comme disent les Anglais eux-mêmes, et souhaitons qu'après avoir été défendus, en 1892, à Venise, avec autant de sagesse et d'ensemble qu'ils l'ont été à Rome, en 1885, les intérêts sanitaires de de l'Europe ne seront plus, en fait, mis à l'aventure, sacrifiés aux intérêts commerciaux de la Grande-Bretagne.

Je répète à propos de l'Égypte ce que j'ai dit à propos des Indes : s'il y avait une justice internationale, l'Angleterre serait contrainte de modifier sa conduite. Mais le droit des gens n'existe pas. Il n'y a pas de droit où il n'y a pas de sanction. Arriver à établir sur des bases solides la justice entre les peuples, c'est un des plus beaux rêves du présent, ce serait une des plus belles conquêtes de l'avenir

ANNEXE A LA PREMIÈRE PARTIE DU LIVRE II.

LETTRES AU « BRITISH MEDICAL JOURNAL ».

Le *British Medical Journal* s'étant, dans un article contre les quarantaines, autorisé de mon travail sur les *Mesures sanitaires en Angleterre depuis 1875*, je lui adressai une lettre qu'il publia et à laquelle il répondit dans son numéro du 10 octobre 1891. Je ripostai par une deuxième lettre qu'il ne jugea pas à propos d'insérer. Je ne me plains pas de ce refus qui, formulé d'ailleurs en termes très courtois, n'était motivé que par l'étendue de ma correspondance. Mais il ne me paraît pas inutile de reproduire ici mes deux lettres parce qu'elles résument en quelque sorte les trois chapitres qui précèdent. Les raisons que faisait valoir mon contradicteur ressortent suffisamment de mes réponses.

Première lettre.

Juvanzé (Aube), 19 septembre 1891.

Monsieur le rédacteur en chef,

Un article dirigé contre les quarantaines, dans le *British Medical Journal* du 12 septembre, me fait l'honneur d'invoquer mon témoignage. Je ne voudrais pourtant pas que vos lecteurs pussent croire que je partage sur tous les points les opinions exprimées dans cet article.

J'ai rendu justice aux progrès réalisés par l'Angleterre dans l'œuvre de son assainissement, et je l'ai proposée en exemple. Mais je n'ai jamais dit, et n'ai jamais pensé, que le fait de s'être assainie créait à l'Angleterre le droit d'apporter le choléra aux autres nations.

Faire appel aux quarantaines au lieu de s'assainir, c'est, dites-vous, mettre la charrue avant les bœufs (*the cart before the horse*). Mais l'Angleterre n'a pas fait autre chose. Elle a usé des quarantaines jusqu'à ce que son assainissement lui eût donné une meilleure garantie. A la conférence sanitaire internationale de Vienne en 1874, un membre de la conférence a soutenu « un système sage de quarantaine appliqué aux provenances maritimes des lieux infectés de choléra », et il s'appuyait sur ce que les quarantaines appliquées aux provenances du Hedjaz avaient préservé l'Égypte depuis 1865. « Je ne prétends pas, disait-il, que les quarantaines maritimes n'occasionnent pas de grands embarras au commerce et aux voyageurs; mais, en balançant ces inconvénients avec les risques de propager une épidémie, je crois que le choix n'est pas difficile à faire; a quarantaine occasionne des pertes à quelques individus; l'épidémie donne la mort à des peuples entiers [1] ». Qui parlait ainsi? C'était le délégué de l'Angleterre, M. Dickson. Et les représentants de l'Angleterre, d'accord avec ceux

---

[1] *Procès-verbaux* de la conférence sanitaire internationale de Vienne, pp. 136 et 137.

des autres nations, votaient la résolution suivante : « En vue de prévenir de nouvelles invasions du choléra en Europe, la conférence approuve les mesures recommandées par la conférence de Constantinople, *notamment les quarantaines dans la mer Rouge* et dans la mer Caspienne. Ces quarantaines devront être instituées et organisées d'une manière complète et satisfaisante selon les maximes d'hygiène les plus rigoureuses. » Que s'est-il donc passé depuis le congrès de Vienne ? L'Angleterre pense avoir trouvé dans ses travaux d'assainissement une sauvegarde contre le choléra. Je répète que ce n'est pas une raison pour que ses navires donnent le choléra à l'Europe.

Mais, dites-vous, il ne s'agit que des navires qui viennent directement en Angleterre : « *England must be allowed to bring her own vessels home to her own ports* ». Oui, si cela est possible. Mais est-ce possible ? J'entends : est-ce toujours possible ? Ces navires se dirigeant sur l'Angleterre ne sont-ils pas à la merci d'une avarie, d'un coup de vent, qui peut les obliger à relâcher dans un port intermédiaire ? Et, même en dehors des cas de force majeure, un tel changement de direction n'est-il pas à craindre ? L'année dernière, un navire, le *Fulford*, ayant eu à bord des décès de choléra, était admis à passer en quarantaine le canal de Suez, parce que le capitaine avait déclaré qu'il se rendait directement à Falmouth. Au lieu de se rendre à Falmouth, il se rendit à Bordeaux. Êtes-vous d'avis que Bordeaux devait l'admettre sans précaution aucune ? Même dans un port anglais, on ne l'eût pas fait, et quand arrive dans un de vos ports un navire infecté ou sérieusement suspect, vous prenez à son égard, et vous avez bien raison de prendre, des mesures très minutieuses, très sévères, qui ne diffèrent guère que par le nom des quarantaines adoucies appliquées aujourd'hui dans la plupart des ports de l'Europe [1].

Vous dites que les pays les plus ardents pour le maintien des quarantaines sont les plus insalubres : « *The countries wich cling most tenaciously to quarantine restrictions are the most neglected countries from a sanitary point of view, those in which sanitary progress is unknown.* » Mais quels sont donc ces pays qui outrent les quarantaines au delà de toute mesure, qui vont jusqu'à repousser de leurs rivages les navires suspects ? Le fait vous est connu ; il a été rappelé il y a quelques jours au congrès international de Londres ; il eût justement figuré dans votre article : les pays du bassin de la Méditerranée les plus sévères en matière de quarantaine sont vos possessions de Gibraltar, de Malte et de Chypre. Qui donc, au congrès de Londres, a soutenu avec énergie la nécessité des quarantaines ? C'étaient vos représentants du Canada et de l'Australie. Il semble que l'Angleterre sera en meilleure situation pour persuader les peuples étrangers de l'inanité des mesures restrictives lorsqu'elle aura exercé cette persuasion sur ses propres sujets.

Je comprendrais que l'on portât la discussion sur un autre terrain, et que l'on recherchât si les progrès de la science sanitaire et de l'hygiène navale ne conseillent pas de transformer les quarantaines anciennes en inspection médicale et en mesures de désinfection. Mais je n'ai que peu d'espoir de ce côté, car à la conférence internationale de Rome en 1885, les représentants de l'Angleterre ont voté contre l'inspection médicale aussi bien que contre les quarantaines.

Permettez-moi un mot en terminant. La présence à l'état endémique du choléra dans la vallée du Gange paraît créer à l'Angleterre de grands devoirs. Il semble, même étant admis qu'elle ait réussi à mettre d'une manière absolue son propre territoire à l'abri, qu'elle a des devoirs envers les Indes, qu'elle en a envers ses autres colonies, qu'elle en a envers le monde. Le berceau du choléra

[1] Je citais ici l'exemple de la *Néra*, déjà cité plus haut, p. 581.

est une possession anglaise : l'Angleterre doit s'efforcer de l'étouffer dans son berceau et appliquer aux Indes, comme elle l'a fait chez elle, ses excellentes théories sur l'assainissement [1]. Si elle ne parvient pas à éteindre le mal à son foyer d'origine, ou tant qu'elle n'y sera pas parvenue, elle doit ne négliger aucun effort pour l'empêcher d'en sortir; et exercer en conséquence une surveillance étroite sur tous les navires qui quittent les Indes. Et si par malheur le germe fatal se soustrait à cette surveillance et s'échappe, c'est assumer une grave responsabilité que de s'opposer aux mesures ayant pour but de le détruire avant qu'il ait semé la mort sur le continent européen.

Ces mesures d'ailleurs seront rendues de moins en moins nécessaires, de moins en moins restrictives, à mesure que s'exécutera dans les nations européennes, et spécialement dans les ports, l'œuvre d'assainissement pour laquelle nous continuerons à citer avec admiration l'exemple de l'Angleterre.

Henri Monod.

Deuxième lettre.

Paris, le 22 octobre 1891.

Monsieur le rédacteur en chef,

Laissons, si vous voulez, de côté les brouilles. Il importe assez peu que ce soit en 1866 que l'illustre sir John Simon a condamné les quarantaines, puisqu'en 1874 un des deux délégués officiels de la Grande-Bretagne en proposait la consécration à la conférence de Vienne. Les quarantaines étaient-elles supprimées sur vos côtes en 1866 ? Non, puisqu'en 1866 sir John Simon protestait contre elles, et l'un de ses arguments devait être que cette année même elles n'avaient pas empêché le choléra de faire en Grande-Bretagne plus de 14.000 victimes [2]. L'occasion d'en user contre le choléra sévissant en Europe ne se fût guère représentée à vous qu'en 1884, et à ce moment vos travaux d'assainissement étaient déjà avancés. Je ne me suis donc pas trompé de beaucoup en disant que contre le choléra vous vous êtes défendus par des quarantaines jusqu'au jour où vous avez trouvé dans la *sanitation* une beaucoup plus sûre garantie.

Qu'importe encore que le choléra ait été ou non apporté en Europe par un navire anglais? Niez-vous que le choléra soit endémique dans l'Inde ? Niez-vous qu'il soit transmissible? Niez-vous que le germe fatal soit transportable par voie de mer ? Prétendez-vous que si sa présence se manifeste sur un navire anglais, vous avez organisé à bord le service médical et le service de désinfection de telle sorte qu'il est nécessairement détruit avant d'entrer dans la Méditerranée ? Si à toutes ces questions votre réponse est nécessairement négative, qu'importe, encore une fois, que des Indes en Europe il vienne par un bateau anglais ou par un bateau turc? Il est possible qu'il voyage sous un pavillon étranger à votre nation, mais il n'est pas impossible qu'il voyage sous le pavillon britannique. Cela suffit à mon objet, et je n'ai pas besoin de rappeler qu'en 1832, c'est d'Angleterre qu'il est venu en France, à Calais; qu'en 1865, c'est un navire anglais, le *Sydney*, qui l'a porté en Égypte, d'où il a fait cette terrible explosion en Europe; qu'en 1891, c'est un navire anglais, le *Dekkan*, qui l'a introduit à Camaran, et de là, à Djeddah et à la Mecque.

[1] Au congrès de Londres, M. Brouardel a nettement demandé quelles mesures ont été prises aux Indes depuis la dernière conférence internationale pour combattre le choléra : il ne lui a été fait aucune réponse.

[2] Voir p. 574.

Inutile encore de revenir sur les quarantaines, si excessives, dont usent vos possessions de Malte, de Chypre et de Gibraltar. Je n'avais pas dit que l'Angleterre en fût « responsable ». J'avais dit que l'Angleterre serait dans une situation meilleure pour convaincre les nations étrangères après qu'elle aurait réussi à convaincre ses propres sujets. Cela n'est-il pas bien raisonnable ? Vous avez, là-haut, une défense naturelle qui est la distance ; la quarantaine qui vous protège, c'est le temps qu'il faut pour arriver dans vos ports ; et c'est une constatation intéressante à faire que vos colonies de la Méditerranée, se trouvant dans les mêmes conditions que les colonies méditerranéennes, sont, au point de vue des quarantaines, non seulement comme elles, mais pis qu'elles.

Venons à des points plus importants, plus actuels.

Vous paraissez très satisfait des progrès que réalise aux Indes l'administration sanitaire, et vous voulez bien exprimer le regret que je n'aie jamais jeté un coup d'œil (a glance) sur les rapports que publie régulièrement cette administration, et dans lesquels je n'aurais pas manqué d'être frappé des résultats obtenus, notamment pour la diminution de la mortalité. Vraiment, Monsieur, ces documents méritent mieux qu'un coup d'œil. Comment, si je n'avais pas étudié le dernier rapport officiel sur les mesures sanitaires prises aux Indes, saurais-je que « il n'y a pas lieu de se féliciter beaucoup de l'amélioration de l'état sanitaire [1] » ; que « les localités deviennent progressivement plus insalubres [2] » ; que « l'état infect de certains districts défie toute description [3] » ? Où, sinon dans ce rapport, aurais-je appris que les statistiques vitales publiées dans les Indes, celles que vous m'opposez, méritent fort peu de confiance, et que la diminution de mortalité, quand elle se produit, « est due à un enregistrement défectueux bien plutôt qu'à une amélioration de la santé publique [4] » ? Quel autre document m'aurait fourni avec une égale autorité le nombre des décès par choléra relevés dans l'Inde pendant chacune des dernières années, et m'eût permis de constater avec une égale certitude que la *sanitation* dans l'Inde n'a pas encore eu pour effet d'influencer sérieusement la mortalité cholérique ?

Ne dites pas que mes citations sont triées, tronquées, fidèles quant au texte, moins loyales quant à l'esprit. L'impression générale qui se dégage de ces rap-

---

[1] « Decline in fever mortality is not so marked as to justify much congratulation on the improvement of the public health ». D' SIMPSON, health officer of Calcutta. *Report on sanitary measures in India in 1888-89*, p. 122.

[2] « Each year's delay in carrying out the construction of broad streets brings with it greater difficulties and expenses; the crowding together of houses is becoming greater, the open spaces are being more encroached upon, the breathing space is gradually contracting, and *the localities are progressively attaining a more unhealthy state*. » D' SIMPSON, *Ibid.*, p. 123.

[3] « The most graphic description of the foul state of some districts will not give as good an idea of the truth as a quarter of an hour's visit ». M. E. C. K. OLLIVANT, municipal commissioner of Bombay. *Ibid.*, p. 127. *Défie toute description* n'est pas trop fort, car voici ce qu'écrit le *Deputy sanitary Commissioner* de Madras sur la ville de Tirupati : « There are no public latrines. Portions of backyards are set apart for private resort, holes being left in the walls so that pigs may enter and clean up. People defecate anywhere, and the whole town is pervaded with the odour of pig's dung and human excreta ». *Ibid*, p. 104. (Voir la traduction de ces passages, p. 642.)

[4] « No less than 43 of the 49 districts of the province (North-Western and Oude) shared in this reduced mortality. As death registration is imperfectly conducted, it is impossible to decide how much of the reduction may fairly be attributed to better general health ; probably the greater part must be owing to careless recording; ... This decrease (in the Punjab), it is feared, must be more largely attributed to imperfect registration than to improved health conditions. » (Sir B. SIMPSON, *sanitary commissioner with the Government of India. Ibid.*, pp. 78 à 80). Sir Simpson s'exprime presque dans les mêmes termes sur l'enregistrement des décès dans chacune des provinces de l'Inde.

ports si nets, si sincères, est bien celle que donnent mes citations, et les choses n'ont pas beaucoup changé aux Indes depuis que le Dr Furnell écrivait dans l'*India Medical Gazette* (avril 1886), qu'il n'y avait « pas un hameau, pas un village qui ne fût alimenté par une eau constamment exposée aux pires souillures ». C'est hier, au congrès international de Londres, que M. le Dr Pringle disait qu'aux Indes « 95 p. 100 de la population vivent dans des villages, et que les citernes de ces villages sont des lieux d'aisances ». Reportez-vous encore aux descriptions faites, à ce congrès de Londres, par M. Ollivant (de Bombay), par le Dr Holbein-Herdley, par M. Baldwin Latham, et peut-être serez-vous amené à dire avec ce dernier : « Les statistiques sanitaires de Bombay et de Calcutta démontrent que ce n'est pas le climat qui cause l'effroyable mortalité d'une partie de l'Inde, mais l'absence totale des plus simples mesures d'hygiène [1]. »

Vous ne contesterez pas que le choléra est une de ces maladies évitables (*preventable*) dont vous parlez, et une de celles qui subissent le plus sûrement l'action des mesures sanitaires. Aux Indes même, l'on trouverait plus d'un exemple qui le démontre. Comment donc se fait-il, si l'œuvre de l'assainissement se poursuit avec tant de succès, que les décès cholériques continuent à se compter par centaines de mille ? Comment se fait-il que rien ne permette de présager la diminution de cette effroyable mortalité ? Comparons, de 1878 à 1888, la courbe de la mortalité cholérique aux Indes avec celle de la mortalité générale en Angleterre. Elles sont représentées l'une et l'autre par deux diagrammes que j'espère que vous pourrez reproduire [2]. Ah ! c'est ici qu'il suffit d'un coup d'œil. De cette comparaison, je ne conclurai pas en un mot tranchant : on assainit l'Angleterre ; on n'assainit pas les Indes. Je conclurai : on fait beaucoup pour l'assainissement en Angleterre ; aux Indes on ne fait pas assez pour combattre efficacement le choléra.

Le second désir que j'exprimais dans ma lettre, et auquel vous ne faites pas allusion, est que, en attendant que le choléra soit étouffé dans son berceau, l'administration locale lui ferme l'accès des ports indiens, l'empêche de s'y embarquer. Je reconnais que le *Native passengership's act* de 1887 constitue un progrès sérieux. C'est beaucoup d'avoir rendu obligatoire l'existence d'un service médical à bord de tout navire portant plus de 100 pèlerins (section 26). C'est quelque chose d'avoir ouvert au gouvernement la faculté de faire examiner l'état sanitaire des passagers et d'écarter ceux qui seraient reconnus atteints d'une maladie infectieuse (section 30). Deux observations seulement. Pourquoi cette inspection médicale est-elle une faculté, et non une obligation ? Si le gouvernement *peut* l'ordonner, il peut donc ne pas l'ordonner. Il ne l'ordonnera donc que lorsqu'il en pourra pas faire autrement, c'est-à-dire lorsque le choléra sera à l'état épidémique dans le port intéressé. Est-ce suffisant ? Certainement non. Est-il nécessaire que le choléra soit épidémique à Bombay pour que des pèlerins, venant s'embarquer à Bombay, portent avec eux le choléra ? Des exemples nombreux, dont un tout récent, prouvent le contraire [3]. Il y aurait un intérêt de premier ordre à ce qu'aucun pèlerin, dans aucune circonstance, ne pût s'embarquer sans avoir obtenu un passeport sanitaire : c'est ma première critique. Et voici la seconde : ce n'est pas seulement par les personnes, c'est par certains objets que la transmission du choléra peut se faire. Ces objets susceptibles de conserver les germes infectieux

---

[1] Voir ces citations, plus complètes, pp. 550 et 551.

[2] Voir ces diagrammes, p. 538, et les nombres exacts des décès cholériques p. 539.

[3] Je fais allusion à l'épidémie qui a éclaté le mois dernier à bord de deux navires anglais, le *Marathon* et le *Redbreast*. D'une manière générale, des victimes du choléra à Bombay, peu sont des habitants de la ville. « Of the total cases of cholera, 83,3 per cent were strangers. » (Dr T. S. Weir, Health officer of Bombay. *Report on sanitary measures in India in 1888-89*, p. 132.)

sont surtout le linge sale et les effets à usage. Or ces objets sont stérilisés, rendus inoffensifs, sans être gâtés, par leur passage dans une étuve à vapeur sous pression : les expériences faites à l'exposition universelle de 1889 l'ont scientifiquement établi. Trente-quatre de vos grands navires sont actuellement pourvus de ces étuves. Ce serait une petite dépense et un grand bienfait d'en installer dans les principaux ports de l'Hindoustan. Si aucun pèlerin ne pouvait quitter les Indes sans avoir été vu par un médecin, si dans tous les cas les effets des pèlerins étaient passés à l'étuve, il y aurait vraiment beaucoup de chances pour qu'ils n'apportent plus le choléra dans la mer Rouge.

Je dis : n'apportent *plus*, et ceci m'amène à ma troisième proposition, et à la fin de cette trop longue épître. Je disais dans ma première lettre: « Si, malgré tout, le germe fatal s'échappe, c'est assumer une lourde responsabilité que de s'opposer aux mesures ayant pour but de le détruire avant qu'il ait semé la mort sur le continent européen. » Vous répondez: ces mesures ne doivent pas être des quarantaines, sous quelque nom qu'elles se cachent; jamais les quarantaines n'ont rien empêché. Que ce ne doive pas être des quarantaines, je veux bien qu'on le discute et j'ai déjà laissé entendre qu'il y avait peut-être mieux à faire; l'inspection médicale et la désinfection, bien opérées, sont à mon avis des garanties très supérieures à l'ancien système quarantenaire. Mais que les quarantaines n'aient jamais rien empêché, c'est une assertion vraiment trop absolue. Que de faits pourraient être invoqués contre elle! J'en citerai deux: dans le premier, l'absence des mesures quarantenaires a eu pour conséquence des épidémies terribles; dans le second, le mal paraît avoir été réprimé par une quarantaine sévère. En 1885, un navire anglais, le *Sydney*, arrive à Suez. Grâce à une fausse déclaration du capitaine, dissimulant des décès par choléra qui avaient eu lieu à bord, il est admis à la libre pratique. Le choléra éclate à Suez, puis à Alexandrie. Il cause 60,000 morts en Égypte. En 1891, un navire anglais, le *Dekkan*, arrive à Camaran, chargé de plus de 1,200 pèlerins. Le choléra est signalé sur ce navire. Les pèlerins montent à Djeddah. Le choléra les y accompagne; il sévit à Djeddah et à la Mecque de la manière la plus cruelle. Le 8 août, le navire *Adana* quitte le port de Djeddah, à destination de Tor, avec 971 pèlerins. Il se produit à bord 18 décès cholériques pendant la traversée; 6 décès ont lieu pendant le débarquement à Djeb-el-Tor. Ici la quarantaine intervient. Plus de 10,600 pèlerins la subissent, et dans des conditions rigoureuses. Le fléau est arrêté à l'entrée du canal; l'Égypte et l'Europe sont préservées. Il faut une conviction très robuste dans l'inefficacité des quarantaines pour soutenir qu'ici la quarantaine a été inutile. Valait-il mieux, selon vous, laisser le choléra se promener librement dans la Méditerranée, et les enseignements de 1865 et de 1884 devaient-ils donc rester stériles?

Je crains, Monsieur, que de nouveau nous soyons en désaccord, et que vous pensiez que décidément je ne raisonne juste que lorsque j'admire. Je le regretterais car, pour détruire le choléra, il sera impossible de se passer du concours, non seulement actif, mais énergique, de l'Angleterre et un journal comme le vôtre pourrait beaucoup pour l'obtenir. J'espère du moins que vous serez persuadé que dans cette polémique je ne suis animé d'aucun sentiment autre que le désir de trouver la vérité et de servir le bien public.

Veuillez agréer, Monsieur le rédacteur en chef, l'assurance de mes sentiments les plus distingués.

Henri Monod.

DEUXIÈME PARTIE.

EN FRANCE.

DEUXIÈME PARTIE.

EN FRANCE.

CHAPITRE PREMIER.

La défense contre le choléra aux frontières.

§ 1er. — Loi du 3 mars 1822.

En 1821, la fièvre jaune exerçait de terribles ravages à Barcelone [1]. En Espagne, aucune mesure ne paraissait trop rigoureuse pour barrer la route au fléau. Les provinces, les villes mêmes, se barricadaient, s'imposant un régime plus strict que celui de ville assiégée. La France était en proie aux mêmes terreurs. Importée de Barcelone dans le port de Marseille, la maladie y avait produit 27 cas et 7 décès [2]. C'est dans ces conditions que fut faite la loi du 3 mars 1822 [3], dont l'application immédiate paraît avoir été efficace, puisqu'en 1823 la fièvre jaune visita de nouveau l'Espagne [4] et que notre territoire fut préservé.

Aucune nouvelle menace n'avait donné lieu à l'application de cette loi, lorsqu'une maladie jusque-là inconnue, le choléra, quitta l'Inde en 1828, et envahit progressivement l'Europe. En mai 1831, elle atteignait la Prusse par Dantzig, Hambourg en juillet, l'Angleterre

---

[1] Environ 70,000 atteintes et 20,000 décès. Bérenger-Féraud. *Traité de la fièvre jaune*. Paris, 1891, p. 93.
[2] Proust. *Traité d'hygiène*, 2e édition, p. 900.
[3] Voir une excellente analyse de cette loi dans *la Législation sur la police sanitaire*, par M. Henri Meyer, vice-président au tribunal civil du Havre, Paris, 1885.
[4] Bérenger-Féraud. *Traité de la fièvre jaune*, pp. 101 à 103.

par Sunderland en novembre [1]. La France essaya de se défendre.
Le 16 août 1831, une ordonnance royale, rendue en vertu de la loi
de 1822, portait formation « d'intendances et commissions sanitaires, chargées de veiller sur les frontières à l'exécution des quarantaines pour les voyageurs, des purifications et éventements pour les
effets et marchandises ». Le même jour, une seconde ordonnance,
rendue en vertu de la même loi, soumettait l'importation des objets
de friperie, des chanvres et des lins à une étroite surveillance. Le
26 août, des quarantaines et des « purifications » étaient ordonnées
pour les provenances de Francfort et pays adjacents d'outre-Rhin;
puis successivement pour les provenances d'Espagne, d'Écosse,
d'Angleterre, de Hollande, de Belgique (23 novembre). L'entrée
de peaux, cuirs, pelleteries, plumes et duvets, venant de pays suspects, était interdite. Le 1er juillet 1832, des quarantaines étaient
imposées aux bâtiments sortant des ports d'Alger, d'Oran et de Bône.
Une loi (1er octobre 1831) avait accordé un crédit extraordinaire
d'un million pour mesures sanitaires.

Malgré ces précautions, la maladie était constatée à Calais le
15 mars 1832 et le 26 mars à Paris, d'où elle se répandait par toute
la France.

En 1834, en 1835, en 1849, l'on fit encore appel, pour empêcher l'introduction du choléra, à la loi de 1822.

Si, dans ces diverses circonstances, l'on échoua, la faute n'en
était pas uniquement, ni principalement, à la loi, puisque, en 1890,
elle s'est montrée efficace. Certes, la défense était difficile; la plupart
des pays voisins, Belgique, Allemagne, Angleterre, Espagne, étaient
envahis; l'infiltration était à peu près inévitable. Mais il y a autre
chose. Les voyageurs venant de pays contaminés étaient alors soumis à des quarantaines variant de cinq à dix jours, et leurs effets
étaient « purifiés et ventilés » [2]. Cette ventilation était presque sans
effet utile, et cette purification n'était pas faite de manière à détruire
les germes infectieux. Quant aux quarantaines, rassemblant sur un

---

[1] *Rapport sur les épidémies*, par BRIQUET. *Mémoires de l'académie de médecine*, tome
XXVIII, p. 148.
[2] Voici, comme exemple, l'article 9 de l'ordonnance du 26 août 1831, concernant les
provenances de Francfort et pays adjacents : « Les voyageurs venant de pays actuellement infectés par le choléra-morbus, ou de Francfort ou de ses environs, ne pourront entrer en France que par les bureaux de douane indiqués à l'article 2 de la présente ordonnance. Il en sera de même des voyageurs qui ne pourront justifier d'une
manière satisfaisante de leur point de départ. Les uns et les autres seront soumis à
une quarantaine d'observation de cinq à dix jours, pendant laquelle les hardes et effets
à leur usage personnel seront purifiés et ventilés. »

même point les éléments sains et les éléments morbides (les lazarets n'étaient pas organisés comme ils le sont aujourd'hui), elles risquaient de constituer un péril au moins autant qu'elles offraient une sauvegarde. Enfin et surtout, l'on n'appliquait la loi qu'à la frontière; l'on ne s'était pas avisé qu'elle pût servir à prévenir et à combattre les ravages du mal dans l'intérieur du pays.

De 1849 à 1885, le gouvernement n'a plus eu recours à la loi de 1822. Cette loi avait mauvaise réputation; on la considérait comme cruelle. Une excessive sévérité dans les peines frappe d'impuissance une loi : pour avoir voulu trop punir, on procure l'impunité. Mais il ne faut pas oublier qu'en 1823 l'application de cette loi si critiquée a probablement sauvé la France de la fièvre jaune. Il faut se rappeler aussi la gravité et l'imminence du péril qu'elle avait à combattre. Quand on songe à la somme de maux, de douleurs et de ruines qu'amène une épidémie de peste ou de choléra, l'on comprend que, pour conjurer une semblable catastrophe, le législateur n'ait pas reculé devant des mesures rigoureuses. L'on comprend qu'il n'ait pas épargné l'homme qui aurait à porter la responsabilité de tant de morts. Mais à quoi sert l'énergie dans la rédaction des lois, si cette énergie ne se retrouve pas dans leur exécution?

Le choléra reparut en Europe plus d'une fois après 1849. Puisque l'on avait, dans l'arsenal des textes, une arme aussi forte que la loi de 1822, c'était le cas de la saisir à pleines mains et de défendre le pays. On ne l'osa pas. Le choléra étendait ses ravages : par milliers, ses victimes allaient encombrer les cimetières [1]; et la loi, — la loi vivante, puisque nous l'appliquons aujourd'hui, — la loi efficace, puisqu'elle suffit à nous protéger aujourd'hui, — dormait.

Même en juillet 1884, alors que le choléra venait de faire son apparition à Toulon et à Marseille; qu'il était encore temps peut-être de garantir les autres parties du territoire, qu'à une proposition de loi de M. Paul Bert le ministre du commerce répondait qu'il était suffisamment armé par la loi de 1822 [2], même alors le gouvernement reculait devant l'application de cette loi. Il craignait sans doute de n'être pas suivi par la magistrature. Il se rappelait les occasions où des tribunaux, en dépit de l'évidence des

[1] Plus de 140.000 victimes en 1854-55; plus de 15.000 en 1865-66.
[2] Chambre des députés, séance du 24 juillet 1884.

faits, avaient refusé de prononcer les peines édictées par la loi du 3 mars [1]. Ce qui s'est passé depuis a montré que ces craintes étaient exagérées.

En 1885, le gouvernement risqua une tentative dont le succès fut de nature à l'encourager. En vertu de la loi de 1822, il établit des postes de surveillance à la frontière d'Espagne ; il interdit l'importation d'Espagne des « objets de literie, tels que matelas, couvertures, etc... », ainsi que des « fruits et légumes poussant dans le sol ou à niveau du sol » ; il enjoignit « à toutes personnes logeant des voyageurs venant d'Espagne de le déclarer à la mairie », et de déclarer de même « tout cas suspect survenu dans leur maison » [2].

Il a été expliqué plus haut [3] comment en 1886, dans le Finistère, il a été fait une application plus effective, plus précise de la loi du 3 mars. Dans ce département, que le choléra visitait depuis quatre mois, fut envoyé un délégué qu'un décret [4], rendu en exécution de la loi de 1822, munissait de pleins pouvoirs « pour prendre toutes les mesures nécessaires en vue d'arrêter la marche de l'épidémie cholérique ». La loi et le décret furent, comme la loi l'exige, affichés dans les communes intéressées. Les prescriptions du délégué gouvernemental, énergiquement imposées, immédiatement obéies, eurent le résultat que l'on sait, la mise en déroute du choléra.

Il fallait la loi de 1822 pour nous permettre de faire ce que nous avons fait alors. Que de mesures nous avons prises qui violentaient des droits sacrés ! Fermeture de puits publics ou privés, obligation de nettoyer les maisons et les cours, de désinfecter les déjections des malades et leurs vêtements, de brûler la literie ; réquisition d'usines ; interdiction de loger des marins dans les maisons particulières ; transport imposé de certains malades sous la tente ; que d'attentats à la propriété et à la liberté individuelle ! Néanmoins il fallait se soumettre. La loi de 1822 ne plaisante pas. Ses articles 13 et 14, pour n'être pas aussi draconiens que d'autres, n'en sont peut-être que de meilleurs porte-respect. L'article 13 punit de 15 jours à 3 mois de prison et d'une amende de 50 à 500 francs tout individu qui aurait « *refusé d'obéir à des réquisitions d'urgence pour un*

---

[1] Henri MEYER, p. 18.
[2] Décrets des 15 juin, 2 et 7 juillet 1885.
[3] Voir livre I, première partie, chap. III.
[4] 29 janvier 1886.

service sanitaire ». L'article 14 punit de 3 à 15 jours de prison et de 5 à 50 francs d'amende quiconque « *aurait contrevenu, en matière sanitaire, aux règlements généraux ou locaux, aux ordres des autorités compétentes* ». Et pas de circonstances atténuantes : l'article 463 du code pénal n'est pas applicable. Aussi personne n'a-t-il regimbé. La déférence aux « ordres des autorités compétentes » a été absolue, et tout le monde s'en est félicité, puisqu'ainsi le mal a été vaincu.

Nous arrivons à 1890, et à la dernière application, la plus complète qui ait été faite, de la loi de 1822. Il faut entrer ici dans quelque détail ; l'on reconnaîtra que si cette loi appelle certaines modifications, elle n'en constitue pas moins, telle qu'elle est, une précieuse garantie, et que le pays lui doit quelque reconnaissance.

Le 16 juin, une dépêche télégraphique du commissaire spécial de police à Hendaye, arrivée au ministère de l'intérieur à 2 heures de l'après-midi, annonçait que la présence du choléra était constatée en Espagne, dans la province de Valence.

Le jour même, des ordres étaient donnés pour que deux étuves à désinfection fussent dirigées, l'une sur Hendaye, l'autre sur Cerbère ; de premières instructions étaient envoyées par télégraphe aux préfets des Basses-Pyrénées et des Pyrénées-Orientales, et un décret[1], mettant en application la loi du 3 mars 1822, déléguait deux auditeurs près le comité consultatif d'hygiène publique de France, MM. les Drs Charrin et Netter, « pour prendre, sous l'autorité du ministre de l'intérieur, toutes les mesures nécessaires en vue de prévenir et de combattre l'épidémie cholérique ». Le 18 juin, les délégués partaient, le premier pour Cerbère, le second pour Hendaye, munis d'instructions dont il est utile de reproduire le texte, puisque les précautions qu'elles ordonnaient de prendre, soit à l'égard des personnes, soit à l'égard des objets, ont réussi à préserver la France de l'invasion du mal.

Mesures à prendre pour l'organisation et le fonctionnement des postes sanitaires destinés à prévenir l'importation du choléra.

I. — Visite médicale des voyageurs venant de l'étranger à chaque poste frontière des voies de pénétration.

II. — Mise en observation des malades et des suspects, qui seront placés dans un local spécialement préparé.

[1] Le décret fut signé par le président de la République le lendemain, 17 juin.

III. — Examen attentif des bagages, de façon à ne pas laisser pénétrer le linge sale qui peut être contaminé. Ce linge sera immédiatement désinfecté par une étuve à vapeur sous pression, qui devra être installée autant que possible dans les différents postes.

Le local se composera au moins de deux pièces, l'une pour les malades, l'autre pour les suspects. Dans chacune d'elle seront installés des lits en fer aussi simples que possible, afin d'être plus facilement désinfectés.

Le poste sera en outre muni de médicaments et d'antiseptiques, suivant les prescriptions du comité consultatif.

Le nombre des lits, l'approvisionnement en désinfectants, en linge, seront réglés d'après les besoins locaux.

Le poste pourra être installé sous une tente (système Tollet et Herbet, par exemple).

Un local séparé sera aménagé pour la désinfection, qui se fera conformément aux instructions du comité.

Les postes seront pourvus, autant que possible, d'une étuve à désinfection par la vapeur sous pression.

Le personnel de chaque poste comprendra :

Un médecin directeur ; un ou deux infirmiers ; des aides en nombre variable, selon l'importance du transit.

Autant que possible, le médecin résidera dans la localité où se trouve établi le poste. Il devra être présent à l'arrivée de chaque train venant des pays contaminés ou suspects.

Si les médecins font défaut dans la région, on demandera du personnel à la faculté voisine.

A l'arrivée de chaque train, les chefs de gare et leurs employés s'assureront que tous les voyageurs sont descendus ; ceux-ci seront alors conduits dans une salle où se tiendra le médecin, et subiront tour à tour l'inspection.

Dans l'intérêt du bon ordre et afin que personne ne puisse se soustraire à la visite, l'on fera défiler les voyageurs entre deux barrières suffisamment rapprochées pour que deux personnes ne puissent passer de front.

Toute personne atteinte de gastro-entérite sera retenue et soignée au poste ; toute personne qui, sans présenter des signes de gastro-entérite, offrira des symptômes suspects, pourra être retenue en observation.

On remettra à chaque voyageur reconnu bien portant une carte constatant qu'il a subi la visite médicale. Il sera tenu de la présenter au maire de la localité dans laquelle il se rendra, et là, il subira une nouvelle inspection et sera observé pendant le nombre de jours qui correspondent à la durée de l'incubation du choléra.

Le maire de la localité aura été prévenu de l'arrivée du voyageur par une carte postale envoyée par le directeur du poste.

Dans le cas où le voyageur serait pris de choléra, il serait immédiatement isolé et traité. Toute production de foyer sera ainsi évitée.

La visite des bagages devra être faite avec le plus grand soin par les employés de la douane, assistés d'un infirmier du poste.

Les linges sales pouvant être contaminés seront immédiatement saisis et ne seront rendus à leur propriétaire qu'après avoir subi la désinfection.

La rapidité de la stérilisation obtenue à l'aide de l'étuve Geneste-Herscher simplifiera considérablement les détails pratiques de cette opération.

Des rapports quotidiens ou hebdomadaires, suivant les circonstances, seront adressés par le médecin-directeur du poste au ministre ou à ses délégués.

Modèle de la carte délivrée à chaque voyageur venant d'Espagne:

POSTE SANITAIRE DE LA FRONTIÈRE.

(Passeport sanitaire.)

M.   venant de
passant à la frontière a été reconnu sain au moment de la visite médicale qu'il a
subie ici en vertu des instructions qui nous ont été données. Il a déclaré vouloir
se rendre à   , commune du département de   ,
où il prendra domicile, rue   , n°   ,
Le porteur devra se présenter devant le maire de la commune et subir les
visites que la municipalité jugera bon d'ordonner.

A   , le   1890.

Le directeur du poste sanitaire.

---

*Modèle de la carte postale adressée au maire de la commune où se rend le
voyageur:*

POSTE SANITAIRE DE LA FRONTIÈRE.

Monsieur le maire,

J'ai l'honneur de vous informer que M.   , qui a subi à la frontière la visite médicale et qui a déclaré vouloir se rendre dans votre commune,
où il aura son domicile, rue   , n°   , est parti aujourd'hui d'ici,
muni d'un passeport sanitaire.

A   , le   1890.

Le directeur du poste sanitaire.

Les instructions reproduites ci-dessus montrent quelles précautions minutieuses étaient prises pour la désinfection des effets suspects, spécialement du linge sali. Des étuves à vapeur humide sous
pression ont été installées partout où cela a paru nécessaire; là où
une telle installation n'eût pas été justifiée, le linge sale était plongé
dans de l'eau bouillante, portée à l'ébullition et dans une solution désinfectante, généralement une solution de sublimé.

Pour quelques objets, en petit nombre, une interdiction absolue
d'importation a été prononcée. Deux décrets datés, l'un du 18,
l'autre du 20 juin 1890, rendus tous deux en exécution de la loi du
3 mars 1822, interdirent l'importation d'Espagne en France, par
les frontières de terre et de mer, le premier, « des fruits et légumes
poussant dans le sol ou à niveau du sol », le second, « des drilles
et chiffons ainsi que des objets de literie, tels que matelas, couvertures, etc. » Ces interdictions n'ont été levées que le 20 décembre

1890 pour les fruits et légumes, et le 18 août 1891 pour les drilles et chiffons.

Quant aux personnes, l'administration sanitaire était bien décidée à ne pas laisser pénétrer les malades ; elle entendait également ne pas mélanger les malades qu'elle pourrait être amenée à retenir avec des voyageurs bien portants. Ceux-ci cependant, quoique ayant les apparences de la santé, pouvaient porter en eux le germe de la maladie. Il importait donc de les surveiller, pendant un temps raisonnable, à leur point d'arrivée. Pour que cette surveillance fût possible, il fallait créer l'obligation aux voyageurs venant d'Espagne de déclarer à la frontière le lieu de leur destination, à ceux qui les recevaient de déclarer leur arrivée et tout cas de maladie suspecte survenu dans la maison, aux municipalités de faire visiter les voyageurs par un médecin. C'est ce qu'ordonnaient trois décrets rendus en exécution de la loi de 1822. La pratique révéla au bout de 48 heures la nécessité de prévoir les arrêts anticipés, et une circulaire du ministre des travaux publics prescrivit aux compagnies de chemins de fer, si une telle éventualité se présentait, d'avertir immédiatement le maire de la commune où le voyageur s'arrêterait. Je reproduis le texte de ces quatre documents.

I. — DÉCRET DU 18 JUIN 1890.

Obligation pour les personnes qui reçoivent un voyageur venant d'Espagne de déclarer son arrivée et tout cas de maladie suspecte.

ARTICLE PREMIER. — Il est enjoint à toute personne logeant un ou plusieurs voyageurs venant d'Espagne d'en faire la déclaration à la mairie de la commune dès l'arrivée du voyageur.

Cette obligation s'applique non seulement aux aubergistes et aux logeurs en garni, mais encore à tout particulier.

ART. 2. — La même déclaration devra être faite par les personnes ci-dessus dénommées pour tout cas suspect survenu dans leur maison, et dès l'apparition des premiers accidents.

ART. 3. — Les contraventions aux dispositions du présent décret seront constatées par des procès-verbaux et poursuivies conformément à l'article 14 de la loi du 3 mars 1822, qui punit d'un emprisonnement de 3 à 15 jours et d'une amende de 5 à 50 francs quiconque aura contrevenu, en matière sanitaire, aux ordres des autorités compétentes.

ART. 4. — Le ministre de l'intérieur, les préfets dans leurs départements respectifs, les maires de chacune des communes de France, sont délégués, conformément à l'article premier de la loi du 3 mars 1822, pour assurer l'exécution du présent décret qui sera publié au *Journal officiel* et au *Bulletin des lois*.

La loi du 3 mars 1822 et le présent décret seront publiés et affichés dans toutes les communes du territoire de la République.

II. — Décret du 28 juin 1890.

*Obligation pour les voyageurs venant d'Espagne de déclarer
leur lieu de destination et leur arrivée.*

ARTICLE PREMIER. — Toute personne venant d'Espagne et entrant en France ou en Algérie, soit par terre, soit par mer, est tenue de déclarer à la frontière aux autorités chargées de recevoir cette déclaration, la commune de France dans laquelle elle se rend.

Elle est en outre tenue de présenter au maire de cette commune, dans les vingt-quatre heures de son arrivée, le passeport sanitaire qui lui aura été remis à la frontière.

A Paris, cette présentation du passeport sanitaire devra être faite à la préfecture de police ou aux mairies.

Devront également être faites à la préfecture de police ou aux mairies les déclarations des personnes logeant chez elles à Paris des voyageurs venus d'Espagne, en exécution du décret du 18 juin 1890.

ART. 2. — Les infractions aux dispositions qui précèdent seront poursuivies conformément à la loi du 3 mars 1822.

ART. 3. — Les autorités sanitaires, constituées en exécution de la loi du 3 mars 1822, antérieurement au présent décret, le gouverneur général de l'Algérie, les préfets, les maires, les commissaires spéciaux des chemins de fer, les commissaires de police, les commissaires de surveillance administrative, les agents des douanes et généralement tous les agents de la force publique, sont délégués, chacun dans les limites de sa circonscription, pour assurer l'exécution du présent décret, qui sera publié au *Journal officiel* et inséré au *Bulletin des lois*.

III. — Décret du 2 juillet 1890.

*Visite médicale. Obligation pour les maires de la faire faire
et pour les voyageurs de la subir.*

ARTICLE PREMIER. — Tout maire auquel aura été faite la déclaration d'arrivée dans sa commune d'un voyageur venant d'Espagne devra faire visiter ce voyageur par un médecin désigné à cet effet, pendant un délai de cinq jours au minimum à partir du jour de l'entrée de ce voyageur en France. En cas d'impossibilité, il devra en référer au préfet ou sous-préfet par les voies les plus rapides.

ART. 2. — Toute personne venant d'Espagne est tenue de subir, pendant cinq jours au moins à partir de son entrée en France, la visite d'un médecin désigné à cet effet.

Celles qui viendraient à se rendre dans une nouvelle commune avant l'expiration de ce délai sont tenues de faire une nouvelle déclaration, conforme à celle prescrite par le décret du 28 juin.

ART. 3. — Toute personne venant d'Espagne et empêchée par un motif quelconque de se rendre dans la commune désignée par elle aux autorités sanitaires de la frontière, est tenue, dans les douze heures de son arrivée, de le déclarer au maire de la commune où elles s'arrête. Le maire fera procéder à la visite médicale prescrite par l'article 1er du présent décret.

ART. 4. — Les infractions aux dispositions qui précèdent seront poursuivies conformément à la loi du 3 mars 1822.

Art. 5. — Les autorités sanitaires, constituées en exécution de la loi du 3 mars 1822 antérieurement au présent décret, les préfets, les maires, les commissaires spéciaux des chemins de fer, les commissaires de police, les commissaires de surveillance administrative, les agents des douanes et généralement tous les agents de la force publique sont délégués, chacun dans les limites de sa circonscription, pour assurer l'exécution du présent décret, qui sera publié au *Journal officiel* et inséré au *Bulletin des lois*.

IV. — Circulaire du Ministre des travaux publics, *aux administrateurs des compagnies de chemins de fer (5 juillet 1890).*

Messieurs, M. le ministre de l'intérieur vient de m'informer que, dès l'apparition du choléra en Espagne, il a organisé sur divers points de la frontière, et notamment sur les voies ferrées, à Hendaye et à Cerbère, des postes de surveillance sanitaire, où les voyageurs sont l'objet d'un examen médical. Ceux qui sont trouvés malades y sont soignés ; ceux qui paraissent suspects sont retenus ; ceux qui sont reconnus sains reçoivent un passeport sanitaire et, par carte postale, on avise de leur arrivée les maires des communes où ils ont déclaré se rendre. Les mêmes mesures sont d'ailleurs prises dans les ports pour les voyageurs arrivant d'Espagne par mer.

D'autre part, un décret du 28 juin dernier, rendu en exécution de la loi du 3 mars 1822, oblige toutes les personnes venant d'Espagne à faire connaître la commune dans laquelle elles se rendent. Aux termes d'un autre décret du 2 juillet courant, ces mêmes personnes, au cas où elles seraient empêchées pour un motif quelconque d'aller dans la commune désignée par elle à la frontière, sont tenues de notifier cet empêchement au maire de la commune où elles s'arrêtent, dans les douze heures de leur arrivée. Les unes et les autres doivent, en vertu de ce dernier décret, recevoir pendant cinq jours au moins la visite d'un médecin délégué par l'administration. Or il se peut (et le fait se serait produit sur le réseau d'Orléans) qu'un voyageur venant d'Espagne soit pris d'indisposition pendant le trajet et contraint de s'arrêter dans une gare intermédiaire. C'est alors surtout qu'une surveillance plus étroite s'impose dans l'intérêt de la santé publique, et elle ne pourra s'exercer que si le maire de la commune sur le territoire de laquelle se trouve la station intermédiaire est immédiatement prévenu.

En conséquence, et suivant le désir exprimé par M. le ministre de l'intérieur, je vous serai obligé, messieurs, d'inviter tous les agents de votre compagnie, qui seraient à même de constater la descente d'un voyageur avant son arrivée à la destination marquée sur son billet, à interroger ce voyageur sur sa provenance. S'il venait d'Espagne, avertissement devrait en être immédiatement donné par le chef de gare ou son suppléant au maire de la commune, pour que celui-ci puisse faire procéder sans retard à la visite médicale prescrite.

Je vous prie de m'accuser réception de la présente communication et de me faire connaître, en même temps, la suite qu'elle aura reçue sur votre réseau.

Recevez, messieurs, etc.

Pour le ministre des travaux publics :

Le conseiller d'État,
directeur des chemins de fer,

Signé : GAY.

Les mesures ordonnées en 1890 pour défendre la France contre l'invasion du choléra se résument donc en deux ordres de faits. En ce qui concerne les personnes : tous les voyageurs examinés à la frontière ; les malades ou les suspects retenus et soignés ; les bien portants surveillés à leur point d'arrivée pendant la durée présumée d'incubation de la maladie. En ce qui concerne les choses : quelques-unes, les chiffons, certains fruits, certains légumes repoussés ; des autres, toutes celles qui paraissent susceptibles de conserver et de transmettre le mal, soumises avant leur entrée sur notre territoire à une désinfection rigoureuse.

Les peines, édictées par la loi de 1822, ont été maintes fois appliquées par les tribunaux ; et ont donné une sanction effective aux ordres du gouvernement.

Quel a été le résultat ? Pendant que le choléra sévissait de l'autre côté des Pyrénées, plus de 135.000 personnes venant d'Espagne se sont présentées à notre frontière de terre. Trois ou quatre seulement ont été retenues après l'examen médical. Une seule a introduit le choléra en France, dans une ville et dans un quartier où, en 1884 et 1885, ce fléau avait fait de nombreuses victimes[1]. Le malade transmit le mal à sa mère qui mourut. Mais l'administration, immédiatement avertie, agit immédiatement de la manière la plus énergique et la maladie fut étouffée sur place.

Ainsi, en 1890, l'application de la loi de 1822 semble bien avoir préservé la France du choléra. Il ne faut donc pas trop en médire.

Cette loi est-elle parfaite ? Tel n'est pas mon sentiment. D'abord, comme je l'ai dit déjà, elle est trop sévère. En second lieu, elle n'est applicable qu'au moment où menace une maladie pestilentielle, lorsque celle-ci est à la porte, ou déjà installée à nos foyers. La preuve semble faite qu'à ce moment-là elle peut réussir à préserver le pays, mais elle n'y réussit qu'à ce moment-là. Elle ne fournit pas les moyens de préparer d'avance l'avortement des épidémies exotiques, ni de combattre les épidémies autochtones.

Cette considération, que je développerai plus loin, est de telle importance, qu'elle rejette dans l'ombre les questions accessoires. S'il s'agissait de réviser, article par article, la loi de 1822, j'aurais bien

[1] Lunel, 6.487 habitants. 59 décès cholériques en 1884, 47 en 1885. *Recueil des travaux du comité consultatif d'hygiène publique de France*, tome XV, p. 529.

des observations à présenter [1]. Mais il suffit à mon dessein présent de conclure que, prise dans ses grandes lignes, cette loi serait une arme de défense excellente, si une disposition législative permettait de l'appliquer toutes les fois qu'une épidémie quelconque menace une portion quelconque du territoire de la République. Ce serait la meilleure défense contre le choléra lui-même ; car il est, sinon démontré, au moins infiniment probable, que le choléra ne prospérerait pas sur un terrain rendu, par l'assainissement, réfractaire à la fièvre typhoïde.

§ 2. — LE RÈGLEMENT DU 22 FÉVRIER 1876.

Le *Règlement général de police sanitaire maritime*, qui porte la date du 22 février 1876, est un document considérable. Il comprend 13 titres et 130 articles. Préparé par une commission spéciale où étaient représentées les chambres de commerce et les compagnies de transport, délibéré par le comité consultatif d'hygiène publique de France, il a fait l'objet d'un rapport remarquable de Fauvel. Depuis quinze ans, ce règlement gouverne dans nos ports la police sanitaire ; il a réduit, dans des proportions importantes, les entraves apportées par celle-ci aux relations commerciales ; il a suffi, dans maintes occasions, à défendre la santé publique. Il a droit, comme la loi de 1822, à notre reconnaissance.

Néanmoins, il n'a pas toujours empêché l'introduction en France du choléra ; il n'a pas empêché notamment notre épidémie du Finistère. Il y a donc lieu de rechercher si l'expérience n'a pas révélé dans ce règlement quelques imperfections.

Le *Bien-Hoa* [2], transport, reste en rade de Toulon du 20 août au 16 septembre 1885. Le choléra sévissait alors à Toulon, cruellement. Il se produit à bord du *Bien-Hoa* 2 cas de choléra, 29 cas de diarrhée non caractérisée ou de diarrhée cholériforme [3]. L'un des

[1] L'article 3 de la loi prévoit la patente brute, la patente nette et la patente suspecte. Cette dernière a disparu en fait et devrait disparaître en droit. Voir aussi p. 85 ce qui est dit de l'article 35 de l'ordonnance du 7 août 1822, réglant l'application de la loi du 3 mars.

[2] Je choisis l'exemple du *Bien-Hoa* pour que la discussion à laquelle je vais me livrer ne sorte pas du domaine des idées, qu'elle ne puisse subir l'influence d'aucune arrière-pensée d'un caractère pénible. L'on ne saurait en effet accuser le *Bien-Hoa* d'avoir le premier importé dans le Finistère un mal dont l'apparition est antérieure de six jours à l'arrivée de ce navire à Brest.

[3] En voir le détail, pp. 497 et 498.

deux cholériques, après avoir passé quatre jours à l'infirmerie du bord, est porté à l'hôpital où il meurt. L'autre cholérique est soigné à bord et guérit. Le *Bien-Hoa* part de Toulon pour Brest avec une patente brute en conformité du règlement de 1876.

ART. 20. — La patente de santé est *nette* ou *brute*. Elle est *nette* quand elle constate l'absence de toute maladie pestilentielle dans le pays ou les pays d'où vient le navire ; elle est *brute* quand la présence d'une maladie de cette nature y est signalée.

Le 26 septembre, arrivée à Brest. Le commandant et le médecin déclarent qu'aucun accident de choléra n'a eu lieu à bord depuis le départ de Toulon. Ils déclarent en outre « qu'un homme de l'équipage envoyé à l'hôpital de Toulon y est décédé du choléra ». Le directeur de la santé à Brest soumet le navire à une observation de vingt-quatre heures. Au bout de vingt-quatre heures, les marins débarquent et se répandent dans le pays.

Les précautions prises étaient-elles suffisantes pour protéger la santé publique ? Certainement non. J'accepte, bien entendu, comme étant l'expression indiscutable de la vérité l'affirmation que de Toulon à Brest il ne s'était produit aucun accident cholérique, aucune diarrhée cholériforme ; j'admets que, la période d'incubation du choléra étant dépassée sans manifestation cholérique, il n'y avait pas à redouter de transmission directe de la part d'aucun des hommes débarqués à Brest. Mais la même sécurité n'existait pas pour les effets de ces hommes. Ces effets avaient pu se trouver à Toulon en contact avec des effets contaminés de l'un des marins atteints soit de choléra, soit d'une diarrhée cholériforme, qui devait bien, dans la circonstance, être présumée être la diarrhée cholérique. Or, au point de vue de la transmission du mal, il n'y a pas à distinguer entre la diarrhée cholérique et le choléra [1].

Quelle certitude y avait-il que, trente et un marins ayant été, plus ou moins gravement, atteints en rade de Toulon, les hardes, la literie, touchées par leurs déjections, avaient été détruites ou rigoureusement désinfectées ? qu'aucune pièce de cette literie ou de ces hardes souillées n'était débarquée avec les malades guéris ou n'avait été en contact avec les effets des marins restés sains ? Il n'y avait qu'un moyen de donner à la santé publique une garantie sérieuse,

[1] M. Proust est très affirmatif à cet égard. Voir p. 449.

c'était de soumettre à la désinfection les effets à usage qui se trouvaient à bord du *Bien-Hoa*.

Si toutes les circonstances de fait lui eussent été connues, le directeur de la santé à Brest aurait eu le devoir strict d'ordonner cette désinfection. Voici, en effet, ce que prescrit le règlement :

ART. 39. — La quarantaine de *rigueur* est applicable au cas où le navire a eu à bord, SOIT AU PORT DE PROVENANCE, soit en cours de traversée, soit depuis son arrivée, des accidents certains ou seulement suspects d'une des trois maladies pestilentielles.

La quarantaine de rigueur.... exige la désinfection des effets à usage et celle du navire.

Or, le *Bien-Hoa* avait eu des accidents cholériques à bord au port de provenance, c'est-à-dire à Toulon.

Le directeur de Brest, M. Anner, ne l'a pas su, le commandant et le médecin ayant seulement déclaré « qu'à Toulon, un homme de l'équipage, *envoyé à l'hôpital*, y était mort du choléra ». Il n'était pas dit qu'il eût été malade à bord. M. Anner allègue qu'il ne pouvait que s'en rapporter à la déclaration faite, et il se retranche derrière une lettre ministérielle, datée du 4 août 1876, qui contient le passage suivant :

L'on doit admettre comme règle générale que les déclarations faites par les commandants des navires de guerre suffisent pour écarter tout soupçon de mauvaise foi, l'honneur militaire étant, en pareil cas, une garantie sérieuse.

En conséquence, il ne doit pas être fait d'inspection médicale à bord des navires de guerre, à moins de soupçons très motivés; et, dans ce cas, le conseil sanitaire intervient....

La réponse du directeur de la santé à Brest ne paraît pourtant pas l'innocenter entièrement. D'une part, il semble qu'il devait, son attention étant éveillée par le fait du cholérique transporté à l'hôpital, pousser plus loin ses investigations demander si cet homme avait été malade à bord, combien de temps il y était resté malade, si à Toulon il n'y avait pas eu à bord d'autres malades [1], etc. D'autre part, la déclaration faite, si incomplète qu'elle fût, le mettait en demeure d'appliquer l'article 39. En effet, pouvait-il dire devant cette déclaration, que le *Bien-Hoa* n'avait eu « au port de provenance » aucun accident certain ou seulement suspect de cho-

---

[1] L'annexe 5 du règlement fournissait au directeur de la santé à Brest un modèle d'interrogatoire. S'il l'eût suivi, il eût exigé une réponse catégorique à la question 9 : « Avez-vous eu, *pendant votre séjour* à Toulon, des malades à bord ? » et il eût appris la vérité.

léra? Non. Donc, il devait appliquer la quarantaine de rigueur ; il devait ordonner la désinfection . [1]

D'où est venue l'erreur, soit du directeur de la santé, soit du commandant du navire? Elle est venue de la rédaction défectueuse de l'article 36 du règlement.

Art. 36. — Les navires passibles de quarantaine, pour l'un des motifs énumérés plus haut, se présentent dans deux conditions :

Ou bien le navire arrive avec une déclaration du capitaine ou du médecin qu'*aucun accident de la maladie en question n'a eu lieu à bord* depuis le départ, et, dans ce cas, si l'inspection médicale à l'arrivée confirme cette déclaration, il est considéré comme simplement suspect ;

Ou bien des accidents certains ou probables de la maladie pestilentielle ont eu lieu soit à bord, soit au port de départ, soit en cours de traversée, soit à l'arrivée, et alors le navire est considéré comme infecté.

C'est le second paragraphe de cet article qui vise la déclaration qu'avait à faire le commandant, et ce paragraphe ne mentionne que les accidents survenus *depuis le départ*. Le commandant a donc déclaré qu'il n'avait eu à bord aucun accident depuis le départ de Toulon. Il ne s'est pas cru obligé de parler, ni des vingt-neuf marins atteints de diarrhée, ni du marin qui avait eu le choléra et qui avait guéri. Il ne s'est pas cru tenu de dire que celui qui était mort avait passé quatre jours à l'infirmerie du bord avant d'être porté à l'hôpital. Il a même peut-être pensé qu'il faisait plus que son devoir en accusant ce décès. A toutes les objections qui pourraient lui être faites, il se contenterait d'opposer le texte du 2ᵉ paragraphe de l'article 36. Que le 3ᵉ paragraphe du même article montre clairement que l'omission d'un membre de phrase dans le second est un *lapsus*, que cela ressorte non moins clairement du rapprochement des articles 36 et 39, que partout ailleurs dans la loi les accidents survenus dans le port de provenance soient assimilés à ceux survenus en cours de traversée; c'est possible ; cela, c'est l'affaire du directeur de la santé ; la sienne, c'est de connaître et d'appliquer un article aux termes duquel il lui suffit de déclarer « qu'aucun accident n'a eu lieu à bord *depuis le départ* ».

Mais, dira-t-on, l'article 36 n'est pas le seul qui dicte son devoir au capitaine du navire. Il y a encore l'article 27.

[1] Même en ne considérant le navire que comme suspect, il avait le droit, et il n'eût été que prudent de sa part, d'ordonner des mesures de désinfection. (Règlements contre le choléra: B. Mesures sanitaires applicables aux provenances de choléra dans les ports de la Manche et de l'Océan, 1° Navires suspects, § 2 : *Les mesures de désinfection sont facultatives.*)

Art. 27. — Tout capitaine arrivant dans un port français est tenu..... de répondre, après avoir prêté serment de dire la vérité, à l'interrogatoire sanitaire et de déclarer tous les faits, de donner tous les renseignements venus à sa connaissance pouvant intéresser la santé publique.

Fauvel estimait qu'il était « inutile d'insister sur l'importance de ces prescriptions, résumant tous les éléments d'informations qui doivent faire apprécier les conditions sanitaires du navire ». Il se trompait sans doute, puisque le commandant du *Bien-Hoa* n'a pas pensé qu'elles l'obligeassent à en dire plus qu'il n'a dit. Était-il, en effet, forcé de savoir que la santé publique pouvait être intéressée aux diarrhées de quelques marins en rade de Toulon ?

Il est évident qu'il n'y a pas concordance entre le paragraphe 2 et le paragraphe 3 du décret de 1876. Il serait donc utile de rectifier le paragraphe 2 et de le rédiger ainsi :

..., Ou bien le navire arrive avec une déclaration du capitaine ou du médecin qu'aucun accident de la maladie en question n'a eu lieu à bord, *ni au port de départ, ni en cours de traversée, ni à l'arrivée* [1].

Il serait utile encore, puisque l'article 27 n'est pas suffisamment précis, de le compléter et de dire :

Tout capitaine arrivant dans un port français est tenu..... de répondre, après avoir prêté serment de dire la vérité, à l'interrogatoire sanitaire, *notamment à cette question : y-a-t-il eu à bord, soit au port de provenance, soit en cours de traversée, soit depuis l'arrivée, des accidents certains ou seulement suspects d'une des trois maladies pestilentielles?* et de déclarer tous les faits, de donner tous les renseignements venus à sa connaissance pouvant intéresser la santé publique.

N'y a-t-il, dans cette affaire, aucun reproche à adresser à l'autorité sanitaire qui a délivré la patente de santé ? Elle avait à appliquer l'article 12 du règlement :

Art. 12. — La patente de santé doit mentionner, dans une formule précise, l'état sanitaire du pays de provenance et particulièrement la présence ou l'absence des maladies qui motivent des précautions sanitaires. Elle doit, en outre, donner... des renseignements exacts relatifs... à l'état hygiénique et sanitaire du bord au moment du départ.

Il nous semble que le directeur de la santé à Toulon avait le devoir, pour se conformer, sinon à la lettre, du moins à l'esprit de cet article, de mentionner sur la patente les deux cas de choléra et les vingt-neuf cas de diarrhée. Mais puisque les termes de l'article permettent d'ergoter et de soutenir qu'il oblige seulement à indiquer :

[1] Par suite, il faudra rectifier, dans les parties intitulées ; *navires infectés,* le texte du règlement contre le choléra.

1° « l'état sanitaire du pays de provenance », — et que cela a été fait, puisque la présence du choléra à Toulon était mentionnée ;
2° « l'état sanitaire du bord au moment du départ », — et que cela a été fait, puisque, *au moment du départ*, l'état sanitaire du bord était bon, il sera nécessaire de compléter l'article. Il faudra ajouter à l'article 12 un dernier paragraphe :

Elle doit notamment indiquer si, dans le port de provenance, des accidents certains ou seulement suspects d'une des trois maladies pestilentielles se sont produits à bord.

Si les articles 12, 27 et 36 du règlement avaient été tels que je les propose, le directeur de la santé de Brest eût désinfecté strictement tous les effets à usage qui se trouvaient à bord, non seulement du *Bien-Hoa*, mais du *Rhin*, et peut-être l'épidémie du Finistère eût été évitée.

Le directeur de Brest a dû se sentir incité à ne pas agir avec une rigueur excessive par le décret de 1876 lui-même, qui prescrit que la police sanitaire pourra s'exercer avec moins de sévérité dans les ports de l'Océan que dans ceux de la Méditerranée :

Art. 35. § 4. — Dans les ports de l'Océan et de la Manche les mesures de quarantaine peuvent être différentes de celles appliquées pour les mêmes maladies dans les ports de la Méditerranée.

En conformité de cet article, le règlement spécial contre le choléra se compose de deux parties, dont l'une applicable aux ports de la Méditerranée et l'autre aux ports de la Manche et de l'Océan, le traitement prescrit étant pour les ports de la Méditerranée beaucoup plus rigoureux que pour ceux de l'Océan et de la Manche. Cette distinction est-elle encore justifiée ?

Si elle l'est, ce n'est point par les intérêts de la santé publique. Il est sans doute inutile de démontrer qu'un navire faisant le trajet entre un port où sévit le choléra et un port indemne, le péril pour le port d'arrivée est plus grand si ce navire va de Toulon à Brest que s'il va de Saïgon à Marseille. Pourquoi donc défendre Marseille plus énergiquement que Brest n'est défendu ? Fauvel reconnaissa que la défense de Brest était insuffisante :

Les mesures préventives contre les navires suspects qui se présentent dans les ports de la Manche et de l'Océan sont par la force des choses réduites au minimum : vingt-quatre heures d'observation avec inspection médicale pour constater si, oui ou non, la maladie existe à bord. *Nous savons bien que c'est là une garantie insuffisante pour prévenir sûrement une importation* (chap. 16).

Quel puissant motif pouvait déterminer Fauvel, l'ardent défenseur de notre littoral, à une telle concession ? Comment se résignait-il à ne donner, dans les ports du Nord, à la santé publique qu'une protection «insuffisante», ce qu'il appelle ailleurs (chap. 2) « des garanties restreintes»? C'est que son large esprit ne se laissait pas dominer par une préoccupation exclusive. La santé publique est un des éléments de la richesse nationale ; la prospérité du commerce en est un autre. Nos ports de la Manche et de l'Océan sont en concurrence avec les ports anglais, belges, hollandais ; comment supporteront-ils des quarantaines si leurs concurrents en sont exempts ? La cause de la prophylaxie elle-même, déjà si peu populaire, ne serait-elle pas plus gravement encore compromise dans l'opinion, si ses exigences soulevaient des récriminations trop vives, si, pour écarter un péril intermittent, éventuel, elle ne tenait pas un compte suffisant d'intérêts immédiats, considérables et permanents? Voilà pourquoi en ces matières l'on ne saurait exagérer la prudence ; voilà pourquoi Fauvel consentait à des transactions qui, au premier abord, nous étonnent. Mais j'ose croire que s'il eût disposé des moyens dont nous disposons aujourd'hui ; s'il eût connu nos étuves à désinfection par la vapeur sous pression ; s'il avait su que, grâce à ces étuves, les objets susceptibles de transmettre le mal peuvent être en fort peu de temps mis sûrement hors d'état de nuire, il eût voulu que cette désinfection fût nécessairement ordonnée pour les navires suspects comme pour les navires infectés, dans les ports de l'Océan comme dans ceux de la Méditerranée, et il n'eût pas admis un instant qu'aucune exception pût être faite pour les vaisseaux de l'État. Ici encore je suis en droit de dire que si le règlement de 1876 eût prescrit la désinfection en termes si impérieux qu'aucune contestation ne fût acceptable, peut-être l'épidémie de 1885 eût-elle été épargnée à la Bretagne [1].

La similitude de traitement pour tous les ports de la France s'établira quelque jour, non seulement par l'extension à tous d'une désinfection scientifique, mais aussi par la diminution graduelle des quarantaines. Fauvel le pressentait lorsqu'il écrivait, à la fin du chapitre II de son rapport :

---

[1] Cette désinfection devrait être obligatoire pour toutes les provenances d'un point contaminé, ce point fût-il très rapproché. Voir plus haut (p. 274), l'observation judicieuse du Dr le Jollec sur la grave épidémie d'Audierne, qui eût été évitée probablement, si les provenances du Guilvinec n'avaient pas été admises sans une désinfection préalable.

Il est à peine nécessaire d'ajouter que les prescriptions du nouveau règlement n'ont pas la prétention d'être le dernier mot en matière de prophylaxie maritime. Il n'est pas impossible de prédire le jour où, par la force irrésistible qui tend à multiplier les relations internationales, les quarantaines proprement dites disparaîtront et feront place, grâce aux progrès de l'hygiène, à des mesures préventives d'un autre ordre.

Nous ne sortirons donc pas de la voie que le maître a ouverte, en cherchant à donner de plus en plus satisfaction aux vœux légitimes du commerce, en nous appuyant sur les progrès que fait l'hygiène navale pour réduire de plus en plus les quarantaines, et ainsi, modifiant l'œuvre de Fauvel, nous resterons fidèles à l'esprit de Fauvel.

La solution de la question des quarantaines est actuellement entre les mains des compagnies de transport. Il dépend d'elles d'en préparer et d'en hâter la suppression, en donnant à la santé publique des garanties à la fois moins gênantes et infiniment plus efficaces. Où est le danger ? Il est dans les germes du choléra. Où se trouvent ces germes ? Dans les déjections des malades. Où se conservent-ils ? Dans les linges, sur les vêtements souillés par ces déjections. La transmission de la maladie serait rendue impossible si, à mesure que ces germes viennent à la lumière, ils étaient détruits, si les objets qui ont pu être touchés par ces germes étaient, avant tout contact, brûlés ou désinfectés. Est-il nécessaire pour cela de débarquer tous les passagers d'un navire, de les garder à vue pendant trois, sept ou dix jours, de décharger la cargaison entière ? Oui, si l'on n'a aucune assurance que des mesures meilleures ont été prises. On objecte : cette quarantaine dite de rigueur est une garantie insuffisante, car jamais l'on n'obtiendra qu'elle soit effectivement rigoureuse ; elle constitue même un danger, car il est impossible d'éviter des contacts, et par conséquent des chances de transmission du mal, entre les passagers sains et ceux chez lesquels la maladie se déclare après débarquement. Cela est vrai ; mais si insuffisante, si périlleuse même que soit cette garantie, jamais l'administration sanitaire ne prendra la responsabilité d'y renoncer si elle est la seule qui lui soit offerte.

Elle n'aurait aucune raison de n'y pas renoncer, si la compagnie de transport lui démontrait que le navire ne peut pas contenir des germes cholériques.

Une première condition pour que cette preuve soit possible, c'est que le navire soit pourvu d'une étuve à désinfection dont l'efficacité soit incontestable et le fonctionnement établi.

Supposons un navire nanti d'une telle étuve et porteur d'une patente brute, c'est-à-dire venant d'un pays où la présence du choléra est signalée, et envisageons ces trois hypothèses :

Le navire « n'a eu à bord aucun accident pestilentiel ou de nature suspecte » (art. 38 du règlement);

Le navire « a eu à bord pendant la traversée, des accidents certains ou suspects de choléra » (art. 33 du règlement) mais, à l'arrivée, il n'a plus de malade;

Le navire, au moment de son arrivée, a des passagers atteints ou suspects d'être atteints de choléra.

Dans la première hypothèse, le navire, aux termes de l'article 38, n'est pas nécessairement soumis à des mesures de désinfection. Il devrait l'être, car dans le port de provenance l'on a pu embarquer quelque harde contaminée, et les germes pathogènes ont pu se trouver dans des conditions telles qu'ils ont conservé leur virulence. C'est bien peu probable, dites-vous. Je l'admets. Il suffit que cela ne soit pas impossible. Est-il raisonnable de risquer une épidémie comme celle du Finistère pour ne pas prendre la peine de désinfecter ? Si le règlement de 1876 n'a pas rendu cette désinfection obligatoire, c'est que l'on ne connaissait pas en 1876 les moyens faciles et rapides dont nous disposons aujourd'hui. Le règlement modifié devrait donc imposer la désinfection des « hardes et effets à usage » (art. 47) à tout navire venant d'un pays où est signalée la présence du choléra. Mais quelle nécessité de faire cette désinfection, si elle a déjà été faite dans de bonnes conditions ? Si le navire est muni d'une étuve, si la preuve est fournie que les hardes et effets à usage existant à bord ont, sans exception, été passés à l'étuve après le départ du port suspect, la santé publique est absolument garantie, l'administration sanitaire ne peut rien exiger de plus et la libre pratique doit être immédiatement accordée.

Seconde hypothèse. Le choléra s'est montré à bord, mais il a disparu. Le règlement (art. 39) exige que le navire soit considéré comme infecté, envoyé dans un lazaret de premier ordre, déchargé, désinfecté. Qu'y aurait-il à craindre cependant, s'il était démontré à l'autorité sanitaire qu'au cours de la traversée et au moment où les cas morbides se sont produits, tous les objets ayant été en contact avec les malades ont été brûlés ou désinfectés, et qu'en outre, par surcroît de précaution, tous les effets à usage des passagers restés indemnes ont été passés à l'étuve ? Rien à redouter des per-

sonnes : la visite médicale établit qu'il n'y a pas de malade à bord ;
rien à redouter des choses : elles ont été mises hors d'état de nuire.
Sous quel prétexte refuserait-on la libre pratique ? Tout au plus
peut-on demander que pour permettre le débarquement l'on attende
que cinq jours se soient écoulés depuis la mort ou la guérison du
dernier malade.

Enfin le navire se présente ayant le choléra à bord. Il va de soi
que les malades seront soignés, qu'ils seront isolés, que les passagers
atteints de diarrhée seront étroitement surveillés, que l'on s'efforcera d'empêcher l'entrée sur le territoire des germes pathogènes.
Mais combien moins longue et moins vexatoire sera cette surveillance, si l'autorité sanitaire sait qu'au cours du voyage toutes
les précautions nécessaires ont été prises, toutes les déjections reçues
dans des désinfectants, tous les objets susceptibles de transmettre le
mal détruits ou stérilisés ! Combien plus disposée sera l'autorité
sanitaire à laisser aller ceux qui sont évidemment bien portants,
à permettre que le contrôle médical se continue pour eux au lieu de
leur destination, si elle n'a rien à redouter des effets qu'ils emportent, tous ces effets ayant été soigneusement désinfectés pendant la
traversée !

La présence et le fonctionnement des étuves amènera ainsi peu à
peu la suppression des quarantaines, et lorsque, grâce à la présence
à bord de ces étuves, les mesures sanitaires se réduiront à une visite
médicale et à la constatation que la désinfection a été faite, ou même
à une désinfection effective, les ports de l'Océan n'auront plus intérêt à réclamer un traitement distinct, parce que les mesures sanitaires n'apporteront plus une entrave sérieuse au commerce. Ce
qu'il faut distinguer, pour leur appliquer des traitements divers,
bénins dans un cas, rigoureux dans l'autre, ce ne sont pas les navires qui abordent dans l'Océan ou la Manche de ceux qui abordent
dans la Méditerranée, ce sont les navires qui ont des étuves à désinfection de ceux qui n'en ont pas.

J'ai dit plus haut que pour que la présence à bord de l'étuve profite au navire, il est nécessaire que de cette étuve l'efficacité soit
incontestable et le fonctionnement établi.

Efficacité incontestable..... Ce n'est pas assez de déclarer : j'ai
une étuve à désinfection ; encore faut-il que cette étuve à désinfection désinfecte et que l'administration sanitaire connaisse qu'en
effet elle désinfecte. *Étuve* est bientôt dit. J'avais recommandé

l'achat d'une étuve à un établissement charitable important. Quand je revins et que je m'enquis : « nous avons l'étuve », me répondit-on. Je dus insister pour la voir. L'on me conduisit à une chambre très incomplètement close ; au centre de la chambre, un seau où l'on m'assura que l'on empilait les linges salis ; à côté, un trépied sur lequel on m'assura que l'on brûlait du soufre ; c'était l'étuve. Le mot ne suffit donc pas ; il faut la chose, la chose efficace. L'administration n'a pas la prétention d'imposer aux compagnies de transport un modèle quelconque ; mais si un navire se prévaut de ce qu'il a une étuve pour réclamer un avantage, l'administration ne peut lui concéder cet avantage qu'autant que le système de cette étuve présente pour elle des garanties, que par conséquent il est connu d'elle, approuvé par elle.

Dans un traité qu'il a passé avec la compagnie nationale de navigation pour le transport des troupes en Indo-Chine et leur rapatriement, l'État a exigé la présence à bord de chaque steamer d'une étuve à désinfection *par la vapeur sous pression*, et les deux navires qui font ce service, le *Cormorin* et le *Colombo*, sont, par suite de cette exigence, pourvus d'étuves excellentes. Le ministre de la marine a ordonné l'installation d'étuves à vapeur sous pression sur tous les navires ramenant des troupes du Tonkin, et actuellement ces étuves existent sur neuf transports de l'État. La république argentine a fermé ses ports aux paquebots non munis d'étuves à vapeur sous pression, et, depuis que cette prescription est entrée en vigueur, la compagnie des Chargeurs réunis a établi ces étuves sur vingt-trois de ses navires. Plusieurs compagnies maritimes anglaises ont agi de même : trente-quatre steamers anglais portent des étuves françaises à vapeur sous pression. L'impulsion est donnée ; elle est irrésistible ; l'on n'empêchera pas la réforme. Ce qu'il faut souhaiter, c'est qu'elle se réalise rapidement ; c'est que sa réalisation résulte d'une entente cordiale, et non d'une contrainte légale. Ce que notre gouvernement a fait pour la santé des troupes, ce qu'ont fait des anglais pour la sécurité de leur commerce, ce que la compagnie des Chargeurs réunis a été obligée de faire pour la salubrité de la république argentine, nous voudrions que toutes nos compagnies de transport le fissent de bonne grâce pour la salubrité de la France.

Fonctionnement établi. . . . . . Une étuve, fût-elle parfaite, ne peut procurer au navire qui la porte l'exemption de la quarantaine qu'autant que l'administration sanitaire a les moyens de connaître qu'elle a exactement fonctionné. Comment aura-t-elle cette connaissance ? Peut-elle s'en rapporter aveuglément aux déclarations des capitaines ? Plus d'un fait a montré combien cette confiance serait imprudente. Je me contente de rappeler, négligeant les exemples que pourrait fournir l'histoire de nos ports, que c'est la fausse déclaration d'un capitaine anglais qui, en 1865, a été le point de départ de la terrible épidémie d'Égypte. Le capitaine considère que son premier devoir est envers la compagnie qui l'emploie ; qu'avant tout il doit éviter un retard ; sa déclaration qu'à bord la désinfection a été rigoureusement faite ne saurait suffire à l'autorité sanitaire. Le capitaine d'ailleurs n'a pas compétence pour faire une telle déclaration. L'autorité sanitaire doit exiger que la déclaration soit faite et les détails du fonctionnement de l'étuve fournis par un médecin.

Quand ce médecin est dans une situation telle que ses allégations sont acceptées sans conteste, les autorités sanitaires n'hésitent pas à faire fléchir la rigueur des prescriptions réglementaires. Le 20 novembre 1886, le *Mytho*, transport français, arrivait à Marseille, venant du Tonkin où régnait le choléra. Il y avait plus de 850 personnes à bord. Dix décès, non cholériques, s'étaient produits pendant le voyage. La libre pratique fut immédiatement, et très justement, accordée. Pourquoi ? Parce que le navire était pourvu d'une étuve à vapeur sous pression ; qu'après chaque décès les objets de literie et les vêtements avaient été passés à l'étuve ; que les linges souillés avaient été jetés à la mer ; que l'hôpital, les chambres des passagers, tous les postes du navire avaient subi de fréquents lavages au moyen du chlorure de chaux ou de l'eau phéniquée ; qu'à l'étuve avaient passé les sacs en toile des marins, tous les linges de corps de l'équipage et des passagers ; que, chaque jour, à tout l'équipage, à tous les passagers avaient été donnés des douches ou des bains ; qu'à l'arrivée le médecin du lazaret constatait « une absence de méphitisme et une propreté dues à l'application journalière des prescriptions de l'hygiène » ; que le directeur de la santé, ayant vu personnellement tous les malades encore alités et tous les convalescents, n'était pas parvenu « à découvrir le moindre symptôme suspect », et qu'il concluait en conséquence qu'il n'y avait pas lieu de renouveler à Marseille des opérations bien faites pendant la traversée [1]. Je répète que dans de telles circonstances le

[1] *Recueil des travaux du comité consultatif d'hygiène publique de France*, tome XVII, pp. 483 et 484.

directeur de la santé a eu raison d'interpréter le règlement de 1876 dans le sens le moins restrictif; ce qui s'était fait à bord donnait à la santé publique des garanties suffisantes. Mais comment le directeur pouvait-il savoir qu'en effet tout cela s'était fait à bord et bien fait ? Il le savait par les déclarations du médecin principal, fonctionnaire public, sur la parole duquel ne pouvait planer aucun doute. Ce praticien avait les deux qualités dont l'administration sanitaire ne peut pas ne pas exiger la réunion : la compétence et l'indépendance.

Comment réunir ces deux qualités chez les médecins des compagnies privées ?

Pour la compétence, on arriverait facilement à s'entendre. Aux termes du décret du 17 septembre 1864, « tout bâtiment de commerce pour une destination de long cours est tenu d'avoir à bord un médecin, s'il reçoit à bord cent personnes, » et, aux termes de l'article 23 du règlement de 1876, ces médecins *peuvent* être commissionnés par le gouvernement. Il faudrait dire qu'ils *doivent* l'être, et alors le gouvernement mettrait à l'octroi de sa commission telles conditions qu'il jugerait utiles pour s'éclairer sur la compétence sanitaire des candidats présentés à son agrément.

Pour l'indépendance, la question est bien autrement compliquée; c'en est le point le plus délicat.

L'administration dit à la compagnie : « Le médecin qui est à bord dépend de vous seule ; je ne puis avoir une confiance entière dans ses allégations. » La compagnie dit à l'administration : « Il faut que le médecin qui est à bord dépende de moi seule ; je ne puis permettre une atteinte à l'unité de commandement. »

A ni l'une ni l'autre des parties ne manquent les arguments sérieux, et, ainsi posé, le problème paraît insoluble. Je suis cependant persuadé que l'on arrivera à le résoudre. La bonne volonté est la même des deux côtés, et, ce qui est plus rassurant, des deux côtés l'intérêt est le même. L'administration ne prétend pas introduire le désordre, l'indiscipline à bord des navires. Les compagnies de transport ne prétendent pas que le commerce doit servir à la propagation des maladies pestilentielles. Les autorités sanitaires savent qu'elles compromettraient la cause de la santé publique si elles entravaient le trafic par des ingérences indiscrètes ou des délais injustifiés, qu'à bord d'un navire en marche il ne peut y avoir qu'un maître, et qu'en matière de commerce un retard équivaut parfois à une ruine. Les compagnies n'ignorent pas que, si préjudiciables que puissent leur être les mesures de précaution imposées, elles le sont moins que ne le serait une épidémie qui leur serait imputable et qui interromprait brusquement toute communication avec le pays d'où elles l'auraient importé. L'administration est donc désireuse de réduire au minimum les entraves aux libres transactions, et même, si possible, de supprimer toute entrave; et les compagnies ne peuvent pas ne pas être désireuses de donner à la santé publique toutes les garanties reconnues nécessaires. Comment, dans de telles conditions, ne parviendrait-on pas à s'accorder?

C'est aux compagnies de navigation à proposer les termes de cet accord. D'abord, parce que ce sont elles qui sont intéressées à la suppression des quarantaines: quant à l'administration sanitaire, les quarantaines, rigoureusement faites, lui suffisent. Ensuite, parce que les propositions que pourrait faire l'administration ont été déjà officieusement présentées et qu'elles ont été rejetées. Au congrès national scientifique du Havre, en 1885, MM. Brouardel et Proust avaient réclamé la nomination par le gouvernement de médecins sur les navires ayant à bord des passagers. Les représentants des compagnies ont refusé, déclarant qu'ils préféraient les quarantaines. L'administration paraît en droit de leur dire : « Vous demandez la diminution ou la suppression des quarantaines; un moyen vous a été offert ; vous l'avez déclaré inacceptable ; quelle autre garantie m'offrez-vous ? Je suppose votre navire muni d'une étuve approuvée ; je suppose votre médecin ayant fourni la preuve de son savoir hygiénique : comment pourrai-je avoir la certitude que ce médecin dit la vérité tout entière lorsqu'il déclare quel usage a été fait de cette étuve ? » Le jour où les compagnies de transport inspireront à cet égard une confiance complète à une administration dont le rôle est d'être méfiante, où elles auront à bord une étuve d'un modèle approuvé, fonctionnant normalement en toute occasion où son fonctionnement peut être utile, où le fonctionnement de cette étuve, et d'une façon générale tout ce qui concerne la salubrité, seront placés sous la direction d'un médecin compétent et indépendant, ce jour-là les quarantaines auront vécu. L'avantage est sans doute assez grand pour que nos armateurs se préoccupent des moyens de le conquérir.

L'accord établi, le règlement de 1876 pourra être complété par un article permettant aux autorités sanitaires, conformément aux conditions de cet accord, de réduire ou même de supprimer les quarantaines, et, à cet égard, il n'y aura aucune distinction à faire entre les ports de l'Océan et ceux de la Méditerranée.

Le règlement de 1876 comporterait d'autres réformes ; ce que j'ai dit me paraît suffire pour conclure : si, en 1885, notre règlement sanitaire eût été appliqué avec les modifications que je propose, il est presque certain que le choléra n'eût pas pénétré dans le Finistère.

CHAPITRE II.

La défense contre le choléra par l'assainissement du pays.

C'est ici qu'il convient d'étudier, de méditer, de louer hautement et de proposer en exemple l'œuvre de l'Angleterre. Il n'y a plus de place ici pour les sophismes. Il s'agit de son territoire, de ses citoyens : elle comprend dès lors avec une lucidité parfaite, elle pratique avec un succès croissant les plus assurés préceptes de l'hygiène publique.

Peut-être quelques-uns (surtout des Anglais) trouvaient-ils tout à l'heure que j'outrais la sévérité. Peut-être d'autres (surtout des Français) penseront-ils que je suis maintenant trop enthousiaste. Pourtant, quoi de plus révoltant que l'intérêt mercantile se jouant de la vie humaine? et quoi de plus admirable que des milliers d'existences arrachées à la mort par des applications administratives des progrès scientifiques? Je ne dis pas que je sois sans passion : comment n'être pas ému, traitant d'une telle affaire? Mais je suis sans partialité. J'ai dit la vérité, parfois cruelle, à la petite Bretagne; pourquoi l'aurais-je épargnée à la grande? Et pourquoi, maintenant que j'en suis à montrer le devoir qu'a l'État d'assainir la France, ménagerais-je mes applaudissements à ce spectacle unique d'une grande nation que n'a rebuté aucun sacrifice pour garantir la santé publique, qui, délibérément, méthodiquement, améliore les conditions générales de la vie, et réussit à faire, d'une façon régulière et progressive, reculer devant elle la maladie et la mort?

Les épidémies cholériques ont été pour l'Angleterre des éducatrices dont elle a su entendre les enseignements. Chaque épidémie a apporté sa leçon. Ce fut à la suite de l'épidémie de 1832 que l'opinion, vivement alarmée devant l'impuissance où était l'administration de connaître avec quelque certitude le nombre des décès cholériques, détermina un mouvement qui finit par entraîner gouvernants et législateurs : ce mouvement aboutit à la loi de 1837, c'est-à-dire non seulement à l'enregistrement généralisé des décès, mais encore, ce qui importe bien plus aux progrès de l'hygiène publique, à la déclaration obligatoire et à l'enregistrement des causes des décès. Les suites des épidémies de 1849 et de 1854 furent surtout scientifiques : elles firent voir qu'il y a un rapport étroit entre la diffusion du choléra et l'insalubrité des milieux. Enfin l'épidémie de 1866 amena l'Angleterre à tirer de ces constatations médicales des conséquences légales : la loi de 1871 créa, dans ce pays où la décentralisation semble parfois aller jusqu'à l'émiettement, une direction centrale de l'assistance et de l'hygiène ; la loi de 1875 arma cette direction des pouvoirs nécessaires à la protection de la santé publique.

Depuis lors le choléra indien a plus d'une fois abordé en Angleterre ; il ne s'y est jamais propagé.

C'est que, de 1875 à 1890, en quinze années, les Anglais ont dépensé pour assainir leur pays près de trois milliards de francs.

Le résultat immédiat a été, non seulement d'écarter le danger du choléra, mais de réduire dans une forte proportion la mortalité générale, spécialement la mortalité par maladies transmissibles, plus spécialement encore la mortalité par fièvre typhoïde.

Le nombre d'existences humaines préservées en Angleterre par l'effet des travaux d'assainissement pendant la période décennale 1880-1889 dépasse huit cent mille, c'est-à-dire que, pendant cette période, si les mesures sanitaires n'avaient pas été ordonnées par la loi et exécutées par l'administration, huit cent mille personnes, qui ont vécu, seraient mortes [1].

Que l'on médite sur ce chiffre ; que l'on tâche de se figurer les maladies, les souffrances, les douleurs que supposent huit cent mille morts ; que l'on fasse, si l'on peut, le compte, non seulement des larmes, mais des misères, des ruines, des enfants abandonnés. Tous ces désastres épargnés aux familles, la santé plus solide, et par conséquent la vie plus heureuse et les hommes meilleurs, cela ne vaut-il pas l'effort ? Cela ne vaut-il pas la dépense ? Et la victoire que, dans cette lutte obstinée, obscure, quotidienne, l'Angleterre remporte depuis quinze ans sur la mort, n'est-elle pas d'une bien autre beauté morale que les batailles dont s'enorgueillissent les histoires ?

[1] Je donne ici les résultats d'ensemble. L'on en trouvera le détail et la justification dans mon étude : *Les mesures sanitaires en Angleterre depuis 1875 et leurs résultats.* Paris, Masson, 1891. La diminution de la mortalité en Angleterre porte sur tous les âges.

Il n'existe, après tout, que deux moyens infaillibles de combattre le choléra : le détruire au lieu de production; l'empêcher de fructifier au lieu d'arrivée. Les mesures intermédaires ne sont que des palliatifs, d'un effet toujours incertain. Mais le second moyen, qui est l'assainissement, a sur le premier un avantage; en s'opposant au choléra, il s'oppose à la fièvre typhoïde et aux autres maladies infectieuses; il amende toutes choses; ne fût-il d'aucune utilité contre le choléra, il rend la contrée qui l'emploie plus forte et plus riche.

L'idée n'est pas nouvelle. Il y a longtemps que les hygiénistes la soutiennent [1]. C'est la preuve expérimentale qui est nouvelle. Toutes les nations civilisées doivent être reconnaissantes à l'Angleterre de l'avoir faite d'une manière éclatante et décisive.

Voici en quels termes l'Angleterre, par la bouche d'un de ses représentants les plus autorisés, formule aujourd'hui son opinion sur le choléra :

L'Angleterre tient qu'en Europe les villes qui ont défendu contre toute contamination le sol, l'eau et l'air n'ont rien ou n'ont que très peu de chose à craindre de l'importation du choléra, tandis que cette importation présente les plus grands dangers pour les localités qui ne se sont pas ainsi assainies. La science médicale anglaise pense qu'en Europe le choléra peut être communiqué du malade au bien portant lorsque ce dernier est dans un milieu insalubre; et que cette communication a très spécialement des chances pour se produire lorsque les eaux potables sont souillées par les déjections des cholériques. Nous, Anglais, nous faisons reposer notre confiance sur l'état de pureté du sol, de l'eau et de l'air. Cette défense-là nous paraît suffire, et nous recommandons aux autres nations d'y avoir recours. De telles mesures d'assainissement rendraient inoffensives pour les peuples d'Europe leurs relations extérieures, fût-ce avec des pays atteints par le fléau.

Il importe d'ailleurs de bien mettre en lumière que les peines prises et les dépenses faites contre le choléra ne seront en aucun cas perdues. Les conditions qui favoriseraient la propagation de cette maladie, si le germe en était importé, sont absolument les mêmes que celles qui, jour par jour, alors qu'on ne parle pas de choléra, engendrent et propagent d'autres maladies infectieuses, lesquelles, frappant sans relâche, sont à la longue bien autrement meurtrières que le choléra. Aussi les mesures d'assainissement prises contre le choléra seront-elles amplement compensées par la diminution de ces autres maladies, lors même que le choléra aurait à tout jamais cessé de visiter l'Angleterre. Sur beaucoup de points de ce pays, les conditions favorables au choléra sont aujourd'hui bien moins nombreuses que par le passé ; nous en avons une preuve dans la fièvre typhoïde, la maladie dont l'étiologie a la plus étroite parenté avec celle du choléra et qui diminue chez nous d'une façon sérieuse et ininterrompue [2].

[1] Tous pensent comme le Dr SONDEREGGER (*Sur la protection contre le choléra*, p. 6) : « De même qu'on prévient le mieux l'incendie par la bonne construction des maisons et par une bonne organisation de la police du feu, ainsi nous prévenons le mieux l'épidémie cholérique par des règles d'hygiène publique systématiquement combinées, préparées d'avance et non en hâte au moment du danger le plus pressant. »

[2] M. BUCHANAN, *Fifteenth annual report of the Local Government Board, Supplement containing reports and papers on cholera*, pp. VIII et IX.

La morale de ce qui précède saute aux yeux : il faut assainir la France.

Tout ce que dit M. Buchanan est résumé, à l'usage de la France, dans ces fortes paroles, prononcées en 1885 par M. Brouardel :

> Quand le territoire est envahi, nous n'avons qu'une question à poser aux municipalités : quelles mesures avez-vous prises pour assainir votre ville? On ne fait pas l'assainissement d'une ville subitement, il y faut des années. Si la municipalité a fourni de l'eau pure, si les maisons sont propres, les déjections enlevées sans communication possible avec l'air et l'eau, nous pourrons dire hardiment : vous êtes à l'abri; pour vous, les mesures que nous prenons sur la mer Rouge, dans les ports, sont des mesures inutiles; vous êtes de roc; les germes morbides mourront sur votre sol. Pour moi, je n'hésite pas à l'affirmer, c'est là la vraie solution, c'est celle de l'avenir. [1]

Le conseil que lui donne M. Brouardel, si une municipalité est disposée à le suivre, le peut-elle? Pour celles qui n'y seraient pas disposées, le gouvernement, l'intérêt général étant engagé de manière si évidente, peut-il briser leur résistance? Ces utiles contraintes, soit sur les individus, soit sur les collectivités, l'autorité sanitaire, de l'autre côté de la Manche, les exerce, grâce à la loi de 1875. Avons-nous en France une loi de protection de la santé publique? Que prescrit, que permet, dans cet ordre d'idées, notre législation? Si cette législation est insuffisante, dans quel sens devrait-elle être complétée? Ce sont les questions qui nous restent à examiner.

§ 1er. — LA LÉGISLATION SANITAIRE ACTUELLE.

Nous avons vu que la loi du 3 mars 1822 peut servir à empêcher une épidémie de choléra de pénétrer sur le territoire français, et même, si elle y a pénétré, à enrayer sa propagation, mais qu'il ne peut être fait appel à cette loi qu'en cas de menace d'une maladie pestilentielle. Elle ne peut donc pas être utilisée pour assainir les localités et les habitations, pour améliorer les milieux, pour supprimer les causes permanentes d'insalubrité.

Quelles sont donc les lois qui pourvoient actuellement à la salubrité publique? Il y en a trois, et il semble à première lecture qu'elles devraient être suffisantes, car la première, celle du 16 septembre 1807, vise l'assainissement des villes et des communes, la seconde, celle du 13 août 1850, l'assainissement des maisons, la troisième, celle du 5 avril 1884, la salubrité dans les termes les

---

[1] BROUARDEL. *Conférence sur les moyens de protection de l'Europe contre les maladies épidémiques*. Paris, 14 mars 1885.

plus généraux et spécialement le soin de prévenir et de combattre les épidémies. Cela comprend tout, et voilà la santé publique bien défendue. Elle ne l'est pas du tout, et l'examen un peu rapproché de la manière dont ces lois sont appliquées va nous révéler un sensible écart entre les textes et les faits.

Loi du 16 septembre 1807. — Les articles 35, 36 et 37 de cette loi sont ainsi conçus :

Art. 35. — Tous les travaux de salubrité qui intéressent les villes et les communes seront ordonnés par le gouvernement et les dépenses supportées par les communes intéressées.

Art. 36. — Tout ce qui est relatif aux travaux de salubrité sera réglé par l'administration publique ; elle aura égard, lors de la rédaction du rôle de la contribution spéciale destinée à faire face aux dépenses de ce genre de travaux, aux avantages immédiats qu'acquerraient telles ou telles propriétés privées, pour les faire contribuer à la décharge de la commune, dans des proportions variées et justifiées par les circonstances.

Art. 37. — L'exécution des deux articles précédents restera dans les attributions des préfets et des conseils de préfecture.

Ces articles sont précieux, car ils contiennent des prescriptions nécessaires qui ne se trouvent nulle part ailleurs. Ils autorisent le gouvernement à ordonner d'office les travaux d'assainissement reconnus indispensables, les frais de ces travaux restant à la charge des communes intéressées et des propriétaires qui en bénéficient.

Ils ne constituent évidemment pas à eux seuls une loi sanitaire ; mais ils en contiennent un des éléments essentiels, puisqu'ils fournissent le moyen de contraindre les collectivités à vivre dans des conditions générales salubres. Que de travaux utiles n'aurait-on pas pu, à l'aide de ces articles, faire exécuter dans le Finistère, avant l'épidémie cholérique, et depuis ! L'on n'a pas oublié que maintes fois, au cours de l'épidémie, l'autorité a fait fermer des puits, en enlever les bielles, mettre ces bielles sous clef dans les mairies pour empêcher les habitants de boire des eaux constamment empoisonnées par les infiltrations du sol. L'autorité donnait ces ordres en visant la loi de 1822 ; or la loi de 1822 n'a de vertu qu'en cas d'épidémie. Aussi, le danger passé, la prescription est-elle tombée. C'est en temps normal, avant que l'épidémie éclatât, qu'il eût fallu persuader à certaines communes, et au besoin les contraindre, de fournir à leurs habitants, comme eau de boisson, de l'eau de ces sources qui sont si abondantes en Bretagne ; dans plus d'une, l'épidémie de choléra eût été évitée, ou du moins atténuée, sans parler de la fièvre typhoïde, presque partout endémique dans le Finistère, et que des distributions de bonne eau potable eussent efficacement combattue. Au lieu d'avoir pris une précaution provisoire, d'un effet passager, l'on aurait accompli une réforme d'un caractère définitif.

Pourquoi l'article 35 de la loi de 1807 n'a-t-il pas été utilisé en Bretagne pour accomplir cette réforme? Pourquoi ne l'est-il pas en France pour des objets semblables? Partout son application serait nécessaire; nulle part il n'est appliqué. La loi de 1807 n'est pas abrogée cependant. Elle est, dans presque toutes ses dispositions, d'un usage courant. Seul, l'article 35 n'a été invoqué que dans des circonstances tout exceptionnelles, comme en 1863, (assainissement de la Dives), en 1866 (assainissement du ru de Marival), en 1887 (épuration des eaux de l'Espierre)[1]. Ces précédents, si rares qu'ils soient, prouvent que l'article 35 garde encore une certaine vitalité. Le gouvernement pourrait y recourir. Mais en fait il n'y recourt pas. Pourquoi? Peut-être seulement parce qu'il ne s'en est pas servi jusqu'ici; peut-être parce que l'application de la loi de 1807 aurait aujourd'hui des conséquences que le législateur de 1807 ne pouvait pas prévoir, parce que l'opinion ne discerne pas encore bien les exigences de l'hygiène publique et l'immense intérêt qu'a la généralité des citoyens à ce que ces exigences soient satisfaites, parce que la loi de 1884 a limitativement énuméré les cas où une dépense peut être imposée d'office à une commune, et que les dépenses sanitaires ne sont pas comprises dans cette énumération.

Il n'est nullement établi que si le gouvernement s'avisait de mettre une commune, dans laquelle la fièvre typhoïde serait endémique, en demeure de distribuer aux habitants de l'eau de source, si, la commune résistant à cette mise en demeure, l'administration faisait dresser un projet d'amenée d'eau dans cette commune, si enfin un projet était soumis au conseil d'État pour sanctionner cette application de la loi de 1807, il n'est, dis-je, pas du tout certain que le conseil d'État donnât un avis favorable au projet de décret. Il ne faudrait pas s'en trop étonner. Les termes de l'article 35 de la loi de 1807 sont trop larges. Ils vont si loin qu'avec eux on n'ose aller nulle part; ils donnent au gouvernement un pouvoir si étendu que le gouvernement n'ose pas s'en servir. Le principe posé dans l'ar-

[1] Voir le détail de ces applications de la loi de 1807 dans mon étude intitulée: *Des pouvoirs de l'administration en matière sanitaire.* (*Recueil des travaux du comité consultatif d'hygiène publique,* t. XIX, pp. 322 et suiv.)

ticle 35, principe excellent, aurait donc besoin de réapparaître sous la forme d'une loi nouvelle, d'un caractère plus modéré et plus précis. En attendant ce rajeunissement, il ne faut guère compter, pour les progrès de la salubrité publique, sur la loi de 1807.

Loi du 13 avril 1850. — Puisque, en dépit des termes de la loi, il est difficile d'ordonner «les travaux de salubrité qui intéressent les villes et les communes», ne pourrait-on du moins entreprendre d'assainir les habitations? Il est vrai que l'un suppose l'autre, et que c'est en vain qu'un propriétaire tenterait d'avoir une maison salubre, si la commune ne lui fournit ni de l'eau ni des moyens d'évacuation. Mais, supposez que la commune ait en tout ou en partie fait son devoir, la législation permet-elle de forcer le propriétaire à faire le sien? Sans doute, répondra quelqu'un, puisqu'il existe une loi intitulée: *Loi relative à l'assainissement des logements insalubres!* Celui qui répondrait ainsi se tromperait grandement.

La loi du 13 avril 1850, dite des logements insalubres, n'apporte à l'administration sanitaire préparant la lutte contre le choléra, et généralement contre toutes les maladies contagieuses, qu'un concours très restreint, presque nul. Notons d'abord qu'elle n'est applicable qu'aux «logements et dépendances insalubres mis en location et occupés par d'autres que le propriétaire, l'usufruitier ou l'usager»[1]. Elle intéresse donc, dans les grandes villes, de nombreuses habitations; mais, dans les communes rurales, ou même dans les villes comme Quimper, Concarneau, Douarnenez, Audierne, le nombre des maisons qui tombent sous son application est faible. J'ai donné, dans la notice de Quimper, le plan de quelques-unes des habitations où se sont produits des décès cholériques[2]. Plusieurs de ces habitations ne semblent pas faites pour des êtres humains. Voilà cinq ans que l'attention s'est portée sur elles; je suis convaincu qu'elles existent encore telles que je les ai vues. Il ne peut en être autrement, car plusieurs appartiennent à ceux qui les habitent. Ici, la faute n'est pas à la timidité de l'administration ou aux incertitudes de la loi. La loi est tout à fait claire; elle refuse à l'administration le droit de pénétrer dans un logement insalubre occupé par son propriétaire, et de contraindre ce propriétaire à assainir ce logement. C'est encore un argument que l'on pourrait faire valoir

[1] JOURDAN. *Législation sur les logements insalubres*, 3ᵉ édition, p. 36.
[2] Voir les planches 18, 19, 20 et 21.

contre l'application de la loi de 1807 à l'assainissement généralisé des habitations d'une commune.

Comment d'ailleurs fonctionne la loi de 1850 ? Au moyen de commissions que le conseil municipal nomme, ou ne nomme pas ; par des décisions que prennent, sur les rapports de ces commissions (qui d'ailleurs ne peuvent visiter que les maisons qui leur sont signalées par l'administration[1]), des conseillers municipaux dont le plus grand nombre ne connaissent pas les conditions de salubrité d'une habitation, qui craindront de mécontenter un électeur influent, qui n'ont, par conséquent, ni la compétence ni l'indépendance nécessaires. En outre, la procédure est longue, compliquée, ressortissant à des juridictions diverses, si bien qu'un propriétaire assez riche pour la poursuivre peut retarder pendant des années l'exécution des décisions prises par le conseil municipal.

Dans ces conditions, il n'est pas surprenant que les commissions des logements insalubres n'exercent quelque action que dans quatre ou cinq villes de France. C'est en vain qu'une circulaire ministérielle, en date du 6 février 1885, invoquant les ravages de l'épidémie cholérique de 1884, a pressé les communes de créer de telles commissions[2].

Loi du 5 avril 1884. — C'est la loi organique municipale. Elle impose au maire le devoir de veiller à la salubrité publique. L'arme-t-elle de manière qu'il puisse accomplir ce devoir ?

Les articles de la loi applicables à notre objet sont les suivants :

ART. 91. — Le maire est chargé, sous la surveillance de l'administration supérieure, de la police municipale, de la police rurale, et de l'exécution des actes de l'autorité supérieure qui y sont relatifs.

. . . .

ART. 97 — La police municipale a pour objet d'assurer le bon ordre, la sûreté et la salubrité publiques.

Elle comprend notamment. . . . . . le soin de prévenir par des précautions convenables et celui de faire cesser, par la distribution des secours nécessaires, les accidents et les fléaux calamiteux tels que les incendies, les inondations, les maladies épidémiques ou contagieuses, les épizooties, en provoquant, s'il y a lieu, l'intervention de l'administration supérieure.

ART. 99. — Les pouvoirs qui appartiennent au maire, en vertu de l'article 91, ne font pas obstacle au droit du préfet de prendre pour toutes les communes du département ou plusieurs d'entre elles, et dans tous les cas où il n'y aurait pas été pourvu par les autorités municipales, toutes les mesures relatives au maintien de la salubrité publique.

[1] JOURDAN, p. 69.
[2] JOURDAN, p. 167. A Paris, cette commission rend des services importants.

Ce droit ne pourra être exercé par le préfet à l'égard d'une seule commune qu'après une mise en demeure au maire restée sans résultat.

Ces textes ont-ils ajouté quelque chose aux pouvoirs qu'avaient les maires ? Non. Les deux premiers ne sont que la reproduction de textes anciens. L'article 99 est nouveau ; il permet au préfet de se substituer au maire, en cas d'inaction de celui-ci ; mais il est de bon sens que le préfet, agissant au lieu du maire, n'a pas des pouvoirs plus étendus que ceux du maire lui-même.

Quels sont donc les pouvoirs du maire ? Supposons un maire de commune rurale consciencieux, instruit, intelligent, dévoué aux intérêts de l'hygiène. La loi lui dit qu'il est « chargé d'assurer la salubrité publique, de prévenir par des précautions convenables les épidémies.» Il lit les travaux qui peuvent l'éclairer sur l'accomplissement de ce devoir ; il se tient au courant des progrès de la science ; il connaît les résultats qu'ont eus en Angleterre les mesures d'assainissement ; il est décidé à agir, à mettre sa commune à l'abri de toute épidémie de choléra, à garantir ses administrés contre la fièvre typhoïde. Que pourra-t-il faire, soit à l'égard de sa commune, soit à l'égard des particuliers ?

A l'égard de sa commune, il ne peut exécuter aucun travail entraînant une dépense, tant que le conseil municipal n'a pas voté des fonds pour faire face à cette dépense. Or, si le maire que nous avons supposé se rencontre rarement dans nos campagnes, bien plus rarement encore y rencontre-t-on un conseil municipal comprenant les bienfaits de l'assainissement et prêt à imposer la commune pour les lui assurer. Le conseil refuse-t-il l'argent demandé par le maire ? Quelle que soit la nécessité, quelle que soit l'urgence des travaux, que la santé des citoyens soit évidemment en péril, que l'arrêté pris par le maire soit en lui-même inattaquable, aucun pouvoir ne peut contraindre le budget communal à supporter la dépense, car cette dépense n'entre dans aucune des catégories de dépenses obligatoires qu'énumère l'article 136 de la loi de 1884. Or quelles sont les mesures intéressant la salubrité qui n'aboutissent pas à une dépense ?

Si le maire ne peut ni donner de l'eau pure à une commune qui boit une eau suspecte, ni enlever les matières usées qui stagnent sur le sol, l'imprègnent et l'empoisonnent, que signifie l'obligation de « prévenir par des précautions convenables les épidémies » ? Quelles précautions devrait-il prendre autres que celles qu'il n'a pas le pouvoir de prendre ? L'article 97, au point de vue de la prévention des épidémies, est un leurre, une vaine apparence ; il impose au maire un devoir que celui-ci est dans l'impossibilité d'accomplir, ce qui est immoral ; et il inspire au public une fausse sécurité, ce qui est dangereux.

Même en pleine épidémie, cette question d'argent a parfois paralysé les meilleures volontés. Je citerai un fait qui est à ma connaissance personnelle. Il y a quelques années, le choléra éclate dans une commune. Le médecin des épidémies arrive. Il est porteur d'une lettre de l'inspecteur général des services sanitaires et d'une dépêche ministérielle lui donnant pleins pouvoirs, l'autorisant à prescrire d'office les mesures sanitaires. Il examine. Il faudrait, lui semble-t-il, isoler immédiatement les malades. Un casino est là, inutilisé. L'on est au mois de novembre. Il faut occuper le casino, dit-il. Le maire prépare un arrêté ordonnant cette occupation. Le préfet survient. S'il y a des indemnités à payer, qui les paiera ? demande-t-il. La loi n'a rien prévu à cet égard. La dépense n'est obligatoire ni pour le département ni pour la commune. Si les indemnités à payer sont considérables, quelle sera votre situation à vous, maire, qui aurez pris l'arrêté ; à vous, médecin des épidémies, qui l'aurez provoqué ; à moi, préfet, qui l'aurai sanctionné ? Il ne fut donc donné aucune suite à l'arrêté municipal.

Il est vrai que de bons auteurs prétendent que « en temps d'épidémie, le maire peut et doit prendre d'urgence, sous sa responsabilité, toutes les mesures qu'exigent les circonstances, même à l'intérieur des habitations [1] ». Cela paraît fort contestable en droit. Fût-ce vrai, la question resterait : s'il y a des dépenses à faire, qui paiera ? Mais quel texte autorise à dire que le maire « peut et doit prendre toutes les mesures » que nécessite la lutte contre une épidémie déclarée ? Notre article 97 ne semble prévoir qu'un moyen de « faire cesser les maladies épidémiques ou contagieuses », moyen utile sans doute, mais en somme secondaire, en tout cas indirect, c'est « la distribution des secours nécessaires ». Quel sens cela peut-il avoir ? Quel pouvoir nouveau cet article de la loi donne-t-il au maire ? Si les crédits pour la distribution de ces « secours nécessaires » sont ouverts, si l'argent permettant de faire cette distribution est venu au maire, de la commune ou d'ailleurs, il n'a sans doute pas besoin de l'article 97 pour faire la distribution.

[1] JOURDAN. *Législation sur les logements insalubres*, § 3, p. 6.

Mais s'il n'a pas cet argent, si cet argent n'a été mis à sa disposition ni par la commune, ni par l'État, ni par personne, où le prendra-t-il ? Ce n'est pas l'article 97 qui le lui donnera.

Pour la répression des épidémies, il faut conclure comme pour leur prévention : le maire a le devoir de les faire cesser, mais il ne dispose d'aucun moyen pour les combattre.

Voilà notre maire, si ardent, si dévoué à l'intérêt public, bien empêché ; il a le droit théorique, mais il est dans l'impossibilité pratique de réaliser la première partie de son programme et de défendre sa commune contre les épidémies.

Sa bonne volonté sera-t-elle plus efficace quand l'exécution des mesures qu'il aura prescrites appartiendra à des particuliers ? Son pouvoir réglementaire est le même et il ne rencontre pas le même obstacle, puisque les dépenses seront à la charge des particuliers, et qu'il n'a donc plus à se préoccuper des conséquences financières de ses décisions.

Mais que de difficultés va lui créer la jurisprudence !

Pour les prescriptions d'un caractère général, il pourra faire beaucoup de choses, et des plus utiles ; il pourra, par exemple, « ordonner que toutes les maisons de la ville soient, dans un délai fixé, pourvues de fosses d'aisances, et déterminer les conditions dans lesquelles ces fosses seront établies [1] ». Son pouvoir sera d'un maniement plus incertain quand il s'agira de contraindre un individu à supprimer une cause d'insalubrité. Il se heurtera alors à ce principe posé depuis longtemps et toujours rappelé par la jurisprudence : « si le maire peut, dans un intérêt de salubrité publique, enjoindre aux propriétaires de faire exécuter des travaux d'assainissement, il ne peut pas prescrire un moyen exclusivement obligatoire de faire disparaître les causes d'insalubrité [2] ». Un maire prescrit à un propriétaire de combler au moyen d'un remblai une flaque d'eau insalubre ; il a excédé ses pouvoirs [3] : il avait le droit d'ordonner la suppression de la cause d'insalubrité, non de dire que la flaque elle-même serait supprimée. Il est vrai que l'insalubrité ne venant que de l'existence de la flaque ne peut disparaître que par la suppression de la flaque ; il n'importe : il fallait laisser le propriétaire faire cette belle découverte, et si ce propriétaire tient à sa flaque, s'il résiste à

---

[1] Dr A.-J. Martin. *Des épidémies et des maladies transmissibles dans leurs rapports avec les lois et règlements*, p. 44.
[2] Cour de cassation, 27 juin 1879.
[3] Cour de cassation, 23 juillet 1864.

l'injonction du maire, s'il est poursuivi pour contravention, il sera
acquitté et le maire sera convaincu d'arbitraire. Allez donc, avec de
telles subtilités, recommander aux maires des communes rurales le
soin de l'hygiène publique! N'est-il pas évident qu'imposer au maire
le devoir de veiller à la salubrité, c'est lui donner le droit d'ordonner
les actes propres à garantir cette salubrité, et que c'est retirer d'une
main ce qu'on donne de l'autre, que de mettre l'exécution de ces
mesures à la merci de toutes les expériences que pourront tenter
l'ignorance, la fantaisie ou la mauvaise volonté des propriétaires?
Est-ce un fait démontré que l'insalubrité d'une habitation est un
danger pour les habitations voisines? Est-ce un fait démontré qu'une
habitation n'est salubre que si elle est pourvue d'eau? Eh bien,
le maire n'a pas le droit de prescrire qu'un propriétaire assainira
sa maison en y amenant de l'eau : « Porte atteinte au droit de propriété l'arrêté qui enjoint au propriétaire d'amener l'eau dans une
maison particulière. *Ce n'est pas là un moyen intéressant la salubrité publique, mais seulement le bien-être et la commodité des locataires.* A supposer l'établissement de l'eau indispensable à l'assainissement de la maison, cet établissement ne peut être ordonné
qu'après l'accomplissement des formalités spéciales édictées par la
loi du 13 avril 1850 [1] ». Ainsi le maire, qui a la charge, et par conséquent la responsabilité de la salubrité publique, on le renvoie,
pour une question qui intéresse au premier chef cette salubrité publique, à la loi de 1850, c'est-à-dire à des commissions qui ne peuvent être instituées que par le conseil municipal, sur les propositions desquelles le conseil municipal seul peut statuer, et dont nous
venons de voir le fonctionnement rare, difficultueux et inefficace.
Peut-être en doit-il être de même pour tout ce qui touche à l'assainissement des maisons, et ainsi l'hygiène intérieure des habitations,
l'une des parties les plus importantes de l'hygiène publique, se
trouve soustraite à l'action de la police municipale.

Concluons que notre maire hygiéniste n'aura guère moins de
peine, et, s'il rencontre des résistances, n'obtiendra guère plus de
succès pour les mesures intéressant les propriétés privées que pour
celles touchant au domaine communal.

Ainsi, ni le gouvernement par la loi de 1807, ni les préfets ou
les maires par celle de 1884, ni les conseils municipaux par celle

[1] Tribunal de simple police de Paris, 7 février 1885.

de 1850, ne sont armés de pouvoirs suffisants pour entreprendre
l'œuvre, dont la nécessité et l'urgence éclatent, de l'assainissement
de la France. Ceux que la loi leur accorde, déjà si restreints, sont
réduits encore par la jurisprudence, car celle-ci s'est toujours montrée plus soucieuse de défendre la propriété, qui est le lot du
moindre nombre, que de protéger la santé publique, à la sauvegarde de laquelle la société tout entière, et plus particulièrement les
pauvres et les faibles, sont intéressés. Il semble que partout, mais
surtout dans une démocratie, c'est l'inverse qui devrait se produire,
et que, suivant une excellente formule rappelée par M. A.-J. Martin,
« la propriété doit être sacrifiée dans toute la mesure, mais seulement dans la mesure strictement nécessaire à la salubrité ». [1]
Actuellement la salubrité est à la merci des bonnes volontés, individuelles ou collectives. Pour que l'autorité puisse prendre en
main sa défense, pour qu'elle puisse s'opposer à la propagation
des maladies transmissibles, pour qu'elle puisse rendre le sol de
la France réfractaire aux maladies pestilentielles, il faut une loi.

[1] Dr A.-J. Martin. *Épidémies et maladies transmissibles.*

§ 2. — La loi a faire.

Le projet de cette loi a été déposé le 3 décembre 1891 sur le bureau de la Chambre des députés par M. le ministre de l'intérieur. J'en reproduis le texte entier, même les articles qui semblent n'avoir aucun rapport à notre sujet. Il n'est pas en effet une mesure sanitaire, pas une amélioration dans l'hygiène publique, qui n'aient pour conséquence de rendre plus facile la lutte contre le choléra.

ARTICLE PREMIER.

Lorsque le mauvais état sanitaire d'une commune nécessite des travaux d'assainissement, ou lorsqu'une commune n'est pas pourvue d'eau potable de bonne qualité en quantité suffisante pour les besoins de ses habitants, le préfet invite le conseil départemental d'hygiène à délibérer sur l'utilité et la nature des travaux jugés nécessaires.

En cas d'avis contraire à l'exécution de ces travaux, le préfet transmet la délibération du conseil au ministre de l'intérieur qui, s'il le juge à propos, soumet la question au comité consultatif d'hygiène publique de France.

Sur l'avis conforme du conseil départemental d'hygiène ou du comité consultatif d'hygiène publique, le préfet met la commune en demeure de procéder aux travaux.

Si le conseil municipal n'a pris, dans le délai de trois mois à partir de ladite mise en demeure, aucune mesure en vue de l'exécution des travaux, ou s'il est devenu manifeste qu'il se refuse à leur exécution, ces travaux sont ordonnés par le gouvernement et la dépense pourra être mise intégralement à la charge de la commune, dans les conditions de la loi du 16 septembre 1807.

Le conseil général statue dans les conditions prévues par l'article 46 de la loi du 10 août 1871 sur la participation du département aux dépenses des travaux spécifiés ci-dessus [1].

---

[1] Art. 46. — Le conseil général statue définitivement sur les objets ci-après désignés, savoir : 1°...etc.

Art. 2.

Lorsqu'un immeuble, bâti ou non, attenant ou non à la voie publique, est dangereux pour la santé des occupants ou des voisins, le maire invite la commission sanitaire prévue à l'article 13 de la présente loi à délibérer sur l'utilité et la nature des travaux jugés nécessaires.

En cas d'avis contraire à l'exécution de ces travaux, le maire transmet la délibération de la commission au préfet qui, s'il le juge à propos, soumet la question au conseil départemental d'hygiène.

Sur l'avis conforme de la commission sanitaire ou du conseil départemental d'hygiène, le maire, dans un délai de huit jours à partir de la notification qui lui a été faite de cet avis, met le propriétaire ou l'usufruitier en demeure d'exécuter les travaux.

Un délai, qui ne peut être moindre de deux mois, est accordé pour commencer les travaux. Pendant ce délai, un recours est ouvert au propriétaire ou à l'usufruitier devant le juge de paix du canton de la situation de l'immeuble. Ce recours est suspensif.

Le juge de paix statue dans un délai d'un mois à partir du dépôt de la requête au greffe.

S'il prescrit les travaux, il impartit au requérant un délai pour les commencer. À l'expiration de ce délai, s'il n'y a pas eu commencement d'exécution, le contrevenant est poursuivi devant le tribunal correctionnel qui autorise le maire, à défaut de l'intéressé, à faire exécuter les travaux d'office et aux frais du propriétaire ou de l'usufruitier, sans préjudice des amende, restitution, dommages et intérêts auxquels le contrevenant pourra être condamné conformément aux articles 471 § 15 du code pénal et 161 du code d'instruction criminelle[1].

La dépense résultant de l'exécution des travaux sera pré-

---

[1] Code pénal. Art. 471. — Seront punis d'amende, depuis un franc jusqu'à cinq francs inclusivement.... 15° Ceux qui auront contrevenu aux règlements légalement faits par l'autorité administrative, et ceux qui ne se seront pas conformés aux règlements ou arrêtés publiés par l'autorité municipale, en vertu des articles 3 et 4, titre XI de la loi du 16-24 août 1790 et de l'article 46, titre Ier de la loi du 19-22 juillet 1791.
Code d'instruction criminelle. Art. 161.— Si le prévenu est convaincu de contravention de police, le tribunal prononcera la peine et statuera par le même jugement sur les demandes en restitution et en dommages-intérêts.

levée par privilège et préférence sur les revenus de l'immeuble dans les conditions du § 5 de l'article 2103 du code civil.

Le délai de deux mois ci-dessus étant expiré sans qu'il y ait eu commencement d'exécution des travaux, ni recours de la part du propriétaire ou de l'usufruitier, le contrevenant est traduit devant le juge de paix qui, à défaut de l'intéressé, autorise le maire à faire exécuter les travaux d'office aux frais du propriétaire ou de l'usufruitier. En même temps le juge de paix fait application, s'il y a lieu, au contrevenant des articles 471 du code pénal et 161 du code d'instruction criminelle.

Si l'assainissement d'une maison est déclaré impossible par la commission sanitaire ou le conseil départemental d'hygiène, le maire interdit l'habitation sauf recours devant le juge de paix dans les conditions ci-dessus spécifiées.

En cas d'urgence, c'est-à-dire en cas d'épidémie ou d'autre danger imminent pour la santé publique, le préfet peut ordonner l'exécution provisoire de la décision du maire, tous droits réservés.

ART. 3.

Lorsque l'insalubrité est le résultat de causes extérieures et permanentes, ou lorsque les causes d'insalubrité ne peuvent être détruites que par des travaux d'ensemble, la commune peut acquérir, suivant les formes et après l'accomplissement des formalités prescrites par la loi du 3 mai 1881, la totalité des propriétés comprises dans le périmètre des travaux.

Les portions de ces propriétés qui, après l'assainissement opéré, resteraient en dehors des alignements arrêtés par les nouvelles constructions, pourront être revendues aux enchères publiques, sans que, dans ce cas, les ayants droit puissent demander l'application des articles 60 et 61 de la loi du 3 mai 1841[1].

[1] Loi du 3 mai 1841. Art. 60. — Si les terrains acquis pour des travaux d'utilité publique ne reçoivent pas cette destination, les anciens propriétaires ou leurs ayants droit peuvent en demander la remise. — Le prix des terrains rétrocédés est fixé à l'amiable, et s'il n'y a pas accord, par le jury, dans les formes ci-dessus prescrites. La fixation par le jury ne peut, en aucun cas, excéder la somme moyennant laquelle les terrains ont été acquis.

Art. 61. — Un avis, publié de la manière indiquée en l'article 6, fait connaître les terrains que l'administration est dans le cas de revendre. Dans les trois mois de cette publication, les anciens propriétaires qui veulent réacquérir la propriété desdits terrains sont tenus de le déclarer, et dans le mois de la fixation du prix, soit amiable, soit

ART. 4.

Aucune habitation ne peut être construite sans un permis du maire, constatant que, dans le projet qui lui a été soumis, les conditions de salubrité prescrites par le règlement sanitaire prévu à l'article 9 ont été observées.

Aucune habitation nouvellement construite ne peut être occupée qu'après autorisation délivrée par le maire sur le rapport du service sanitaire et constatant que les prescriptions réglementaires ont été observées.

ART. 5.

Lorsqu'un puits, un puisard, un égout, une fosse à purin non étanche, un réservoir naturel ou artificiel, constitue un danger pour la salubrité publique, il est procédé, pour son assainissement ou sa suppression, comme à l'article 2.

ART. 6.

Quiconque, par négligence ou incurie, dégradera des ouvrages publics ou communaux destinés à recevoir ou à conduire des eaux d'alimentation; quiconque, par négligence ou incurie, laissera introduire des matières excrémentitielles ou toute autre matière susceptible de nuire à la salubrité publique dans l'eau des sources, des fontaines, des puits, des citernes, des conduites, des aqueducs, des réservoirs d'eau servant à l'alimentation publique, sera puni des peines portées aux articles 479 et 480 du code pénal[1].

Tout acte volontaire de même nature sera puni des peines de l'article 257 du code pénal[2].

ART. 7.

La déclaration à l'autorité publique de tout cas de maladie endémo-épidémique est obligatoire dans un délai de vingt-

judiciaire, ils doivent passer le contrat de rachat et payer le prix ; le tout à peine de déchéance du privilège que leur accorde l'article précédent.

[1] Code pénal. Art. 479. — Seront punis d'une amende de onze à quinze francs inclusivement.... 1° etc.

Art. 480. — Pourra, selon les circonstances, être prononcée la peine d'emprisonnement pendant cinq jours au plus : 1° contre ceux.... etc.

[2] Code pénal. Art. 257. — Quiconque aura détruit, abattu, mutilé ou dégradé des monuments, statues et autres objets destinés à l'utilité ou à la décoration publique, et élevés par l'autorité publique ou avec son autorisation, sera puni d'un emprisonnement d'un mois à deux ans, et d'une amende de cent francs à cinq cents francs.

quatre heures pour tout docteur, officier de santé ou sage-femme qui en a constaté l'existence ou, à défaut, pour le chef de la famille ou les personnes qui soignent le malade.

La liste de ces maladies est dressée par arrêté du ministre de l'intérieur, sur avis conforme de l'académie de médecine et du comité consultatif d'hygiène publique de France.

Art. 8.

La vaccination anti-variolique est obligatoire au cours de la première année de la vie; la revaccination au cours de la dixième et de la vingt et unième année.

Les parents ou tuteurs sont tenus personnellement de l'exécution de ladite mesure.

Art. 9.

Dans toute commune, le maire est tenu de prendre un arrêté portant règlement sanitaire. Ce règlement comprend les mesures propres à protéger la santé publique, notamment en ce qui concerne la prophylaxie des maladies endémiques et des maladies épidémiques, la salubrité des habitations et des agglomérations.

Ledit règlement est approuvé par le préfet, après avis du conseil d'hygiène du département.

Si dans le délai d'un an à partir de la promulgation de la présente loi une commune n'a pas de règlement sanitaire, il lui en sera imposé un d'office par un arrêté du préfet, le conseil d'hygiène entendu.

Dans le cas où plusieurs communes auraient fait connaître leur volonté de s'associer, conformément à la loi du 22 mars 1890, pour l'exécution des mesures sanitaires, elles pourront arrêter un même règlement qui leur sera rendu applicable suivant les formes prévues dans ladite loi.

Art. 10.

Lorsqu'une épidémie, quelles que soient sa nature et son origine, menace le territoire de la République ou s'y développe et que les moyens de défense locaux sont reconnus insuffisants, il est procédé conformément aux paragraphes 2 et 3 de l'article 1er de la loi du 3 mars 1822[1].

[1] Loi du 3 mars 1822. Art. 1er — Le roi détermine par des ordonnances : ..... 2° les mesures à observer sur les côtes dans les ports et rades, dans les lazarets et autres lieux réservés ; 3° les me-

ART. 11.

Le comité consultatif d'hygiène publique de France délibère sur toutes les questions intéressant l'hygiène publique, l'exercice de la médecine et de la pharmacie ou les eaux minérales, sur lesquelles il est consulté par le gouvernement.

Il est nécessairement consulté sur les travaux publics soit d'amenée d'eau d'alimentation, soit d'assainissement.

ART. 12.

Le conseil d'hygiène de chaque département ou les commissions sanitaires doivent être consultés sur les objets énumérés à l'article 9 du décret du 18 décembre 1848 lorsque ces objets ont un intérêt départemental ou communal, sur l'alimentation en eau potable des agglomérations, sur la statistique démographique et la géographie médicale, sur les règlements sanitaires communaux et généralement sur toutes les questions intéressant la santé publique dans les limites de leurs circonscriptions respectives.

ART. 13.

Dans chaque département, le conseil général, après avis du conseil d'hygiène départemental, délibère, dans les conditions prévues par l'article 48 de la loi du 10 août 1871, sur l'organisation du service de l'hygiène publique dans le département: notamment sur la subdivision du département en circonscriptions sanitaires pourvues chacune d'une commission sanitaire, sur la composition, le mode de fonctionnement, la publication des travaux et les dépenses du conseil et des commissions sanitaires, sur la valeur des jetons de présence et les frais de déplacement[1].

A défaut de délibération du conseil général sur les objets prévus au paragraphe précédent, ou en cas de suspension de la délibération en exécution de l'article 49 de la loi du 10 août

sures extraordinaires que l'invasion ou la crainte d'une maladie pestilentielle rendraient nécessaires sur les frontières de terre ou dans l'intérieur. Il règle les attributions, la composition et le ressort des autorités et administrations chargées de l'exécution de ces mesures et leur délègue le pouvoir d'appliquer provisoirement dans les cas d'urgence, le régime sanitaire aux portions du territoire qui seraient inopinément menacées.

[1] Loi du 10 août 1871. Art. 48. — Le conseil général délibère: 1° sur... etc.

1871, il pourra être pourvu à la réglementation du service par un décret rendu dans la forme des règlements d'administration publique.

ART. 14.

Les dépenses résultant de la délibération du conseil général ou du décret prévus par l'article 13 sont assimilées aux dépenses classées sous les paragraphes 1 à 4 de l'article 60 de la loi du 10 août 1871 [1].

ART. 15.

Des règlements d'administration publique, rendus après avis du comité consultatif d'hygiène publique de France, détermineront:

le mode de déclaration des maladies épidémiques prescrite par l'article 7;

la procédure nécessitée par l'application de l'article 8;

les modifications qu'il y aurait lieu d'apporter au décret du 8 mars 1887, pour assurer la surveillance et l'exécution des mesures sanitaires.

Ces conditions d'exécution des travaux d'assainissement seront déterminées par un décret rendu en conseil d'État chaque fois que le gouvernement aura à faire usage du paragraphe 2 de l'article 1er.

ART. 16.

Quiconque aura commis une contravention aux prescriptions de l'article 8 ou de l'article 9, ou aux décisions administratives régulièrement prises en vertu de l'article 2, de l'article 10 ou de l'article 15, sera puni des peines portées aux articles 479 et 480 du code pénal. En cas de récidive, la peine de l'emprisonnement sera toujours prononcée.

ART. 17.

L'article 463 du code pénal est applicable dans tous les cas prévus par la présente loi. Il est également applicable aux

[1] Loi du 10 août 1871. Art. 49. — Les délibérations prises par le conseil général sur les matières énumérées à l'article précédent, sont exécutoires si, dans le délai de trois mois, à partir de la clôture de la session, un décret motivé n'en a pas suspendu l'exécution.
Art. 60. — Le budget ordinaire comprend les dépenses suivantes; 1° .... etc.

infractions punies de peines correctionnelles par la loi du 3 mars 1822 [1].

ART. 18.

La loi du 13 avril 1850 est abrogée.

Sont également abrogées les dispositions des lois antérieures en ce qu'elles auraient de contraire à la présente loi.

Il n'est pas un esprit attentif qui ne soit obligé de reconnaître que si une telle loi eût existé et eût été sérieusement appliquée en 1885, le choléra n'eût très probablement pas pénétré dans le Finistère, et dans le cas où malgré tout il se fût montré, eût été efficacement réprimé et définitivement étouffé dès ses premières manifestations.

*
*   *

Essayons de formuler en quelques lignes les conclusions de cette étude.

Une maladie nouvelle, qui, par la soudaineté et le caractère foudroyant de ses attaques, frappe fortement les imaginations, dont le nom fait passer sur le monde un frisson d'épouvante, le choléra depuis soixante ans, à des intervalles irréguliers, s'abat sur l'Europe. Existe-t-il, ou pourrait-il exister des moyens administratifs de s'opposer à cette maladie? L'observation attentive des faits permet de répondre: oui, ces moyens pourraient exister. Les nations pourraient faire des conventions telles que, si elles étaient observées, le choléra désormais n'aborderait pas sur leurs rivages ; chacune pourrait se donner des lois telles que, si elles étaient obéies, le choléra ne se propagerait plus sur son territoire.

Deux mots résument ces moyens et tous les enseignements qui se dégagent de notre travail.

---

[1] Code pénal. Art. 463. — Les peines prononcées par la loi contre celui ou ceux des accusés reconnus coupables, en faveur de qui le jury aura déclaré les circonstances atténuantes, seront modifiées ainsi qu'il suit : si .... etc.

Le premier trouve sa place lorsque la maladie est déclarée, qu'il s'agit de mettre obstacle à sa diffusion en l'étouffant sur le point même où elle s'est montrée : c'est le mot DÉSINFECTION ; il est fertile en applications heureuses.

Le second est encore plus riche et plus digne d'être inscrit sur notre drapeau, car il représente l'ensemble des mesures qui auront pour effet, non pas de vaincre le mal, mais de l'empêcher de se produire : et ce mot, dont la modeste apparence recouvre des perspectives rayonnantes ; ce mot, devant qui doivent reculer et finalement disparaître, comme les ombres d'un autre âge, non seulement l'abominable choléra indien, mais la fièvre typhoïde et les autres maladies « évitables », sources de tant de ruines et de tant de douleurs, ce mot, qui de plus en plus représentera, dans tous les esprits, « un des fondements sur lesquels reposent le bonheur des peuples et la puissance des états[1] », ce mot est : SALUBRITÉ.

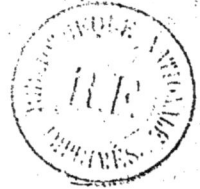

[1] Disraeli.

TABLES

TABLE DES MATIÈRES

INTRODUCTION.

LIVRE PREMIER.

LE CHOLÉRA DANS LE FINISTÈRE.

PREMIÈRE PARTIE.

EXPOSÉ GÉNÉRAL.

CHAPITRE Ier : Le choléra dans le Finistère de 1832 à 1886.

DEUXIÈME PARTIE.

NOTICES COMMUNALES.

LIVRE II.

LES RÉFORMES NÉCESSAIRES.

PREMIÈRE PARTIE.

HORS DE FRANCE.

ANNEXE A LA PREMIÈRE PARTIE DU LIVRE II.

LETTRES AU « BRITISH MEDICAL JOURNAL ».

DEUXIÈME PARTIE.

EN FRANCE.

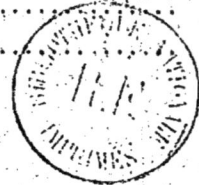

TABLE DES PLANCHES.

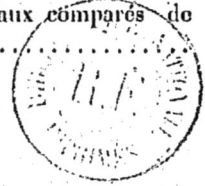

ERRATA

Page 15, note 1. — *1858*, lisez : *1885.*

Page 30. — *Total : 5.035*, lisez : *Total : 6.035.*
Et à la ligne qui suit : *plus de 5.000*, lisez : *plus de 6.000.*

Pages 34 et 38, col. 2. — Les noms des communes de *Cléden-Cap-Sizun*, *Fouesnant* *Hanvec* et *Ploujean* doivent être accompagnés d'un astérisque.

Page 48, note 1, dernière ligne. — *dans la troisième partie*, lisez : *dans le deuxième livre.*

Page 49, note 1. — *Voir plus loin, troisième partie, etc.*, lisez : *Voir p. 449.*

Page 85, ligne 4. — *qui porte le nº 116*, lisez : *qui porte le nº 117.*

Page 143. — L'alinéa commençant par ces mots : *C'est surtout...* et finissant par ceux-ci : *de cas de choléra*, doit être placé entre guillemets.

Page 161, 4e alinéa. — Des guillemets doivent être ouverts avant ces mots : *Le docteur Hugot pense...* et fermés quatre lignes plus bas, après ceux-ci : *Beuzec ou Trégunc.*

Page 165, 3e alinéa, ligne 3. — *comme dans tous ceux*, lisez : *comme dans plusieurs de ceux.*

Page 302, ligne 7. — *38*, lisez : *32.*
ligne 9. — lisez : *Cinq seulement de ces 18 ivrognes ne sont pas morts, et sur les 13 morts il y a 7 femmes.*

Page 341, 3e alinéa, ligne 3. — *au plan (1re annexe au document B)*, lisez : *au plan de la ville, page 346.*

Page 346, 2e alinéa, ligne 10. — *(3e annexe au document B)*, lisez : *(2e annexe au document B).*
ligne 19. — *comme cela est constaté à la 1re annexe*, lisez : *comme cela est constaté à la 2e annexe.*

Page 351, 1er alinéa, dernière ligne. — *la 2e annexe au document A)*, lisez : *la 1re annexe au document A).*

Page 356, 3e alinéa, ligne 5. — *troisième annexe au document B*, lisez : *deuxième annexe au document B.*
4e alinéa, ligne 6. — *qui forme la quatrième annexe*, lisez : *qui forme la troisième annexe.*

Page 422, 2e alinéa. — *Sur les 15 cas.. etc.*, lisez : *Sur 11 cas d'adultes, l'on en trouve 7 de femmes et 4 d'hommes.*

Page 498, note 1. — *dans la troisième partie...* lisez : *dans le deuxième livre.*

Page 589, dernière ligne. — *Set us hope*, lisez : *Let us hope.*

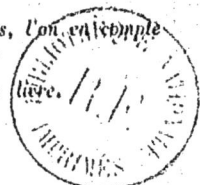

MELUN. — IMPRIMERIE ADMINISTRATIVE.